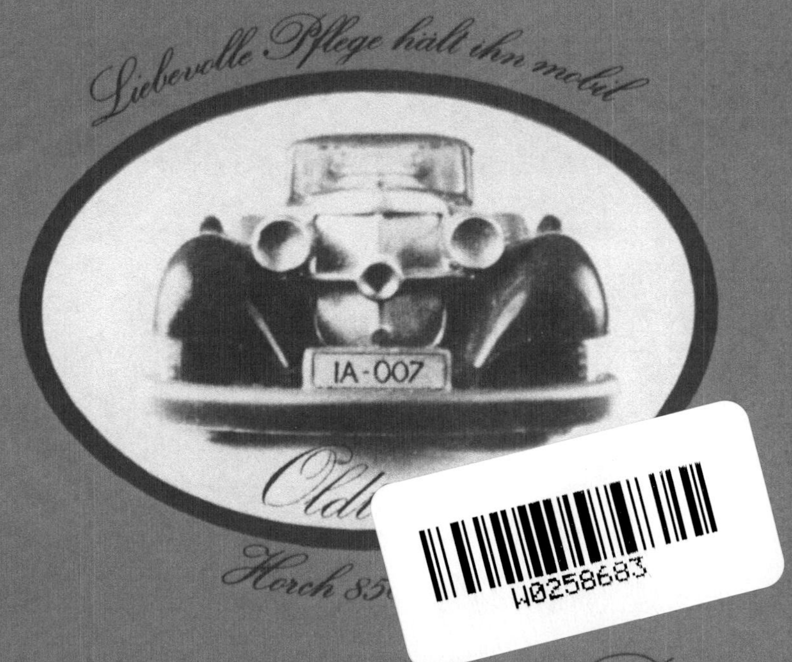
Liebevolle Pflege hält ihn mobil
IA-007
Oldt
Horch 85

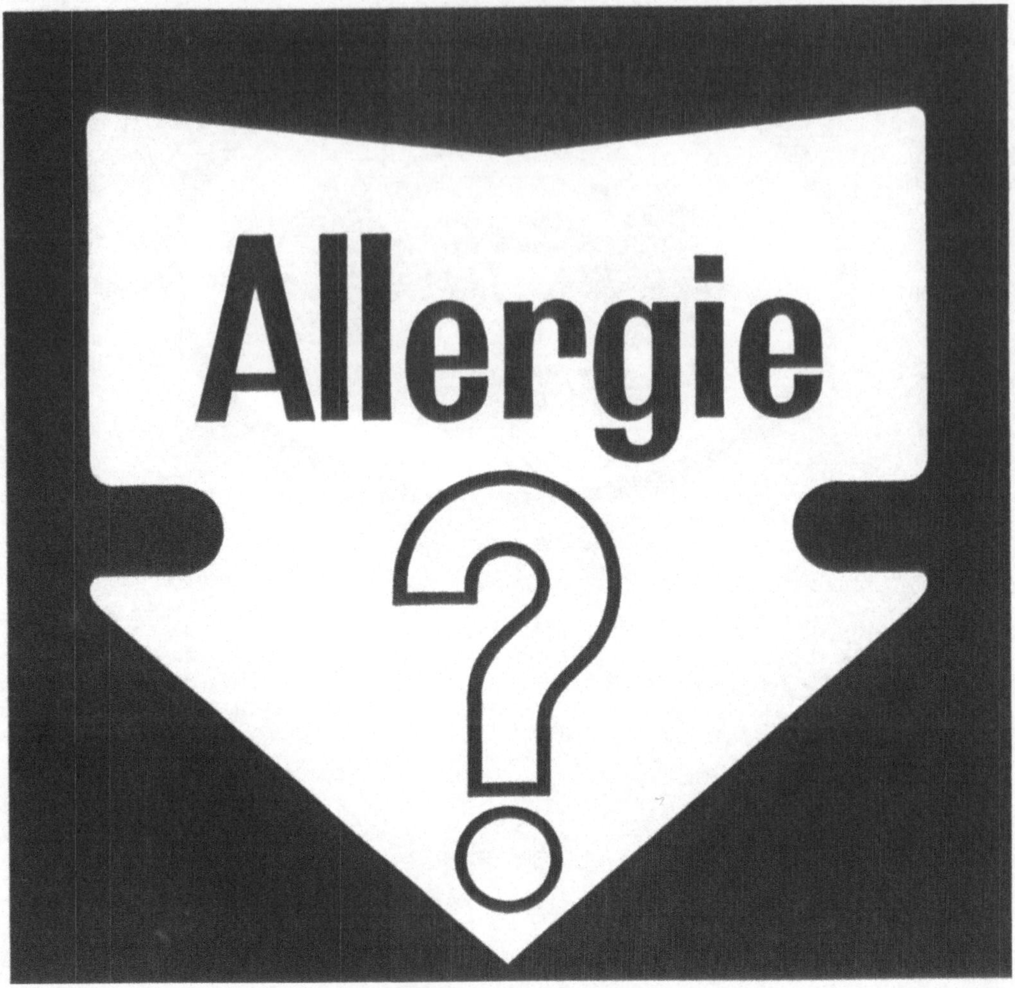

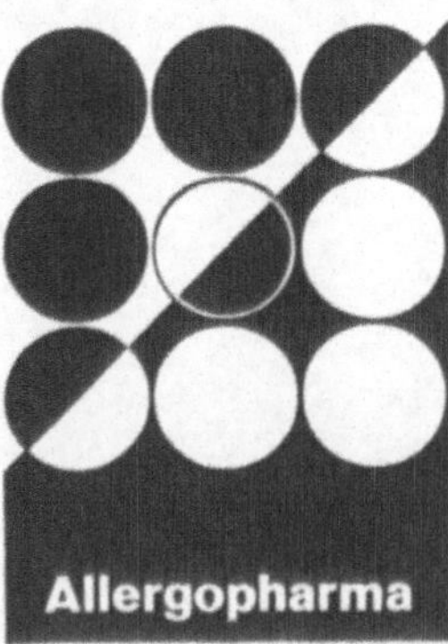

Allergopharma Joachim Ganzer KG

Hersteller antiallergischer
Pharmazeutika

D-2057 Reinbek b. Hamburg
Herrengraben 10 · Tel. (0 40) 7 22 30 24/26

A 2

A 4

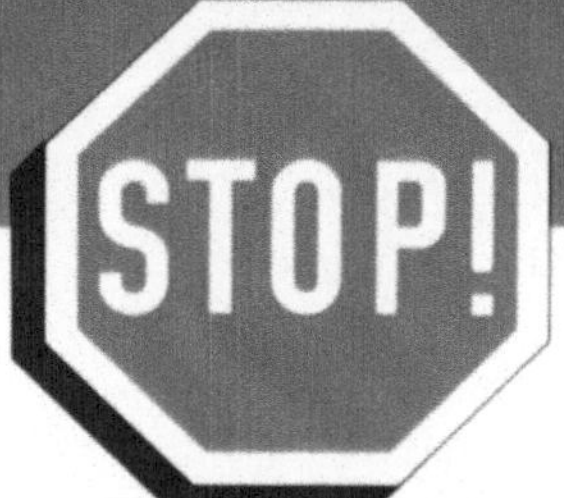

Indikationen	Patientenzahl	Erfolgreiche Behandlung		
Dermatophytosen	325	290	=	89%
Candidosen	371	324	=	87%
Pityriasis versicolor	65	65	=	100%
Erythrasma	33	29	=	88%
Gesamt	794	708	=	89%

Die über 3-jährigen Erfahrungen bei 794 Patienten mit Hautpilzkrankheiten lassen die Aussage zu, daß es sich bei Canesten um ein ausgezeichnetes Lokalantimykotikum handelt, das, richtig eingesetzt, ein hohes Maß an therapeutischem Effekt erzielt

G. Polemann: Klinische Erfahrungen in der lokalen Behandlung von Dermatomykosen mit Clotrimazol (Canesten), in: Ther. Ber. „Medizinische Mykologie", 1973

Canesten vernichtet Pilze auf der Haut, in der Haut, in der Vagina

Indikationen	Handelsformen	Zusammensetzung		Preise
Alle Dermatomykosen Für großflächige Mykosen 50-g-Tube	Canesten-Creme		20 g Creme (0.2 g Clotrimazol) 50 g Creme (0.5 g Clotrimazol)	DM 10.75 DM 24.20
Alle Dermatomykosen Für großflächige Mykosen 50-ml-Flasche	Canesten-Lösung		20 ml Lösung (0.2 g Clotrimazol) 50 ml Lösung (0.5 g Clotrimazol)	DM 10.75 DM 24.20
Vaginalinfektionen durch Hefen, Trichomonaden, Mischinfektionen, auch mit Canesten-empfindlichen Bakterien	Canesten Vaginaltabletten		6 Vaginaltabletten (à 0.1 g Clotrimazol) + Applikator 12 Vaginaltabletten (à 0.1 g Clotrimazol) + Applikator	DM 14.90 DM 26.80
Wie Canesten-Vag.-Tabl., zusätzlich Begleitvulvitis, Partner-Balanitis	Canesten Kombi-Packung	neu	6 Vaginaltabletten (à 0.1 g Clotrimazol) + Applikator + 20 g Creme (0.2 g Clotrimazol)	DM 23.10
Wie Canesten-Vag.-Tabl., zusätzlich orale Trichomoniasis-Behandlung	Canesten/Clont® Kombi-Packung	neu	6 Canesten-Vag.-Tabl. (à 0.1 g Clotrimazol) + Applikator + 12 Clont-Tabletten (à 0.25 g Metronidazol)	DM 27.35
Wie Canesten-Kombi-Packung, zusätzlich orale Trichomoniasis-Behandlung der Partner	Canesten/Clont Partner-Packung	neu	6 Canesten-Vag.-Tabl. (à 0.1 g Clotrimazol) + Applikator + 20 g Canesten-Creme (0.2 g Clotrimazol) + 2 x 12 Clont-Tabl. (à 0.25 g Metronidazol)	DM 48.40

Kontraindikationen

Außer einer möglichen Überempfindlichkeit ist keine Kontraindikation bekannt. **Zur Beachtung:** Während der Behandlung mit Clont ist Alkohol-Abstinenz geboten.

Anwendung in der Schwangerschaft

Experimentelle und klinische Untersuchungen geben keinen Hinweis darauf, daß bei Anwendung von Canesten-Vaginaltabletten während der Gravidität schädigende Wirkungen auf Mutter oder Kind zu erwarten sind. Sinnvollerweise erfolgt die Anwendung zur Sanierung der Geburtswege in den letzten 4-6 Wochen der Schwangerschaft.

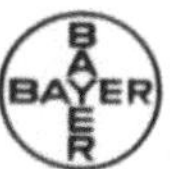

1 D 94

Bei Vaginalmykosen: Die 6-Tage-Therapie.

G. Plewig
A. M. Kligman

Acne
Morphogenesis and Treatment

With 110 plates, mostly in color. XIV, 333 pages. 1975
Cloth DM 117,—; US $50.40
ISBN 3-540-07212-8

Prices are subject to change without notice

The clinical manifestations and microscopic anatomy of the diverse lesions of acne vulgaris are thoroughly described in this book. The evolution of the disease from beginning to end is profusely illustrated, mainly by color photographs. The text presents the author's concepts of causation and pathogenesis, derived from extensive clinical and experimental experience. This systematic analysis of the pathologic dynamics of the disease leads up to the author's explicit directions for effective therapeutic management.

Contents

A Precise of Pathogenesis. — The Anatomy of Follicles. — Sebaceous Glands: Anatomy and Physiology of Sebaceous Glands. The Composition of Surface Lipids. Factors Influencing Sebum Production. — Bacteriology. — The Evolution of the Comedo. — The Dynamics of Primary Comedo Formation. — The Dynamics of Secondary Comedo Formation. — The Dynamics of Inflammation. — Inflammatory Lesions and Sequellae. — Classification of Acne Vulgaris. — Acne Conglobata: XYY Acne Conglobata. Acne Tropicalis (Tropical Acne). Acne Fulminans (Acute Febrile Ulcerative Conglobate Acne with Polyarthralgia). Explosive Post-Adolescent Facial Acne of Females (Pyoderma Faciale). — Masculinizing Syndromes. — Gram-Negative Folliculitis. — Acne Neonatorum. — Acne Excoriée des Jeunes Filles. — Premenstrual Acne. — Post Adolescent Acne of the Back. — Acne Mechanica. — Acne Cosmetica. — Pomade Acne. — Acne Detergicans. — Acne and Acneiform Eruptions. — Acne Venenata. — Steroid Acne. — Acne Aestivalis (Mallorca Acne). — Rosacea. — The Role of Demodex. — Treatment - General Statement: General Principles. Appraisal of Efficacy. Exfoliants. Tretinoin (Retinoic Acid). Benzoyl Peroxide. Miscellaneous Exfoliants. Abrasives. Estrogens. Corticosteroids. Cryotherapy. Ultraviolet Light. X-Rays. Antibiotics and Chemotherapeutic Agents. The Management of Acne with Oral Antibiotics. Antibiotic Side Reactions. Topical Antibacterial Agents. Sulfonamides. Sulfones (DDS, Dapsone). Oral Vitamin A. Acne Surgery. — Spontaneous Involution of Acne. — Author Index. — Subject Index.

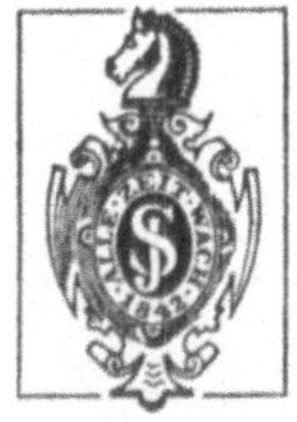

Springer-Verlag
Berlin
Heidelberg
New York

A 6

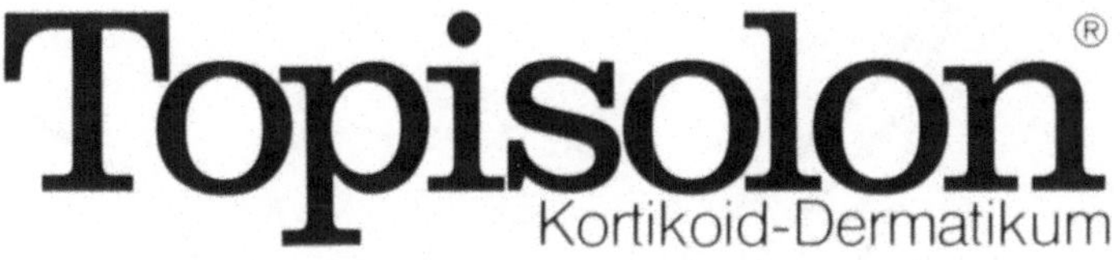

Topisolon®
Kortikoid-Dermatikum

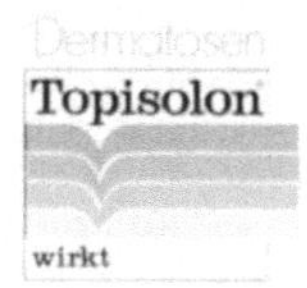

Diagnose: Ekzem

● hohe Wirksamkeit n = 1049

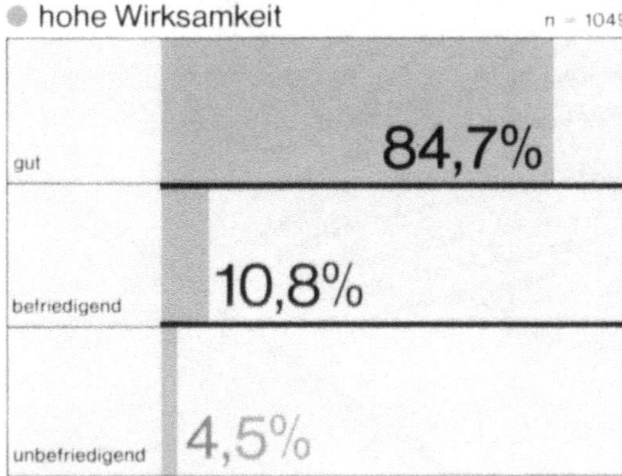

Therapieerfolg: 95,5 %

Insgesamt 571 niedergelassene Dermatologen protokollierten ihre
Ergebnisse mit Topisolon in der Kurzzeittherapie.

● hervorragende Verträglichkeit n = 1035

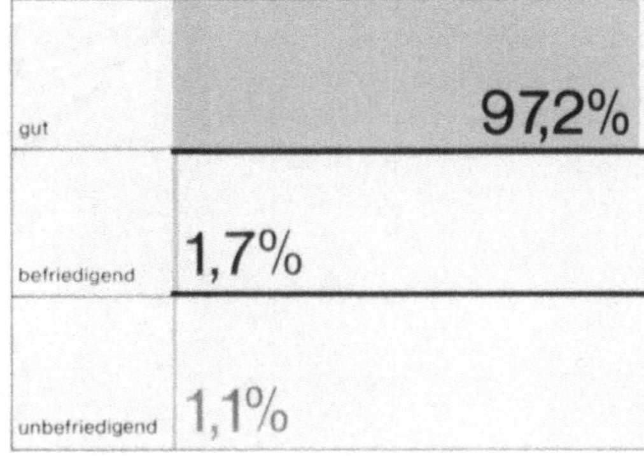

Verträglichkeitsquote: 98,9 %

Die Unterschiede in den Patientenzahlen kommen dadurch zustande,
daß einige Protokolle nicht vollständig ausgefüllt wurden.

Topisolon besitzt entscheidende Vorteile:

- hohe Wirksamkeit
- hervorragende Verträglichkeit
- schnelles Abklingen der Symptome
- therapeutische Überlegenheit
- ein Wirkstoff

Zusammensetzung
1 g Topisolon enthält 2,5 mg Desoximetason in einer Wasser-in-Öl-Emulsion mit hautphysiologischem pH.

Indikationen
Ekzema vulgare
Seborrhoisches Ekzem
Endogenes Ekzem (Neurodermitis)
Dermatitiden aller Art, z. B. Sonnenbrand
Psoriasis, verschiedene Formen
Verbrennungen 1. Grades.

Kontraindikationen
Wie bei jeder äußerlichen Anwendung von Kortikoiden gilt, daß eine Anwendung bei Varizellen, spezifischen Hautprozessen (Lues, Tuberkulose etc.) und Vakzinationsreaktionen nicht erfolgen darf. Bei Vorliegen einer Mykose ist eine zusätzliche antimykotische Therapie notwendig. Liegt eine bakterielle Infektion vor oder kommt eine solche hinzu, so ist zunächst an eine entsprechende antibakterielle Therapie, ggf. systemisch, zu denken.

Bei einer langfristigen Behandlung größerer Hautbezirke, besonders unter Okklusivverband, ist an die Möglichkeit einer erhöhten Resorption des Kortikoids und deren Konsequenzen zu denken.
Zur Behandlung am Auge ist Topisolon nicht geeignet.

Nebenwirkungen
Topisolon wird allgemein hervorragend vertragen. Nebenwirkungen wie Follikulitis, leichte Hautreizung, Zunahme nässender Erscheinungen sowie Auftreten von Teleangiektasien werden nur sehr selten beobachtet. Von Kortikoid-Dermatika sind jedoch folgende weitere Nebenwirkungen bekannt: Steroid-Akne, Hypertrichosis, Pigmentveränderungen, Striae distensae, Hautatrophie, Hautmazeration, besonders unter Okklusivverband.

Anwendung in der Schwangerschaft und bei Neugeborenen
Bisher wurden bei Anwendung von Kortikoiden am Menschen Fruchtschädigungen nicht beobachtet. Dennoch

sollten Kortikoide in der Schwangerschaft nicht über längere Zeit in großen Mengen und möglichst nicht unter Okklusivverband angewendet werden.
Über die Notwendigkeit der Verordnung muß von Fall zu Fall entschieden werden.
Gegen eine kurzfristige Anwendung bei Neugeborenen und Kleinkindern bestehen keine Bedenken.

Handelsformen und Preise
Tuben mit 15 g DM 9,80
Tuben mit 30 g DM 16,80
Tuben mit 50 g DM 25,25

Preis mit MWSt.

Hoechst Aktiengesellschaft
6230 Frankfurt (Main) 80

L68352

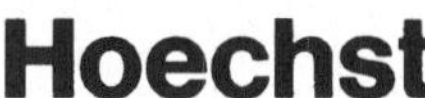

Zusammensetzung: 1 ml Lotio enthält
0,3 mg Digitoxin.
Indikationen: Statisches und postthrom-
botisches Beinödem, beginnende Varicosis
auch in der Schwangerschaft, müde
und schwere Beine, „Sommerödeme",
Ulcus cruris.
Kontraindikationen: sind bisher nicht
bekannt geworden.
Anwendung und Dosierung: nur zur
äußeren Anwendung!
Je nach Größe der Fläche 2—3mal
täglich 20—30 Tropfen Lotio auf die zu
behandelnde Stelle auftragen und
leicht einmassieren (Tagesdosis bis zu
120 Tropfen Ditaven-Lotio).
Handelsformen und Preise:
Flasche mit 30 ml DM 7,30 n. A.T.
Flasche mit 100 ml DM 19,70 n. A.T.
Außerdem Anstalts-Packung.
cascan Cascan GmbH · Wiesbaden

Ditaven-Lotio
macht schwere
Beine leichter

Ditaven-Lotio
Das
Venen-Digitoxin
Die erste lokale
Digitalis-Therapie
für die Venen.

Lokale Digitaliswirkung. Ditaven-Lotio
● tonisiert die Venen ● normalisiert den
venösen Rückstrom ● beseitigt Beinödeme. Die
Wirkung von Ditaven-Lotio auf den Venentonus
wurde erneut klinisch-experimentell mittels
Rheographie nachgewiesen.*)
Rasche Schmerzlinderung. Schmerzen und
Spannungsgefühl in den Beinen werden durch
Ditaven-Lotio gelindert oder beseitigt.

Die Heilung von Unterschenkel-Geschwüren wird
unterstützt.**)
Gute Verträglichkeit. Ditaven-Lotio ist angenehm
anzuwenden, gut verträglich, belastet den
Organismus nicht und ist auch für Schwangere
geeignet.

*) Wasilewski, A.: Wiener Med. Wochenschrift 28—30 (1973): 467—472
**) Herger, R. G.: Med. Welt 20 (1969): 1183—1187
Wasilewki, A.: Wiener Med. Wochenschrift 49 (1969): 850—852.
Dietrich, E.: Fortschr. d. Medizin 25 (1969): 1039—1040.

Eudyna®

Aknetherapeutikum
Tretinoin (Vitamin-A-Säure)

Eudyna wirkt spezifisch gegen Komedonen. Lokale Eudyna-Applikation bewirkt Schälung der oberen Hornschicht der Epidermis bis in die Tiefe der Talgdrüsen-Follikel. Es erfolgt Sebolyse, Komedolyse und Ausstoßung der Komedonen. Die Haut regeneriert sich ohne Narbenbildung.

Indikationen
Akne comedonica: Akne vulgaris, Akne venenata (Halogenakne, Steroidakne, medikamentös oder durch Kosmetika ausgelöste Akne); Elastoidosis cutanea nodularis (Kolloidmilium)

Kontraindikationen
Akute Dermatitis, akutes Ekzem

Hinweise
EUDYNA darf nicht mit Schleimhäuten in Berührung kommen. Individuell unterschiedlich starke Hautrötung erfolgt in den ersten Behandlungswochen als Zeichen des therapeutischen Wirkungsbeginns. UV- oder Sonnenbestrahlung ist währenddessen zu vermeiden, ebenso Baden in stark salz- oder chlorhaltigem Wasser. Weitere Einzelheiten im wissenschaftlichen Prospekt und in der speziellen ärztlichen Patientenanweisung.

Andere akute Hautkrankheiten im Anwendungsgebiet sollten zuvor zur Abheilung gebracht werden.

Zusammensetzung
EUDYNA Gel: 100,0 g enthalten
50 mg Tretinoin (Vitamin-A-Säure)
EUDYNA Creme: 100,0 g enthalten
50 mg Tretinoin (Vitamin-A-Säure)

Dosierung
Nach individueller Krankheitslage 1–2mal täglich auf die von Akne befallenen Hautstellen auftragen.

Packungsgrößen und Preise (einschl. MwSt.)
EUDYNA Gel
O. P. Tube mit 20 g   DM 6,60
A. P. 200 g (10 Tuben mit 20 g)
EUDYNA Creme
O. P. Tube mit 20 g   DM 6,60
A. P. 200 g (10 Tuben mit 20 g)

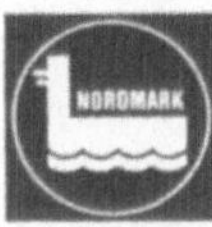

NORDMARK-WERKE GMBH HAMBURG
Werk Uetersen/Holstein

A 10

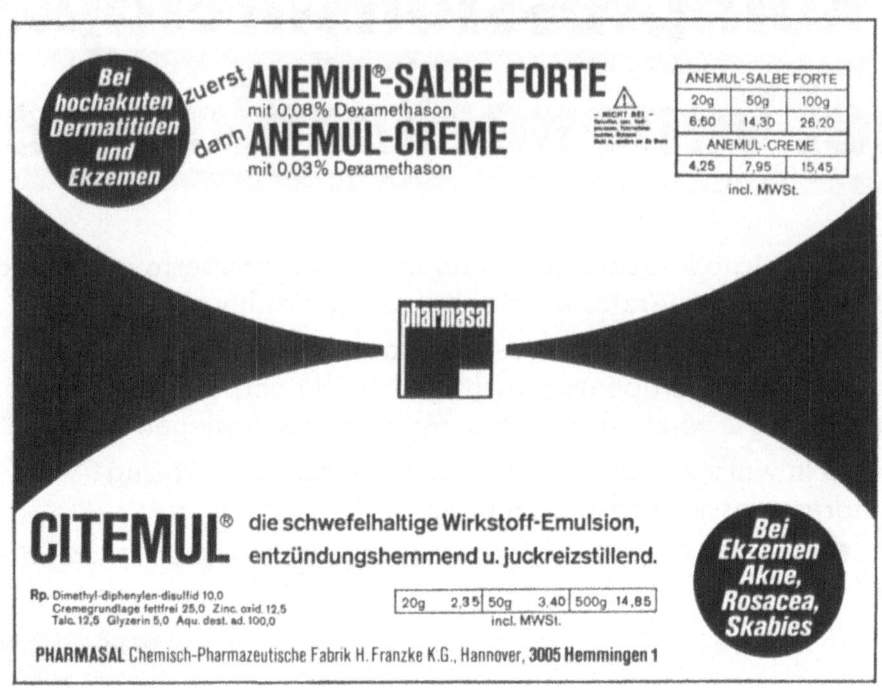

ANEMUL-SALBE FORTE		
20g	50g	100g
6,60	14,30	26,20
ANEMUL-CREME		
4,25	7,95	15,45

incl. MWSt.

20g	2,35	50g	3,40	500g	14,85

incl. MWSt.

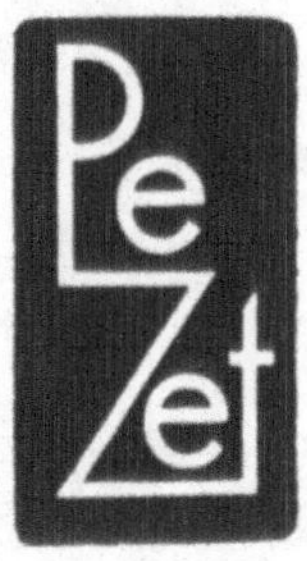

— Medizinische Kompressionsstrümpfe sind physiologische Gummistrümpfe mit von distal nach proximal stufenlos abnehmender Kompression.

ZIMMERMANN & CO.

3559 INDUSTRIEHOF über FRANKENBERG/EDER · TEL. 83 33

**Herstellung von
Medizinischen Kompressionsstrümpfen
und Bandagen**

Handbuch der Haut-
und Geschlechtskrankheiten
(Jadassohn) Ergänzungswerk

Band 3, Teil 3 A: Nicht entzündliche Dermatosen III A

Gut- und bösartige Neubildungen der Haut. Sklerosen

Bearbeitet von K. Holubar, V. Misgeld, H. Reich, W. Thiess, P. Wodniansky
Herausgeber: H.A. Gottron, G.W. Korting

Mit 156 Abbildungen, davon 9 farbig, 12 Tabellen. XIV, 746 Seiten. 1975
Gebunden DM 480,–; US $196.80
Bei Subskription auf das Gesamtwerk Gebunden DM 384,–; US $157.50
ISBN 3-540-07306-X

In diesem Teilband werden die gutartigen und bösartigen Neubildungen der
Haut von international anerkannten Fachgelehrten ausführlich behandelt.
Das Wissen über diese Krankheiten hat in den letzten Jahrzehnten wesentliche
Wandlungen und Erweiterungen erfahren, die für den Dermatologen in Klinik
und Praxis, aber auch für anderweitig klinisch tätige Ärzte sowie für Pathologen
bedeutsam sind. Den Abschluß des Bandes bildet die Abhandlung der Sklerodermie und der verwandten Krankheitsformen, also von Themen, die bereits
seit dem Erscheinen der ersten Handbuchserie durch die Einbeziehung wichtiger
Grundlagenforschungsergebnisse eine entscheidende klinische Ausgestaltung
erfuhren.
Der Teilband B wird als weitere onkologische Gebiete die Sarkome und die
Plattenepithelcarcinome sowie die neurogenen Tumoren der Haut und
abschließend die Leukämieformen des Integumentes behandeln.

Inhaltsübersicht: Die gutartigen Neubildungen des Integuments. Das Hämangio-
pericytom. Das Basaliom. Das Basalzellenaevus-Syndrom (BCNS). Das Intraepidermale Epitheliom (IEE). Das Epithelioma calcificans Malherbe (ECM).
Sklerosen.

3. Band

Teil 1: **Nicht entzündliche Dermatosen I**
Herausgeber: H.A. Gottron
Mit 283 zum Teil farbigen Abbildungen. XVIII, 1150 Seiten. 1963
Gebunden DM 520,–; US $213.20
Bei Subskription auf das Gesamtwerk Gebunden DM 416,–; US $170.60
ISBN 3-540-02992-3

Teil 2: **Nicht entzündliche Dermatosen II**
Herausgeber: H.A. Gottron
Mit 302 zum Teil farbigen Abbildungen. XIII, 939 Seiten. 1969
Gebunden DM 470,–; US $192.70
Bei Subskription auf das Gesamtwerk Gebunden DM 376,–; US $154.20
ISBN 3-540-04521-X

Teil 3 B: **Nicht entzündliche Dermatosen III B**
Bösartige Geschwülste. Leukämie
Bearbeitet von H. Fischer, F. Gschnait, H. Lausecker, A. Musger, A. Schimpf,
A. Steppert, O. Stochdorph. W. Thiess, W. Undeutsch
Herausgeber: H.A. Gottron, G.W. Korting
Mit etwa 200 Abbildungen. Etwa 720 Seiten. In Vorbereitung
ISBN 3-540-07307-8

Preisänderungen vorbehalten

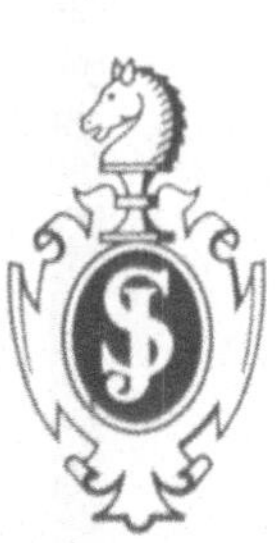

Springer-Verlag
Berlin
Heidelberg
New York

A 14

Das tiefenwirksame Hautantiseptikum bei Akne und Seborrhoe
HEXOMEDIN® TRANSKUTAN

vermindert die Talgproduktion
wirkt antibakteriell und antimykotisch
kosmetisch angenehm

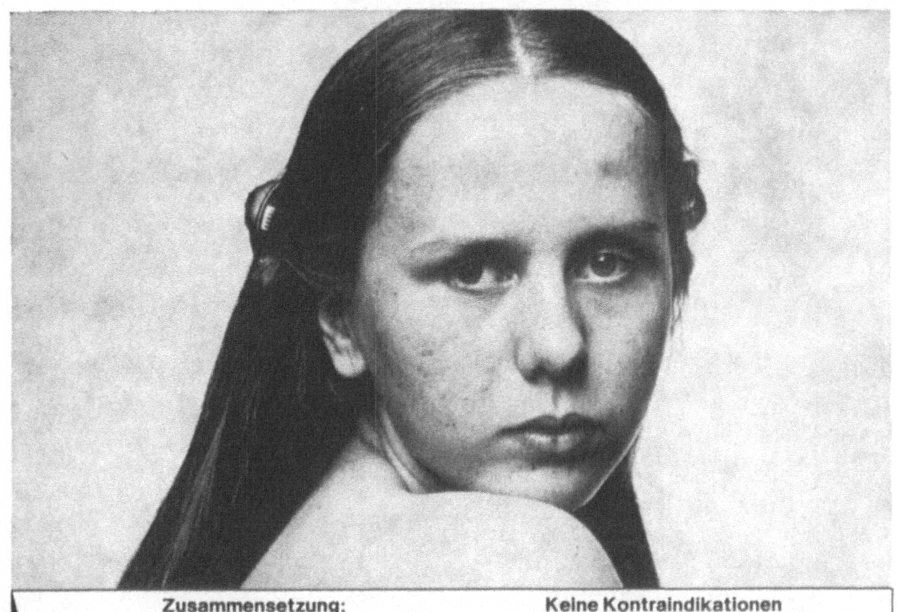

Zusammensetzung:
100 ml enthalten Hexamidin-diisä-
thionat 150 mg, Aluminiumlactat
200 mg in tiefenwirksamer Lösung.
Indikationen:
Akne, Seborrhoe, Hefemykosen,
Paronychie, beginnende Furunku-
lose, Follikulitis

Keine Kontraindikationen
Dosierung und Anwendungsweise:
Lösung mit Wattebausch mehrmals
täglich unverdünnt auftragen. Bei
Paronychie die erkrankten Finger
mehrmals täglich in unverdünnter
Lösung baden.

Packungsgrößen:
OP mit 50 ml Lösung DM 6,65
AP mit 750 ml Lösung

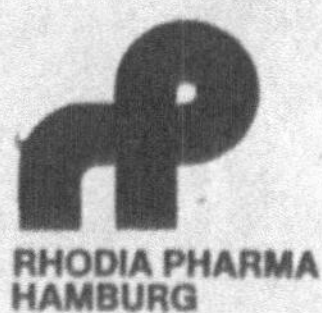

A 15

A 16

Fortschritte der praktischen Dermatologie und Venerologie

Achter Band

Vorträge der VIII. Fortbildungswoche der Dermatologischen Klinik
und Poliklinik der Universität München in Verbindung mit dem
Verband der Niedergelassenen Dermatologen Deutschlands e.V.
vom 26. bis 30. Juli 1976

**Herausgegeben von
O. Braun-Falco und S. Marghescu**

Mit 81 Abbildungen

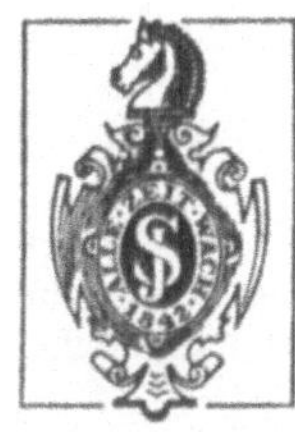

Springer Verlag   Berlin   Heidelberg   New York 1976

Dr. O. Braun-Falco, o. ö. Professor für Dermatologie und Venerologie

Direktor der Dermatologischen Klinik und Poliklinik der Universität München
Frauenlobstraße 11, D-8000 München 2

Dr. S. Marghescu, Professor für Dermatologie und Venerologie

Leitender Oberarzt an der Dermatologischen Klinik und Poliklinik der Universität München
Frauenlobstraße 9, D-8000 München 2

ISBN-13: 978-3-540-08011-4   e-ISBN-13: 978-3-642-81091-6
DOI: 10.1007/978-3-642-81091-6

Inhaltsverzeichnis

IV

Venerische Erkrankungen

Neues in der praktischen Dermatologie

Verzeichnis der Autoren

Baer, R.L., M.D., Profressor and Chairman
  Department of Dermatology, New York University School of Medicine, 550 First
  Ave., New York, N.Y. 10016, USA

Balda, B.-R., Priv.-Doz. Dr. med.
  Oberarzt, Dermatologische Klinik und Poliklinik der Universität, Frauenlobstr. 9,
  D-8000 München 2

Bandmann, H.-J., Prof. Dr. med.
  Chefarzt, Dermatologische und Allergologische Abteilung Städt. Krkh. München-
  Schwabing, Lehrkrankenhaus d. Univ. München, Kölner Platz 1, D-8000 München 40

Bardach, H., Dr. med.
  Allgemeines Krankenhaus der Stadt Wien, II. Universitäts-Hautklinik, Alserstr. 4,
  A-1090 Wien, Österreich

Blaszczyk, Maria, Dr. med.
  Oberärztin an der Hautklinik Warschau, Koszykowa 82a, 02-008 Warszawa, Polen

Borelli, S., Prof. Dr. med., Dr. phil.
  Direktor der Dermatologischen Klinik der Technischen Universität München, Biedersteiner Str. 21-29, D-8000 München 40

Braun-Falco, O., Prof. Dr. med.
  Direktor der Dermatologischen Klinik der Universität München, Frauenlobstr. 11
  D-8000 München 2

Burg, G., Priv.-Doz. Dr. med.
  Oberarzt an der Dermatologischen Klinik und Poliklinik der Universität München,
  Frauenlobstr. 9, D-8000 München 2

Chorzelski, T., Priv. Doz. Dr. med.
  Dozent an der Hautklinik Warschau, Koszykowa 82a, 02-008 Warszawa, Polen

Christophers, E., Prof. Dr. med.
  Leiter der Abt. Dermatologie und Venerologie im Klinikum der Universität Kiel,
  Schittenhelmstr. 7, D-2300 Kiel

Düngemann, H., Priv.-Doz. Dr. med.
  Leitender Oberarzt der Dermatologischen Klinik der Technischen Universität München, Biedersteiner Str. 21-29, D-8000 München 40

Ebner, H., Priv.-Doz. Dr. med.
  Allgemeines Krankenhaus der Stadt Wien, II. Universitäts-Hautklinik, Alserstr. 4,
  A-1090 Wien, Österreich

Goldschmidt, H., Prof. Dr. med.
Hospital of the University of Pennsylvania, 3400 Spruce Street, Philadelphia, Pa., USA

Greither, A., Prof. Dr. med., Dr. phil.
Direktor der Universitätshautklinik, Moorenstr. 5, D-4000 Düsseldorf

Hauss, Helga, Dr. med.
Lehrbeauftragte für dermatologische Kosmetik im Fachbereich Medizin der Christian-Albrechts-Universität Kiel, Moltkestr. 37, D-2300 Kiel

Heberer, G., Prof. Dr. med.
Direktor der Chirurgischen Klinik der Universität München, Nußbaumstr. 20, D-8000 München 2

Helm, F., Prof. Dr., F.R.C.P. (C), F.A.C.P.
Vorstand der Dermatologischen Abteilung Millard Fillmore Hospital Buffalo, Assistant Clinical Professor Medicine (Dermatology) Suny in Buffalo, RPMI 666 Elm Street, Buffalo, N.Y. 14263, USA

Herzberg, J.J., Prof. Dr. med.
Direktor der Hautklinik Bremen, Zentralkrankenhaus, St.-Jürgen-Str., D-2800 Bremen

Hjorth, N., Prof. Dr. med.
Dermatologisk afdeling, Gentofte Hospital, DK-2900 Hellerup, Dänemark

Hoffmann, K., Dr. med.
Wiss. Ass., Chirurgische Universitäts-Klinik, Nußbaumstr. 20, D-8000 München 2

Hofstetter, A., Priv-Doz. Dr. med.
Oberarzt, Urologische Universitäts-Klinik, Thalkirchner Str. 48, D-8000 München 2

Hornstein, O.P., Prof. Dr. med.
Direktor der Dermatologischen Universitäts-Klinik Erlangen, Hartmannstr. 14, D-8520 Erlangen

Hundeiker, M., Prof. Dr. med.
Leitender Oberarzt, Zentrum für Dermatologie, Andrologie und Venerologie am Klinikum der Universität, Gaffkystr. 14, D-6300 Giessen

Illig, L., Prof. Dr. med.
Direktor des Zentrums für Dermatologie, Andrologie und Venerologie am Klinikum der Universität, Gaffkystr. 14, D-6300 Giessen

Ippen, H., Prof. Dr. med.
Dermatologische Klinik der Universität Göttingen, von-Siebold-Str. 3, D-3400 Göttingen

Jablonska, Stefania, Prof. Dr. med.
Direktor der Hautklinik Warschau, Koszykowa 82a, 02-008 Warszawa, Polen

Juhlin, L., Prof. Dr. med.
Direktor der Dermatologischen Klinik und Poliklinik der Universität, Uppsala, Hudkliniken, Akad. Sjukhuset, S 750 14 Uppsala 14, Schweden

Kint, A., Prof. Dr. med.
Direktor der Universitätshautklinik, Akademisch Ziekenhuis, De Pintelaan 135, B-9000 Gent, Belgien

Konz, B., Dr. med.
Oberarzt der Dermatologischen Klinik und Poliklinik der Universität München,
Frauenlobstr. 9, D-8000 München 2

Kresbach, H., Prof. Dr. med.
Klinikvorstand, Universitäts-Klinik für Dermatologie und Venerologie, Auenbrugger-
platz 8, A-8036 Graz, Österreich

Lenz, H., Priv.-Doz. Dr. med., Dr. med. habil.
Oberarzt, HNO-Klinik der Städt. Krankenanstalten Krefeld, Akademisches Lehrkrankenhaus der Universität Düsseldorf, Lutherplatz 40, D-4150 Krefeld

Lippert, H.D., Dr. med.
Wiss. Ass. an der Universitäts-Hautklinik, Martinistr. 52, D-2000 Hamburg 20

Lotz, Gisela-R., Dr. med.
Wiss. Ass. an der Universitäts-Hautklinik, Martinistr. 52, D-2000 Hamburg 20

Lüders, G., Prof. Dr. med.
Leitender Oberarzt der Universitätshautklinik, Liebermeisterstr. 25, D-7400 Tübingen

Lukacs, St., Priv.-Doz. Dr. med.
Facharzt für Hautkrankheiten, Zweibrückenstr. 17/I, D-8000 München 22

Lund, O.E., Prof. Dr. med.
Direktor der Augenklinik der Universität, Mathildenstr. 8, D-8000 München 2

Macher, E., Prof. Dr. med.
Direktor der Universitäts-Hautklinik Münster, v.-Esmarch-Str. 56, D-4400 Münster
(Westf.)

Marghescu, S., Prof. Dr. med.
Leitender Oberarzt, Dermatologische Klinik und Poliklinik der Universität München,
Frauenlobstr. 9, D-8000 München 2

Meinhof, W., Prof. Dr. med.
Leitender Oberarzt der Dermatologischen Universitäts-Klinik, Hartmannstr. 4,
D-8520 Erlangen

Meyer-Rohn, J., Prof. Dr. med.
Leitender Oberarzt der Universitätshautklinik, Martinistr. 52, D-2000 Hamburg 20

Nasemann, Th., Prof. Dr. med.
Geschäftsführender Direktor des Zentrums der Dermatologie und Venerologie der
J.W. Goethe-Universität, Theodor-Stern-Kai 7, D-6000 Frankfurt a.M.

Niebauer, G., Prof. Dr. med.
Direktor der II. Universitäts-Hautklinik, Allgemeines Krankenhaus der Stadt Wien,
Alserstr. 4, A-1090 Wien, Österreich

Nikolowski, W., Prof. Dr. med.
Chefarzt der Hautklinik des Krankenhauszweckverbandes Augsburg, Langemarck-
str. 11, D-8900 Augsburg

Orfanos, C.E., Prof. Dr. med.
Oberarzt, Wissenschaftl. Rat, Universitätshautklinik Köln, Josef-Stelzmann-Str. 9,
D-5000 Köln

Petzoldt, D., Prof. Dr. med.
Leiter der Abteilung für Dermatologie, Klinikum der medizinischen Hochschule Lübeck, Ratzeburger Allee 160, D-2400 Lübeck 1

Pevny, Irmgard, Dr. med.
Akad. Oberrätin, Dermatologische Klinik der Universität Würzburg, Josef-Schneider-Str. 2, D-8700 Würzburg

Plewig, G., Priv.-Doz. Dr. med.
Oberarzt an der Dermatologischen Universitätsklinik, Frauenlobstr. 9, D-8000 München 2

Proppe, A., Prof. Dr. med.
Emerit. Leiter der Abt. Dermatologie und Venerologie im Klinikum der Universität Kiel, Hohenbergstr. 5, D-2300 Kiel

Rassner, G., Prof. Dr. med.
Leiter der Abteilung für Dermatologie, Universität Ulm (MNH), Prittwitzstr. 43, D-7900 Ulm/Donau

Röckl, H., Prof. Dr. med.
Direktor der Dermatologischen Klinik der Universität Würzburg, Josef-Schneider-Str. 2, D-8700 Würzburg

Salfeld, K., Prof. Dr. med., Dr. rer. nat.
Chefarzt der Hautklinik im Zweckverband, Stadt und Kreiskrankenhaus Minden, Bismarckstr. 6, D-4950 Minden

Scherwitz, Elisabeth, Dr. med.
Wiss. Ass., Abteilung für Dermatologie, Universität Ulm (MNH), Prittwitzstr. 43, D-7900 Ulm/Donau

Schnyder, U.W., Prof. Dr. med.
Direktor der Universitäts-Hautklinik, Voßstr. 2, D-6900 Heidelberg

Schuppli, R., Prof. Dr. med.
Direktor des Kantonsspitals Basel, Dermatologische Universitätsklinik, Petersgraben 11, CH-4004 Basel

Steigleder, G.K., Prof. Dr. med.
Direktor der Universitätshautklinik Köln, Josef-Stelzmann-Str. 9, D-5000 Köln

Storck, H., Prof. Dr. med.
Direktor der Dermatologischen Universitätsklinik, Kantonsspital, Gloriastr. 31, CH-8091 Zürich, Schweiz

Stüttgen, G., Prof. Dr. med.
Direktor der Hautklinik der FU im Rudolf-Virchow-Krankenhaus, Augustenburger Platz 1, D-1000 Berlin 65

Thyresson, N., Prof. Dr. med.
Oberarzt der Hautklinik, Karolinska sjukhuset, S-104 01 Stockholm 60, Schweden

Vogt, H.-J., Akademischer Oberrat, Dr. med.
Oberarzt an der Dermatologischen Klinik und Poliklinik der Technischen Universität München, Biedersteiner Str. 21-29, D-8000 München 40

Walther, H., Dr. med.
Facharzt und Vertragsarzt im Städt. Krankenhaus, Westliche 32, D-7530 Pforzheim

de Weck, A.L., Prof. Dr. med.
Direktor des Institutes für Klinische Immunologie der Universität Bern, Inselspital, CH-3008 Bern, Schweiz

Winkler, K., Prof. Dr. med.
Haderslebener Str. 33, D-1000 Berlin 41

Wiskemann, A., Prof. Dr med.
Abteilungsdirektor, Abteilung Dermatologische Radiologie der Universitäts-Hautklinik, Martinistr. 52, D-2000 Hamburg 20

Wolff, H.H., Priv.-Doz. Dr. med.
Leitender Oberarzt, Dermatologische Klinik und Poliklinik der Universität, Frauenlobstr. 9, D-8000 München 2

Wolff, K., Prof. Dr. med.
Vorstand der Universitäts-Hautklinik Innsbruck, Anichstr. 35, A-6020 Innsbruck, Österreich

Wüthrich, B., Dr. med.
Oberarzt an der Dermatologischen Universitätsklinik, Kantonsspital, Gloriastr. 32, CH-8091 Zürich, Schweiz

Zumtobel, V., Dr. med. habil.
Privatdozent für Chirurgie, Chirurgische Klinik der Universität München, Nußbaumstr. 20, D-8000 München 2

Vorwort

Die VIII. Fortbildungswoche für praktische Dermatologie und Venerologie der Dermatologischen Klinik der Universität München konnte nach einem 3-jährigen Intervall heuer wieder stattfinden. Als eine besondere Entwicklung war zu vermerken, daß diesmal die Einladung zu unserer Veranstaltung auch im deutschsprachigen Ausland ein überraschend großes Echo gefunden hat und viele Dermatologen von Skandinavien bis Italien, von den Beneluxländern bis nach Polen und Ungarn in München zusammenführte. Wir haben uns darüber sehr gefreut.

In den letzten Jahren, und nicht zuletzt im Zusammenhang mit der explosionsartigen Kostenentwicklung in unserem Gesundheitswesen ist auch der Arzt immer mehr in den kritischen Blick unserer Gesellschaft gerückt. Der berechtigten Forderung nach bestmöglicher ärztlicher Versorgung unserer Bevölkerung stehen Bemühungen um eine gute Ausbildung unserer Medizinstudenten und eine kontinuierliche Fortbildung unserer Ärzte gegenüber. In diesem Zusammenhang darf festgestellt werden, daß gerade die Dermatologen die Eigenverantwortung für ihre Fortbildung seit vielen Jahren klar erkannt haben, ihre Fortbildungsverpflichtung ernst nehmen und viel an zusätzlicher Energie und Zeit dafür aufwenden, um den ihnen anvertrauten Patienten die jeweils beste ärztliche Diagnostik und Behandlung zuteil werden zu lassen. Es kann auch darauf hingewiesen werden, daß die von Alfred Marchionini inaugurierten, in internationalem Rahmen stattfindenden Fortbildungsveranstaltungen der Dermatologischen Klinik der Universität München bereits auf das Jahr 1951 zurückgehen.

In kaum einem anderen Fachgebiet sind die Möglichkeiten für eine kontinuierliche Fortbildung so weit entwickelt wie bei uns in der Dermatologie. Das enge Fortbildungsnetz umfaßt bekanntlich örtliche Patientendemonstrationen mit Vorträgen an Städtischen- oder Universitäts-Hautkliniken, praxis- und methodenbezogene Seminare, die in Zusammenarbeit mit dem Verband der Niedergelassenen Dermatologen Deutschlands veranstaltet werden und regionale Dermatologen-Tagungen, die etwa der Tagung der Südwestdeutschen oder Rheinisch-Westfälischen Dermatologischen Gesellschaft entsprechen. Hinzu kommen die wissenschaftlichen Tagungen der Deutschen Dermatologischen Gesellschaft, welche bekanntlich in mehrjährigen Abständen stattfinden und durch Referate sowie Einzelvorträge zur Weiterentwicklung unseres Fachgebietes und zur wissenschaftlichen Information entscheidend beitragen.

Die VIII. Fortbildungswoche für praktische Dermatologie und Venerologie war wiederum ganz auf die praktische Darstellung neuerer Entwicklungen innerhalb unseres Fachgebietes abgestellt.

Dank gebührt an dieser Stelle Herrn Dr. Karl-Heinz Böcker, dem I. Vorsitzenden des Verbandes der Niedergelassenen Dermatologen Deutschlands, für die gute Zusammenarbeit bei der Programmgestaltung. Natürlich konnten auch dieses Mal innerhalb der vorgegebenen Zeit nur schwerpunktartig gewisse Themenkreise behandelt werden, bei denen entweder der Erkenntniszuwachs in den letzten Jahren besonders bedeutend gewesen ist oder aber die Aktualität eine Berücksichtigung nahegelegt hat.

Im vorliegenden 8. Band der „Fortschritte der praktischen Dermatologie und Venerologie" soll dem Tagungsteilnehmer, aber auch demjenigen Dermatologen, der nicht an unserer Fortbildungsveranstaltung teilnehmen konnte, eine aktuelle Informationsquelle an die Hand gegeben sein. Besonderer Dank soll in diesem Zusammenhang den Vortragenden ausgesprochen werden, die sich bereitwillig der zusätzlichen Aufgabe einer entsprechenden Manuskriptgestaltung für diesen Band unterworfen und damit auch zum raschen Erscheinen dieses Bandes wesentlich beigetragen haben.

Die 1973 von uns eingeführte und diesmal erweiterte Patientenvorstellung in Form einer „DIA-Klinik" hat sich wiederum bewährt und Anerkennung bei den Tagungsteilnehmern gefunden. Es ist allerdings leider nicht möglich, die demonstrierten Fälle in diesem Band zu publizieren, da dies den finanziellen Rahmen der für die Publikation vorgesehenen Mittel bei weitem sprengen würde. An dieser Stelle sei meinen ärztlichen Mitarbeitern besonders dafür gedankt, daß sie sich der großen Mühe unterzogen haben, eine einheitlich wirkende Patientenvorstellung mit Diapositiven möglich zu machen.

Besonderer Dank gilt auch der pharmazeutischen Industrie, welche durch wesentliche finanzielle Unterstützung einen guten Teil zur Verwirklichung unserer Fortbildungsveranstaltung in einem Großhotel beigetragen hat. Die große pharmazeutische Ausstellung mit der über Tage hingehenden Möglichkeit zu wiederholtem Besuch und damit der Möglichkeit zu engem Gedanken- und Erfahrungsaustausch zwischen dem in der Praxis stehenden Dermatologen und Vertretern pharmazeutischer Häuser hat sicherlich zu vielen Anregungen therapeutischer Art Veranlassung geben können.

Die früheren Fortbildungskurse für praktische Dermatologie und Venerologie sind in ein neues Entwicklungsstadium eingetreten. Aus ihnen hat sich nunmehr eine internationale Fortbildungswoche für praktische Dermatologie und Venerologie entwickelt. Allen Fachkollegen aus dem In- und Ausland, die sich so bereitwillig zu Referaten und Vorträgen zur Verfügung gestellt und damit ganz entscheidend zum Gelingen dieser Veranstaltung beigetragen haben, sei an dieser Stelle herzlichst gedankt. Herzlicher Dank gilt auch allen ärztlichen und nichtärztlichen Mitarbeitern der Dermatologischen Universitätsklinik München, die sich bei der Vorbereitung und Durchführung dieser Fortbildungswoche über viele Monate hin durch zusätzliche Arbeit und zusätzliche Einsatzbereitschaft verdient gemacht haben. Besonders erwähnen darf ich in diesem Zusammenhang Herrn Professor Dr. S. Marghescu, Leitender Oberarzt, der mir bei der laufenden Organisation der Fortbildungswoche fortwährend wertvolle Hilfe geleistet hat. Dank gebührt auch allen Kollegen und Kolleginnen unserer Klinik, welche interessante wissenschaftliche Ausstellungen organisiert haben.

Die VIII. Fortbildungswoche für praktische Dermatologie und Venerologie hat fast 700 Dermatologen deutscher Sprache aus vielen europäischen Ländern in München zusammengeführt. In dem vorliegenden Band wurden alle Referate und Vorträge mit wichtigen, weiterführenden Literaturhinweisen niedergelegt. Dadurch möge die vorliegende Publikation nicht nur ein Kongreßbericht im üblichen Sinn, sondern gleichzeitig eine wertvolle Informationsquelle über Fortschritte der praktischen Dermatologie auf verschiedenen Teilgebieten werden und so dem Dermatologen in Klinik oder Praxis bei seiner täglichen Arbeit von Nutzen sein.

Dem Springer-Verlag gebührt auch dieses Mal Dank und Anerkennung für die gute Zusammenarbeit bei der Verfassung dieses Bandes und für seine rasche Publikation.

München, September 1976   Otto Braun-Falco

Dermatosen im Kindesalter

Urs W. Schnyder

Hereditäre Epidermolysen: Klassifikation, Erbprognose und Therapie

Definition

Unter dem Oberbegriff hereditäre Epidermolysen versteht man monomer vererbte Krankheiten, die mit einer lokalisierten oder generalisierten Neigung des Integumentes zur Blasenbildung einhergehen.

Häufigkeit

Genaue Zahlen verdanken wir Gedde-Dahl [6], der 1970 eine klinische, genetische und epidemiologische Studie über alle Epidermolysisfälle in Norwegen publizierte. Bei einer Wohnbevölkerung von 3.653.000 gab es damals 40 Probanden und 104 lebende Sekundärfälle. Die hereditären Epidermolysen gehören nicht nur zu den häufigeren Erbkrankheiten, sondern ihre schweren dystrophischen Formen stellen zugleich auch die wichtigste sozial-medizinische Gruppe von Genodermatosen dar.

Diagnostische Kriterien

Je nachdem, ob das blasige Geschehen mit oder ohne Heilung ad integrum einhergeht, spricht man von einfachen (nichtdystrophischen) oder dystrophischen Formen. Die verschiedenen Zeichen der Dystrophie sind a) Milien, b) hypo-resp. hypertrophische Narben und c) Pigmentverschiebungen. Der zweite wichtige Parameter zur Einteilung der hereditären Epidermolysen ist der Erbgang – eine Erkenntnis, die auf H.W. Siemens (1923) zurückgeht. Man unterscheidet heute außer autosomal-dominanten und autosomal-rezessiven Epidermolysen auch eine x-chromosomale-rezessiv vererbte Form. Die Bestimmung des Erbganges ist für die praktisch immer wichtiger werdende Erbprognose unerläßlich. Nagelanomalien einschließlich Dystrophien hingegen sind nach den heutigen Erkenntnissen kein zuverlässiges klinisches Leitkriterium für die Einteilung der Epidermolysen. Ferner haben systematische Untersuchungen von Pearson [13] in USA sowie Hashimoto et al. [8, 9, 10, 11, 12] in Deutschland gezeigt, daß für die exakte Diagnosestellung gewisser Epidermolysistypen die elektronenmikroskopische Analyse unerläßlich ist. Nach dem klinischen Bild und dem Erbgang möchte ich die Hereditären Epidermolysen vorläufig wie folgt einteilen:

1

I. Nichtdystrophische Epidermolysen (Tabelle 1)

Tabelle 1. Die nichtdystrophischen Epidermolysistypen

Name	Eigenname	Erbgang	Sitz der Blase	Krankheitswert	Rel.Häufigkeit
Epidermolysis bullosa hereditaria simplex	Köbner	autosomal-dominant	intraepider-mal	gering	häufig
Recurrent bullous eruption of the feet	Weber-Cockayne	autosomal-dominant	wie bei Köbner	gering	selten
Epidermolysis bullosa simplex	Ogna	autosomal-dominant	nicht untersucht	mittel	sehr selten
Epidermolysis bullosa hereditaria letalis	Herlitz	autosomal-rezessiv	junctional	hoch	selten

1. Autosomal-dominant vererbte Typen

a) Epidermolysis bullosa hereditaria simplex (Köbner)

Das Leiden ist in der Regel kongenital, doch auffällig wird die Krankheit erst, wenn solche Merkmalsträger die ersten Gehversuche machen. Vor allem Jugendliche sind durch die Blasenbildung stark beeinträchtigt, da diese noch nicht verstehen, ihre Haut zu schonen. Da bei Erwachsenen die Hände und Füße am meisten beansprucht werden, sind diese Körperstellen auch am stärksten und häufigsten befallen. Solche Epidermo-lysis-Patienten sollten deshalb manuelle und sitzende Berufe vermeiden. Die Blasenbil-dung ist in den warmen Jahreszeiten am stärksten und verschwindet meist im Herbst. Die bis kirschgroßen Blasen entstehen im allgemeinen durch tangential auf die Haut einwirkende Traumen. Die Abheilung erfolgt ohne Narbenbildung und Atrophie. Die Mundschleimhaut macht am blasigen Prozeß nicht mit. Nagelveränderungen fehlen. Im übrigen sind solche Patienten gesund und der Allgemeinzustand ist nicht beeinträchtigt. Die Intelligenz entspricht dem Durchschnitt und die Fertilität ist normal.

Differentialdiagnose: Bullosis mechanica neurotica; Bullosis toxica (z.B. Arsen, Brom, Jod); Bullosis diabeticorum.

Lichtmikroskopisch liegt die Blase suprabasal.

Elektronenmikroskopisch handelt es sich nach Pearson (1962) um eine zytolytische Blase.

Therapie: Chloroquin (0,1-0,2 g/Tag peroral) scheint nach unserer Erfahrung die Blasenbildung merkbar zu beeinflussen. Im übrigen ist darauf zu achten, daß die Blasen frühzeitig eröffnet werden.

Erbprognose: Da die Krankheit streng regelmäßig autosomal-dominant vererbt wird, hat jedes Kind von Merkmalsträgern eine Wahrscheinlichkeit von 50 %, ebenfalls zu erkranken. Da die Köbner'sche Epidermolyse einen geringen Krankheitswert hat, sind eugenische Maßnahmen nicht indiziert.

b) Recurrent bullous eruption of the feet (Weber-Cockayne)

Die Krankheit ist gekennzeichnet durch ausschließliches Auftreten von bis kirschgros-sen Blasen im Bereich der Füße in der warmen Jahreszeit. Die Blasen können schon bei Geburt, in früher Kindheit oder erst in der 2. Lebensdekade in Erscheinung treten. Ab-heilung ohne Dystrophie. Solche Individuen sind sonst gesund. Die Histologie ent-spricht derjenigen des Köbner'schen Typs. Genetisch ist noch nicht entschieden, ob es sich bei der Weber-Cockayne'schen Varietät um eine selbständige Entität handelt oder um ein spezielles Allel des Köbner-Genes (vergl. hierzu Schnyder [14], Gedde-Dahl [6]).

c) Epidermolysis bullosa hereditaria simplex (Ogna)

1970 beschrieb Gedde-Dahl eine weitere nicht-dystrophische Epidermolyse, die wahrscheinlich auf eine autosomal-dominante Mutation in der Gemeinde Ogna in Süd-West-Norwegen zurückgeht. In Analogie zu den Hämoglobinvarianten nennt er diesen Epidermolysistyp nach dem Herkunftsort „Typus Ogna".

Die Krankheit ist durch folgende Symptome gekennzeichnet: Kongenitale Verletzlichkeit des ganzen Integuments, die schon nach geringgradigen Traumen zu Erosionen und Hautabschilferungen (Exfoliationen) führt. Praedilektionsstellen sind die Akren, doch kann es nach Traumatisierung grundsätzlich an allen Körperstellen zu Erosionen kommen. Die Verletzlichkeit der Haut läßt mit zunehmendem Alter nicht nach, sie ist auch nicht saisonabhängig. Das zweite Symptom sind subkorneale Blutungen, die v.a. an den Extremitäten nach Traumen auftreten. Das dritte Kardinalsymptom sind Bläschen und Blasen v.a. an den Händen und Füßen, die posttraumatisch meist ab dem 5. Lebensjahr auftreten mit einem deutlichen Maximum in den warmen Sommermonaten. Bis jetzt liegen keine licht- und elektronenmikroskopischen Befunde über Blasen vor. Als weiteres, wenn auch inkonstantes Symptom fand sich bei 1 von 18 kindlichen Merkmalsträgern und 16 von 35 erwachsenen Ogna-Patienten eine Onychogrypose der Großzehennägel. Laboruntersuchungen ergaben weder Hinweise für eine Gerinnungsstörung noch eine Koppelung zu 16 verschiedenen Blutfaktoren. Ohne Zweifel handelt es sich um ein spezielles Krankheitsbild, das schon aus klinischen Gründen von den anderen nicht-dystrophischen Epidermolysistypen abgegrenzt werden muß.

2. Autosomal-rezessiv vererbter Typ

Wenn man die Nagelanomalien nicht zu den Leitkriterien der Dystrophie zählt, kann hier ein Epidermolysistyp besprochen werden, dessen nosologische Stellung in den letzten Jahren immer wieder zur Diskussion stand. Dies ist die *Epidermolysis bullosa hereditaria letalis* (Herlitz).

1935 hat der schwedische Pädiater Herlitz ein epidermolytisches Krankheitsbild beschrieben, für das er eine nosologisch selbständige Stellung forderte und das heute oft Herlitz'sche Krankheit genannt wird.

Der Morbus ist durch folgende Merkmale charakterisiert: 1. Angeborene Neigung zu Blasenbildung der Haut und der hautnahen Schleimhäute, 2. Traumatische Blasengenese, 3. Abheilung der Blasen ohne Hinterlassung von Zeichen der Dystrophie (hypo-resp. hypertrophische Narben, Milien, Pigmentation), 4. Nageldystrophien, 5. Skelettatrophie, 6. Schlechte Prognose quoad vitam (Letalität), 7. Vorkommen analoger Fälle bei Geschwistern und 8. Erhöhte Konsanguinitätsrate.

Jedes der genannten klinischen Symptome kann auch bei Kleinkindern mit rezessiv-dystrophischer Epidermolyse vom Typ Hallopeau-Siemens vorkommen (Klunker). Trotzdem weiß man heute dank den Untersuchungen von Pearson [13], daß der Herlitz'sche Typ der Epidermolyse sich elektronenmikroskopisch vom rezessiv-dystrophischen Typ Hallopeau-Siemens durch junktionale Blasenbildung zwischen Basalzellen und elektronenmikroskopischer Basalmembran unterscheidet. Damit ist der Beweis erbracht, daß es sich bei der Herlitz'schen Krankheit um ein nosologisch selbständiges Krankheitsbild handelt. Man kann somit in solchen Fällen heute mit Hilfe des Elektronenmikroskopes schon in einer sehr frühen Lebensphase entscheiden, ob es sich um eine Epidermolyse vom Typus Herlitz mit einer quoad vitam sehr schlechten Prognose oder um eine Epidermolyse vom Typ Hallopeau-Siemens handelt, die prognostisch günstiger einzustufen ist (Anton-Lamprecht [3]).

II. Dystrophische Epidermolysen (Tabelle 2)

Tabelle 2. Die dystrophischen Epidermolysistypen

Name	Eigenname	Erbgang	Sitz der Blase	Krankheitswert	Rel.Häufigkeit
Epidermolysis bullosa hereditaria dystrophica dominans	Cockayne-Touraine	autosomal-dominant	dermolytisch	gering	selten
Epidermolysis bullosa hereditaria et albo-papuloidea	Pasini	autosomal-dominant	dermolytisch	gering bis mittel	sehr selten
Congenital Localized Absence of Skin and Associated Abnormalities Resembling Epidermolysis bullosa	Bart-Syndrom	autosomal-dominant	unbekannt	gering	sehr selten
Epidermolysis bullosa hereditaria dystrophica	Hallopeau-Siemens	autosomal-rezessiv	dermolytisch	mittel bis hoch	häufig
Epidermolysis bullosa hereditaria progressiva	–	autosomal-rezessiv	unbekannt	mit Alter zunehmend	sehr selten
Epidermolysis bullosa hereditaria dystrophica	Typus Disentis	wahrscheinlich autosomal-rezessiv	junctional	mittel	sehr selten
Dystrophia bullosa hereditaria, Typus maculatus	Typus Amsterdam	x-chromosomal-rezessiv	intraepidermal zytolytisch	hoch	sehr selten

1. Autosomal-dominante Typen

a) Epidermolysis bullosa hereditaria dystrophica dominans (Cockayne-Touraine)
Dieser Typ wurde 1933 von Cockayne aus der klinischen Gruppe der dystrophischen Epidermolysen auf Grund des dominanten Erbganges abgetrennt. Blasen sind entweder schon bei Geburt vorhanden oder treten bald nachher auf. Sie sind vorwiegend an den Akren, seltener an anderen Körperstellen lokalisiert und können leicht durch Traumen ausgelöst werden. In der Regel hinterlassen die Blasen hypo- oder hypertrophische Narben und Milien. Gelegentlich treten auch auf der Mundschleimhaut Blasen auf. Die Nägel können partiell oder vollständig fehlen, häufiger sind sie jedoch verdickt und manchmal sogar onychogrypotisch. Meist geht das Leiden mit einer Hyperhidrose der Palmae und Plantae einher. Die Merkmalsträger sind in der Regel kräftig und gut gewachsen. Die Intelligenz liegt im Bereich der Norm. Hashimoto et al. [9] beobachteten elektronenmikroskopisch in traumatisierter Haut von Prädilektionsstellen eine dermolytische Blasenbildung (unterhalb der Basallamina). Die Ausbildung der anchoring fibrils weist regionale Unterschiede zwischen Praedilektionsstellen und Nichtpraedilektionsstellen auf. In intakter Haut von Praedilektionsstellen beträgt die Häufigkeit der anchoring fibrils ca. 40 % von derjenigen in Nichtpraedilektionsstellen. Zudem sind die anchoring fibrils in den Praedilektionsstellen rudimentär ausgebildet. Ihre Hypoplasie wird für die Blasenbildung kausal verantwortlich gemacht.

b) Epidermolysis bullosa hereditaria et albopapuloidea (Pasini)
Dieser Typ wurde 1928 vom italienischen Dermatologen Pasini beschrieben. Er ist seltener als der Cockayne-Touraine'sche Typ. Bei den autosomal-dominant vererbten Fäl-

len – und nur solche sollte man als Pasini-Typ bezeichnen – (vergl. hierzu Schnyder [14]), ist der Allgemeinzustand nicht gestört. Die Krankheit beginnt bei der Geburt oder innerhalb der beiden ersten Lebensjahre unter dem Bild einer auf die Akren lokalisierten dystrophischen Epidermolyse. Die charakteristischen albopapuloiden Effloreszenzen erscheinen erst im 2. Dezennium. Praedilektionsstellen der Pasini-Papeln sind die vordere und hintere Schweißrinne. Anton-Lamprecht und Schnyder [2] sowie Hashimoto et al. [8] konnten elektronenmikroskopisch zeigen, daß bei solchen Patienten nicht nur in befallener Haut, sondern auch in Nicht-Praedilektionsstellen die anchoring fibrils nur rudimentär angelegt sind. Damit dürfte der Beweis erbracht sein, daß die Pasini'sche Epidermolyse auf einen primär genetisch bedingten Defekt der anchoring fibrils beruht.

Erbprognose: Sowohl die Cockayne-Touraine'sche als auch die Pasini-Form haben einen geringen Krankheitswert. Eugenische Maßnahmen sind deshalb nicht indiziert. Die Hälfte der Kinder von Merkmalsträgern erkranken ebenfalls. Man sollte darauf achten, daß solche Patienten weder einen stehenden noch einen manuellen Beruf ergreifen.

Therapeutische Versuche mit hohen Dosen Vitamin E per os (bis 1200 mg/Tag) haben zu keinen eindeutigen Ergebnissen geführt [1].

c) Bart-Syndrom
(Congenital Localized Absence of Skin and Associated Abnormalities Resembling Epidermolysis Bullosa)
Bart et al. [4] beschrieben 1966 ein neues Syndrom mit folgender Trias: 1. Blasen der Haut und der Mundschleimhaut, 2. Kongenitale Aplasie der Nägel und Nageldeformitäten, 3. Kongenitale Aplasie der Haut im Bereich der unteren Extremitäten. Dieses Syndrom trat bis jetzt in einer Familie in 5 aufeinanderfolgenden Generationen bei mindestens 26 Familienmitgliedern auf. Auf Grund der familiären Belastungsverhältnisse ist der Erbgang autosomal-dominant. Die Blasen (20 von 26 Merkmalsträgern) sind vorwiegend an den Händen und Füßen lokalisiert. Sie treten nach Traumen verschiedener Art auf und heilen ohne Residuen ab. Meist finden sich schon in frühester Kindheit die ersten Blasen, doch gibt es auch Spätmanifestierer (11 Jahre!). In 1/3 aller Fälle kam es ferner zu Blasenbildung im Bereich der Mundschleimhaut. Leider gibt es noch keine licht- und elektronenmikroskopischen Untersuchungen über Blasen beim Bart-Syndrom. Nagelveränderungen fanden sich in 23 von 26 Fällen. Am konstantesten werden Daumen und Großzehennägel befallen. Die Aplasie der Haut (13 von 26 Merkmalsträgern) schließlich verheilt in früher Kindheit unter Hinterlassung haarloser Narben. Die Autoren selbst zählen die Krankheit zu den milden Formen der Epidermolysis bullosa.

2. Autosomal-rezessive Typen

a) Epidermolysis bullosa hereditaria dystrophica (Hallopeau-Siemens)
Gedde-Dahl [6] unterscheidet nach der Lokalisation und dem Schweregrad folgende klinische Varianten der rezessiven Epidermolyse vom Typ Hallopeau-Siemens (absolute Häufigkeit in Norwegen):
1. Lokalisierte, nicht letale Variante (11 Fälle), 2. Generalisierte, nicht letale Variante (3 Fälle), 3. Generalisierte, subletale Variante (3 Fälle), 4. Generalisierte, inverse, nicht letale Variante (6 Fälle), 5. Generalisierte, inverse, subletale Variante (7 Fälle).

Die Epidermolysis bullosa hereditaria dystrophica (Hallopeau-Siemens) ist somit eine relativ häufige Krankheit, die immer kongenital auftritt und eine breite klinische Variabilität aufweist. Die Blasen entstehen teils traumatisch, teils spontan. Die Abheilung erfolgt ohne oder mit Narben- und Milienbildung. Ein weiteres konstantes Symptom sind Nageldystrophien.

Die nichtletalen Varianten gehen mit einer mehr oder weniger normalen Lebenserwartung einher, während die subletalen Varianten eine verminderte Lebenserwartung haben und sich nicht ins normale Leben integrieren lassen. Bei der generalisierten, subletalen Variante kommt es meist schon in früher Kindheit zu Synechien zwischen den Fingern und Zehen.

Während die klassischen Fälle mit Blasen an den Akren einhergehen, sind bei den inversen Varianten die Hautläsionen im Bereich der großen Falten und der Anogenitalregion lokalisiert und die Akren frei. Solche Patienten können somit eine manuelle Tätigkeit ausüben. Morphologisch weicht das Bild insofern ab, als Milien fehlen. Im übrigen verhalten sich solche Fälle wie die übrigen Varianten der Hallopeau-Siemens' schen Epidermolyse. Gedde-Dahl [6] machte 1970 erstmals auf den „Typus inversus" aufmerksam. Inzwischen sind solche Fälle auch in Deutschland publiziert worden.

Ferner gehen sowohl die nichtletalen als auch die subletalen Varianten ziemlich konstant mit Blasen der hautnahen Schleimhäute (Mundschleimhaut, Genitalschleimhaut, Conjunctiven) einher, die zu Leukoplakien resp. Corneadystrophien führen können. Daß auf Leukoplakien sich gelegentlich auch ein Karzinom entwickelt, liegt in der Natur der Sache begründet. Zudem kann es im Bereich des Kehlkopfes und des Oesophagus zu Stenosen kommen, die eine Umstellung der Ernährung und eventuell auch Bougierungen erfordern. Die subletalen Fälle gehen ferner oft mit Minderwuchs und verzögerter körperlicher Entwicklung einher.

Differentialdiagnose: Beim Neugeborenen kann der Hallopeau-Siemens'sche Typ nur mit Hilfe des Elektronenmikroskopes vom letalen Herlitz'schen Typ abgegrenzt werden. Weitere Krankheiten, die bei Geburt klinisch in Frage kommen, sind der Pemphigus syphiliticus und die Dermatitis exfoliativa Ritter, sowie die Akrodermatitis enteropathica. Im Erwachsenenalter hingegen macht insbesondere die klinische Abgrenzung der nicht-letalen Varianten von den dominant-dystrophischen Typen Schwierigkeiten. Ferner müssen sporadische Fälle gegen die Porphyrien und arzneimittelbedingte Blasenkrankheiten abgegrenzt werden.

Lichtmikroskopisch liegt die Blase bei allen Varianten subepidermal.

Elektronenmikroskopisch handelt es sich um eine sog. dermolytische Blase. Während Briggaman und Wheeler [5] der Meinung sind, daß der beobachtete Mangel an anchoring fibrils primär bedingt sei, vertreten Hashimoto et al. (1976) die Meinung, daß es bei den rezessiv-dystrophischen Epidermolysen vom Typ Hallopeau-Siemens durch einen kollagenolytischen Faktor zu einer sekundären Degradation von anchoring fibrils und Kollagenfibrillen komme.

Therapeutisch kann die Blasenbildung mit hohen Dosen Vitamin E per os nicht eindeutig beeinflußt werden [1]. Eine kausale Therapie gibt es nicht, da der primäre genetische Defekt nicht bekannt ist. Synechien können chirurgisch gelöst werden. Insbesondere die subletalen Fälle sind in interdisziplinäres und sozial-medizinisches Problem, das der Dermatologe allein nicht lösen kann (vgl. Abb. 1).

TYP	DERM.	PÄD.	RAD.	OPH	NEUR	GYN.	CHIR.
HALLOPEAU-SIEMENS	●	○	●	○			●
TYPUS INVERSUS	●	○	●	●		●	
TYPUS NEUROTROPHICUS	●	○			●		
TYPUS HERLITZ	○	●					
DISENTIS	●	○	○				

Abb. 1. Die rezessiven Epidermolysen als multidisziplinäre Aufgabe

Erbprognose: Eine Methode zur Erkennung der klinisch unauffälligen heterozygoten Eltern gibt es nicht. Eine eugenische Beratung ist danach erst möglich, wenn heterozygote Eltern schon mindestens ein krankes Kind haben. Die Erkrankungswahrscheinlichkeit für jedes weitere Kind beträgt dann 25 %. Grundsätzlich wird man in solchen Fällen den Eltern von weiteren Kindern abraten, umso mehr, als in ein und derselben Geschwisterschaft leichte mit schweren Fällen alternieren können.

b) Epidermolysis bullosa dystrophica mit Hypacusis
Ebenfalls Gedde-Dahl [6] verdanken wir die Beschreibung dieses klinisch und genetisch selbständigen Typs, die der norwegische Autor auch Epidermolysis bullosa neurotrophica (progressiva) nennt. Das Krankheitsbild ist charakterisiert durch:
1. Beginn der lokalisierten Blasenbildung in der Kindheit resp. in der Adoleszenz,
2. Beginn der Nagelveränderungen mehrere Jahre vor Beginn der Hautveränderungen,
3. Diffuse und langsam progressive Hautatrophie der Hände, Füße, Ellbogen und Knie, die u.a. zu einem Verlust der Fingerleisten führt, 4. Fakultativer Befall der Mundschleimhaut und 5. Kongenitale, langsam progressive neurogene Innenohrschwerhörigkeit. Es handelt sich somit um eine tardive Epidermolyse mit Innenohrschwerhörigkeit, die rezessiv vererbt wird. Bisher wurden nur 3 Patienten in 2 verschiedenen Familien mit diesem seltenen Syndrom publiziert.

c) Epidermolysis bullosa dystrophica mit junktionaler Blasenbildung (Typus Disentis)
Von diesem Typ wurde bis jetzt sogar nur 1 Fall publiziert [11], der aber wegen seiner ultrastrukturellen Eigenschaften eine Schlüsselstellung einnimmt. Da er aus der Gemeinde Disentis am Oberrhein stammt, nennen wir ihn „Typus Disentis". Diese seltene Epidermolyse bei einem jetzt 40-jährigen Mann geht sowohl mit spontanen als auch posttraumatischen Blasen einher. Im Bereich der Handrücken ist die Haut herdförmig atrophisch. Milien fehlen, hingegen bestehen Nageldeformitäten. In der Schultergegend links findet sich ferner eine naevoide landkartenförmige hyperkeratotische Plaque. Mundschleimhaut unauffällig. Oesophagus o.B. Intelligenz normal. Es handelt sich somit klinisch um eine kongenitale, generalisierte, nichtletale, dystrophische Epidermolyse, die aber wie der letale Herlitz'sche Typ elektronenmikroskopisch mit junktionaler Blasenbildung einhergeht. Damit ist in Frage gestellt, ob die junktionale Blasenbildung für den Typus Herlitz pathognomonisch ist. Der Erbgang ist wahrscheinlich autosomalrezessiv.

3. X-chromosomal-rezessiver Typ

Es gibt aber nicht nur verschiedene autosomal-dominante und rezessive Epidermolysen, sondern auch einen Typ, der durch eine rezessive Mutation auf dem X-Chromosom vererbt wird. Er wird nach Woerdeman *Dystrophia bullosa hereditaria, Typus maculatus* genannt. In Analogie zum Typ Ogna und Disentis nennen wir ihn Typus Amsterdam, da die Krankheit in einer Amsterdamer Familie vorkommt. Die Krankheit ist charakterisiert durch das generalisierte Auftreten pemphigoider Blasen, Hyper- und Depigmentierungen, Akrocyanose, Hypotrichie, Mikrocephalie mit geistiger Minderwertigkeit, proportionierten Zwergwuchs, konische Finger, Nagelanomalien und Corneadystrophien. Die Lebenserwartung ist herabgesetzt. Auf Grund der von Woerdeman 1958 nachuntersuchten Familie ist der Erbgang x-chromosomal-rezessiv. Kürzlich konnten Kint et al. elektronenmikroskopisch zeigen, daß die Blasen zytolytisch in der Epidermis entstehen.
   Gerade die beiden letzten Beispiele zeigen auf eindrücklichste Weise die spezifische Wirkungsweise von Genmutationen in der Haut, wie selten auch immer sie sein mögen.
   Wenn man die Spezialliteratur durchgeht, stößt man noch auf eine Reihe weiterer seltener Formen, die aber weniger gut dokumentiert sind und deshalb hier nicht angesprochen werden.

Wenn es bis jetzt auch nur bei den dominant-dystrophischen Epidermolysen gelang, den genetisch-bedingten Primärdefekt zu fassen, so hat doch die Forschung durch Entdeckung neuer Epidermolysis-Typen auch die Grundlagen geschaffen für eine exakte Erbprognose und biochemische Betrachtungsweise. Gerade bei den rezessiv-dystrophischen Epidermolysen mit offensichtlich lytischen Prozessen der Blasenbildung sind nun biochemische Untersuchungen zur Aufklärung der zugrundeliegenden genetischen Defekte unerläßlich.

Literatur

1. Adams, R.H., Main, R.A., Marsden, R.A.: A controlled study of vitamin E treatment in epidermolysis bullosa. Brit. J. Derm. 93, 10 (1975)
2. Anton-Lamprecht, I., Schnyder, U.W.: Epidermolysis bullosa dystrophica dominans – ein Defekt der anchoring fibrils? Dermatologica 147, 289-298 (1973)
3. Anton-Lamprecht, I.: Electron microscopy in the early diagnosis of genetic disorders of the skin. Dermatologica (im Druck 1976)
4. Bart, B.J., Gorlin, R.J., Anderson, V.E., Lynch, F.W.: Congenital Localized Absence of Skin and Associated Abnormalities Resembling Epidermolysis Bullosa. Arch. Derm. 93, 296-304 (1966)
5. Briggaman, R.A., Wheeler, C.E.: Epidermolysis bullosa dystrophica-recessive: a possible role of anchoring fibrils in the pathogenesis. J. Invest. Derm. 65, 203-211 (1975)
6. Gedde-Dahl, T.: Epidermolysis Bullosa. A clinical, genetic and epidemiological study. Oslo-Bergen-Tromsö: Universitetsforlaget 1970
7. Geerts, M.L., Overbeke, J., Kint, A., Cormane, R.H.: Comparative Electron Mikroscopic Study between Mendes Da Costa's. Disease and Recessive Epidermolysis Bullosa Dystrophica. Brit. J. Derm. (im Druck)
8. Hashimoto, I., Anton-Lamprecht, I., Gedde-Dahl, T., Schnyder, U.W.: I. Dominant Dystrophic Type of Pasini. Arch. Derm. Forsch. 252, 167-178 (1975)
9. Hashimoto, I., Gedde-Dahl, T., Jr., Schnyder, U.W., Anton-Lamprecht, I.: Ultrastructural studies in epidermolysis bullosa hereditaria. II. Dominant dystrophic type of Cockayne and Touraine. Arch. Derm. Res. 255, 285-295 (1976)
10. Hashimoto, I., Gedde-Dahl, T., Jr., Schnyder, U.W., Anton-Lamprecht, I.: Ultrastructural studies in epidermolysis bullosa hereditaria. IV. Recessive dystrophic types with junctional blistering (Infantile or Herlitz-Pearson type and adult type). Arch. Derm. Res. (im Druck)
11. Hashimoto, I., Schnyder, U.W., Anton-Lamprecht, I.: Epidermolysis bullosa hereditaria with Junctional Blistering in an adult. Dermatologica 152, 72-86 (1976)
12. Hashimoto, I., Schnyder, U.W., Anton-Lamprecht, I., Gedde-Dahl, T., Jr., Ward, S.: Ultrastructural studies in epidermolysis bullosa hereditaria. III. Recessive dystrophic types with dermolytic blistering (Hallopeau-Siemens types and inverse type). Arch. Derm. Res. (im Druck)
13. Pearson, R.W., Potter, B., Strauss, F.: Epidermolysis bullosa hereditaria letalis. Arch. Derm. 109, 349-355 (1974)
14. Schnyder, U.W.: Die Hereditären Epidermolysen. Handbuch der Haut- und Geschl.kr. J. Jadassohn. Ergänzungswerk. Bd. VII. S. 440-466. Berlin-Heidelberg-New York: Springer Verlag 1966 (dort alle zit. Lit. bis 1965)

Helmut H. Wolff

Windeldermatitis: Ein polyätiologisches Syndrom

Der Volksmund, der einer besonders schönen Haut ein Kompliment machen möchte, nennt sie „glatt und rosig wie ein Kinderpopo". Die Wirklichkeit zeigt den Eltern und den Dermatologen jedoch, daß gerade diese Körperregion beim Säugling und Kleinkind die genannten Attribute oft nicht verdient. Hauterkrankungen im Windelbereich sind insgesamt sehr häufig [2, 18]. Die Zahlenangaben der Literatur schwanken stark, je nach Auswahl der Kollektive, hygienischen und klimatischen Bedingungen. Hinzu kommen eine relativ große Nomenklaturverwirrung und die unscharfen Grenzen zu anderen Dermatosen und sogar zu physiologischen Zuständen.

1. Definition

Der Begriff *Windeldermatitis* ist nicht klar definiert. Das gestellte Thema trägt den Zusatz „ein polyätiologisches Syndrom" und verlangt damit eine weite Auslegung. Daher soll hier unter Windeldermatitis in wortwörtlicher Deutung des Begriffes verstanden werden: *Entzündung der Haut im Windelbereich*. Die klinischen Erscheinungen umfassen demnach *Rötung, Bläschen, Blasen, Erosionen, Papulovesikeln, Pusteln, Infiltration, Knötchen, Knoten, Krusten und Schuppung* in unterschiedlicher Kombination. Feststehende Koordinaten sind das *Lebensalter* unserer Patienten und die *Lokalisation* der Hautveränderungen, d.h. das „Windelalter" und die „Windelregion". Die Anwendung dieser Definition ergibt — wie sich im folgenden zeigen wird — eine Vielzahl ganz verschiedener Dermatosen:
— Die Windeldermatitis im engeren Sinne,
— Komplikationen durch Erreger,
— Folgewirkungen von Medikamenten,
— Sonstige Dermatosen im Windelbereich.

2. Windeldermatitis im engeren Sinne

Im Mittelpunkt der Tabelle 1, die klinisch und differentialdiagnostisch zusammengehörende Zustände aufführt, steht die *Intertrigo*. Unter dieser Bezeichnung werden Dermatosen zusammengefaßt, die sich nur in den intertriginösen Räumen finden. Sie sind klinisch durch erythematöse, erosive oder erosiv-mazerative Hautveränderungen charakterisiert [13]. Der Windelbereich des Säuglings muß als ein „verschärfter" intertriginöser Raum bezeichnet werden: hier liegt nicht nur Haut auf Haut wie z.B. in der Analregion des Erwachsenen [23], sondern der ganze Bereich ist noch zusätzlich durch

Tabelle 1. Formenkreis der Windeldermatitis

Erythema neonatorum
Erythema neonatorum toxicum
Miliaria rubra
Intertrigo
–Erythema glutaeale
–Erythema papulosum posterosivum
Kontaktdermatitis
Dermatitis atopica
Dermatitis seborrhoides

die nasse Windel und weitere, meist luftdichte Gummi- oder Plastikhosen und Unterlagen abgedeckt. Dies führt zu einer „Okklusivbehandlung" der Haut mit dem sich ammoniakalisch zersetzenden Urin und dem Stuhl. Die von der Intertrigo der Erwachsenen bekannten pathogenetischen Faktoren — Wärmestauung, Sekretdurchtränkung mit Mazeration der Hornschicht, Reibung der Hautflächen gegeneinander und mit der Wäsche, Verlust des „Säuremantels" — sind bei der dünnen, empfindlichen, anatomisch und physiologisch noch unreifen Haut des Kleinkindes vervielfacht.

In ihrem klinischen Bild kann sich die Intertrigo des Säuglings im Windelbereich — die *Dermatitis glutaealis* — zwischen dem einfachen *Erythema glutaeale* und dem an syphilitische Papeln erinnernden *Erythema papulosum posterosivum* („posterosives Syphiloid") bewegen.

Pathogenetisch ist die Intertrigo eine toxische Dermatitis [9] infolge mechanischer Reibung und chemischer Irritation durch *körpereigene* Ausscheidungen. Die Grenzen zur *toxischen Kontakt*dermatitis sind fließend. Von einer Kontaktdermatitis spricht man dann, wenn *exogene* Irritantien, z.B. unverträgliche Pflegemittel oder Therapeutika die Entzündung auslösen oder entscheidend fördern. Klinisch liegen dann nicht nur mazerativ-erosive, sondern vesikulöse, bullöse oder gar nekrotisierende Veränderungen vor. Als Beispiel wird die Pyoctanin-Nekrose dargestellt werden. Nachgewiesene kontakt*allergische* Dermatitiden sind im Säuglings- und Kleinkindalter selten [2, 9].

Differentialdiagnostisch sind das *Erythema neonatorum* und das *Erythema neonatorum toxicum* abzutrennen. Dabei handelt es sich um Erytheme bzw. urtikarielle bis morbilliforme Exantheme der ersten Lebenstage, die bei der Mehrzahl aller Neugeborenen auftreten. Sie werden als physiologische, postnatale Umstellungsreaktionen angesehen und verschwinden komplikationslos innerhalb einiger Tage [11]. Die Windeldermatitis tritt dagegen nur selten vor dem 5. Lebenstag auf. *Miliaria rubra* ist im Windelbereich nicht selten, begünstigt durch das feuchtwarme Milieu. Typisch sind die punktförmigen, einzeln stehenden Knötchen mit kleinen Bläschen. Im Windelbereich kommt es zwar rasch zur Verwischung des Bildes durch die Überlagerung mit einer Intertrigo, am Stamm bleibt das typische Bild jedoch meist erkennbar.

Neurodermitis diffusa ist die wichtigste Differentialdiagnose. Da ihre Hauterscheinungen in der Säuglingszeit, meist im 3. Lebensmonat beginnend, entzündlich-nässend und -krustös sind („frühexsudatives Ekzematoid"), kann eine Abgrenzung schwierig sein [9, 12]. Hinweise liefern weitere Körperherde, die relative Therapieresistenz, die Familienanamnese. Manchmal bleibt es auch dem Erfahrenen eine Zeitlang nicht erspart, die unscharfe Diagnose „Eczema infantum" zu benutzen.

Die *Dermatitis seborrhoides* [9, 12] tritt gegenüber der Neurodermitis früher auf, meist im ersten Trimenon. Sie ist viel weniger exsudativ, im klinischen Bild besonders im Windelbereich frappant einer Psoriasis vulgaris gleichend. Daher die Bezeichnung „Psoriasoid". Zusätzliche, von fetten Schuppen bedeckte Herde, vor allem im Kopfbereich, lenken auf die Diagnose. Die Prognose ist günstig, Abheilung erfolgt in 3-4 Wochen; Rezidive sind so ungewöhnlich, daß sie Zweifel an der Diagnose aufkommen lassen. Die früher häufiger beobachtete Erythrodermia desquamativa (Leiner) soll eine Maximalvariante der Dermatitis seborrhoides darstellen.

3. Komplikationen durch Erreger

Die erosiv-mazerativen Hautläsionen im feuchtwarmen Windelbereich sind ein idealer Nährboden für pathogene *Viren, Bakterien* und *Pilze.*

Viren

Der Windelbereich ist eine Lieblingslokalisation des *Eczema herpeticatum* und des *Eczema vaccinatum.* In der Klinik hat sich zum Virusnachweis die elektronenmikroskopische Schnelldiagnostik durch Negativkontrastierung von Bläscheninhalt bewährt, deren Ergebnis in weniger als einer Stunde vorliegt [24]. Die Methode sichert eindeutig die Diagnose, wenn auch meist das typische klinische Bild dem Erfahrenen keine Schwierigkeiten bereitet. Doch treten immer wieder Grenzfälle auf. Zur Illustration sei über zwei Beispiele aus der letzten Zeit berichtet: Konsiliarisch wurde ein leukämisches Kind mit generalisiertem Eczema herpeticatum betreut, bei dem die rasche und eindeutige Sicherung der Diagnose den Entschluß zu schwerwiegenden therapeutischen Konsequenzen erleichterte. Bei einem in der Kinderklinik liegendem Kleinkind wurde ein Eczema vaccinatum im Windelbereich beobachtet. Die klinisch gestellte Diagnose konnte den zweifelnden Kollegen erst durch den sofortigen Nachweis der Quaderviren glaubhaft gemacht werden und löste dann Alarm aus. Bis heute ist die Infektionsquelle dieser später auch kulturell bestätigten Vaccinia translata unbekannt geblieben [8]. *Condylomata acuminata* kommen gelegentlich auch bei Kleinkindern im Perianalbereich vor. Dem dabei bestehenden Analekzem lag in einem beobachteten Fall eine *Oxyuriasis* zugrunde, an die man auch denken muß.

Bakterien

Auch die gesunde Säuglingshaut, insbesondere die Genitoanalregion, ist von einer Vielzahl pathogener Keime besiedelt, u.a. E. coli, S. aureus, Proteus, Pseudomonas, Klebsiellen [16]. Es überrascht nicht, daß vergleichende Untersuchungen eine erheblich höhere Keimzahl bei Kindern mit Windeldermatitis ergaben, und daß mit zunehmender Abheilung wiederum eine Reduktion der bakteriellen Besiedlung korreliert ist [16]. Ursache und Wirkung sind dabei nicht immer klar zu trennen. Meist dürfte ein Circulus vitiosus sich gegenseitig verstärkender negativer Faktoren vorliegen: Intertrigo — gestörte Ökologie (Röckl) — Überwuchern pathogener Keime —Verstärkung der Entzündung — falsche Hautpflege und/oder Therapie.

Den *Staphylokokken* gilt derzeit besonderes Interesse. Schon lange wurde ein Zusammenhang zwischen einer Staphylokokkeninfektion und der 1878 von Ritter von Rittershain beschriebenen *Dermatits exfoliativa neonatorum* vermutet (Tabelle 2). Heute enthält dieses Kapitel einen der glanzvollsten Erfolge moderner, auch für die Praxis wichtiger klinischer Grundlagenforschung. An dieser Stelle nur soviel: Staphylokokken der Phagengruppe II des Typs 55 oder 71 produzieren ein Exotoxin, das isoliert und hochgereinigt werden konnte. In minimaler Dosierung führt dieses Toxin reproduzierbar bei neugeborenen Mäusen, in der Haut von erwachsenen Versuchspersonen und in Organkulturen zu einer intraepidermalen Spaltbildung unterhalb des Stratum granulosum [6, 7, 15, 26]. Das Toxin wird Epidermolysin oder Exfoliatin genannt. Der spezielle Staphylokokkentyp kann bei den erkrankten Kindern nachgewiesen werden. Die großblasige staphylogene Impetigo wird heute als lokalisierte Form der gleichen Erkran-

Tabelle 2. Dermatitis exfoliativa neonatorum: Stichworte zu Nomenklatur und Pathogenese

Dermatitis exfoliativa neonatorum (Ritter von Rittershain)

Staphylogenes Lyell-Syndrom
SSSS = Staphylococcal scalded-skin syndrome
STEN = Staphylococcal toxic epidermal necrolysis

Staphylokokken Phagengruppe II Typ 55/71

Exotoxin: Exfoliatin, Epidermolysin

Histologie: hohe intraepidermale Spaltbildung

kung angesehen. Die Therapie ist ausschließlich antibiotisch, Kortikoide sind kontraindiziert. Die Erkrankung beginnt oft im Windelbereich. Daher ergeht die dringende
Empfehlung, eine „großblasig impetiginisierte Windeldermatitis" sofort ausreichend intern antibiotisch zu versorgen. Hierzu sind penizillinasefeste Penizilline notwendig, da
diese Staphylokokken meist gegen einfache Penizilline resistent sind. Synonyma sind
im englischen Schrifttum „Staphylococcal scalded-skin syndrome" = SSSS oder
Staphylococcal toxic epidermal necrolysis" = STEN, die Bezeichnung „staphylogenes
Lyell-Syndrom" ist auch bei uns geläufig. Die therapeutisch wichtige rasche Abgrenzung
von anderen bullösen und multiformen Exanthemen kann im übrigen durch histologische Schnellschnittuntersuchung erfolgen: Beim staphylogenen Lyell-Syndrom liegt
hohe intraepidermale, bei den übrigen genannten Erkrankungen suberpidermale Blasenbildung vor.

Pilze

Candida albicans ist fast ubiquitär [5, 16, 19]. Eine wesentliche Infektionsquelle stellt
der weibliche Geburtsweg dar: bei etwa 30 % aller Graviden läßt sich eine vaginale
Candidainfektion nachweisen [19]. Daß diese Infektionskette praktisch wichtig ist,
zeigt ein Modellversuch in Wuppertal. Vier Wochen vor dem errechneten Geburtstermin
erhielten alle Graviden eine 6-tägige prophylaktische örtliche antimykotische Behandlung mit Clotrimazol. Hierdurch wurde ein Rückgang kindlicher Candidainfektionen
um 70 bis 80 % erreicht [19]. Candida albicans wurde sogar in erheblichem Umfang in
Spender-Frauenmilch nachgewiesen [5]. Für die Praxis erscheint es daher zweckmäßig,
bei frühkindlicher Candidainfektion stets auch die Mutter zu untersuchen. Bei Mutter
und Kind sollten dabei auch stets Stuhlproben einbezogen werden, da die intestinale
Candidiasis nicht selten das asymptomatische Infektionsreservoir darstellt.

Sicher ist jedenfalls, daß Candida in hohem Prozentsatz bei Windeldermatitis nachweisbar ist. Beispielsweise fanden Montes et al. [16] den Erreger bei 77 % der Kinder
mit Windeldermatitis, bei 12 % in der gesunden Vergleichsgruppe. Einige Beobachtungen sprechen für einen Synergismus zwischen Candida und Bakterien [16]. Meist dürfte
es sich bei der Soormykose im Windelbereich um eine sekundäre Candidiasis handeln.
Immerhin konnte experimentell aber unter Okklusivbedingungen Candida albicans
auch in gesunde Haut eindringen und führte dann zu typischen Krankheitserscheinungen mit Ausbildung subcornealer, von Pseudohyphen durchsetzter Mikroabszesse [17].
Der bei der bakteriellen Superinfektion angesprochene Verstärkerkreis negativer Faktoren trifft in gleichem Maß für Candida-albicans und Mischinfektionen zu.

12

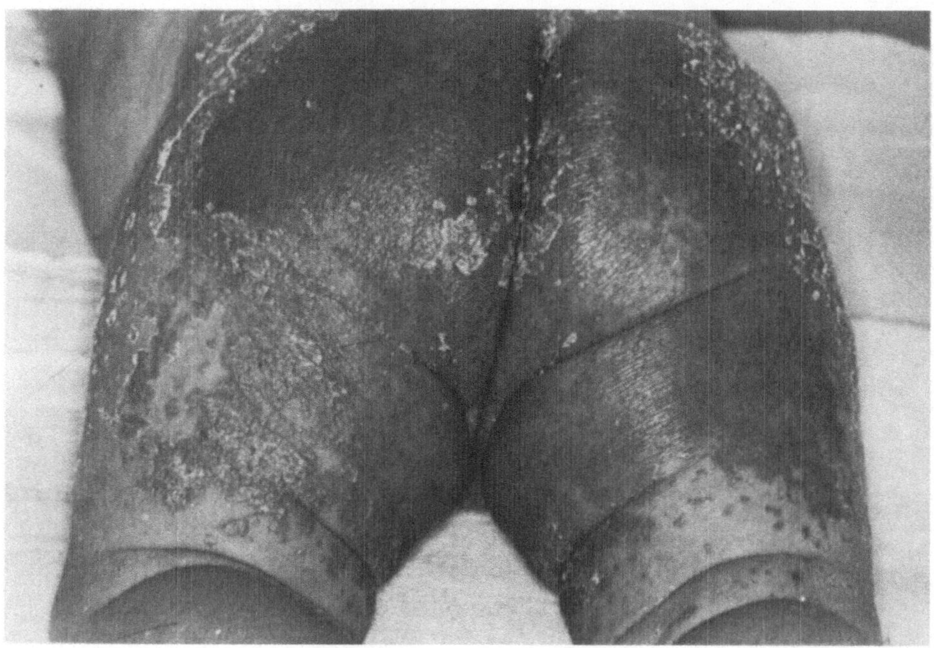

Abb. 1. Intertrigo mit sekundärer Candidiasis

4. Folgewirkungen von Medikamenten

Einige entzündliche Dermatosen im Windelbereich sind mit Sicherheit oder großer Wahrscheinlichkeit durch Medikamente bedingt. Die *Istizin*®*-Dermatitis* ist ein bekanntes Beispiel [10]. Das früher auch für Kleinkinder empfohlene Laxans enthält Dihydroxyanthrachinon, das nach *oraler Einnahme* und Ausscheidung mit dem Stuhl eine toxische Dermatitis im Windelbereich hervorruft. In der neuesten Roten Liste ist das Präparat allerdings nicht mehr aufgeführt.

Für die Praxis wichtiger sind Hauterscheinungen im Windelbereich nach *örtlicher Applikation* von Therapeutika. Hierfür einige Beispiele:

Pyoctanin-Dermatitis: Gerade bei der Behandlung akut-entzündlicher Dermatosen im Windelbereich haben sich wässrige Pyoctanin (= Gentianaviolett)-Pinselungen hervorragend bewährt. Es muß aber vor zu hohen Konzentrationen gewarnt werden. Wir sahen kürzlich eine massive toxische Dermatitis mit tiefen Nekrosen im Glutäalbereich eines Säuglings nach Verwendung von 2 %iger Pyoctaninlösung. Diese Konzentration war in einer neueren pädiatrischen Arbeit empfohlen worden. In der dermatologischen Literatur wurde über toxische nekrotisierende Dermatitiden nach Behandlung mit nur 1 %iger Pyoctaninlösung berichtet [4]. Bei den − seltenen − kontakt*allergischen* Reaktionen wurden Gruppenallergien mit den anderen Triphenylmethanfarbstoffen Brillantgrün und Malachitgrün beobachtet [3]. Wir möchten Pyoctanin weiterhin rückhaltlos empfehlen, jedoch bei Kleinkindern in nicht höherer Konzentration als 0,5 %. In vitro wurde eine völlige Hemmung auch hartnäckigster gramnegativer Bakterien durch Pyoctanin bei einer Konzentration von nur 0,2 % beobachtet (Neubert, pers. Mitt.). Bei der praktischen Anwendung ist zu bedenken, daß häufiges Aufpinseln der Lösung nach Eintrocknung natürlich zu hoher örtlicher Konzentration führt. Schließlich noch der Hinweis, daß länger aufbewahrte Lösungen in nicht völlig dicht verschlossenen Gefäßen durch Abdunstung eine erheblich zu hohe Konzentration erlangen können.

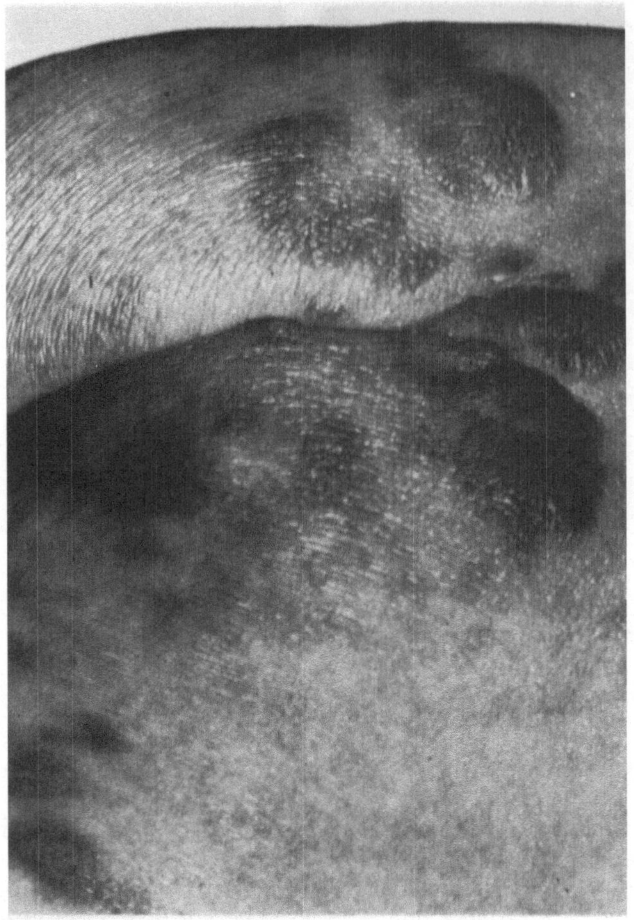

Abb. 2. Granuloma glutaeale infantum

Granuloma glutaeale infantum. Das 1971 von Tappeiner und Pfleger [21] beschriebene Krankheitsbild ist inzwischen weltweit bestätigt worden. Die glutäal und an den Oberschenkelbeugeseiten, rundlichen oder oval in den Spaltlinien angeordneten blauroten polsterartigen Infiltrate und Knoten treten wohl ausschließlich nach örtlicher Behandlung mit potenten Glukokortikosteroiden auf [1]. Auch wenn die Diskussion über den Pathomechanismus und eventuelle Cofaktoren noch nicht abgeschlossen ist, erscheint es gerechtfertigt, das Krankheitsbild unter Medikamentnebenwirkungen einzureihen.

Perianale „rosazeaartige" Dermatitis. Analog der 1968 von Hjorth et al., in Deutschland zuerst von Steigleder [20] beschriebenen perioralen rosazeaartigen Dermatitis haben wir in den letzten Jahren häufig Kleinkinder mit analogen Hauterscheinungen im Glutäalbereich beobachtet. Es finden sich schuppende Erytheme, Teleangiektasien und braunrote Papeln, manchmal mit zentralem Bläschen oder zentraler Pustel. Candida albicans kann ausgeschlossen werden. Die Anamnese ergibt stets örtliche Steroidvorbehandlung und legt nahe, daß auch die Ätiologie jener bei perioraler Dermatitis [22] und bei Granuloma glutaeale infantum entspricht. Beide Erkrankungen heilen im übrigen unter blander Behandlung und guter Hautpflege folgenlos ab.

14

5. Weitere Dermatosen im Windelbereich

Die Differentialdiagnose der Windeldermatitis und ihrer Komplikationen umfaßt eine
Vielzahl primär oder sekundär entzündlicher Dermatosen mit Beginn, maximaler Ausprägung oder zufälliger Lokalisation im Windelbereich. Eine Auswahl gibt Tabelle 3.

Tabelle 3. Zur Differentialdiagnose der Windeldermatitis

Dermatosen im Windelbereich

Lues connata, Lues II
BCG-Ulkus
Psoriasis vulgaris
Juvenile bullöse Dermatose
M. Abt-Letterer-Siwe
Epidermolysis bullosa hereditaria
Incontinentia pigmenti
Goltz-Gorlin; Wiskott-Aldrich
Acrodermatitis enteropathica

Bis auf die Psoriasis vulgaris, die im Beitrag von Herrn Lukacs ausführlich dargestellt
wird, sind die aufgeführten Dermatosen allesamt relativ selten. Daß man aber auch an
diese seltenen Krankheiten denken muß, soll an zwei Beispielen aus jüngster Zeit illustriert werden: Ein Kleinkind zeigte ausgedehnte perianale *Condylomata lata*. Eine
Lues connata war ausgeschlossen, da die Lues-Serologie bei Geburt negativ gewesen
war. Der Nachbar konnte als Infektionsquelle entlarvt werden. – Ein Säugling entwik-
kelte Erytheme, Papeln und Schuppung im Windelbereich und wurde unter der Diagnose einer Windeldermatitis längere Zeit örtlich abwechselnd mit Steroiden und Antimykotika, innerlich mit Antihistaminika behandelt. Bei zunehmender Ausbreitung der
Hauterscheinungen auf den gesamten Stamm mit Entwicklung von Hämorrhagien kam
das Kind in die Kinderklinik, wo histologisch und in gemeinsamer Arbeit elektronenmikroskopisch die Diagnose eines *Morbus Abt-Letterer-Siwe* (Histiozytosis X) gestellt
werden konnte [25]. Damit konnte sofort die wahrscheinlich lebensrettende zytostatische Therapie eingeleitet werden.

6. Zur Therapie der Windeldermatitis

Drei Maßnahmen müssen bei der Behandlung der Windeldermatitis ineinandergreifen:
– Die Behandlung der Entzündung (symptomatische Therapie),
– die Beseitigung der Ursachen (kausale Therapie),
– die Verhinderung von Rezidiven (Prophylaxe).
Die akute Intertrigo wird am besten mit milden, austrocknenden, gerbenden, an-
säuernden Externa behandelt [13]. Sie sollten gleichzeitig antibakterielle und antimykotische Wirkung besitzen, ohne dabei die empfindliche Haut zu reizen. Zur Reinigung empfehlen sich schwach saure Syndets, bei stärkerer Superinfektion auch kurz-
dauernde Bäder mit antiseptischen Zusätzen (z.B. Chinosol®). Altbewährt sind sodann
Pinselungen mit 0,5 %iger wässriger Pyoctaninlösung; auf die toxische Wirkung höherer
Konzentrationen wurde bereits hingewiesen. Nach dem Abtrocknen der Hauterscheinungen, das bei guter Pflege schon nach 1-2 Tagen erreicht ist, verwenden wir Zinköl

oder weiche Zinkpaste, meist mit Zusatz von 0,5 % Vioform®. Puder kommen — wenn überhaupt — erst bei vollständig geschlossener Hautdecke und in sehr dünner Schicht in Frage, damit keine mechanisch reibenden Krümel entstehen. Bei Candidiasis ist eine nystatinhaltige *Paste* sehr empfehlenswert, *Salben* sind dagegen sowohl wegen der Akuität der Entzündung als auch wegen der intertriginösen Lokalisation stets kontraindiziert [14, 23]. Statt der empfohlenen Paste kann auch Creme verwendet werden, wenn sie in dünner Schicht unter das Zinköl oder unter die Zinkpaste gelegt wird. Die gleichzeitig gegen Bakterien wirksamen neuen Breitbandantimykotika auf Imidazolbasis eignen sich ebenfalls in dieser Applikationsweise. Nur in Ausnahmefällen, bei besonders starker Entzündung, legen wir für 1-2 Tage eine Steroidcreme in sehr dünner Schicht unter das Zinköl. Das Verfahren beschleunigt die Abheilung.

Die oft vorhandene Mund- und Darmbesiedelung durch Candida albicans sollte gleichzeitig oral behandelt werden. Empfohlen werden bei Säuglingen 1-2 ml (Pipetten) der handelsüblichen Nystatin-Suspension 4 x täglich vor den Mahlzeiten für 10-14 Tage. Die Behandlung der Mutter, ggf. prophylaktisch schon vor der Geburt, wurde bereits erwähnt.

Diese relativ einfachen Behandlungsrichtlinien zeigen, daß es nicht so sehr auf die Verwendung einer Vielzahl hochspezifischer Lokaltherapeutika ankommt, sondern auf die richtige Anwendung bewährter Prinzipien der klassischen Dermatotherapie [14]. Kausale Therapie bedeutet bei der Windeldermatitis im übrigen nicht zuerst die Beseitigung von Candida albicans, sondern vielmehr die „Entschärfung" des intertriginösen Raumes durch richtige Pflege. Diese ist auch gleichzeitig die beste Prophylaxe. Auf die Hautpflege beim Säugling wird im Beitrag von Herrn Meinhof näher eingegangen.

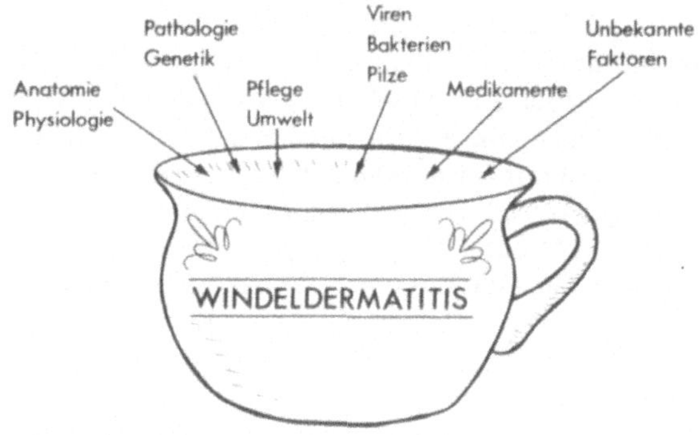

Abb. 3 Windeldermatitis:
polyätiologische Faktoren

Zusammenfassend läßt sich feststellen, daß die Windeldermatitis im weitgefaßten Sinne einen Sammeltopf darstellt, für dessen Inhalt — die entzündlichen Erkrankungen des Windelbereiches — verschiedenste ätiopathogenetische Faktoren verantwortlich sind (Abb. 3): Die anatomischen und physiologischen Eigenarten der Haut des Kleinkindes im intertriginösen Raum sowie Pflege- und Umweltbedingungen (Intertrigo), genetische Faktoren (z.B. Atopie, Psoriasis), Mikroorganismen (z.B. Impetigo, Candidiasis), Medikamente (z.B. Pyoctanin-Dermatitis, Granuloma glutaeale infantum). Nicht zu vergessen sind die unbekannten Faktoren (z.B. Dermatitis seborrhoides, Histiozytosis X). Sie lassen die scheinbar so einfache Frage der Eltern an den Arzt nach der Ursache der Erkrankung gerade bei ihrem Kind oft unbeantwortet bleiben.

Literatur

1. Altmeyer, P.: Die Bedeutung fluorierter Glucocorticoide in der Aetiopathogenese des Granuloma glutaeale infantum (Tappeiner und Pfleger). Z. Hautkr. 48, 621-626 (1973)
2. Bandmann, H.-J.: Ekzeme und ekzematoide Dermatitiden im frühen Kindesalter. In: Handbuch der Haut- und Geschlechtskrankheiten (J. Jadassohn). Ergänzungswerk II/1. 320-368. Berlin-Göttingen-Heidelberg: Springer Verlag 1962
3. Bielicky, T., Novák, M.: Contact-group sensitization to triphenylmethane dyes. Arch. Derm. (Chic.) 100, 540-543 (1969)
4. Björnberg, A., Mobachen, H.: Necrotic skin reactions caused by 1 % gentian violet and brilliant green. Acta dermatovener. (Stockh.) 52, 55-60 (1972)
5. Blaschke-Hellmessen, R.: Zum Vorkommen von Candida albicans und anderen fakultativ pathogenen Hefepilzen in gespendeter Frauenmilch als Ursache von Gruppeninfektionen bei Frühgeborenen.Z. ges. Hyg. 16, 221-229 (1970)
6. Dimond, R.L., Wuepper, K.D.: Purification and characterization of a staphylococcal epidermolytic toxin. Infect. Immun. 13, 627-633 (1976)
7. Elias, P.M., Fritsch, P., Mittermayer, H.: Staphylococcal toxic epidermal necrolysis: species and tissue susceptibility and resistance. J. invest. Derm. 64, 80-89 (1976)
8. Goetz, O., Wolff, H.H., Peller, P.: Vaccinia translata mit ungewöhnlicher Lokalisation. Klin. Pädiat. 186, 489-491 (1974)
9. Keining, E., Braun-Falco, O.: Dermatologie und Venerologie, 2. Aufl. München: J.F. Lehmanns Verlag 1969
10. Korting, G.W.: Hautkrankheiten bei Kindern und Jugendlichen. Stuttgart-New York: F.K. Schattauer Verlag 1969
11. Korting, G.W., Denk, R.: Dermatologische Differentialdiagnose. Stuttgart-New York: F.K. Schattauer Verlag 1974
12. Lukacs, I.: Häufige Hauterkrankungen im Säuglings- und Kindesalter. Münch. med. Wschr. 114, 1617-1624 (1972)
13. Marghescu, S.: Die Intertrigo, ihre Prophylaxe und Behandlung. Th. d. Gegenw. 109, 813-821 (1970)
14. Marghescu, S., Wolff, H.H.: Grundlagen der externen Dermatotherapie. In: Untersuchungsverfahren in Dermatologie und Venerologie. S. 147-156. München: J.F. Bergmann Verlag 1975
15. Melish, M.M., Glasgow, L.A., Turner, M.D.: The staphylococcal scalded-skin syndrome: isolation and partial characterization of the exfoliative toxin. J. Infect. Dis. 125, 129-140 (1972)
16. Montes, L.F., Pittillo, R.F., Hunt, D., Narkates, A.J., Dillon, H.C.: Microbial flora of infant's skin. Comparison of microorganisms between normal skin and diaper dermatitis. Arch. Derm. (Chic.) 103, 400-406 (1971)
17. Rebora, A., Marples, R.R., Kligman, A.M.: Experimental infection with Candida albicans. Arch. Derm. (Chic.) 108, 69-73 (1973)
18. Riehl, G., Hekele, K., Lofferer, O.: Säuglingsdermatosen. In: Dermatologie und Venerologie (H.A. Gottron, W. Schönfeld, Hrsg.). IV, 726-755. Stuttgart: G. Thieme Verlag 1960
19. Schnell, J.D., Plempel, M.: Clotrimazole (Canesten®) – Significance in the prophylaxis of mycosis during pregnancy. In: Broad-Spectrum Antimycotic Canesten®. Experience and Outlook. S. 48-54. Broschüre der Fa. Bayer AG, Leverkusen 1975
20. Steigleder, G.K., Strempel, A.: Rosacea-artige Dermatitis des Gesichts. Hautarzt 19, 492-494 (1968)
21. Tappeiner, J., Pfleger, L.: Granuloma glutaeale infantum. Hautarzt 22, 383-388 (1971)
22. Weber, G.: The geographic spreading of rosacea-like dermatitis and its causes. Castellania 3, 25-32 (1975)
23. Wolff, H.H.: Diagnostik und Therapie des Analekzems. Therapiewoche 25, 2751-2755 (1975)
24. Wolff, H.H.: Eczema herpeticatum, Eczema vaccinatum, „Eczema verrucatum", „Eczema molluscatum". Bildbericht, Hautarzt (1976 im Druck)
25. Wolff, H.H., Braun-Falco, O.: Zur Diagnosik und Therapie des Morbus Hand-Schüller-Christian. Hautarzt 23, 163-169 (1972)
26. Wuepper, K.D., Dimond, R.L., Knutson, D.D.: Studies of the mechanism of epidermal injury by a staphylococcal epidermolytic toxin. J. invest. Derm. 65, 191-200 (1975)

17

Joachim J. Herzberg

Besondere Manifestationsformen der Neurodermitis diffusa (atopische Dermatitis)

Es war eine meiner Aufgaben, eine zahlenmäßige Zuordnung der verschiedenen neurodermitischen Manifestationen zum Lebensalter herauszuarbeiten. Ich war nicht schlecht erstaunt festzustellen, daß im Prinzip in allen drei Kindheits- und Adoleszenten-Phasen der Erkrankung das ganze normale und besondere Symptomenspektrum auftreten kann, und daß es eher die unterschiedliche Lokalisierung der Hautveränderungen ist, welche eine Projektion zum und auf das Alter des Probanden erlaubt; dies allerdings auch mit Ausnahmen. Der ekzematisierte oder lichenifizierte Nuckeldaumen im stattlichen Alter von 16 bzw. 18 Jahren und/oder die eigentümlichen Streckseitenerscheinungen einer Neurodermitis auf den Zehen beim Erwachsenen erlauben weder von der Morphe noch vom Sitz her eine Klassifikation. Was sich von Phase zu Phase entscheidend vermehrt, ist die Gesamtmenge der möglichen Hauterscheinungen! Die Anlage, wenn man dies einmal ins Alltagsleben überträgt, verzinst sich sehr gut. Keine der verschiedenen Effloreszenzen-Konstellationen geht im Laufe des Lebens verloren. Es treten vielmehr neue hinzu, das Bild bunter gestaltend und damit die Diagnose nicht erleichternd. Die Darstellung der besonderen Manifestationsformen der Neurodermitis diffusa (N.d.) im Kindesalter soll dazu dienen, die Erkennung zu erleichtern, aber auch beitragen, dem Genetiker und Immunologen genauere Unterlagen über die prozentuale Belastung mit Atopien in der Bevölkerung zu verschaffen; vererbt doch auch derjenige die Anlage zur Atopie, der nur minimal befallen ist und/oder dessen Dermatose nicht richtig gedeutet wurde. Wie oft erlebe ich es in der Sprechstunde, daß mitgebrachte Kinder von neurodermitischen oder mit respiratorischer Atopie belasteten Müttern auf Befragen als völlig hautgesund hingestellt werden, bei der Besichtigung dagegen minime, aber aussagekräftige Zeichen der Neurodermitis aufweisen, die bislang von der Mutter, selbst bei täglicher Kontrolle, nicht beobachtet oder fehlbeurteilt wurden. Noch anschaulicher sind in dieser Hinsicht die Ergebnisse der Vertikalbeobachtung in den Familien, wenn man drei oder gar vier Generationen mit den verschiedenen Formen der Atopie zu betreuen hat. Der Hautarzt muß überdies in der Lage sein, die Neurodermitis von jenen groben Störungen des immunkompetenten Systems abzugrenzen, welche — als Nebenbefund — ähnliche Hautveränderungen aufweisen.

Man kann sich die Diagnose der N.d. im Kindesalter leicht machen, wenn man von infantilem Ekzem spricht und unter dem Begriff alles zusammenfaßt, was wie Ekzem oder Dermatitis aussieht. Zwar trifft man dabei stets ins Schwarze, aber mit der Streuung eines fachdermatologisch nicht zulässigen Schrotschusses. Der Hautarzt sollte eine ekzematische Hautveränderung beim Kind so genau differenzieren, daß er sowohl den Eltern klare Richtlinien geben kann über das, was sie, das Kind und eventuelle weitere

Kinder erwartet und was an umfasenden, nicht medikamentösen Behandlungsmaßnahmen notwendig ist.

Die kindliche N.d. findet sich bei etwa 1-3 % aller Kinder [10] und stellt in dem poliklinischen Krankengut einer großen zentralen Kinderklinik in Mexiko 1,2 % aller behandelten Krankheitsfälle, in der dermatologischen Abteilung derselben Institution
14 % der Kranken dar. Dieses, der *Atopie zugehörige, wahrscheinlich multifaktoriell
bedingte, vieldimensionierte Hautleiden mit den multiplen Facetten, für welches eine
einheitliche Pathogenese bis heute noch nicht gefunden werden konnte* [15], wird besonders dadurch interessant, daß es sich schon sehr früh im Leben manifestiert. Bis
zum 5. Jahr sind zwischen 85 und 89,6 % aller Probanden in beiden Geschlechtern erkrankt. 50 % bleiben praktisch ihr ganzes Leben lang hautkrank! Nicht zu Unrecht
nannte Besnier bereits 1892 die nevrodermite: une maladie des jeunes gens!

Man spricht von der *infantilen Phase* der N.d., die etwa von der zweiten oder dritten
Lebenswoche bis zur Beendigung des zweiten Lebensjahres andauert; daran schließt
sich die *Kindheitsphase* vom 4. bis zum 12. Lebensjahr an und letztlich führt eine
Adoleszenten-Phase, etwa bis ins 23. Lebensjahr reichend, in die Erwachsenen-N.d. über.
Wenn man das Schema der Spontanheilungen bei Schnyder und Borelli [13], 1962, betrachtet, oder die viel frühere Unterteilung in früh- und spätexsudatives Ekzematoid
[9], dann findet auch darin die 3. Phaseneinteilung von Hill und Sulzberger [6] ihre
Stütze.

Zur Differentialdiagnose der N.d., eines Leidens, das man banal umschreiben könnte
als eine *trockene, überempfindliche Haut mit erniedrigter Juckreizschwelle*, gehört die
Anamnese mit dem familiären atopischen Hintergrund, den man je nach Ausgangskrankheit in 41-62 % findet, sowie die Angabe von jahreszeitlicher, klimatischer, psychischer und auch mechanischer Beeinflussung. Auf die Feststellung erhöhter IgE-Werte
oder die Bedeutung im Rast-Test ermittelter Atopene wird im Zweifelsfall nicht zu
großer Wert zu legen sein, da die überwiegende Mehrzahl der kindlichen Neurodermitiker kein erhöhtes IgE im Serum aufweist und die für die infantile Phase zur Debatte gestellte Nahrungsmittelallergie mehrheitlich unbewiesen sowie pathogenetisch kaum verwertbar ist [8, 16].

Auch für die kindliche N.d. gelten als Grundmorphen die *Vesikulopapel*, die *Lichen
simplex-Papel* und das *Prurigoknötchen*, die wir von der N.d. der Erwachsenen kennen.
Die Besonderheiten während der einzelnen Phasen liegen dabei weniger in den Konfigurationen als in Unterschieden der Lokalisation, wie dies auch aus der Gegenüberstellung der zwei folgenden Tabellen hervorgeht.

In der infantilen Phase praevalieren etwas mehr die akuten *ekzematoiden* Hautveränderungen, die bereits so früh wie in der 2. Lebenswoche auftreten können. Sie sind
dann, bis zum Ende des 2. Lebensmonats, als wahrhaft primäre Erscheinungen anzusprechen, weil erst jenseits des 2. Monats die afferenten und efferenten Nervenbahnen
für den Juckreiz funktionsfähig sind. Man findet in so frühem Stadium infiltrierte,
erythro- weniger squamöse, diffuse oder fleckförmige Morphen auf dem behaarten
Kopf, im Gesicht, an den Extremitäten, die durch den typischen Befall des volaren
Handgelenkes — bei familiärem atopischem Hintergrund — bereits in so jungem Alter
diagnostisch sein können. Befallen sind oft auch die Vorfüße und die Gegend beiderseits der Achillessehne, das Gesicht fleckig aber symmetrisch und selbst schon die
Augenlider. Es handelt sich dabei um mikropapulöse, nicht immer follikulär gebundene rote Papelchen. Mehrfach sah ich jene Körpergegend frei von Erscheinungen, welche
mit einem Plastikhöschen dauernd bedeckt war trotz augenscheinlich größerer Belastung der Haut. Umgekehrt kann als Ausdruck der geringeren Belastungsfähigkeit der
Haut gerade die intertriginöse Gegend als erste befallen sein. Die in dieser Lokalisation
typischen Hautveränderungen erlauben dann jedoch keine Differentialdiagnose in Richtung N.d. — In dieser frühen Phase wird auch schon eine Porrigo auf dem behaarten
Kopf beobachtet, die jedoch nicht schuppig ist. Sie wird erst etwa im 3. Lebensmonat,

Tabelle 1. Verteilungsmuster der Neurodermitis bei 6- bis 12-jährigen Kindern, Angabe in %

Ellenbeuge	19	Retroaurikulär-Region	4
Kniekehle	15	Axilla	4
Wange	11	Hände	3
Nacken	9	Genitale	2
Unterarme, Oberarme, Augenlider	8	Füße	2
Beine, Oberschenkel	7	sonst	11
Leistenbeugen	4		

(R. Ruiz-Maldonado und L. Tamayo, 1975) [11]

Tabelle 2. Verteilungsmuster der Neurodermitis, alle Altersstufen zusammengefaßt, Angabe in %

Ellenbeuge	21	Nacken, Nackenhaargrenze	13
Gesicht und Kopf	20	Mundumgebung	6
Hände	16	Körper	6
Kniekehle	16	Füße	2

(Rost und Marchionini, 1932) [9]

so daß dann die Bezeichnung „amiantacea" berechtigt ist. Die ersten Hautveränderungen vor Auftreten des Juckreizes sind rot, infiltriert, ekzematoid, nicht nässend-krustös, wie der so sehr an eine dysseborrhoische Dermatitis erinnernde Milchschorf der späteren Monate oder die krustös-nässenden, ekzematischen Veränderungen auf den Bäckchen. Recht schwer von der dysseborrhoischen Dermatitis zu unterscheiden sind erythro-(squamöse), ziemlich scharf begrenzte, ovaläre Flecken, welche von einer Körperfalte axial durchzogen werden oder sich um diese herum entwickelt haben: um die Speckfalten des Nackens, des Halses, der Achselfalten und inguinal.

Die retroaurikuläre Intertrigo, der sub-, weniger der supraaurikuläre Einriß, mit und ohne sekundäre Infektion, sind ganz typische Erscheinungen dieser Altersgruppe; sie werden aber auch in den späteren Phasen der N.d., dann oft als Ausgangspunkt der Impetigo contagiosa faciei angetroffen. Ein- oder doppelseitige Mundwinkelrhagaden sind innerhalb der ersten zwei Lebensjahre deutlich weniger als danach zu beobachten. Die sogenannte mediane, im Winter auftretende Rhagade der Unterlippe ist späteren Phasen zugeordnet.

Wie selbstverständlich gehört der Nuckeldaumen bzw. dessen ekzematoide, bis zur Blasenbildung reichende, später infiltriert papulöse, lichenoide Umwandlung in dieses Lebensalter. De Graciansky und Bernadon [2] fanden die Ekzematisation des Nuckeldaumens bei 16 % aller von ihnen beobachteten Säuglingsekzeme. Ich sah je einen lichenifizierten Nuckeldaumen bei einer 16-jährigen jungen Dame und einem 18-jährigen jungen Mann! Gerötete Lider können als besondere Manifestation der N.d. auch schon bei Säuglingen festgestellt werden. — Abstrahiert man von der banalen Windeldermatitis, die natürlich auch in die Symptomatik der N.d. gehören kann, wenn die notwendige Diathese vorhanden ist, dann finden sich besonders bei Knaben ekezmatoide, rote, nässende Erscheinungen an Penis und Scrotum, welche die vorhandene physiologische Phimose erheblich verschlimmern können.

Schwierigkeiten bereitet in diesem Alter die Abgrenzung eines Naevus verrucosus in statu nascendi von hyperkeratotischen, striären, besonders an den großen Zehen sich manifestierenden neurodermitischen Symptomen. Dagegen sind die hyperkeratotisch-rhagadiformen Veränderungen an den Zehen, streck- und beugeseitig, sowie an den Fußballen, unter der Bezeichnung Pulpites sèches als Teil der infantilen N.d. weitgehend bekannt. – Die altersmäßige Verschiebung der Lokalisation der neurodermitischen Hauterscheinungen von der infantilen zur Kindheitsphase ist recht gut der Abbildung 2.5 von Rajka [8] zu entnehmen. Wenn man sehr genau hinsieht, findet man auch die von Sulzberger herausgestellte Streckseiten-Neurodermitis der Kleinkinder abgebildet.

Ein besonderes Symptom der *Kindheitsphase* der N.d., noch hinüberreichend in die Adoleszenz, ist das Saug-, Leck- oder Lutsch-Ekzem perioral, eine aus minimen Papelchen zusammengesetzte, an das Lippenrot anstoßende oder den Mund umrahmende, deutlich hyperkeratotische, bräunlich pigmentierte Affektion, die bis zum Kinn reichen kann und scharf begrenzt ist. Gelgentlich ist damit kombiniert die persistierende Abschuppung der Lippen, die sich im Winter zeigt und dann zur diagnostischen medianen Unterlippenrhagade führt. Gehäuft findet sich dabei auch der Einriß der Mundwinkel mit sekundärer Infektion. Besonders unangenehm ist die Besiedelung der Mundwinkel mit Warzen!

Neben den Einrissen subaurikulär findet man nun in zunehmender Häufigkeit die strichförmige rote, anfangs noch schuppende Narbe als Überbleibsel dieses Kennzeichens. – Disseminierte, größere Flächen am Stamm in Pellerineform einnehmende, follikulär lokalisierte, hautfarbene bzw. spitzkegelige rote Papelchen, manchmal an der Spitze etwas verhornt sowie das normale „Beugenekzem" und primär oder sekundär lichenifizierte Plaques auf Vorfüßen, über den Sprunggelenken, an der Streckseite der Finger, auf dem Handrücken sind die klassischen und besonderen Kennzeichen dieser Phase der N.d. Ich sah auch riesige Pruigoknoten von cm-Durchmesser perivulvär bzw. auf den großen Labien bei kleinen Mädchen. Nicht zu verwechseln mit diesen, stärkstens juckenden Effloreszenzen sind die Scabies-Granulome, die bei Atopikern häufiger vorzukommen scheinen als bei Nichtatopikern und deren immunologische Genese derjenigen von Insektenbissen wohl nahesteht. – Mehr nach als in der infantilen Phase beobachtet man die hyperkeratotisch-rhagadiformen Hautveränderungen an Finger- und Zehenbeeren, Handtellern und Füßen, letztere stärker befallen als erstere, sowie striäre, verrucöse, zweifelsfrei zur N.d. gehörende Veränderungen der Gliedmaßen, papuloverrucös, verhornt, bräunlich verfärbt.

In dieses Lebensalter, gebunden an den Schwimmunterricht in zentralen Badeeinrichtungen – aber auch schon aus dem eigenen Pool entstammend – gehört die Besiedelung spezifisch-neurodermitischen Terrains mit Mollusca contagiosa oder Warzen: Kniekehle, Ellbeuge und seitliche Thoraxpartie zwischen vorderer und hinterer Achsellinie. Natürlich findet man, ausgehend von den gleichen Stellen, auch die Impetigo contagiosa. – Der Langzeitbeobachtung eher als einem ad hoc-Beweis entnehmen wir die Feststellung, daß das zwischen dem 6. und 12. Lebensjahr anzutreffende, sogenannte Toilettenbrillenekzem, zumeist bei Mädchen beobachtet, eine besondere Manifestation der N.d. ist, genauso wie gewisse, äußerst hartnäckige, bakteriell-nummuläre Ekzeme der Kinder, die später von einer respiratorischen Atopie abgelöst werden.

Ob die in diesem Alter so häufige Pityriasis alba faciei zur atopischen Dermatitis gehört, ist ungewiß. Eher schon die generalisierten Varianten, welche besonders die Extremitäten betreffen und durch eine unscharfe Depigmentierung im Herbst nach Rückgang der Sonenbräune auffallen. Recht ausgesprochen ist die Wolleempfindlichkeit, insbesondere am Hals. –

Auch in der *Adoleszenten-* und *frühen Erwachsenen-Phase* finden sich noch fast all jene Besonderheiten wie in den vorangegangenen zwei Phasen. Es drängen sich jedoch mehr die alltäglichen, die banalen Hautveränderungen der N.d. in den Vordergrund, damit zum Erwachsenentyp des Hautleidens überleitend. Vielleicht sollte man als selteneren Befund auf die Cheilitis exfoliativa hinweisen, die chronische persistente Abschilferung des Lippenrotes, besonders der Unterlippe, die mediane Winterrhagade dort und die noch nicht prothesenbedingten Perlèches. Hier findet man auch eine weit über die Norm hinausreichende Keratosis suprafollicularis, oft Brust und Rücken, sowie die Extremitätenstreckseiten und die Hüften dichtest bedeckend. Diese minime Form der Ichthyosis ist zumindestens ein Hinweis auf einen genetisch wohl naheliegenden atopischen Hintergrund.

Isolierte Lidekzeme bzw. Rötung und Juckreiz der lateralen Lidwinkel, dyshidrosiform trockene oder nässend ekzematoide Hand- und Fußekzeme, z.T. bis zur Pustulosis manuum et pedum reichend, finden sich ebenfalls häufig im Adoleszentenalter, genau wie die zur Atopie zählenden oder auf atopischem Hintergrund sich etablierenden, bakteriell-nummulären, sich über viele Jahre hinschleppenden Ekzeme. In diesem Zusammenhang ist es interessant darauf hinzuweisen, daß wir gehäuft Atopiker unter den weiblichen Friseurlehrlingen gefunden haben, welche nach kurzer beruflicher Ausbildung, wohl konditioniert durch Akrozyanose und Hyperhidrosis manuum und durch die Einwirkung der Berufsnoxen einen ekzematischen Prozeß an den Fingern und Händen erwarben, dem die Qualifikation einer atopischen Dermatitis nach Testbefund, Anamnese und insbesonders aufgrund des test atopique von W. Jadassohn und Mitarbeitern [7] gegeben werden müßte. – In Übereinstimmung mit den immunologischen Besonderheiten des Atopikers wurde die Erstmanifestation der N.d. im Kindesalter unmittelbar im Anschluß an Masern beobachtet, und zwar an typischer Stelle: Es erschienen vesiculo-papulöse, hautfarbene Veränderungen in der Tabatière sowie an den Fingerseitenkanten. Die Familie wies zahlreiche, dem Beobachter bekannte Atopien auf. Die Beeinflussung des zellvermittelten Immunsystems durch die Masern-Infektion sowie die Tatsache, daß wir, auch bei Kindern schon, eine Herabsetzung der durch den Spontan-Schafserythrozyten-Rosettentest nachweisbaren Menge von T-Zellen bei gleichzeitigem Anstieg der B-Lymphozyten mit Rezeptoren für IgE gefunden haben, dürfte in vorliegendem Fall ein wesentlicher pathogenetischer Faktor gewesen sein.

Eine Affektion, welche jeweils die 2. Hälfte der Kindheit – sowie die erste Hälfte der Adoleszenten-Phase – in der N.d. überdeckt, ist die der Sommerprurigo Hutchinson ähnliche, lichtprovozierte atopische Dermatitis. Diese ist zumeist vesikulo-papulös, nässend krustös im Bereich der Lichteinwirkung, kann aber auch vorübergehend urticariell sein und endet in einer sekundären Lichenifikation der befallenen Stellen. Über Fälle dieser Art haben berichtet Stevanovic, Frain-Bell und Herzberg [1]. Die Lichttests sowie Untersuchungen auf Abwegigkeiten der Aminosäureverwertung fielen stets negativ aus. Daß die N.d. sich generell im Sommer verschlechtern kann, ist bekannt. Rajka findet die Sommerprovokation bei 16 % seiner neurodermitischen Patienten. – Sollte schon in der 2. oder 3. Phase der N.d. eine ausgedehntere Vitiligo bestehen, sind papulöse „Lichtdermatitiden" auf den depigmentierten Flächen oft Manifestationen der N.d. Es kann vorkommen, daß die Vitiligo der Erstmanifestation der N.d. weit vorauseilt und der „papulöse", „urticarielle" oder „ekzematoide" Sonnenbrand auf den vitiliginösen Flecken eine bis dahin nicht erkannte Neurodermitis anzeigt.

Schäden an den Hautanhangsgebilden, vor allem der Nägel, werden sekundär durch z.T. minime, kaum sichtbare, neurodermitische Hautveränderungen hervorgerufen: sekundäre Nageldystrophien. Sind in solchen verdickten, unregelmäßig wachsenden Nägeln Pilze nachzuweisen, kann die Zuordnung lediglich ex juvantibus bestimmt werden. Der mehr ein- als doppelseitig angetroffene Waschbrettnagel des Daumens, sowie die Nageldystrophie nach sich ziehende chronische Perionyxis, zählen gelegentlich zu den besonderen Manifestationsformen der N.d. Ich habe auch den Eindruck, daß man Ungui incarnati ebenfalls bei Atopikern mehr als bei Nichtatopikern findet. Nageldystrophie (Waschbrettnagel) und die seitliche, sekundäre Lichenifikation der Nagelfalz sind nicht nur die Zeichen einer nervösen Überbelastung Intellektueller, welche sich mit Wonne und dem verdickten Daumennagel bis zur Lichenifikation und Sekundärinfektion bearbeiten. Diese Veränderungen sind auch besondere Anzeichen für die atopische Anlage, allerdings erst spät in der Adoleszentenphase auftretend und dann das ganze Leben über anhaltend, gelegentlich, sogar beim Erwachsenen, kombiniert mit Nägelkauen.

Abschließend sei auf die ganz seltene Erythrodermia atopica [5] und die von Témine
[14] näher charakterisierte generalisierte atopische Dermatitis , kombiniert mit Bronchialasthma und Ichthyosis vulgaris, als von der Norm abweichende Manifestation der
N.d. des Kindesalters hingewiesen.

Zusammenfassung

Trotz eines Auftrages des Tagungsleiters, Herrn Prof. Dr. O. Braun-Falco, ist es unmöglich gewesen, den 3 Phasen der kindlichen oder jugendlichen Neurodermitis jeweils bestimmte Effloreszenzen bzw. deren Kombination oder Konfiguration zuzuordnen. Vielmehr unterscheiden sich die einzelnen Phasen durch die verschiedene Lokalisation der
prinzipiell gleichartigen Grundmorphen: Vesikulo-Papel, Lichen simplex Papel, Prurigo-
Knötchen. Die Beobachtung ganz früher Erscheinungsformen der atopischen Dermatitis bei 2-3 Wochen alten Säuglingen gestattet die Aussage, daß, bevor der Juckreiz
überhaupt eingefahren, d.h. nervlich gebahnt ist, bereits rote, papulöse, gelegentlich
konisch zugespitzte, kaum squamöse Morphen das Bild beherrschen, welche folglich als
primäre Veränderungen zu gelten haben.

Es werden dann die oft unscheinbaren, die schwierige Zuordnung des „infantilen
Ekzems" erleichternden Zeichen in der infantilen, Kindheits- und Adoleszenten-Phase
der atopischen Dermatitis geschildert und bildlich dokumentiert, einschließlich der
lichtprovozierten und der sich an einzelnen Hautanhangsgebilden manifestierenden
(Nägel) Formen.

Literatur

1. Frain-Bell, W., Scatchard, M: The association of photosensitivity and atopy in the child. Brit.
   J. Derm. **85**, 105-110 (1971)
2. Graciansky, P. de: Eczéma constitutionel. p. 117, 765, Paris: Soc. Med. des Hospitaux (1966)
3. Herzberg, J.J.: Wenig bekannte Ausdrucksformen der Neurodermitis. Arch. Derm. Forsch.
   244, 350-352 (1972)
4. Herzberg, J.J.: Wenig bekannte Formen der Neurodermitis. Hautarzt **24**, 47-51 (1973)
5. Hill, W.: The Treatment of Eczema in Infants and Children: S. Louis: Mosby (1956)
6. Hill, L.W., Sulzberger, M.B.: Evolution of atopic dermatitis. Arch. Derm. Syoh. (Chicago), **32**,
   451-471 (1935)
7. Musso, E., Hunziker, N., Brun, R., Jadassohn, W.: Le test atopique. Symposium allergologicum
   internationale, Zagrabiae-Spalati-Phari, 1964
8. Rajka, G.: Atopic Dermatitis. London: W.B. Saunders Comp. Ltd. (1975)
9. Rost, G.A., Marchionini, A.: Asthma, Prurigo und Neurodermitis als allergische Hautkrankheiten. Würzburger Abhandl. auf dem Gesamtgebiet der praktischen Medizin. 27.10.1932
10. Ruiz-Maldonado, R.: Pediatric Dermatology. Vol. 17. Basel: S. Karger (1975)
11. Ruiz-Maldonado, R., Tamayo, L.: Atopic Neurodermatitis, In: Pediatric Dermatology, 119-123
    (1975)
12. Sulzberger, M.B.: Atopic Dermatitis, In: Atopic Dermatitis, R.L. Baerm, 13, New York Univ.
    Press. (1955)
13. Schnyder, U.W., Borelli, S.: Neurodermatitis constitutionalis sive atopica. 1. Teil. Handbuch
    der Haut- und Geschlechtskrkh., Ergänzungswerk. Bd. II/1. S. 288. Berlin: Springer-Verlag
    (1962)
14. Témine, P., Bazex, A., Graciansky, P. de., Marchand, I.P., Taieb, M.: The atypical cutaneous
    manifestations of atopy. Allergology. J. Charpy and al. Eds., Internat. Congr. Series. Excerpta
    Medica. Amsterdam. N. 251, 172-75 (1972)
15. Wütherich, B.: Zur Immunbiologie der Neurodermatitis constitutionalis. Bern: Hans Huber
    (1975)
16. Yamamoto, K.: Immunglobulin, complement and fibrinolytic encyme system in atopic
    dermatitis. In: Pediatric Dermatology. R. Ruiz-Maldonado. p. 130-140 (1975)

Stefan Lukacs

Psoriasis im Kindesalter und ihre Behandlung

Mit einer Morbidität von etwa zwei Prozent ist die Psoriasis in Europa nach dem Ekzem die zweithäufigste Hautkrankheit [3]. Die Zahl der Psoriasiskranken dürfte in der Bundesrepublik Deutschland bei mehr als einer Million liegen.

Eine kürzlich veröffentlichte amerikanische Studie ergab, daß die Krankheit bei etwa 37 Prozent der Betroffenen vor dem 19. Lebensjahr begann [21]. Diese hohe Erkrankungsziffer ist mit den Ergebnissen einer Fragebogenstudie unserer Klinik zu vergleichen [5]. Die Psoriasis ist also auch bei Kindern und Jugendlichen nicht selten. Aus diesen Gründen erscheint es notwendig, im folgenden das Wesentliche über klinisches Bild, Besonderheiten und Therapie der Psoriasis im Kindesalter herauszustellen.

Die Erkrankung ist durch eine große Variationsbreite ihrer Erscheinungsformen gekennzeichnet. Für wesentlicher als die rein morphologische Klassifikation halten wir die Einteilung nach dem Eruptionsdruck ihrer Erscheinungen. Auf Grund dieser mehr dynamischen Einteilung [4] kann die Psoriasis in eine *eruptiv-exanthematische Form* von subakutem Verlauf mit leichter Provozierbarkeit und Neigung zur Spontanrückbildung und in eine *chronisch stationäre Form* mit typischen stark infiltrierten Herden an den sogenannten Prädilektionsstellen eingeteilt werden.

Es ist bekannt, daß die Psoriasis vulgaris eine genetische Basis hat [2, 13, 19, 20]. Was vererbt wird, ist nicht die klinisch-manifeste Erkrankung, sondern die stoffwechselbedingte Bereitschaft der Haut („psoriatische Diathese" oder latente Psoriasis) auf unspezifische exogene und endogene Reize mit dem psoriatischen Hautreaktionstyp zu antworten [4]. Auch das Köbner-Phänomen beinhaltet bekanntlich die Krankheitsauslösung durch eine unspezifische Provokation.

Neben *prädisponierenden* Faktoren (rassische und geographische Faktoren) sind sogenannte *provozierende* Faktoren, die beim Auftreten der klinisch-manifesten Psoriasis aus einer „latenten Psoriasis" eine Rolle spielen, bekannt [4, 5].

Kürzlich sind Frequenzunterschiede von HL-A-Antigenen (HL-A 13 und HL-A 17) bei Untersuchungen an unverwandten Psoriatikern bekannt geworden (Übersicht bei [20]).

Altersverteilung bei Beginn der Psoriasis

Die Psoriasis ist in den ersten Lebensjahren selten [14]. Trotzdem kann die Erkrankung bereits bei nur wenige Monate alten Säuglingen beobachtet werden [21]. Nach der vorhin zitierten amerikanischen Fragebogenstudie kam es bei 12 Prozent der Patienten vor dem 10. Lebensjahr und bei 25 Prozent zwischen dem 10. und 19. Lebensjahr zum erstmaligen Auftreten der Erkrankung. Bei 536 Patienten fanden Braun-

Falco und Burg, daß die Psoriasis bei 39 % erstmalig vor dem 20. Lebensjahr begann [6].

Abb. 1 zeigt das Erstmanifestationsalter im Krankengut der Dermatologischen Klinik München bei 200 wegen Psoriasis stationär behandelten Kindern und Jugendlichen. 136 unserer Patienten (68 %) hatten ihre Erstmanifestation vor dem 12. Lebensjahr.

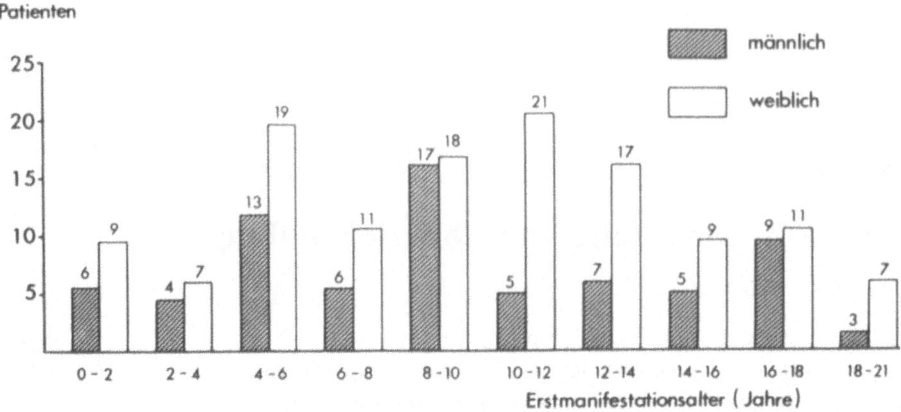

Abb. 1. Psoriasis vulgaris; Erstmanifestationsalter bei 200 stationär behandelten Kindern und Jugendlichen

Es wurden in unserem Krankengut 15 Kinder, die ihre Erstmanifestation im ersten und zweiten Lebensjahr hatten, beobachtet. Bei rund 60 unserer Patienten, meist Mädchen, manifestierte sich die Psoriasis zur Zeit der Pubertät.

So beobachtete auch Lomholt die häufige Erstmanifestation beim weiblichen Geschlecht zwischen dem 10. und 19. Lebensjahr [13]. Auch in der bereits erwähnten Fragebogenstudie war diese häufige Erstmanifestation bei weiblichen Patienten deutlich [6].

Geschlechtsverteilung

Unter Erwachsenen findet sich eine annähernd gleiche Häufigkeit der Psoriasis bei Männern und Frauen [6, 10, 21]. Bei Kindern und Jugendlichen waren unter 200 Patienten 71 männlich (35,5 %) und 129 weiblich (64,5 %). Auch bei Untersuchungen von amerikanischen Autoren fanden sich etwa zweimal mehr Mädchen als Jungen vor dem 20. Lebensjahr [9, 21]. Dies steht auch in Übereinstimmung mit der Tatsache, daß die Erkrankung häufig im zweiten und dritten Lebensdezennium auftritt, wobei das weibliche Geschlecht bevorzugt vor dem 20. Lebensjahr erkrankt [6].

Genetische Prädisposition und familiäre Belastung

Bei der familiären Belastung sollte man von einem prädisponierendem Faktor sprechen. Wie Tabelle 1 zeigt, hatten 71 (= 35,5 %) von unseren 200 Kindern und Jugendlichen einen Verwandten mit Psoriasis vulgaris.

Bei 41 Kindern von 200 (= 20,5 %) war ein Elternteil betroffen. Nach skandinavischen Untersuchungen [13] erkrankt in einer Familie mit einem Elternteil mit Psoriasis ein Kind mit einer Wahrscheinlichkeit von 25 Prozent ebenfalls an Schuppenflechte;

sind beide Elternteile betroffen, ist mit einer Psoriasis-Wahrscheinlichkeit von 60-75 Prozent zu rechnen.

Tabelle 1. Psoriasis vulgaris: familiäre Belastung

	Gesamtzahl der Patienten (200)	
	Anzahl	%
Psoriasis bei einem Verwandten	71	35,5
Psoriasis bei einem Elternteil	41	20,5

Einfluß von Provokationsfaktoren

Exogene Provokationsfaktoren. Bei Kindern sollen vor allem *Traumen* als Provokationsfaktoren erwähnt werden; Am häufigsten fanden wir Verletzungen, mechanische Reize, Operationswunden, Impfungen und Injektionen, die eine örtliche Psoriasisreaktion auslösen [14, 17].

Auch wenn an der günstigen Wirkung von *Sonnenbestrahlung* auf die Krankheit nicht gezweifelt werden kann, ist auch die Frage nach ihrer gelegentlichen provozierenden Wirkung von Interesse [6, 21]. Sonnenbestrahlung und heißes Wetter waren bei unseren Patienten in 7 Fällen Provokationsfaktoren. Besonders bei der eruptiv-exanthematischen Psoriasis kann Sonnenbestrahlung auch einen ungünstigen Effekt auslösen [6]. Ernst ist das Auftreten einer Psoriasis auf Grund einer *Sonnendermatitis*, wie wir es in 2 Fällen beobachten konnten.

Entzündliche Dermatosen mit epidermaler Beteiligung wie Impetigo contagiosa, Cignolin-Dermatitis, Kontaktallergien können auch eine exogene Provokation der Psoriasis hervorrufen.

Bei *endogenen Provokationsfaktoren* spielen Infektionskrankheiten die wichtigste Rolle. Bei unseren 200 Patienten wurde in 75 Fällen (= 37,5 %) eine Manifestation der Psoriasis nach einer abgelaufenen Infektionskrankheit wie beispielsweise Tonsillitis, grippaler Infekt oder Masern, anamnestisch angegeben. Vor allem Streptokokkeninfektionen im Respirationstrakt mit erhöhtem Antistreptolysintiter (AST) erwiesen sich als häufiger Provokationsfaktor.

Bei knapp zwei Drittel der von Psoriasis guttata Betroffenen war der AST pathologisch erhöht (Tabelle 2). Im Gegensatz zu der exanthematisch-eruptiven Form der Psoriasis hatten nur etwa ein Viertel der Kranken mit chronisch-stationärem Verlauf einen erhöhten Antistreptolysintiter [14, 15, 21].

Tabelle 2. Psoriasis vulgaris; Rheumaserologie (V.f. = Verlaufsform)

	Anzahl der Patienten	Positives Ergebnis	Aufteilung der positiven Ergebnisse		
			exanth.-eruptive V.f.	chron.-stationäre V.f.	„Mischform"
AST:	115	59 (51 %)	31 (60 %)	11 (26 %)	17 (85 %)
Waaler-Rose-Test:	56	7	2	2	3
C-reaktives Protein:	46	4	1	3	–
Latex-Test:	50	1	1	–	–

Endokrine Faktoren

Bei 60 Kindern, meist Mädchen, manifestierte sich die Psoriasis zum ersten Mal mit Beginn der Pubertät. So können auch endokrine Faktoren als Provokationsfaktoren in Betracht gezogen werden. Das Auftreten der Erkrankung scheint zeitlich an Wendepunkte bzw. Phasen im Sexualleben der Frau gebunden zu sein [6, 12].

Seelische Einflüsse

In der Literatur wird der Einfluß psychischer Faktoren immer wieder erwähnt [13, 17]. Auch von unseren Patienten wurden sie häufig anamnestisch angegeben. Weil jedoch Ursache und Wirkung nur schwer auseinanderzuhalten sind, können keine sicheren Schlußfolgerungen gezogen werden [6, 13].

Klinische Varianten der Psoriasis bei Kindern und Jugendlichen

Die Psoriasis verläuft im Kindesalter generell leichter als im Erwachsenenalter. Die eruptiv-exanthematische Psoriasis kommt häufiger vor als die chronisch-stationäre.

Als *Erstmanifestation* tritt die Krankheit öfters in Form einer akuten Psoriasis guttata auf. Typische *Prädilektionsstelle* ist bei der Erstmanifestation in erster Linie der behaarte Kopf [14, 15, 21].

„Windelpsoriasis"

Die Windelpsoriasis wird gelegentlich in der Windelregion bei Säuglingen beobachtet (Abb. 2). Die psoriatischen Herde erscheinen hier gewöhnlich mit einer ekzematoiden Note. Unter 200 Kindern waren 4 Säuglinge an dieser exsudativen Form von Psoriasis erkrankt. Der isomorphe Reizeffekt (Köbner) auf die Hautschädigung (Mazeration) durch die Windeldermatitis ist dann für das Auftreten der Psoriasis verantwortlich. *Differentialdiagnostisch* sollte vor allem an eine Windeldermatitis, eine sekundäre Candidiasis oder Dermatitis seborrhoides gedacht werden.

Die Windeldermatitis bevorzugt mehr die konvexen Genitalregionen und spart die intertriginösen Bereich aus. Sie heilt rasch ab, wenn die Ursache wie Feuchtigkeit und Wärme durch Plastikhöschen, Einwirkung von alkalischem Urin, beseitigt ist. Die Dermatitis seborrhoides spricht besser als die Psoriasis auf eine entsprechende Therapie an. Therapieresistenz würde also mehr auf das Vorliegen einer Psoriasis in der Windelregion hinweisen.

Bei allen im Windelbereich vorliegenden Hauterscheinungen sollte eine Kultur auf Candida albicans angesetzt werden, um eine *Candida-Intertrigo* auszuschließen.

Die *Psoriasis intertriginosa* entsteht an Körperstellen (Leistenbeugen, perigenital, Rima ani und Nabelregion), die durch Sekrete gereizt werden. Bei Kindern ist sie relativ selten.

Follikuläre Psoriasis

Französische und amerikanische Autoren haben öfters die follikuläre Psoriasis, diese von uns bei Kindern nur relativ selten beobachtete Variante der Psoriasis, beschrieben [17, 21]. Man findet follikulär gebundene Hornpapeln. Die klinische Differentialdiagnose gegenüber der Pityriasis rubra pilaris kann schwierig sein. Auch an Keratosis follicularis und Lichen-Erkrankungen ist zu denken. Entscheidend ist die histologische Untersuchung.

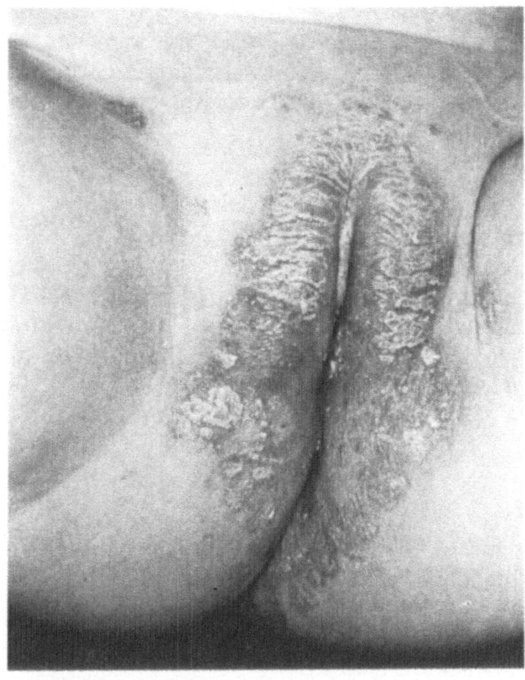

Abb. 2. Psoriasis vulgaris: „Windelpsoriasis"

Psoriasis capillitii

Die Kopfhaut ist oft initialer Sitz psoriatischer Hauterscheinungen bei Kindern und Jugendlichen. Etwa ein Drittel (= 32 %) unserer Patienten wiesen diese Form der Psoriasis auf. Es kann auch das gesamte Capillitium diffus befallen sein (bei 20 Patienten). Oft sind die Haargrenzen betont (44 Patienten) mit Übergang auf die Ohren (22 Patienten) und Gehörgänge (15 Patienten) betroffen. Wenn die Psoriasis capillitii isoliert vorkommt, hat sie einen mehr chronischen Verlauf und ist im allgemeinen therapieresistenter.

Die Psoriasis am behaarten Kopf kann bei Säuglingen mit Dermatitis seborrhoides, bei Kindern und Jugendlichen häufig mit Seborrhoe verwechselt werden. Die psoriatischen Herde sind scharf begrenzt, mit silbrig-weißer Schuppung. Bei der Dermatitis seborrhoides steht mehr eine fettige Schuppung im Vordergrund und es fehlt die keratotische Note. Das Vorhandensein von Psoriasisherden an übrigen Körperpartien ist eine wesentliche Hilfe bei der Differentialdiagnose. Bei der Psoriasis capillitii der Kinder sollte noch an Tinea capitis (Trichophytie, Mikrosporie, Favus) gedacht werden (Untersuchungen im Woodlicht, Nativpräparat, Pilzkultur).

Psoriasis guttata

Die Psoriasis guttata ist die häufigste Form der Psoriasis im Kindesalter und bei Jugendlichen (36 % unserer 200 Patienten). Sie tritt unter dem Bilde der exanthematisch-eruptiven Psoriasis auf.

Das Köbner-Phänomen ist leicht auslösbar. Wie bereits ausgeführt, tritt diese Form häufig ein bis drei Wochen nach einer Streptokokkeninfektion der oberen Luftwege auf. Wegen des Zusammenhangs zwischen der exanthematisch-eruptiven Erscheinungsform der Psoriasis guttata und Infektionen mit Streptokokken mit erhöhtem AST [15, 21], ergibt sich die Forderung zur Prophylaxe, nämlich Ausschaltung von Streptokokkeninfektionen. Die Psoriasis guttata ist *differentialdiagnostisch* von Arzneimittelexanthemen, Pityriasis lichenoides chronica und Pityriasis rosea abzugrenzen. Auch an eine sekundäre Lues, die bei Kindern selten, jedoch in der Adoleszenz vorkommen kann, sollte gedacht werden.

Chronisch-stationäre Psoriasis

Der Psoriasis guttata als eruptiv-exanthematischen Form der Psoriasis kann die chronisch-stationäre Psoriasis gegenübergestellt werden. Zu dieser können etwa ein Drittel unserer Patienten gerechnet werden. Charakteristisch sind bei dieser Form stärker infiltrierte, größere Herde, mit Betonung der sog. Prädilektionsstellen.

Seltenere Verlaufsformen

Die *psoriatische Erythrodermie*, diese schwere Form der Psoriasis ist auch bei Kindern sehr selten [14, 17, 21]. Wir haben unter 200 Psoriasis-Patienten nur 2 (= 1 %) beobachten können. Sie kann sekundär aus der akuten Eruptionsform, häufig unter irritierenden Lokaltherapeutica entstehen. Bei einem Patienten, mit Entstehung im Säuglingsalter, war Sonnenbestrahlung der Provokationsfaktor.

Psoriasis pustulosa

Die extrem seltene generalisierte Psoriasis pustulosa (Abb. 3) vom Typ Zumbusch mit insgesamt etwa 40 veröffentlichten Fällen ist ebenfalls sehr selten in der Kindheit [1, 21]. Mehrere Fälle mit Psoriasis pustulosa hatten eine „psoriasiforme Dermatitis seborrhoides" im Säuglingsalter [21] evtl. mit Erythrodermie [1, 17]. Die Prognose ist ungünstig. Bei Kindern werden annuläre und exanthematische Formen der Psoriasis pustulosa häufiger gesehen [1], beispielsweise nach Absetzen der lokalen Kortikoidtherapie [1, 17, 21].

Nicht ganz so selten (1 % unserer Fälle) ist die Psoriasis pustulosa vom Typ Barber Königsbeck.

Die *Psoriasis arthropathica* ist ebenfalls eine ernste, aber glücklicherweise seltene Verlaufsform bei Kindern. Von uns und anderen Autoren wurde sie nur in etwa 0,5 % der Fälle beobachtet. Diese Tatsache läßt Zweifel an der Eigenständigkeit der psoriatischen Arthropathie aufkommen [8].

Nagelpsoriasis

Nagelveränderungen bei Kindern mit Psoriasis werden nicht so häufig wie bei Erwachsenen gesehen (25 %). Ältere Patienten zeigten häufiger als jüngere Nagelveränderungen. Am häufigsten fand sich Nagelmatrixpsoriasis mit Tüpfelnägeln, weniger häufig war die Nagelbettpsoriasis in Form von sogenannten psoriatischen Ölflecken.

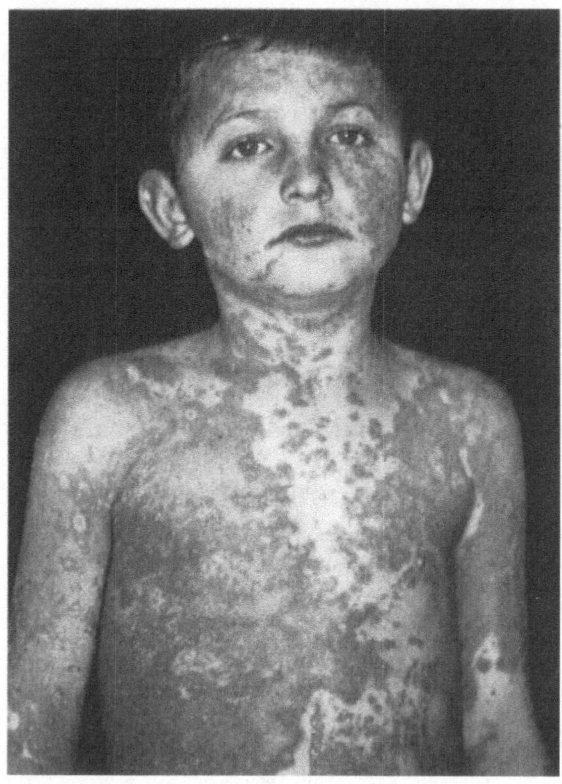

Abb. 3. Psoriasis pustulosa vom
Typ Zumbusch

Therapeutische Gesichtspunkte der Psoriasisbehandlung bei Kindern

Besondere Gesichtspunkte der Psoriasisbehandlung bei Kindern und Jugendlichen sollen im weiteren jetzt besprochen werden.

Bei Kindern und Jugendlichen soll man in den meisten Fällen nur konservativ behandeln.

Örtliche Therapie

Die erfolgreichste Therapieform der Psoriasis bei Kindern ist noch immer die individuell angepaßte äußerliche Behandlung [15]. Als Regel sollte generell gelten, daß je stärker der Eruptionsdruck ist, umso vorsichtiger sollte die lokale Behandlung sein.

Die Therapie mit Cignolin hat eine Erfolgsquote von 90-95 Prozent [18]. Systemische Komplikationen sind bisher nicht bekannt, es ist jedoch darauf zu achten, daß als Nebenwirkung eine toxische Kontaktdermatitis entstehen kann.

Auch bei *fluorierten Glukokortikoiden,* in Creme- oder Salbenform angewandt, liegt die Erfolgsquote besonders bei Okklusivbehandlung unter Plastikverband sehr hoch (etwa 95 %). Kortikoide können auch intrafokal bei Einzelherden angewandt werden. Auf systemische Nebenwirkungen bei Kindern sollte bei hoher Dosierung und großflächige Behandlung besonders unter Okklusiv-Bedingungen geachtet werden.

Als Nebenwirkungen können auch Follikulitiden, Hautatrophie, Striae, allerdings nur nach längerer Verabreichung in hoher Dosierung, beobachtet werden. Deshalb sind gerade bei Kindern regelmäßige Kontrollen bei ihrer Anwendung notwendig.

Physikalische Behandlung

Die großflächige Anwendung von Ultraviolettbestrahlung und Klimabehandlung bringt
eine wesentliche Bereicherung der Schuppenflechtetherapie bei Kindern. Röntgengrenz-
strahlenbehandlung sollte bei Kindern nicht angewandt werden. Vor der Anwendung
der Photochemotherapie ist bei Kindern unter 14 Jahren die nötige Vorsicht geboten,
da ein sicheres Urteil zur Zeit noch nicht möglich ist [7].

Eigenes Vorgehen

Wir haben an unserem Patientengut durch die Kombination verschiedener äußerlicher
Behandlungsmaßnahmen die besten therapeutischen Ergebnisse mit der modifizierten
Methode nach Farber [10] gesehen (Tabelle 3) [7, 15]. Diese besteht in wechselnder

Tabelle 3. Psoriasis vulgaris; äußerliche Kombinationsbehandlung

Ingram-Methode	Farber-Methode	Eigene Methode
Teerbad	Teerbad	Teerbad
UV-Bestrahlung	UV-Bestrahlung	UV-Bestrahlung (2x wöchentlich)
	Kortikoidexterna	Kortikoidexterna unter Okklusivverband am Tage
Cignolin	Cignolin	Cignolin mit Salicyl-säurezusatz bei Nacht

halbtägiger örtlicher Anwendung von fluorierten Glukokortikoiden (Triamcinolon,
Betamethason, Fluorandrenolon oder Fluocinolon) unter Plastikokklusivverband (Fra-
panfolie) am Tage und Cignolin-Zinkpaste 0,1-0,4 %ig mit Salizylsäurezusatz 0,2-0,4 %ig
und hartem Paraffin 5 %ig, in steigender Konzentration bei Nacht [7, 15, 16].

Dazwischen werden zusätzlich zweimal wöchentlich Teerölbäder und nachfolgende
Höhensonnenbestrahlung verabreicht. Mit diesem kombinierten Vorgehen konnte im
Vergleich zur Behandlung mit Cignolin allein nach der Ingram-Methode eine Verkürzung
der stationären Behandlungsdauer auf 19 Tage bei der exanthematisch-eruptiven Form
der Psoriasis vulgaris erreicht werden (Tabelle 4). Ein Vorteil war, daß die Cignolin-
Reizung der Haut bei diesem Vorgehen ausblieb. Mit Cignolin färbt sich die Haut
bräunlich, es entstehen die sogenannten Pseudoleukoderme, die aber rückbildungsfähig
sind.

Bei Kindern sollte zur Entschuppung wegen toxischer Wirkungen nur 2-3 %ige Sali-
zyl-Vaseline verwendet werden.

An der *Kopfhaut* wird mit kortikoidhaltigen Cremen unter Plastikverband und
Psoil®-Salbe behandelt. Stationäre Patienten können mit einer teerhaltigen Kombina-
tionssalbe (beispielsweise Liquor. carb. deterg., Hydrargyr. praecip. alb. aa. 8,0 Ungt.
lenientis ad 100,00) behandelt werden. In den Gehörgängen verwenden wir gerne
kortikoidhaltige Tinkturen, an intertriginösen Stellen Sol. Castellani, an der Haargrenze
Tinktura Eichhoff. Im Gesichtsbereich werden Kortikoide in niedriger Konzentration,
in Augennähe mit Antibiotikazusatz genommen.

Tabelle 4. Psoriasis vulgaris; Vergleich der Behandlungszeiten zweier äußerlicher Kombinations-behandlungen

	Behandlung nach der Ingram-Methode (160 Patienten)			Simultane Alternativtherapie (nach eigener modifizierten Farber-Methode) (23 Patienten)		
Behandlungs-dauer in Tagen (Mittelwert)	27			23		
	exanth.-erupt. V.f.	chron.-stat. V.f.	„Misch-form"	exanth.-erupt. V.f.	chron.-stat. V.f.	„Misch-form"
	27	28	27	19	23	31

Interne Psoriasisbehandlung

Fluorierte Glukokortikoide innerlich kommen bei der Behandlung der schweren psoriatischen Erythrodermie, Psoriasis pustulosa und Psoriasis arthropathica, bei Formen also, die in der Kindheit sehr selten sind, zur Anwendung. Eine längere Anwendung von systemischer Kortikoidtherapie ist bei Kindern kontraindiziert.

Antimetabolite (Folsäureantagonisten) kommen wegen der Möglichkeit von Nebenwirkungen bei Kindern ebensowenig in Frage, wie hochdosierte Vitamin A Therapie. Methotrexat allerdings wurde in zwei schweren Fällen von Psoriasis pustulosa [1] mit gutem Erfolg als Ausnahme eingesetzt.

Der Verlauf der Schuppenflechte kann verschiedenartig sein. Die exanthematisch-eruptive Form hat im allgemeinen eine bessere Prognose als die chronisch-stationäre Psoriasis. Generell ist festzustellen, daß der Verlauf der Psoriasis im Kindesalter leichter ist als im Erwachsenenalter.

Nach Farber [21] ist jedoch die Prognose für ein Kind, das mit Psoriasis befallen ist, auf die Dauer schlechter als für einen Erwachsenen. Frühes Erstmanifestationsalter, eine familiäre Belastung, scheinen die einzigen natürlichen Faktoren zu sein, die die Prognose ungünstig beeinflußen.

Wegen der leichten Provozierbarkeit der latenten Psoriasis durch exogene und endogene Faktoren muß es Ziel prophylaktischer Maßnahmen sein, diese Provokationsfaktoren auszuschalten. Deshalb sollte auf folgende Punkte hingewiesen werden:

1. Nach Verletzung der Haut tritt die Psoriasis nicht selten an der traumatisierten Stelle auf.
2. Nebenwirkungen der Therapie sollten den Eltern bekannt sein (beispielsweise Cignolin-Dermatitis).
3. An sonnenreichen Küsten sollten Ferienaufenthalte empfohlen werden. Ein Sonnenbrand ist jedoch absolut zu vermeiden.
4. Eine entsprechende Eheberatung ist wegen der größeren Wahrscheinlichkeit bei Kindern von Eltern mit Psoriasis notwendig. Deshalb sollten Psoriasiskranke nicht Psoriatiker heiraten.

Kinder bedürfen — abgesehen von Therapiemaßnahmen — einer besonderen ärztlichen Führung, um mit der Psoriasis leben zu können.

Literatur

1. Beylot, C., Bioulac, P., Julien, B., Sureil, M.P.: Ann. Dermatol. Syphl. **100**, 121 (1973)
2. Braun-Falco, O.: Deutsches Ärzteblatt – Ärztliche Mitteilung **63**, 1117 (1966)
3. Braun-Falco, O.: Jap. J. Derm. **78**, 558 (1968)
4. Braun-Falco, O.: Psoriasis-Symposium Stockholm. Sept. 1971
5. Braun-Falco, O.: In: Psoriasis, Proceedings of the International symposium, Hrsg.: Farber, E.M., Cox., A.J., Stanford: Stanford University Press 1971
6. Braun-Falco, O., Burg, G., Farber, E.M.: Münch. med. Wschr. **23**, 1105 (1972)
7. Braun-Falco, O.: Fortschritte der Praktischen Dermatologie und Venerologie, Bd. VII, 306, Berlin – Heidelberg – New York: Springer Verlag 1973
8. Cats, A.: In: Psoriasis, Proceedings of the International Symposium. Hrsg. Farber, E.M., Cox, A.J., Stanford: Stanford University Press 1971
9. Farber, E.M., Bright, R.D., Nall, M.L.: Arch. Derm. **98**, 248 (1968)
10. Farber, E.M., Harris, D.R.: Arch. Derm. **101**, 381 (1970)
11. Farber, E.M., Nall, M.: In: Psoriasis. Proceedings of the International Symposium. Hrsg. Farber, E.M., Cox, A.J., Stanford: Stanford University, Press. 1971
12. Korting, G.W.: Hautkrankheiten bei Kindern und Jugendlichen, Stuttgart: Schatthauer Verlag 1968
13. Lomholt, G.: Psoriasis, prevalence, spontaneous course, and genetics. Copenhagen: G.E.C. Gad 1963
14. Lukacs, S., Braun-Falco, O.: Deutsches Ärzteblatt **28**, 1853 (1973)
15. Lukacs, S., Braun-Falco, O.: Deutsches Ärzteblatt **29**, 1915 (1973)
16. Lukacs, S., Braun-Falco, O.: Der Hautarzt **24**, 304 (1973)
17. Puissant, A., Pringuet, R.: Bollettino dell. **75**, (1975)
18. Rassner, G.: Med. Klin. **67**, 323, (1972)
19. Schnyder, U.V.: Arch. f. klin. exp. Derm. **227**, 143 (1966)
20. Schoefinius, H.-H., Braun-Falco, O., Scholz, S., Steinbauer-Rosenthal, I., Wank, R., Albert, E.D.: Dtsch. med. Wschr. **99**, 440-444 (1974)
21. Watson, W., Farber, E.M.: Pediatric Clinics of North America **18**, 815 (1971)

Wolf Meinhof

Hautpflege und Pflegefehler im Kindesalter

Die Hautpflege besteht aus Maßnahmen zur Reinigung und zum Schutz der Haut vor banalen Alltagsnoxen wie Scheuerung, Austrocknung, Mazeration und zu starker Sonnenbestrahlung.

Hautpflege und Pflegeschäden im Rahmen der Hautreinigung des Kindes bieten vor allem Probleme, die von der austrocknenden Wirkung von Wasser und Detergentien auf die Epidermis herrühren. Schutzmaßnahmen gegen Scheuerung und Mazeration bestehen im allgemeinen in der Anwendung von Pudern und streichfähigen externen Mitteln (Salben, Cremes, Pasten). Diese Pflegemaßnahmen gelten gewöhnlich nicht als medizinische Behandlung, da sie keine Krankheitszustände beseitigen. Dennoch kann die Grenze zur notwendigerweise ärztlich verordneten Therapie nicht immer scharf gezogen werden. So ist beispielsweise die Beratung durch den Hautarzt einschließlich der Verordnung spezieller Pflegemittel eine wichtige Voraussetzung für die sachgemäße Hautpflege bei Kindern mit atopischer Konstitution, gerade auch in der Phase, in der keine entzündlichen Erscheinungen vorliegen. Entsprechendes gilt sinngemäß auch für andere Varianten der Hautkonstitution.

Die Kleidung hat ebenfalls wesentlichen Anteil an der Hautpflege, da durch sie die Funktion der Wasser- und Temperaturregulation der Haut überdeckt wird. So kann die unzureichende Bekleidung Kälteschäden (Perniones, Acrocyanosis crurum puellarum) oder Lichtschäden (Dermatitis solaris) zur Folge haben. Eine zu dichte Bekleidung führt zu Schäden infolge verhinderter Schweißverdunstung (Miliaria cristallina, Miliaria rubra, Mazeration). Im folgenden werden jedoch nur Hautpflegemaßnahmen näher besprochen, die der Anwendung externer Medikamente nahestehen und wie sie auch unerwünschte Erscheinungen hervorrufen können.

Reinigung der Haut

Für die Hautreinigung stehen heute Detergentien mit unterschiedlicher chemischer Struktur zur Verfügung, angefangen von den herkömmlichen Seifen bis zu den zahlreichen synthetischen Detergentien (Syndets). Während die irritierende Wirkung der Seifen hauptsächlich auf die alkalisierende Wirkung zurückgeführt wurde, hat die Anwendung der alkalifreien Syndets gezeigt, daß die allen Detergentien gemeinsame entfettende Wirkung zumindest ebenso für die Auslösung von Irritationen verantwortlich ist [16]. Daher sind alle Detergentien als primär irritierende Stoffe anzusehen. Für ihre Anwendung im Kindesalter ist die Tatsache von Bedeutung, daß die kindliche Haut eine generell niedrigere Irritationsschwelle hat als die Haut des Erwachsenen [1, 14]. So kann die Anwendung von Wasser und Seife bzw. von Schaum- und Duschbädern bei Kindern rascher eine Exsikkation und ihre Folgezustände bewirken als beim Erwachsenen, wenn man von den besonderen Bedingungen bei der Altershaut absieht.

Die *Exsikkation* ist im Frühstadium an einer feinen, staubartigen weißlichen Schuppung zu erkennen, die sich besonders häufig an den Außenseiten der Extremitäten und an den Wangen findet. Bei stärkerer Schädigung entsteht das Bild des état craquelé. In diesem Stadium ist die Schutzschicht des Stratum corneum vielfach durchbrochen, so daß sonst gut vertragene Hautpflege-Salben und -Öle zusätzlich reizen können. Am günstigsten ist für die Behandlung der Exsikkation die Verwendung von Öl-in-Wasser-Emulsionen wie Unguentum emulsificans aquosum DAB oder Unguentum Lanette Stada. Auch milchartige Zubereitungen können von Nutzen sein (z.B. Satina®-Milch, Nivea®-milk). Pasten sind besonders für die Behandlung intertriginöser Räume geeignet, da sie Scheuerung und Mazeration besser verhindern als Cremes.

Bei Kindern, die zur Exsikkation neigen, zeigen *Badeöle* meist einen guten präventiven Effekt (z.B. Balneum Hermal®, Oleobal®, Olatum®-Badeöl oder Ölbad-Töpfer®, eine willkommene Neuentwicklung dieser Firma, deren Kinderbad oft allzustark entfettende Wirkung zeigt). Als *Kinderseifen* werden sogenannte überfettete Seifen angeboten, denen fettartige Substanzen wie Adeps lanae, Vaseline u.a. zugesetzt sind und die eine gewisse Rückfettung bewirken [9].

Für die Entstehung bzw. Vermeidung von Exsikkationsschäden sind neben der Wahl des verwendeten Detergens die Konzentration, die Anwendungsdauer und -häufigkeit sowie die Wassertemperatur von ausschlaggebender Bedeutung. Das bedeutet, daß das *Bade- und Waschverhalten* der Kinder bzw. ihrer Mütter oft mehr für die Entstehung eines Exsikkationsschadens verantwortlich zu machen ist als das Detergen als solches. Diese Seite des Problems erfordert von dem beratenden Arzt gewöhnlich einen höheren Zeitaufwand als die Untersuchung, die zur Feststellung des Exsikkationsschadens führt, und die Verordnung eines Medikamentes.

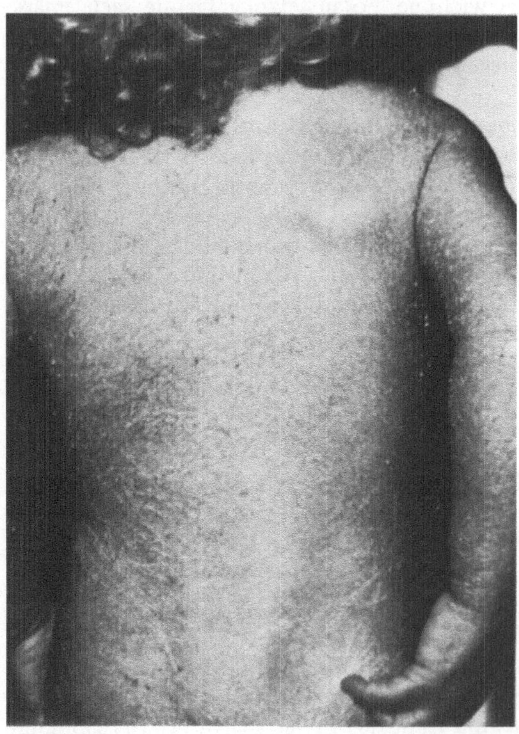

Abb. 1. Ausgedehnter état craquelé bei Kind mit Ichthyosis vulgaris und zusätzlichem Exsikkationsschaden

Die Mütter erhalten ihre Anleitungen zur Säuglings- und Kinderpflege häufig aus Büchern, die von Kinderärzten für diesen Zweck geschrieben wurden. Besonders in modernen Werken finden sich auch Hinweise zur Hautpflege, die von dermatologischen Vorstellungen ausgehen, indem sie vor dem Zuviel-des-Guten warnen. So betont Spock [19], daß ein Säugling keineswegs unbedingt täglich gebadet werden muß und daß bei regelmäßigem Waschen, vor allem der Windelregion, ein bis zwei Bäder wöchentlich ausreichen. Ähnlich äußert sich Jolly [8]. Andere Autoren suggerieren den Müttern jedoch, daß das tägliche Bad keinesfalls unterlassen werden darf („Das gesunde Baby wird dann später täglich gebadet. Erst im Bad wird es richtig rein und nur das Bad gibt ihm das Aussehen völliger Sauberkeit und Frische, wie Sie sichs für Ihr Kind wünschen") [6], oder empfehlen Badezusätze und Schaumbäder unter dem Hinweis, daß die eventuell dabei entstehende spröde Haut mit Creme einzureiben sei [17]. Man muß also damit rechnen, daß auch Mütter, die sich über Säuglings- und Kinderpflege informiert haben, mit recht unterschiedlichen Informationen versehen wurden. Hier ist es oft notwendig, die Vorstellungen zu korrigieren.

Hautpflege beim Säugling

Es besteht kein Zweifel, daß eine regelmäßige Reinigung des Säuglings bzw. des Windelkindes in der Windelregion unbedingt erforderlich ist. Die Unterlassung führt zur Hautirritation, der Windeldermatitis, die oft von einer Candida albicans-Infektion überlagert wird (vgl. Beitrag von H. H. Wolff, München). Über die Reinigung hinaus, die ein sorgfältiges Abtrocknen einschließt, ist in der Säuglingspflege das Pudern, Eincremen und vor allem das *Einreiben mit Öl* fast überall gebräuchlich. Aus dermatologischer Sicht sind diese Maßnahmen keineswegs uneingeschränkt zu empfehlen. Ein dünner, gleichmäßiger Puderauftrag hilft, die intertriginöse Scheuerung zu verhindern. Wird jedoch zu reichlich gepudert und der Puder wird naß, so entstehen Krümel, die ihrerseits selbst Scheuereffekte auslösen können. Öle haben eine Reihe von Eigenschaften, die für die Hautpflege nicht sehr geeignet sind:
1. Durch fehlende Wasseraufnahmefähigkeit kann es zur Schweißretention und Mazeration, insbesondere in den intertriginösen Falten, kommen.
2. Öle können Komedonenbildung und Acne venenata induzieren. Vor allem ist vor der Anwendung am Kopf und im Gesicht zu warnen [3, 12].
3. In pflanzlichen Ölen können freie Fettsäuren als primär irritierende Stoffe Reizungen auslösen [15, 18].
4. Pflanzliche Öle enthalten Stoffe, die von Mikroorganismen als Nährsubstrat verwendet werden können. Durch mikrobiellen Abbau langkettiger Fettsäuren können die stärker irritierenden kurzkettigen Fettsäuren entstehen.

Für die Behandlung einer beginnenden Windeldermatitis oder für ihre Prophylaxe bei dazu neigenden Säuglingen ist die *Paste*, z.B. als Pasta zinci DAB ein sehr geeignetes Mittel. Pasta zinci DAB 7 enthält im Gegensatz zur Pasta zinci mollis DRF kein Lanolin und kein Erdnußöl, sondern nur weißes Vaselin als Fettphase. Die Puderphase wurde gegenüber dem DAB 6 geändert, indem statt Talcum Weizenstärke neben Zinkoxid verwendet wird. Da die Weizenstärke wiederum mikrobiell abgebaut werden kann, unter anderem auch von Candida albicans, ist eher die Rezeptur nach DAB 6 zu empfehlen.

Die Anwendung von *Kindercremes* ist bei Säuglingen mit Neigung zu trockener Haut angezeigt. Im übrigen muß man sich jedoch fragen, welche Auswirkung die langfristige Anwendung derartiger Externa auf die Sensibilisierungsrate gegenüber Salbengrundlagen-Komponenten innerhalb der Bevölkerung hat. Wenn auch bekannt ist, daß Säuglinge vor allem in den ersten drei Lebensmonaten weniger zur Sensibilisierung nei-

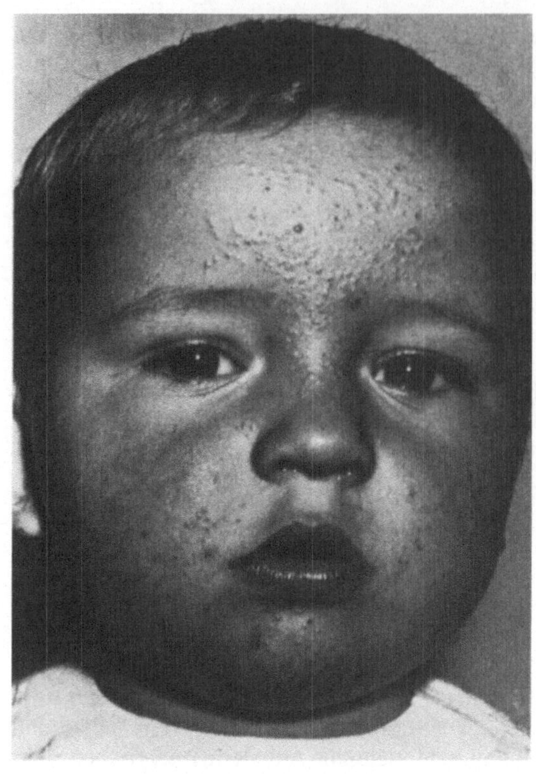

Abb. 2. Komedonenbildung und
Acne venenata durch Öl-Haut-
pflege

gen als ältere Kinder [14], so muß man doch eingestehen, daß wir im Grunde über die
angeschnittene Frage nichts genaues wissen. Daher erscheint die Empfehlung berechtigt, auch in der Hautpflege der Kinder möglichst Substanzen zu vermeiden, von denen
bereits bekannt ist, daß sie in steigendem Maße als Ekzematogene gefunden werden,
wie z.B. Wollwachsalkohole, Parahydroxybenzoesäure-Ester oder Sorbinsäure. Das gilt
auch für Pflanzenextrakte, die ja in weiten Kreisen der Bevölkerung als besonders unschädlich angesehen werden, und von denen wir wissen, daß sie photosensibilisierende
Cumarine enthalten können, deren Wirkung besonders eindrucksvoll in der Berloque-
Dermatitis sichtbar wird.

Generell läßt sich sagen, daß das ständige Behandeln der gesunden Haut mit Salben,
Cremes, Pudern etc. keine stets notwendige Erfordernis der Hautpflege der Kinder ist.
Spock schreibt [l.c.]: „Es macht zwar Spaß, das Baby nach dem Baden mit Öl oder
Puder sozusagen kosmetisch zu behandeln, aber wirklich notwendig ist es in den wenigsten Fällen". Wenn aber eine derartige Behandlung durchgeführt wird, so sollten Externa Verwendung finden, die möglichst frei von Ekzematogenen und überflüssigen Wirkstoffen sind.

In diesem Zusammenhang sei auch daran erinnert, daß extern angewendete Wirkstoffe bei Kindern sehr viel rascher zu *unerwünschten Nebenwirkungen* — auch systemischer Art — führen können. In besonderem Maße haben in letzter Zeit die *Kortiko-
steroidschäden* der Haut zugenommen [5, 7]. Günther [5] nennt in einer soeben erschienenen Studie 25 verschiedene Nebenwirkungen, unter denen Teleangiektasien,
Pigmentverschiebungen, Hypertrichosen und die Begünstigung mikrobieller Infektionen am häufigsten registriert wurden. Hornstein u. Mitarb. [7] nennen ebenfalls Teleangiektasien und Rubeosis steroidica als häufigste sowie die Atrophie der Epidermis als
zweithäufigste Nebenwirkung. Seltener wird die durch lokale Steroidanwendung induzierte Steroidakne gesehen.

38

Des weiteren sei an die Intoxikationsgefahr bei der externen Anwendung von Hexachlorophen, Salicylsäure und Borsäure erinnert. *Hexachlorophen-haltige Lösungen* oder Emulsionen können zu neurotoxischen Schäden führen, wenn sie mit erodierter Haut der Kinder Kontakt haben. Besonders gefährdet sind Frühgeborene [10]. *Salicylsäure* kann schon nach kurzfristiger Lokalbehandlung bei entsprechend hohen Konzentrationen und großer Anwendungsfläche zu schweren Intoxikationserscheinungen führen [4, 11]. *Borsäure und Borax* (Natriumtetraborat) haben vielfach zu Vergiftungen, z.T. auch mit Todesfolge, geführt [13]. Dennoch sind Borwasser-Umschläge und „die gute, alte" Borsalbe aus der Hausmedizin nicht verschwunden. Auch die Borax-Glycerin-Pinselung der Mundhöhle der Säuglinge zur Soorbekämpfung hat noch zahlreiche Anhänger. Dabei konnten Rieth und Kejda eindeutig nachweisen, daß Borsäure und Borax nur eine kaum erkennbare Hemmwirkung auf Candida albicans ausüben. Man muß daher das Verschwinden der Soorbeläge unter der Borax-Glycerin-Behandlung als reinen Pflegeeffekt werten, der die makroskopisch sichtbaren Veränderungen beseitigt, jedoch nicht die verursachenden Mikroorganismen.

Während sich die prophylaktische Soorbehandlung der Säuglinge, z.B. mit Nystatin, nicht allgemein eingebürgert hat, wird im Rahmen der erweiterten Säuglingshygiene heute großer Wert auf die Vernichtung infektiöser Mikroorganismen einschließlich Candida albicans gelegt. Neben der herkömmlichen Methode der Desinfektion von Saugern und Flaschen durch Auskochen hat sich in zunehmendem Maße die chemische Desinfektion mit standardisierten und stabilisierten Natriumhypochlorit-Lösungen bewährt [2]. Die desinfizierende Wirkung beruht auf der Entstehung von unterchloriger Säure in wässriger Lösung. Auch bei gezielten Untersuchungen konnten keine schädlichen Nebenwirkungen durch die geringen an Saugern, Flaschen oder Windeln verbleibenden Chlormengen an der Haut oder Schleimhaut der Säuglinge festgestellt werden (F. H. Dost und E. Gladtke in [2]). Für die Flaschen- und Saugerdesinfektion wird die Lösung ohne Zusatz waschaktiver Substanzen (Milton®), für die Windelhygiene ein Präparat mit derartigen Zusätzen (Napisan®) verwendet.

Besonderheiten der Hautpflege bei Kindern mit trockener Haut

Das Vergnügen häufiger Schwimmbadbesuche im Sommer wird für viele Kinder durch unerwünschte Nebenwirkungen des ständigen Wasserkontaktes geschmälert. Das gilt ganz besonders für Kinder mit atopischer Hautkonstitution. Der Chlorierung des Badewassers wird oft eine zu wichtige Rolle als Ursache der Hautreizungen zugeschrieben (wenn man von den konjunktivalen Reizungen absieht). Schon der bloße Wasserkontakt kann die Hornschicht schädigen und durch Verlust der hygroskopischen Substanzen aus den Hornzellen zu deren Austrocknung führen [16]. Die Austrocknung kann durch sofortiges Behandeln nach jedem Gang ins Wasser verringert werden. Noch wirkungsvoller ist eine vorsorgliche Behandlung — vor allem der gefährdeten Hautpartien — ehe die Kinder ins Wasser gehen. Für die Hautpflege nachher sind wasserhaltige Emulsionen, für die Vorbehandlung wasserabstoßende fette Salben zu empfehlen. Polyaethylenglykol-Salbe wirkt zwar fett, ist aber wasserlöslich und daher für diesen Zweck nicht geeignet.

Auch die Vorsorge gegen Hautinfektionen spielt beim Schwimmbadbesuch eine wichtige Rolle. Wichtigste Maßnahme zur Verhütung von Fußpilz-Infektionen ist die Vermeidung von interdigitalen Mazerationen und anderen Läsionen der Haut der Füße. Die Benutzung einer Fußspray-Anlage garantiert noch nicht einen vollständigen Schutz vor Ansteckung. Neben dem gründlichen Abtrocknen der Füße ist das Tragen von leicht zu reinigenden Gummi-Sandalen ein wirksamer Schutz gegen Infektionen der Fußhaut. Eine besondere Infektionsgefahr für die Haut, für Gehörgänge, Nase und Nebenhöhlen besteht in überfüllten Schwimmbädern, besonders in der zweiten Tageshälfte und an

Warmbadetagen bzw. am Tage danach wegen der erhöhten Keimzahlen im Schwimmwasser. Da eine wirksame und unschädliche Prophylaxe durch äußerliche Anwendung antimikrobieller Substanzen — wie sie mit dem Fußspray in einem begrenzten Areal versucht wird — für den Gesamtorganismus nicht existiert, sollten infektanfällige Kinder, also auch Atopiker, in den besonderen Gefahrenzeiten das Schwimmbad meiden.

Problematisch ist bei Kindern mit trockener Haut häufig die *Reinigung der Hände*. Auch die schonendste Seife führt nach mehrmaligem Händewaschen zu Exsikkation mit spröder Haut und Rhagadenbildung. Waschcremes, die nur mit Wasser abgespült werden, sind hautschonender. Oft läßt sich eine grobe Verschmutzung auch durch Einreiben der Hände mit einer Emulsionssalbe und Abwischen der Salbe in ein Papierhandtuch weitgehend beseitigen, ohne daß der geringste Exsikkationsschaden auftritt. Im Gegenteil wird durch diese Maßnahme die Haut gegen ein anschließendes Händewaschen noch zusätzlich geschützt.

Zusammenfassend läßt sich sagen: Die gesunde Haut des Kindes ist heute eher einem Übermaß an Hautpflegemaßnahmen ausgesetzt. Der Ansturm einer Vielzahl von Chemikalien auf die Haut beginnt schon im Säuglingsalter, oft ohne erkennbare Notwendigkeit. In einigen neueren Werken der Säuglings- und Kinderpflege (für Mütter geschrieben) wird bereits auf diesen Sachverhalt hingewiesen. Das Sorgenkind der Hautpflege ist das Kind mit konstitutionell trockener Haut. Durch eine oft zeitraubende differenzierte Beratung der Mütter oder auch der älteren Kinder ist es jedoch möglich, auch diesen Kindern mit einfachen Maßnahmen wirkungsvoll zu helfen.

Literatur

1. Bandmann, H.-J.: Zum Formenkreis des Eczema infantum. Hautarzt 17, 55-63 (1966)
2. Berger, H., Illingworth, R.S. (Edit.): Infant Hygiene. Thieme: Stuttgart 1971
3. Berlin, C.: Acne comedo in children due to paraffin oil applied on the head. Arch. Derm. Syph. (Chic.) 69, 683-687 (1954)
4. Diem, E., Fritsch, P.: Salicylatvergiftung durch percutane Resorption. Hautarzt 24, 552-555 (1973)
5. Günther, S.: Über Häufigkeit und Ausmaß unerwünschter Kortikoidnebenwirkungen im Kindesalter: Ergebnisse dermatologischer Untersuchungen an Kindern mit chronischen Erkrankungen im Alter von 1 bis 15 Jahren. Z. Hautkr. 51, 569-579 (1976)
6. Haarer, J.: Die Mutter und ihr erstes Kind. München: C. Gerber 1973
7. Hornstein, O.P., Wilsch, L., Scheiber, W.: Hautschäden durch prolongierte externe Kortikosteroidanwendung. Therapiewoche 25, 4905-4908 (1975)
8. Jolly, H.: Das gesunde Kind. München: F. Ehrenwirth 1975
9. Kumer, L.: Dermatologische Kosmetik. Wiener Beiträge zur Dermatologie Bd. 2. Wien: W. Mandrich 1957
10. Lockhart, J.D.: How toxic is hexachlorophene? Pediatrics 50, 228-235 (1972)
11. Luderschmidt, Ch., Plewig, G.: Die chronisch percutane Salizylsäureintoxikation. Hautarzt 26, 643-646 (1975)
12. Plewig, G., Fulton, J.E., Kligman, A.M.: Pomade acne. Arch. Derm. 101, 580-584 (1970)
13. Rieth, H., Kejda, J.: Borsäure, Borax und Moronal®. Vergleichende Bewertung der Hemmwirkung auf Soor-Erreger. mykosen 11, 659-664 (1968)
14. Röckl, H., Müller, E., Hiltermann, W.: Zum Aussagewert positiver Epicutantests bei Säuglingen und Kindern. Arch. klin. exp. Derm. 226, 407-419 (1966)
15. Schaaf, F., Gross, F.: Die Reaktion der Haut gegenüber äußerlich applizierten Stoffen. Dermatologica 106, 170-175 (1953)
16. Schneider, W.: Nutzen und Schaden von Seifen und Syndets. Kosmetologie H. 2., 54-56 (1971)
17. Schönfeldt, Sybill Gräfin: Knaurs Buch vom Kind zwischen zwei und zwölf. München-Zürich: Droemer/Knaur 1971
18. Schulz, K.H., Rose, G.: Untersuchungen über die Reizwirkung von Fettsäuren und Alkylsulfaten definierter Kettenlänge auf die menschliche Haut. Arch. klin. exp. Derm. 205, 254-260 (1957)
19. Spock, B.: Säuglings- und Kinderpflege. Frankfurt-Berlin-Wien: Ullstein 1975

Behandlungsmöglichkeiten für Basaliom, spinozelluläres Karzinom und Keratoakanthom

Herbert Goldschmidt

Kürettage und Elektrodesikkation bei Basaliom, spinozellulärem Karzinom und Keratoakanthom

Zur Behandlung von Hauttumoren stehen verschiedene erprobte therapeutische Maßnahmen zur Verfügung. In den USA werden mehr als 50 % aller Hautkrebse sowohl in der Klinik, besonders aber in der Praxis durch Kürettage und Elektrodesikkation (K + ED) behandelt (Tabelle 1, 2) [6, 10]. Obwohl diese einfache Operationstechnik

Tabelle 1. Bevorzugte Behandlungsmethoden für Basaliome (1000 Patienten; Kopf 1971)

Kürettage und Elektrodesikkation	55,6 %
Röntgentherapie	19,7 %
Dermatochirurgie	17,2 %
Chemochirurgie	1,4 %
Andere Methoden	6,1 %

Tabelle 2. Bevorzugte Behandlungsmethoden für Basaliome (Freeman und Knox 1967)

	<2 cm	>2 cm	Gesamtzahl
Kürettage und Elektrodesikkation	1069	80	1149
Dermatochirurgie	346	67	413
Röntgentherapie	128	28	156
	1543	175	1718

für andere Indikationen auch in Deutschland gebräuchlich ist, wird sie zur Behandlung von Basaliomen und spinozellulären Karzinomen kaum angewendet [12]. Dieser Unterschied ist teilweise dadurch zu erklären, daß Hautkrebse in den Vereinigten Staaten wesentlich häufiger vorkommen. Dies ist sowohl auf die geographische Lage der USA in südlicheren Breitengraden wie auch auf den höheren Anteil genetisch prädisponierter Patienten keltischer, vorwiegend irisch-schottischer Abstammung zurückzuführen. Eine kürzlich von 2300 amerikanischen Dermatologen beantwortete Umfrage ergab, daß 38 % dieser Hautärzte vor allem in den Südstaaten pro Woche zwischen 6 und 25 Hautkrebse behandeln, während weitere 3 % sogar mehr als 25 Hautkrebse wöchentlich entfernen [7]. Die effektive und relativ schnell durchzuführende K + ED-Technik wird von diesen Ärzten oft bevorzugt, weil sie ohne größeren zeitlichen und finanziellen Aufwand für den Patienten durchgeführt werden kann. Die von einigen deutschen Autoren vertretene Ansicht, daß die K + ED kosmetisch sehr unbefriedigende Resultate ergibt, wird von amerikanischen Kollegen offensichtlich nicht geteilt.

Definition

Die K + ED ist eine chirurgische Behandlungsmethode, bei der Tumorgewebe mit einer Kürette oder einem scharfen Löffel in zwei bis drei Arbeitsgängen entfernt und die Basis des Tumors zur Blutstillung und Zerstörung noch vorhandener Tumorreste elektrochirurgisch mit Diathermiestrom behandelt wird [4, 11, 15, 16, 18]. Diese hochfrequenten Wechselströme werden mittels eines durch Funkenstrecken angeregten Schwingungskreises (Senders) erzeugt. Bei der Elektrodesikkation handelt es sich um eine monoterminale („monopolare") Anwendung des Hochfrequenzstroms, bei der ein Strom feiner Funken von der Spitze der konzentrierenden („aktiven") Elektrode in das Gewebe fließt [3]. Eine dispersierende („inaktive") Elektrode wird im Gegensatz zur Elektrokoagulation nicht benutzt. Das berührte Gewebe wird durch Bildung von Widerstandswärme erhitzt, ohne daß sich jedoch die Elektrode selbst erwärmt (Kaltkaustik). Elektrodesikkation darf nicht verwechselt werden mit der Galvanokaustik (Glühkaustik), bei der Gewebe mit einem glühenden metallischen Leiter entfernt wird. Je nach Stärke der Erhitzung kommt es zu einer Zerstörung der obersten Hautschichten, ähnlich einer Verbrennung. Der Stromschluß erfolgt mit Hilfe eines Hand- oder Fußunterbrechers. Weniger gebräuchlich ist die „Elektrofulguration", bei der die Hautoberfläche selbst nicht berührt wird. Die Tiefenwirkung ist entsprechend geringer.

Elektrochirurgische Geräte

In den USA sind die bekanntesten elektrochirurgischen Apparate das ursprüngliche Bovie-Gerät [2] und der neue und wesentlich kleinere Bantam-Bovie-Apparat, außerdem der Hyfrecator (Birtcher), Coagulator (Ritter) und Electrocator (National Electric). In Deutschland stehen zur Verfügung das Radiotomgerät (Siemens-Reiniger), der Novo-Cutor (Sanitas), das Erbotom R 3-Gerät (Erb) und der Elektrotom 170 RF-Apparat (Martin).

Methode

Die Haut wird mit 70%igem Alkohol oder mit anderen Antiseptika gereinigt (Tabelle 3). Anschliessende gründliche Trocknung ist wichtig, um eine Entzündung des Alkohols durch Funken zu ver-

Tabelle 3. Kürettage und Elektrodesikkation: Operationstechnik

Hautreinigung mit 70%igem Alkohol
Lokalanästhesie mit 1-2% Lidocain (ohne Adrenalin)
Kürettage 1   (zugleich Probeexzision) – Elektrodesikkation 1
Kürettage 2   – Elektrodesikkation 2
Kürettage 3   (mit kleiner Kürette)   – Elektrodesikkation 3
Wundversorgung: Verband meist unnötig

meiden. Zur Lokalanästhesie wird der Tumor mit Lidokain (1-2 %) umspritzt. Adrenalinzusatz ist nicht erforderlich und kann zu Nachblutungen führen.

Die Auswahl der Kürette richtet sich nach Form und Größe des Tumors. Der Autor bevorzugt ovale, offene Küretten, die in Größen von 2 mm bis 2 cm verfügbar sind. Geschlossene scharfe Löffel haben sich weniger bewährt. Die Entfernung des Tumors durch Kürettage geht der Elektrodesikkation immer voraus (Abbildung 1). Bei typischen Basaliomen wird bei der ersten Kürettage nach

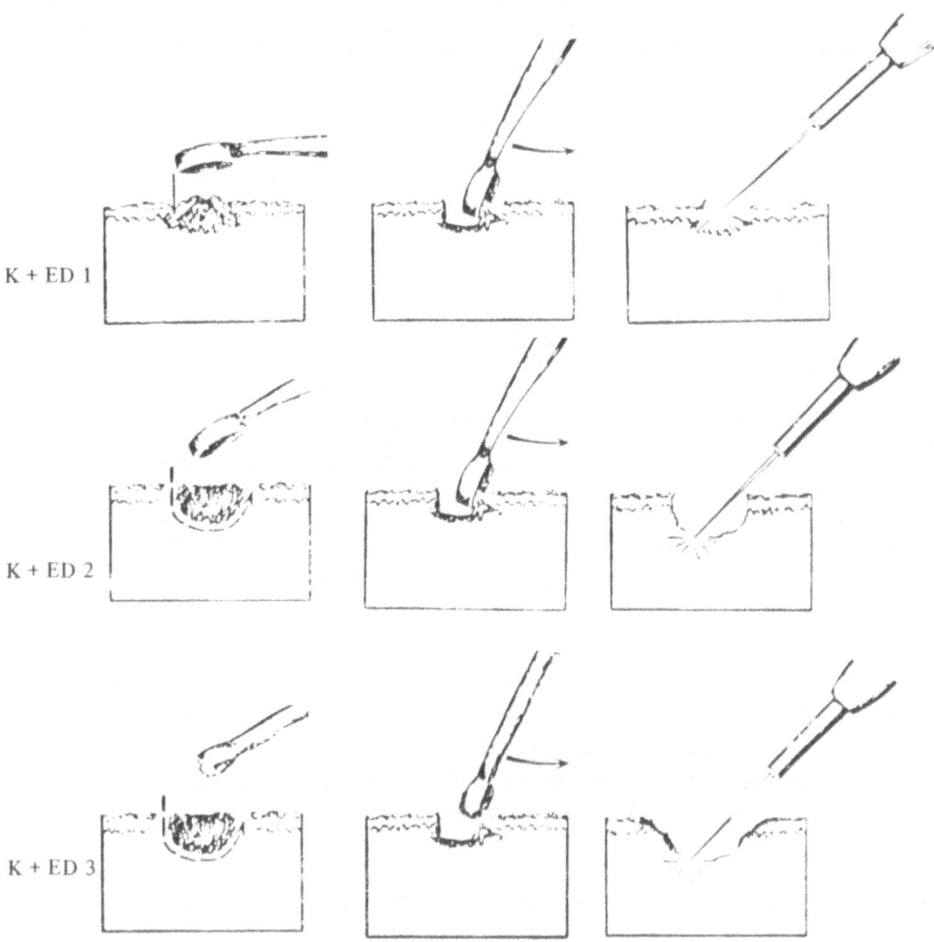

Abb. 1. Kürettage und Elektrodesikkation; Technik (modifiziert nach Crumay [3])

Möglichkeit der gesamte Tumor in einem Zug entfernt. Das nur mäßig beschädigte Gewebestück ist zur histologischen Untersuchung voll ausreichend. Bei klinisch unklarem Tumor empfiehlt es sich jedoch, erst eine Probeexzision zu entnehmen und die operative Behandlung erst nach der mikroskopischen Diagnose vorzunehmen. Blutungen aus kleinen Hautgefäßen werden vor der Elektrodesikkation durch Gazedruck und Eisensulfatlösung reduziert. Dies ermöglicht sowohl eine bessere Sicht am Operationsgebiet als auch eine Beschränkung des Desikkationsstroms auf ein Minimum. Um tiefe Narben zu vermeiden, ist es besser, niedrige Stromstärken für etwas längere Zeit zur Blutstillung zu benutzen als gleich zu Beginn eine unnötig hohe Stromstärke einzusetzen. Die Tiefenwirkung kann dann langsam verstärkt werden, bis die Blutung sistiert und das Gewebe, einschließlich eines etwa 3-5 mm breiten Randsaumes normaler Haut grau-bräunlich verfärbt ist. Eine 1-2 mm dicke kräftige Nadelelektrode ist zur Desikkation auch größerer Tumoren ausreichend. Die Elektrode berührt die Hautoberfläche nur leicht, sie sollte auf keinen Fall in das Gewebe eingestochen werden.

Direkt anschließend an die erste K + ED wird das gesamte Wundgebiet erneut kürettiert. Der erfahrene Dermatologe kann mit der Kürette leicht den Konsistenzunterschied zwischen der lederartig festen normalen Kutis unter dem Tumor und den wesentlich weicheren und bröckeligen Tumorresten bestimmen. Erneut auftretende kleinere Blutungen nach der Ausräumung von morschen Tumorresten werden wiederum mit Gazedruck und Eisensulfatlösung gestillt und die gesamte Wunde zum zweiten Male desikkiert. Die zweimalige K + ED reicht in den meisten Fällen zur vollständigen Tumorentfernung aus. Es hat sich jedoch bei uns bewährt, den K + ED-Zyklus noch ein drittes Mal zu wiederholen.

Um auch sehr kleine pseudopodienartige Tumorausläufer sicher zu erfassen, wird für den dritten Zyklus eine sehr kleine Kürette von nur 3 mm Durchmesser benutzt, die es ermöglicht, Unterschiede in der Konsistenz kleinster Tumorreste zu fühlen und diese zu entfernen. Die darauf folgende dritte Elektrodesikkation ist fast immer ausreichend, auch dann noch vorhandene Tumorausläufer zu zerstören.

Zur Erzielung eines guten kosmetischen Ergebnisses muß darauf geachtet werden, daß keine steilen Wundkrater entstehen und daß der Wundrand leicht ansteigend in das normale Gewebe übergeht. Bei sehr tiefen und großen Tumoren kann der Wundrand mit einer kleinen gerundeten Schere abgeflacht werden.

Die Wundversorgung ist einfach. Ein Verband erübrigt sich in den meisten Fällen [5, 6]. Die Wunde ist durch den festen Wundschorf geschützt. Außerdem können Antiseptika täglich aufgetragen werden. Da Bakterien durch den thermischen Vorgang zerstört werden, sind Wundinfektionen außerordentlich selten. Der Wundschorf stößt sich nach ein bis zwei Wochen ab und legt eine gesunde rötliche Granulationsfläche frei. Wunden bis 2 cm Durchmesser sind gewöhnlich in zwei bis drei Wochen vollkommen reepithelisiert. An den unteren Extremitäten kann die Heilungszeit doppelt so lang sein.

Im Gegensatz zu Röntgennarben weisen Narben nach K + ED eine deutliche Tendenz auf, sich kontinuierlich zu bessern [1, 10]. Bei kleineren Hautkrebsen ist die ursprünglich behandelte Hautstelle oft nicht mehr ausfindig zu machen oder nur an einer geringen Depigmentierung zu erkennen. Größere Hautkrebse hinterlassen leicht vertiefte, gewöhnlich depigmentierte Narben.

Nach der Operation empfiehlt es sich, den Patienten in Intervallen von 3 bis 6 Monaten einzubestellen. Bei der Nachuntersuchung werden oft neue kleine Hautkrebse an anderen lichtexponierten Hautstellen gefunden, die wiederum mit K + ED gut behandelt werden können.

Behandlung von Basaliomen

Indikationsstellung

Basaliome treten vorwiegend im Gesichtsbereich auf. Die K + ED eignet sich dort vor allem für die häufig beobachteten kleinen Basaliome bis zu einer Ausdehnung von 2 cm (Tabelle 4), obwohl auch größere Tumoren bis etwa 4 cm Durchmesser behandelt wer-

Tabelle 4. Indikationen und Kontraindikationen für Kürettage und Elektrodesikkation

Indikationen
Kleine Basaliome bis zu 2 cm Durchmesser
Basaliome bis 4 cm Durchmesser in kosmetisch unwichtigen Hautregionen
Multiple Basaliome, besonders bei älteren Patienten
Rumpfhautbasaliome

Kontraindikationen
Basaliomrezidive
Sklerodermiforme Basaliome
Ausgedehnte Tumoren über 4 cm Durchmesser
Tiefe Tumoren mit Ausdehnung ins Fettgewebe

den können [5, 6, 14, 16]. Größere Basaliome eignen sich für diese Methode vor allem, wenn sie in kosmetisch weniger wichtigen Hautregionen wie Rumpf oder Extremitäten lokalisiert sind. Bei älteren Patienten mit multiplen Basaliomen im Gesichtsbereich (oft

30-50 pro vita) wird die K + ED von vielen amerikanischen Dermatologen als Methode der Wahl angegeben, da bei wiederholten chirurgischen Exzisionen im Laufe der Zeit zu viel normales Hautgewebe entfernt wird, so daß oft komplizierte plastische Operationen notwendig werden. In diesen Fällen sind die kosmetischen Resultate nach K + ED auch denen der Röntgentherapie meist überlegen. Die Methode ist auch gut geeignet für Rumpfhautbasaliome, gleich welcher Größe, und kann als Praxismethode ohne großen Zeitverlust für den Patienten eingesetzt werden.

Regionäre Unterschiede

Mit wenigen Ausnahmen kann die K + ED in allen Hautregionen angewendet werden. Besonders geeignet sind Stirn- und Schläfenpartien, Wangenregion und Kinn. Überraschenderweise heilen auch Tumoren bis zu etwa 2 cm im Ohrbereich sehr gut, selbst wenn Knorpelgewebe bei der Operation freigelegt wird. Chondritiden und andere Komplikationen sind außerordentlich selten [3]. Im Nasenbereich empfiehlt es sich, nur Tumoren bis zu 1 cm Durchmesser zu behandeln, weil sonst kosmetisch störende tiefe Narben entstehen können. In der Orbitalregion können kleine Basaliome bis zu 1 cm behandelt werden. Bei größeren Tumoren ist es jedoch wegen des sehr lockeren Gewebes oft schwierig, eine adäquat kräftige Kürettage durchzuführen und Tumorreste mit der Kürette aufzuspüren [10]. Die nachfolgenden Narbenkontraktionen, die in anderen Regionen oft günstig sind, können hier gelegentlich zur Ektropionbildung führen. Auch im Bereich der Ober- und Unterlippe wirkt die Narbenkontraktion oft kosmetisch störend, zumal in dieser Lokalisation hypertrophische Narben besonders leicht vorkommen [1]. Diese treten gewöhnlich zwei bis vier Monate nach der Operation auf, bilden sich aber in den meisten Fällen während der nächsten sechs bis zwölf Monate spontan zurück. In Ausnahmefällen sind intraläsionale Triamzinoloninjektionen indiziert.

Vorteile der Kürettage und der Elektrodesikkation

Mit einer Heilungsquote von 95 % (90-100 %) ist die K + ED durchaus mit anderen operativen Techniken und der Röntgentherapie vergleichbar [1, 6, 10]. Nur die wesentlich kompliziertere Chemochirurgie nach Mohs zeigt bessere Heilungsquoten (98 %). Gute kosmetische Ergebnisse lassen sich vor allem durch eine kritische Auswahl der Fälle nach den oben besprochenen Gesichtspunkten erzielen. Die Methodik ist leicht erlernbar und erfordert keine ausgedehnte chirurgische Ausbildung. Fast alle Fälle können in der Praxis auch unter beschränkten räumlichen Verhältnissen behandelt werden. Auch der Zeitaufwand für die Vorbereitung und Durchführung der Operation ist sehr gering. Da nur Lokalanästhesie erforderlich ist, können Narkoseschäden vor allem bei älteren Patienten mit Begleitkrankheiten vollkommen vermieden werden. Aseptisches Vorgehen ist nicht erforderlich, da Bakterien durch Hitzeeinwirkung abgetötet werden. Wundinfektionen sind deshalb außerordentlich selten. Wundnähte müssen nicht gesetzt werden, auch treten keine späteren Narbendehiszenzen auf. In vielen Fällen kontrahiert sich die Wunde nach K + ED, so daß die resultierende Narbe oft kleiner ist als der ursprüngliche Tumor.

In den USA kommt hinzu, daß die K + ED mit den niedrigsten Operationsunkosten verbunden ist und daß im Vergleich zu anderen Methoden der Zeit- und Einkommensverlust für den Patienten am geringsten sind, da eine Einweisung in ein Krankenhaus nur selten notwendig wird.

Nachteile der Kürettage und Elektrodesikkation

Im Vergleich zur chirurgischen Exzision dauert die Wundheilung nach K + ED länger. Dies gilt vor allem für ältere Patienten und für Tumoren der unteren Extremitäten. Ein weiterer Nachteil liegt darin, daß eine histologische Kontrolle des Behandlungserfolges nicht möglich ist, da die mikroskopische Untersuchung keine Aussage über die vollständige Tumorentfernung zuläßt. Nachkontrollen in regelmäßigen Intervallen sind darum wie bei der Röntgentherapie notwendig. Auf das Auftreten von Narbenkontrakturen und hypertrophischen Narben wurde bereits hingewiesen.

Kontraindikationen

Basaliomrezidive sollten nur in Ausnahmefällen mit K + ED behandelt werden (Tabelle 4) [10]. Das oft unregelmäßig geformte, derbe Narbengewebe erschwert außerordentlich die Erfassung der Ausdehnung von Tumorrezidiven und die vollständige Tumorentfernung. Die gleichen Schwierigkeiten bestehen auch bei sklerodermiformen Basaliomen. Selten vorkommende, ins Fettgewebe vorgedrungene Tumoren lassen sich ebenfalls nicht gut behandeln, weil Tumorausläufer in dem sehr weichen Fettgewebe mit der Kürette nicht mehr wahrgenommen werden können. Ein intaktes, derbes Korium ist Voraussetzung für jede erfolgreiche K + ED. Bei sehr ausgedehnten Basaliomen mit Durchmessern über 4 cm treten oft kosmetisch störende Narbenkontraktionen auf.

Behandlungserfolg

Die meisten Autoren geben Heilungsquoten von 95-100 % an. Die größte Patientengruppe wurde von Freeman und Knox [6] beschrieben, die bei 318 Patienten von insgesamt 1149 eine Fünfjahresheilung von 97,8 % feststellt, obwohl in dieser Serie auch Tumoren bis zu 4 cm Größe eingeschlossen waren (Tabelle 5). In der gleichen Patientenserie beobachteten sie eine Fünfjahresheilung von 95 % nach dermatochirurgischer Behandlung und von 94,7 % nach Röntgentherapie (Tabelle 6). Allerdings muß

Tabelle 5. Heilungsquoten nach Kürettage und Elektrodesikkation von 1149 Basaliomen (Freeman und Knox 1967)

	Anzahl	%
1 Jahr	947/948	99,9
2 Jahre	753/756	99,6
3 Jahre	583/587	99,3
4 Jahre	451/457	98,7
5 Jahre	311/318	97,8

dabei berücksichtigt werden, daß, wie bei anderen Methoden, die Auswahl der Patienten die Behandlungsstatistik wesentlich beeinflußt. Reymann [13] zeigte kürzlich, daß Basaliome *ohne* Elektrodesikkation mit Kürettage allein behandelt werden können. Die endgültigen Ergebnisse stehen noch aus.

Tabelle 6. Heilungsquoten bei 2723 Basaliomen und spinozellulären Karzinomen nach verschiedenen Behandlungsmethoden (Freeman und Knox 1967)

	K + ED	Dermato-chirurgie	Röntgen-therapie	Gesamt-heilungsquote
Gesamtzahl	1198	662	263	2723
	Prozent			
1 Jahr	99,9	99,5	99,2	99,7
3 Jahre	99,6	97,7	97,0	98,8
5 Jahre	98,5	95,0	94,7	97,0

Behandlung von spinozellulären Karzinomen und Keratoakanthomen

Wegen der Möglichkeit der Metastasierung lehnen viele amerikanische Dermatologen die Behandlung des spinozellulären Karzinoms mit K + ED ab. Im letzten Jahrzehnt sind jedoch mehrere Veröffentlichungen erschienen, in denen für die K + ED bei der Behandlung von spinozellulären Karzinomen plädiert wird, vor allem von solchen Tumoren, die auf dem Boden von aktinischen Keratosen entstanden sind. Die Autoren berufen sich auf die histopathologischen Arbeiten von Graham et al. [8], die gezeigt haben, daß dieser Typ des spinozellulären Karzinoms im Gegensatz zu Tumoren, die sich de novo auf normaler Haut entwickeln, keine aggressive Tendenz zeigt und nicht metastasiert. Sowohl Freeman und Knox (Tabelle 6) [5] als auch Williamson und Jackson [17] sowie Honeycutt und Jansen [9] berichten über Heilungsquoten von 95-99 %. Da zur Zeit noch nicht alle damit zusammenhängenden Probleme zufriedenstellend gelöst sind, empfiehlt es sich, bei der Behandlung von spinozellulären Karzinomen mit der K + ED nach wie vor Zurückhaltung zu üben. Da die histologische Unterscheidung von spinozellulären Karzinomen und Keratoakanthomen unmöglich sein kann, gelten die gleichen Gesichtspunkte auch für die Behandlung dieser Tumoren.

Zusammenfassung

Die Kürettage und Elektrodesikkation ist in den USA die bevorzugte operative Methode zur Entfernung von Hautkrebsen. Die Methodik ist leicht erlernbar und der Zeitaufwand für die Vorbereitung und Durchführung der Operation ist gering. Eine Krankenhauseinweisung ist nur selten erforderlich. Die Heilungsquoten sind vergleichbar mit anderen therapeutischen Maßnahmen. Kosmetische Resultate sind bei guter Indikationsstellung sehr zufriedenstellend.

Literatur

1. Baer, R.I., Kopf, A.W.: Complications of therapy of basal cell epitheliomas. In: The Year Book of Dermatology 1964-1965 Series, Baer, R.L. and Kopf, A.W. eds. Chicago: Year Book Medical Publishers 1965
2. Bovie, W.T.: New electrosurgical unit with preliminary note on new surgical-current generator. Surg. Gynec. Obstet. 47, 751-752 (1928)
3. Crumay, H.: Electricity and electric currents in dermatologic treatment. In: Physical Modalities in Dermatologic Therapy (H. Goldschmidt, ed.) New York: Springer-Verlag (im Druck)
4. Elliot, J.A.: Electrosurgery. Arch. Dermatol. 94, 340-349 (1966)
5. Freeman, R.G., Knox, J.M., Heaton, C.L.: The treatment of skin cancer: a statistical study of 1,341 skin tumors comparing results obtained with irradiation, surgery and curettage followed by electrodesiccation. Cancer 17, 535-538 (1964)

6. Freeman, R.G., Knox, J.M.: Recent results in cancer research. Vol. 11. Treatment of skin cancer. New York: Springer-Verlag 1967

7. Goldschmidt, H.: Ionizing radiation therapy in dermatology. Current use in the United States and Canada. Arch. Dermatol. **111**, 1511-1517 (1975)

8. Graham, J.H., Bendl, B.J., Johnson, W.C.: Solar keratosis with squamous cell carcinoma: a new biologic concept. Am. J. Pathol. **55**, 26A (1969)

9. Honeycutt, W.M., Jansen, T.: Treatment of squamous cell carcinoma of the skin. Arch. Dermatol. **108**, 670-672 (1973)

10. Kopf, A.W.: Therapy of basal cell carcinoma. In: Dermatology in General Medicine, Fitzpatrick, T.B., Arndt, K.A., Clark, W.H., Eisen, A.Z., Van Scott, E.J. (eds.) New York: McGraw-Hill Book Co. 1971

11. Nagelschmidt, F.: Zur Indikation der Behandlung mit Hochfrequenzströmen. Deutsch. Med. Wschr. **33**, 1025-1070 u. 1289-1291 (1907)

12. Petres, J., Hundeiker, M.: Korrektive Dermatologie. Operationen an der Haut. Berlin-Heidelberg-New York: Springer-Verlag 1975

13. Reymann, F.: Multiple basal cell carcinomas of the skin. Treatment with curettage. Arch. Dermatol. **111**, 877-879 (1975)

14. Sweet, R.D.: The treatment of basal cell carcinoma by curettage. Brit. J. Dermatol. **75**, 137-148 (1963)

15. Whelan, C.S., Deckers, P.J.: Electrocoagulation and curettage for carcinomas involving the skin of the face, nose, eyelids and ears. Cancer **31**, 159-164 (1973)

16. Williamson, G.S., Jackson, R.: Treatment of basal cell carcinoma by electrodesiccation and cautery. Canad. Med. Ass. J. **86**, 855-862 (1962)

17. Williamson, G.S., Jackson, R.: Treatment of squamous cell carcinoma of the skin by electrodesiccation and curettage. Canad. Med. Assoc. J. **90**, 408-413 (1964)

18. Zierz, P.: UV-Strahlen, Wärme, Kälte, Elektrizität. In: Dermatologie und Venerologie (Gottron, H.S. und Schönfeld, W., eds.). 223-249. Stuttgart: Georg Thieme Verlag 1958

Hermann Lenz

Praktische Anwendung der Kryochirurgie an Haut und Schleimhäuten

Aufgrund eigener tierexperimenteller und klinischer Erfahrungen mit der Kryochirurgie sollen einige der wichtigsten Richtlinien für ihre praktische Anwendung an Haut und Schleimhäuten herausgestellt werden.

Unter Kryochirurgie verstehen wir die unblutige Zerstörung lebenden Gewebes mittels tiefer Temperaturen, wobei das Gewebe zunächst wie bei der Strahlentherapie in situ verbleibt und erst später inform von Nekrosen in der Regel unblutig abgestoßen wird.

Unter Kryochirurgie im weiteren Sinne wird auch die Nutzung des Verfestigungs-, Haft- und Entzündungseffektes durch Kälte verstanden.

Material und Methoden

An 1000 Tieren (Hamster, Kaninchen, Ratten, Mäuse und Hunde) wurden mit kapazitiv begrenzten und Durchflußsonden unter Verwendung von flüssigem Stickstoff als Kühlmittel verschiedene Gewebe (Haut, Schleimhaut, Knorpel, Knochen, Muskulatur, Leber- und Drüsengewebe, periphere Nerven, große und kleine Gefäße) gefroren und nach unterschiedlichen Überlebenszeiten licht-, transmissionselektronen- und rasterelektronenmikroskopisch untersucht [3, 5-17]. Es wurden elektrophysiologische Messungen an peripheren Nerven [9-11] und intravitalmikroskopische Untersuchungen an der Mikrozirkulation der Schleimhaut während und nach dem Gefrieren sowie Dickenmessungen von Eiszonen am Muskel- und Lebergewebe durchgeführt [2, 12]. Klinisch wurden über 700 kryochirurgische Eingriffe an Patienten mit den verschiedensten Krankheiten vorgenommen wie chronisch rezidivierende Tonsillitis [4, 13], Teleangiektasien bei Morbus Rendu-Weber-Osler [14], Hämangiome, Papillome, großflächige und multiple kleine Pigmentnaevi, Fibrome, Warzen, Karzinome, Spinaliome, Basaliome und Metastasen von Malignomen [13]. Dabei wurden kapazitiv begrenzte und Durchflußsonden unterschiedlicher Größe sowie flüssiger Stickstoff und auch Lachgas als Kühlmittel verwendet.

Ergebnisse und Diskussion

1. Die Erzeugung einer sicheren Kryonekrose

Das kryochirurgische Vorgehen verlangt die Erzeugung einer sicheren Nekrose. Eine der wesentlichsten Voraussetzungen dafür ist das Erreichen einer Mindestgefriertemperatur im lebenden Gewebe von -20 °C [18, 20]. Diese sog. -20 °C-Grenze gilt als grobe Richtschnur für die Erzeugung einer Kryonekrose, wobei eine unterschiedliche Empfindlichkeit der verschiedenen Gewebe gegenüber Kälte noch zu berücksichtigen ist [13]. So reagieren Nerven und Drüsengewebe beispielsweise empfindlicher auf Kälte als Muskel- und Bindegewebe [17]. Eigene tierexperimentelle Untersuchungen an der

Ohrmuschelhaut von Kaninchen zeigen, daß Gefriertemperaturen bis zu 19 °C noch keine sichere Hautnekrose, sondern lediglich ein ausgeprägtes, reversibles Oedem erzeugen und erst ab -20 °C und tiefer sichere Hautnekrosen entstehen [16]. Dabei ist bemerkenswert, daß durch Einreiben der Haut mit cryoprotective agents (z.B. DMSO) vor dem Gefrieren erst bei -30 °C Hautnekrosen entstehen [16]. Diese Tatsache ist klinisch insofern von Bedeutung, daß bis zu einem gewissen Grade die einen Tumor umgebende gesunde Haut durch Einspritzung mit DMSO vor einem Kälteschaden geschützt werden könnte.

Beim Gefrieren herrschen innerhalb der Eiszone im Gewebe stets unterschiedlich tiefe Temperaturen [20]. Während in unmittelbarer Nähe der Kryosonde im Gewebe sehr tiefe Temperaturen vorliegen, sind in der Peripherie der Eiszone wesentlich geringere Minus-Temperaturen vorhanden. Bezogen auf die Mindestgefriertemperatur für die Erzeugung einer Kryonekrose liegen in der Peripherie der Eiszone Temperaturen auch im Bereich von -20 °C bis 0 °C vor. Das Gewebe wird zwar in der Peripherie der Eiszone mitgefroren, aber im Temperaturbereich von -20 bis 0 °C nicht endgültig zerstört. Deswegen ist bei der klinischen Anwendung der Kryochirurgie der in der Peripherie stets vorhandene, nicht gewebevernichtende Eiszonenrand mit in Rechnung zu stellen. Aufgrund unserer klinischen Erfahrungen sollte mindestens 2-3 mm über das pathologisch veränderte Gewebe hinaus, d.h. im Gesunden, gefroren werden, um zumindest das pathologisch veränderte Gewebe mit Sicherheit zur Nekrose bringen zu können. Zusätzlich ist jedoch der bei der chirurgischen Exzision mit zu berücksichtigende Sicherheitsstreifen (z.B. bei Basaliomen von 6-10 mm) mit in Rechnung zu stellen und mitzugefrieren.

Neben der Mindestgefriertemperatur und der Art des Gewebes spielen die Gefrier- und Auftaugeschwindigkeiten mit dem Mechanismus der homogenen und heterogenen Nukleation einschließlich der Rekristallisierung aufgrund ausgedehnter in vitro-Versuche anderer Autoren eine entscheidende Rolle [18].

Aufgrund eigener in vivo-Versuche sind wir jedoch in Übereinstimmung mit Zacarian [20] der Ansicht, daß die Mikrozirkulationsveränderungen mit dem Endzustand der Kryostase [5] unabhängig von den Gefriergeschwindigkeiten bei der Zerstörung lebenden Gewebes durch Kälte eine ganz wesentliche Rolle spielen.

2. Optimaler Kontakt zwischen Sonde und Gewebe

Ein einwandfreier Kontakt zwischen der Oberfläche des zu gefrierenden Gewebes und der Kryosonden-Aufsatzfläche ist unbedingt erforderlich, da ein mangelnder Kontakt einen schlechten Wärmeübergang und damit eine mangelnde Ausbildung der Eiszone bewirkt, auch trotz langer Gefrierzeiten. Ein guter Gewebekontakt wird dadurch erzielt, daß die Sonde unter Ausübung eines leichten Druckes auf das Gewebe aufgesetzt wird. Nach Möglichkeit sollte die Kryosonde im zimmertemperierten Zustand auf das Gewebe aufgesetzt werden, damit sie noch ggf. verschoben und genau plaziert werden kann [13].

Bei Hämangiomen, insbesondere vom kavernösen Typ, ist ein entsprechend stärkerer Druck vor Beginn des Gefrierens auf den Tumor auszuüben, damit das Blut überwiegend herausgepreßt wird und der Tumor ausreichend gefroren werden kann. Bei ungenügendem Druck beim Gefrieren von Hämangiomen ist die Wärmezufuhr durch die Vaskularisation so groß, daß ggf. ein kavernöses Hämangiom trotz Verwendung von Durchflußsonden und Stickstoff als Kühlmittel nicht vollständig durchgefroren wird [13].

Infolge der unterschiedlichen Oberflächenbeschaffenheit und Konsistenz des zu gefrierenden Gewebes (z.B. Warzen mit rauher und fester oder aber Hämangiome mit glatter und weicher Oberfläche) ist die Erzielung eines optimalen Gewebekontaktes trotz guten Plazierens von starren Kryosonden nicht immer möglich, so daß das Kühlmittel direkt aufgesprayt oder aber mit Hilfe eines elastischen Kältekopfes aufgebracht wird, worauf in folgendem eingegangen wird.

3. Oberflächenbeschaffenheit und Konsistenz des zu gefrierenden Gewebes

Entscheidend für die Art des kryochirurgischen Vorgehens ist neben der Größe des zu gefrierenden Gewebes seine Oberflächenbeschaffenheit und Konsistenz. Bei sehr höckriger und fester Oberfläche z.B. bei Warzen ist trotz kleiner Tumormasse ein Gefrieren mit starren Kryosonden wegen des mangelhaften Kontaktes zwischen Sonde und Gewebe und damit mangelnden Wärmeüberganges nicht möglich. Es ist deswegen ein elastischer Kältekopf, beispielsweise inform eines Wattebausches zu wählen, der sich der rauhen Gewebeoberfläche gut anpaßt oder aber das Kühlmittel wird direkt auf die rauhe Oberfläche aufgebracht. Im ersteren Falle wird der in flüssigen Stickstoff eingetauchte Wattebausch unmittelbar nach seiner Herausnahme aus dem flüssigen Stickstoff auf das zu gerfrierende Gewebe fest aufgepreßt. Eine ausreichende Eiszone wird in den meisten Fällen und damit eine ausreichende Gewebevernichtung erzielt. Im zweiten Falle wird durch eine enge Öffnung flüssiger Stickstoff gepreßt und inform eines Sprays auf die Haut gebracht. Dieses überwiegend von Zacarian [20] und Torre [19] erprobte Vorgehen ist leicht handzuhaben und besonders im dermatologischen Fachgebiet anwendbar.

Bei glatten und weichen Oberflächen, beispielsweise bei Hämangiomen und besonders an Schleimhäuten, sind geschlossene Sonden mit fester Aufsatzfläche in der bereits erwähnten Weise zu verwenden.

4. Wahl des geeigneten Kühlmittels, Kryosonden und -trichter

Als handelsübliche Kühlmittel stehen Lachgas und flüssiger Stickstoff, die hauptsächlich bei der Kryochirurgie in Frage kommen, zur Verfügung. Während Lachgas eine Gefriertemperatur von -89 $^{\circ}$C besitzt und beliebig lange in kleinen, leicht handzuhabenden Behältern aufzubewahren ist, besitzt flüssiger Stickstoff eine Gefriertemperatur von -196 $^{\circ}$C, ist in einem Dewar-Gefäß aufzubewahren und hat die Tendenz, auch ohne Gebrauch zu verdampfen.

Lachgas sollte nur bei sehr oberflächlichen und kleinen Gewebeveränderungen, Stickstoff dagegen bei tieferreichenden und größeren Läsionen verwendet werden. Bei Verwendung von Lachgas (-89 $^{\circ}$C) werden nur relativ kleine und oberflächliche, bei Verwendung von flüssigem Stickstoff als Kühlmittel wesentlich tiefere und größere Eiszonen und damit umfangreiche Gewebevernichtungen erzielt [13, 20].

Große umfangreiche Gewebevernichtungen bei Tumoren von mehreren Zentimetern Durchmesser werden dadurch erzielt, daß das Kühlmittel direkt auf den Tumor aufgebracht wird. Zu diesem Zweck werden eigens konstruierte Kryotrichter in entsprechender Form und Größe des Tumors fest auf diesen gepreßt. Die Ränder des Trichters werden außen mit Salben abgedichtet und der flüssige Stickstoff anschließend in den Kryotrichter eingegossen [13]. Dieses Aufgußgefrieren ist jedoch nur an der äußeren Haut, nicht jedoch in Körperhöhlen verwendbar. Liegt das zu gefrierende Gewebe dagegen oral, endonasal, pharyngeal oder tracheal, so sind hier unbedingt geschlossene Sondensysteme bzw. Kryosonden zu verwenden, damit nicht das Kühlmittel in den Hypo- oder Epipharynx abfließen und Gefrierschäden verursachen kann.

Ist ein Tumor von mehreren Zentimetern Durchmesser im Bereich der Schleimhaut lokalisiert, so ist dieser zweckmäßig mit Durchflußsonden unter Verwendung von flüssigem Stickstoff als Kühlmittel zu gefrieren und zwar derart, daß an verschiedenen Punkten des Tumors die Kryosonde aufgesetzt wird. Dabei ist es unbedingt für die Erzeugung einer sicheren Kryonekrose erforderlich, daß die an den verschiedenen Punkten erzeugten Eiszonen sich gut überschneiden [4, 20].

5. Tiefenausdehnung der Eiszone in das Gewebe

Diese kann mit den bisherigen technischen Möglichkeiten nicht gesehen werden. Dies ist ein Nachteil der Kryochirurgie. Eigene tierexperimentelle Eiszonenmessungen am toten und lebenden Muskel- und Lebergewebe von Kaninchen bei Verwendung von Kryosonden mit runder Aufsatzfläche haben gezeigt, daß die seitliche Ausdehnung der Eiszone neben der Sonde der Tiefenausdehnung der Eiszone entspricht abzüglich 15 % [2, 12]. Dabei ist die Ausdehnung der Eiszone halbkugelschalenförmig [12]. Damit ist die an der Oberfläche des Gewebes sichtbare Ausdehnung der Eiszone neben der Sonde ein Anhaltspunkt für die Eindringtiefe der Eiszone in das Gewebe.

Es ist praktischer und genauer, die Tiefenausdehnung der Eiszone nach der Größe der Eiszone neben der Sonde zu bemessen, als nach der Gefrierzeit, da diese stets einen optimalen Kontakt zwischen Sonde und Gewebe voraussetzt, das klinisch jedoch nicht immer gegeben ist. Lediglich bei zeitweiliger Sichtbehinderung, beispielsweise beim Gefrieren in der Trachea, nehmen wir die Gefrierzeit zur Hilfe als Anhaltspunkt für die Tiefenausdehnung der Eiszone in das Gewebe.

6. Aufeinanderfolgende kryochirurgische Sitzungen

Unmittelbar nach der unblutigen Abstoßung der Kryonekrose bzw. deren Abtragung hat eine sofortige erneute kryochirurgische Sitzung zu erfolgen, falls noch Tumorrestgewebe vorhanden ist [4]. Dabei kann ohne weiteres in die noch vorhandene Kryorestnekrose hineingefroren werden [4]. Keineswegs sollte jedoch bei noch vorhandenem Restgewebe die vollständige Abheilung des Tumors zunächst abgewartet werden [13].

7. Die klinischen Indikationen der Kryochirurgie

Diese werden im dermatologischen Fachgebiet eingehend von Zacarian [20] und Torre [19] beschrieben. Gute kryochirurgische Behandlungserfolge konnten von uns bei den eingangs erwähnten pathologisch veränderten Geweben erzielt werden, worüber an anderer Stelle ausführlich berichtet wird [4, 13, 14]. Zur Demonstration einer der kryochirurgischen Techniken und des Folgezustandes nach Kryochirurgie sei die kältechirurgische Behandlung eines im Bereich der Mastoidspitze lokalisierten Rezidivs einer bestrahlen Karzinommetastase eines ausbestrahlen Plattenepithelkarzinoms des Zungengrundes von einem inoperablen 76-jährigen Mann erwähnt (Abb. 1 a). Der Kryotrichter, entsprechend der Form und Größe des Tumors, wird unter leichtem Druck aufgesetzt. Anschließend wird flüssiger Stickstoff in den Trichter gegossen. Wenige Tage später bildet sich ein Kryoulcus mit einer deutlichen Nekrose aus. Nach 8 Wochen ist in diesem Falle die Abheilung mit noch vorhandener Kruste eingetreten. Nach 9 Wochen ist der Endzustand mit diskreter Vernarbung und vollständiger Beseitigung der Karzinommetastase erzielt (Abb. 1 b).

Zusammenfassung

Aufgrund eigener tierexperimenteller und klinischer Erfahrungen mit der Kryochirurgie wird zu den folgenden wichtigsten Punkten einer erfolgreichen kryochirurgischen Behandlung Stellung genommen:

1. Erzeugung einer sicheren Kryonekrose.
2. Optimale Kontakte zwischen Sonde und Gewebe.
3. Oberflächenbeschaffenheit und Konsistenz des zu gefrierenden Gewebes.
4. Wahl der geeigneten Kühlmittel und Kryosonden.
5. Tiefenausdehnung der Eiszone im Gewebe.
6. Erforderliche kryochirurgische Sitzungen.

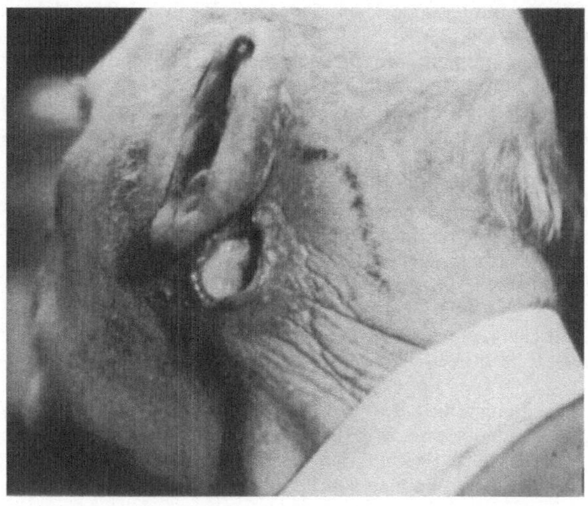

a

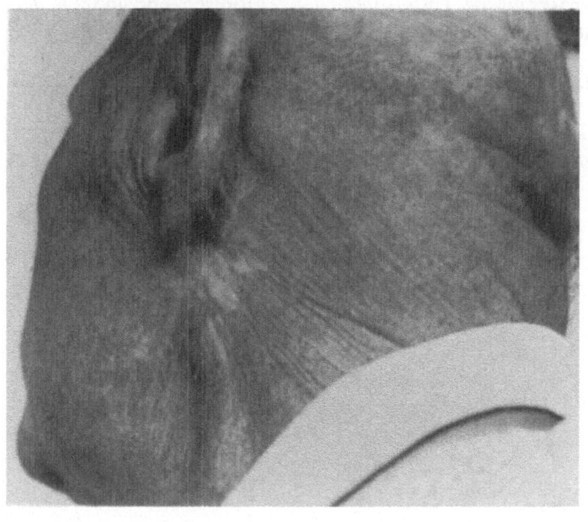

b

Abb. 1 a und b. Kryochirurgische
Behandlung und Folgezustand
nach Kryochirurgie einer ulze-
rierenden Karzinommetastase

Literatur

1. Cooper, J.S., Lee, A.S.: Cryostatic congelation: A system for producing a limited, controlled region of cooling or freezing of biological tissue. J. Nerv. Ment. Dis. **133**, 259-263 (1961)
2. Eichler, J., Lenz, H.: Experimental measurements and theoretical calculations on muscle and liver tissue during cryosurgery. II. Theory on freezing of tissue. Cryobiology **13**, 185-190 (1976)
3. Lenz, H.: Experimentelle Kryochirurgie an der Hamsterbackentasche: Makroskopische Beobachtungen. Arch. klin. exp. Ohr.-Nasen- und Kehlkopf-Heilkunde **196**, 438-443 (1970)
4. Lenz, H.: Die Kryotonsillektomie, Z. Laryng., Rhinol. **50**, 176-181 (1971)
5. Lenz, H.: Cryosurgery of the cheek pouch of the golden syrian hamster. Physical, vascular, macroscopic and histologic observations. J. Intern. Surg. **57**, 223-228 (1972)
6. Lenz, H., Preussler, H.: Regenerations- und Reparationszustände der Karotis nach Kryochirurgie. Z. Laryng. Rhinol. **52**, 381-393 (1973)
7. Lenz, H., Preussler, H.: Morphologische Veränderungen des Ohrknorpels ausgewachsener Kaninchen nach Kryochirurgie unter Anwendung verschiedener Gefriertemperaturen und -zeiten. Z. Laryng. Rhinol. **52**, 752-769 (1973)

8. Lenz, H., Noack, W., Preussler, H.: Morphologische Veränderungen des peripheren Nerven nach Kryochirurgie (-196 °C). HNO 22, 44-54 (1974)
9. Lenz, H.: Chronaxia- and rheobase-measurements on the peripheral nerve following cryosurgery. II. Intern. Congr. Cryosurgery, Turin. Min. Med. 65, 3647-3649 (1974)
10. Lenz, H., Goerth, G., Preussler, H.: The cold-threshold of the peripheral motor nerve. An electrophysiological and light-microscopical study on the sciatic nerve of the rabbit. Cryobiology, 12, 486-496 (1975)
11. Lenz, H., Goerth, G., Preussler, H.: The cold-threshold of the peripheral motor nerve after previous application of DMSO and Aethanol: An electrophysiological, light- and electromicroscopical study on the sciatic nerve of the rabbit. Cryobiology (in press 1975)
12. Lenz, H., Eichler, J.: Experimental measurements and theoretical calculations on muscle- and liver tissure during cryosurgery. I. Experiments on freezing rabbit tissue. Cryobiology 13, 37-46 (1976)
13. Lenz, H.: Experimentelle und klinische Kryochirurgie in der Othorhinolaryngologie unter besonderer Berücksichtigung der chronisch-rezidivierenden Tonsillitis. 1-494 Habilitationsschrift. Würzburg (1975)
14. Lenz, H.: Über die kryochirurgische Behandlung des Morbus Rendu-Osler-Weber im Hals-Nasen-Ohrenbereich. Berichte d. physik.-med. Ges. z. Würzburg 82, 205 (1974)
15. Lenz, H., Preussler, H.: Wirkung des Kryoeffektes auf den wachsenden Knochen. Morphologische Veränderungen am Beispiel des Kniegelenkes vom Kaninchen. Z. Laryng. Rhinol. 54, 317 (1975)
16. Lenz, H., Goertz, W., Preussler, H.: Die Mindestgefriertemperatur für eine Hautnekrose und ihre Beeinflussung durch Kälteschutzsubstanzen. Arch. Oto-Rhino-Laryng. 209, 217 (1975)
17. Lenz, H., Preussler, H.: Lichtmikroskopische Untersuchungen chronisch entzündlich veränderter Tonsillen des Menschen nach kryochirurgischer Behandlung. HNO 23, (im Druck 1975)
18. Meryman, H.T.: Review of biological freezing. In: Cryobiology. 1-114. New York: Academie Press 1966
19. Torre, D.: Cutaneous Cryosurgery. Journal of Cryosurgery 1, 202-209 (1968)
20. Zacarian, S.: Cryosurgery of Tumors of the Skin and oral Cavity. Springfield, Illinois: Charles C. Thomas 1973

Friedrich Helm

Einführung in die Tumorimmunotherapie

Unter Tumorimmunotherapie verstehen wir die vorbedachte Beeinflußung des Krebswachstums mittels immunologischer Prozesse.

Viele Jahre hindurch bemühten sich Forscher, biochemische Unterschiede zwischen normalen und neoplastischen Zellen für die Krebsbehandlung auszunützen. Obzwar solche Abweichungen bestehen, wurde es in den letzten Jahren zunehmend klar, daß die Tumorzellen in ihrer chemischen Struktur und in ihrem Stoffwechsel nicht so verschieden sind, um dies therapeutisch auswerten zu können. Die Unzulänglichkeit onkologischer Therapie beruht zum Teil an einem Mangel der Selektivität, der Schwierigkeit, normale von pathologischen Zellen zu unterscheiden. Mittels Chemotherapie allein wird es deshalb meist nicht möglich sein, Geschwülste völlig auszumerzen. Immunologische Prozesse, die bei der Kontrolle von bösartigen Neubildungen eine entscheidende Rolle spielen (Burnetsches Konzept einer Immunüberwachung- surveillance) sollen dazu verwendet werden, die nach konventioneller Therapie übrig gebliebenen Geschwulstzellen zu vernichten.

Tabelle 1 verzeichnet klinische Beobachtungen, die auf eine Beeinflußung des Tumorwachstums durch immunologische Prozesse schließen lassen.

Tabelle 1. Beobachtungen, die auf immunologische Tumorabwehr deuten

---

1. Tumorrückbildung
   a) spontan
   b) nach inkompletter Entfernung
   c) nach Infektion

2. Tumor wächst langsam; lange Latenzperiode vor Metastasenbildung

3. Tumoranfälligkeit
   a) spontan   (Thymusgeschwülste – Fehlen von γ-Globulin)
   b) iatrogen   (Chemo-Röntgentherapie, Antilymphozyten-Serum)

4. Schlechte Prognose bei Anergie

5. Leukoderm um sich rückbildende Melanome

6. Mononukleäres Infiltrat um Tumoren

Tabelle 2 führt Experimente an, die auf das Bestehen tumorspezifischer Antigene hindeuten.

Tabelle 2. Experimente, welche auf das Bestehen tumorspezifischer Antigene hindeuten

1. Angehen von Tumoren in syngenischen Tieren kann durch vorherige Immunisierung verhindert werden

2. Lyse von Tumorzellen durch sensibilisierte Lymphozyten

3. Wachstum von Tumorzellkolonien wird durch sensibilisierte Lymphozyten behindert

4. M.I.F.-Bildung (sensibilisierte Lymphozyten plus spezif. Tumorantigen)

5. Lymphoblastbildung (sensibilisierte Lymphozyten plus Tumorzellen)

6. Immunreaktion vom Spättyp nach i.c. Injektion von Tumorzellen in den Spender

Zelluläre Immunität und humorale Antikörper, die imstande sind, das Tumorwachstum zu behindern, wurden in einer Vielzahl von Geschwülsten nachgewiesen. Eine Tumorimmunität kann aktiv oder passiv erworben werden (Tabelle 3). Das Retikuloendotheliale System kann spezifisch, z.B. durch Tumorzellen oder mittels einer unspezifischen Reiztherapie stimuliert werden. Durch Transfusionen von Blut, Serum, Leukozyten oder subzellulären Blutfraktionen kann eine Immunität passiv übertragen werden.

Tabelle 3. Formen der Immunotherapie

Aktive Immunotherapie
a) spezifisch: Tumorzellen
b) unspezifische Reiztherapie mit B.C.G. etc.

Passive Immunotherapie
Übertragung von Immunsera

Adoptive Immunotherapie
durch Übertragung von Immunlymphozyten oder
derer Produkte, z.B. Transferfaktor, Immun-R.N.S.

Lokale Immunotherapie: DNCB

Unsere eigenen Arbeiten beschäftigen sich vor allem mit einer *aktiven, nichtspezifischen Immunotherapie* (Tabelle 4). Bei dieser werden Antigene verwendet, die mit der bösartigen Neubildung direkt nichts zu tun haben, die aber das Immunsystem stimulieren und dabei möglicherweise eine schwache, gegen den Tumor gerichtete Abwehr verstärken. *Kontaktallergene* wie Trenimon (Tri-ethylen-imino-benzoquinon), DNCB (di-nitro-chloro-benzene), aber auch mikrobielle Antigene, wie BCG (Bazillus Calmette Guérin) und Corynebacterium parvum finden weitverbreitete Anwendung. Auch Kuhpockenlymphe, Mumpsantigen etc. wurden verwendet. Das Zustandekommen einer Immunitätsreaktion vom Spättyp (Tuberkulinreaktion) im Bereich oder in der Nähe von Präkanzerosen, oberflächlichen Basaliomen und Plattenepithelkrebsen führte in einer beträchtlichen Anzahl der Fälle zu einer Tumorrückbildung. Eine eindeutige Beeinflußung von Geschwülsten, die außerhalb der Immunreaktion lagen, habe ich selbst nicht beobachten können.

Tabelle 4. Aktive, unspezifische Immunotherapie von Tumoren

Stimulierung bereits bestehender Abwehrmechanismen
a) *Kontaktallergene:*
   DNCB
   Trenimon etc.

b) *Mikroorganismen* und deren Produkte:
   BCG
   Corynebacterium parvum
   Kuhpockenlymphe
   PPD

Von Mikroben verwendeten wir zur Immunstimulierung vor allem BCG, einen abgeschwächten, bovinen Tuberkelbazillus des Connaughtstammes. BCG wurde in einer Vielfalt von malignen Geschwülsten mit Metastasen, wie dem malignen Melanom und Brustkrebsen verwendet. Intratumoral gegeben führte es in ca. 90 % der Fälle zu einer lokalen Entzündung und vielfach auch zu einer Tumorrückbildung.

BCG wird auch zu einer sogenannten *Immunprophylaxe* bei solchen Patients verwendet, wo postoperativ keine Geschwulst mehr feststellbar war. BCG führte in vielen tuberkulinnegativen Patienten zu einem Positivwerden der intrakutanen PPD-Reaktion.

BCG-Vakzine wird heute häufig zur Stimulierung des Immunsystems angewendet. Die Frage nach deren Zuverlässigkeit und Sicherheit ist aber noch nicht geklärt. Eine Reihe eventueller Nebenwirkungen ist in Tabelle 5 zusammengefaßt. Die von vielen

Tabelle 5. Komplikationen einer BCG-Immunotherapie

Lokale Komplikationen einer BCG-Immunotherapie
Juckreiz
Induration
Geschwürsbildung
BCG Lupus
Lymphknotenschwellung

Allgemeine Komplikationen einer BCG-Immunotherapie
Unwohlsein, Fieber, Schüttelfrost, Brechreiz,
Myalgien, Arthralgien,
granulomatöse Hepatitis,
fortschreitende BCG-Infektion,
Erythema nodosum, Vitiligo,
Uveitis, Thrombozytopenie,
anaphylaktische Reaktion,
Schock, Tod.

Zentren gemeldeten guten Erfolge einer BCG-Immunprophylaxe decken sich leider nicht völlig mit unseren eigenen Erfahrungen, die in den Tabellen 6, 7 und 8 aufgezeichnet sind. Leider ist unsere Krankenzahl von 42 Patienten zu klein, um daraus definitive Schlüsse ziehen zu könnnen.

Tabelle 6. Immunoprophylaxe mit BCG bei postoperativ melanomfreien Patienten
(1.8.72-1.3.1976)

Anzahl der Patienten		*Rezidive*	*Anzahl der Monate,* nach denen 50 % der Patienten Rezidiv zeigten
BCG i.d.	22	8 (36,3 %)	20
BCG p.os	20	5 (25 %)	.. a)
Kontrolle	29	8 (27,6 %)	10 3/4

a) Beobachtungszeit 2-32 Monate
Anzahl der Rezidive unter 50 % der Krankenzahl der Gruppe

Tabelle 7. Ergebnisse der Immunotherapie bei Melanom III mit BCG

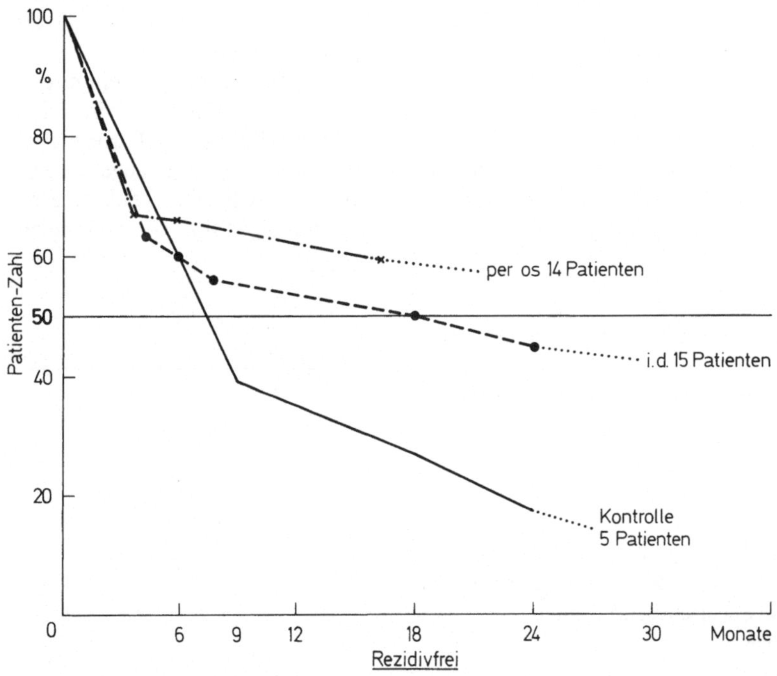

BCG konnte den postoperativen, rezidivfreien Intervall verlängern, war aber nicht imstande, die Überlebenszeit, die Lebenserwartung der Patienten zu verlängern. Weitere Erprobungen, und vor allem eine genaue Festlegung der Indikationsstellung sind unerläßlich.

Tabelle 8. Immunotherapie bei Melanom III mit BCG im Vergleich mit nicht behandelten Kontrollpersonen

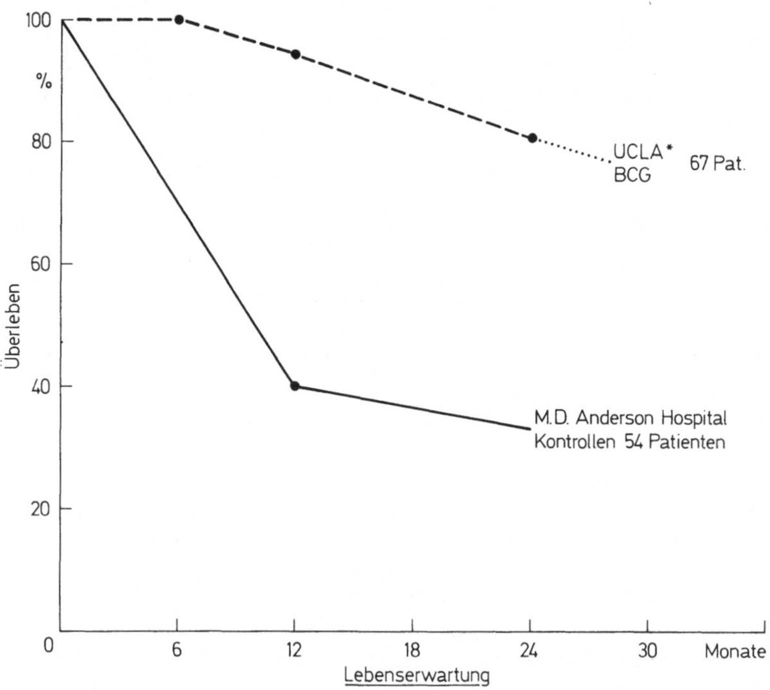

* UCLA = University California Los Angeles

Die relativ guten Resultate einer BCG-Behandlung führten dazu, nach Vakzinen zu suchen, die deren Vorteile, aber nicht auch gleichzeitig deren Nachteile aufwiesen. Mit Formalin abgetötete Corynebakterien (Corynebacterium parvum) erwiesen sich geeignet. Keine lebenden Organismen werden dem Körper einverleibt, und biologische Variationen der Wirksamkeit lebender Bakterien müssen nicht berücksichtigt werden.

Die Verwendung von *chemischen Adjuvantien* vermeidet einige der Komplikationen einer Behandlung mit Mikroorganismen. *Levamisol* und *Tetramisol* wurden ursprünglich als Anthelminthica in die Therapie eingeführt, doch zeigte es sich bald, daß beide Substanzen auch die Eigenschaft haben, Immunreaktionen zu fördern. Bei anergischen Patienten konnte nach Levamisolgaben das Wiederauftreten von Immunreaktionen beobachtet werden.

Wie ist nun die *Wirksamkeit einer unspezifischen Tumorimmunotherapie* zu erklären? Die Auslösung einer Immunitätsreaktion vom Spättyp ist durch das Auftreten eines mononukleären Zellinfiltrates gekennzeichnet. In diesem Infiltrat, welches aus Lymphozyten, Makrophagen und vereinzelten Granulozyten besteht, wird eine Zunahme junger, aktiver Lymphozyten beobachtet. Eine an und für sich sehr schwache, gegen den Tumor gerichtete Abwehr wird möglicherweise hierdurch verstärkt. Im Rahmen dieser lymphoiden Reizbeantwortung wird eine Reihe von biologisch wirksamen Substanzen (Lymphokine) frei, die zur lokalen Entzündung und Zellzerstörung führen können. Gleichzeitig zeigen die Makrophagen eine erhöhte Phagozytose. Zellen mit einem erhöhten mitotischen Index, wie Krebszellen, sind gegen alle diese Faktoren empfindlicher als ruhende, sich nicht teilende Zellen. Die Tumorrückbildung kann möglicherweise als eine Nebenwirkung einer an und für sich nicht gegen den Tumor gerichteten Immunreaktion auf-

gefaßt werden. Die Tumorzellen sind in dieser Reaktion die „zufällig Mitanwensenden"
(innocent bystanders).

Immunisierung von syngenischen Tieren mit Tumorantigenen ist möglich und verhindert in der Regel das spätere Wachstum von Tumortransplantaten. Nachdem eine
Geschwulst sich bereits entwickelt hat, ist eine erfolgreiche Immunisierung meist nicht
mehr möglich. Zur spezifischen Immunotherapie werden Tumorzellen oder subzellu-
läre Geschwulstprodukte verwendet. Immunisierungen von Menschen mit autologen Tu-
morextrakten sind bisher nicht gelungen, sind aber versucht worden bei Patienten mit
akuter lymphatischer Leukämie. Versuche, Patienten mit bestrahlten autologen Melanomzellen zu sensibilisieren, führten zu einer erhöhten Zelltoxizität ihrer Lymphozyten,
hatten aber auf den weiteren Krankheitsverlauf kaum einen Einfluß.

Mit Neuraminidase vorbehandelte Tumorzellen wurden in Mäuse mit transplantier-
baren Sarkomen injiziert und führten in 20 % der Tiere zu einer Tumorrückbildung.
Die verbleibenden 80 %, sowie die unbehandelten Tiere der Kontrollgruppe mit Sarkomen starben an den Folgen ihrer Geschwülste. Bei Patienten mit akuter lymphatischer
Leukämie führten Injektionen von Tumorzellen, die mit Neuraminidase vorbehandelt
waren, zu länger anhaltenden Remissionen.

Unter *passiver Immunotherapie* verstehen wir die Übertragung von Antikörpern,
Lymphozyten oder deren Produkte.

Schon vor Jahren wurde beobachtet, daß Transfusionen von Lymphozyten, oder
deren Produkte, in manchen Patienten mit Leukämien zu Remissionen führten. Die
Transfusion homologer Lymphozyten hat den Nachteil, daß diese Lymphozyten wegen ihrer Histoinkompatibilität vorzeitig zerstört werden. Bei einer durch Bestrahlung
oder medikamentös hervorgerufenen Immuninkompetenz des Wertes können diese
Lymphozyten eine „graft versus host" Reaktion hervorrufen.

Injektionen von syngenischem Knochenmark in Meerschweinchen mit transplantier-
barer Leukämie führte zu deren Remission. Bei einem unserer Patienten mit akuter
Leukämie, dessen Knochemark durch Chemo- und Röntgentherapie zerstört worden
war, führte Knochenmarktransplantation von seinem eineiigen Zwilling zu einer lang
andauernden Remission, aber nicht zu einer Heilung. Das Knochenmark wurde hier als
Ersatz für das fehlende eigene Mark gegeben, und es bestehen einige Zweifel über dessen
immunologische Wirksamkeit. Die Transplantation von gewebsunverträglichem Mark
führte vielfach wegen der Immuninkompetenz des Empfängers zu einer „graft versus
host" Reaktion.

Spezifische, passive Immunotherapie wurde in unserem Institut 1969 von Nadler
und Moore angewendet. Paare von Patienten mit inoperablen Geschwülsten, wie dem
malignen Melanom und dem Knochensarkom wurden wechselseitig durch Tumorim-
plantationen sensibilisiert. Anschließend wurden Austauschtransfusionen mit den sensibilisierten Lymphozyten durchgeführt. Leider kann man an diesem Experiment
einige Kritik üben. Die Immunisierung von Patient A mit Tumor von Patient B führt
zur Bildung von HLA-Transplantationsantigenen und vice versa. Bei den nachfolgenden
Austauschtransfusionen werden die transfundierten Zellen schnell zerstört. Nichts
deutet darauf hin, daß die Patienten die Tumorantigene als solche erkannten und mit
der Bildung von gegen den Tumor gerichteten Antikörpern reagierten. Versuche,
Lymphozyten des Brustlymphganges von Patienten, die gegen ihre Tumoren sensibilisiert waren, zur Immuntherapie zu verwenden, schlugen auch fehl.

Einige Nachteile der soeben angeführten spezifischen, passiven Immunbehandlung
können durch *Verwendung von Lymphozytenprodukten* wie z.B. dem Transferfaktor
oder von Immun-RNA oder durch Gaben von Thymusextrakten umgangen werden. Injektionen von Leukozytenlysaten (Transferfaktor, kleines spezifisches Gewicht) können
dazu benützt werden, eine Immunreaktion vom Spättyp zu übertragen. Diese Methode
kommt vor allem bei der Behandlung der chronischen mukokutanen Candidiasis erfolgreich zur Anwendung.

Zusammenfassung

Bei der Tumorimmunotherapie stehen wir noch im Anfangsstadium der Entwicklung. Die Mängel unserer bisherigen Immunotherapie sind vor allem darauf zurückzuführen, daß es bislang nicht möglich war, schwache, gegen den Tumor gerichtete Immunreaktionen zu verstärken. Beobachtungen deuten darauf hin, daß eine immunologische Tumorabwehr nur dann erfolgversprechend ist, wenn die Geschwulst noch sehr klein ist. Es wäre daher wünschenswert, entsprechende Patienten rechtzeitig zu einer Immuntherapie in onkologische Zentren einzuweisen. Die Resultate unserer nicht spezifischen aktiven Immunotherapie sind derzeit leider vielfach noch nicht vorauszusehen und sie sind nicht immer reproduzierbar. Wir benötigen genauere Kenntnisse der Mechanismen, die an einer Tumorabwehr beteiligt sind. Sind es die Antikörper, die T-Zellen oder die zytotoxischen Makrophagen, die die maßgebende Rolle spielen? Ein großes, hoffentlich erfolgbringendes Arbeitsgebiet steht uns noch offen.

Literatur auf Wunsch vom Verfasser anfordern.

Arthur Wiskemann, Hans-D. Lippert und Gisela-R. Lotz

Röntgentherapie der Basaliome, spinozellulären Karzinome und Keratoakanthome

Durch Operation oder Bestrahlung lassen sich über 90 % der den Dermatologen begegnenden Basaliome, Spinaliome und Keratoakanthome primär heilen. Welches Behandlungsverfahren zur Anwendung kommt, sollte von Fall zu Fall entschieden werden.

Entscheidungskriterien sind Typ, Sitz und Ausdehnung des Tumors, d.h., Heilungserwartung und Behandlungsrisiko, das Alter des Patienten, die Wirtschaftlichkeit und schließlich die eigene Erfahrung. Eine vorgeplante Kombination von Excision und Bestrahlung zur Steigerung der Erfolgschancen ist abzulehnen.

Tabelle 1. Bedingungen der Röntgenbestrahlung von Basaliomen, Spinaliomen und Keratoakanthomen in der Universitäts-Hautklinik Hamburg 1964-1974

Gerät	Monopan	Dermopan	RT 100
GHWT mm	8,5-13	7-11	3-6-11
Einzeldosen R	300-**400**-**500** werktäglich		
Gesamtdosen R	3500-**4000**-**4800**-5000-5500		

Bestrahlungstechnik und *Dosierung* sind für Basaliome, Spinaliome und Keratoakanthome prinzipiell gleich. Bei vollentwickelten Keratoakanthomen mit typischem klinischen Befund kann man die spontane Rückbildung einige Wochen lang abwarten. In nicht ganz klaren Fällen verhalten wir uns wie bei einem Spinaliom. Spinaliommetastasen gehören in die Hand des Chirurgen oder Radiologen.

Nahbestrahlungsgeräte sind weitgehend durch Weichstrahlgeräte abgelöst worden. In der Regel wählen wir Gewebshalbwerttiefen von 6-11 mm. Damit überschreiten wir

Tabelle 2. Heilungsrate röntgenbestrahlter periorbitaler Basaliome

Nachuntersuchung nach	< 3	> 3	> 5	Jahren
rezidivfrei	4	44	46	Pat.
Rezidive	1		3	Σ 4
	5	44	49	Σ 98

Tabelle 3. Funktionelle und kosmetische Ergebnisse nach Röntgenbestrahlung periorbitaler Basaliome

Nachuntersuchung nach 2 bis 10 Jahren

Ergebnis	funktionell	kosmetisch
sehr gut bis gut	81	5
befriedigend	9[a]	87
unbefriedigend	4[b]	2
	Σ 94	

[a] Epiphora
[b] Ektropion
   Entropion

die geschätzte Tiefenausdehnung des Tumors um einige mm. Gleiches gilt für die seitliche Begrenzung des Bestrahlungsfeldes. Ein Sicherheitsabstand von 5 mm wird durch eine entsprechend ausgeschnittene Bleischablone von 0,5-1 mm Dicke garantiert.

Bei konvexer Oberfläche, z.B. am Nasenrücken, bestrahlen wir 2 aneinanderstoßende Felder, deren Grenzlinie von Bestrahlung zu Bestrahlung verschoben wird.

Einzeldosen und Gesamtdosen richten sich nach der Gewebehalbwerttiefe, Feldgröße und Lokalisation. Unsere Norm ist 10 x 500 R. Bei kleinen und flachen Tumoren kann man die Einzeldosis auf 600 bis 800 R erhöhen. Bei größerem Tumorvolumen reduziere ich auf eine Oberflächendosis von 12 bis 10 x 400 R oder gar auf 15 x 300 R. Sofern Einfallsdosen gemessen wurden, muß die aus Tabellen ablesbare Streuzusatzdosis hinzugerechnet werden. Die Einzelbestrahlungen erfolgen in werktäglichen Abständen.

Die *Strahlenempfindlichkeit* ändert sich wenig von Individium zu Individium, wohl aber mit der Lokalisation. Mit zunehmendem Alter nimmt sie ab. Strahlenqualität und Einzeldosen bestimme ich vor. Die Gesamtdosis korrigiere ich in einigen Fällen nach der 9. Bestrahlung in Abhängigkeit vom Reaktionsgrad. In der Regel sollten dann ein geringgradiges Erythem und eine beginnende Einschmelzung des Tumors erkennbar sein. Die erwartete exsudative Strahlenreaktion muß dem Patienten vorher angekündigt werden. Erytheme sind allenfalls vor Sonnenstrahlen zu schützen. Salben werden erst im erosiven Stadium eingesetzt.

4 bis 6 Wochen nach Bestrahlungsende ist der Tumor verschwunden. Die Haut ist vollständig epithelisiert. Restherde eines Keratoakanthoms und sogenannte Pseudorezidive kommen vor. Ihre Rückbildung kann in Ruhe abgewartet werden. Die bestrahlte Haut muß vor intensiver Sonneneinstrahlung und mechanischen Einwirkungen, z.B. vor dem Druck des Brillengestells, auf Dauer geschützt werden, bedarf jedoch keiner weiteren Salbenpflege.

Kontrolluntersuchungen in halbjährigen Abständen verlangen wir nur von unseren Spinaliompatienten. Basaliome haben wir nach sehr viel längeren Zeiträumen nachuntersucht. Dabei interessierten das funktionelle und kosmetische Ergebnis, die Rezidivquote und die Strahlenfolge in Abhängigkeit von der Lokalisation. Über die Ergebnisse soll nachfolgend berichtet werden.

Periorbital haben wir es fast ausschließlich mit Basaliomen zu tun. Bevorzugte Lokalisationen sind das Unterlid und der Augennasenwinkel [7]. Eine operative Entfernung ist schwierig und nur stationär durchführbar.

Vor der Behandlung muß der Patient auf das von der Lokalisation abhängige Risiko der Obliteration des Tränen-Nasengangs (Epiphora) oder des chirurgisch leicht korrigierbaren Entropions oder Ektropions aufmerksam gemacht werden [2]. Wimpern werden auf Dauer epiliert.

Das Auge wird durch eine an der Innenseite völlig glatte Bleiaugenschale geschützt. Das nicht befallene Oberlid wird mit Heftpflaster hochgezogen. Die Entfernung der Augenschale gelingt leicht mit Hilfe eines Fadens, der durch zwei randständige Bohrungen geführt ist [5].

Im eigenen Krankengut blieben 96 % rezidivfrei. Das funktionelle Ergebnis war in der Regel sehr gut bis gut, das kosmetische Ergebnis befriedigend. Tränenträufeln wurde in knapp 5 % und eine Verziehung des Unterlides in 2 % registriert.

Tabelle 4. Heilungsrate röntgenbestrahlter Basaliome an der Nase

Vorbehandlung: 14 Rezidive nach Operation, 4 nach Kauter.

Nachuntersuchung nach	> 2	> 3	> 4	> 5	Jahren
rezidivfrei	10	13	11	53	Pat.
Rezidive[a]	4	1	2	3	Σ 10
	14	14	13	56	Σ 97

[a] davon 4 post operationem und post radiationem

Tabelle 5. Kosmetische Ergebnisse und Strahlenfolgen nach Röntgenbestrahlung von Basaliomen an der Nase

Nachuntersuchung nach > 2 bis 10 Jahren

Kosmetisches Ergebnis		Strahlenfolgen	
sehr gut bis gut	58	Ulcus	4
befriedigend	17		
unbefriedigend	6		
nicht zu beurteilen	12		

Eine weitere dankbare Indikation für die Strahlentherapie sind Hautkarzinome an der *Nase* [8]. Auch hier handelt es sich in der Regel um Basaliome, deren sichere operative Entfernung schwierig sein kann. Das Risiko einer strahlenbedingten Knorpelnekrose ist im Gegensatz zum Ohrknorpel gering. Die Nasenscheidewand suchen wir durch Einführung einer mit einem Gummifingerling überzogenen Bleifolie zu schützen. Die Nasenschleimhaut entzündet sich früher als die Haut, heilt aber auch früher ab. Zur Entfernung der Krusten lasse ich eine Bor-Nasensalbe mittels Watteträger einführen.

Unser Krankengut enthält 14 Rezidive nach Operation. Zehn davon wurden erfolgreich bestrahlt. Die Rezidivquote der nur bestrahlten Patienten lag bei 7 %. In der Regel handelte es sich um Randrezidive von Basaliomausläufern, die klinisch nicht erkennbar waren. In derartigen Fällen muß großzügig nachbehandelt werden. Andernfalls folgt Rezidiv auf Rezidiv, gleich, ob bestrahlt oder operiert wird [6]. In 4 % kam es zum Strahlenulkus inform eines Kombinationsschadens nach starker Besonnung, Herpes-Infektion oder Verletzung.

An den *Ohren* stellen wir die Indikation zur Strahlenbehandlung sehr viel vorsichtiger. Langwierige und äußerst schmerzhafte Knorpelnekrosen sind leider nicht allzu selten [1], im eigenen Krankengut in zwei von 21 Fällen. Andererseits haben wir sehr schöne Erfolge in Fällen gesehen, bei deren Operation ein Großteil des Ohres hätte ge-

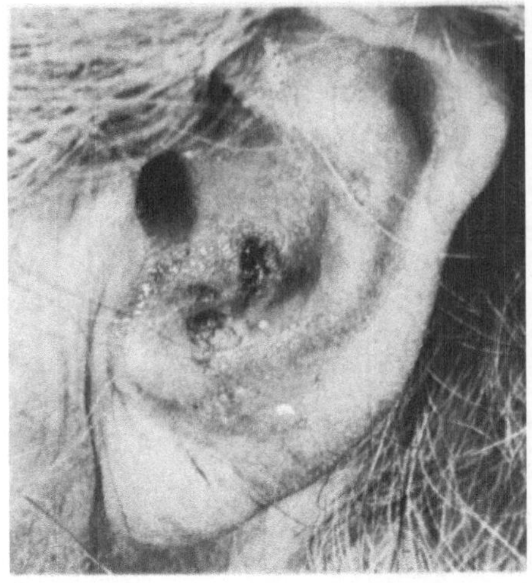 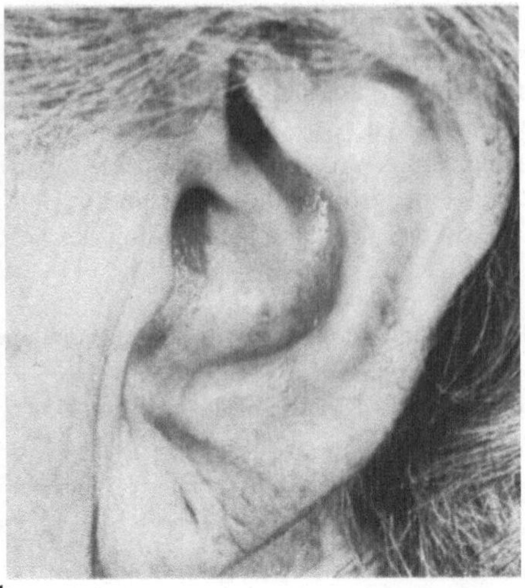

a   b

Abb. 1 a und b. Spinozelluläres Karzinom am Ohr vor und nach Röntgenbestrahlung mit 10 x 500 R, 4 mm GHWT)

opfert werden müssen. Bei Befall der Vorder- und Hinterseite kann die Einstellung schwierig werden. Die umgeklappte und mit Heftpflaster fixierte Ohrmuschel muß mit Blei unterlegt werden.

Auch *über dem Knochen* ist Vorsicht geboten [9]. Herde, mit einem größeren Durchmesser als 4-5 cm an Schädeldach, Schläfe oder Stirn, sollten möglichst nicht bestrahlt werden. Andernfalls kann die Reepithelisierung stark verzögert sein. Schließlich verbleibt eine dünne, leicht verletzliche Haut. Ähnlich verhält es sich bei Karzinomen am Handrücken, die ich grundsätzlich nicht bestrahle.

Tabelle 6. Heilungsrate röntgenbestrahlter Hautkarzinome am Ohr

Nachuntersuchung nach > 2 bis 10 Jahren

Kosmetisches Ergebnis		Strahlenfolgen	
sehr gut bis gut	12	Ulcus	1
befriedigend	2	Knorpelnekrose	2
unbefriedigend	0	(alle nach 60 kV,	
nicht zu beurteilen	4	5 cm FHA, 10x500R)	

Tabelle 7. Kosmetische Ergebnisse und Strahlenfolgen nach Röntgenbestrahlung von Hautkarzinomen am Ohr

Nachuntersuchung nach	> 2	> 3	> 4	> 5	Jahren
rezidivfrei	2	4	4	8	Pat.
Rezidive		2	1		Σ 3
	2	6	5	8	Σ 21

Auch bei kleineren verschieblichen Herden sollte die Gewebshalbwerttiefe zur Schonung des Knochens möglichst gering, d.h., zwischen 3 und 8 mm gewählt werden.

Spinaliome an der Unterlippe des Stadiums T 1-3 sprechen gut auf eine Strahlenbehandlung an. Insbesondere bei größerer Ausdehnung nicht allzutief infiltrierender Tumoren sind Bestrahlungen einfacher durchführbar und sicherer im Erfolg als Operationen.

Tabelle 8. Bedingungen und Ergebnisse der Röntgenbestrahlung von Lippenkarzinomen T 1-3 NO MO

	1951-1955 MONOPAN	1968-1973 RT 100
GHWT mm	13	4-8-11
Einzeldosen R	300-500	400-500
Gesamtdosen R	4500-6000	4400-5000
Anzahl Pat.	50	24
Rezidive	2	4
Lymph. Metast.	0	0
Komplikationen	Erosionen (10)	nur Atrophie

Das eigene Krankengut wurde z.T. unter Nahbestrahlungsbedingungen (Monopan) und z.T. unter Weichstrahlbedingungen (RT 100) bestrahlt. Nach Einwirkung der tiefer penetrierenden Nahbestrahlung war die Rezidivquote geringer, die Verletzlichkeit der bestrahlten Haut jedoch größer, als nach der Weichstrahlbehandlung.

Vor Beginn der Strahlenbehandlung müssen die Zähne saniert und von Zahnstein befreit sein. Während der Bestrahlung wird der Mund durch eine vor die Zähne plazierte, mit einem Gummifingerling überzogene und durch ein Mulltupfer angehobene Bleiplatte geschützt. Nach Abklingen der exsudativen Strahlenreaktion lassen wir die Lippe im Sommer mit einem Lichtschutzstift, z.B. Ilrido® und im Winter mit einem Fettstift, z.B. Labello® schützen.

Ein *Peniskarzinom* sollte nur bei oberflächlichem Sitz mit guter Verschieblichkeit über den Corpora cavernosa bestrahlt werden. Die Heilungsziffern liegen zwischen 50 und 80 % [4]. Im Gegensatz zum Lippenkarzinom ist mit frühzeitiger lymphogener Metastasierung zu rechnen. Deshalb schließen wir grundsätzlich eine prophylaktische Bestrahlung beider Leistenregionen an. *Vulva-Karzinome* gehören von vornherein in die Hand des Gynäkologen.

Rumpfhautbasaliome sind in der Regel sehr oberflächlich gelegen. Ihre Strahlenbehandlung haben wir fast vollständig aufgegeben. Die funktionellen und kosmetischen Ergebnisse sind deutlich schlechter, als an der weniger strahlenempfindlichen Gesichtshaut [3]. Fast alle Rumpfhautbasaliome lassen sich mit ausgezeichnetem Ergebnis durch 5-Fluorouracilsalbe beseitigen.

Zusammenfassend ist festzustellen, daß die ambulante Röntgenbestrahlung eine gute Alternative für solche Basaliome, Spinaliome und Keratoakanthome darstellt, deren operative Entfernung Schwierigkeiten bereitet. Voraussetzung sind solide Kenntnisse und Erfahrungen des Strahlentherapeuten, der in der Regel ein Dermatologe sein sollte.

Literatur

1. Balogh, K., Schwarz, K.: Die Strahlentherapie der Neoplasien des äußeren Ohres. Dermatologica (Basel) 137, 250-258 (1968)
2. Bart, R.S., Kopf, A.W., Petratos, M.A.: X ray therapy of skin cancer: Evaluation of a „standardized" method for treating basal cell epitheliomas. – Proceedings of the 6. Nat. Cancer Conference Denver, Philadelphia, Toronto: J.B. Lippincott Comp. 1968
3. Braun-Falco, O., Lukacs, S.: Dermatologische Röntgentherapie. Berlin-Heidelberg-New York: Springer-Verlag 1973
4. Kärcher, K.H.: Die Strahlentherapie des Peniskarzinomes. In: Krebsbehandlung als interdisziplinäre Aufgabe. Hrsg. v. K.H. Kärcher. S. 728-731. Berlin-Heidelberg-New York: Springer-Verlag 1975
5. Knierer, W., Schirren, C.G.: Eine neue Art von Augenschutzschalen. Strahlentherapie 89, 606 (1953)
6. Luger, A.: Strahlentherapie der Hautkrankheiten. II. Behandlung von gutartigen und bösartigen Tumoren der Haut mit ionisierenden Strahlen. Schrifttum und Praxis (Hrsg. von der Ärztekammer Wien und Firma Schering) 5, 195-214 (1974)
7. Saitmacher, H., Kropp, R.: Die Therapie des Lidkarzinoms. Ein Bericht über 109 Fälle. Strahlentherapie 110, 354-366 (1959)
8. Stoll, H.L., Milgrom, H., Traenkle, H.L.: Results of Röntgen Therapy of carcinoma of the nose. Arch. Derm. (Chicago) 90, 577-580 (1964)
9. Storck, H., Schwarz, K., Ott, F.: Spezielle Strahlenbehandlung maligner Tumoren der Haut. In: Handbuch der Med. Radiologie Band XIX/1, Hrsg. v. L. Diethelm et al. Berlin-Heidelberg-New York: Springer-Verlag 1972

Günter Burg

Mikroskopisch kontrollierte (histographische) Chirurgie des Basalioms

I. Epidemiologische und therapeutische Aspekte des Basalioms

Basaliome sind maligne epitheliale Tumoren, deren Häufigkeit in Mitteleuropa mit etwa 1-2 pro 10.000 Einwohner angegeben wird [9]. Sie machen etwa 80 % der malignen Tumoren der Haut aus [8] und sind zu über 75 % im Kopfbereich lokalisiert [7]. Damit bietet das Basaliom ausgezeichnete Chancen für eine Frühdiagnose. Trotzdem kommt es häufig zur Verschleppung über mehrere Jahre. Die Heilungsrate der Basaliome ist jedoch — verglichen mit Tumoren innerer Organe — mit etwa 92 % sehr gut [9]. Wenngleich die Literaturangaben zu den 5-Jahresheilungsraten für die einzelnen Behandlungsmethoden sehr schwanken (Tabelle 1), so läßt sich doch feststellen, daß

Tabelle 1. Heilungsraten bei der Erstbehandlung von Basaliomen nach Literaturangaben

Behandlungsmethode	Literaturangaben zur Heilungsrate (%)	
	von	bis
Operation	95,0[a]	98,7[b]
Radiatio	87,5[c]	98,4[d]
Kürettage und Elektrodesikkation	88,0[e]	97,8[a]

[a] Freeman & Knox 1967
[b] Macomber et al. 1959
[c] Mészáros et al. 1966
[d] Churchill-Davidson & Johnson 1954
[e] Sweet 1963

sowohl Operation, als auch Röntgenbestrahlung oder Curettage mit Elektrodesikkation bei richtiger Indikationsstellung und erfahrener Handhabung Optimales zu leisten vermag und daß die Erstbehandlung von Basaliomen nur mit einer relativ geringen Rezidivrate behaftet ist.

Betrachtet man jedoch die Rezidivrate bei der Wiederholungsbehandlung von Basaliomen (Tabelle 2), so wird deutlich, daß diese um den Faktor 5-10 höher liegt, als bei der Erstbehandlung. Dies gilt besonders dann, wenn bei der Wiederholungsbehandlung das bereits bei der Erstbehandlung zur Anwendung gekommene Behandlungsverfahren erneut zum Einsatz kommt. Diese Beobachtung führt uns zu der Feststellung, daß sich

Tabelle 2. Rezidivraten bei der Erstbehandlung von Basaliomen und bei der Wiederholungsbehandlung von Basaliomrezidiven nach Literaturangaben

| | Rezidivrate (%) | |
Behandlungsmethode	Erstbehandlung	Wiederholungsbehandlung
Operation	4,4[a]	40 [b]
Radiatio	9,5[a]	33,3[a]
Kürettage und Elektrodesikkation	7,4[c]	60 [d]
Chlorzinkätzung nach Schreus	11,3[a]	54,2[e]
Chemochirurgie nach Mohs	0,7[f]	5 [b]

[a] Kleine-Natrop et al. 1969
[b] Kopf & Bart 1975
[c] Crissey 1971
[d] Menn et al. 1971
[e] Kleine-Natrop 1974
[f] Mohs 1974

ein Teil der Basaliome durch Anwendung der üblichen operativen, röntgenologischen oder elektro-chirurgischen Behandlungsmaßnahmen nur schwer beherrschen läßt.

Diese Rezidive stellen eine Negativauslese unter den Basaliomen dar. Es ergeben sich daraus zwei grundsätzliche Fragen:

1. Welche Faktoren spielen beim Auftreten von Basaliomrezidiven eine Rolle?
2. Welches Behandlungsverfahren, das diesen Faktoren gerecht wird, ist in diesen Fällen anzuwenden?

II. Rezidivfaktor „subklinisches Wachstum"

Nödl [20, 21, 22] hat immer wieder auf die Bedeutung der Mesenchymschädigung für das Auftreten von Basaliomrezidiven aufmerksam gemacht und auf das echte Randrezidiv und das sukzessiv diskontinuierliche Randwachstum von Basaliomen nach Röntgenoderm hingewiesen. In diesem Zusammenhang ist auch immer wieder auf die Notwendigkeit der Wahl eines „Sicherheitsabstandes" [5, 26] hingewiesen worden. Während Kreibig [13] und Epstein [5] einen Sicherheitsabstand von etwa 2 mm für ausreichend halten, empfiehlt Drepper [4] die „systematische histologische Kontrolle des Tumorbettes als Fortschritt bei der operativen Entfernung des tiefgreifenden Gesichtskrebses der Haut".

Wir wollen im folgenden an Hand von Flächenmessungen an Basaliomen und Basaliomrezidiven die subklinische — d.h. über die klinisch erkennbaren Grenzen hinausreichende — Ausdehnung von Basaliomen als wesentlichen Faktor für das Auftreten von Rezidiven besonders herausstellen.

Bei insgesamt 72 Patienten mit Basaliomen wurde die klinisch erkennbare und die histologisch nach abgeschlossener chemochirurgischer Behandlung verifizierte Flächenausdehnung gemessen. Durch Umrechnung wurden Kreisradien erhalten, deren Differenz (r_{H-K}) als Maß für die subklinische Ausdehnung der Tumoren gewählt werden konnte.

Die Abbildungen 1-3 verdeutlichen den Zusammenhang zwischen der klinisch erkennbaren und der histologisch verifizierten Ausdehnung von Basaliomen und Basaliomrezidiven. Durchschnittlich reichte bei den insgesamt 72 untersuchten Basaliomen

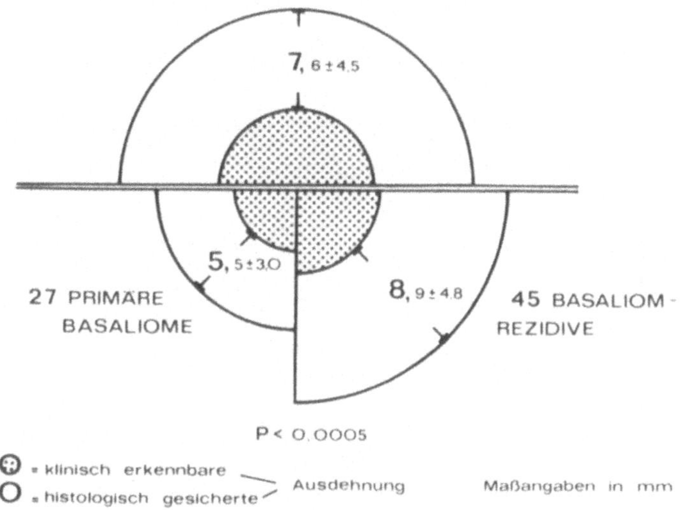

Abb. 1. Subklinische Ausdehnung bei 72 Basaliomen (27 primäre Basaliome; 45 Basaliomrezidive. Gepunkteter Kreisanteil: Klinisch erkennbare Ausdehnung; heller Kreisanteil: histologisch gesicherte Ausdehnung.

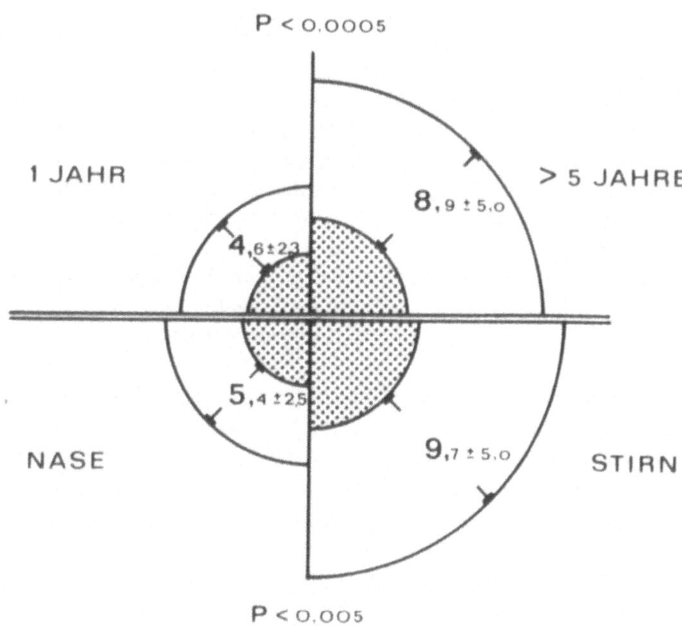

Abb. 2. Subklinische Ausdehnung in Abhängigkeit von der Bestandsdauer der Basaliome bis zu Behandlungsbeginn (obere Diagrammhälfte) und in Abhängigkeit von der Lokalisation (untere Diagrammhälfte)

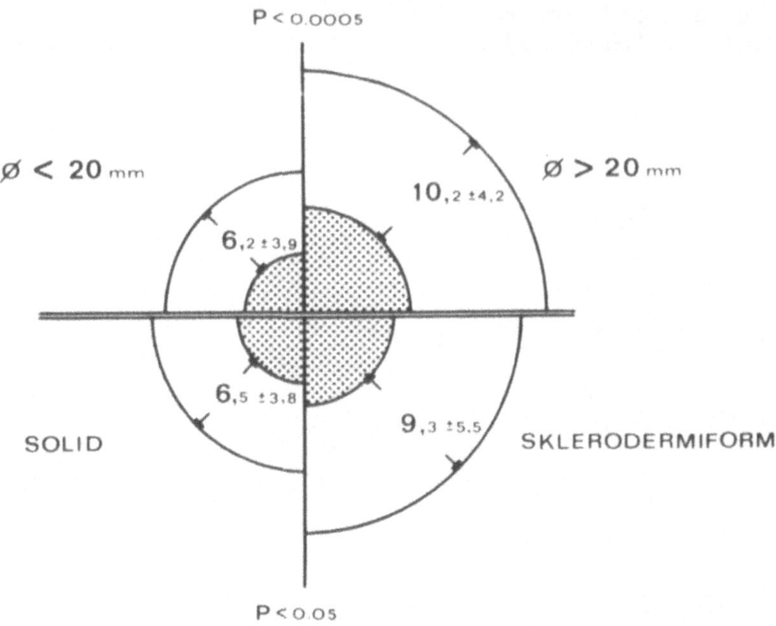

Abb. 3. Subklinische Ausdehnung von Basaliomen in Abhängigkeit von der klinisch erkennbaren Tumorgröße (obere Diagrammhälfte) und von der histologischen Wachstumsform (untere Diagrammhälfte)

die subklinische Ausdehnung etwa 7 mm über die klinisch erkennbaren Grenzen hinaus (Abb. 1); dabei zeigte sich der Unterschied zwischen klinisch erkennbarer und histologisch verifizierter Ausdehnung besonders bei den Basaliomrezidiven. Weitere Faktoren, die einen wesentlichen Einfluß auf das Ausmaß der subklinischen Ausdehnung von Basaliomen haben, sind die Anamnese (Bestandsdauer des Basalioms vor Beginn der Behandlung), die Lokalisation, die klinisch erkennbare Größenausdehnung sowie der histologische Wachstumstyp. Die genauen Zahlenangaben mit Angabe der Signifikanz (P) der Mittelwertsunterschiede finden sich in den Abbildungen 2 und 3.

Faktoren, bei denen mit einem besonders großen subklinischen Wachstum zu rechnen ist, sind: Basaliomrezidive mit einer Anamnesendauer größer als 5 Jahre, besonders wenn sie im Stirn- oder Capillitiumbereich lokalisiert sind, wenn sie klinisch einen Durchmesser größer als 2 cm erkennen lassen und histologisch ein sklerodermiformes Wachstum zeigen.

Die Untersuchungen von Hirsch [7] stehen hiermit in gutem Einklang. Hirsch konnte bei über 1000 untersuchten Basaliomen zeigen, daß gerade die sklerodermiformen Basaliome bevorzugt im Stirn- und Schläfenbereich lokalisiert sind. Dies bietet eine Erklärung dafür, daß Basaliome besonders in diesen Lokalisationen in ihrer Ausdehnung oft unterschätzt werden. Weiterhin konnte Hirsch auch die Bedeutung der klinisch erkennbaren für die histologisch verifizierte Flächenausdehnung nachweisen.

Die direkte klinische Nutzbarkeit dieser Untersuchungsergebnisse wird jedoch dadurch eingeschränkt, daß die Streubreiten der einzelnen Untersuchungsergebnisse sehr groß sind, so daß im Einzelfall keine sichere und konkrete Angabe über das Ausmaß des subklinischen Wachstums gemacht werden kann. Eine weitere Schwierigkeit ergibt sich daraus, daß nach einer bei chemochirurgisch behandelten Patienten gemachten klinischen Erfahrung und nach den Untersuchungen von Hirsch die Mittelpunkte der klinisch erkennbaren und histologisch verifizierten Flächenausdehnung nicht immer zusammenfallen, so daß der klinisch erkennbare Tumoranteil keine sichere Aussage über die Richtung der subklinischen Ausdehnung zuläßt.

III. Mikroskopisch kontrollierte (histographische) Chirurgie

Die Bedeutung des subklinischen Wachstums von Basaliomen für das Auftreten von Rezidiven einerseits und die Feststellung, daß das klinische Bild keine sicheren Rückschlüsse auf die Größe und die Richtung des subklinischen Wachstums zuläßt, andererseits, weisen auf die Notwendigkeit eines Behandlungsverfahrens hin, das den Tumor in seinen Ausläufern zur Tiefe und zu den Seiten hin genau erfaßt und so eine vollständige Ausräumung allen Tumorgewebes erlaubt. Ein solches Behandlungsverfahren ist die mikroskopisch kontrollierte Chirurgie (MKC).

Methode der MKC

Das wesentliche Prinzip der MKC besteht in der vollständigen histologischen Kontrolle des exzidierten Gewebes. Damit ist die sichere Entfernung des Tumorgewebes bei optimaler Schonung nicht befallenen Gewebes gewährleistet. Dieses Behandlungsprinzip wurde von Mohs 1936 [18] entwickelt und wird seither in vielen Zentren besonders in den Vereinigten Staaten zur Behandlung von Basaliomen eingesetzt. Es lassen sich im wesentlichen zwei Modalitäten der MKC unterscheiden:

1. Mikroskopisch kontrollierte Chirurgie mit Fixierung des Gewebes (Chemochirurgie nach Mohs).
2. Mikroskopisch kontrollierte Chirurgie ohne Gewebsfixierung (Firschgewebstechnik).

Bei der Chemochirurgie nach Mohs wird zunächst im geschätzten Ausdehnungsbereich des Basalioms mit einem Stieltupfer 100 %ige Dichloressigsäure aufgetragen. Diese macht die Hornschicht durchlässig für die anschließend aufgetragene Zinkchloridpaste (40 % Zinkchlorid in Antimonsulfid als Trägersubstanz mit einem Stabilisierungszusatz (Abb. 4)). Nach 3-4stündiger Einwirkungszeit einer etwa 1-2 mm dicken Zinkchloridpastenschicht ist das darunterliegende Gewebe bis zu einer Tiefe von etwa 2-3 mm fixiert [19].

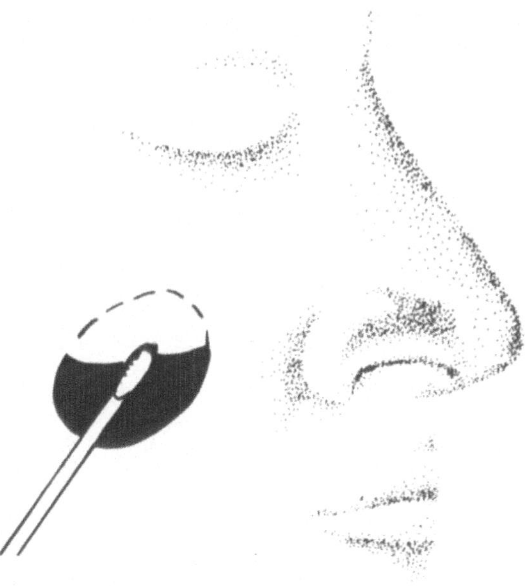

Abb. 4. Methode der MKC: Auftragen einer 40 %igen Zinkchloridpaste im geschätzten Ausdehnungsbereich eines Basalioms nach Vorbehandlung mit Dichloressigsäure (Chemochirurgie nach Mohs)

Die Chemochirurgie nach Mohs hat mit der Chemochirurgie nach Schreus [24, 25] lediglich die Verwendung des Zinkchlorids als Fixativ gemeinsam, unterscheidet sich aber darüber hinaus im wesentlichen durch die nun folgenden Arbeitsschritte, die bei der Chemochirurgie und bei der Frischgewebstechnik der MKC in gleicher Weise durchgeführt werden:

In flacher Schnittführung wird der geschätzte Ausdehnungsbereich des Basalioms exzidiert und die Entnahmestellen am Patienten markiert (Abb. 5). Die Größe der Exzisate soll wegen der nachfolgend erforderlichen histologischen Aufarbeitung eine Kantenlänge von 5-10 mm nicht überschreiten.

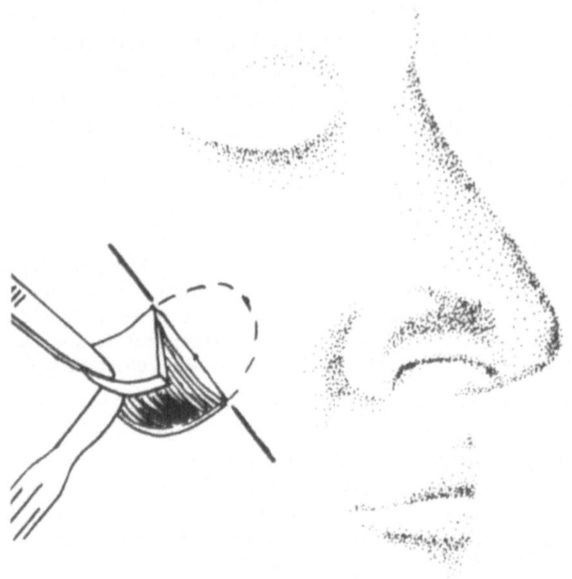

Abb. 5. Methode der MKC: Flache Exzision und Markierung der Entnahmestellen am Patienten

Die Exzisate werden fortlaufend numeriert, je zwei benachbarte Flanken mit verschiedenen, wasserunlöslichen Farben markiert und ihre Lokalisation in einer entsprechenden topographischen Zeichnung vermerkt (Abb. 6).

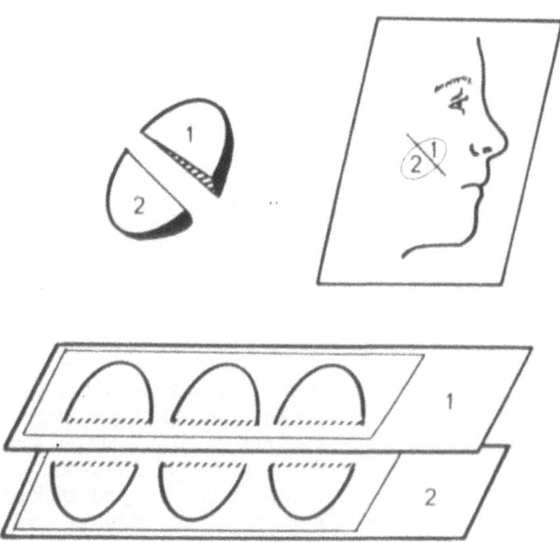

Abb. 6. Methode der MKC: Anfertigung einer topographischen Skizze; Numerierung, Flankenmarkierung und histologische Untersuchung der Exzisate

Mit dem Kryostaten werden im Schnellschnittverfahren die entnommenen Gewebeteile in einer parallel zur Hautoberfläche verlaufenden Schnittführung stufenweise aufgearbeitet; die Färbung der Gewebeschnitte erfolgt mit Hämatoxylin-Eosin.

Die histologische Untersuchung erlaubt es nun, in Verbindung mit der Gewebemarkierung und der topographischen Skizze, den Tumor in seinen Ausläufern genau zu verfolgen und durch Wiederholung der Behandlungsschritte vollständig zu exzidieren.

In der Zeit von 1972 bis Juli 1976 wurden an der Dermatologischen Universitätsklinik in München insgesamt 246 Basaliome mikroskopisch kontrolliert entfernt. Abb. 7 läßt erkennen, daß die Entwicklungstendenz von der chemochirurgischen Methode (Verwendung von Zinkchlorid als Gewebefixativ) zur Frischgewebstechnik der MKC

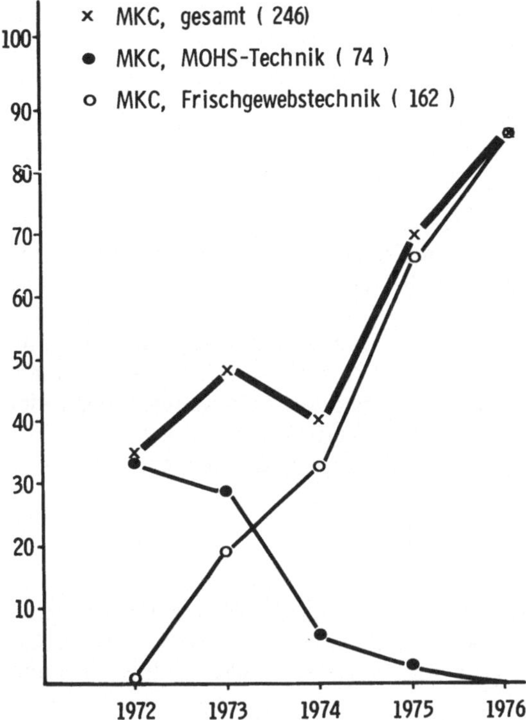

Abb. 7. Mikroskopisch kontrollierte Chirurgie von Basaliomen an der Dermatologischen Klinik der Universität München im Zeitraum 1972 bis Juli 1976

hinführt. Als Gründe für diese Entwicklung sind im wesentlichen vier Vorteile der Frischgewebstechnik gegenüber der klassischen Chemochirurgie nach Mohs zu nennen:

1. Kein Zeitverlust durch Gewebefixierung.
2. Geringere Schmerzhaftigkeit als bei der Gewebefixierung mit Zinkchlorid.
3. Bessere Schonung tumorfreier, funktionell wichtiger Strukturen wie Knorpel, Tränenkanal, Nerven, Periost.
4. Möglichkeit zur direkten plastischen Defektversorgung.

Trotzdem bietet auch die Mohs'sche Chemochirurgie mit Gewebefixierung gegenüber der Frischgewebstechnik gelegentlich Vorteile:

1. Keine topographische Veränderung des Operationsfeldes nach der Exzision.
2. Bessere Markierbarkeit der Entnahmestellen in vivo.
3. Keine Blutung im Bereich des Operationsfeldes.
4. Lokal antiseptische und granulationsfördernde Wirkung von Zinkchlorid. Die granulationsfördernde Wirkung des Zinkchlorid erlaubt es, auch in stark narbig verändertem

Gewebe Exzisionen vorzunehmen, und hier auf die in diesen Fällen wenig aussichtsreiche plastische Defektdeckung zu verzichten.

Indikationen für die MKC

Die Indikationen zur Durchführung der MKC (mit oder ohne Gewebefixierung) sollen im folgenden noch einmal besonders herausgestellt werden:

1. Basaliomrezidive

- wiederholte Rückfälligkeit
- lange Anamnesendauer
- klinisch erkennbarer Durchmesser größer als 2 cm
- unsichere klinische Abgrenzbarkeit
- histologisch sklerodermiformes Wachstum

2. Primäre Basaliome

- unsichere klinische Abgrenzbarkeit
(- histologisch sklerodermiformes Wachstum)

Besonders sei darauf hingewiesen, daß spinozelluläre Karzinome, Morbus Bowen und Erythroplasie Queyrat nur in Ausnahmefällen eine Indikation zum Einsatz der MKC darstellen.

Die durchschnittliche Zahl der pro Jahr an der Dermatologischen Klinik der Universität München behandelten Basaliome beträgt 315 [7]. Etwa die Hälfte der Patienten wurde operiert, ein Viertel der Patienten röntgenbestrahlt, und ein weiteres Viertel der Patienten nach der MKC-Methode behandelt. Diese Verteilung zeigt deutlich die Bedeutung der MKC im Spektrum der zur Behandlung von Basaliomen verfügbaren Methoden.

Heilerfolge und Rezidive bei der MKC

Statistische Untersuchungen bei über 6000 chemochirurgisch behandelten Patienten lassen erkennen, daß die 5-Jahres-Heilungsrate dieses Behandlungsverfahrens für das Basaliom bei etwa 99 % liegt [17]. Vergleichbare Angaben macht auch Robins und Menn [23], siehe auch Burg und Robins [1].

In unserem eigenen Patientengut von bisher 246 nach der MKC-Methode behandelten Basaliomen finden sich 5 Rezidive; dies entspricht einer Heilungsrate von 98 %. Dabei ist zu berücksichtigen, daß es sich hierbei nicht um ein durchschnittliches, unausgewähltes Patientengut, sondern um eine Negativauslese von Basaliomen handelte, die mit Hilfe anderer Behandlungsverfahren nicht oder nur mit ungenügender Aussicht auf Erfolg hätten behandelt werden können.

Die Ursache für das Auftreten von Basaliomrezidiven ist unter anderem in dem subklinischen Wachstum dieser Tumoren zu suchen. Da die MKC durch die histologische Kontrolle auch die klinisch nicht erkennbaren Tumorausläufer erfaßt, wird diesem besonderen Wachstumsverhalten der Basaliome durch Anwendung dieses Behandlungsverfahrens Rechnung getragen. Treten Rezidive im Anschluß an die MKC auf, so können diese in einem hohen Prozentsatz durch Wiederholung der Behandlung zur Abheilung gebracht werden (Tabelle 2). Als Ursachen für das Auftreten von Rezidiven im Anschluß an die MKC sind in erster Linie vermeidbare Fehler zu nennen:

1. Fehlerhafte Markierung des Operationsfeldes, des exzidierten Gewebes oder der topographischen Lageskizze.
2. Fehlerhafte histologische Aufarbeitung mit Verlust von Präparate-Anteilen.

3. Fehlerhafte histologische Beurteilung durch Verwechslung quergeschnittener Adnex-
anteile mit basaliomatösen Tumorzapfen.

Daneben finden sich auch unbeeinflußbare Faktoren, die zum Auftreten von Rezidiven im Anschluß an die mikroskopisch kontrollierte Exzision von Basaliomen führen
können:

1. Multizentrisch proliferierende Basaliomherde werden bei der mikroskopischen Untersuchung nur dann erfaßt, wenn die einzelnen Tumorzapfen ausreichend dicht beieinander liegen.
2. Neuentstehung von Basaliomen im Bereich alter Operationsnarben können Rezidive
vortäuschen.

Für den Einsatz in der Praxis ist die mikroskopisch kontrollierte Chirurgie zu aufwendig; in der Klinik stellt dieses Behandlungsverfahren aber eine wertvolle Ergänzung
unseres therapeutischen Spektrums dar. Es sollte besonders bei mehrfach rezidivierenden, sklerodermiform wachsenden Basaliomen größerer Ausdehnung zum Einsatz
kommen. Die kontinuierlich-dreidimensional-histologisch kontrollierte (histographische) Exzision steht im Mittelpunkt des Verfahrens. Vorgehen mit oder ohne Gewebefixierung, sekundäre Wundheilung oder plastisch-chirurgische Defektdeckung im unmittelbaren Anschluß an die Exzision sind methodische Modifikationen, über die im
Einzelfall zu entscheiden ist.

Zusammenfassung

Basaliomrezidive und bestimmte primäre Basaliome stellen eine Negativauslese dar, bei
denen die klassischen Behandlungsmethoden wie Operation und Röntgenbestrahlung
oft nicht zum Erfolg führen. Ein wesentlicher Grund für das Auftreten von Rezidiven
ist in dem subklinischen, d.h. über die klinisch erkennbaren Grenzen hinaus reichenden
Wachstum der Basaliome zu suchen. Die mikroskopisch kontrollierte Chirurgie ist ein
Behandlungsverfahren, das diesem besonderen Wachstumsverhalten durch Topographie
gerechte, nach allen Seiten hin mikroskopisch kontrollierte, „histographische" Exzision
des Tumorgewebes bei optimaler Schonung nicht befallenen Gewebes am ehesten gerecht wird. Sie kann mit (Chemochirurgie) oder ohne vorherige chemische Fixierung
des Tumorgewebes (Frischgewebstechnik) durchgeführt werden.

Als wichtigste Indikation zum Einsatz der mikroskopisch kontrollierten Chirurgie
sind ausgedehnte wiederholt auftretende Basaliomrezidive mit nur unsicherer klinischer Abgrenzbarkeit zu nennen, besonders dann wenn sie histologisch ein sklerodermiformes Wachstum erkennen lassen. Daneben kann die mikroskopisch kontrollierte
Chirurgie auch bei bestimmten primären Basaliomen in seltenen Fällen auch bei anderen Indikationen zur Anwendung kommen. Die 5-Jahres-Heilungsrate dieses Behandlungsverfahrens liegt bei etwa 99 %.

Literatur

1. Burg, G., Robins, P.: Chemochirurgie. Chirurgische Entfernung chemisch fixierten Tumorgewebes mit mikroskopischer Kontrolle. Hautarzt 23, 16-20 (1972)
2. Churchill-Davidson, J.: Rodent ulcers: an analysis of 711 lesions treated by radiotherapy.
   Brit. med. J. 26, 1465-1467 (1954)
3. Crissey, J.T.: Curettage and elektrodesiccation as method of treatment for epitheliomas of
   the skin. J. Surg. Oncol. 3, 287-290 (1971)
4. Drepper, H.: Die systematische histologische Kontrolle des Tumorbettes als Fortschritt bei
   der operativen Entfernung des tiefgreifenden Gesichtskrebses der Haut. Hautarzt 14, 420-423
   (1963)

5. Epstein, E.: How accurate is the visual assessment of basal carcinoma margins? Brit. J. Derm. 89, 37-43 (1973)
6. Freeman, R.G., Knox, J.M.: Treatment of Skin cancer. New York: Springer Verlag 1967
7. Hirsch, R.D.: Das Basaliom. Datenanalytischer Beitrag zur Epidemiologie, klinischen und histologischen Bild bei 1513 Basaliomen von Patienten der Dermatologischen Klinik der Universität München unter besonderer Berücksichtigung der Chemochirurgie nach Mohs. Inaug. Diss., München (im Druck)
8. Jung, H.D.: Zur Morphologie, Diagnose, Differentialdiagnose und Früherfassung bei malignen und potentiell malignen Tumoren der Haut. I. Mitteilung: Basaliome, Carcinome, Sarkome der Haut. Dtsch. Ges. wesen. 27, 123-128 (1972)
9. Jung, H.D., Kölzsch, J.: Zur Epidemiologie von Präcancerosen und bösartigen Tumoren der Haut. III. Basaliome der Haut. Hautarzt 19, 215-219 (1968)
10. Kleine-Natrop, H.E.: Die Therapie bösartiger Hauttumoren des Gesichts bei älteren Leuten Bollettino dell' Istituto Dermatologico s. Gallicano. Vol. VIII, 83-92 (1972)
11. Kleine-Natrop, H.E.: Therapie von Basaliom-Rezidiven. Arch. Geschwulstforsch. 43/I, 75-78 (1974)
12. Kopf, A.W., Bart, R.S.: Recurring basal-cell Carcinoma following Mohs' surgery. J. Derm. Surg. 1,3, 13-15 (1975)
13. Kreibig, W.: Basaliombehandlung. Münch. Med. Wschr. 111, 2455 (1969)
14. Macomber, W.B. Wang, M.K.H., Sullivan, J.G.: Cutaneous epithelioma. Plastic Reconstr. Surg. 24, 545-562 (1959)
15. Menn, H., Robins, P., Kopf, A.W., Bart, R.S.: The recurrent basal cell epithelioma. Arch. Derm. 103, 628-631 (1971)
16. Meszaros, C., Nagy, E., Szodoray, L.: Die Behandlung von Basaliomen mit Colcemid und Colchizin. Zschr. Haut Geschlechtskrkh. 41, 64-68 (1966)
17. Mohs, F.E.: Prevention and treatment of skin cancer. Wisc. med. J. 73, 85-92 (1974)
18. Mohs, F.E.: Chemosurgery for Skin cancer. Arch. Dermatol. 112, 211-215 (1976)
19. Muschler, A.H.: Untersuchungen zur percutanen Wirkung, Resorption und Ausscheidung von Zinkchlorid im Rahmen der chemochirurgischen Behandlung. Inaug. Diss., München 1975
20. Nödl, F.: Die Bedeutung des Mesenchyms für die Wuchsform und Strahlenempfindlichkeit des Basalioms. Strahlentherapie 88, I. Mitt. 206-216, II. Mitt. 217-227, III. Mitt. 228-238 (1952)
21. Nödl, F.: Das echte Randrezidiv und das sukzessive diskontinuierliche Randwachstum des Basalioms nach Röntgeneinwirkung. Strahlentherapie 90, 265-279 (1953)
22. Nödl, F.: Das Pseudorezidiv nach Röntgenbestrahlung. Strahlentherapie 90, 475-484 (1953)
23. Robins, P., Menn, H., Chemosurgery in the treatment of skin cancer. Hospital Practice 5, 40-50 (1970)
24. Schreus, H.Th.: Chlorzinkätzung bei Lupus vulgaris. Hautarzt 1, 1969-1971 (1950)
25. Schreus, H.Th.: Chlorzinkschnellätzung des Epithelioms. Hautarzt 2, 317-319 (1951)
26. Sharp, G.S., Binkley, F.C.: The treatment of Carcinoma of the skin. Amer. J. Roentgenol. 67, 606-619 (1952)
27. Sweet, R.D.: The treatment of basal-cell carcinoma by curettage. Brit.J. Derm. 75, 137-148 (1963)

Birger Konz

Dermatochirurgie im Gesichtsbereich

In der Behandlung maligner Tumoren der Haut stehen dem Dermatologen eine Reihe therapeutischer Verfahren zur Verfügung: Desikkation und Kürettage, chemochirurgisches und kryochirurgisches Vorgehen, Röntgenbestrahlung und operative Therapie. Die Tendenz der letzten Jahre läßt erkennen, daß die Indikation für ein operatives Vorgehen heute sehr viel häufiger gestellt wird, als dies früher der Fall war. Dies gilt besonders für den Gesichtsbereich. Hierfür lassen sich mehrere Gründe anführen. Infolge der verbesserten Aufklärung der Bevölkerung kommen die Patienten, gerade bei Neubildungen im Gesichtsbereich, heutzutage frühzeitiger zum Arzt als noch vor wenigen Jahrzehnten. Mit diesem Wandel im Bewußtsein der Patienten sind auch die Erwartungen an das therapeutische Ergebnis in aesthetischer und funktioneller Hinsicht gestiegen. Durch die Weiterentwicklung und Verfeinerung der plastisch-chirurgischen Methoden können heute Hauttumoren mit der größtmöglichsten Radikalität entfernt werden, ohne befürchten zu müssen, den gesetzten Defekt nicht wieder verschließen zu können. Daher sind auch in der dermatochirurgischen Praxis bei der Behandlung maligner Hauttumoren des Gesichts neben der klinischen und histologischen Diagnosestellung, die Planung der chirurgischen Tumorentfernung und der indikationsgerechte Einsatz der plastisch-operativen Methoden zum Wundverschluß von Bedeutung.

Die häufigsten malignen epithelialen Tumoren der Gesichtshaut sind Basaliome und spinozelluläre Karzinome [4, 5].

Beide sind lokal infiltrierend und destruierend wachsende Tumoren, wobei das spinozelluläre Karzinom die Fähigkeit zur Metastasierung aufweist. Dieses unterschiedliche biologische Verhalten ist bei der Operationsindikation zu berücksichtigen. Sind bei einem spinozellulären Karzinom im Gesichtsbereich praeoperativ metastasenverdächtige regionäre Lymphknoten palpabel, so ist in jedem Fall eine Zusammenarbeit mit anderen Fachdisziplinen (Hals-, Nasen-, Ohrenheilkunde, Kieferchirurgie) unabdingbar, da dann gegebenenfalls operative Maßnahmen erforderlich werden, die nicht mehr in den dermatochirurgischen Bereich fallen.

Von allen spinozellulären Karzinomen und Basaliomen, die in den letzten Jahren (1969-1975) an der Dermatologischen Klinik und Poliklinik der Universität München zur operativen Therapie stationär eingewiesen wurden, fanden sich 85 % im Kopfbereich. Bei den Basaliomen waren fast 70 % im mittleren Gesichtsdrittel lokalisiert, die spinozellulären Karzinome fanden sich mit 50 % im unteren Gesichtsdrittel (Abb. 1). Untersucht man die Verteilung der Tumoren nach zentrofazialer und peripherer Gesichtsregion, so zeigt sich, daß ca. 55 % der Basaliome und 64 % der spinozellulären Karzinome im zentrofazialen Gesichtsabschnitt lokalisiert sind. Wird die prozentuale Häufigkeit der zentrofazial gelegenen Tumoren den einzelnen Gesichtsabschnitten zugeordnet, so finden sich die Mehrzahl der Basaliome im Augen-Nasenbereich, wohingegen die spinozellulären Karzinome in der weitaus größten Mehrzahl den Unterlippenanteil betreffen (Abb. 2). Daraus ergibt sich, daß in unserem Krankengut ca. 60 % der malignen epithelialen Tumoren in Gesichtsregionen zu finden sind, die von größter Bedeutung für Struktur, Funktion und Aesthetik sind.

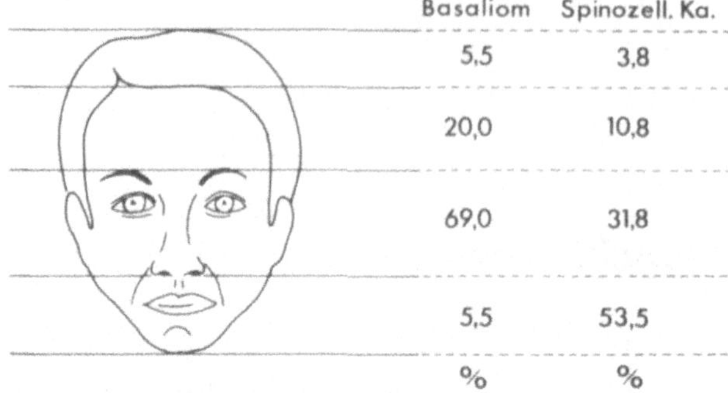

Abb. 1. Maligne epitheliale Hauttumoren im Kopfbereich (587 Patienten)

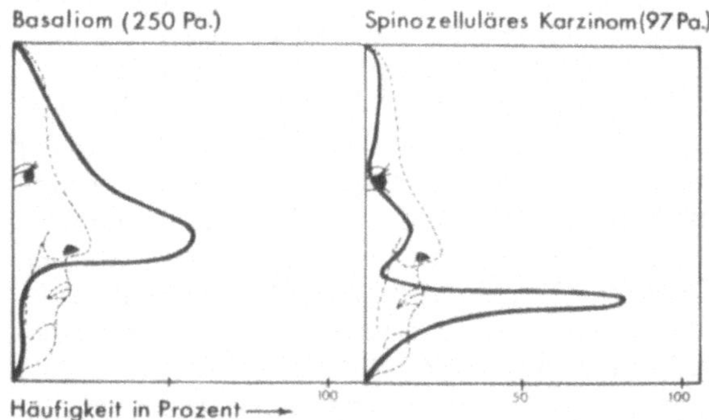

Abb. 2. Prozentuale Verteilung maligner epithelialer Hauttumoren im zentrofazialen Gesichtsabschnitt (347 Patienten)

I. Planung der chirurgischen Tumorentfernung

Aufgrund dieser Tatsache kann bei der operativen Therapie maligner Hauttumoren im Gesichtsbereich bereits praeoperativ ein genauer Behandlungsplan aufgestellt werden. Drei Gesichtspunkte sind bei der Festlegung des chirurgischen Vorgehens zu beachten:
1. Histologische Sicherung der klinischen Tumordiagnose.
2. Behandlungsziel ist die vollständige Entfernung des Tumors.
3. Radikaloperation und Wundverschluß müssen sorgfältig geplant und aufeinander abgestimmt werden.

Sind die Grenzen eines malignen Tumors klinisch nicht klar erkennbar, so können praeoperative Stanzbiopsien aus dem Tumorrandgebiet die Flächenausdehnung eingrenzen. Weiterhin können intraoperative Schnellschnittuntersuchungen zum Rand und zur Tiefe des Operationsfeldes Anhaltspunkte über eine ausreichende Exzision geben. Eine weitere wertvolle Hilfe kann in besonderen Fällen (sklerodermiformes Basaliom und Basaliomrezidive) die mehrzeitige, kontinuierliche topographiegerechte Exzision (MKC = mikroskopisch kontrollierte Chirurgie) darstellen [6, 7]. Diese Methode hat den Vorteil, daß man klinisch nicht erkennbare Tumorstränge unter histologischer Kontrolle entfernen kann unter optimaler Schonung tumorfreien Gewebes. Damit können form- und funktionstragende Strukturen im zentrofazialen Gesichtsanteil erhalten werden, was für die sekundäre plastisch-chirurgische Defektdeckung nicht ohne Bedeutung ist.

Abstimmung von Radikaloperation und Wundverschluß bedeutet, daß eine einzeitige (primäre) Defektdeckung nur dann vorgenommen werden darf, wenn aufgrund des klinischen Bildes eine vollständige Tumorentfernung möglich ist. In allen anderen Fällen, in denen Zweifel an der in toto-Entfernung bestehen, ist es besser, den Defekt bis zum Eintreffen der genauen histologischen Untersuchung offen zu lassen (sekundäre Defektdeckung) oder ihn mit einem freien Hauttransplantat provisorisch zu verschliessen, da dann sowohl Wundränder als auch der Wundgrund einer guten klinischen Kontrolle zugänglich sind. Gerade diese Überlegungen sind bei der operativen Behandlung maligner Hauttumoren des Gesichts von großer Wichtigkeit. Denn oft erscheint es reizvoll, die Möglichkeiten einer Nahlappenplastik im Gesichtsbereich zu nutzen, um ein gutes funktionelles und kosmetisches Ergebnis zu erhalten. Kommt es dann zu einem Tumorrezidiv unterhalb oder im Randbereich der Nahlappenplastik, so ist meist eine erhebliche Tiefenausdehnung des Tumors sowie eine teilweise oder vollständige Zerstörung des Hautlappens festzustellen.

In diese grundsätzlichen Erwägungen sind bei der Planung des operativen Vorgehens auch die Gegebenheiten der Anaesthesie miteinzuschließen. Diese sind im wesentlichen vom Alter und Allgemeinzustand des Patienten abhängig. Allgemein kann festgestellt werden, daß je größer ein Tumor ist, umso aufwendiger werden die rekonstruktiven Maßnahmen nach der Tumorexstirpation, die dann meist nur in Allgemeinnarkose durchführbar sind.

II. Möglichkeiten dermatochirurgischer Defektdeckung

Im Gesichtsbereich kommen drei Methoden zum Defektverschluß in Frage: Dehnungsplastik und primäre Wundnaht, freie Hauttransplantationen und gestielte vaskularisierte Hautlappenplastiken.

1. Dehnungsplastik und primäre Wundnaht

Die Frage, wann ein Defekt durch Dehnungsplastik und primäre Wundnaht zu verschliessen ist, kann allgemein gültig nicht entschieden werden, da neben der Größe und der Lokalisation des Tumors auch der Alterszustand der Haut eine Rolle spielt. Da es regionsgebunden auch bei kleinen Gewebsverlusten zu entstellenden Verziehungen und Deformationen kommen kann, sind dem primären Wundverschluß im Gesichtsbereich weitaus größere Grenzen gesetzt als in anderen Körperregionen. Bei allen Exzisionen im Gesichtsbereich sind jedoch die Linien geringster Hautspannung zu berücksichtigen. Diese als „relaxed skin tension lines" (RSTL) bezeichneten Linien entsprechen im wesentlichen den Hautfalten bei älteren Patienten und sind nicht immer mit den sogenannten Langer'schen Linien identisch. Aufgrund dieser Linien kann für den Gesichtsbereich ein Exzisionsplan aufgestellt werden (Abb. 3) [2, 3]. Da auch bei älteren Patienten das Zusammenziehen der Wundränder nicht immer möglich ist, kann die Wundnaht erst nach Mobilisation der seitlichen Wundränder erfolgen. Die Mobilisation der Haut wird mit einem geringen Anteil subkutanen Fettgewebes vorgenommen, damit die Durchblutung gesichert ist und ohne daß tiefer gelegene Strukturen wie Gefäße, Muskelfasern und Nerven verletzt werden. Bei größeren Exzisionen treten meist im Bereich eines oder beider Wundpole in Folge überschüssiger Haut kleine Wulstbildungen, die sog. „dog-ears" auf. Diese Areale können über dreieckförmige Hautexzisate entfernt werden. Die Entfernung der Hautfäden erfolgt im Gesichtsbereich in der Regel am 4. bis 6. Tag; um Nahtdehiszenzen zu vermeiden, sollten noch für einige Tage sterile Adaptationspflaster (z.B. Steri-strips®) angewendet werden.

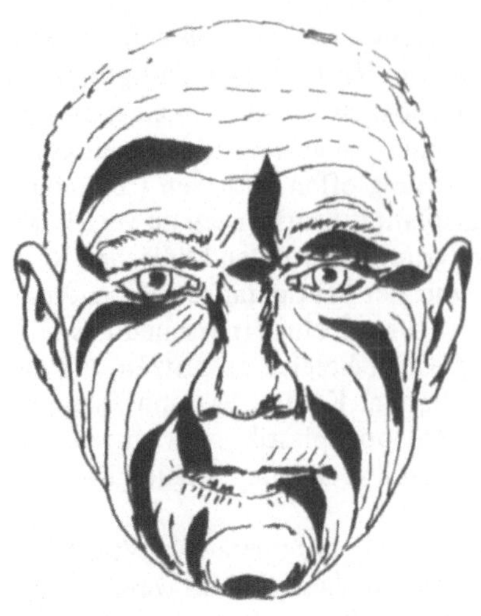

Abb. 3. Hautexzisionen im Gesicht entsprechend den „relaxed skin tension lines" (RLST)

2. Freie Hauttransplantationen

Nach der Exzision größerer Hauttumoren bieten freie Hauttransplantate gute Möglichkeiten für den Wundverschluß. Entscheidend für den Erfolg dieses Verfahrens ist die richtige Wahl der Spenderregion, die in Struktur, Qualität und Farbe den Gegebenheiten und funktionellen Bedürfnissen der Empfängerregion annähernd angepaßt sein sollte [1, 8]. Je nach der Dicke der Hauttransplantate unterteilt man in Spalthautlappen und Vollhautlappen. Bei der Vollhautplastik wird die gesamte Haut (Epidermis und Korium), aber kein subkutanes Fettgewerbe transplantiert. Spalthautlappen hingegen bestehen aus der Epidermis mit dem regenerationsfähigen Stratum basale und einem mehr oder weniger dicken Anteil des Koriums. Für die Gesichtsregion kommen nur dicke (0,5-0,6 mm) Spalthauttransplantate in Frage. Als Spenderregion für Vollhauttransplantate haben sich für die Gesichtsregion besonders die Retroaurikular- sowie die Supra- und Infraklavikularregion bewährt. Spalthauttransplantate werden in der Regel von der Innenseite bzw. Ventralseite des Oberschenkels entnommen. Der unterschiedliche histologische Aufbau sowie die regionsgebundenen Eigenschaften beider Lappenarten bestimmen ihre Vor- und Nachteile im Hinblick auf Einheilung und Schrumpfungsneigung, sowie auf die endgültige funktionelle Struktur und Pigmentierung, die letztlich für ein gutes Ergebnis entscheidend sind. So wird man mit Spalthauttransplantaten in die zentrale Gesichtsregion sehr zurückhaltend sein, da es bei Schrumpfung und Pigmentverschiebung im Transplantat zu kosmetisch wenig befriedigenden Resultaten kommen kann. Hier sollten, wenn immer möglich, Vollhauttransplantate verwendet werden, da die angegebenen Spenderregionen in Struktur und Pigmentierung den Gegebenheiten der Gesichtsregion am ehesten entsprechen.

3. Vaskularisierte Hautlappenplastiken

Für die Rekonstruktion von Defekten im Gesichtsbereich werden heute allgemein vaskularisierte Hautlappenplastiken den freien Hauttransplantationen vorgezogen [9, 10, 16]. Hierbei werden in der Regel Haut und subkutanes Gewebe aus der unmittelbaren oder weiteren Nähe des Defektes verwendet. Gestielte Hautlappenplastiken müssen immer dann angewandt werden, wenn kein transplantationsfähiger Untergrund vorhanden ist oder wenn die Tumorexstirpation zum Verlust von Haut, subkutanem Gewebe und zur Freilegung von Knochen und Knorpelanteilen geführt hat.

82

Im Gesichtsbereich unterscheidet man lokale (aus der unmittelbaren Nachbarschaft) und regionale (aus der weiteren Nachbarschaft, z.B. Stirn und Schläfe) Lappen [14, 15]. In beiden Fällen handelt es sich um plastisch-chirurgische Verfahren, die durch Verschiebung, Rotation oder Transposition von Haut und subkutanem Fettgewebe die Defektdeckung erreichen. Zur Sicherung der vaskulären Versorgung bleibt der Haut-Subkutan-Lappen durch einen Stiel mit dem umgebenden Gewebe verbunden. Da durch die Umschneidung des Lappens die normale Blutzirkulation gestört wird, muß durch ein adäquates Verhältnis zwischen Lappenstiel und Lappengröße die Voraussetzung für eine autonome Ernährung des Hautlappens geschaffen werden. Dabei sind arterielle Zufuhr wie venöser Abfluß gleichermaßen von Bedeutung. Bei der Planung einer vaskularisierten Hautlappenplastik sollte deshalb die allgemeine anatomische Verteilung der regionalen Blutgefäße mitberücksichtigt werden. Dabei kann der relativ konstante Verlauf der größeren Gefäße sowie die Verteilung der dermalen und subdermalen Gefäßnetze im Gesichtsbereich die Planung günstig beeinflussen [18]. So ist es z.B. möglich, durch Einbeziehung eines Gefäßbündels in den Lappenstiel diesen ohne Gefahr für die Ernährung des Lappens zu verschmälern. Mit dieser Maßnahme ergibt sich neben einer größeren Beweglichkeit des Lappens die Möglichkeit auf weitere plastische Verfahren zur Deckung der Lappenentnahmestelle zu verzichten, da diese in der Regel primär verschlossen werden kann. Die Vorteile der vaskularisierten Hautlappenplastik, tiefgreifende Defekte mit Verlust subkutaner Anteile und formtragender Strukturen durch annähernd gleiches Gewebe zu ersetzen, dürfen jedoch niemals eine radikale Tumorexzision beeinflussen, worauf bereits oben hingewiesen wurde.

Abschließend soll noch kurz auf die Operationsmethoden bei spinozellulären Karzinomen im Unterlippenbereich hingewiesen werden. Zur Rekonstruktion der Unterlippe nach Tumorexzision sind zahlreiche Verfahren beschrieben [11, 12, 17]. Für die Methoden zum Defektverschluß ist hierbei von Bedeutung, wie groß der Defekt der Unterlippe ist. Bis zu einem Drittel der Unterlippenbreite können Keilexzision und w-förmige Exzision angewandt werden (Tabelle 1). Liegt die Größe des Defektes zwi-

Tabelle 1. Operationsmethode bei spinozellulärem Karzinom der Unterlippe

Defekte bis 1/3 der Lippe:	Keilexzision W-förmige Exzision
Defekte von 1/3 bis 2/3 der Lippe:	Wangenverschiebeplastiken (n. A. Burow u. C. Bernard)
Defekte im Lippenrot:	Vermilionektomie („Lip-shaving")

schen 1/3 und 2/3 der Unterlippe, sind Wangenverschiebeplastiken notwendig. Bei Defekten im Unterlippenrot kann die sog. Vermilionektomie oder das „lip-shaving" gute Ergebnisse zeigen. Da in der dermatologischen Praxis meist kleinere spinozelluläre Karzinome der Unterlippe zur Behandlung kommen, soll in diesem Zusammenhang nur auf die w-förmige Exzision eingegangen werden (Abb. 4). Durch die Schonung von tumorfreiem Gewebe im unteren Anteil der w-förmigen Exzision wird bei der Zusammenführung beider seitlichen Wundränder eine voller geformte Unterlippe erzielt. Dies deshalb, weil die Spitze des dreieckförmigen Zipfels beim Zusammenführen der Wundränder nach oben steigt [13].

Wie in keiner anderen Körperregion treffen sich in der operativen Behandlung maligner Hauttumoren des Gesichts, mehrere medizinische Fachbereiche (Plastische Chirurgie, Hals-, Nasen- und Ohrenheilkunde, Augenheilkunde, Kieferchirurgie). Die Zusammenarbeit mit diesen Fachdisziplinen ist für den operativ tätigen Dermatologen nützlich und erforderlich, um die im Einzelfall notwendigen Indikationen sowie das

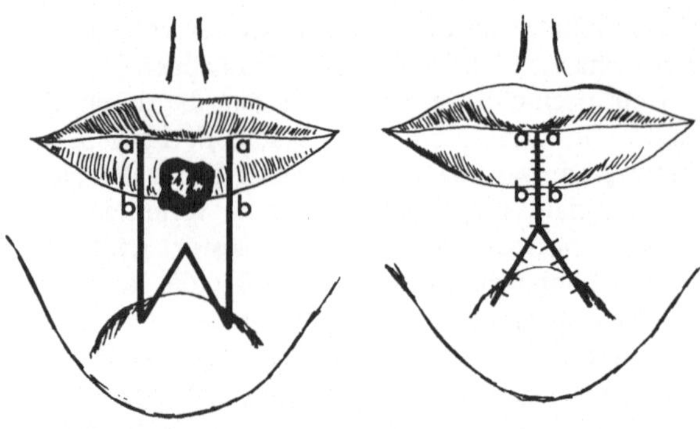

Abb. 4. W-förmige Exzision der
Unterlippe

optimale chirurgische Vorgehen abzustimmen. Liegen die operativen Methoden im dermatologischen Bereich, so kann die Kontinuität zwischen dermatologischer Tumordiagnose, operativer Behandlung und der immer durchzuführenden Nachkontrolle gewahrt bleiben.

Literatur

1. Andina, F.: Die freien Hauttransplantationen. S. 20-24. Berlin-Heidelberg-New York: Springer-Verlag 1970
2. Bernstein, L.: Incisions and excisions in elective facial surgery. Arch. Otolaryngol 97, 238-243 (1973)
3. Borges, F.A.: Elective incisions and scar revision. p. 1-14. Boston: Little, Brown and Company 1973
4. Braun-Falco, O.: Maligne epitheliale Tumoren im Gesichtsbereich. In: Plastische Chirurgie des Kopf- und Halsbereichs und der weiblichen Brust. S. 2-19. Stuttgart: G. Thieme Verlag 1975
5. Braun-Falco, O., Petzoldt, D.: Bösartige Tumoren der Haut. In: Hrsg.: K. Weidner, Krebs: Praxis seiner Diagnose und Therapie. Stuttgart: Hippokrates-Verlag 1974
6. Burg, G.: Mikroskopisch kontrollierte (histographische) Chirurgie des Basalioms. In: Fortschritte der praktischen Dermatologie und Venerologie. Hrsg. Braun-Falco, O., Marghescu, S.. Bd. 8. S. 69-78, Berlin: Springer-Verlag 1976
7. Burg, G., Hirsch, R.D., Konz, B., Braun-Falco, O.: Histographic Surgery: Accuracy of visual assessment of the margins of basal-cell epithelioma. J. of Derm. Surg. 1, 21-24 (1975)
8. Converse, J.M., Bauer, R.O.: Transplantation of skin. In: Reconstructive plastic surgery. Vol. 1. p. 21-80. Philadelphia-London: W.B. Saunders Company 1964
9. Corso, P.F.: The use of regional flaps for reconstructive procedures of the head and neck. In: Plastic and reconstructive surgery of the face and neck. Vol. 2, S. 131-141. Stuttgart: G. Thieme 1972
10. Friederich, H.C.: Schwenklappenplastik. Derm. Wschr. 150, 39-53 (1964)
11. Friederich, H.C., Peper, R.: Ergebnisse der Therapie der Basaliome u. Spinaliome im Lippenbereich. Z. Haut- u. Geschl.-Krh. 45, 279-292 (1970)
12. Fries, R.: Vorzug der Bernardschen Operation als Universalverfahren zur Rekonstruktion der Unterlippe nach Carcinomresektion. Chir. plastica 1, 45-52 (1971)
13. Hirshowitz, B.: The double-V Excision for better repair of lower lip defects. Plast. reconstr. Surg. 50, 153-159 (1972)
14. Kazanjian, V.H., Converse, J.M.: Surgical treatment of facial injuries. 3. Aufl. Vol. 1. p. 486-509. Baltimore: The Williams and Wilkins Company 1974
15. Konz, B.: Use of skin flaps in dermatologie surgery of the face. J. of Derm. Surg. 1, 25-30 (1975)
16. McGregor, J.A.: Fundamental technique of plastic surgery and their surgical applications. 6. Aufl. p. 102-131. Edinburgh-London: Churchill Livingstone 1975
17. Petres, J., Haasters, J.: Zur operativen Behandlung fortgeschrittener Carcinome und Präcancerose der Unterlippe. Hautarzt 20, 219-222 (1969)
18. Schröder, F.: Bildung von Gesichtshautlappen unter besonderer Berücksichtigung der Gefäßversorgung nach Entfernung von Gesichtstumoren. Chir. plast. reconstr. 3, 184-197 (1967)

Herwig Ebner

Cytostatische Therapie der Basaliome, spinozellulären Karzinome und Keratoakanthome

In den letzten 20-30 Jahren wurden zahlreiche Substanzen entwickelt und klinisch erprobt, von denen man erwartete, daß sie Tumorzellen durch einen Eingriff in ihren Stoffwechsel zerstören bzw. inaktivieren könnten. Obwohl die bisherigen Erfahrungen zeigen, daß es noch nicht gelungen ist, ein ideales Cytostatikum zu finden, dessen Wirkung nämlich auf die maligne Zelle beschränkt bleibt, haben sich einige dieser Präparate in der Behandlung der Hämoblastosen einen festen Platz gesichert. Bei diesen Indikationen gelingt es auch, durch eine sinnvolle Kombination mehrerer Cytostatika einerseits eine Verbesserung der therapeutischen Wirkung und andererseits eine Reduktion der unerwünschten Nebenwirkungen zu erreichen.

In der Epitheliombehandlung können Cytostatika allgemein, intralaesional oder epikutan verwendet werden.

1. Cytostatische Allgemeintherapie mit Bleomycin

Erst in den letzten Jahren konnte von Umezawa (1962) aus Streptomyces verticillus eine Substanz — das Bleomycin — isoliert werden, die im Tierexperiment einen deutlich wachstumshemmenden Effekt auf Plattenepithelkarzinome erkennen ließ. Alle vorher bekannten Cytostatika hatten gerade bei diesem Tumor versagt. Die Wirkung des Bleomycins läßt sich durch seine selektive Anreicherung in der Epidermis erklären, die von Ichikawa u. Mitarb. [4] mit Tritium-markiertem Bleomycin nachgewiesen werden konnte. Hohe Bleomycinkonzentrationen konnten weiters in der Lunge, in der Niere und Lymphe beobachtet werden.

a) Dermatologische Indikationen

Zahlreiche klinische Erfahrungsberichte zeigen, daß es durch die Gabe von Bleomycin in der Tat möglich ist, eine deutliche Verkleinerung, gelegentlich sogar eine völlige Rückbildung von Plattenepithelkarzinomen zu erzielen. Trotzdem wird sich in der Dermatologie nur in wenigen Ausnahmefällen die Notwendigkeit zu einer systemischen Bleomycinbehandlung ergeben. Diese Therapie wäre bei einem *metastasierenden* oder auf Grund der Größe bzw. Lokalisation *inoperablem Stachelzellkarzinom* in Erwägung zu ziehen. In letzterem Falle kann man auch durch eine Bleomycingabe eine Verkleinerung und damit Operabilität der Geschwulst erreichen [14]. Je höher differenziert das Spinaliom ist, das heißt, je deutlicher histologisch die Verhornungstendenz der Tumorzellen ausgeprägt ist, desto besser ist das therapeutische Ansprechen auf Bleomycin.

b) Dosierung

Bleomycin wird intravenös in Einzeldosen von 15 mg verabreicht. Das Medikament wird renal ausgeschieden – der Serumspiegel sinkt innerhalb von 2 Stunden auf 1/10 des Ausgangswertes ab – Bleomycin bleibt aber nach einmaliger Verabreichung drei Tage im Serum nachweisbar. Somit besteht bei längerer Behandlung die Möglichkeit einer Kumulation. Dieser Tatsache wird nun in verschiedenen Therapieschemata Rechnung getragen.

Pfister [12] empfiehlt in der ersten Woche 6 Injektionen Bleomycin und reduziert diese Dosis wöchentlich um eine Injektion. Von großer Bedeutung ist die Gesamtdosis, da Erfahrungen der letzten Jahre gezeigt haben, daß bei Verabreichung von mehr als 300 mg Bleomycin die Gefahr schwerer Lungenkomplikationen deutlich ansteigt. Aus diesem Grunde läßt sich in letzter Zeit eine Tendenz feststellen, Bleomycin mit einem zweiten Cytostatikum, z.B. Cyclophosphamid, zu kombinieren.

c) Nebenwirkungen

Der große Vorteil von Bleomycin besteht darin, daß es im Gegensatz zu den meisten anderen Cytostatika die Hämopoese kaum beeinträchtigt. Nach Jänner [5] sind allerdings in etwa 80 % der Fälle mehr oder weniger unangenehme Nebenwirkungen, wie z.B. Fieber, Inappetenz, Haarausfall, Schwellungszustände im Bereich der Finger und Zehen, zu erwarten. Eine häufig letale Komplikation stellt die Ausbildung pneumonieähnlicher Symptome dar, welche durch die besondere Affinität des Bleomycins zum Alveolarepithel zu erklären ist [14]. Die klinische Erfahrung hat gezeigt, daß die Zahl und Intensität der Bleomycinnebenwirkungen mit dem Alter des behandelten Patienten ansteigen.

2. Intralaesionale cytostatische Behandlung

Bei dieser Methode wird das Cytostatikum direkt intratumoral injiziert. In Wien war es der Ophthalmologe Pillat [13], der bereits frühzeitig über gute Erfolge mit dieser Technik berichtete. Er unterspritzte Lid-, Conjunctival- und Augentumoren mit einem Stickstoff-Lost-Derivat. Von Pfister [12] wurden Basaliome, Spinaliome und Keratoakanthome intralaesional mit Bleomycin behandelt, wobei jeweils 15 mg in 2 ml physiologischer Kochsalzlösung in 5-8tägigen Abständen direkt in die Geschwulst und deren Umgebung verabreicht wurde. Auch Methotrexat kann zu dieser Behandlungsform verwendet werden. Insgesamt muß die intratumorale cytostatische Therapie als palliative Maßnahme betrachtet werden, die in Einzelfällen, vorwiegend bei Patienten in schlechtem Allgemeinzustand, zur Behandlung von spinozellulären Karzinomen und rasch wachsenden Basaliomen eingesetzt werden kann.

3. Epikutane cytostatische Behandlung

Mehrere Cytostatika mit unterschiedlichem Wirkungsmechanismus können für eine epikutane Behandlung von Präkanzerosen und Epitheliomen herangezogen werden (Tabelle 1). Eine vergleichende klinische Untersuchung dieser Substanzen, die von Klein und Mitarb. [7] unter Doppelblindbedingungen am Basaliom durchgeführt wurde zeigte, daß der Antimetabolit 5-Fluoruracil (5-FU) den besten antitumoralen Effekt aufweist. Auch in den letzten Jahren neu entwickelte Kolchizinderivate konnten klinisch nicht überzeugen [6]. 5-FU ist nun seit geraumer Zeit in Form einer 5 %-Creme als Fertigpräparat verschreibbar. Somit bietet sich für den niedergelassenen Dermatologen eine praktikable Möglichkeit zur Durchführung einer cytostatischen Lokalbehandlung an.

Tabelle 1. Substanzen mit cytostatischer Wirkung bei epikutaner Applikation

---

1. ALKYLANTIEN
   z.B. Stickstoff-Lost, Aethyleniminochinone

2. ANTIBIOTIKA
   z.B. Actinomycin D

3. ANTIMETABOLITEN
   z.B. 5-Fluoruracil, Methotrexate

4. MITOSEGIFTE
   z.B. Kolchizin-Derivate, Podophyllin

Dieses Präparat befindet sich seit Anfang 1967 an verschiedenen Kliniken in Prüfung, zahlreiche Publikationen und Vorträge dokumentieren das Bemühen, die Indikationen für diese Therapie abzustecken [1, 2, 3, 8, 10, 11, 15, 16]. In der Folge möchte ich mich bemühen, auf Grund eigener Erfahrungen kritisch zur praktischen Verwendbarkeit der lokalen 5-FU-Therapie Stellung zu nehmen.

a) Theoretische Grundlagen

Die Möglichkeit zu einer topischen Epitheliombehandlung mit 5-FU wird durch die begrenzte Penetration des Antimetaboliten beschränkt. Wesentlich erscheint in diesem Zusammenhang die Frage, bis zu welcher Tumortiefe eine zur Beseitigung aller Tumorzellen erforderlichen Wirkstoffkonzentration erreicht werden kann. Leider liegen nur wenige experimentelle Daten zu diesem wichtigen Punkt vor.

Klostermann [9] konnte in Formalin fixiertem Material bis zu einer Tumortiefe, die in Abhängigkeit von der Lokalisation zwischen 1 1/4 und 6 mm schwankte, feingewebliche Zeichen einer 5-FU-Wirkung feststellen. Diese bestehen zu Beginn in einer perinucleären Hohlraumbildung sowie einer schlechteren Anfärbbarkeit der Basaliomzellen. Im weiteren Verlauf der Behandlung kommt es zu einer diffusen Durchsetzung der ergriffenen Tumorareale mit Rundzellen und polymorphkernigen Leukozyten. Mit C^{14}-markiertem 5-FU konnte Klostermann [9] eine Penetration bis etwa 2 mm beobachten. Dabei kommt den Hautanhangsgebilden, besonders dem sebopilären Apparat, besondere Bedeutung zu. Wiskemann [16] zeigt ebenfalls mit radioaktiv markiertem 5-FU, daß in normaler Haut 99 % des aufgebrachten Antimetaboliten bereits in der Hornschicht abgefangen wird.

b) Klinische Erfahrungen, Indikationen

An der II. Universitäts-Hautklinik Wien wird die lokale 5-FU-Behandlung seit Anfang 1967 durchgeführt. In den ersten beiden Jahren wurden Erfahrungen mit dieser Technik gesammelt. Um die Behandlungsresultate nicht zu verfälschen, wurden die Patienten dieses Zeitraumes nicht in die vorliegende Studie einbezogen. Seit 1969 wurden nur mehr oberflächliche Basaliome – zumeist multiple Rumpfhautbasaliome –, Keratoakanthome sowie spezielle Bowen- bzw. Erythroplasie-Fälle einer lokalen zytostatischen Therapie mit 5-FU zugeführt. Spinaliome wurden auf Grund der anfangs erzielten Mißerfolge nicht mehr behandelt.

Die Dauer der Therapie schwankte zwischen 2 und 8 Wochen. Abgesehen von den Erythroplasie-Patienten wurde bei allen Fällen die Okklusionsverbandstechnik verwendet. Von den im Zeitraum 1969-1973 behandelten Patienten konnte nun ein Großteil nachkontrolliert werden (Tabelle 2). Hierbei ergab sich für oberflächliche Basaliome eine Heilungsquote von 91,6 %, beim Keratoakanthom von 100 % und beim M. Bowen

Tabelle 2. Ergebnisse der Nachkontrollen des im Zeitraum 1969-1973 mit 5-FU lokal behandelten Krankengutes (II. Univ. Hautklinik, Wien)

	Basaliom			Keratoakanthom			M.Bowen Erythroplasie Q.			Spinaliom	
1967	22 73			2			3			3	3
1968	14 61			2			4			5	5
	A	B	C	A	B	C	A	B	C		
1969	22	88	10	4	4	0	6	6	2	——	
1970	15	62	8	3	3	0	4	4	2	——	
1971	11	41	4	5	8	0	2	2	1	——	
1972	12	59	2	5	5	0	4	4	1	——	
1973	13	62	3	7	8	0	3	3	2	——	
% Rezidiv-quote	91,6 8,4			100 0			50 50				

A : Zahl der Patienten
B : Zahl der Tumore
C : Rezidive

bzw. Erythroplasie von 50 %. Demnach stellt die epikutane 5-FU-Behandlung eine einfache und wirkungsvolle Methode zur Beseitigung von Keratoakanthomen und oberflächlichen Basaliomen dar. Beim nodulären Basaliom ist damit zu rechnen, daß im mittleren Corium Tumorstränge zurückbleiben, von denen dann ein Rezidiv ausgeht („Untertauchphänomen") [1, 9, 17]. Nach unseren Erfahrungen kommt es auch beim Morbus Bowen und der Erythroplasie Queyrat in etwa der Hälfte der Fälle zum Rezidiv, so daß die 5-FU-Therapie bei diesen Indikationen nur ausnahmsweise durchgeführt werden sollte. Eine Anwendung dieser Methode beim Spinaliom ist kontraindiziert (Tabelle 3).

Tabelle 3. Indikationen zur lokalen 5-Fluoruracil-Behandlung

INDIZIERT (Heilungschancen 90 - 100 %)	BEDINGT INDIZIERT (Heilungschancen ~50 %)	KONTRAINDIZIERT
1. Aktinische Keratosen	1. Morbus Bowen, Erythroplasie Queyrat	Spinaliom
2. Oberflächliche Basaliome	2. Noduläres Basaliom	
3. Keratoakanthom		

c) Bedeutung der histologischen Untersuchung

Eine histologische Sicherung der Diagnose wurde in allen Fällen nur beim M. Bowen und Erythroplasie Queyrat durchgeführt. Bei multifokalen Basaliomen kann man mit einiger Erfahrung auch klinisch die Entscheidung treffen, ob eine lokale 5-FU-Therapie zielführend erscheint. In Zweifelsfällen allerdings sollte immer die Histologie den Ausschlag geben, ob diese Behandlung durchgeführt wird [17]. Das Keratoakanthom wurde durchwegs klinisch diagnostiziert. Die bei diesem Tumor erzielte Heilungsquote von

100 % ist so zu erklären, daß sich rasch wachsende, Keratoakanthom-ähnliche Spinaliome trotz 5-FU-Applikationen weiter vergrößern, so daß eine rasche Revision der Diagnose möglich ist. Auf dieses Phänomen wurde bereits von mehreren Autoren hingewiesen [2, 3]. Histologische Kontrolluntersuchungen wurden nur bei Patienten mit Erythroplasie sowie bei Bowen-Herden im Zehen- oder Fingerbereich durchgeführt.

d) Vor- bzw. Nachteile

Einen wesentlichen Vorteil der lokalen 5-FU-Therapie stellt die einfache Durchführung dar. In den meisten Fällen kann man es dem Patienten erlauben, die täglichen Verbandwechsel selbst durchzuführen und nur in größeren Abständen — etwa einmal pro Woche — zur Kontrolle zu erscheinen. Das kosmetische Resultat der Behandlung ist ausgezeichnet. Im Falle eines Rezidivs kann die 5-FU-Therapie nochmals durchgeführt werden. Auch die psychologische Seite dieser Methode sollte nicht unterschätzt werden. Die 5-FU-Behandlung wird immer von einer mehr oder weniger stark ausgeprägten, für den Patienten oft sehr unangenehmen, entzündlichen Lokalreaktion begleitet. In Einzelfällen kann es auch zum Auftreten eines allergischen Kontaktekzems kommen. Schließlich wird die lange Dauer der Behandlung von vielen Patienten als Nachteil gewertet.

4. Schlußbetrachtung

Die *allgemeine* und *intralaesionale Cytostatikabehandlung* von Epitheliomen bleibt dermatologischen Kliniken und Abteilungen vorbehalten, die über besondere Erfahrungen auf diesem Therapiesektor verfügen. Bleomycin allein oder kombiniert mit anderen Cytostatika stellt hierbei das Mittel der Wahl dar. Indikationen sind das metastasierende bzw. inoperable Stachelzellkarzinom.

Die *epikutane* cytostatische Therapie mit 5-FU kann dem praktizierenden Dermatologen außer zur Beseitigung von aktinischen Keratosen auch für die Behandlung von Keratoakanthomen und oberflächlichen Basaliomen — besonders multiplen Rumpfhautbasaliomen — empfohlen werden. Beim M. Bowen und der Erythroplasie Queyrat ist in etwa 50 % der Fälle mit einem Rezidiv zu rechnen, Spinaliome sprechen auf die lokale 5-FU-Therapie nicht an.

Literatur

1. Achten, G., van Oost, A., Ledoux-Corbusier, M.: 5-Fluorouracil (5-FU) ointment in the treatment of basal cell epithelioma. Histological control over a long duration. Dermatologica 140, Suppl. I, 59-64 (1970)
2. Ebner, H., Mischer, P.: Lokalbehandlung des Keratoakanthoms mit 5-Fluoruracil. Hautarzt 26, 585-588 (1975)
3. Grupper, C.: Treatment of keratoacanthomas by local application of the 5-Fluorouracil (5-FU) ointment. Dermatologica 140, Suppl. I, 127-132 (1970)
4. Ichikawa, T., Umezawa, H., Ohashi, S., Takeuchi, T., Ishizuka, M., Hori, S.: Animal experiments confirming the specific effect of Bleomycin against squamous cell carcinoma. Progr. in antimicrobial and anticancer Chemotherapy. Vol. II. p. 315, Univ. of Tokyo Press, 1970
5. Jänner, M.: Zytostatische Behandlung cutaner Neoplasien. Z. Hautkrkh. 48, 928-937 (1973)
6. Jung, E.G., Werner, D.: Chlorkolchizin zur lokalen Behandlung von Hauttumoren. Schweiz. med. Wschr. 104, 265-268 (1974)
7. Klein, E., Stoll, H.L., Milgrom, W., Case, R.W., Tränkle, H.L., Graham, S., Loor, Y., Helm, F.: Tumors of the skin IV. — Double blind study on effects of local administration of antitumor agents in basal cell carcinoma. J. Invest. Derm. 44, 351-353 (1965)
8. Klein, E., Stoll, H.L., Miller, E., Milgrom, H., Helm, F., Burgess, G.: The effects of 5-Fluorouracil (5-FU) ointment in the treatment of neoplastic dermatoses. Dermatologica 140, Suppl. I, 21-33 (1970)

9. Klostermann, G.F.: Effects of 5-Fluorouracil (5-FU) ointment on normal and diseased skin. Histological findings and deep action. Dermatologica **140**, Suppl. I, 47-54 (1970)
10. Landes, E.: Über die Behandlung von Carcinomen und Präcancerosen mit 5-Fluorouracil. Arch. Klin. exp. Derm. **237**, 237-240 (1970)
11. Ott, F., Eichenberger, D., Beer, H., Storck, H.: The local treatment of precancerous skin conditions with 5-Fluorouracil ointment. Dermatologica **140**, Suppl. I, 109-113 (1970)
12. Pfister, R.: Die antibiotische Behandlung maligner epithelialer Tumoren der Haut mit Bleomycin. Erste Erfahrungen. Fortschr. Med. **89**, 583 (1971)
13. Pillat, A.: Die Wirkung des Cytostaticum Bayer E 39 bei malignen Geschwülsten der Lider. Wien. klin. Wschr. **70**, 383-386 (1958)
14. Post, B.: Klinik und Histologie eines Bleomycin behandelten metastasierenden Spinalioms. Z. Hautkrkh. **48**, 1019-1032 (1973)
15. Reymann, F.: A Follow-up study of treatment of basal cell carcinoma with 5-Fluorouracil ointment. Dermatologica **144**, 205-208 (1972)
16. Wiskemann, A.: Lokalbehandlung mit 5-Fluor-Uracil. Z. Hautkrkh. **48**, 1067-1073 (1973)
17. Zala, L.: Histologische Befunde bei Behandlung von Hautneoplasien mit 5-Fluourouracil-Salbe. Dermatologica **145**, 326-333 (1972)

Allergie-Diagnostik

Sándor Marghescu

Reaktionstypen allergischer Hautkrankheiten

In der Embryonalzeit lernt das Immunsystem alle ihm zugänglichen eigenen Antigene kennen und verliert die Fähigkeit, gegen diese zu reagieren. Diese Immuntoleranz gegenüber eigenen Antigenen bleibt normalerweise ein Leben lang erhalten. Daraus ergibt sich, daß alle, in der Embryonalzeit nicht als „eigen" erkannte Antigene vom Immunsystem als „fremd" empfunden und mit der Bildung von Antikörpern beantwortet werden. Das Zusammentreffen der so gebildeten spezifischen Antikörper im Organismus mit dem fremden Antigen kann unterschiedliche Folgen haben [6]:

1. Das fremde Antigen wird „unschädlich" gemacht; krankhafte Folgen der Antigeneinwirkung und der Antigen-Antikörper-Reaktion bleiben aus. Diese Immunphänomene mit schützenden, abwehrenden Antikörpern werden unter dem Oberbegriff „Immunität" zusammengefaßt.

2. Durch die Antigen-Antikörper-Reaktion werden Substanzen aktiviert oder freigesetzt, die als Mediatoren bezeichnet werden und die ihrerseits krankhafte Veränderungen hervorrufen können. Bei diesen Immunphänomenen mit „krankmachenden" Antikörpern wird von „Allergie" gesprochen.

Die allergischen Phänomene können je nach den beteiligten Antikörpern in humorale und zelluläre Allergien unterteilt werden. Besondere Eigenschaften der Antikörper und Unterschiede in der bei der Antigen-Antikörper-Reaktion freigesetzten Mediatorsubstanzen erlauben schließlich die Abgrenzung von 4 allergischen Reaktionstypen [3]: Die humoralen Allergien vom anaphylaktischen, zytotoxischen und Arthus-Typ und die zelluläre Allergie. Bei Letzterer ist es für den Dermatologen vom Vorteil, zwischen einer zellulären Allergie vom Ekzem- und Tuberkulin-Typ zu unterscheiden, obwohl wahrscheinlich nur die Antigen-Histotopie darüber entscheidet, ob eine zellulär-allergische Reaktion der Haut als Ekzem- oder Tuberkulin-Typ klinisch in Erscheinung tritt [10]. Die Unterscheidung dieser zwei Untertypen ermöglicht nämlich, die richtige Testmethode zur Aufdeckung des verantwortlichen Antigens zu wählen: Epikutan-Testung bei der Ekzem-Typ-Allergie, Intrakutan-Testung bei den zellulär-allergischen Reaktionen vom Tuberkulin-Typ.

Jedes allergische Immunphänomen beinhaltet eine spezifische und eine unspezifische Phase. Die spezifische Phase beginnt mit der Komplex-Bildung aus Antigen und Antikörper (mit oder ohne Komplement) und ist mit der Freisetzung von Mediatorsubstanzen abgeschlossen. Die unspezifische Phase umfaßt die Mediatorwirkungen und deren Folgereaktionen bis zur klinischen Manifestation der Krankheitserscheinungen.

Die kurze Darstellung der spezifischen und unspezifischen Phase der einzelnen allergischen Reaktionstypen ist der Gegenstand dieser Ausführungen.

Humorale Allergie vom anaphylaktischen Typ (Abb. 1)

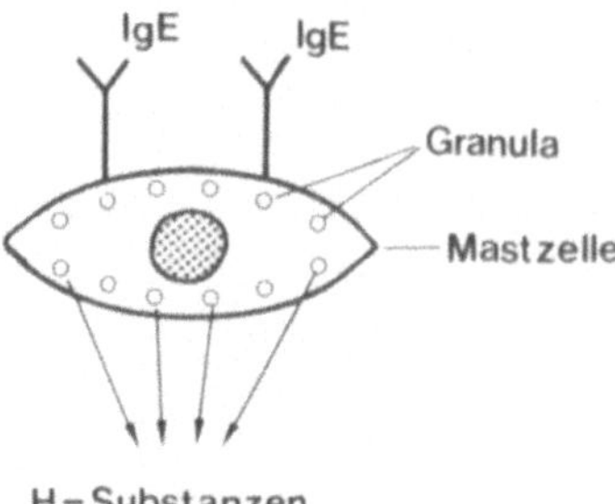

Abb. 1. Schematische Darstellung des Reaktionsablaufes bei der humoralen Allergie vom anaphylaktischen Typ (nach S. Marghescu und H.H. Wolff [11])

Spezifische Phase. Immunglobuline der Klasse E (IgE) werden an Zellmembranen von Gewebsmastzellen und von Blutbasophilen fixiert. Durch die Antigen-Antikörper-Reaktion werden aus den Granula der Mastzellen und Blutbasophilen Histamin und Histamin-ähnliche Substanzen („H-Substanzen") freigesetzt.

Unspezifische Phase. Die freigesetzten H-Substanzen (Histamin, Bradykinin, slow reacting substances u.ä.) führen am jeweiligen Schockorgan zu den nachfolgenden pathologischen Veränderungen:

1. Gefäßerweiterung und Erhöhung der Gefäßpermeabilität, wodurch es zum Serumaustritt in den perivaskulären Raum kommt. Wird davon das gesamte Gefäßsystem betroffen, so entseht ein anaphylaktischer Schock. Die örtliche Wirkung von H-Substanzen an den Gefäßen der Dermis führt zu Urtikaria, an den Gefäßen der Subkutis zum Quincke-Oedem.

2. Kontraktion der glatten Muskulatur. Die wichtigste klinische Manifestation dieser Mediatorwirkung ist das allergische Asthma bronchiale.

3. Dysfunktion exokriner Drüsen mit Schleimhautirritation. Das entsprechende klinische Korrelat ist die Rhinitis allergica.

Sonderfall Neurodermitis diffusa. Die Zuordnung der Neurodermitis diffusa zu den humoralen Allergien vom anaphylaktischen Typ stützt sich im wesentlichen auf zwei Argumente:

1. Die klinische Tatsache, daß die Neurodermitis diffusa zusammen mit der Rhinitis allergica und dem allergischen Asthma bronchiale zum atopischen Formenkreis gehört. Daraus ergibt sich der Verdacht, daß in Analogie auch die Neurodermitits diffusa in die Gruppe der humoralen Allergien vom anaphylaktischen Typ eingereiht werden kann.

2. Der Nachweis signifikant erhöhter IgE-Titer im Blutserum von Neurodermitikern, wobei die Titerhöhe gut mit dem klinischen Befund korreliert [15].

Allerdings können nicht alle Phänomene am Neurodermitiker allein durch eine humorale Allergie vom anaphylaktischen Typ erklärt werden:

1. Den Neurodermitiker prägen zumindest *drei konstitutionelle Faktoren* (Abb. 2):
— die Sebostase
— der Vasokonstriktoren-Tonus mit paradoxer Gefäßreaktion auf mechanische und chemische Reize
— die Bereitschaft zu allergischer Reaktion.

2. Die klinische Morphe der Neurodermitis diffusa ist praktisch mit der eines allergischen Kontaktekzems identisch: Papel zu Beginn und im akuten Schub, Lichenifikation bei Chronizität. Die typischen Mediatorsubstanzen der humoralen Allergie vom anaphylaktischen Typ sind jedoch die H-Substanzen. Diese bewirken üblicherweise keine Papel und keine Lichenifikation. Demgegenüber sind die klinischen Morphen der Neu-

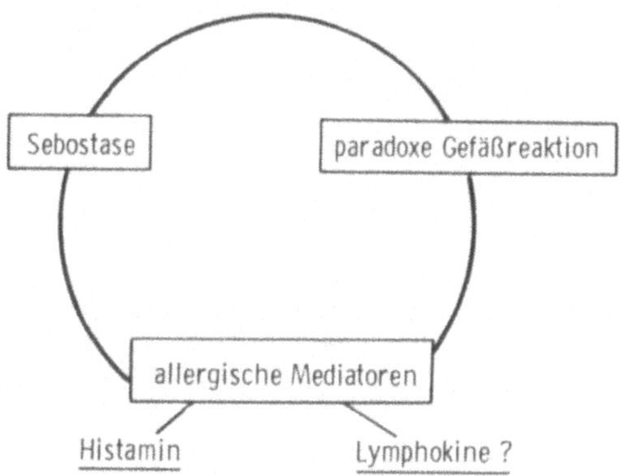

Abb. 2. Faktoren der Neurodermitis-Reaktion

rodermitis diffusa gut als Folgereaktion einer zellulären Allergie vom Ekzem-Typ mit T-Lymphozyten als Antikörper und Lymphokine als Mediatoren vorstellbar. Rein hypothetisch könnte daran gedacht werden, daß beim Neurodermitiker die humoralen IgE-Antikörper eine Affinität nicht nur zu den Zellmembranen von Mastzellen und Blutbasophilen, sondern auch zu Lymphozytenmembranen aufweisen. Ob nun an den T-Lymphozyten-Membranen von Neurodermitikern tatsächlich IgE-Rezeptoren zu finden sind, analog den bereits nachgewiesenen Immunglobulin-Rezeptoren an B-Lymphozyten-Membranen [2], müßte noch untersucht werden.

Humorale Allergie vom zytotoxischen Typ (Abb. 3)

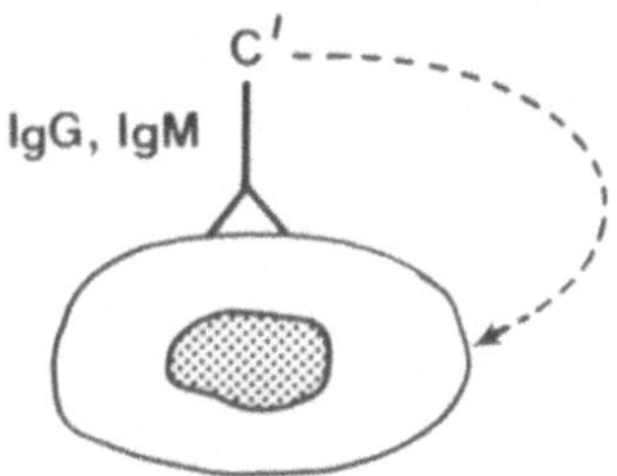

Abb. 3. Schematische Darstellung des Reaktionsablaufes bei der humoralen Allergie vom zytotoxischen Typ (nach S. Marghescu und H.H. Wolff [11])

Spezifische Phase. Immunglobuline der Klasse G und M bilden mit Zellmembran-Antigenen oder mit an der Zellmembran fixierten Antigenen einen Immunkomplex und binden Komplement (C'). Durch die Bindung an den Antigen-Antikörper-Komplex wird das Komplement aktiviert.

Unspezifische Phase. Das aktivierte Komplement schädigt die Zellmembran der betroffenen Zellen und führt ihre Zytolyse herbei. Je nach Zielzelle ist die klinische Manifestation unterschiedlich: Allergisch-hämolytische Anaemie, allergische Granulopenie bzw. Agranulozytose oder allergische Thrombopenie [16]. Letztere kann sich an der Haut als Purpura äußern.

Humorale Allergie vom Arthus-Typ (Abb. 4)

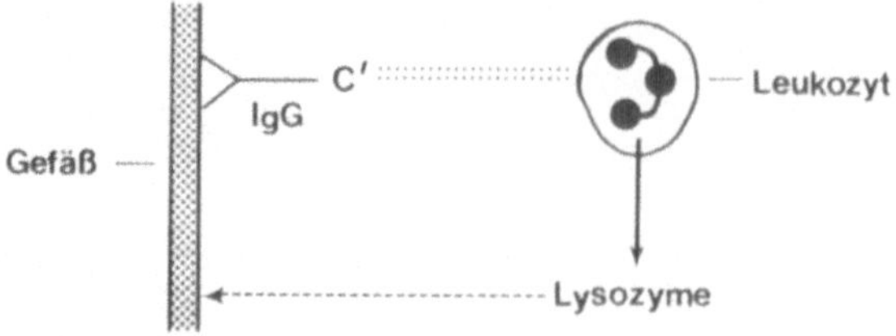

Abb. 4. Schematische Darstellung des Reaktionsablaufes bei der humoralen Allergie von Arthus-Typ (nach S. Marghescu und H.H. Wolff [11])

Spezifische Phase. Immunkomplexe aus Immunglobulinen der Klasse G, Antigen und Komplement lagern sich an die Gefäßwand. Das durch die Bindung aktivierte Komplement führt zu Leukotaxis und Leukozytoklasie. Dadurch werden lysosomale Enzyme (Lysozyme) aus den angelockten und zerfallenen Leukozyten frei, die in erster Linie als gefäßwirksame Mediatoren in Erscheinung treten.

Unspezifische Phase. Die Leukozyten-Lysozyme erweitern die betroffenen Gefäße und schädigen die Gefäßwand. Die Folgen sind Erythrozyten-Extravasate (hämorrhagische Knötchen, hämorrhagische Blasen) und Nekrose des vom geschädigten Gefäß versorgten Gebietes. An der Haut manifestiert sich die humorale Allergie vom Arthus-Typ in erster Linie unter dem klinischen Bild der Vasculitis allergica, der Periarteriitis nodosa und der Serumkrankheit [5, 13].

Zelluläre Allergie vom Ekzem-Typ (Abb. 5)

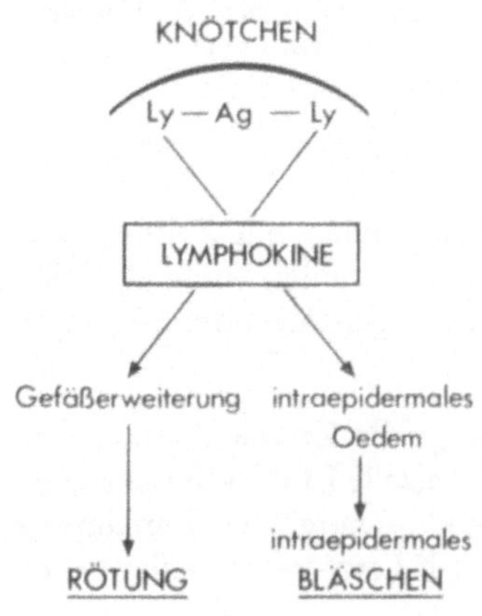

Abb. 5. Schematische Darstellung des Reaktionsablaufes bei der zellulären Allergie vom Ekzem-Typ (nach S. Marghescu und H.H. Wolff [11])

Spezifische Phase. T-Lymphozyten verbinden sich mit den in der Epidermis und Dermis lokalisierten Antigenen. Durch die umschriebene Zellansammlung entsteht ein Knötchen. Aus den T-Lymphozyten und anderen angelockten Zellen werden durch die spezifische Bindung Mediatoren frei, die zusammenfassend als Lymphokine bezeichnet werden. Es handelt sich hierbei um eine Reihe von Substanzen [1], die vielfach nur biologisch definiert sind. Ihre endgültige Zahl steht ebensowenig fest, wie die Frage, ob nicht mehrere Wirkungen vom gleichen Mediator vermittelt werden.

Unspezifische Phase. Die Lymphokine bewirken eine Gefäßerweiterung (Rötung) und führen zu einer schwammartigen (spongiotischen) Auflockerung der Epidermis, die sich bei maximaler Ausprägung klinisch als *intraepidermales* Bläschen oder Blase manifestiert. So ist das akute allergische Kontaktekzem morphologisch durch die Ansammlung von Zellen der spezifischen Phase (Knötchen) und durch die Lymphokin-Wirkung (Rötung, intraepidermales Bläschen) geprägt. Steht das Infiltrat in Vordergrund, erscheint das Ekzem mehr papulös; eine stark ausgeprägte Spongiose führt dagegen zum klinischen Bild eines mehr vesikulösen Ekzems. Fast bei jedem akuten Ekzem läßt sich dabei die typische Kombinationsmorphe in Form eines *Papulovesikels* nachweisen. Nur an den Handflächen und Fußsohlen erscheint durch die anatomischen und funktionellen Besonderheiten dieser Hautregion als typische Morphe ein *dyshidrosiformes Bläschen* [7].

Langer Bestand oder aufeinanderfolgende Rezidive bewirken eine morphologische Umgestaltung des Ekzems. Dies geschieht durch die Zunahme des Infiltrats in der Dermis und durch eine vermehrte Mitoserate der Keratinozyten mit beschleunigter Kinetik (Akanthose und Parakeratose). So sind für das chronische Kontaktekzem meist die Verdickung der Haut bei Vergröberung der Hautfelderung, also die *Lichenifikation*, und eine mehr oder weniger stark ausgeprägte Hyper-Parakeratose kennzeichnend. An den Handflächen und Fußsohlen steht die *Hyperkeratose* im Vordergrund des klinischen Erscheinungsbildes, die eine verminderte Dehnbarkeit der Haut bewirkt und so häufig durch *Rhagaden* gefurcht wird. Die übliche Bezeichnung tylotisch-rhagadiformes Ekzem ist allerdings nur eine morphologische Beschreibung einer mehr oder weniger identischen Reaktion der Haut an den Handflächen und Fußsohlen auf chronische Reize unterschiedlicher Natur, wie mechanische bzw. chemische Überbelastung und Entzündung allergischer oder mykotischer Natur [7].

Die wesentlichen klinischen Manifestationsformen der zellulären Allergie vom Ekzem-Typ sind das allergische Kontaktekzem, das photoallergische Kontaktekzem und das hämatogene Kontaktekzem.

Die wichtigsten Antigene des allergischen Kontaktekzems sind einfache chemische Substanzen des Alltags und des Berufslebens sowie an die Haut gebrachte Medikamente und Vehikelsubstanzen. Diese kleinmolekularen Substanzen sind allein nicht in der Lage, eine spezifische Antikörperbildung in Gang zu setzen (Halbantigene = Haptene). Erst nach Eingehen einer festen chemischen Verbindung mit einem körpereigenen Protein (Hapten-Protein-Konjugat) werden sie zum Vollantigen.

Beim photoallergischen Ekzem [4] bedürfen die Haptene noch zusätzlich der Lichtenergie, um zum Vollantigen zu werden. Hierbei ist neben dem Hautkontakt eine Belichtung der Substanz erforderlich, um eine Sensibilisierung einzuleiten bzw. bei bestehender Sensibilisierung eine Krankheitsmanifestation auszulösen.

Werden Haptene auf dem Blutweg der Haut zugeführt (epidermotrope Medikamente, „Streuung" von z.B. im Bereich eines Ulcus cruris resorbierten Antigenen), so kann sich die zellulär-allergische Reaktion an der Haut als „hämatogenes" Kontaktekzem manifestieren.

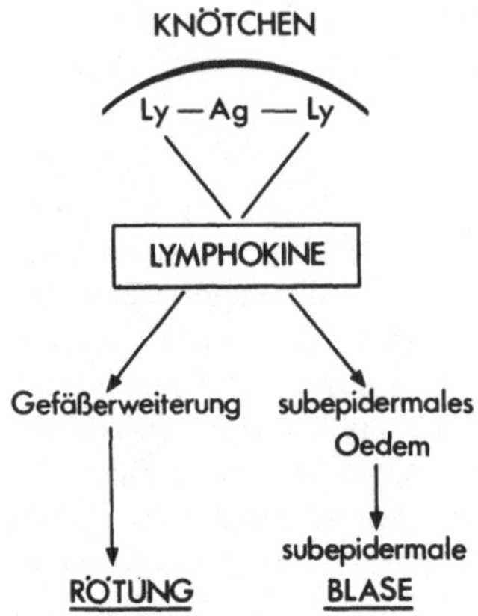

Abb. 6. Schematische Darstellung des Reaktionsablaufes bei der zellulären Allergie vom Tuberkulin-Typ (nach S. Marghescu und H.H. Wolff [11])

Spezifische Phase. T-Lymphozyten verbinden sich mit dem meist hämatogen herangeführten, vor allem perivaskulär in der Haut lokalisierten Antigen. Durch die umschriebene Ansammlung von T-Lymphozyten und anderen angelockten Zellen entsteht ein Knötchen. Die durch die spezifische Antigen-Antikörper-Reaktion freigesetzten Lymphokine sind vor allem gefäßwirksam.

Unspezifische Phase. Die vor allem perivaskulär freigesetzten Lymphokine erweitern die Gefäße; im Bereich der Zellansammlung erscheint die Haut rot (rotes Knötchen). Die aufgelockerten Gefäßwände werden durchlässiger; das Bindegewebe wird perivaskulär oedematös aufgelockert (oedematöse Papel). An Stellen maximalen Serumaustritts kann die Epidermis von der Dermis getrennt werden (subepidermale Blase). Bei stärkeren Gefäßwandschädigungen können die einzelnen Morphen durch Erythrozytendiapedese eine hämorrhagische Note erhalten. Die Morphologie des klinischen Krankheitsbildes wird von 3 Faktoren geprägt:
1. Die Zahl der betroffenen Gefäße.
2. Die Tiefenlokalisation der betroffenen Gefäße.
3. Die beherrschende Morphe: Infiltrat oder Oedem?
An Hand dieser Kriterien lassen sich die wichtigsten zellulär-allergischen Reaktionen vom Tuberkulin-Typ an der Haut wie folgt einteilen:
1. *Lokalisierte Formen:* Jeweils nur Einzelherde oder nur einige wenige Herde. Der pathologische Prozess spielt sich im wesentlichen in der oberen Dermishälfte ab. Hierzu zählen:
a) *Die lympho-histiozytäre Reaktion* [9] („Lymphocytic Infiltration" Jessner und Kanof): Infiltratbetont. Es entstehen hell- bis livid-rote, scharf begrenzte, bogig konfigurierte polsterartige infiltrierte Platten ohne epitheliale Beteiligung.
b) *Das fixe Arzneiexanthem:* Oedembetont. In der Mitte eines rot-violetten bis bräunlichen Fleches finden sich meist (subepidermale) Blasen.
2. *Generalisierte Formen.* Diese sind durch den disseminierten Aussaat zahlreicher Einzelelemente gekennzeichnet. Hierzu zählen:
a) *Das morbilli-, scarlatini- und rubeoliforme Arzneiexanthem* [8, 14], hervorgerufen durch ein geringes, perivaskulär orientiertes Infiltrat, durch Gefäßerweiterung und Oedem in der oberen Dermishälfte.

b) *Das Erythema exsudativum multiforme*, mit den typischen „kokardenförmigen"
Effloreszenzen durch eleviertes Erythem (Odem und Infiltrat) in der oberen Dermishälfte und durch zentrale subepidermale Blasen, manchmal mit hämorrhagischer Note.
c) *Das Erythema nodosum*, mit geröteten, „kontusiformen", tiefliegenden Knoten
durch Gefäßerweiterung und perivaskuläres Infiltrat in der tiefen Dermis und in der
Subkutis mit stärkeren Gefäßschäden. Obwohl der Pathomechanismus des Erythema
nodosum noch nicht restlos geklärt ist [12], wird heute am ehesten eine allergische
Genese angenommen, wobei neben der Zugehörigkeit zur Tuberkulin-Typ-Reaktion
auch eine Arthus-Typ-Reaktion als allergische Grundreaktion diskutiert wird [13].

*

Die Einteilung der allergischen Reaktionen in Grundtypen und die Zuordnung der
beobachteten klinischen Manifestationen allergischer Hautkrankheiten zu den einzelnen
Grundtypen sind von erheblicher wissenschaftlicher und praktischer Bedeutung.

In der vorliegenden Darstellung wurde der Versuch unternommen, klinische Beobachtung und Ergebnisse der immunologischen Forschung in Einklang zu bringen. Die
notwendige Vereinfachung und Schematisierung sollten aber nicht darüber hinweg-
täuschen, daß nicht alle Angaben unumstößlich abgesichert sind. Es ist der Forschung
von Morgen vorbehalten, heutige Auffassungen zu bestätigen, zu ergänzen oder zu
widerlegen.

Literatur

1. David, J.R., David R.R.: Cellular Hypersensitivity and Immunity. Inhibition of macrophage
   migration and the lymphocyte mediators. Progress Allergy 16, 300 Basel, Karger: (1972)
2. Fröland, S.S., Natvig, J.B.: Surface-bound immunoglobulin as a marker of B lymphocytes in
   man. Nature 234, 251 (1971)
3. Gell, P.B.H., Commbs, R.R.A.: Clinical Aspects of Immunology. 2nd Edit. Oxford and Edinburgh, Blackwell Scientific Publications (1968)
4. Jung, E.G.: Photoallergie. Z. Haut-Geschl. Kr. 47, 329-334 (1972)
5. Macher, E.: Immunologische Mechanismen der Allergie. Z. Haut-Geschl.Kr. 47, 307-318
   (1972)
6. Marghescu, S.: Grundlagen der Immunbiologie. Fortschr. prakt. Derm. Ven. 6, 245-254 (1970)
7. Marghescu, S.: Dyshidroforme und erythemato-keratotische Palmoplantarreaktionen. Fortschr. prakt. Derm. Ven. 7, 206-210 (1973)
8. Marghescu, S: Allergische Arzneimittelreaktionen an der Haut, Fortschr. Med. 91, 27-29
   (1973)
9. Marghescu, S.: Die retikulo-histiozytäre Reaktion der Haut auf Arzneimittel. Zschr. Immun.
   Forsch., Suppl. 1, 193-196 (1974)
10. Marghescu, S., Christophers E., Mayer, G.: Allergische Spätreaktionen der Haut: Die Rolle der
    Antigen-Histotopie. Hautarzt 27, 166-170 (1976)
11. Marghescu, S., Wolff, H.H.: Untersuchungsverfahren in Dermatologie und Venerologie.
    München, J.F. Bergmann-Verlag (1975)
12. Röckl, H., Metz, J.: Nodöse Erytheme. Fortschr. prakt. Derm. Ven. 7, 196-205 (1973)
13. Schöpf, E.: Allergie und Haut. Die Kapsel 33, 1496-1511 (1975)
14. Schulz, K.H.: Syndrome der Arzneimittelallergie. Z. Haut-Geschl.Kr. 47, 319-328 (1972)
15. Storck, H.: Allergie. Theorie und Praxis. Bern – Stuttgart – Wien, Verlag Hans Huber (1973)
16. Wohlenberg, H.: Klinische Aspekte medikamentenallergischer Blutzellschäden. Die Kapsel 33,
    1517-1526 (1975)

Hans Storck und Brunello Wüthrich

Allergie-Diagnostik (in vivo) bei allergischen Erkrankungen der Haut und innerer Organe

Seit Erkennung der Funktion des lymphatischen Systems in seiner Beziehung zu Knochenmark, Thymus, Leber, Milz und anderen Organen ist die Immunologie und Allergologie verständlicher geworden. Als Querschnittfach haben sich fast sämtliche medizinische Spezialitäten theoretisch und praktisch mit diesen Erkenntnissen zu befassen, so besonders auch wir Dermatologen. Der Segen der Immunität mit ihren willkommenen schützenden Funktionen wird stillschweigend akzeptiert, beunruhigt aber bei den Immundefekten und der unwillkommenen Transplantatabstoßung, die krankmachende allergische Reaktion beschäftigt den Arzt fast tagtäglich am Hautorgan mit den verschiedensten Exanthemen. Abstrahierungen der Forschung erlaubten sofort- oder frühreagierende Typen I, II, III mit humoralen Antikörpern und verzögert auftretende Typ IV-Reaktionen mit zellulären Vorgängen herauszukristallisieren. Aber wie in der Physik Masse immer noch Energie darstellt oder umgekehrt Energie immer noch Masse, begleiten sich auch bei der menschlichen Pathologie stets humorale und zelluläre Reaktionen gegenseitig, und stets ist noch etwas immunologisches dabei.

Durch das Immunsystem sind die Organe in Schutz und Krankheit miteinander verbunden. Auf das erste Schockorgan mit Eintrittspforte oder Bildung der Antigene, wie Haut, Respirationstrakt, Magen-Darm-Trakt oder Fokalinfekt folgt durch hämatogene Streuung das 2., 3. oder 4. Schockorgan wie Lungen, Haut, Leber, Darm, etc. Theoretisch kann nun jedes dieser Organe als Testobjekt gewählt werden, praktisch wird meist die Haut wegen der guten Zugänglichkeit vorgezogen. Dies tat als erster 1873 der englische Arzt Charles H. Blackley mit dem Skarifikationstest bei „hay fever or hay asthma" [7].

Praktisch sollte der Arzt folgendermaßen vorgehen (Tabelle 1):

Tabelle 1. Allergie in-vivo-Teste

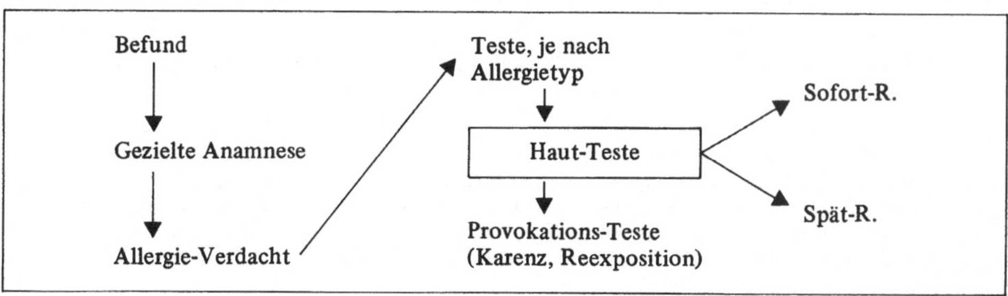

1. Begrüßung, Kontaktnahme, Betrachtung des Patienten.
2. Gezielte Anamnese, Abhängigkeiten der Krankheitserscheinungen und Erhebung des Befundes.
3. Wissen und Erfahrung, d.h., Erwägung des Allergie-Verdachtes.
   In welche Reaktionsgruppe könnten die Phänomene eingeordnet werden und durch welche Allergengruppen verursacht werden?
4. Auswahl der Haut- oder anderer Testmethoden und der zu prüfenden Allergengruppen, evtl. der Provokations-Teste.
5. Interpretation der Ergebnisse. Wenn möglich Elimination, evtl. Reexposition. Beurteilung der therapeutischen Konsequenzen.

Die Auswahl der Teste sollte vernünftig sein und den Patienten nicht durch die grosse Anzahl abschrecken oder gar schädigen. Bei humoralen Reaktionstypen und starker Sensibilisierung sind bei unvorsichtigem Vorgehen gefährliche Schockreaktionen zu erwarten.

Die Voraussetzung für die Durchführung von Hauttesten ist, daß die Haut sensibilisiert ist, daß das spezifische Antigen verfügbar ist und daß die Reaktionsfähigkeit der Haut intakt, d.h., medikamentös oder konstitutionell bzw. altersbedingt nicht herabgesetzt ist.

I. Humorale Reaktionstypen

A. Sofortreaktionen (Typ I, Reagine, IgE)

1. Hautteste
Mit dem vermuteten Allergen wird eine örtlich begrenzte allergische Hautreaktion (urtikarielle Quaddel) erzeugt, um eine spezifische, kutan-vaskuläre Sensibilisierung der die Haut sensibilisierenden Antikörper (in der Regel IgE) nachzuweisen.

Die Bedeutung der Sofort-Intrakutan-Reaktionen liegt bei Verdacht auf Typ I-Allergie in absteigender Häufigkeit: 1. Pollinosis, Rhinitis allergica, 2. Asthma bronchiale, 3. Arzneimittel (Penicillin, PPL, aber auch Analgetica, Pyrazolon-Derivate, etc., Achtung: falsch negative Reaktionen), 4. Urticaria, Quincke-Oedem. 5. Neurodermitis (Achtung: falsch negative Hautreaktionen wegen weißem Dermographismus). 6. Nahrungsmittelallergie (immer zu versuchen, auch wenn häufig falsch negative Reaktionen zu erwarten sind).

Die Allergene können beim Scratch-Test in nativem Zustande verwendet werden (z.B. Hausstaub, Mehle, Tierhaare, Pflanzenpollen, Medikamente).

Beim Prick- und Intrakutantest sind in der Regel käufliche Allergenextrakte notwendig, die in Prozent (Gewicht/Volumen) oder PNU (Protein-Nitrogen-Unit) bzw. Gesamtstickstoff-Einheiten standardisiert sind.

Methodisch soll immer zuerst der *Prick-* oder *Scratch*-Test, erst bei Negativität der *Intrakutantest* durchgeführt werden. Bei der Ausführung ist folgendes zu beachten:

a) Scratch- (Ritz-Skarifikations-)-Test: Nach Hautdesinfektion mit Nadel oder Impflanzette oberflächlich ritzen (CAVE: Blutaustritt wegen unspezifischer Reaktion oder Resorption des Allergens), dann Auftragen des nativen Materials, evtl. unter Anfeuchten mit NaCl oder eines Tropfens löslichen Extraktes. Ablesen nach 15-20 Minuten (Quaddel-Bildung, evtl. mit Pseudopodien, Reflexerythem).

Am Vortrag demonstrierte Beispiele: positiver Scratchtest mit Eigenhausstaub, mit Apfel (Kern, Fleisch), negative Reaktion auf käuflichen Apfel-Extrakt; positive Reaktion mit „Suparen"-Orange (synthetisches Labferment) bei Asthma eines Käsers; positive Reaktion auf Puppe, Falter und Kokon der Wachsmotte bei Patientin mit Asthma an Arbeitsplatz zur Prüfung von Regenerations-Substanzen an diesen Insekten; positiver Scratch-Test auf Mehlstaub bei Bäckerasthma; auf Bactrim bei Patient mit Urticaria nach Behandlung einer Cystitis.

Mit dieser Methode kann sich der Arzt, evtl. der Patient selbst, rasch orientieren, auch wenn keine Extrakte verfügbar sind (seltene Pollen. Gewürze, Früchte, spezielle Weine, Haustiere). Die einfachste, oft ans Wunder grenzende therapeutische Konsequenz ist die Allergen-Elimination.

b) Prick-(Stich)-Test, welcher in der Regel sterile Allergenlösungen voraussetzt. Zur Vorsicht, um unerwünschte Schockreaktionen zu vermeiden, immer zuerst Pricktest, und erst bei Negativität Intrakutantest.

c) Intrakutan-Test mit wässerigen, adaequat verdünnten Extrakten: Die verschiedensten Testserien und Spezialextrakte verschiedenster Firmen stehen heute zur Verfügung. Der Arzt sollte Erfahrung möglichst mit Extrakten einer Firma sammeln, um sich nicht durch zu häufige falsch negative oder falsch positive Reaktionen zu irren (CAVE: Erhöhte Gefahr einer anaphylaktischen Reaktion).

Ablesung der Teste nach 15-20 Minuten (Quaddel mit Pseudopodien, Reflexerythem, Bewertung: 0-++++.

Falsch positive Reaktionen sind zu erwarten bei obligat reizenden Stoffen, d.h., Histaminliberatoren (z.B. Codein-haltige Medikamente, Morphiate), falsch negative Reaktionen bei Patienten unter Antihistaminica oder Corticosteroiden. Daher 24 Stunden vor Testung keine Antihistaminica, oder nur kleindosierte Steroide erlaubt [14, 18].

Kontrollen: negative Reaktion mit Verdünnungsflüssigkeit (physiologische NaCl + Konservans, CAVE: Urticaria factitia), positive Reaktion mit Histamin 1:10.000 (z.B. falsch negative Reaktion bei Neurodermitis).

Gezielte Testung auf Grund der Anamnese. Keine ausgedehnte Routinereihe. Notfall-Set bereithalten: (Gummischlauch zum Unterbinden des getesteten Armes, Ampullen und injektionsbereite Spritzen für Corticoide, Antihistaminica, Adrenalin, wenn nötig Beatmungsbeutel und Infusionseinrichtung zur rechtzeitigen intravenösen Plazierung der Injektionsnadel bei Gefäßkollaps).

Bewertung der Hautproben: positive Hautteste nur hinweisend, Bestätigung der Aktualität durch Anamnese, Elimination, Reexposition. Negative Hautteste bei hinweisender Anamnese schließen Sensibilisierung nicht aus. Bei starker Sensibilisierung und Fettlöslichkeit des Allergens kann auch eine *Kontakt-Urticaria* auftreten, die durch den Reibe-Test nach Gronemeyer und Debelic [10] nachweisbar ist (Beispiel: Fabrikarbeiterin mit Kontakt-Urticaria auf Kaffeestaub).

d) Auf physikalische Reize läßt sich die abnorme Hautreagibilität, z.B. gegenüber Kälte mit dem Eistest *(Kälteurticaria),* d.h., Auflegen eines Eisstückes oder Halten der Arme unter den Kaltwasserhahn, bei *Urticaria factitia* läßt sich durch Reiben der übersteigerte Dermographismus leicht nachweisen. Bei *Anstrengungs-Urticaria* kleinfleckige Quaddeln nach Treppen- oder Bergsteigen, bei *Lichturticaria* Lichtexpositionen an Hautteststellen, zur exakten Analyse evtl. mit einem Monochromator, was allerdings eine teure Spezialeinrichtung darstellt.

2. Teste an Schleimhaut und Respirationstrakt
Positive Hautreaktionen vom Sofort-Typus sind nicht beweisend für die Reagibilität von Konjunktiven, Nasenschleimhaut, Bronchialtrakt. Zur Auslese der entscheidenden Allergene für Desensibilisierungs-Zwecke ist oft Sicherung durch experimentelle Exposition am Schockorgan erwünscht, ebenso bei Begutachtungsfragen. Verschiedene Möglichkeiten stehen zur Verfügung:

a) Ophthalmo- oder Konjunktival-Test: In den Bindehautsack des Probanden werden 1-2 Tropfen wässerige, antigenhaltige Extraktverdünnungen eingebracht, evtl. auch die Substanz in nativem Zustand (z.B. Pollen oder Mehl). 10-30 Minuten später läßt sich Injektion der Konjunktiven feststellen, im Ausstrich der Tränenflüssigkeit häufig zahlreiche eosinophile Zellen. (*Beispiel:* positive Konjunktival-Probe auf Katzenhaar-Extrakt).

b) Nasaltest: Das Antigen wird entweder in seiner natürlichen Form (z.B. Puder oder Staub) in die Nase geschnupft oder geblasen oder mittels Spray als Extrakt auf die Mucosa gestäubt oder mit getränkten Wattestäbchen eingebracht. Bei positivem Ausfall tritt meist während oder kurz nach der Exposition die klinische Symptomatik wie Nießreiz, Rhinorrhoe, Verlegung der Nasenatmung durch Schleimhautschwellung, evtl. Tränenfluß auf. Bei starker Sensibilisierung auch Kopfschmerz, Asthma bronchiale, bei Verschlucken sogar Magensymptome. Auch hier finden sich im Ausstrich massenhaft Eosinophile.

Neuerdings läßt sich die nasale Atemstoßkurve nach Rüdiger [16] registrieren, d.h., Minderung der Luftstrom-Geschwindigkeit durch oedematöse Durchtränkung und Schwellung der Nasenschleimhaut.
(*Beispiel:* Berufs-Rhinitis auf Holzstaub, Mehle, etc.)

c) Inhalativer Provokationstest (Bronchialtest): Wir führen diese inhalativen Provokationsteste auf der Allergiestation nach Debelic [8] mit einem trockenen Spirometer (Vitalograph) unter spirographischer Registrierung der Sekunden (FEV 1,0) und der Vitalkapazität (FVC) nach einem forcierten Exspirationsstoß durch. Der Provokationstest kann falsch positive Hautteste erweisen, ist gelegentlich auch positiv bei falsch negativen Hauttesten.

Zur Ermittlung der Ausgangswerte inhaliert der Patient zunächst 1 ml 0,9%-ige NaCl-Lösung mit 0,5 % Phenol. Die Lösung und der Allergenextrakt (1 ml) werden als Aerosol mittels Elektrokompressor (1-5 μ Tröpfchengröße) verabreicht. Die Anfangsdosierung des Allergens richtet sich nach dem Ausfall des Intrakutantestes und kann 10-mal konzentrierter sein als die Hautschwelle. Der Inhalationstest wird als positiv gewertet, wenn ein signifikanter Bronchospasmus auftritt, d.h., ein Abfall der Sekundenkapazität von mindestens 15-20 % der Ausgangswerte. Die Vitalkapazität und der Tiefenau-Versuch sind weniger entscheidend. Der antigen-induzierte Bronchospasmus wird durch Orciprenalin-Inhalation kupiert.

Beispiele: Positiver Expositionstest bei Asthmatiker, sensibilisiert auf Haut-positive Milben und Federn oder bei Asthmatiker mit falsch negativem Pollen-Hauttest.

d) Sublingualer Provokationstest nach Green [9]: Aus der Stammlösung (1:10) kommerzieller Nahrungsmittel-Extrakte werden Glyzerin-Verdünnungen zu 1:20, 1:100 und 1:500 hergestellt und in Tropffläschchen (Pipette) abgefüllt. Zur Provokation werden zunächst 3 Tropfen (= ca. 0,1 cc) der Verdünnung 1:500 sublingual gegeben. Treten innerhalb von 10 Minuten keine allergischen Lokal- oder Fernsymptome auf, dann werden 3 Tropfen der Verdünnung 1:100 bzw. bei Negativität 3 Tropfen der Verdünnung 1:20 verabreicht.

3. Perorale Expositionsteste bei Intoleranz
Bei häufig auftretenden Unverträglichkeiten auf Aspirin und Tartracingelb sind meist die Hautreaktionen negativ, weswegen zur Sicherung der Unverträglichkeit perorale Provokationsteste fraktioniert unter Beobachtung des Patienten in kleinen Dosen durchgeführt werden müssen. Diese Reaktionen beruhen nur selten auf allergischen Sensibilisierungen, sondern stellen Intoleranzen dar [11]. Salicylate, Tartracingelb und Benzoesäure zeigen häufig Kreuzreaktionen bei negativem Kutantest. Diese Substanzen kommen in Arznei- und Nahrungsmitteln vor, wobei besonders gefärbte Arzneimittel als Allergene wirken. Elimination gefärbter Arzneimittel und Salicylate sowie radikale Eliminationsdiät führen zum Verschwinden der Symptome.

Eliminationsdiät: Bei Azofarbstoff-, Salicylat- und Benzoat-freier Diät erlaubt: Brot, Getreide (ausser „Eier-Nudeln und -Spaghetti"), Reis, Kartoffeln (nicht Fertig-Kartoffelstock), Butter (nicht Margarine), Eier, Zucker, Milch und Rahm, frisches Fleisch, frischer Fisch, frisches Poulet, Pilze, Lattich, Salatöl; als Flüssigkeit: Brunnenwasser (Einzelheiten siehe Vortrag Röckl).

a) Die perorale Provokation mit Aspirin geschieht nüchtern, indem vorerst 1 mg in Kapsel abgefüllt verarbreicht werden, je 1 Stunde später steigernd auf 3, 10, 30, 100, 250, 500 mg.
(*Beispiel:* Urticaria nach Aspirin, verifiziert durch Schub nach 100 mg.)

b) Tartracingelb: Der perorale Provokationstest wird folgendermaßen durchgeführt: 10 mg Tartracin-Farbstoff wird in 100 ml H_2O gelöst (= 10 mg%-Lösung). Morgens nüchtern werden zuerst 5 ml gegeben, 1 Stunde später 10 ml, dann 20 ml, dann 50 ml, unter Beobachtung der klinischen Reaktion.
(*Beispiel:* chronische Urticaria auf Tartracingelb und Salicylate.)

c) Es können noch folgende weitere Provokationsproben bei Verdacht auf gastro-intestinale Allergie durchgeführt werden, die aber eher vom *Magen-Darm-Spezialisten* durchgeführt werden: Röntgen-Magen-Darm-Passage mit Kontrastmittel und Allergen nach Möckel, Röntgen-Magen-Darm-Passage mit Allergenverabreichung durch Duodenalsonde (nach Werner), intragastrale pH-Messung (nach Werner).

B. Verzögerte Reaktion Typ III (Arthus-Phänomen)

Bis zur Bildung der reaktionsauslösenden Antigen-Antikörper-Komplexe mit Komplementbindung und Leukotaxie vergehen 4-8 Stunden nach Antigen-Zufuhr. Der Intrakutantest muß deshalb nicht nur sofort, wie bei Typ I, oder nach 24-48 Stunden, wie bei Typ IV, abgelesen werden, sondern auch zwischenhinein nach 4-8 Stunden, was häufig vergessen wird oder für den Patienten unbequem sein kann.

Das Allergen wird intrakutan gespritzt wie bei der Tuberkulinprobe, aber schon nach einigen Stunden abgelesen. Mittels Biopsie und Immunfluoreszenz können evtl. die Antigen-Antikörper-Komplexe nachgewiesen werden. Mittels Immundiffusion nach Ouchterlony oder Überwanderungs-Elektrophorese lassen sich im Serum solcher Patienten präzipitierende Antikörper nachweisen.

Beispiel: Farmerlunge mit verzögerter Hautreaktion und Präzipitine auf Thermopolyspora-Antigen.

II. Zelluläre Reaktionstypen

C. Spätreaktion vom Tuberkulin- und Ekzem-Typ (Typ IV)

1. Intrakutantest, Typ Tuberkulinreaktion
Der spät reagierende Intrakutantest ist im allgemeinen adaequat zur Abklärung der Hautsensibilisierung gegenüber mikrobiellen Antigenen, und wird wegen des relativ langsam ablaufenden zellulären Geschehens erst nach 24-96 Stunden (Trichophytin, Epidermophytin, Tuberkulin, etc.) oder sogar erst nach Wochen (Lepromin) positiv. Ein positiver Test besagt lediglich, daß der Patient einmal auf das untersuchte bakterielle Antigen sensibilisiert wurde, nicht aber, daß das vorliegende Leiden auf diese Ursache zurückzuführen sei. Ein breites Mosaik von antigenen Substanzen von Mikroben und Viren kommt jeweils für die Reaktion in Frage, wie Proteine, Lipo-Proteine, wogegen andere mikrobielle Antigene wie die Polysaccharide eher den Sofort-Reaktions-Typus bevorzugen. Die Kutanreaktionen auf mikrobielle Antigene müssen äußerst vorsichtig und kritisch interpretiert werden und werden zur Diagnose von Infektionskrankheiten allmählich durch serologische in vitro-Methoden verdrängt.

Folgende von der WHO empfohlene Reihe von bakteriellen, mykotischen und viralen Antigenen wird im spätreagierenden Intrakutantest zur Abschätzung der zellulären Immunität benutzt, so vor Durchführung eines sog. Transfer-Factor-Programms: 1. Streptokinase/Streptodernase (= Varidase, Lederle 40:10 E), 2. PPD-Tuberkulin (Berna) 1:1000, 3. Monilia albicans (Stallergènes, Dermatophytin „O", 1:100), 4. Trichophytin (Stallergènes, 1:100), 5. Mumps (Lilly, 0,1 ml, unverdünnt), 6. Coccidioidin 0,1 ml, 1:100.

Ein Verdacht auf Zell-Immundefekt ist gerechtfertigt bei folgenden Krankheiten: Wiskott-Aldrich-Syndrom, Ataxia teleangiectatica, Neurodermitis disseminata, chronische Candidiasis, Sarkoidose, maligne Granulomatosen, Retikulosen und Leukosen.

Bei diesen Krankheiten ist die Spätreaktion auf die genannte Testreihe negativ oder vermindert positiv.

2. Epikutan-(Läppchen-, Patch-)Test

Zweck: Auslösung einer örtlich begrenzten ekzematösen Spätreaktion zum Nachweis einer *spezifischen* Sensibilisierung durch sensibilisierte Lymphozyten.

Indikation: Alle epidermalen Allergien, wie Kontaktekzeme, makulöse-erythematöse-ekzematöse Arzneimittelexantheme, allergische Stomatitis.

Allergene: Meist anorganische, kleinmolekulare Stoffe (Haptene = halb-Antigene), aber auch organische, großmolekulare Ekzematogene (z.B. mikrobielle Antigene).

Methodik: Richtige Testkonzentration, bei obligat toxischer Reaktion Bildung von scharf auf die Testproben begrenzter Rötung, evtl. Blasen und Ulzerationen.

Ausführung: Auf gesunder Haut meist des Rückens (Platz für größere Serien). Testlösung oder Testsubstanz wird auf ein sauberes, nicht imprägniertes Leinenläppchen gebracht (kreisrund oder quadratisch, Durchmesser 1 cm), mit 2 x 2 cm großen Cellophan- oder Plastikläppchen (= Impermeable) zur Erzeugung einer feuchten Kammer bedeckt und mit einem hautfreundlichen Heftpflaster (CAVE: Heftpflaster-Reizung) am Testort befestigt.

Verweildauer und Ablesen: 24-96 Stunden. Beurteilung von Rötung, Infiltration, Knötchen, Bläschen und Fläche. Bewertung: 0-++++.

Falsch positive Teste sind zu erwarten, wenn Testung auf ekzematöser oder geröteter Haut stattfindet, bei Heftpflasterreizung, bei Sensibilisierung auf Lösungsmittel, Salbengrundlagen, Plastik, Impermeable, Heftpflaster oder bei zu starker Testkonzentration.

Falsch negative Teste sind zu erwarten, wenn die Testung unter Steroiden und Immunsuppressiva vorgenommen wird.

Heute werden von Firmen Testläppchen mit und ohne Substanz-Verdünnungen für Testserien geliefert, welche auch dem Praktiker auf einfache Weise die Epikutantestung ermöglichen. (Einzelheiten siehe Vortrag Bandmann.)

Für einzelne Situationen empfehlen sich modifizierte Epikutanproben, nämlich

a) offene Epikutantestung (z.B. Jod- und Merfen-Anstrich),

b) Abrißmethode (z.B. großmolekulare Ekzematogene, wie mikrobielle Stoffe),

c) Kombinierte Scratch-Epikutanprobe (ebenfalls bei großmolekularen Ekzematogenen),

d) Benetzungsprobe („Pflotsch" nach Burckhardt) bei Berufssituationen, zur Nachahmung des berufsmäßigen Kontaktes. Am Oberarm wird mit einem Stift ein Ring von ca. 5 cm Durchmesser aufgezeichnet. Dieses Feld wird mit der zu testenden Substanz mittels eines Wattestäbchens benetzt. Dieser Vorgang wird alle 30 Sekunden wiederholt, total 20-60 mal. Bei positivem Ausfall entsteht innerhalb von 24 Stunden an der Benetzungsstelle ein umschriebenes Ekzem.

e) Infrafokale Epikutanprobe: Diese empfiehlt sich bei stets am gleichen Ort auftretenden Ekzemen oder Exanthemen vom Spätreaktionstyp, z.B. beim fixen Arzneimittel-Exanthem. Die Probe darf aber nur auf abgeheilter Haut durchgeführt werden.

f) Hautfenster-Methode (Rebuck) [15, 19]: Das Hautfenster wird in der Regel an gesunder Haut der Volarseite des Unterarmes angelegt. Nach Alkoholdesinfektion wird mit einem sterilen Skalpell eine kleine Fläche vom superfiziellen Epithel abgeschabt, ohne daß es zu einer makroskopischen Blutung kommt. Die Wunde wird mit einem sterilen Deckglas bzw. Objektträger bedeckt und durch einen Druckverband angepreßt. An einer Kontrollstelle wird 1 Tropfen von 1/10 ml physiologischer Kochsalzlösung untergebracht, an den Teststellen die entsprechend verdünnten

Allergene. Die Deckgläser bzw. die Objektträger werden in steigenden Zeitintervallen nach 2-48 Stunden gewechselt. Die auf die Plättchen ausgewanderten Zellen werden nach Lufttrocknung nach Pappenheim gefärbt, wobei neutrophile Granulozyten, Lymphozyten, Monozyten, Eosinophile und Basophile unterschieden werden.

Bei Allergien vom Soforttyp ist frühzeitig, d.h., von der zweiten Stunde der Allergenauflage ab, eine markante Hautfenster-Eosinophilie zu beobachten, bei Kontaktekzematikern zeigt sich nach 24-48 Stunden eine Häufung von lympho-monozytären Zellen (Piroth, Wolf-Jürgensen und Wilken-Jensen). Die Rebuck'sche Untersuchungsmethode hat sich trotz ihrer relativ präzisen zytologischen Ergebnisse wegen der methodisch bedingten, nicht unerheblichen Beeinträchtigung der Probanden in der diagnostischen Routine nicht durchsetzen können (Werner).

3. Photoallergische Reaktionen

Die *belichtete Läppchenprobe* wird angewendet zur Erkennung phototoxischer oder photoallergischer Reaktionen. Die Läppchenprobe wird vor und nach Belichtung durch Sonne oder künstliche Strahlenquelle abgelesen. Es empfiehlt sich, die vermuteten Photoallergene in einer doppelt angelegten Läppchenprobenreihe zu prüfen und davon nur eine zu belichten, um sichere Vergleiche mit den unbelichteten Proben zu bekommen.

4. Alkaliresistenz-Prüfung nach Burckhardt

Diese spiegelt nicht eine eigentliche allergische Reaktion, hat sich aber zur Abklärung und Prophylaxe von Berufsdermatosen bewährt. Patienten mit erhöhter Reizbarkeit gegenüber Alkali neigen zu Alkalischäden, z.B. durch Seifen oder Zemente.

Als Ingredienzien werden 1/2 n NaOH-Lösung benötigt, eine Tropfpipette und 3 Glas- oder Plexiglas-Blöcke.

Ausführung der Prüfung: 3 Felder von 2 x 4 cm werden vertikal untereinander auf der gesunden Unterarm-Beugeseite markiert. Auf jedes Feld wird je 1 Tropfen der NaOH-Lösung aufgetragen, dann die Felder mit je einem Plexiglasblock bedeckt. Nach 10 Minuten wird auf dem 2. und 3., nach 20 Minuten nur noch auf dem 3. Feld je 1 Tropfen Lösung unter Plexiglas aufgetragen. Nach 30 Minuten wird auch der 3. Plexiglasblock entfernt. Die Reaktion wird sofort und nach 30 Minuten abgelesen.

Auswertung: Keine Reaktion = erhöhte Resistenz, Rötung, Knötchen oder Bläschen nur am 3. Feld, d.h., nach 30 Minuten, bedeutet normale Empfindlichkeit, Reaktionen auch am 1. und 2. Feld, d.h., bereits nach 10 bzw. 20 Minuten, bedeutet verminderte Alkali-Resistenz.

III. Andere in vivo-Teste

d.h., Teste, bei welchen spezielle Parameter bei Ablauf einer anaphylaktischen Reaktion ausgewertet werden.

Es sind dies: der leukopenische Index (Vaughan), der Abfall der Basophilen (Shelley), der Monozyten-Anstieg (Nitzschner) [13], die Pulskontrolle (Coca), die Blutviskosität (Völker, Storck).

Wir haben an der Zürcher Klinik einige der genannten Teste entweder nicht durchgeführt, weil sie sich in Vorversuchen nicht als spezifisch erwiesen (z.B. leukopenischer Index), oder sie wieder verlassen, weil es nicht stets reproduzierende Resultate gab (Pulskontrolle nach Coca), oder weil apparative Schwierigkeiten auftraten (Blutviskosität).

Hingegen sind wir beim *thrombopenischen Index* verblieben, besonders bei der Aufklärung von Arzneimittel- und Nahrungsmittel-Allergien, wo häufig Hautteste versagen. Die Methode hat den Nachteil der notwendigen Exposition (Schockgefahr) und des relativ großen Aufwandes der Laborantin.

Der Thrombozytopenie-Test (TT) wird nach der ursprünglich gegebenen Anordnung [17] durchgeführt. Die Patienten werden morgens nüchtern einbestellt, es wird eine Thrombozytenzählung im peripheren Blut vorgenommen und die zu testende Substanz (Medikamente 1/4-1 Tablette der handelsüblichen Präparate oder eine entsprechende Menge Reinsubstanz bzw. eine kleine Menge nativer Nahrungsmittel, z.B. 1/2 Glas Milch, 1/2 Scheibe Brot, 1 Stück Käse) peroral verabreicht. Anschließend erfolgt, bei Ruhelage des Patienten, ohne körperliche Anstrengung und ohne Nahrungsaufnahme, die Thrombozytenzählung 30, 60 und 90 Minuten, evtl. später, nach Allergengabe. Der Test wird als positiv bewertet, wenn der Abfall der Thrombozyten im Vergleich zum Ausgangswert 20 % oder mehr beträgt.

Unsere Ergebnisse von 125 TT bei 94 Patienten mit Verdacht auf Arzneimittel-Exantheme [20] bzw. von 100 TT mit Nahrungsmitteln bei 73 Patienten mit Verdacht auf Nahrungsmittel-Allergie [12] sind in der Tabelle 2 aufgeführt. Daraus ist zu entneh-

Tabelle 2. Ergebnisse des Thrombozytopenietests

a) Ergebnisse von 125 Thrombozytopenietests bei 94 Patienten mit Verdacht auf Arzneimittelexanthem

Anzahl Tests		Richtig	Wahrscheinlich richtig	Falsch negativ	Ungeklärt	Aufflamm-phänomen
Positiv	47	18	20	–	9	4
Negativ	78	43	17	6	12	3
Total	125(100%)	61 (48,8±4,5%)[a]	37 (29,6±4,1%)[a]	6 (4,8±1,9%)	21 (16,8±2,3%)	7 (5,6%)

[a] In 78,4±3,6% der Fälle sicher oder wahrscheinlich richtig

b) Ergebnisse von 100 Thrombozytopenietests bei 73 Patienten mit Verdacht auf Nahrungsmittelallergie

Anzahl Tests		Sicher richtig	Wahrscheinlich richtig	Sicher falsch	Wahrscheinlich falsch	ungeklärt
Positiv	38	17	18	0	2	1
Negativ	62	16	34	3	5	4
Total	100 (100%)	33 (33±4,7%)[b]	52 (52±5%)[b]	3 (3±1,7%)	7 (7±2,5%)	5 (5±2,1%)

[b] In 85±3,5% der Fälle sicher oder wahrscheinlich richtig

men, daß der TT in 78,4 % bzw. in 85 % der Fälle eine sichere oder sehr wahrscheinliche Stellungnahme bezüglich des Vorhandenseins bzw. Nichtvorhandenseins einer Arzneimittel-Allergie bzw. einer Nahrungsmittel-Allergie auf das geprüfte Allergen erlaubte. Sicher falsch negative Ergebnisse des TT kamen in 8,4 % bei Arzneimittel-Allergie bzw. in 3 % der Fälle bei Nahrungsmittel-Allergie vor. Ein Aufflamm-Phänomen unter der Testung trat mit 5,6 % bei Testung mit Arzneimitteln und in 18 % bei Testung mit Nahrungsmitteln auf.

IV. Schlußfolgerung

Durch den Fortschritt der Medizin, wie Entwicklung der Antibiotika, Glucocorticoide, Antihistaminica, Cytostatica haben wir enorme Möglichkeiten erhalten, Krankheitssymptome zu unterdrücken, evtl. sogar zu heilen, aber wir haben vielleicht verlernt, biologisch zu sehen, zu denken und zu handeln. Durch Nichtbeachtung von Nebenwirkungen werden wir oft gefährliche Menschen. In gesunden und kranken Tagen ist in uns stets ein Quotient immunologischen, vielleicht auch allergischen Geschehens wirksam. Unsere Ausführungen sollen dem Arzt die Möglichkeit in die Hand geben, Vermutungen in dieser Richtung zu bestätigen, um eine eventuelle Therapie gezielter und wirksamer zu gestalten. Erfahrung und Kenntnis erlauben, die richtigen Methoden auszuwählen, wie ein guter Organist die richtigen Register der Orgel zieht. Am idealsten wäre stets Elimination des schädigenden Agens, das aber erkannt werden muß, was leider oft nicht möglich ist. Auch bei größter Erfahrung und Bemühung treffen wir nicht immer ins Schwarze.

Literatur

A. Übersichtsarbeiten

1. Bandmann, H.J., Dohn, W.: Die Epicutantestung. München: J.F. Bergmann 1967
2. Bandmann, H.J., Fregert, S.: Epicutantestung – Einführung in die Praxis. Berlin: Springer 1973
3. Burckhardt, W.: Funktionsprüfungen der Haut. In: H.A. Gottron u. W. Schönfeld: Dermatologie und Venerologie. Vol. 1/I. Stuttgart: Thieme 1961
4. Hansen, K., Werner, M.: Lehrbuch der klinischen Allergie. Stuttgart: Thieme 1967
5. Storck, H.: Allergie, Theorie und Praxis. Bern: Huber 1973
6. Werner, M., Ruppert, V.: Praktische Allergiediagnostik – Methoden des direkten Allergennachweises. Stuttgart: Thieme 1974

B. Einzelarbeiten

7. Blackley, C.H.: Experimental researches on the causes and nature of catarrhus aestivus (hay fever or hay asthma). London 1873. Faksimiledruck, London: Dawson 1959
8. Debelic, M.: Ein einfacher und registrierbarer inhalativer Provokationstest. Acta allerg. 23, 103-123 (1968)
9. Green, M.: Sublingual provocative testing for foods and FD & C dyes. Ann. Allergy 33, 274-281 (1974)
10. Gronemeyer, W., Debelic, M.: Der sogenannte Reibtest, seine Anwendung und klinische Bedeutung. Dermatologica (Basel) 134, 208-218 (1967)
11. Juhlin, L., Michaelsson, G., Zetterström, O.: Urticaria and asthma induced by food-and-drug additives in patients with aspirin hypersensitivity. J. Allergy. clin. Immunol. 50, 92-98 (1972)
12. Much, Th., Wüthrich, B.: Erfahrungen mit dem Thrombozytopenietest in der spezifischen Diagnostik der Nahrungsmittelallergie. (im Druck)
13. Nitzschner, H.: Monozytenanstieg als Zeichen cutan-vasculärer Intoleranzreaktionen. Hautarzt 21, 416-418 (1970)
14. Nyfors, A.: The influence of corticosteroids on the allergic skin wheal reaction and the delayed-type reaction (Mantoux). Acta allerg. 25, 53-62 (1970)
15. Piroth, M.: Vergleich der Zellauswanderung im Rebuck-Test bei Gesunden und bei Kontaktekzematikern vor und während der epicutanen Läppchentestung. Hautarzt 23, 75-78 (1972)
16. Rüdiger, W.: Die nasale Atemstoßmessung bei Antigenprovokation der Rhinopathia allergica. Acrh. klin. exp. Ohr- Nas.- u. Kehlk.-Heilk. 176, 2-445-450 (1960)
17. Storck, H., Hoigné, R., Koller, F.: Thrombocytes in allergic reactions. Int. Arch. Allergy 6, 372-384 (1955)
18. Wodniansky, P., Wohlzogen, F.X.: Der Einfluß kurzzeitiger Antihistamin-Applikationen auf den Pollen-Prick-Test. Hautarzt 20, 515-518 (1969)
19. Wolf-Jürgensen, P., Wilken-Jensen, K.: Die Diagnostik der Arzneimittelallergie durch Hautfenster. Z. Immunforsch., Suppl. Bd. 1, 246-246. Stuttgart: Gustav Fischer 1974
20. Wüthrich, B., Clasen I.: Zur Aussagekraft des Thrombozytopenietestes in der spezifischen Diagnostik der Arzneimittelallergie, insbesondere des Arzneimittelexanthems. Schweiz. med. Wschr. 106, 789-794 (1976)

Alain L. de Weck

Allergieteste (in vitro)*

Es kann nicht die Rede davon sein, im Rahmen der zur Verfügung stehenden Zeit, ein vollständiges Bild der heutigen Möglichkeiten der Allergiediagnose *in vitro* darzustellen. Statt eine lange Liste immunologischer Teste vorzubringen, möchte ich mich eher auf einige konkrete Fragen beschränken, die für den Allergologen, den Dermatologen und den Allgemeinmediziner von täglicher praktischer Bedeutung sind. In den letzten 10 Jahren haben sich unsere Möglichkeiten, durch immunologische Teste *in vitro* eine Allergiediagnose zu stellen, wesentlich erweitert. Immerhin bestehen noch zwischen theoretischen Möglichkeiten und der alltäglichen Praxis erhebliche Lücken.

Die Möglichkeit, durch verschiedene Teste *in vitro* eine Allergiediagnose zu stellen, hat mehrere prinzipielle Vorteile:
1. Keine Gefährdung und minimale Unannehmlichkeiten für den Patienten.
2. Objektive, reproduzierbare Erfassung der Sensibilisierung.
3. Quantitative Erfassung der immunologischen Parameter.
4. Eventuell „Ferndiagnose" der Allergie, ohne direkte Beteiligung des Patienten (dies bleibt allerdings z.Zt. noch eine Illusion!).

Eine Allergietestung *in vitro* bringt allerdings auch Nachteile mit sich:

1. Die Zahl und Komplexität der immunologischen Teste, die notwendig sind, um die verschiedenen klinischen Formen der Allergie zu erfassen, sollten nicht unterschätzt werden. Es gibt keinen „Universalallergietest" und es wird ihn nie geben.

2. Die Empfindlichkeit der z.Zt. zur Verfügung stehenden Teste ist häufig ungenügend und gestattet keine zuverlässigen Aussagen.

3. Mit den meisten Testen messen wir lediglich immunologische Parameter, die über Vorhandensein und Grad einer Sensibilisierung Auskunft geben, nicht aber über die klinische Relevanz dieser festgestellten Sensibilisierung. Anders, die klinische Beurteilung durch einen erfahrenen Arzt, der einen guten Menschenverstand besitzt, die erforderliche Kooperation des Patienten, die Durchführung zusätzlicher Untersuchungen *in vivo* (z.B. Provokationsteste) kann nicht so schnell durch eine hochgezüchtete Technologie ersetzt werden. Immunologische Teste sind eine wertvolle Hilfe zur Diagnose, aber sie können bei der Allergie nicht zur Diagnose werden.

4. Von diesen Gesichtspunkten aus sollte man auch die wirtschaftlichen Konsequenzen einer eingehenden Allergiediagnose *in vitro* nicht außer Acht lassen. Während in zahlreichen Allergiefällen immunologische Untersuchungen *in vitro* eine wertvolle Hilfe darstellen und sogar vom wirtschaftlichen Standpunkt aus gerechtfertigt sind (z.B.

*Diese Arbeit wurde teilweise vom Schweizerischen Nationalfonds zur Förderung der wissenschaftlichen Forschung unterstützt (Nr. 3.468.75).

in der Vermeidung unnötiger Desensibilisierungskuren), besteht kein Zweifel, daß man auch leicht übertreiben kann. Die systematische Bestimmung von Gesamt-IgE und spezifischem IgE (RAST) beim klassischen Heuschnupfen oder die systematische Abklärung sämtlicher Patienten mit Verdacht auf Arzneimittelallergie mittels Lymphozytenkulturen würde ich z.Zt. als unverantwortliche Übertreibung bezeichnen.

Bei der Allergiediagnose stellen sich die Fragen meistens in einer bestimmten Reihenfolge, nämlich:

a) *ob* eine allergische Sensibilisierung überhaupt besteht?

b) *welcher Art*, z.B. humorale (IgE bzw. IgG, IgM) oder zelluläre Überempfindlichkeit?

c) *welcher Spezifität?*

Die folgenden Teste sollten helfen, diese Fragen zu beantworten.

1. IgE-bedingte allergische Reaktionen

Die Entdeckung des Immunoglobulin E als hauptverantwortlich für allergische Manifestationen vom anaphylaktischen Typ [17, 18] hat den Weg zur Entwicklung einer Reihe von äußerst wertvollen *in vitro* Testen eröffnet. Diese Teste haben nicht nur zu unserem pathophysiologischen Verständnis von Asthma, Heuschnupfen, Urtikaria usw. beigetragen, sie haben auch zunehmend diagnostischen Wert errungen. Trotzdem sollte nicht vergessen werden, daß alte bewährte Untersuchungen, wie die Bestimmung der Blut- bzw. Sekreteosinophilie nach Allergenexponierung, ihren vollen Wert behalten haben.

1.1. IgE-Gesamtbestimmung

Technik der Bestimmung von IgE im Blut, Normwerte und Fehlerquellen sind eingehend besprochen worden [35]. Die IgE-Gesamtbestimmung gehört in vielen Allergielaboratorien zur Routine und ist nicht mehr wegzudenken. Dagegen muß man sich fragen, welches die Indikationen einer solchen Bestimmung sind. Die in unserer Poliklinik verwendeten Indikationen sind in Tabelle 1 dargelegt: dementsprechend wird

Tabelle 1. Indikationen für IgE Gesamtbestimmung (RAST)

1. Allergiediagnose bei Säuglingen und Kindern.
2. „Allergische" Symptome unklarer Aetiologie.
   a) Asthma ohne überzeugende allergische Aetiologie (?)
   b) Rhinitis ohne überzeugende allergische Aetiologie (?)
   c) Chronisch-rezidivierende Urtikaria.
   d) Erworbenes Quincke-Oedem.
   e) Unklare „allergische" Symptome des Magen-Darmtraktes.
3. Differentialdiagnose konstitutionelles Ekzem („atopic dermatitis").
4. Differentialdiagnose Arzneimittelallergie (nur frische Fälle, nur Nicht-Atopiker).
5. Verdacht auf Aspergillose.
6. Verdacht auf Parasitosen (Ascaridiose, Trichinose, Filariose, usw.).
7. Immunmangelsyndrome, besonders T-Zell Defekte.
8. Syndrome mit erhöhtem IgE (Wiskott-Aldrich, chronic acral dermatitis).
9. Eventuell Nachkontrolle bei der Desensibilisierungstherapie.

nicht systematisch für jeden uns zugewiesenen Patienten eine IgE-Bestimmung verlangt. Zahlreiche Autoren haben über IgE-Werte bei verschiedenen allergischen Krankheiten referiert [7, 19, 19]. Kann die IgE-Bestimmung helfen, besonders in anamnestisch unklaren Fällen eine Allergiediagnose zu stellen? Die konkrete Antwort ist ein bedingtes Ja. Je mehr allergische Symptome der Patient besitzt, z.B. Asthma *und* Rhinitis, Asthma *und* Urtikaria, Asthma *und* gastrointestinale Allergie, desto mehr besteht die Chance, einen erhöhten IgE-Blutspiegel zu finden. Das gleiche gilt für die Hautteste: je mehr positive Hautteste, desto größer die Wahrscheinlichkeit eines erhöhten IgE-Blutspiegels. Eine echte Allergie ist aber auch relativ häufig ohne erhöhten IgE anzutreffen. Dabei wird es selbstverständlich kritisch, wo die normale Grenze gelegt wird: wird sie hoch gelegt, haben eine Anzahl von Allergikern normale IgE-Werte [1]; wird sie tief gelegt, haben eine Anzahl von Nicht-Allergikern zu hohe Werte [24]. Deswegen gilt für uns folgende praktische Faustregel: Ein Normalbefund, d.h., unter 300 U./ml für Erwachsene, schließt eine IgE-bedingte Allergie nicht aus. Erhöhte IgE-Werte dagegen zwingen uns, eine eingehende allergologische Abklärung durchzuführen, d.h., bis zur Entdeckung der verantwortlichen Allergene bzw. bis zur Ausschließung einer unterliegenden Parasitose.

1.2. Spezifische IgE-Bestimmung (RAST)

Die Entwicklung des RAST-Testes stellt für die allergologische Forschung einen äusserst wertvollen Fortschritt dar; es fragt sich aber, ob eine gleiche Beurteilung dieses Testes für die allergologische Praxis gerechtfertigt ist. Um die Diagnose einer spezifischen Allergie vom IgE-Typ zu stellen, war man bis jetzt auf Hautteste oder Provokationsteste angewiesen; beide haben ihre Fehlerquellen. Eine Literatur-Übersicht zeigt, daß Resultate der RAST-Teste eine durchschnittlich hohe Korrelation sowohl mit Provokationstesten (83 %, 2272 Patienten) als auch mit Hauttesten (80 %, 944 Patienten) aufweisen. Diese Korrelation scheint besser für negative als für positive Teste zu sein. Sie schwankt auch von Allergen zu Allergen und erreicht sehr hohe Werte, je reiner die entsprechenden Allergene sind [2]. Diese hohen Korrelationen und die Tatsache, daß schwache bis positive Hautteste häufig mit einem negativen Provokationstest einhergehen [7], haben skandinavische Autoren zum Vorschlag verleitet, den RAST-Test als primäres Diagnosemittel bei der IgE-bedingten Allergie zu betrachten [3]. Hautteste und Provokationsteste würden dann lediglich als Reservemittel bei unklaren Fällen beibehalten werden. Dieser Vorschlag hat sich bis jetzt in den meisten allergologischen Zentren der Welt nicht durchgesetzt. Als Gründe dafür stehen bestimmte praktische und wirtschaftliche Überlegungen: obwohl der RAST-Test an und für sich relativ einfach durchzuführen ist, stellt er doch relativ hohe apparative und personaltechnische Anforderungen. Ferner ist die allergologische Abklärung durch RAST z.Zt. noch unvollständig und ziemlich teuer. Eine weitere Schwäche des RAST-Testes steckt in der Natur selbst dieses Testes: es wird ein Überschuß von zirkulierenden IgE-Antikörpern gemessen und nicht die für die allergische Krankheit bestimmenden, im Schockorgan an den Mastzellen haftenden IgE-Antikörper. Deswegen sind zwei an und für sich vorsehbare Tatsachen mit zunehmender Verwendung des RAST-Testes in der Praxis klar zum Vorschein gekommen:

a) bei Patienten mit tief- bis mittelgradiger Allergie ist oft der RAST-Test negativ, obwohl klinische Resultate und positive Hautteste deutlich eine Allergie anzeigen. Bei Patienten mit hochgradiger Allergie dagegen ist die Korrelation zwischen Klinik, Hauttest und RAST meistens ausgezeichnet.

b) die Korrelation zwischen RAST und Hauttesten bleibt gut, solange Allergene betrachtet werden, gegenüber welchen eine wiederholte Exponierung stattfindet (z.B. Pollen, Haustiere, usw.). Sowohl bei der Pollenallergie [38] als auch nach allergischen Penicillinreaktionen [32, 36] ist es aber deutlich gezeigt worden, daß nach der letzten Allergenexponierung der entsprechende IgE-Blutspiegel relativ schnell abnimmt, während Hautteste viel länger positiv bleiben. Dieser Unterschied beruht wahrscheinlich teilweise auf der unterschiedlichen Halbwertzeit des im Gewebe fixierten IgE gegenüber dem freien IgE im Blut [34]. Die praktische Schlußfolgerung ist, daß man in Fällen von vermutlicher Allergie gegenüber Allergenen wie Insekten oder Penicillin, sich auf einen negativen RAST-Test nicht berufen darf, falls die letzte allergische Reaktion länger als einige Monate zurückliegt.

Aus diesen Gründen betrachten wir den RAST-Test, mindestens bei Erwachsenen, nicht als primären, sondern als sekundären Allergietest, der erst bei unklaren Fällen eingesetzt wird, d.h., wenn eine Diskrepanz zwischen klinischen Resultaten und Hauttesten besteht. Andererseits kann der RAST-Test mit Vorteil als primärer Test bei Säuglingen und Kleinkindern, wie auch bei Patienten, bei denen Hautteste unmöglich, schwierig oder besonders gefährlich erscheinen (Tabelle 2), angewendet werden. Der RAST-Test findet auch sehr wertvolle Anwendungen in der allergologischen Forschung (z.B. Weiterverfolgung bei Desensibilisierungskuren) und bei Standardisierung von Allergenextrakten.

Tabelle 2. Indikationen für RAST-Test

Hauttest nicht möglich, bzw. schwierig	— Urticaria factitia, Dermographismus
	— ausgedehnte Hautläsionen
	— Kleinkinder und Säuglinge
	— Patienten mit hoher langfristiger Steroid- oder antiphlogistischer Therapie, die nicht abgesetzt werden kann
Hauttest gefährlich, bzw. von zweifelhaftem diagnostischem Wert	— Patienten mit hochgradiger Anaphylaxie (z.B. Insektenallergie)
	— Nahrungsmittelallergie
Diskrepanz zwischen Hauttest und Klinik	
Erfassung des Überempfindlichkeitsgrades (fragwürdig):	
	— Provokationstest nicht durchführbar (100 % Korrelation bei hohen RAST-Score)
	— Weiterverfolgung der Desensibilisierungstherapie (kombiniert mit IgG Bestimmung)

1.3. Histaminfreisetzung aus aktiv bzw. passiv sensibilisierten Leukozyten

Um eine IgE-bedingte allergische Überempfindlichkeit festzustellen, wäre es eigentlich logischer, die Effektorzellen, die Entzündungsmediatoren (z.B. Histamin, SRS-A) freizusetzen, direkt zu testen, anstatt freie IgE-Antikörper im Serum zu bestimmen. Da sensibilisierte Mastzellen im Gewebe (mit Ausnahme der gehackten Lunge) kaum erhältlich sind, werden IgE-beladene Blutbasophilen geprüft. Das Phänomen der Histaminfreisetzung nach Zugabe von Allergenen an Leukozytensuspensionen von allergischen Patienten ist seit Jahrzehnten bekannt. Obwohl diese Versuchsanordnung in den letzten Jahren bei der Allergieforschung eine wesentliche Rolle gespielt hat, wurde die Histaminfreisetzung praktisch nie als Routine-Diagnosemethode verwendet. Dies liegt vorwiegend an der relativ umständlichen Technik der Histaminbestimmung. Obwohl fluorometrische [29] oder radiobiochemische [4] Methoden die früheren biologischen Bestimmungsmethoden weitgehend ersetzt hatten, blieb der Laboraufwand, um Histamin im Gebiet von 0,1-10 μg/ml zu messen, erheblich. Dagegen verspricht die Entwicklung einer automatisierten Bestimmungsmethode, die es erlaubt, Histaminfreisetzung auch im Vollblut zu bestimmen, einen neuen Weg für die Allergiediagnose zu eröffnen [29]. Obwohl Resultate bisher von einer einzigen Gruppe veröffentlicht worden sind [30], wird z.Zt. die Benützung des Autoanalysators für die praktische Allergiediagnose in verschiedenen Allergiezentren untersucht.

112

1.4. Degranulation der Blutbasophilen

Die Histaminfreisetzung aus Blutbasophilen findet in der Degranulation ihren morphologischen Ausdruck. Wegen ihrer relativen Einfachheit wurden aktive oder passive Basophilen-Degranulationsteste verschiedentlich als Allergiediagnoseteste vorgeschlagen [16, 27]. Bis jetzt konnten solche Teste für die Routine keine allgemeine Anerkennung finden. Gründe dafür sind im wesentlichen der geringe Prozentsatz der Basophilen im Blut, die relative Schwierigkeit, Basophile zu isolieren und die Empfindlichkeit isolierter Basophilen, die schlechte Reproduzierbarkeit und der hohe Personalaufwand bei der Durchführung und Beurteilung dieser Teste. Es ist aber nicht ausgeschlossen, daß die Entwicklung neuerer Trennverfahren und verbesserter Färbungs- und Analyseverfahren es erlauben werden, das Phänomen der Basophilendegranulation für Routinezwecke zu verwenden [6].

2. IgG- und IgM-bedingte allergische Reaktionen

In einer zunehmenden Anzahl von allergischen Krankheiten (z.B. interstitielle Pneumopathien vom Typ Farmerslunge, immunhaematologische Krankheiten, allergische Vaskulitiden, usw.) ist nicht IgE sondern IgG bzw. IgM vorwiegend beteiligt. Auch bei gewissen Patienten mit Bronchialasthma sind möglicherweise IgG_4-Antikörper beteiligt [8]. Während die Schwierigkeiten bei der Bestimmung von IgE und IgE-bedingten Reaktionen besonders auf der notwendigen Empfindlichkeit beruhen, erlauben verschiedene Verfahren, IgG- bzw. IgM-Antikörper spezifisch und wirtschaftlich zu bestimmen.

2.1. Haemagglutinationsteste

Um das Vorhandensein von Antikörpern gegenüber einem Allergen zu bestimmen, sind eine große Anzahl von Haemagglutinationstesten beschrieben worden. Prinzipiell muß das Allergen an Erythrozyten durch Adsorption (z.B. Vorbehandlung der Erythrozyten durch Gerbsäure), chemische Bindungen (z.B. Benzidin, Glutaraldehyd, Carbodimid) oder Verwendung eines Antierythrozyten-Antikörpers gebunden werden. Durch die Verwendung von verschiedenen ,,Sandwich''-Verfahren und mit Hilfe von klassenspezifischen Anti-Immunglobulinen lassen sich verschiedene Klassen von Antikörpern gegen das gleiche Allergen halbquantitativ erfassen. Das raffinierteste derartiger Verfahren wurde von Coombs als ,,red cell linked antigen-antiglobulin reaction'' (RCL-AAR) vorgeschlagen [11]. Obwohl Haemagglutinationsteste besonders für Forschungszwecke in der Allergie noch häufig Verwendung finden, werden sie nur selten in der Routinediagnose eingesetzt. Grund dafür sollte wohl die Tatsache sein, daß die Reproduzierbarkeit der Vorbereitung von allergenbeladenen Erythrozyten meistens zu wünschen übrig läßt. Ferner sind häufig derartige Erythrozytensuspensionen unstabil und müssen häufig erneut vorbereitet und mit Kontrollseren geeicht werden.

2.2 Immunodiffusion, Immunoelektrophorese

Da solche immunologische Verfahren eine erhebliche Antikörperkonzentration erfordern, kommen sie lediglich für die Bestimmung von Antikörpern, die nach massenhafter Allergieexponierung entstehen, in Frage. Dies ist im allgemeinen nur bei solchen allergischen Krankheiten wie interstitielle Pneumopathien oder Aspergillose der Fall [23].

2.3. Bakteriophagentest

Kleinere Allergene, wie Polypeptide oder Arzneimittel, lassen sich an T_4-Bakteriophagen chemisch binden, ohne die plaque-bildenden Eigenschaften der Bakteriophagen gegenüber ihren Zielbakterien (z.B. E. coli) zu beeinträchtigen. Dagegen werden IgG- bzw. IgM-Antikörper, die gegen das Allergen gerichtet sind, die Bakteriophagenwirkung hemmen. Wegen seiner hohen Empfindlichkeit hat dieser Test bei gewissen Arzneimittelallergien nur eine beschränkte Anwendung gefunden [20].

2.4. Radioimmunologische Teste

Falls radioaktiv markierte Allergene zur Verfügung stehen, wird es möglich, Bindungsteste (z.B. „Farr assay") zu entwickeln, die in „Doppelantikörperverfahren" es auch erlauben, über die Klasse der vorhandenen Antikörper Auskunft zu geben [13]. Auch mit Immunosorbent-Methoden können die verschiedenen Antikörper-Klassen, die gegenüber einem gleichen Allergen ausgerichtet sind, bestimmt werden. Immerhin bleiben diese Methoden relativ aufwendig und teuer. Für jedes Allergen muß der geeignete Immunosorbent, die bevorzugte Kupplungsmethode und das ganze Verfahren geeicht werden. Deswegen gehören meistens solche Methoden auf dem Gebiet der Allergie noch nicht zur Routine. Es besteht m.E. aber kein Zweifel, daß sie an praktischer Bedeutung, besonders für die Weiterverfolgung von allergischen Patienten, zunehmend an Bedeutung gewinnen werden.

3. Zelluläre Teste

Allergische Reaktionen, die durch sensibilisierte Lymphozyten verursacht werden, gelten als Manifestationen einer zellulären Immunität und werden nicht durch Antikörperbestimmungen abgeklärt. Ferner ist es in den letzten Jahren offensichtlich geworden, daß auch bei antikörper-bedingten Allergien, wie z.B. Pollen- oder Penicillinallergie, eine Lymphozytensensibilisierung nachgewiesen werden kann.

3.1. Lymphozytenproliferationsteste

Der wohlbekannte Lymphozytenproliferationstest wird besonders häufig bei der Diagnose der Arzneimittelallergie eingesetzt; über seine Bedeutung und diagnostischen Wert wird noch gestritten. Wenn, wie üblich, eine gemische Population von peripheren Blutlymphozyten für die Lymphozytenkultur verwendet wird, können sowohl die B-Lymphozyten als auch die T-Lymphozyten durch das Allergen zur Proliferation stimuliert werden. So läßt sich wahrscheinlich erklären, daß Lymphozytenstimulation auch bei Soforttypusallergien beobachtet werden kann, wie Pollenallergie [26] oder Penicillinallergie [33], also in Fällen, wo keine klinische Manifestationen vom Spättypus nachgewiesen werden können. In solchen Fällen haben Untersuchung auf getrennte T- und B-Zellpopulationen gezeigt, daß die B-Zellen vorwiegend antworten. Selbst bei reiner Antikörperbildung muß man aber auch mit dem Vorhandensein von spezifischen Helfer-T-Zellen rechnen. Mit einer Anzahl von Allergenen, meistens komplexer Natur, wie Hausstaubextrakte, haben Lymphozytenproliferationsteste keinen diagnostischen Wert, da positive Reaktionen sehr häufig auch bei Nicht-Allergikern auftreten [25, 31]. Ob in solchen Fällen eine weitverbreitete Sensibilisierung, wie bei Rindgammaglobulin [19] oder eine unspezifische mitogene Wirkung des Allergens vorliegt, ist häufig nicht abgeklärt worden.

Ein Vorteil des Lymphozytenproliferationstestes ist, daß sich sensibilisierte Lymphozyten offensichtlich jahrelang nach einem einmaligen allergischen Ereignis nachweisen lassen. Dies steht im Gegensatz zu Antikörpern, die im allgemeinen schon nach 6-12 Monaten, ohne weitere Allergenexponierung, nicht mehr nachweisbar sind. Deswegen ist bei Allergica mit unregelmäßiger Allergenexponierung (z.B. Arzneimittelallergie, Insektenallergie, usw.) die Korrelation zwischen klinischem Befund und Lymphozytentransformationstest besser als mit irgendwelchen anderen Testen.

3.2. Makrophagenwanderung-Hemmungstest (MIF) und analoge Teste

Der „MIF-Test" wurde längere Zeit als geeignet zum Nachweis einer zellulären Immunität angesehen [12]. Da dieser Test eine relativ schlechte Reproduzierbarkeit aufweist, sind verschiedene Varianten geboten worden [10]. Nach vergleichender Prüfung dieser verschiedenen Varianten anhand der Tuberkulinallergie, muß ich gestehen, daß in unseren Händen keine dieser Methoden völlig befriedigend ist. Insbesondere können und sollten vom MIF-Test keine quantitativen Angaben erwartet werden. Schwierigkeiten können auch bei der Auslegung solcher Teste auftreten: in mehreren Allergien ist es nachgewiesen worden, daß die Hemmung der Makrophagen bzw. Monozytenwanderung nicht durch sensibilisierte Lymphozyten, sondern durch Immunkomplexe verursacht wird [33].

Ein potentieller Vorteil des MIF-Testes ist, daß die Resultate der Lymphozytenstimulation, nämlich die Synthese und Ausschüttung von aktiven Lymphozytenprodukten (Lymphokine) schon nach einigen Stunden stattfindet. Falls es gelingen würde, Lymphokine nicht nur, wie bis jetzt, biologisch, sondern biochemisch oder radioimmunologisch zu erfassen, hätten wir einen quantitativen Schnelltest der zellulären Immunität zu unserer Verfügung. Die Tatsache, daß es in letzter Zeit uns [15] und anderen [14, 37] gelungen ist, spezifische Antikörper gegen Lymphokine zu erzeugen, zeigt, daß ein derartiges Ziel prinzipiell erreichbar ist.

3.3. Rosettenteste verschiedenster Art

Allergen-beladene Partikel, insbesondere Erythrozyten, an denen Allergene adsorbiert bzw. chemisch gekoppelt worden sind, reagieren mit Lymphozyten, die für dieses Allergen spezifische Rezeptoren besitzen. Bei Vorhandensein von Antikörpern wird aber die Auslegung solcher Rosettenbilder schwieriger, da unspezifische Rosetten, auf F_c oder C_3 Rezeptoren beruhend, gebildet werden können. Rosettenteste haben bisher in der allergologischen Praxis lediglich bei der Arzneimittelallergie eine begrenzte Anwendung gefunden.

4. Mediatoren der allergischen entzündlichen Reaktionen

Die quantitative Bestimmung verschiedener Mediatoren oder biochemischer Elemente, die bei der allergischen Reaktion beteiligt sind, sollte prinzipiell über Vorhandensein, Verlauf und Schwere der Reaktion Auskunft geben. Unter solchen Bestimmungen figurieren:

a) Histamin im Blut und Harn, nach natürlicher bzw. experimenteller Allergenexponierung.

b) Komplementdiagnostik, wobei eine quantitative Bestimmung der einzelnen Komponenten (z.B. C2, C3, C4, aktivierte Komplementprodukte) eine zunehmende Rolle spielen sollte.

c) Immunkomplexe, die bei IgG-bedingten allergischen Reaktionen eine große Rolle spielen, und die sowohl im Blut ($C'1_q$-Bindungstest, Raji-Test) als auch im Gewebe (Immunfluoreszenz) festgestellt werden können.

d) Verschiedene Mediatoren allergischer Reaktionen, wie Prostaglandine, „slow-reactive substance of anaphylaxis" SRS-A und „Eosinophil chemotactic factor" ECF-A, für welche praktische quantitative Bestimmungsmethoden vorhanden bzw. im Aufbau sind.

5. Genetische Merkmale

Eine Reihe allergischer bzw. pseudoallergischer Krankheiten beruhen auf genetischbedingten Abnormalitäten. Zu erwähnen seien: relativer IgA-Mangel bei atopischer Konstitution, die Abwesenheit bzw. Abnormalität des C'_1 Esteraseinhibitors beim familiären Quincke-Oedem oder das α_1-Antitrypsinmangel bei gewissen Formen der chronischen Bronchitis.

Ferner scheint mindestens ein Teil der besonderen genetischen Veranlagung allergischer Patienten im Vorhandensein von Genen zu sein, die die Immunantwort beeinflussen. Während das Gen(e), das für die allgemeine atopische Konstitution verantwortlich ist und den IgE-Spiegel kontrolliert, noch nicht identifiziert ist, scheinen spezifische Immunantworten von einem Komplexsystem von Immunantwortgenen („Ir genes") abzuhängen. Diese Ir Gene sind mit den Histokompatibilitätsgenen des HLA-Komplexes eng gekoppelt [5]. Damit würde sich vielleicht die Möglichkeit eröffnen, eine gewisse Voraussage der Allergie bei Atopikerfamilien durch einfache Leukozytentypisierung zu gestatten. Immerhin sind diesbezügliche Befunde in allergischen Familien noch widersprechend und umstritten [21].

Zusammenfassung

In der vorliegenden Arbeit sind die wichtigsten Teste, die als Hilfe zur Durchführung einer allergologischen Praxis bestehen, aufgestellt worden. Für eine detailliertere Besprechung der Techniken, der Indikationen und der Beurteilung solcher Teste muß der Leser zwangsläufig in den angegebenen Referenzen nachschlagen. Die aufgestellte Liste sollte aber genügen, um zu zeigen, daß eine moderne Allergiediagnose ohne Beihilfe eines entsprechenden, spezialisierten Laboratoriums undenkbar geworden ist.

Literatur

1. Aas, K., Johansson, S.G.O.: The radioallergosorbent test (RAST) in the in vitro diagnosis of multiple reaginic allergy. A comparison of diagnostic approaches. J. Allergy clin. Immunol. 48, 134 (1971)
2. Aas, K., Lundkvist, U.: The radioallergosorbent test with a purified allergen from codfish. Clin. Allergy 3, 255 (1973)
3. Ahlstedt, S., Eriksson, N., Lindgren, S., Roth, A.: Specific IgE determination by RAST compared with skin and provocation tests in allergy diagnosis with birch pollen and dog epithelium allergens. Clin. Allergy 4, 131 (1974)
4. Beaven, M.A., Jacobsen, S., Horakova, Z.: Modification of an enzymatic isotopic assay of histamine and its application to measurement of histamine in tissues, serum and urine. Clin. chim. acta 37, 91 (1972)
5. Benacerraf, B., McDevitt, H.D.: Histocompatibility-linked immune response genes. Science 175, 273 (1972)
6. Benveniste, J., Egido, J., Guttierez Millet, V., Camussi, G.: Detection of immediate hypersensitivity in rabbits by direct basophil degranulation. J. Allergy (1976 in press)
7. Berg, T., Johansson, S.G.O.: Allergy diagnosis with the radioallergosorbent test. J. Allergy Clin. Immunol. 54, 209 (1974)
8. Bryant, D.H., Burns, M.W., Lazarus, L.: New type of allergic asthma due to IgG „reaginic" antibody. Brit. med. J. IV. 589 (1973)
9. Ceska, M., Lundkvist, U.: A new and simple radioimmunoassay method for the determination of IgE. Immunochemistry 9, 1021 (1972)
10. Clausen, J.E.: Tuberculin induced migration inhibition of human peripheral leucocytes in agarose medium. Acta allergo. 26, 56 (1971)

11. Coombs, R.R.A., Hunter, A., Jones, W.E., Bennich, H., Johansson, S.G.O., Panzani, R.: Detection of IgE (IgND) specific antibody to castor bean allergen by the red cell-linked antigen-antiglobulin reaction. Lancet i, 1115 (1968)
12. David, J., David, R.R.: Cellular Hypersensitivity and immunity. Progr. Allergy 16, 300 (1972)
13. Farr, R.S., Minden, P., Anthony, B.F.: A comparison of seven procedures to detect the primary binding of antigen by antibody. J. Immunol. 102, 832 (1969)
14. Gately, M.K., Gately, C.L., Henney, C.S., Mayer, M.M.: Studies on lymphokines: The production of antibody to guinea pig lymphotoxin and its use to distinguish lymphotoxin from migration inhibitory factor and mitogenic factors. J. Immunol. 115, 817 (1975)
15. Geczy, C.L., Friedrich, W., de Weck, A.L.: Production and in vivo effect of antibody against guinea pig lymphohkines. Cell. Immunol. 19, 65 (1976)
16. Hirsch, S.R., Zastrow, J.E.: Basophil degranulation: a new method of observation and its correlation with skin testing. J. Allergy Clin. Immunol. 50, 338 (1972)
17. Ishizaka, K., Ishizaka, T., Hornbrook, M.M.: Physio-chemical properties of human reaginic antibodies. IV Presence of a unique immunoglobulin as a carrier of reaginic activity. J. Immunol. 97, 75 (1966)
18. Johansson, S.G.O., Bennich, H.: Immunological studies of an atypical (myeloma) immunoglobulin. Immunology 13, 381 (1967)
19. Johansson, S.G.O., Bennich, H., Berg, T.: In vitro diagnosis of atopic allergy III. Quantitative estimation of circulating IgE antibodies by the radioallergosorbent test. Int. Arch. Allergy appl. Immunology 41, 443 (1971)
20. Lazary, S., Toffler, O., de Weck, A.L.: Detection of hypersensitivity to aspirin by serological and skin test technique. In: Mechanisms in drug allergy (C.H. Dash, H.E.H. Jones, eds.). p. 65. Edinburgh-London: Curchill-Livingstone 1972
21. Marsh, D.G.: Allergy: a model for studying the genetics of human response. In: Molecular and Biological Aspects of the Acute Allergy Reactions (S.G.O. Johansson, K. Strandberg, B. Uvnas). New York: Plenum Press 1976
22. Ortiz-Ortiz, L., Zamacona, G., Garmilla, C., Arellano, M.T.: Migration inhibition in leukocytes from patients allergic to penicillin. J. Immunology 113, 993 (1974)
23. Pepys, J.: Hypersensitivity diseases of the lung due to fungi and organic dusts. Monogr. in Allergy 7 (1969)
24. Ricci, M., Biliotti, G., Mandelli, P., Giustini, S., Romagnani, S.: Serum levels of IgE in allergic and non allergic asthma. Lyon Med. Medical 10, 15 (1974)
25. Romagnani, S., Biliotti, G., Passaleva, A., Ricci, M.: Mite and house dust allergy III. In vitro lymphocyte transformation and precipitating antibody to house dust and mite (Dermatophagoides pteronyssinus) extract in atopic and non atopic individuals. Clin. Allergy 3, 51 (1973)
26. Romagnani, S., Biliotti, G., Ricci, M.: Depression of grass pollen-induced lymphocyte transformation by serum from hyposensitized patients. Clin. exp. Immunology 19, 83 (1975)
27. Shelley, W.B., Juhlin, L.: A new test for detecting anaphylactic sensitivity: the basophil reaction. Nature 191, 1056 (1961)
28. Shore, P.A., Burkhalter, A., Cohen, V.H.: A method for the fluorometric assay of histamine in tissues. J. Pharmacol. exper. Ther. 127, 182 (1959)
29. Siraganian, R.P.: An automated continuous flow system for the extraction and fluorometric analysis of histamine. Analyt. Biochem. 57, 383 (1974)
30. Siraganian, R.P.: Automated histamine release. A method for in vitro allergy diagnosis. Int. Arch. Allergy appl. Immun. 49, 108 (1975)
31. D'Souza, M.F., Pepys, J., Wells, I.D., Tai, E., Palmer, F., Overell, B.G., McGrath, I.T., Megson, M.: Hyposensitization with Dermatophagoides pteronyssinus in house dust allergy: a controlled study of clinical and immunological effects. Clin. Allergy 3, 177 (1973)
32. De Weck, A.L., Gruden, E., Pfeuti, C., Schneider, C.H.: Detection and follow-up of specific IgE antibodies in penicillin allergy. J. Allergy clin. Immunol. (submitted)
33. De Weck, A.L.: Molecular mechanisms of T and B lymphocyte triggering. Int. Arch. Allergy 49, 247 (1975)
34. Tada, T., Okumura, K., Platteau, B., Beckers, A., Bazin, H.: Halflives of two types of rat homocytotropic antibodies in circulation and in the skin. Int. Arch. Allergy appl. Immunol. 48, 116 (1975)
35. Wide, L., Bennich, H., Johansson, S.G.O.: Diagnosis of allergy by an in vitro-test for allergen antibodies. Lancet II, 1105 (1967)
36. Wide, L., Juhlin, L.: Detection of penicillin allergy of the immediate-type by radioimmunoassay of reagins (IgE) to penicilloyl conjugates. Clin. Allergy 1, 171 (1971)
37. Yoshida, T., Bigazzi, P.E., Cohen, S.: The production of anti-guinea pig lymphokine antibody. J. Immunol. 114, 688 (1975)
38. Yunginger, J.W., Gleich, G.J.: Seasonal changes in IgE antibodies and their relationship to IgG antibodies during immunotherapy for ragweed hay fever. J. Clin. Invest. 52, 1268 (1973)

Hans-J. Bandmann

Ekzematogene, 1976

Das gestellte Thema kann in verschiedener Weise aufgefaßt und abgehandelt werden.

1. Was versteht man gegenwärtig unter einem Ekzematogen.
2. Welche neuen Ekzematogene gibt es und wo kommen sie vor.
3. Welche Ekzematogene spielen zur Zeit eine besondere Rolle.

Die Definition der *Eigenart des Ekzematogens* in der Familie der Antigene ist mehr eine Aufgabe des Immunologen als diejenige des Allergologen in der Dermatologie und zudem wohl noch nicht spruchreif für die Weitergabe an den handelnden Arzt.

Neue Ekzematogene vorzustellen ist reizvoll und wird ständig in der neuen Zeitschrift „Contakt-Dermatitis" praktiziert. Außerdem hat Hjorth [9] vor kurzem die drei großen Gruppen „neuer Kontaktallergene" beschrieben: Die Epoxidharze und Schwarzgummioxidantien aus der Industrie und die Phythoallergene aus unserer Umwelt. Doch nur die Gummichemikalien gehören auch zu den häufigen Kontaktekzematogenen. In diesem Band wird zudem einiges über neue Allergene, welche Dermatitiden auslösen können zu lesen sein (Röckel und Pevny, S. 197, Hjorth, S. 183).

Ein neues Ekzematogen soll aber hier dennoch vorgestellt werden, weil es in einem relativ häufig angewandten Lokaltherapeutikum vorkommt und weil dem Hören nach die Substanz auch anderenorts bereits Kontaktdermatitiden ausgelöst hat.

Bei einem 45-jährigen Mann, der seit Jahren an einem Herpes simplex recidivans der Oberlippe litt, entwickelte sich nach mehrmaliger zunächst gut vertragener Anwendung von Viru-Merz-Serol® letztlich innerhalb von wenigen Tagen eine vesikulöse, stellenweise pustulöse Kontaktdermatitis im Bereich des behandelten Hautareals. Die bakteriologische Untersuchung des Pustelinhalts erbrachte keinen Anhalt für eine Impetigenisierung. Die Epikutantestung mit Viru-Merz-Serol® rief eine deutliche positive Testreaktion hervor, die sich bis zum nächsten Tag noch verstärkte (Testtechnik nach Bandmann, Fregert, 1973). Es wurde eine Testanalyse mit den von der Firma Merz freundlich zur Verfügung gestellten Inhaltsstoffen vorgenommen. Es reagierte lediglich der eigentliche Wirkstoff, das *Tromantadin* (Abb. 1). Diese Substanz, welche 1 % im Originalpräparat enthalten ist, wurde 0,5 % in wässriger Lösung getestet. Nachträglich durchgeführte Kontrolltestungen mit der selben Testlösung riefen bei 10 Probanden keine Reaktion hervor. Andererseits reagierte der Patient monovalent auf Tromantadin, eine gleichzeitig erfolgte Testung mit dem ICDRG-Standardtestblock [5] zeigten keine Reaktionen.

Tromantadin ist also ein Stoff, den man wie manche Pflanze oder manchen Kunststoff bei gegebener Indikation testen muß.

Welche Stoffe aber führen erfahrungsgemäß so häufig zu Reaktionen, daß sie in einem *Standardtestblock* enthalten sein sollten? „Obwohl tausende von Substanzen als Kontaktallergene beschrieben worden sind, wird die überwiegende Zahl der Fälle einer allergischen Kontaktdermatitis nur durch 20-30 Substanzen hervorgerufen" [5].

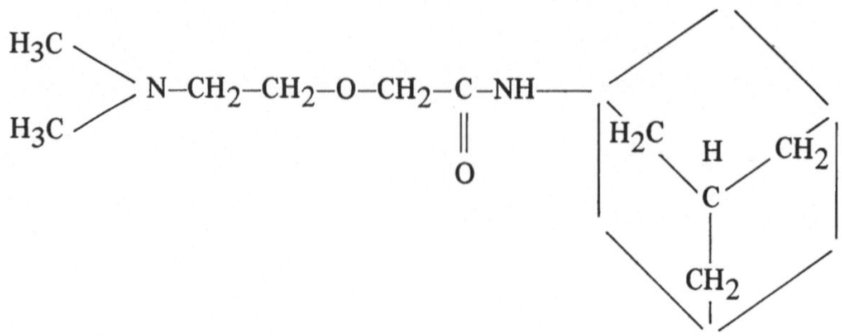

N – (1- Adamantyl-)-2-(2-dimenthylamino-aethoxy)-acetamid

Abb. 1. Tromantadin (NN)

Zur Beantwortung der Frage sind mehrere Voraussetzungen notwendig.

1. Die Zahl der untersuchten Patienten muß groß genug sein. (Auf statistische Einzelheiten wird jedoch hier nicht eingegangen werden). Aus diesem Grund wird das Untersuchungsmaterial gepoolt (Tabelle 1).

Tabelle 1. Gesamtzahl getesteter „Ekzematiker"-Arbeitsgruppen

	T		N
MÜNCHEN	1967	– 1973	9823
ICDRG[a]	III.67	– VI.68	4825
NACDG[b]	1.VI.72	– 30.VI.74	3000
SCHWABING	1.X.75	– 30.VI.76	307
			17955

T = Zeitraum, in welchem die Testung erfolgte

N = Zahl der getesteten Patienten

München =	Dermatologische Klinik und Poliklinik, Universität München (Bandmann, Breit)
ICDRG =	Intern. Contact Dermatit. Research Group, Bari/Italien (Meneghini), Goeteborg/ Schweden (Magnusson), High Wykombe/Großbritannien (Wilkinson), London/ Großbritannien (Calnan, Cronin), Lund/Schweden (Fregert), München/Deuschland (Bandmann), Nijmegen/Holland (Malten).
NACDG =	North American Contact Dermatit. Group, Bangor/USA (Jillson), Detroit/USA (Rudner), Hanover/USA (Clendenning), Marshfield/USA (Schorr), New Orleans/ USA (O'Quinn), New York/USA (Fisher, Kanof), Portland/USA (Larsen), Richmond/USA (Jordan), San Francisco/USA (Epstein, Maibach, Sulzberger), Vancouver/Canada (Mitchell).
Schwabing =	Dermatologische und Allergologische Abteilung Krankenhaus Schwabing, Lehrkrankenhaus Universität München (Bandmann, Breit).

[a] Fregert et al. [8]

[b] Rudner et al. [17]

2. Die Auswahl der Patienten für die Vornahme der Epikutantestung muß gleichartig sein.

3. Die zur Anwendung gelangte Testtechnik muß gleich sein. Das bedeutet gleiche Testpflaster, gleiche Expositionszeiten, gleiche Testsubstanzen, gleiche Auswertung. (Testtechnik nach Empfehlungen der ICDRG, Bandmann, Fregert) [5]. Die hier an

120

allen genannten Orten dazu angewandten Testsubstanzen wurden von TROLAP geliefert. Die beiden letztgenannten Voraussetzungen waren der Grund für die Beschränkung auf die aus Tabelle 1 zu ersehenden Arbeitsgruppen, obwohl weitere z.T. sehr umfangreiche Testresultate von anderen Autoren und Arbeitsgruppen publiziert worden sind. [2, 7, 12]. Als Kriterium für die Aufnahme einer Bustanz in einen Standardtestblock gilt, daß eine solche bei mehr als 1 % der untersuchten Patienten positive Reaktionen hervorruft [9]. Die ICDRG [10] hat nach diesem Gesichtspunkt einen Standardtest empfohlen (Tabelle 2).

Tabelle 2. ICDRG Standardtestempfehlung 1974. Einzelheiten zu den Testsubstanzen, deren Bezugsquellen und Vorkommen siehe Bandmann, Fregert [5]; Malten, Nater, van Ketel [14]

Testsubstanz	%		Testvehikel
Kaliumdichromat	0,5	%	Vaseline
Nickelsulfat	2,5	%	”
Cobaltchlorid	1	%	”
PPD	2	%	”
PPD-Mix	0,6	%	”
MBT-Mix	1	%	”
TMTD-Mix	3	%	”
Carba-Mix	3	%	”
Naphthyl-Mix	1	%	”
Neomycinsulfat	20	%	”
Vioform	5	%	”
Parabene (Mix)	15	%	”
Wollfett	30	%	”
Epoxidharze	1	%	”
Holzteere	12	%	”
Perubalsam	25	%	”
Terpentinperoxid	0,3	%	Ol. olivar.
Colophonium	20	%	Vaseline
Formaldehyd	1	%	Wasser

Mit einem großen Teil der dort empfohlenen Substanzen ist seit 1967 an vielen Orten getestet worden (Tabelle 1). Man kann die angewandten Testsubstanzen entsprechend der Häufigkeit der hervorgerufenen positiven Testreaktion klassifizieren.

Klasse I: Testsubstanzen, die bei mehr als 3 % der getesteten Personen Reaktionen auslösen.
Klasse II: Bei mehr als 1,5 %.
Klasse III: Bei weniger als 1,5 %.

Einige der auf Tabelle 2 genannten Substanzen werden in der nachfolgenden Aufstellung nicht zu finden sein. Entweder ist die Deutung der Testreaktion auf die betreffende Testsubstanz noch nicht ausdiskutiert (Holzteere) oder sie wurden in noch nicht ausreichender Zahl getestet (PPD-Mix, Carba-Mix, Naphthyl-Mix). Nach unserer, noch nicht völlig gesicherten Erfahrung dürften die drei letztgenannten Gummichemikaliencocktails der Klasse III der Testsubstanzen zuzurechnen sein.

Die sehr häufig positive Reaktionen auslösenden Stoffe der Klasse I (mehr als 3 %) tun dies in aller Welt, obwohl zum Teil erhebliche Unterschiede zwischen Minimal- und

Maximalwerten an den verschiedenen Orten zu verzeichnen sind (Tabelle 3). Ist die Differenz zwischen Maximal- und Minimalwerten besonders groß, so müssen die Testresultate der anderen Arbeitsgruppen zum Versuch einer Erklärung hinzugezogen werden.

Tabelle 3. Testsubstanzen der Klasse I = mehr als 3 % positive Reaktionen. Minimal- und Maximalwerte

	Minimal %	Maximal %
Kaliumdichromat	6,7 (ICDRG)	9,5 (Schwabing)
Nickelsulfat	4,9 (München)	13 (NACDG)
Cobaltchlorid[a]	5,2 (München)	6,9 (ICDRG)
Neomycinsulfat	3,7 (ICDRG)	11,4 (Schwabing)
Perubalsam	6,3 (ICDRG)	11,4 (Schwabing)
Formaldehyd[b]	3,4 (NACDG)	5,9 (Schwabing)
Benzocain[a]	4 (ICDRG)	7,8 (München)
Caine-Mix[c]	7,5 (Schwabing)	8,4 (NACDG)
Mafenid[d]	4,8 (München)	6,2 (Schwabing)
PPD	4,9 (ICDRG)	8,6 (München)

[a] nicht getestet NACDG

[b] nicht getestet München

[c] nicht getestet ICDRG und München

[d] nicht getestet ICDRG und NACDG

Kaliumdichromat: Die Testresultate der NACDG mit 7,8 % und von München mit 7 % zeigen, daß der Minimalwert der ICDRG mit 6,7 % realistischer als der Maximalwert von Schwabing mit 9,5 % ist. Das Schwabinger Resultat kann durch die relativ kleine Zahl der getesteten Patienten, aber auch durch die Auswahl der zu testenden Patienten gegeben sein. Das letztere ist wahrscheinlich, denn in Schwabing werden relativ große Zahlen zu begutachtender Probanden, welche mit Zement Umgang haben, getestet, und diese Anzahl ist in der Gesamtzahl der zu testenden Probanden enthalten.

Nickelsulfatkontaktallergien sind in Nordamerika (13 %) wesentlich häufiger, als in Europa, denn die in München beobachteten 5,2 % korrelieren mit dem Schwabinger Wert von 5,3 % und demjenigen der ICDRG von 6,7 %.

Die Differenz der Ergebnisse für Neomycin und Perubalsam finden eine Erklärung in der Tatsache, daß die Ergebnisse der Untersuchungen über Epikutantestungen bei Stauungsdermatitiden und Unterschenkelgeschwüren bereits auf die Auswahl der Testpatienten Schwabings Einfluß hatten (Tabelle 8).

Testsubstanzen der Klasse II (mehr als 1,5 % positive Reaktionen) (Tabelle 4) zeigen natürlich geringere Schwankungen. Hier liegen die Ergebnisse der anderen Arbeitsgruppen auch zwischen den angegebenen Extremwerten.

Parabene: NACDG 3,5 %, Schwabing 3,9 %.
Wollfett: NACDG 2,7 %, Schwabing 3,9 %.

Der III. Klasse waren von allen Testsubstanzen nur das MBT/MBT-Mix zuzuordnen.

Auf den Tabellen 3 und 4 fehlen neben den schon genannten Ausnahmen einiger Gummichemikaliencocktails und des Holzteeres, Formaldehyd und Terpentinperoxid.

Tabelle 4. Testsubstanzen der Klasse II = mehr als 1,5 % positive Reaktionen.
Minimal- und Maximalwerte

	Minimal %	Maximal %
Vioform[a]	1,7 (ICDRG)	2,9 (Schwabing)
Parabene	1,9 (ICDRG)	4,2 (München)
Wollfett	2,6 (ICDRG)	5,3 (München)
Colophonium[b]	2,6 (Schwabing)	3,3 (ICDRG)
TMTD oder TMTD-Mix	2,0 (München/ICDRG)	5,0 (NACDG)
Epoxidharze[c]	1,6 (Schwabing)	2,8 (NACDG

[a] nicht getestet München und NACDG

[b] nicht getestet NACDG

[c] nicht getestet München und ICDRG

Bei Bewertung der Testreaktionen durch Formaldehyd und Terpentin müssen die jeweils gewählten Testsubstanzen, Testkonzentrationen und Testvehikel berücksichtigt werden. Die Häufigkeit der Formaldehydkontaktallergie hat sich in den letzten Jahren nicht mehr entscheidend verändert und ist von verschiedenen Arbeitsgruppen auch als etwa gleich häufig registriert worden (Tabelle 5).

Tabelle 5. Formaldehydkontaktallergie: Einfluß von Testkonzentration und Testvehikel auf Testergebnisse

Arbeitsgruppe	N	T	Konzentration Testsubstanz	Testvehikel	+%♂	+%♀
München	3643 (1802♂:1841♀)	1964/66	2,5 % Formaldehyd	Wasser	5,4	3,3
München	3747 (1832♂:1915♀)	1967/69	2,0 % Formaldehyd	Wasser	4,0	3,6
München	6007 (2771♂:3305♀)	1970/73	1,0 % Formaldehyd	Vaseline	1,1	1,2
ICDRG	4825 (2039♂:2786♀)	1967/68	2,0 % Formaldehyd	Wasser	3,1	3,8
Schwabing	307 (159♂: 148♀)	1975/76	2,0 % Formaldehyd	Wasser	4,4	7,4

Wenn man allerdings die Testkonzentration von 2 % auf 1 % reduziert, so sinkt die Zahl der positiven Reaktionen beträchtlich.
1 % Formaldehyd in Vaseline ist wahrscheinlich die Ursache zu vieler falsch negativer [5] Testreaktionen und deshalb als Testpräparation ungeeignet. Übrigens muß darauf geachtet werden, daß sich die Angabe für die Testkonzentration jeweils auf Formaldehyd und nicht auf Formalin (= 35-40 % wässriger Lösung von Formaldehyd) bezieht.
Das Aufspüren einer Terpentinkontaktallergie mit Hilfe der Testung durch Terpentinstandardtestsubstanzen ist nicht immer befriedigend [4, 15]. Nicht selten ist man gezwungen, das tatsächlich angewandte Terpentin neben der Standardsubstanz zu prüfen. Dabei ist auf die Testkonzentration zu achten, die sicher keineswegs über 5 % in Ol. olivar. liegen darf. Wie sehr die Häufigkeit beobachteter positiver Testreaktionen vom gewählten Terpentin, der Testkonzentration und dem Testvehikel abhängt, zeigen die Daten der Tabelle 6.
Kontaktallergische Reaktionen werden bei männlichen und weiblichen Patienten mit ungefähr der gleichen relativen Häufigkeit beobachtet. Doch es gibt Ausnahmen. Während Kobaltkontaktallergien bei Männern und Frauen gleich häufig vorkommen,

überwiegen bei *Männern* die *Dichromatkontaktallergien* und bei *Frauen* die *Nickelkontaktallergien* mit einer erstaunlichen *Differenz*.

Dies wurde zuerst von der ICDRG [8] mitgeteilt. Die Beobachtung konnte von Brun [7] und uns an einem gleichfalls sehr großen Patientengut bestätigt werden (Tabelle 7). Die Erklärung für die besondere Häufigkeit der Dichromatkontaktallergien bietet sich an. Männer gehen beruflich sehr viel mehr mit chromathaltigem Material wie Zement und Korrosionsschutzmitteln [4, 5, 14] um als Frauen.

Tabelle 6. Terpentinkontaktallergie: Einfluß von Testkonzentration, Testsubstanz und Testvehikel auf Testergebnisse

Arbeitsgruppe	N	T	Konzentration Testsubstanz	Testvehikel	+%♂	+%♀
München	3643 (1802♂:1841♀)	1964/66	10 % Terpentin (DAB6)	Eucerin anhydr.	2,9	3,1
München	3747 (1832♂:1115♀)	1967/69	5 % port. Terpentin △3 Karen angereich.	Ol. olivar.	4,9	5,3
München	6076 (2771♂:3305♀)	1970/73	10 % Terpentin (DAB6)	Vaseline	1,8	3,0
ICDRG	4825 (2031♂:2786♀)	1967/68	5 % Terpentin	Ol. olivar.	5,2	6,4
Schwabing	307 (159♂: 188♀)	1975/76	0,3% Terpentinperoxid	Ol. olivar.	1,3	2,0

Tabelle 7. Die unterschiedliche Häufigkeit von Dichromat- und Nickelkontaktallergien bei Männern und Frauen

N	♂+♀	♂	♀
München	9823	4603	5220
Schwabing	307	159	148
ICDRG	4825	2039	2786
Cr^{6-}	♂	>>>	♀
München	10,6 %	:	3,8 %
ICDRG	10,7 %	:	3,6 %
Schwabing	15,7 %	:	2,7 %
(Genf N = 1000)	9,2 %	:	2,6 %
Ni^{2+}	♂	<<<	♀
München	2,7 %	:	7,6 %
ICDRG	1,8 %	:	10,2 %
Schwabing	3,1 %	:	8,8 %
(Genf N = 1000)	3,5 %	:	8,7 %

Warum Frauen häufiger Nickelkontaktallergien erwerben, ist nicht so einleuchtend. Ist es der intimere Kontakt mit nickelhaltigen Kleidungsstücken, modischem Schmuck, oder gar dem Kleingeld? Frauen erwerben auch häufiger Kontaktallergien gegen Wollfett, Parabene und Perubalsam. Das mag daran liegen, daß sie öfters an Stauungsdermatitiden der Unterschenkel und Ulcera cruris erkranken als Männer.

Bei keiner Form der Dermatitis findet man so viele positive relevante Testreaktionen wie bei der *Stauungsdermatitis*. Sie neigt augenscheinlich dazu, *Propfallergien* durch angewandte *Lokaltherapeutika* zu erwerben. Ein großer Teil der als mögliche Allergene für die Unterhaltung eines Unterschenkelekzems angenommenen Stoffe [4] konnte tatsächlich als relevante Allergene in Holland, Italien, Polen, CSSR und Deutschland nachgewiesen werden (Tabelle 8).

Tabelle 8. Relative Häufigkeit sekundärer Kontaktallergien bei Patienten mit Ulcus cruris bzw. Stauungsdermatitis. Ergebnisse von Angelini et al. [1], Breit [6], Landes et al. [11], Malten et al. [13], Nauder et al. [16], Rudzki et al. [18], Swoboda et al. [19], zusammengestellt von R. Breit

		N = 1216
davon kontaktallergisch	=	68,9 %
Auf Benzocain	=	25,5 %
Neomycin	=	16,4 %
Perubalsam	=	15,3 %
Wollfett[a]	=	> 12 %
Parabene[a]	=	> 12 %

[a] Die Zahl der getesteten Patienten war unwesentlich geringer oder die Testsubstanzen waren in ihren Zusammenstellungen nicht völlig identisch.

Die relative Häufigkeit der Kontaktallergie gebenüber den einzelnen Substanzen schwanken gering, so daß es wohl erlaubt schien, die Untersuchungsergebnisse zu poolen und zusammengefaßt wiederzugeben (Tabelle 8).

Die große Zahl nachgewiesener Kontaktallergien bei Patienten, welche an Unterschenkelgeschwüren bzw. Stauungsdermatitiden leiden, bewirkt, daß die entsprechende Zusammenstellung von Testresultaten erheblich von der Tatsache beeinflußt wird, ob in einer der berichtenden Kliniken „Bein-Patienten" behandelt und ob diese auch getestet werden.

Allergologisch muß man jedenfalls fordern: Jeder Patient mit Unterschenkelgeschwür bzw. Stauungsdermatitis muß epikutan getestet werden. Darüber hinaus sollte therapeutisch beachtet werden, daß diese Patienten möglichst nicht und keinesfalls vor der Testung mit Neomycin, Benzocain, Perubalsam, Parabenen und Wollfetten behandelt werden.

Die Frage nach der *Auswahl* möglichst *allergenarmer Vehikel* und *Konservierungsstoffe* ist schwer zu beantworten. Hängt doch die Häufigkeit des Vorkommens von Kontaktallergien z.B., durch Konservierungsmittel nicht nur von deren allergenen Potenz, sondern sicherlich auch von dem Angebot der Substanz auf dem Markt ab.

Aethylendiamin wird in den USA bei ungefähr 10 % der getesteten Patienten (N=781) beobachtet. In Europa (DK, GB, I, S, SF und D) reagieren weniger als 1,5 % der getesteten Ekzematiker (N=363) auf dieses hier in Lokaltherapeutika noch nicht allzuhäufig anzutreffende Konservierungsmittel. Es wäre also nicht weise, Parabene durch Aethylendiamin abzulösen.

Eine deutliche *Abnahme* der *Häufigkeit kontaktallergischer Reaktionen* gegen einen bestimmten Stoff läßt vermuten, daß dieser nicht mehr in der Umwelt so verbreitet wie früher ist, oder daß der Schutz gegenüber einer Sensibilisierung durch die betreffende Substanz zugenommen hat.

Die deutliche Abnahme kontaktallergischer Reaktionen gegen Dichromat schien uns zunächst durch eine Änderung der Testtechnik bedingt zu sein (Tabelle 9). Es schien als das 0,5 % Kaliumdichromat in wässriger Lösung mehr Testreaktionen auslöse, als wenn diese Substanz in gleicher Konzentration in Vaseline epikutan aufgebracht würde. Jedoch fiel auf, daß die Zahl der Testreaktionen nur bei männlichen Patienten in so großem Ausmaß abnahm.

Eine Überprüfung des Einflußes der Vehikel zeigte jedoch, daß die Abnahme der kontaktallergischen Reaktionen nicht durch den Vehikelwechsel bedingt war (Tabelle 10). Die Frage, warum die Kontaktallergie gegen Dichromat bei Männern so deutlich abgenommen hat, kann hier noch nicht beantwortet werden.

Tabelle 9. Abnahme der Häufigkeit der Kaliumdichromatkontaktallergie – Einfluß des Vehikels?

0,5 % Kaliumdichromat in Wasser (München 1964-1966)

N = 3643	%+
♂ = 1802	19,2
♀ = 1841	5,2

0,5 % Kaliumdichromat in Vaseline (München 1967-1973)

N = 9823	%+
♂ = 4603	10,6
♀ = 5222	3,8

Tabelle 10. Prüfung des Vehikeleinflusses auf die durch 0,5 % Kaliumdichromat hervorgerufenen Testreaktionen

N = 390	♂:195 % +	♀:195 % +
Wasser = Vaseline	8,7	2,0
Wasser +, Vaseline −	3,0	0,5
Wasser −, Vaseline +	5,6	2,6
Wasser insgesamt	11,8	2,6
Vaseline insgesamt	14,4	4,6

Literatur

1. Angelini, G., Rantucci, F., Meneghini, C.L.: Contact Dermatitis in Patients with Leg Ulcers. Contact Dermatitis 1, 81-87 (1975)
2. Baer, R.L., Ramsey, D.B., Biondi, E.: Most Common Contact Allergens: 1968-1970. Arch. Derm. 108, 74-78 (1973)
3. Bandmann, H.-J., Breit, R.: Die Häufigkeit von Kontaktallergien. Manuscript (erscheint im Hautarzt 1977)
4. Bandmann, H.-J., Dohn, W.: Die Epicutantestung, München: J.F. Bergmann 1967
5. Bandmann, H.-J., Fregert, S.: Epicutantestung, Berlin – Heidelberg – New-York: Springer Verlag 1973
6. Breit, R.: Medikamentöse Kontaktallergie beim Ekzem und Geschwür des Unterschenkels. Münchner Med. Wschr. 114, 22-27 (1972)
7. Brun, R.: Epidemiology of contact dermatitis in Geneva (1000 cases). Contact Dermatitis 1, 214-217 (1975)
8. Fregert, S., Hjorth, N., Magnusson, B., Bandmann, H.-J., Calnan, C., Cronin, E., Malten, K., Meneghini, C.L., Pirilä, V., Wilkinson, D.S.: Epidemiology of Contact Dermatitis. Trans. St. Johns, Hos. derm. Soc. 55, 17-35 (1969)
9. Hjorth, N.: Neue Kontaktallergene. Persönliche Mitteilung.
10. ICDRG: Routine Patch Test Series (1974) Recommendation by the International Contact Dermatitis Research Group. Br. J. Derm. 89, 437-438 (1973)
11. Landes, E., Metz. B.: Das Unterschenkelekzem. Differentialdiagnose, Ursache und Therapie. Hautarzt 26, 79-80 (1975)
12. Lepine, E.M.: Results of routine office patch testing. Contact Dermatitis 2, 89-91 (1976)
13. Malten, K.E., Kuiper, J.P., van der Staak, W.B.J.M.: Contact Allergie Investigations in 100 Patients with Ulcus cruris. Dermatologica 147, 241-254 (1973).

14. Malten, K.E., Nater, J.P., van Ketel, W.G.: Patch Testing Guidelines. Nijmegen: Dekker und van de Vegt. (1976)
15. Mokros, J.: Testkasuistischer Beitrag zur Frage der Terpentin-Kontaktallergie. Inaug. Dissertation München: 1966
16. Nauder, O.M., Pfaff, H.E.: Kontaktallergien bei Ulcus cruris-Patienten. Fortschr. Med. 90, 1155-1157 (1972)
17. Rudner, E.J., Clendening, W.E., Epstein, E., Fisher, A.A., Jilson, O.F., Jordan, W.P., Kanof, N., Larsen, W., Maibach, H., Mitchell, J.C., O'Quinn, S.E., Schorr, W.S., Sulzberger, M.B.: The frequency of contact sensitivity in North American 1972-74. Contact Dermatitis 1, 277-280 (1975)
18. Rudzki, E., Baranowska, E.: Contact Sensibility in Stasis Dermatitis. Dermatologica 148, 353-356 (1974)
19. Swoboda, B., Ludovan, M.: Zum Allergenspectrum bei „Unterschenkelekzemen". Ztschr. Hautkrankh. 49, 149-155 (1974)

Stefania Jablonska, Tadeusz Chorzelski und Maria Blaszczyk

Immunofluoreszenz-Diagnostik von Dermatosen

Immunofluoreszenzuntersuchungen (IF) stellen gegenwärtig die grundlegende diagnostische Untersuchung bullöser Krankheiten und eines Teils der Kollagenosen dar. Deswegen ist die Interpretation der Befunde auch für den praktischen Arzt notwendig.

Bullöse Krankheiten

Die Feststellung zirkulierender und in vivo fixierter antiepithelialer Antikörper bei Pemphigus [1] wurde zum Wendepunkt in der Diagnostik dieser Dermatose. Es erwies sich, daß diese ein bedeutend wichtigeres diagnostisches Kriterium darstellen als die Akantholyse, zumal letztere auch bei anderen Krankheiten auftritt (Pemphigus Hailey, transitorische Akantholyse, epidermale Keratolyse, in geringem Maße Morbus Sneddon-Wilkinson und andere).

Diese Antikörper werden grundsätzlich bei allen Pemphigusfällen festgestellt, obwohl — falls die Veränderungen sehr gering sind — sie nur in vivo und nicht im Serum feststellbar sind. IF-Untersuchungen ermöglichen es, die Diagnose Pemphigus selbst dann zu stellen, wenn das klinische Bild atypisch ist. Das betrifft sowohl abortive Fälle, ähnlich dem Morbus Duhring, die dem Pemphigus foliaceus vorausgehen oder in dessen Remission auftreten, bei denen auch das histologische Bild atypisch sein kann (eosinophile Spongiose), als auch Fälle, die ganz einer Dermatitis herpetiformis entsprechen und auf Sulfapyridin und Sulfone gut ansprechen [20, 30]. IF-Untersuchungen ergaben, daß bei diesen Fällen zirkulierende (gewöhnlich mit niedrigem Titer) sowie in vivo fixierte antiepitheliale Antikörper vorhanden sind und bei wiederholten histologischen Untersuchungen auch Akantholyse nachweisbar ist.

Dagegen treten hier keine für Dermatitis herpetiformis (DH) charakteristischen IF-Phänomene auf, d.h., es fehlen granuläre IgA-Ablagerungen in der Nachbarschaft dermaler Papillen oder an der Basalmembranzone. Diese Pemphigus-Form wurde als Pemphigus herpetiformis herausgestellt, und wie es scheint, ist sie bedeutend häufiger, als sie diagnostiziert wird.

Ihre klinischen Merkmale geben keine Grundlage für eine Diagnose. Bei dieser Variante sind die Veränderungen papulopustulös, häufig von herpetiformer Anordnung. Sie unterscheiden sich von den für DH typischen Veränderungen ebenfalls durch das Vorhandensein etwas größerer und hin und wieder eitriger Blasen, sowie durch die andere Lokalisation (sie sind mehr gestreut).

Die Therapie mit Sulfapyridin oder Sulfonen ist sehr effektiv. Bei einem Teil der Fälle jedoch ist sie unzureichend, und es ist deshalb notwendig, zusätzlich Kortikosteroide zu applizieren.

IF-Untersuchungen erlauben es bei Pemphigus erythematosus, außer für Pemphigus charakteristische Phänomene noch eine Reihe anderer immunologischer Störungen aufzudecken [5]. In den Biopsien, insbesondere von lichtexponierter Haut des Gesichtes kann, außer für Pemphigus charakteristischen, in den interzellulären Räumen fixierten Immunoglobulinen, das IF-Band an der dermo-epidermalen Grenze festgestellt werden, analog dem Lupus erythematodes (Tabelle 1). Bei einem Teil der Fälle, rund ein Drittel, werden ebenfalls im Serum antinukleäre Antikörper, gewöhnlich von nicht allzu

Tabelle 1. Pemphigus erythematosus*

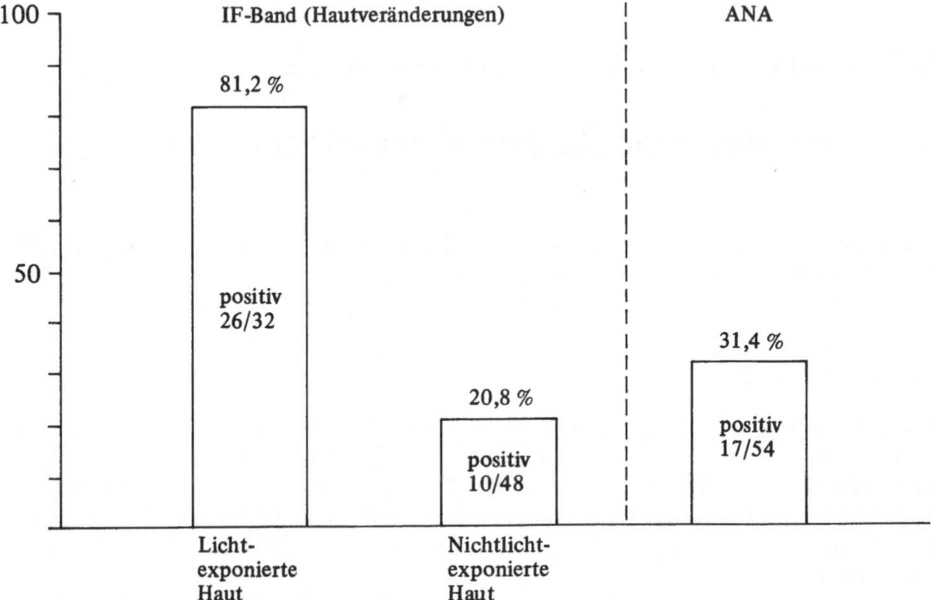

*Antiepitheliale Antikörper und IgG wurden in den interepidermalen Räumen in allen Fällen festgestellt

hohem Titer, festgestellt. Wir beobachten sogar Fälle des Nebeneinanderbestehens von Pemphigus erythematodes und ganz typischem SLE (mit Haut- und Organveränderungen). Da im Pemphigus erythmatosus für Lupus erythematodes charakteristische immunologische Phänomene vorkommen, ist hier die immunsuppressive Therapie angezeigt, sogar mittels relativ niedriger Azathioprindosen. Häufig sind diese Kranken gegenüber Sonnenbestrahlung empfindlich. Pemphigus erythematosus kann mit Myasthenia gravis und Thymom zusammen auftreten. In rund der Hälfte der Myasthenia gravis und in fast allen Thymom-Fällen kann man im Serum Antikörper gegen quergestreifte Muskulatur feststellen, die zwar nicht pathogen sind und die nicht in der quergestreiften Muskulator in vivo fixiert sind, jedoch eine große diagnostische Bedeutung haben. Ihre Feststellung sollte die Suche nach einem Thymom veranlassen, selbst dann, wenn sichtlich keine klinischen Symptome vorhanden sind [2].

Unspezifische Befunde von IF-Untersuchungen, d.h., Nachweis von pemphigusähnlichen Antikörpern, sind in Fällen von Verbrennungen [34] sowie nach Medikamenteneinnahme, insbesondere nach Butazolidin, Penicillamin und anderen, beschrieben worden. Ein charakteristisches Merkmal ist, daß diese Antikörper in vivo im Gewebe nicht fixiert sind. Bei Verbrennungen verschwinden antiepitheliale Antikörper gewöhnlich im Verlaufe einiger Wochen. Es kann jedoch vorkommen, daß Verbrennungen die Entstehung eines Pemphigus provozieren [6], was sich in der Fixation der Antikörper im Gewebe und in anhaltenden immunologischen Veränderungen äußert. Das ist wahr-

130

scheinlich von einer besonderen Disposition abhängig. Bei Myasthenia gravis-Kranken beobachteten wir z.B. die Entstehung eines Pemphigus sogar nach einer geringen Verbrennung. Medikamentös bedingte Veränderungen, insbesondere nach Butazolidin [29] und Penicillamin [13] können sich in einen echten Pemphigus umwandeln, falls eine Prädisposition für autoimmunologische Störungen vorhanden ist, z.B. rheumatische oder andere immunologische Krankheiten. Das Absetzen des Medikamentes kann eine Remission des Pemphigus bedingen, wie die erneute Applikation ein Rezidiv.

IF-Untersuchungen erlauben es, den Pemphigus vom Pemphigoid (BP) zu unterscheiden, was klinisch schwer sein kann. Die Differenzierung ist wichtig, zumal beim Pemphigus eine intensive Langzeitkortikosteroidtherapie angezeigt ist, während das Pemphigoid sich gewöhnlich unter geringen Kortikosteroiddosen beeinflussen läßt. Außerdem ist die Unterscheidung wichtig, weil beim Pemphigoid Neoplasien vorkommen können. Das ist aber noch ein widersprüchliches Problem, da einige Autoren der Meinung sind, daß das vermehrte Vorkommen von Neoplasien proportional dem fortgeschrittenen Alter der Kranken mit Pemphigoid ist. In unserem Material bildete die Zahl der Kranken mit Neoplasien einen bedeutenden Prozentsatz aller Erwachsenen mit BP [16]. In einigen Fällen mit schwerem Verlauf, die auf Kortikosteroide nicht ansprachen, trat nach Entfernung des Tumors eine Remission der Hautveränderungen ein. Jedoch ist der Zusammenhang zwischen BP und Neoplasien unklar und das IF-Bild (direkte und indirekte Immunfluoreszenz) gleicht jenen Fällen, die keine Neoplasien aufwiesen.

Sehr seltene Fälle können in IF-Untersuchungen nebeneinander charakteristische Merkmale für BP und Pemphigus aufweisen, entweder gleichzeitig oder in unterschiedlichen Perioden, einmal mit dem Überwiegen der einen oder der anderen. Es scheint, daß hier eine Koexistenz verschiedener immunologischer Krankheiten besteht, ähnlich wie es vom Pemphigus und LE bekannt ist, und was mit einer Prädisposition für Autoimmunisierung zusammenhängt [7, 26].

IF-Untersuchungen haben nachgewiesen, daß ein vernarbendes Pemphigoid (sogenannter Pemphigus ocularis) in Wirklichkeit eine BP-Abart ist. Im allgemeinen sind zirkulierende Anti-Basalmembran-Antikörper (BMZ) nicht feststellbar [14]. Wird aber die Biopsie aus der unmittelbaren Nachbarschaft der Läsionen durchgeführt, an jener Stelle, wo die Basalmembran, die ein Antigensubstrat für die Reaktion darstellt, noch erhalten ist, stellt man, wie bei BP, an der dermo-epidermalen Grenze Immunglobuline und Komplement fest. Das in diesen Fällen beschriebene Auftreten zirkulierender pemphigusähnlicher Antikörper vermögen wir nicht zu erklären. Sie haben weder pathogene noch diagnostische Bedeutung.

IF-Untersuchungen ermöglichen es, die DH vom BP zu trennen, da ein charakteristisches Merkmal der DH das Auftreten granulärer, seltener lineärer oder filiformer IgA-Ablagerungen ist [24, 25]. Manchmal stellt man zusätzlich andere Immunglobulinklassen fest. Jedoch ist IgA immer die dominierende, meist die alleinige Ig-Klasse. Die Unterscheidung von BP und DH hat deshalb eine so wesentliche Bedeutung, weil bei der Mehrzahl der DH-Fälle Darmveränderungen vom Malabsorptionstyp koexistieren [11]. Es ist zwar nicht entschieden, ob ein direkter Zusammenhang zwischen der Abflachung der Darmvilli oder den entzündlichen Infiltraten in ihrem Bereich und den DH-Veränderungen besteht, jedoch ist ihre Koexistenz zu häufig, um sie als zufällig anzusehen [33]. Aus unseren Beobachtungen geht hervor, daß in Fällen, bei denen deutliche Darmveränderungen vorhanden sind, die glutenfreie Diät eine bedeutende Verringerung der Sulfondosen gestattet, obwohl eine Besserung oft erst nach mehrmonatiger Diät eintritt, was mit Fry und Mitarb. [12] übereinstimmt.

In den Fällen dagegen, bei denen man keine Darmveränderungen feststellt, erscheint die Diät unzweckmäßig.

Es besteht keine völlige Übereinstimmung, wie man die kontinuierliche IgA-Linie bei DH, insbesondere wenn eine Beimischung von IgG auftritt, interpretieren soll. Der grundsätzliche Unterschied im Verhältnis zum BP besteht darin, daß es hier keine zirkulierenden Anti-BMZ-Antikörper gibt. Wenn jedoch bei BP ausschließlich in vivo fixierte Immunglobuline und Komplement an der dermo-epidermalen Grenze ohne zirkulierende Antikörper (rund 30 % der Fälle) auftreten und insbesondere, wenn die Ablagerungen ebenfalls IgA enthalten, werden die IF-Unterschiede verwischt. Der grundlegende Unterschied bei DH besteht in dem Auftreten von IgA-Ablagerungen in der unveränderten Haut in der Nachbarschaft der Krankheitsherde, da die in den dermalen Papillen vorhandenen Leukozyten sie phagozytieren und abtransportieren. Obwohl bei BP Leukozyten vorhanden sind, treten keine Mikroabszesse auf, so daß ebenfalls im Bereich der Läsionen immunologische Phänomene feststellbar sind, wenn die Epidermis noch erhalten ist. Zwar meinen manche Autoren [23], daß Fälle mit einer kontinuierlichen IgA-Linie zum BP gezählt werden sollten, andere dagegen, daß das eine gemischte Variante DH-BP [25] ist. Wir meinen, in Übereinstimmung mit Fry und Seah [10], daß man die lineären IgA-Ablagerungen in typischen DH-Fällen (klinisch, histologisch, therapeutisch) aufdecken kann. Manchmal werden deutliche granuläre Ablagerungen festgestellt, die jedoch entlang der Basalmembran angeordnet sind, was auf eine Verbindung zwischen granulärem und lineärem Muster hinweist.

Obwohl bei typischer DH eine kontinuierliche IF-Linie auftreten kann, wird sie häufiger in gemischten Fällen festgestellt, in denen DH- und BP-Merkmale nebeneinander vorkommen: klinische (zeitweise größere Blasen neben papulovesikulösen Veränderungen, in für DH nicht typischer Lokalisation), histologische (Mikroabszesse in den dermalen Papillen neben subepidermalen Blasen) und immunologische (kontinuierliche IgA-Linie, manchmal mit IgG-Zusatz in der die Läsion umgebenden Haut). Sulfone oder Sulfapyridin sind gewöhnlich wirksam, manchmal ist jedoch eine zusätzliche Applikation von Kortikosteroiden notwendig [22]. Darmveränderungen treten entweder nicht auf oder man stellt nur geringe entzündliche Infiltrate ohne eine Abflachung der Darmvilli fest. Zu den gemischten Formen von DH-BP gehört die juvenile DH-Variante (JDH), nämlich die nonhereditäre bullöse Krankheit der Kinder, bei der IF häufig lineär ist und die Ablagerungen hauptsächlich IgA enthalten, manchmal mit einer IgG-Beimischung und mit Komplement. Es gibt jedoch Fälle, die gänzlich der DH Erwachsener entsprechen und auf Sulfone ansprechen, sowie Fälle, die in jeder Hinsicht BP-Kriterien entsprechen [19, 23].

Bei den ersteren stellt man granuläre IgA-Ablagerungen fest, bei dem zweiten eine kontinuierliche Linie, zusammengesetzt aus IgG-Ablagerungen sowie gelegentlich zirkulierende Anti-BMZ-Antikörper. Die als immunologisch negativ bezeichneten Fälle sind, soweit wiederholte Untersuchungen durchgeführt werden, sehr selten, da es bei mehrmaligen Biopsien im allgemeinen gelingt, immunologische Phänomene festzustellen. Die Unterscheidung verschiedener immunologischer Fälle hat im Hinblick auf die verschiedenartigen Behandlungsmaßnahmen eine wichtige praktische Bedeutung (Sulfone und Sulfapyridin bei DH, Kortikosteroide in kleinen Dosen bei BP, eine Steroid-Sulfon-Therapie bei gemischter Form).

Herpes gestationis gehört ebenfalls zu den bullösen Krankheiten, bei denen sich die Diagnose hauptsächlich auf immunopathologische Untersuchungen stützt, da das klinische und histologische Bild nicht charakteristisch sein kann, dem BP- oder Erythema exsudativum multiforme ähnlich. Ein charakteristisches Merkmal bei den IF-Untersuchungen ist das Vorhandensein lineär angeordneter Komponenten des Komplements an der Basalmembran, insbesondere von C_3, C_5 und weiteren C-Komponenten. C_{1q} wird in der Regel nicht festgestellt. Es wurde geäußert, daß hier eine Aktivierung des Komplements auf dem Wege des alternativen Pathway stattfindet [27]. In unseren Untersuchungen war bei der Mehrzahl der Kranken sowohl in der Basalmembranzone als auch in den Gefäßen ebenfalls die Komponente C_4 vorhanden, die für den klassischen Weg der Aktivierung des Komplements charakteristisch ist. In 3 von 8 Fällen konnte man sogar in vivo fixierte, zeitweise ebenfalls zirkulierende Immunglobuline nachweisen.

Das Immunofluoreszenz-Muster ist also vom BP-Typ [4, 21]. Die anfänglich postulierte Existenz des HG-Faktors im Serum, der die Ablagerung des Komplements an der Basalmembran verursacht, wurde nicht bestätigt. Immunoglobuline liegen wahrscheinlich in einer Anzahl vor, die unter der Feststellbarkeitsgrenze der IF-Methode liegt.

Ein offenes Problem ist das Verhältnis von Herpes gestationis zu durch Einnahme von Antikonzeptionsmitteln induzierten Veränderungen, weil insbesondere Gestagene eine Blasenbildung verursachen können, deren IF-Bild bisher jedoch noch unbekannt ist.

Es muß betont werden, daß bei allen bullösen Krankheiten die Biopsien aus dem peripheren Anteil der Blasen, wo die Epidermis noch teilweise erhalten ist, entnommen werden müssen. Nur bei DH werden die Biopsien der gesunden Haut in der Nähe der Läsionen entnommen.

Kollagenosen

Erythematodes

Die zweite Krankheitsgruppe, bei der die Immunofluoreszenzdiagnostik eine grundlegende Bedeutung hat, sind Kollagenosen, insbesondere Erythematodes.

Beim Erythematodes haben die Ablagerungen von Immunoglobulinen und Komplement an der dermo-epidermalen Grenze eine diagnostische Bedeutung. Bei der viszeralen Form (SLE) werden sie in der ganzen Haut, auch der unveränderten, festgestellt, bei DLE nur in den Läsionen [8]. Abhängig von den klinischen Merkmalen der Herde kann sich der Charakter des IF-Musters etwas unterscheiden — vom typischen grobgranulären bis zu sogar homogenen in oedematösen Herden. Im Zusammenhang damit, daß bei DLE das klinische und histologische Bild für die Diagnose nicht entscheidend sein kann, hat das immunopathologische Kriterium eine sehr große Bedeutung, eine — wie es scheint — sogar größere als die histologische Untersuchung (Tabelle 2). Der IF-Befund kann jedoch unspezifisch negativ ausfallen, falls die Veränderungen seit sehr kurzer Zeit bestehen, ödematös oder annulär sind oder sich in nichtlichtexponierter Haut lokalisieren (auf dem Rücken, auf den proximalen Teilen der Extremitäten). Eine lokale Therapie mittels stark wirkenden Kortikosteroiden hat ebenfalls eine Negativierung der immunologischen Phänomene zur Folge. Deshalb spielt die Stelle, in der die Biopsie entnommen wird, eine große Rolle [18].

Tabelle 2. Histopathologische und immunopathologische Untersuchungen in typischen Fällen von DLE

Histologie	IF-Band	Untersuchte Fälle	%
Diagnose bestätigend	+	117	82,4
	–	27	18,8
Uncharakteristisch	+	30	85,7
	–	5	14,3

Zur Untersuchung sollte man aktive, jedoch nicht zu frische, infiltrierte Läsionen entnehmen, am besten aus den lichtexponierten Stellen. Eine Grenze der Methode wird außer bei unspezifisch negativen Befunden ebenfalls bei unspezifisch positiven Befunden erreicht, z.B. bei Rosacea und Teleangiektasien verschiedenen Ursprungs (Tabelle 3). Im allgemeinen unterscheidet sich das IF-Band bei diesen Krankheiten

Tabelle 3. IF-Band bei DLE und manchen anderen Dermatosen

Diagnose	Zahl der untersuchten Fälle	IF-Band[a]	
		+	−
DLE-Gesichtsveränderungen	374	316 (84,4 %)	58
PMLE-Gesichtsveränderungen	86	9 (10,4 %)	75
Porphyria cutanea tarda	30	13 (43,3 %)	17
Rosacea	94	16 (17,0 %)	78
Lichen planus	103	13 (12,6 %)	90
Andere Dermatosen	549	10 (1,8 %)[b]	539

[a] Antihuman IgG (Ziege) F:P = 4,1 16 E/ml, Gebrauchsverdünnung-1/64
[b] Keratosis senilis-3, Spinaliom-2, Tbc-1, Tinea-1, Arzneimittelallergien-3

dadurch, daß es weniger intensiv und feingranulär ist, dennoch ist die Unterscheidung von der oberflächlichen DLE-Form manchmal unmöglich. Deshalb ist eine Interpretation der Veränderungen im Gesicht, falls Teleangiektasien vorliegen, sehr schwer und manchmal irreführend. Bei der Entnahme von Biopsien aus dem Gesicht muß man Teleangiektasien meiden, die gegenwärtig nicht selten die Folge einer Dauertherapie mit Kortikosteroiden sind.

Ein IF-Band stellt man ebenfalls bei einem Teil der Fälle von Porphyria cutanea tarda und erythropoetica, manchmal auch bei Lichen planus (LP) fest. Das IF-Band ist auch bei Leishmaniasis und – seltener – bei anderen Krankheiten beschrieben worden. Es muß unterstrichen werden, daß DLE-ähnliche Läsionen, wie die polymorphe Lichtdermatose, sog. lymphozytäre Infiltrationen etc. bei IF-Untersuchungen in der Regel negativ sind, obgleich wir in unserem Material bei 10 % dieser Fälle positive Befunde feststellen konnten. Es ist anzunehmen, daß ein Teil der Autoren die LE-Diagnose infolge einer negativen IF-Untersuchung ausschließt, so daß die Einordnung dieser Fälle recht willkürlich sein kann.

Die Differenzierungsschwierigkeiten sind manchmal dadurch größer, als bei LE statt des IF-Bandes hyaline Körper auftreten können, identisch mit denen, die man als für LP charakteristisch ansieht.

Trotz vieler Schwierigkeiten der Interpretation der IF-Befunde hat diese Untersuchung eine große Bedeutung, da ein stark positiver Befund mit klumpigen Ablagerungen über die DLE-Diagnose entscheidet.

Bei der viszeralen Form von LE (SLE) hat die Untersuchung der scheinbar unveränderten Haut eine grundsätzliche Bedeutung. Positive Befunde bekommt man in der großen Mehrzahl der aktiven Fälle, falls die Untersuchung an der lichtexponierten Haut durchgeführt wird. Dagegen sind, sogar bei aktiven Formen, die Befunde in nichtlichtexponierter Haut bei der Hälfte der Fälle negativ. Im Material der Mayo Clinic waren in der nichtlichtexponierten Haut hauptsächlich IgM-Globuline im Bereich des IF-Bandes vorhanden, häufiger ohne IgG-Globuline. Bei unseren Untersuchungen haben wir IgM als ausschließliche Komponente in 2 von 38 Fällen in der lichtexponierten Haut und in einem etwas größeren Prozentsatz (5/16) in der nichtlichtexponierten Haut nachgewiesen (Tabelle 4). Am häufigsten jedoch war IgG die Haupt- oder aus-

Tabelle 4. SLE

Biopsie-stelle (unveränderte Haut)	Gesamt		IF-Band Immunglobulinklassen		
	untersuchte Fälle	positive Ergebnisse	IgG[a] + IgM	IgG allein	IgM allein
Licht-exponierte Anteile	40	38	21	15	2
Nichtlicht-exponierte Anteile	40	16	3	8	5

[a] Antihuman IgG (Ziege) F:P = 4,1 16 E/ml, Gebrauchsverdünnung-1/64

schließliche Komponente, sowohl in der lichtexponierten als auch in nichtlichtexponierter Haut.

Es wird ebenfalls die Annahme geäußert, daß ein positives IF-Band in der nichtlicht-exponierten Haut auf Nierenbefall hinweist [35]. Aus diesem Grunde wäre es zweckmäßig, Biopsien unveränderter Haut sowohl von lichtexponierten als auch nichtlicht-exponierten Stellen durchzuführen. Vom diagnostischen Standpunkt dagegen ist die Durchführung von Biopsien aus den Krankheitsherden eher überflüssig, da ein positiver Befund nicht entscheidet, ob das eine viszerale Form (SLE) ist.

Unspezifisch negative Befunde können auch Folge einer durchgeführten Therapie sein (Tabelle 5). Bei nicht behandelten Fällen sind die Befunde in der großen Mehrzahl

Tabelle 5. Behandlungseffekt in Bezug auf das IF-Band in der unveränderten Haut bei SLE

	SLE	IF-Band		Gesamt
		+	−	
Mit Corticoisteroiden und/oder Azathioprine Behandelte	Aktive Hautveränderungen	34	3	37
	Verbesserung	25	7	32
	Remission	2	11	13
Nichtbehandelte, mit aktiven Hautveränderungen		50	4	54
	Gesamt	111	25	136

der Fälle positiv, dennoch sind sie bei behandelten Fällen ebenfalls positiv, wenn aktive Veränderungen vorhanden sind. Die Anzahl positiver Befunde wird mit zunehmender Besserung kleiner, so daß in Fällen von Remissionen das IF-Band im allgemeinen nicht mehr feststellbar ist.

Unspezifische positive Befunde in scheinbar unveränderter Haut sind sehr selten (Tabelle 6). In unserem Material von 254 Kollagenosen stellten wir ein IF-Band außer bei SLE nur in 5 Fällen von Sklerodermie mit koexistierendem Erythematodes sowie in 4 Fällen mit Dermatomyositis fest. Bei den letzteren waren die Hautveränderungen teleangiektatisch und das IF-Muster entsprach dem Bild, wie es bei den Teleangiekta-sien beobachtet wird. Von 841 anderen Dermatosen trat das IF-Band nur in einem Fall von autoptisch bestätigter Lymphogranulomatosis maligna auf, aber bei 2 von 4

Tabelle 6. IF-Band in der unveränderten Haut bei verschiedenen Kollagenosen und anderen Krankheiten

Diagnose	Zahl der untersuchten Fälle	IF-Band[a]	
		positiv	negativ
SLE	136	111 (81,6 %)	25
Rheumatische Arthritis	73	0	73
Systemische Sklerodermie	24	5[b]	19
Dermatomyositis	21	4	17
Andere Krankheiten	841	3 (0,33 %)[c]	838

[a] Antihuman IgG (Ziege) F:P = 4,1 16 E/ml, Gebrauchsverdünnung-1/64

[b] mit Begleit-SLE

[c] ein von Lymphogranulomatosis maligna, zwei von 4 Nephropathia diabetica

untersuchten Fällen von Nephropathia diabetica. Mit Ausnahme dieser letzten Gruppe also, die einer Aufklärung bedarf, kann man das IF-Band in der unveränderten Haut als ein spezifisches Phänomen anerkennen.

Der Nachweis des IF-Bandes in der gesunden Haut hat diagnostische Bedeutung und muß als eines der hauptsächlichsten diagnostischen Kriterien von SLE angesehen werden, dagegen schließt das Nichtfeststellen des IF-Bandes, insbesondere in nicht aktiven Fällen, diese Diagnose nicht aus.

Besonders unterstrichen werden muß, daß wir bei 2 von 4 Fällen, die der gemischten Kollagenose nach Sharp (MCTD) entsprechen [31, 32], das IF-Band in der unveränderten Haut festgestellt haben. In 2 Fällen wurden Antikörper gegen das lösliche MO-Antigen festgestellt. Antinukleäre Antikörper (ANA) hatten einen sehr hohen Titer, das Muster war fleckig und nukleolär. Wahrscheinlich muß angenommen werden, daß Fälle, bei denen das IF-Band vorhanden war, dem SLE ohne Nierenbefall, mit relativ benignem Verlauf entsprachen.

Nach Reichlin [28] sind die Antikörper gegen das lösliche Antigen (ENA) nicht nur gegen die Kern-Ribonukleoproteine, sondern auch gegen verschiedenartige nukleäre oder zytoplasmatische Komponenten gerichtet. Obgleich MO-Antikörper für MCTD charakteristisch sind, sind sie jedoch nicht spezifisch und können bei SLE mit relativ benignem Verlauf ohne Nierenbefall auftreten. Auch muß es unterstrichen werden, daß es manchmal nicht gelingt, in Fällen, die den klinischen Kriterien von Sharp und Mitarb. entsprechen, Antikörper gegen ENA nachzuweisen und daß das ANA-Muster nukleolär und nicht fleckig ist. Andererseits stellt man ENA-Antikörper bei benignen SLE-Fällen fest. Symptome verschiedener Kollagenosen können übrigens in verschiedenen Kombinationen auftreten (bekannt als „Overlap-Syndrom"). Die Grenze zwischen MCTD als Krankheitssyndrom und den koexistierenden Kollagenosen oder transitorischen Formen ist also schwer oder sogar unmöglich festzulegen.

Die Immunofluoreszenz-Diagnostik kann hier behilflich sein, da der Nachweis des IF-Bandes in der gesunden Haut auf die Koexistenz von SLE hinweist. Fleckiges Muster der ANA, das Fehlen von Anti-DNS-Antikörpern (am leichtesten mittels IF auf dem Substrat Critidia luciliae feststellbar) sowie das Vorhandensein von ENA-Antikörpern haben bei der Diagnose eine wichtige, wenn auch nur hilfsmäßige, unterstützende Bedeutung.

ANA-Untersuchungen spielen bei der Diagnose von SLE eine große Rolle, da sie in rund 90 % der aktiven Fälle positiv sind, meist mit homogenem oder peripherem IF-Muster. Bei DLE dagegen treten sie lediglich in rund 15 % der Fälle auf. So kann das Ansteigen ihres Titers bei disseminierten DLE für eine vorübergehende DLE-SLE-Variante sprechen. Dasselbe gilt für die subkutane Form (LE-Panniculitis), die sowohl eine kutane chronische als auch eine viszerale Form begleiten kann. Ein charakteristisches Merkmal dieser Variante ist eine fibrinoide Degeneration im subkutanen Gewebe um die Gefäßwände. Bei der Diagnose dieser Form hat die IF-Untersuchung der unveränderten Haut eine grundsätzliche Bedeutung.

Bei systemischer Sklerodermie ist ANA in wiederholten Untersuchungen in über 90 % der Fälle [15], hauptsächlich bei diffuser Sklerodermie, aber auch in der Mehrzahl der Acrosclerosis-Fälle positiv. Die Titer weisen jedoch, unabhängig vom klinischen Zustand, große Schwankungen auf, so daß die einmalige Bestimmung zufällig sein kann, umso mehr, da die Ergebnisse nicht selten an den verschiedenen Substraten (Rattenleber, Affen-Ösophagus, Meerschweinchenschleimhäuten usw.) unterschiedlich sind, weil die Sklerodermie-Sera eine bedeutend größere Substrat-Spezifität aufweisen als SLE-Sera. Das Muster bei Sklerodermie ist in der Regel fleckig oder nukleolär bzw. beides.

Bei Morphea übersteigt die Zahl der positiven Befunde kaum 10 %, falls Sera mit niedrigem Titer (unter 40) nicht berücksichtigt sein sollen. ANA wird etwas häufiger bei S. linearis und Morphea subcutanea festgestellt, insbesondere bei Kindern.

Bei Dermatomyositis und Periarteriitis nodosa sind ANA-Befunde gewöhnlich negativ. Bei Dermatomyositis kann das IF-Band im Bereich der Teleangiektasien unspezifisch positiv sein, darum muß man die Biopsiestelle sorgfältig auswählen. Charakteristisch dagegen ist das Auftreten von IgM-Ablagerungen an den Gefäßwänden der Intermuskularräume bei Dermatomyositis der Kinder.

Bei Periarteriitis nodosa sind Immunoglobulinablagerung und Komplement an den arteriellen Gefäßwänden schwer festzustellen, da sie in den geschädigten Gefäßen von Leukozyten phagozytiert werden. Manchmal gelingt es, mittels Immunsera das Vorhandensein von Hepatitis B-Virus-Antigen und mit ihm in den Gefäßwänden fixierte spezifische Antikörper festzustellen.

Zu den anderen Dermatosen, bei denen die Immunofluoreszenz-Diagnostik angewendet wird, gehört auch die Vasculitis allergica, die früher besprochen wurde [17]. Ich möchte betonen, daß die Befunde negativ sein können, sogar in Fällen, wo das Arthus-Phänomen ein grundlegender pathogenetischer Vorgang ist. Dies ist mit der Phagozytose und dem Abtransport der Immun-Komplexe durch Leukozyten erklärbar. Andererseits muß man die Möglichkeit der unspezifisch positiven Befunde berücksichtigen, wenn Immunoglobuline und Komplement in den Gefäßen, die durch verschiedene pathogenetische Vorgänge geschädigt sind (z.B. bei Erythema nodosum) abgelagert werden. Deswegen haben IF-Untersuchungen keine entscheidende Bedeutung.

Bei Lichen planus ist das Auftreten zytoider (hyaliner) Körper charakteristisch [37], entweder an der Basalmembran, im Corium oder in der Epidermis selbst. Wahrscheinlich entstehen sie infolge einer Schädigung der Epidermis durch nichtimmunologische Mechanismen, obgleich sie Immunoglobuline, Komplement und Fibrin enthalten. Diese Körper sind nicht krankheitsspezifisch, man stellt sie manchmal bei LE, BP, Mycosis fungoides und vereinzelt bei verschiedenen anderen Krankheiten fest. Gewöhnlich jedoch — mit Ausnahme von LE — sind sie nicht so zahlreich wie bei LP. Andererseits kann es LP-Fälle geben, bei denen zytoide Körper nicht auftreten. Deshalb entscheidet ihr Nachweis nicht die LP-Diagnose, ist aber — falls das klinische und histologische Bild unklar ist — sehr hilfreich.

Ich möchte hier auf eine weitere Schwierigkeit bei der Differenzierung von LP und LE hinweisen, was klinisch und histologisch oft sehr schwierig ist, z.B. im Lippenrotbereich oder an der behaarten Kopfhaut, da bei LE neben zytoiden Körpern ein IF-Band auftreten kann, das sich nicht von LE unterscheiden läßt (in unserem Material sind es 13 von 90 LP-Fällen).

Eine große praktische Bedeutung haben die Immunofluoreszenz-Untersuchungen bei der Diagnose verschiedener Porphyrien [9, 36]. Für die Untersuchung soll man

Biopsien aus den Läsionen oder ihrer Nachbarschaft, am besten aus der lichtexponierten Haut, insbesondere von Handrücken, entnehmen. Charakteristisch ist die Ablagerung von Immunoglobulinen und Komplement (das Komplement kann in der nichtlichtexponierten Haut nicht feststellbar sein) innerhalb der Gefäßwände und ihrer Umgebung. Wahrscheinlich ist der Ablagerungsmechanismus hier nicht unbedingt immunologisch, dennoch ist das IF-Bild so charakteristisch, daß man auf dieser Grundlage die Diagnose Porphyrie sogar in der Remissionsperiode stellen kann, wenn es nicht gelingt, Porphyrine im Harn, Stuhl oder in Erythrozyten, je nach Art der Porphyrie, nachzuweisen.

Zum Abschluß möchte ich bemerken, daß die IF-Untersuchung möglicherweise eine gewisse diagnostische Bedeutung bei Psoriasis haben kann. Charakteristisch für Psoriasis ist die in vivo-Fixation von spezifischen Antikörpern im Stratum corneum der Epidermis, welche sich auch im Serum gesunder Personen befinden, jedoch normalerweise nicht durch die Epidermis zum Antigen (Keratin) durchdringen können [3]. Bei Psoriasis verursacht die Reaktion zwischen den Autoantikörpern und dem Stratum corneum als Antigen eine Fixation des Komplements, was ebenfalls durch IF-Untersuchungen festgestellt wird. Daraus resultiert die Chemotaxis der Leukozyten, die als Mikroabszesse im Stratum corneum sichtbar sind. Dieses Phänomen ist höchst charakteristisch für Psoriasis und bei aktiven Formen in der Regel vorhanden. Es ist jedoch nicht spezifisch, da wir es ebenfalls bei Ekzemen (wenn auch von andersartigem IF-Muster) finden.

Diese Untersuchung kann bei klinisch und histologisch atypischen Fällen eine gewisse diagnostische Bedeutung haben, wie z.B. bei seborrhoischem Ekzem (Parakeratosis psoriasiformis) oder im praemykotischen Stadium der Mycosis fungoides. Die IF-Untersuchung bei Psoriasis ist technisch schwierig, da sie wegen häufig unspezifischer Fluoreszenz im Stratum corneum vieler Kontrollen bedarf.

Zusammenfassend muß festgestellt werden, daß die IF-Untersuchungen gegenwärtig einen Bestandteil der dermatologischen Diagnostik darstellen. Sie sind von diagnostischer Bedeutung bei bullösen Krankheiten und Lupus erythematodes, von unterstützender Bedeutung bei anderen Kollagenosen, Vasculitis allergica, Porphyrien und Lichen planus. Vielleicht werden sie auch bei der Differenzierung von Psoriasis und psoriasisähnlichen Veränderungen eine gewisse Bedeutung erlangen. Im Zusammenhang mit der Möglichkeit, Biopsien im Transportmedium (Michel) zu versenden, erlaubt diese Methode eine breite Anwendung auch durch praktizierende Ärzte. Um bakterielle Verunreinigungen des Serums zu vermeiden, müssen die Seren mit Aziden-Zusatz verschickt werden.

Literatur

1. Beutner, E.H., Jordon, R.E.: Demonstration of skin antibodies in sera of pemphigus vulgaris patients by indirect immunofluorescent staining. Proc. Soc. Exp. Biol. Med. 117, 505 (1964)
2. Beutner, E.H., Chorzelski, T.P., Hale, W.L., Hausmanowa-Petrusewicz, I.: Autoimmunity in concurrent Myasthenia Gravis and Pemphigus Erythematosus. JAMA 203, 125 (1968)
3. Beutner, E.H., Jablonska, S., Jarząbek-Chorzelska, M., Maciejowska, E., Rzęsa, G., Chorzelski, T.P.: Studies in immunodermatology. VI. IF studies of autoantibodies to the stratum corneum and of in vivo IgG in stratum corneum of psoriatic scales. Int. Archs. Allergy appl. Immun. 48, 301 (1975)
4. Bushkell, L.L., Jordon, R.E., Goltz, R.W.: Herpes gestationis: new immunologic findings. Arch. Derm. 110, 65 (1974)
5. Chorzelski, T.P., Jablonska, S., Blaszczyk, M.: Immunopathological investigations in the Senear-Usher syndrome (Coexistence of pemphigus and lupus erythematosus). Brit. J. Derm. 80, 211 (1968)
6. Chorzelski, T.P., Jablonska, S., Beutner, E.H., Kowalska, M.: Can pemphigus be provoked by a burn? Brit. J. Derm. 85, 320 (1971)

7. Chorzelski, T.P., Maciejowska, E., Jablońska, S., De Mento, F.J., Grover, R.W., Holubar, K., Beutner, E.H.: Coexistence of Pemphigus and Bullous Pemphigoid. Arch. of Derm. 109, 849 (1974)
8. Cormane, R.H., von Joost, Th.: Lupus erythematosus: immunologic studies of the skin. In: Immunopathology of the skin: labeled antibody studies. Beutner, E.H., Chorzelski, T.P., Bean, S.F., Jordon, R.E. (Eds). p. 92. Stroudsburg, PA. Dowden Hutchinson a. Ross. 1973
9. Cormane, R.H., Szabo, E., Hoo, T.T.: Histopathology of the skin in acquired and hereditary porphyria cutanea tarda. Brit. J. Derm. 85, 531 (1971)
10. Fry, L., Seah, P.P.: Dermatitis herpetiformis. In: Immunological aspects of skin diseases. Fry L., Seah, P.P. (Eds.). p. 22. Lancester: Medical and Technical Publishing Co. 1974
11. Fry, L., Keir, P., McMinn, R.M.H., Cowan, J.D., Hoffbrand, A.V.: Small intestinal structure and function and haematological changes in dermatitis herpetiformis. Lancet 2, 729 (1967)
12. Fry, L., McMinn, R.M.H., Cowan, J.D., Hoffbrand, A.V.: Gluten-free diet and reintroduction of gluten in dermatitis herpetiformis. Arch. Derm. 100, 129 (1969)
13. Hewitt, J., Lessana-Leibowitch, M., Benveniste, M., Sapotta, L.: Un cas de pemphigus induit par la D-pénicillamine. Le pemphigus iatrogène existe-t-il? Ann. Med. interne 122, 1003 (1971)
14. Holubar, K., Hönigsmann, H., Wolff, K.: Cicatricial pemphigoid: immunofluorescent investigations. Arch. Derm. 108, 264 (1973)
15. Jablońska, S.: Scleroderma and pseudoscleroderma. Warsaw, Polish Medical Publishers und Stroudsburg, PA. Dowden, Hutchinson a. Ross, 1975
16. Jablońska, S., Chorzelski, T.: Autoimmunologische Hautveränderungen bei malignen Tumoren der inneren Organe. Z. Haut.-Geschl. Kr. 46, 548 (1971)
17. Jablońska, S., Chorzelski, T.: Vasculitis allergica. Fortschr. prakt. Derm. Vener. 7, p. 218. Berlin-Heidelberg-New York: Springer-Verlag 1973
18. Jablońska, S., Chorzelski, T.P.: The immunology of lupus erythematosus. In: Immunological aspects of skin diseases. Fry L., Seah, P.P. (Eds.). p. 68. Lancaster: Medical and Technical Publishing Co. 1974
19. Jablońska, S., Chorzelski, T., Beutner, E.H., Blaszczyk, M.: Juvenile dermatitis herpetiformis in the light of immunofluorescence studies. Brit. J. Derm. 85, 307-313 (1971)
20. Jablońska, S., Chorzelski, T.P., Beutner, E.H., Jarząbek-Chorzelski, M.: Pemphigus with features of dermatitis herpetiformis (herpetiform pemphigus). Int. J. Dermatology 14, 353 (1975)
21. Jablońska, S., Chorzelski, T.P., Beutner, E.H., Maciejowska, E., Rzęsa, G.: Immunologic phenomena in herpes gestationis. Arch. Derm. Forsch. 252, 267 (1975)
22. Jablońska, S., Chorzelski, T.P., Beutner, E.H., Maciejowska, E., Rzęsa, G.: Intermediate or mixed forms of dermatitis herpetiformis and bullous pemphigoid. Arch. Derm. 112, 45 (1976)
23. Jordon, R.E., Bean, S.F., Jablońska, S., Chorzelski, T.P.: Chronic non-hereditary childhood bullous diseases. In: Immunopatology of the skin: labeled antibody studies. Beutner, E.H., Chorzelski, T.P., Bean, S.F., Jordon, R.E. (Eds.). p. 78. Stroudsburg, PA.: Dowden, Hutchinson a. Ross 1973
24. Meer, J.B. van der: Granular deposits of immunoglobulins in the skin of patients with dermatitis herpetiformis. An immunofluorescent study. Brit. J. Derm. 81, 493 (1969)
25. Meer, J.B. von der: Dermatitis herpetiformis. In: Immunopathology of the skin: labeled antibody studies. Beutner, E.H., Chorzelski, T.P., Bean, S.F., Jordon, R.E. (Eds.). p. 564. Stroudsburg, PA.: Dowden, Hutchinson a. Ross 1973
26. Misgeld, V.: Immunofluoreszenzuntersuchungen in der klinischen und experimentellen Dermatologie: „Atypische" blasenbildende Dermatosen. Arch. Derm. Forsch. 242, 55 (1971)
27. Provost, T.T., Thomasi, T.B.: Complement activation via the alternate pathway in skin diseases. I. Herpes gestationis, systemic lupus erythematosus and bullous pemphigoid. J. Clin. Invest. 52, 1779 (1973)
28. Reichlin, M., Mattioli, M.: Correlation of a precipitin reaction to an RNA protein antigen and a low prevalence of nephritis in patients with systemic lupus erythematosus. N. Engl. J. Med. 286, 908 (1972)
29. Schuppli, R.: Zur Frage der Abgrenzung des Lyell-Syndroms. Hautarzt 18, 518 (1967)
30. Seah, P.P., Fry, L., Cairns, R.J., Feiwel, M.: Pemphigus controlled by sulphapyridine. Brit. J. Derm. 89, 77 (1973)
31. Sharp, G.C.: Mixed connective tissue disease. Bull Rheum. Dis. 25, 828 (1975)
32. Sharp, G., Irwin, W., Holman, H., Tan, E.M.: Mixed connective tissue disease: an apparently distinct rheumatic disease syndrome associated with a specific antibody to an extractable nuclear antigen (ENA). Am. J. Med. 52, 148 (1972)
33. Shuster, S., Marks, J.: Systemic effects of skin disease. New York: Appleton-Century-Crafts 1970
34. Thivolet, J., Beyvin, A.J.: Recheres par immunofluorescence d'autoanticorps sériques vis a vis des constituants de l'épiderme chez les brulés. Experientia 24, 945 (1968)

35. Tuffanelli, D.L.: Cutaneous immunopathology: recent observations. J. Invest. Derm. **65**, 143 (1975)
36. Tuffanelli, D.L., Epstein, J.H., Epstein, W.L.: Cutaneous porphyria. In: Immunopathology of the skin: labeled antibody studies. Beutner, E.H., Chorzelski, T.P., Bean, S.F., Jordon, R.E. (Eds.). p. 170. Stroudsburg, PA.: Dowden, Hutchinson a. Ross 1973
37. Ueki, H.: Hyaline bodies in subepidermal papillae. Immunohistochemical studies in several dermatoses. Arch. Derm. **100**, 609 (1969)

Proktologie

Volker Zumtobel und Georg Heberer

Hämorrhoiden und ihre operative Behandlung

Gewöhnlich werden die unterschiedlichsten Zustände in der ano-rektalen Region, welche anale Symptome verursachen, mit dem Sammelbegriff Hämorrhoiden bezeichnet. Um eine adaequate Therapie zu finden, ist es daher zunächst erforderlich, die entsprechenden Einzelbegriffe zu definieren. Bezüglich ihrer Entstehung, anatomischen Lokalisation und klinischen Bedeutung lassen sich im wesentlichen drei Formen von Veränderungen unterscheiden: Die inneren Hämorrhoiden, die äußeren Hämorrhoiden und die Hautbürzel oder Marisken.

Innere Hämorrhoiden

Die inneren Hämorrhoiden entwickeln sich aus dem Corpus cavernosum recti, welches in einer Länge von 3-5 cm unter der distalen Rektum- und der proximalen Analschleimhaut gelegen ist. Nach den Untersuchungen von Miles [8] und Stelzner [12] handelt es sich dabei um ein schwellkörperähnliches Gebilde mit zahlreichen arterio-venösen Anastomosen, welches hauptsächlich von den drei Endästen der Arteria rectalis superior versorgt wird. Bei Einsicht in den Anus in Steinschnittlage treten sie in typischer Weise bei 3, 7 und 11 Uhr in die Rektalwand ein und bilden längsverlaufend in der Zona ano-rectalis die drei Hämorrhoidalhauptstränge, welche auf beiden Seiten jeweils von einem sog. Satellitenstrang begleitet sein können. Mehr als 7-8 Hämorrhoidalstränge lassen sich auch bei Extremfällen nicht nachweisen. Das Corpus cavernosum recti und die ihm aufliegende hochsensible Analschleimhaut sind wesentlich an der Feinfunktion des analen Sphinktermechanismus beteiligt [6]. Entsprechend dem arterio-venösen Aufbau sind Hämorrhoidalblutungen überwiegend arterieller Natur, das austretende Blut ist hellrot.

Bei vielen Menschen entwickeln sich die ursprünglich flachen Erhabenheiten des Corpus cavernosum recti im Erwachsenenalter zu knotigen Protuberanzen der Ano-Rektalschleimhaut mit Neigung zu Blutungen und unterschiedlich ausgeprägten Beschwerden und Reizzuständen. Dabei erfolgt parallel zur Größenzunahme der Hämorrhoidalknoten meist auch ein Tiefertreten der gesamten Hämorrhoidalregion innerhalb des Analkanals bis schließlich zur extraanalen Verlagerung des größten Teils der Analschleimhaut mit dadurch bedingten Störungen der Sphinkterfeinfunktion und oft lästiger Schleimsekretion.

Entsprechend ihrem Entwicklungsstadium lassen sich innere Hämorrhoiden in drei Schweregrade unterteilen (Tabelle 1):
Hämorrhoiden ersten Grades bluten ohne zu schmerzen.

Hämorrhoiden zweiten Grades bluten seltener, da sie infolge entzündlicher Reizzustände teilfibrosiert sind. Sie prolabieren während der Defäkation und retrahieren sich spontan.

Hämorrhoiden dritten Grades sind dauernd evertierte, fibrotische Knoten und identisch mit dem Analprolaps. Da hier immer ein großer Teil der sensiblen Analschleimhaut mit vorfällt, sind sie fast ausnahmslos schmerzhaft.

Tabelle 1. Stadieneinteilung bei Hämorrhoidalleiden

Grad I	Intermittierende Blutung ohne Beschwerden bei normaler Lokalisation.
Grad II	Spontan reversibler Hämorrhoidalprolaps bei der Defäkation infolge Senkung der ano-rektalen Schleimhautgrenze.
Grad III	Konstanter Hämorrhoidalprolaps = Analprolaps.

Außer einer gewissen erblichen Disposition für die Erkrankung ist die Ursache ihrer Entstehung bisher unerkannt. Schwangerschaften und überwiegendes Sitzen und Stehen werden als fördernde Faktoren angesehen.

Äußere Hämorrhoiden

Der Begriff äußere Hämorrhoiden wird vielfältig und uneinheitlich verwendet. Echte äußere Hämorrhoiden entstammen dem perianalen Venengeflecht und treten nur bei Ruptur einer solchen Vene – z.B. beim Pressen – als schmerzhafter subkutaner Hämatomknoten in Erscheinung. Häufig werden auch tief nach unten getretene, bis unter die anale Haut-Schleimhautgrenze reichende Anteile der inneren Hämorrhoiden als solche bezeichnet. Bei manchen Kranken führt das Heraustreten von Anteilen der analen Mucosa zu einer Veränderung des Epithels, so daß man von einer Intermediärzone sprechen und die unter ihr gelegenen Hämorrhoidalpartien auch als intermediäre Hämorrhoiden bezeichnen kann [9].

Hautbürzel oder Marisken

Marisken können entweder echte Hautwülste als Überbleibsel nach früheren Fissuren oder überdehnte Haut als Folge akuter Thrombosen im Analbereich sein. Nicht selten ähneln sie den äußeren Hämorrhoiden, doch fehlt das darunterliegende variköse Gewebe. Es handelt sich um Hautzipfel, die durch die Verlagerung der Analmucosa nach unten entstanden sind und deren unterer Anteil mit der benachbarten Haut eine Falte gebildet hat. Sie erscheinen als überflüssiges Gewebe, welches die Analpflege erschwert und manchmal die Abheilung anderer Analerkrankungen verhindert. Diese Art von Hautbürzeln wird am häufigsten bei Frauen nach Entbindungen beobachtet und nur bei starker Belästigung des Patienten operativ abgetragen.

Behandlungsprinzipien

Die Indikation zur Behandlung von Hämorrhoiden geben die vorhandenen Symptome. Bei Patienten mit geringfügigen Symptomen ist nur eine konservative Therapie geboten, verbunden mit intensiven Anleitungen zur Regelung des gestörten physiologischen Zusammenspiels von Enddarm, Beckenbodenmuskulatur und Sphinkterapparat. Es ist völlig ungerechtfertigt, jemanden unangenehmen chirurgischen Prozessen zu unterwerfen, wenn er nur triviale Symptome aufweist und der Befund keine Gefahr in sich birgt. In vielen Fällen steht das Ausmaß der Symptome in keinem proportionalen Verhältnis zur Größe der Hämorrhoiden. Wenn aber der Patient mit großen Hämorrhoiden ständig Symptome aufweist, die durch konservative Maßnahmen nicht gebessert werden, so sollte chirurgisch interveniert werden. Gleichfalls sollte jedem Patienten mit ausgeprägtem Prolaps und entsprechenden Symptomen ohne Verzögerung die Hämorrhoidektomie vorgeschlagen werden. Vom chirurgischen Standpunkt aus ist die Verlagerung der Analmucosa nach unten die wichtigste pathophysiologische Veränderung (Abb. 1).

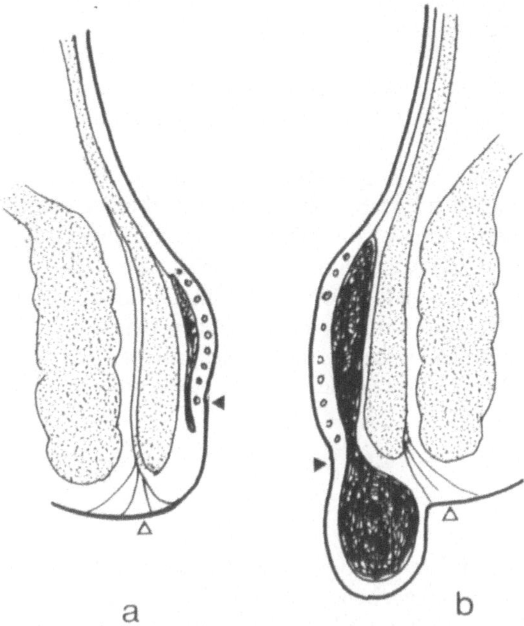

Abb. 1. Veränderung des Analkanals bei Hämorrhoidalleiden: a) Normale Verhältnisse. Analkanal mit Analschleimhaut (△ _ _ ▲) ausgekleidet, b) Ausbildung von inneren Hämorrhoiden mit Herabtreten der schleimsezernierenden Rektumschleimhaut in den Analkanal und Prolaps der Analschleimhaut [mod. n. 9]

Schleimabsondern des Zylinderepithels des unteren Rektum verdrängt dabei die Plattenepithelmucosa fast ganz aus dem Analkanal. Das herabgetretene Zylinderepithel ist unempfindlich und spielt deshalb keine Rolle im ano-rektalen Reflexmechanismus. Außerdem ist seine Schleimsekretion ein wesentlicher Störfaktor und seine Entfernung frei von Risiken für die ano-rektale Funktion. Eine adaequate Hämorrhoidenoperation umfaßt daher neben der Entfernung der Hämorrhoidalknoten auch die Erhaltung des verlagerten Plattenepithels und seine Rückverlagerung an die normale Stelle, so daß es wenigstens die untere Hälfte des Analkanals auskleidet. Es sollte also die überschüssige distale Rektummucosa entfernt, die untere Plattenepithelmucosa jedoch erhalten und in den Analkanal zurückverlagert werden. Dementsprechend sollte die Hämorrhoidektomie eine wiederherstellende Operation und keine bloße Exzision sein.

Die meisten Techniken der Hämorrhoidektomie gehen davon aus, mittels Zug eine gute operative Übersicht zu schaffen [7, 9, 10]. Wird die ano-rektale Mucosa herausgezogen, so werden die anatomischen Verhältnisse oft derart weiter verändert, daß man kaum mehr beurteilen kann, was normal und was abnorm ist. Der Zug verstärkt die Veränderung, die durch das Tiefertreten der Analmucosa bedingt ist, und ganze Abschnitte von wichtiger analer Mucosa einschließlich der oberen Anteile des inneren Sphinkters können so unbewußt mitentfernt werden. Unglücklicherweise wird bei den meisten Standardoperationen einschließlich der kryochirurgischen Verfahren [5, 11], gerade diese untere Analmucosa geopfert, weil sie eine unerwünschte Vorwölbung am

Analrand darstellt. Wird sie zum größten Teil entfernt und der entstandene Defekt auch noch in ganzer Größe der Sekundärheilung überlassen, so kleidet sich der Analkanal mit einer sekundären Mucosa aus, die sich entweder aus dem oberen Zylinderepithel oder aus den Resten des Plattenepithels am Analrand regeneriert. Wird ein großer Teil des Analkanales vom Zylinderepithel ausgekleidet, so bleibt die Schleimabsonderung weiterhin als Symptom bestehen. Wird der Kanal aber im Gefolge der Exzision zum größten Teil mit sekundärem Plattenepithel ausgekleidet, kommt es zu deutlicher Narbenbildung und hieraus entwickelt sich ein gewisser Grad von Analstenose [9, 11].

Idealerweise sollte eine Analoperation bei normalen anatomischen Verhältnissen durchgeführt werden. Es ist natürlich unmöglich, diese unveränderte Anatomie in einem geschlossenen Analkanal sichtbar zu machen. Dank moderner Anaesthesie kann der Analkanal atraumatisch so gedehnt werden, daß ein geeignetes Spekulum eingeführt und die ganze Länge eines Segments inspiziert werden kann. Auf diese Weise können das Rektum, der Analkanal und die perianale Haut im Zusammenhang eingesehen werden.

Das Bild der Hämorrhoiden wechselt sehr von einem Kranken zum anderen. Es ist daher wichtig, den Befund präoperativ wie auch intraoperativ genau zu erheben, da die Anaesthesie gewisse Zeichen maskiert, besonders solche, die mit dem Muskeltonus zusammenhängen. Hat der Patient starke, tonische Analsphinkteren, die sich beim Pressen wie bei der Defäkation nur wenig entspannen, so ist ein weniger radikaler Eingriff indiziert. Sind aber die Sphincteren erschlafft, und tritt der Beckenboden beim Pressen tiefer oder kommt es auf dem Höhepunkt des Pressens zum Mucosaprolaps, wird eine radikalere Entfernung der Mucosa im oberen ano-rektalen Gebiet notwendig, um ein Rezidiv des Prolapeses zu vermeiden.

Hämorrhoidalligatur

Als weniger radikaler Eingriff wird in neuerer Zeit die Ligatur der Hämorrhoidalknoten mit Gummiringen über ein von Blaisdell [3] angegebenes und von Barron [2] modifiziertes Gerät mit guten Erfolgen praktiziert. Dabei wird ohne Anaesthesie über ein beleuchtetes Proktoskop eine kurze, mit einem Gummiring versehene Hülse in den Analkanal eingeführt, der Hämorrhoidalknoten mit einer langen Zange gefaßt, in die Hülse hineingezogen und mit dem abstreifbaren Gummiring abgebunden. Das Verfahren eignet sich besonders für die intermittierend prolabierenden Hämorrhoiden im Stadium II und garantiert die weitgehende Schonung der unteren Analmucosa, da deren Ligatur zu schmerzhaft sein würde.

Hämorrhoidektomie

Nach sorgfältigem Ausschluß eines Rektumkarzinoms durch Rektoskopie und Kolonkontrasteinlauf sowie anderer Erkrankungen des Analbereichs wird nach gründlicher Reinigung des Enddarms der Analkanal mittels eines Spreizers behutsam bis auf einen Durchmesser von ungefähr 6 cm aufgedehnt. Die zwischen den Blättern des Spreizers gelegene Mucosa wird mit dem Zeigefinger gemolken und auf diese Weise etwa 1/3 der Analschleimheit zwischen die Blätter gebracht. Der innere Hämorrhoidalknoten stellt sich dann keilförmig mit einer breiten Basis im oberen Analkanal und einer relativ schmalen Spitze an der Schleimhaut-Hautgrenze dar. Nach submuköser Infiltration mit Kochsalzlösung in 1-2 cm Breite wird die Haut über dem distalen Abschnitt des äußeren Hämorrhoidalanteils mit einer Gefäßklemme gefaßt. Die Inzision wird um sie herum bis zum Analrand geführt, so daß nur ein kleiner Anteil der Analhaut entfernt wird. Eine senkrechte Inzision wird nach oben in den Analkanal über die Schleimhaut-

Hautgrenze hinausgeführt. Von hier teilt sich die Inzision in zwei Wege, die 3-5 cm nach oben verlaufen, so daß zum Schluß ein y-förmiger Schnitt resultiert (Abb. 2). Dann

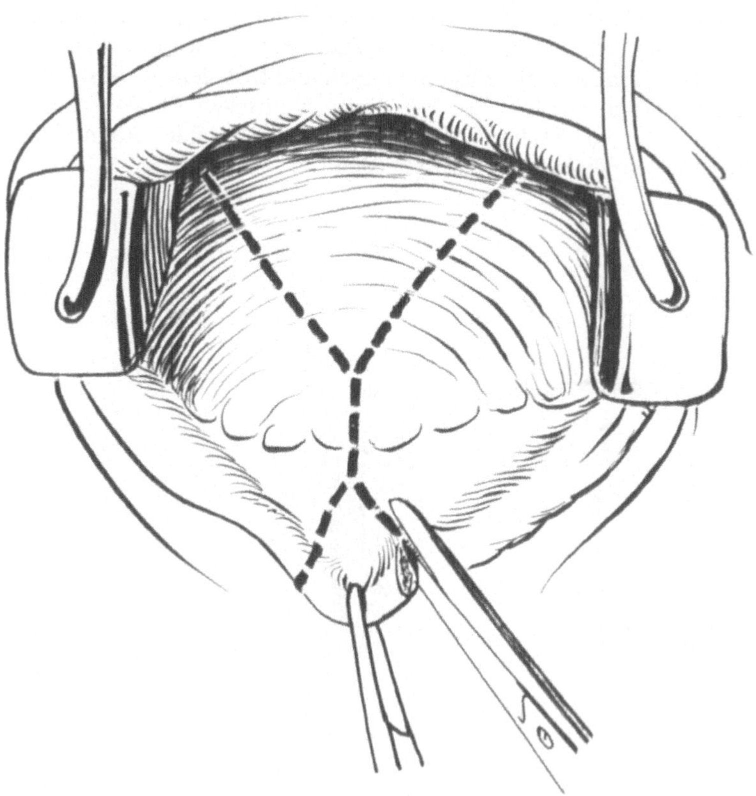

Abb. 2. Y-förmige Schnittführung zur Schonung und Erhaltung der Analschleimhaut sowie Resektion der distalen Rektumschleimhaut [mod. n. 9]

wird die Analmucosa vom Plexus haemorrhoidalis abpräpariert. Dies geschieht mit einer feinen Schere, die durch die transparente Mucosa hindurch sichtbar bleibt, um die Blutgefäße des unmittelbar darunterliegenden Plexus zu schonen und gute Übersicht zu behalten. Auf diese Weise wird die Mucosa ausgiebig auf jeder Seite der Inzision je nach Größe des Hämorrhoidalknotens und eventueller Satelliten 2-4 cm weit unterminiert. Die obere Analmucosa ist zart. Sie zerreißt leicht, wenn sie nicht mit größter Sorgfalt behandelt wird. Mit Abschluß der Präparation hat man zwei große Schleimhautlappen gebildet, die vom Analrand bis in das unterste Rektum reichen. In der Mitte befindet sich die rektale Mucosa durch den V-Schnitt begrenzt. Als nächstes wird die Submucosa mit dem Hämorrhoidalplexus nach oben fortschreitend vom Sphincter internus abpräpariert. Der Stiel, der nur Mucosa und Submucosa enthält, wird mit resorbierbarem Nahtmaterial umstochen. Die Ligatur engt den Analkanal nicht ein, weil die Submucosa vorher vom Sphincter internus abgelöst wurde [9]. Nach dem Knüpfen der Ligatur wird der Hämorrhoidalknoten abgetragen.

Im Verlauf der Operation werden in Abhängigkeit vom Ausgangsbefund bis zu 3 Wunden gesetzt, mit je zwei großen Lappen, die aus Plattenepithelmucosa und Haut im unteren Anteil und aus Schleimhaut vom rektalen Typ im oberen Abschnitt bestehen. Die Gewebebrücken zwischen den Wunden sind manchmal schmal, doch reicht

die Blutversorgung auf diesem Wege immer aus, um die Lebensfähigkeit der gebildeten
Lappen zu erhalten. Entsprechend dem Ausmaß des Analmucosaprolapses erfolgt
dann die teilweise oder vollständige Resektion der zwischen den Schenkeln des V gelegenen, distalen Rektum-Schleimhaut. Die beiden seitlichen Schleimhautlappen werden zur oberen Begrenzung der Schleimhautwunde gezogen und locker so vernäht, daß
bei jeder Naht ein Teil des Sphincter internus mitgefaßt wird. So wird sichergestellt,
daß sich die Lappen postoperativ nicht verlagern können und trotzdem ein ausreichender Sekretabfluß gewährleistet ist. Als Resultat dieses plastischen Vorgehens bleibt
kein überschüssiges Gewebe am Analrand übrig, das Hautzipfel bilden könnte, und
die Analmucosa nimmt wieder ihren alten Platz ein (Abb. 3).

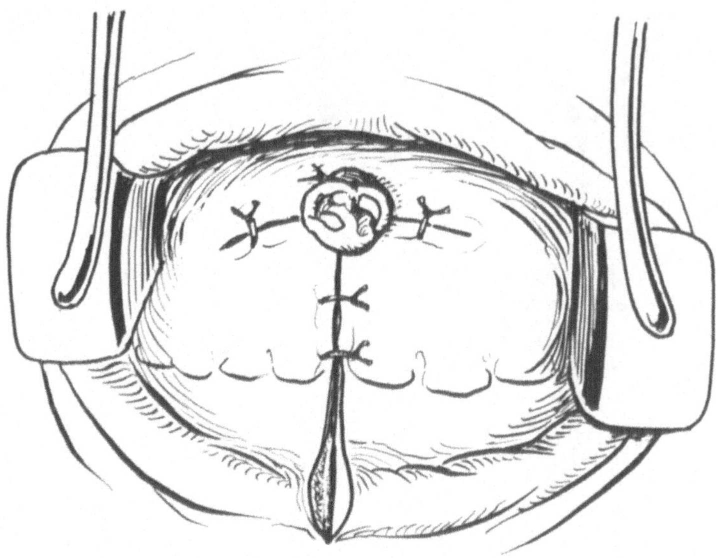

Abb. 3. Wiederherstellung der analen Mucosaauskleidung nach Hämorrhoidektomie mit Sekretabfluß-
möglichkeiten an der Schleimhaut-Hautgrenze [mod. n. 9].

Postoperative Maßnahmen

Alle chirurgischen Eingriffe verursachen eine entzündliche Reaktion. Die Hämorrhoidenoperation bildet keine Ausnahme. Ödem der Gewebe und entzündliche Zellreaktion
treten in der Wand des geschlossenen Kanals auf. Tritt die physiologische Dilatation
durch die Defäkation früh ein, werden die Wandungen gedehnt, bevor die maximale
entzündliche Reaktion und Verklebung zustandegekommen ist. So wird der Schmerz
geringer sein, als wenn die Dehnung verzögert erfolgt. Daher werden die Patienten
postoperativ normal weiterernährt und bereits ab dem 1. Tag mit Abführmitteln tägliche Stuhlentleerungen herbeigeführt. Im Anschluß an jede Stuhlentleerung sollte ein
Sitzbad erfolgen. Durch die weitgehende Wiederherstellung des analen Schleimhaut-
überzugs sind die Schmerzen wesentlich geringer, als bei Verfahren mit offener Wundheilung. Die untere Hälfte der Wunde, gedeckt von Plattenepithelschleimhaut und Haut
heilt sehr rasch, meist innerhalb von 10 Tagen. Die obere Hälfte braucht etwas länger,
da sich an der umstochenen Hämorrhoidalbasis eine Nekrose bildet und dadurch eine
rundliche Wunde entsteht. Sie benötigt etwa 3-4 Wochen bis zur vollständigen Heilung,
die jedoch vom Patienten unbemerkt erfolgt. Er ist gewöhnlich vom 10.p.op. Tag ab
symptomfrei.

146

Indikation zur Operation

Bei akuter perianaler Thrombose läßt sich fast immer durch eine kleine Stichinzision der prall über dem Knoten gespannten Haut der Thrombus entfernen und damit schlagartig Erleichterung schaffen. Eine Betäubung ist dabei meist nicht erforderlich.

Hämorrhoiden I. Grades werden in der Regel nicht operiert, sondern bei entsprechenden Symptomen sklerosiert. Bei Hämorrhoiden II. Grades empfiehlt sich ebenfalls die Sklerosierung, bei größeren Knoten die Ligatur und nur bei sehr ausgedehnten Befunden die wiederherstellende Ektomie.

Hämorrhoiden III. Grades sollten grundsätzlich operativ angegangen und nur in Ausnahmefällen kann auch einmal die Ligatur oder Sklerosierung versucht werden (Tabelle 2). Vor jeder operativen Maßnahme sollte man zur Erleichterung des Eingriffs

Tabelle 2. Behandlung der verschiedenen Stadien des Hämorrhoidalleidens

Stadium	Therapie
Grad I	Sklerosierung
Grad II	Sklerosierung, Ligatur, Hämorrhoidektomie
Grad III	Hämorrhoidektomie (Ligatur)

und Verbesserung der Heilungsbedingungen Begleiterkrankungen wie Analekzeme usw. behandeln und so weit wie möglich zur Ausheilung bringen.

Operationsergebnisse

Über die Leistungsfähigkeit eines Operationsverfahrens geben am besten die Spätergebnisse mehrere Jahre nach der Behandlung Auskunft (Tabelle 3).

Tabelle 3. Spätergebnisse nach operativer Hämorrhoidenbehandlung [1, 4, 5, 7, 11]

Beschwerde- und rezidivfrei	70 - 90 %
Rezidive	5 - 20 %
Kontinenzstörungen	4 - 10 %
Stenoseerscheinungen	2 - 7 %

Dabei findet man in größeren Zusammenstellungen Beschwerde- und Rezidivfreiheit bei 70-90 % der Operierten, Rezidive in etwa 5-20 %, einen negativen Einfluß der Operation auf die Kontinenzfunktion — im allgemeinen die Windkontinenz betreffend — in 4-10 % und mehr oder weniger ausgeprägte Stenoseerscheinungen in 2-7 % [1, 4, 7, 11]. Diese Ergebnisse beziehen sich überwiegend auf Operationsverfahren, deren Hauptziel die Hämorrhoidenentfernung darstellt. Kontinenzstörungen und Stenoseerscheinungen lassen sich jedoch bei gleichzeitiger Wiederherstellung der normalen analen Mucosaauskleidung praktisch immer vermeiden.

Literatur

1. Arnold, K., Dittrich, E.: Ergebnisse der Hämorrhoidenbehandlung, -Injektionstherapie und segmentäre Hämorrhoidektomie. Chir. Praxis 13, 403 (1969)
2. Barron, J.: Office ligation of internal hemorrhoids. Amer. J. Surg. 105, 563 (1963)
3. Blaisdell, P.C.: Prevention of massive hemorrhage secondary to hemorrhoidectomy. Surg. Gynec. Obstet. 106, 485 (1958)
4. Dencker, H., Hjorth, N., Norryd, C., Tranberg, K.G.: Comparison of results obtained with different methods of treatment of internal hemorrhoids. Acta Chir. Scand. 139, 742 (1973)
5. Detrano, S.J.: The role of cryosurgery in management of anorectal disease-three hundred and fifty cases. Dis. Col. Rect. 18, 284 (1975)
6. Duthie, H.L., Gairns, F.W.: Sensory nerve endings and sensation in the anal region. Brit. J. Surg. 47, 585 (1960)
7. Goligher, J.C.: Surgery of the anus, rectum and colon. London: Baillière Tindall (1975)
8. Miles, W.E.: Observations upon internal piles. Surg. Gynec. Obstet. 29, 497 (1919)
9. Parks, A.G.: Anorectale Chirurgie. In: R. Zenker, F. Deucher, W. Schink: Chirurgie der Gegenwart. München – Berlin – Wien: Urban und Schwarzenberg (1976)
10. Reifferscheid, M.: Darmchirurgie. Stuttgart: Thieme (1962)
11. Ross, S.T., Bernstein, W.C.: The role of cryosurgery in management of anorectal disease. – The loyal opposition. Dis. Col. Rect. 18, 301 (1975)
12. Stelzner, F., Staubesand, J., Machleidt, H.: Das Corpus cavernosum recti – die Grundlage der inneren Hämorrhoiden. Langenbecks Arch. Chir. 299, 302 (1962)

Hermann-J. Vogt

Die nicht-operative Behandlung von Hämorrhoiden und Fissuren

In der Weiterbildungsordnung ist die Erkennung, Behandlung, Prävention und Rehabilitation des analen Symptomenkomplexes der Dermatologie und Venerologie zugeordnet. Dies beinhaltet für uns Hautärzte die ernste Verpflichtung, uns verstärkt um Ausbildung und Fortbildung in der Proktologie zu bemühen, kommen doch viele Patienten mit Beschwerden im Analbereich zu uns, deren Klärung und optimale Behandlung nur im Wissen um die Möglichkeiten proktogener Entstehung und Unterhaltung denkbar ist. Die nicht-operative Proktologie steht nicht im Gegensatz zu operativen Methoden. Beide Verfahren sollen sich sinnvoll ergänzen. Bei einer Stadieneinteilung nach Miles [2] (Tabelle 1) ist aus dermatologischer Sicht das Stadium I — falls überhaupt eine Behandlung notwendig ist — sklerotherapeutisch anzugehen. Beim Stadium II wird in den meisten Fällen ebenfalls ein konservatives Vorgehen möglich sein. Das Stadium III ist chirurgische Domäne. Gegebenenfalls wird auch einmal ein kaum noch reponibler Analprolaps sklerotherapeutisch behandelt werden müssen, dann nämlich, wenn ein Patient eine als notwendig erachtete Operation aus mannigfacher Motivation möglicherweise ablehnt, oder eine solche Operation aus anderer medizinischer Indikation nicht durchführbar ist.

Tabelle 1. Stadieneinteilung proktologischer Leiden

Stadium I:	Haemorrhoiden äußern sich durch gelegentliche Blutungen.
Stadium II:	Pruritus ani, Analnässen, perianale Spontanthrombose, thrombosierter Haemmorhoidalknoten, Kryptitis und Papillitis, reponibler Analprolaps sowie Analfissuren.
Stadium III:	Nicht mehr oder kaum noch reponierbarer Analprolaps.

In der prophylaktischen Medizin könnten wir Dermatologen einen wichtigen Beitrag leisten, wenn wir bundesweit ausreichend konservativ-proktologisch tätige Ärzte zur Verfügung stellen könnten. Damit könnte erreicht werden, daß einerseits nur noch Patienten operiert werden, bei denen objektiv eine Operation notwendig ist und andererseits, daß zahlreiche Menschen mit Haemorrhoidalbeschwerden mit einem relativ einfachen, schmerzlosen, wenig zeitaufwendigen und nur mit geringen unerwünschten Wirkungen belasteten Verfahren geholfen werden kann. Idealerweise müßte es jedem Laien bekannt sein, daß Dermatologen konservative Proktologie betreiben. Dann dürfte es auch nicht mehr vorkommen, daß Patienten nur auf ihre Angabe irgendwelcher Beschwerden im Analbereich hin ohne genaue Lokalinspektion mit Salben und Zäpfchen versorgt werden. Wenn es erst in das Bewußtsein der Allgemeinheit gedrungen ist, daß die Alternative nicht heißt: Salben/Suppositorien oder Operation, sondern daß dazwischen noch die Sklerosierungstherapie mit hervorragendem Erfolg einzusetzen ist, müßte dies für den Arzt zu der Verpflichtung führen, zumindest durch Lokalinspektion die Weichen für eine optimale Behandlung zu stellen. Hierbei würde dann auch ein Analkarzinom rechtzeitig erkannt werden, welches ja nicht durch eine ungezielte externe Behandlung kurabel ist.

Unsere Patienten kommen in die proktologische Sprechstunde etwa zu gleichen Teilen wegen Blutungen bei oder nach Defäkation, wegen eines perianalen Juckreizes, wegen Schmerzen und/oder Brennen am After sowie im Rahmen der Fokussuche.

In jedem Fall muß die gezielte Anamnese in laienhaften Ausdrücken nach Art und Dauer der Beschwerden, Lebensweise, Defäkationsrhythmus, Analhygiene, Laxantiengebrauch und evtl. früheren Behandlungen forschen. Bei der Lokalinspektion ist auf dermatogene Erkrankungen, hypertrophische Analfalten (Marisquen), perianale Spontanthrombosen, prolabierende Haemorrhoidalknoten, Anal- und Rektalprolaps, entzündliche (z.B. periproktaler Abszess) und karzinomatöse Veränderungen zu achten. Die digitale Austastung des Analkanals und der Ampulla recti gibt Hinweise auf den Sphinkter-Tonus, entzündliche Veränderungen, Fissuren und knotenförmige Resistenzen. Ein Großteil rektaler Karzinome kann auf diese Weise gefunden werden. Anoskopisch werden diese Befunde genau kontrolliert. Hierbei fallen besonders auch Analpolypen, Kryptitiden, Papillitiden und luische Primäraffekte auf. Im Proktoskop werden schließlich die Haemorrhoiden beurteilt. Eine anschließende Rektoskopie zum Ausschluß höher sitzender entzündlicher oder neoplastischer Prozesse haben wir uns bei allen Patienten über 45 Jahren zur Regel gemacht.

Die therapeutischen Möglichkeiten der nicht operativen Behandlung sind in Tabelle 2 zusammengestellt.

Tabelle 2. Konservative Behandlungsmöglichkeiten

---

1. Medikamente: Salben, Suppositorien, Darmregulantien, Antiphlogistika, Antimyzetika.
2. Anleitung zur Analhygiene, geregelter Defäkation, ggf. Eß- und Lebensgewohnheiten.
3. Psychische Führung.
4. Sklerotherapie der Haemorrhoidalknoten.
5. Stichinzision bei perianalen Spontanthrombosen.
6. intrafokale Injektion bei Fissuren.

Die *ätiopathogenetischen Erkenntnisse* von Miles [2] konnten von Stelzner et al. [5] pathologisch-anatomisch sowie pathophysiologisch untermauert werden. Demnach hat eine kausale Therapie dort anzusetzen, wo sich die Haemorrhoidalknoten in Abhängigkeit von den drei Endästen der A. rectalis superior entwickeln. Diese treten etwa in Höhe der Linea anorectalis bei 3, 7, und 11 Uhr (Steinschnittlage) in das Rektum ein und versorgen neben der Mastdarmschleimhaut das in der Submukosa gelegene Corpus carvenosum recti (Haemorrhoidalplexus). Entsprechend sind Haemorrhoiden als Ausdruck eines hyperplastischen Corpus carvenosum recti bei 3, 7 und 11 Uhr (Steinschnittlage) zu finden. Die Hauptknoten bei 3 und 7 Uhr können jeweils bds. noch von Nebenknoten begleitet sein infolge einer weiteren Aufzweigung der A. rectalis superior.

Die *Sklerosierungstherapie* steht im Vordergrund der konservativen proktologischen Behandlung; ihre Technik ist vergleichsweise einfach zu erlernen (Einzelheiten s. Böhm [1] sowie Roschke [3]). Man sollte vor allem für übersichtliche Lokalverhältnisse sorgen. Uns hat sich besonders das Proktoskop mit seitlichem Fenster bewährt. Das Proktoskopiebesteck nach Böhm ist einfach in der Handhabung und preiswert in der Anschaffung. Es ist sowohl mit Transformator als auch mit Batteriegriff lieferbar. Nachteilig ist die geringe Lichtausbeute. Hervorragende Beleuchtungsverhältnisse werden ge-

150

schaffen durch Kaltlichtfontänen mit Fieberglaslichtkabeln der Fa. Storz in Tuttlingen oder der Fa. Wolf in Knittlingen.

Als Sklerosierungsmittel verwenden wir überwiegend Proctocuran®, daneben auch Varigloban® oder Aethoxysklerol® in verschiedenen Konzentrationen; ggf. auch andere Präparate. Die Erfolgsaussichten sind abhängig von der Ausgangssituation. Durchschnittlich müssen die Patienten damit rechnen, daß sie 8 bis 10 mal den Zeitaufwand dieser schmerzlosen Sklerosierungsbehandlung auf sich nehmen müssen. Eine Kontrolle nach 6 Wochen zeigt an, ob die Sklerosierung der einzelnen Haemorrhoidalknoten gelungen ist; gelegentlich sind 1-3 weitere Injektionen notwendig. Weitere Kontrollen in 2-jährigem Abstand werden den Patienten empfohlen [6, 8].

Komplikationen sind bei sachgemäßer Injektionstechnik selten. Über ein gelegentliches Nachbluten nach der 1. Injektion wird der Patient vor Behandlungsbeginn informiert. Bei unsachgemäßer Sklerosierung in untere Haemorrhoidalknoten kann es zu einem schmerzhaften perianalen Ödem oder zu einer Thrombose im Analbereich kommen.

Allergische Reaktionen auf Sklerotherapeutika oder lokale Desinfizientien sind selten. Sie führen zu Schmerzen im Anal- und Rektalbereich in den ersten zwei Tagen nach der Behandlung, zu lividödematöser Schwellung der Analhaut, Kryptitis, Proktitis, Schmerzen im Unterbauch und Meteorismus sowie sehr selten zu einer Urtikaria. Diese Zeichen einer Allergie müssen erkannt werden, damit durch Ausschalten der Noxen weitere Beschwerden des Patienten verhindert werden. Eine zusätzliche antiallergische Therapie war bei unseren Patienten niemals notwendig. Eine Epikutan-Testung mit der Standardreihe sowie einem gezielten Analblock sollte veranlaßt werden (Tabelle 3).

Tabelle 3. Analblock

	Testablesung 24 h	48 h später
Proctocuran		
Tct. Catechu		
Chinin		
Aethoxysklerol		
Varigloban		
Jod		
Merfen		
gezielte Ergänzungen		

Der Nachweis von Haemorrhoidalknoten ist nicht einer Erkrankung gleichzusetzen. Treten subjektive Beschwerden wie Blutungen, Juckreiz, Nässen, Schmerzen oder Brennen hinzu, ist der Begriff Haemorrhoidalleiden oder haemorrhoidaler Symptomenkomplex gerechtfertigt. Eine alleinige medikamentöse Therapie mit Salben und/oder Suppositorien erscheint dann erlaubt, wenn derartige Veränderungen nur sehr selten auftreten. Da die sensible Versorgung des Enddarmbereiches erst mit der Linea dentata beginnt, können Salben bei pathologischen Veränderungen im Analtrichter und bei Kryptitiden/Papillitiden mit Erfolg eingesetzt werden. Suppositorien dagegen liegen in der Ampulla recti. Eine subjektiv bemerkbare Wirkung kann nur mit immer stärker wirkenden Substanzen erzielt werden.

Bei *Analblutungen* ist zu unterscheiden zwischen Blutungen bei oder nach der Defäkation und solchen als Begleitsymptom bei Analfissuren oder Schleimhautentzündungen im Stadium III. Während bei ersteren die Blutungen nach 1-2 sklerotherapeutischen Sitzungen sistieren, steht in den anderen Fällen die Behandlung der die Blutung auslösenden Ursache im Vordergrund. Ein Malignom sollte ausgeschlossen werden.

Beim *Pruritus ani* ist eine genaue Lokalinspektion erforderlich. Hierbei wird zuerst auf intertriginöse dermatogene Erkrankungen geachtet. Chronischer perianaler Juckreiz kann aber auch zurückzuführen sein auf eine mangelhafte Analhygiene oder eine relative Sphinkter-Inkontinenz. Ein Wurmbefall oder Stoffwechselerkrankungen sollten ausgeschlossen werden. Marisquen sollten dann elektrochirurgisch abgetragen werden, wenn alle anderen Sanierungsmaßnahmen den Juckreiz nicht entscheidend beeinflussen konnten.

Therapeutisch wird man bei hartnäckigem perianalen Juckreiz neben der Sklerosierungsbehandlung auf eine Lokalbehandlung nicht verzichten wollen. Der prompte Erfolg der meist kortikoidhaltigen Salben verleitet die Patienten jedoch oft zu kritikloser Anwendung über viele Jahre. Dies kann zu irreversiblen Kortikoidschäden führen, bei welchen Hautatrophie und Pigmentverschiebungen im Vordergrund stehen. Eine Ulkusentstehung kann gefördert werden. Darüber hinaus ist eine Sensibilisierung gegen die verwendeten Substanzen möglich. Von Patienten, die sich über lange Jahre mit den verschiedensten Lokaltherapeutika erfolglos behandelt haben, wird auch die im allgemeinen nicht beliebte Farbstofftherapie toleriert. Eine tägliche Anwendung über mehrere Wochen von Sol. Castellani DRF oder Tct. Arning bringen die besten Erfolge. Ein zwischen die Nates eingelegter Leinenlappen verhindert den Haut-Hautkontakt. Wichtig sind auch entsprechende Anweisungen zur Analhygiene und gegebenenfalls zum Sphinkter-Training. Hierbei sollte mehrmals täglich 30 mal und mehr der Sphinkter ani kräftig kontrahiert werden. Falls trotz intensiver Bemühungen der Juckreiz nicht beseitigt werden kann, ist eine Röntgenweichstrahlbehandlung des perianalen Gebietes unter entsprechender Bleiausblendung möglich. Ein zumindest temporärer Erfolg ist in 3 von 4 Fällen zu erwarten.

Der fälschlicherweise sogenannte psychogene Pruritus ani findet bei subtiler Untersuchung fast immer eine Erklärung; gelegentlich kann aber auch ein langzeitig bestehender Juckreiz psychisch fixiert sein. Wenn es trotz allgemeiner Psychagogik und Ausnutzung sämtlicher therapeutischer Möglichkeiten nicht gelingt, den Juckreiz zu beheben, sollte man auch an eine larvierte Homosexualität oder an eine Analneurose unterschiedlicher Aetiologie denken.

Das *Analnässen* ist Ausdruck stärker ausgeprägter Haemorrhoiden, welche zur Hyperämisierung und zum Wärmestau speziell im Analkanal geführt haben. Hierbei kommt es zu Gärungsprozessen in den Krypten. Dies führt zu Kryptitis und Papillitis. Die entsprechende Hypersekretion wird als Nässen empfunden. Bei eitrigen Kryptitiden sollte man eine bakteriologische Kultur anlegen, um nicht eine anorektale Gonorrhoe zu übersehen, die vor allem bei längerem Bestehen sehr symptomarm sein kann. Der Nachweis von N. gonorrhoeae gelingt dann nur aus dem Sekret der Analkrypten. Auch an einen luischen Primäraffekt (Abb. 1) sollte man denken. Darüber hinaus kann auch die Sekretion aus einer Fistel oder als Folge eines schlaffen Sphinktertonus bzw. einer Sphinkterinsuffizienz als Nässen empfunden werden.

Bei der unkomplizierten Kryptitis/Papillitis werden die entzündlichen Zustände im Analkanal bei einer Sklerosierungsbehandlung zurückgehen. Lokal wirksame Suppositorien vom Typ Tampositorien® B können unterstüzend verordnet werden.

Liegen entzündliche Veränderungen in der Ampulla recti vor, ist auch die Anwendung von kortikoidhaltigen Suppositorien sinnvoll.

Schmerzen im Analbereich sind am häufigsten bedingt durch perianale Spontanthrombosen oder Fissuren. Daneben können aber auch andere Ursachen wie eine exzessive Proktitis, ein nicht reponibler Analprolaps, eine inkomplette Fistel oder ein erhöhter Sphinktertonus schmerzhaft empfunden werden. Einen extrem erhöhten Sphinktertonus konnten wir mehrfach bei Homosexuellen nach Analverkehr feststellen. Als weitere Ursache wurde immer wieder eine als proktogen angesehene Obstipation eruiert [7].

Sowohl eine Diarrhoe als auch eine Obstipation kann bereits bestehende krankhafte

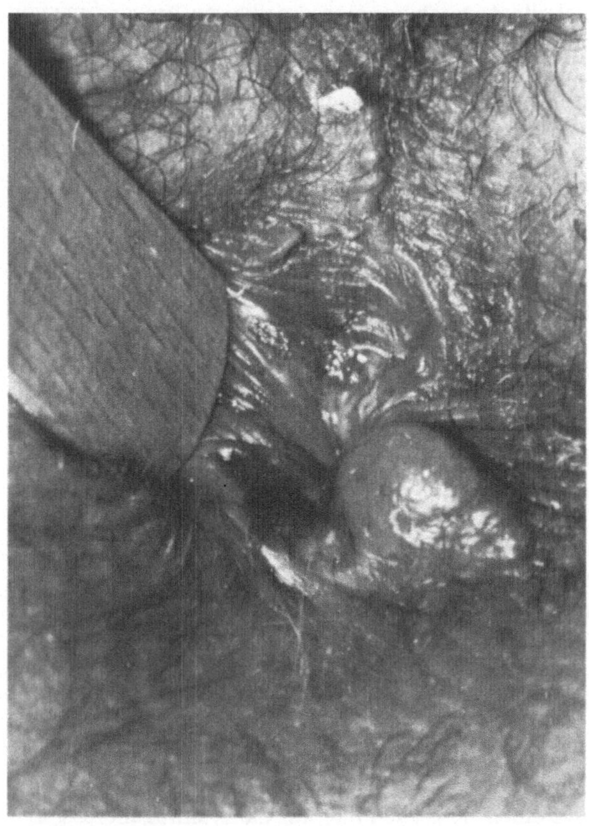

Abb. 1. Luischer Primäraffekt
im Analtrichter

Veränderungen im Analkanal wesentlich verschlechtern. Andererseits können aber auch durch andere Ursachen bedingte schmerzhafte Zustände im Analbereich reflektorisch oder psychogen eine Obstipation hervorrufen. Deshalb müssen alle therapeutischen Maßnahmen darauf ausgerichtet sein, jeweils mögliche Folgeleiden zu verhindern oder von vornherein auszuschalten. Dieses Ziel läßt sich nur erreichen durch eine genaue proktologische Diagnose und Therapie in Kombination mit entsprechenden Darmregulantien und guter psychischer Führung. Die organische Ursache der proktogen bedingten Obstipation ist ein gesteigerter Sphinktertonus, wie er bei Entzündungen unterschiedlicher Genese und allen schmerzhaften Zuständen im Analbereich vorkommt. Hierbei ist die Darmentleerung rein mechanisch oder wegen starker Defäkationsschmerzen behindert. Die Folge ist eine Ansammlung großer Stuhlmassen im Rektum. Eine Unterdrückung des Defäkationsreizes bleibt auch dann bestehen, wenn das aktuelle Krankheitsereignis im Analkanal abgeklungen ist. Kommt es dann nach mehreren Tagen zur Ausstoßung einer harten Kotsäule, kann das ursprüngliche Leiden rein mechanisch bedingt durch eine Verletzung im Analbereich erneut in Erscheinung treten. Deshalb muß dem Patienten unbedingt die Angst vor der Defäkation genommen werden.

Auch wenn Ernährungsberatung, gute psychische Führung und gegebenenfalls eine Umstellung der Lebensgewohnheiten auf längere Sicht besonders wichtig sind, müßten im akuten Fall stets besondere Maßnahmen ergriffen werden. Durch das Einführen des Proktoskops oder eine fälschlicherweise sog. Sphinkterdehnung, die sich auf das Einführen von einem oder zwei Finger in den After beschränkt und evtl. an mehreren aufeinanderfolgenden Tagen wiederholt werden muß, lernt der Patient, daß eine gewisse Dehnung des Sphinkters, wie sie für die Stuhlentleerung notwendig ist, nicht unbedingt schmerzhaft sein muß. Obwohl fast alle Autoren vor einer kritiklosen Anwendung von Laxantien berechtigt warnen, gehören diese zweifellos zu den am meisten gebrauchten und verordneten Medikamenten. Bei der proktogenen Obstipation ist die Applikation von Laxantien vor allem im akuten Schmerzstadium zu empfehlen, damit die Verstopfung nicht psychisch fixiert wird. Eine proktologische Behandlung sollte angeschlossen werden. Bei der Auswahl geeigneter Laxantien sind Drastika unbedingt zu vermeiden, während sogenannten Gleit-oder Quellmitteln der Vorzug gegeben werden sollte. Uns hat sich dabei besonders Agiolax® bewährt. So konnte in Kombination mit den bereits erwähnten Maßnahmen bei akuten Krankheitsfällen das Laxans meist nach kurzer Zeit wieder abgesetzt werden. Auf diese Weise war es uns möglich, bei chronischer proktogen bedingter Obstipation den oft über viele Jahre betriebenen Laxantienabusus in fast allen Fällen zu beenden.

Bei einer *perianalen Spontanthrombose* handelt es sich nicht um sogenannte „akute äußere Haemorrhoiden", sondern um einen Blutaustritt aus dem Analplexus unter die Haut. Die plötzlich auftretenden schmerzhaften blauroten Knoten am Analrand können stecknadelkopf- bis taubeneigroß sein. Sie sind begleitet von einer mehr oder minder ausgeprägten Phlebitis. Unbehandelt hält dieser Zustand 8-14 Tage an. Bei der baldmöglichst durchzuführenden Stichinzision sollte man aus psychologischen Gründen nicht von einer Operation sprechen. Lokalanästhesie erübrigt sich fast immer. Bei geschickter Inzision springt der Thrombus meist heraus; manchmal läßt sich auf vorsichtigen Druck ein weiterer Thrombus exprimieren. Schmerzfreiheit tritt fast schlagartig ein. Bei einer Nachkontrolle am nächsten Tag muß gelegentlich ein neugebildeter Thrombus exprimiert werden.

Zusätzlich verordnen wir regelmäßig Antiphlogistika, um die Begleitphlebitis zu kupieren. Ist eine Stichinzision versäumt worden, bringen bei einsetzendem Fibrosierungsprozess Antiphlogistika in Kombination mit herparinhaltigen Externa noch guten Erfolg. Uns hat sich hierbei zusätzlich die Verordnung von Suppositorien des Typs Tampositorien® B bewährt. Selbstverständlich muß auch hier auf die Stuhlregulierung hingewiesen werden. Nach Abklingen der Beschwerden sollte eine Sklerosierungstherapie der Haemorrhoiden eingeleitet werden.

Ein weiteres weitverbreitetes Leiden ist die *Analfissur* (Abb. 2). Hierbei handelt es sich um ein Ulkus, dessen entzündliches Infiltrat bis in die Sphinkter-Muskulatur hineinreicht. Anamnestisch wird von hellen Blutungen, die meist dem Stuhl aufgelagert sind, und von starken Schmerzen berichtet, welche bis zu Stunden anhalten können. Bei einer Lokalinspektion verrät oft eine entzündete Vorpostenfalte bereits das Vorliegen der Fissur, die gehäuft anterior und posterior auftreten kann. Bei sorgfältiger digital-rektaler Untersuchung kann eine lokale Resistenz getastet werden. Unter Führung des eingelegten Fingers kann sodann die Fissur mit ein bis zwei mal Scandicain® 1 %ig unterspritzt werden. Hierbei läßt der zuvor vorhandene Sphinkterspasmus deutlich nach. Anoskopisch kann man jetzt deutlich an der Linea dentata eine sog. hypertrophe Papille erkennen, von der ausgehend sich die Fissur durch den Analkanal bis zur Vorpostenfalte erstreckt. Derartige Fissuren sollten den Chirurgen zur Sphinkteromyotomie unter Mitnahme der hypertrophen Papille und der Vorpostenfalte überstellt werden. Bei blanden Fissuren ohne das Vorliegen einer Vorpostenfalte und mit einem nicht zu starken Sphinktertonus wird oftmals eine kombinierte Therapie mit Unterspritzung mit Scandicain®, lokaler Behandlung mit $AgNO_3$-Lösung, zusätzlicher Verordnung von lokal wirksamen Suppositorien, Antiphlogistika, Analhygiene und Stuhlregulierung im eben aufgeführten Sinne erfolgreich sein.

Schnierstein [4] hat darauf hingewiesen, daß ca. 30 % der angeblich an Prostatitis erkrankten Patienten an einem anorektalen Symptomenkomplex leiden. Die nahen anatomischen Beziehungen der Anorektalregion und der Prostata, insbesondere die gemeinsame sensible Versorgung beider Organe, läßt die in die Prostata lokalisierten Schmerzen verstehen. Da Rektum und Prostata ein gemeinsames Lymphsystem haben,

154

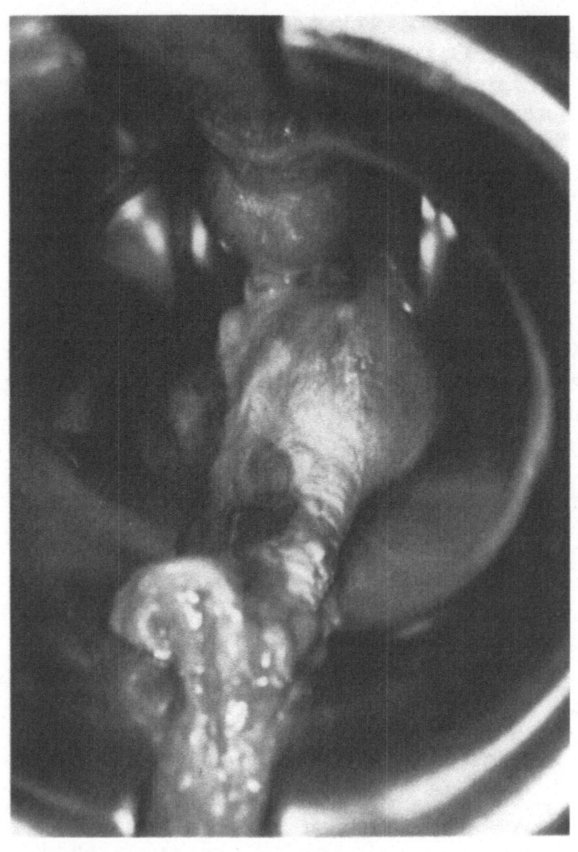

Abb. 2. Fissura ani

läßt sich auch die Entstehung einer Prostatitis bei Haemorrhoidalleiden nicht mit Sicherheit ausschließen. In dieser Kenntnis haben wir auch Patienten mit einer chronischen Urethritis bzw. Urethro-Prostatopathie einer proktologischen Untersuchung unterzogen. Ließ sich hierbei ein haemorrhoidaler Symptomenkomplex aufdecken, wurde eine entsprechende Behandlung eingeleitet. Ohne einer Auswertung an einem größeren Material vorgreifen zu wollen, läßt sich doch jetzt schon sagen, daß in vielen Fällen mit Rückgang vor allem der entzündlichen Erscheinungen im Analkanal auch die urethritischen Beschwerden verschwanden[10]. Dies mag einmal daran liegen, daß während der mehrwöchigen proktologischen Therapie die Patienten von ihrem Genitalbereich abgelenkt waren, zum anderen bestand in dieser Zeit mehrfach Gelegenheit zu einem unverfänglichen psychagogischen Gespräch [9]. Vergleichbare Erfolge konnten wir auch in der Behandlung eines gynäkologischerseits therapieresistenten Fluor vaginalis erzielen. Hierbei war deutlich, daß mit fortschreitender Heilungstendenz des haemorrhoidalen Symptomenkomplexes die weitergeführte Fluortherapie effizient wurde.

Diese Erkenntnisse fanden auch ihren Niederschlag in der Andrologie: Bei einer Viskosipathie fahnden wir immer nach entzündlichen Vorgängen im Genitalbereich. Nachdem wir unsere Suche auch auf den Analbereich ausgedehnt haben, konnten wir hier mehrfach erhebliche chronische Entzündungen aufdecken. Nach entsprechender Behandlung war auch die vorher mindestens 2x nachgewiesene Viskosipathie behoben.

Nach diesen Erfolgen haben wir auch die proktologische Untersuchung grundsätzlich in die Routine der Fokussuche, welche wir bei bestimmten Dermatosen durchführen, einbezogen. Wenn man der Fokaltheorie überhaupt Glauben schenkt, ist es

nicht einzusehen, daß z.B. ein toter Zahn eher als Fokus angesehen werden sollte als
eine chronische Kryptitis oder Papillitis. Obwohl im Verlauf einer proktologischen
Fokussanierung eine Reihe von Dermatosen abgeheilt sind, ist es außerordentlich
schwierig, hier einen schlüssigen Bezug herzustellen, wie dies ja auf die Beweiskraft
aller Fokussanierungen zutrifft. Wir werden versuchen, anhand einer größeren Fall-
zahl unsere klinische Meinung zu untermauern und zu einem späteren Zeitpunkt vor-
legen.

Zusammenfassung

Im Sinne der prophylaktischen Medizin wird die Symptomatik, Diagnostik und die
nicht-operative Therapie des Haemorrhoidalleidens besprochen. Verstärkte Aufklärung
von Laien und Ärzteschaft über eine rechtzeitige gezielte konservative Therapie könnte
viele Beschwerden des haemorrhoidalen Symptomkomplexes sowie nachfolgende notwendige Operationen verhindern. Zur psychischen Führung gehört auch die Anleitung
zur Analhygiene und Darmregulation. Chronische Entzündungsherde im Enddarm und
im Analkanal sollten im Rahmen einer Fokussuche aufgespürt und ggf. behandelt werden.

Literatur

1. Böhm, C.: Das Haemorrhoidalleiden. Stuttgart: Schattauer 1967
2. Miles, W.E.: Rectal Surgery. London: Cassell 1939
3. Roschke, W.: Die proktologische Sprechstunde. 3. Aufl. München – Berlin – Wien: Urban
   und Schwarzenberg 1971
4. Schnierstein, J.: Fehler und Grenzen der Prostatitis-Diagnostik. Eine Kritik der diagnostischen
   Bedeutung des Prostataexprimates. Urologe 4, 170-172 (1965)
5. Stelzner, F., Staubesand, J., Machleidt, H.: Das Corpus cavernosum recti – die Grundlage der
   inneren Haemorrhoiden. Langenbecks Archl. klin. chir. 299, 302-312 (1962)
6. Vogt, H.-J.: Konservative Behandlung proktologischer Erkrankungen. Fortschr. med. 92,
   1331-1336 (1974)
7. Vogt, H.-J.: Bedeutung der Darmregulation für die Prophylaxe und Therapie des Haemorrhoidalleidens. Inform. Arzt 3, 217-224 (1975)
8. Vogt, H.-J.: Konservative Proktologie. Derm. Mitt. 23, 288-294 (1975)
9. Vogt, H.-J., Hofstetter, A.: Chronische Urethritis: Psychosomatische Aspekte. diagnostik 8,
   351-354 (1975)
10. Vogt, H.-J., Hofstetter, A.: Das Urethritis-Problem. Folia Ichthyolica 19, 2. Aufl. Hamburg:
    Ichthyol-Gesellschaft, Cordes, Hermanni & Co. 1976

Heinz Walther

Krebsvorsorgeuntersuchung beim Mann durch den Dermatologen

Seit 1. Juli 1971 gehört bei uns die Krebsvorsorgeuntersuchung von Männern ab dem 45. Lebensjahr zur kassenärztlichen Pflichtleistung. Wir alle wissen dies und können täglich erkennen, daß leider wenig davon Gebrauch gemacht wird, obwohl sich Ärzte verschiedenster Fachrichtungen dafür bereiterklärten (Tabelle 1).

Tabelle 1. Ärztegruppen, die sich für die Krebs-Früherkennung des Mannes zur Verfügung stellten (Nach Winz [9])

Ärzte für Allgemeinmedizin	13.145
Internisten	3.883
Chirurgen	805
Dermatologen	519
Urologen	497

Nur ein Drittel unserer Fachkollegen war demnach bereit, diese Untersuchungen durchzuführen.

Im Untersuchungsauftrag nach dem heutigen Stand werden vermißt: BKS, Abtastung der Hoden und Blutuntersuchung im Stuhl. Letzteres soll ab 1.1.1977 obligat werden.

Von den Krankenkassen werden als Durchschnittszahlen nur ca. 12 % derjenigen Vorsorgeberechtigten angegeben, die von sich aus zum Arzt gehen; als häufige Gründe des Wegbleibens werden angeführt (Tabelle 2):

Tabelle 2. Gründe, weshalb die Vorsorgeuntersuchung gemieden wird

Ich werde regelmäßig untersucht	43,6 %
Ich fühle mich gesund	31,0 %
Ich bin zu alt	17,7 %
Ein positives Ergebnis würde mich beunruhigen	10,5 %
Ich möchte nicht wissen, ob mir „etwas fehlt"	8,6 %
Ich bin prinzipiell gegen Vorsorgeuntersuchungen	3,2 %
Ich habe für so etwas keine Zeit	3,2 %
Dieser Test ist mir zu unsauber	0,1 %

Eine Dokumentation aus 849.119 Vorsorgeuntersuchungen des Mannes liegt von Winz [9] vor (Tabelle 3):

Tabelle 3. Dokumentation aus 849.119 Vorsorgeuntersuchungen des Mannes
(Nach Winz [9])

Prostata (über kastaniengroß)	:	24,27 %
Prostata (verdächtige Knoten)	:	6,33 %
Regionale Lymphknoten	:	1,63 %
Urinbefunde		
Eiweiß : 5,12 %		
Zucker : 2,72 %		
Blut : 5,00 %		
Rectum verdächtig	:	0,69 %
Rectum positiv	:	0,06 %

Schlüsselt man die zum Arzt Gehenden altersmässig auf, wird man einen Anstieg der Kurve zwischen dem 48. und 58. Lebensjahr erkennen. Dies ist für die Früherkennung des Prostatakarzinoms bedauerlich, da dieses sich dem tastenden Finger anbietet. Man sollte also bei allen Männern über dem 40. Lebensjahr eine einmal jährliche Prostatauntersuchung fordern, denn vielfach fehlen klinische Symptome (Tabelle 4).

Tabelle 4. Klinische Symptome beim Prostatakarzinom

1. Frühsymptome fehlen fast immer. 90 % aller Karzinome entstehen im Bereich des Lobus posterior. Die fehlende Verbindung zur Harnröhre läßt Miktionsbeschwerden nicht aufkommen.
2. Spätsymptome, meist uncharakteristisch
   a) Miktionsbeschwerden
   b) Hämaturie
   c) Hämatospermie
   d) Ischialgie

Daher: Rektale Untersuchung aller Männer über dem 40. Lebensjahr, einmal jährlich

Zur digitalen Prostatatastung gehören zusätzliche Untersuchungen (Tabelle 5).

Tabelle 5. Zusätzliche Untersuchungen zur digitalen Prostatatastung
bei über 40jährigen Männern einmal pro Jahr

1. Urin
   a) Eiweiß
   b) Zucker
   c) Blutbeimengungen
      α) Sediment
      β) Schnelltest (*Sangur-* oder Comburtest, Hämo-Merckognost, Heglostix)

2. Blut
   a) BKS und Blutbild
   b) Serumphosphatase, sauere erhöht
   c) Elektrophorese

3. Ausscheidungsurographie

4. Biopsie (Aspiration, Feinnadel, Stanz, transurethrale Elektroresektion)

Das Hauptaugenmerk ist hierbei zu richten auf Albuminurie (Hinweis auf nephrologisches Leiden), ganz besonders aber auf die Haematurie (u.a. Hinweis auf Hypernephrom). Nach Schmiedt [7] sollte jede Makro- oder Mikrohaematurie solange als geschwulstbedingt angesehen werden, bis durch entsprechende weiterführende Untersuchungen die Tumordiagnose bestätigt oder ausgeschlossen worden ist. Bei massiver Blutung gibt die 3-Gläserprobe Aufschluß (Abb. 1).

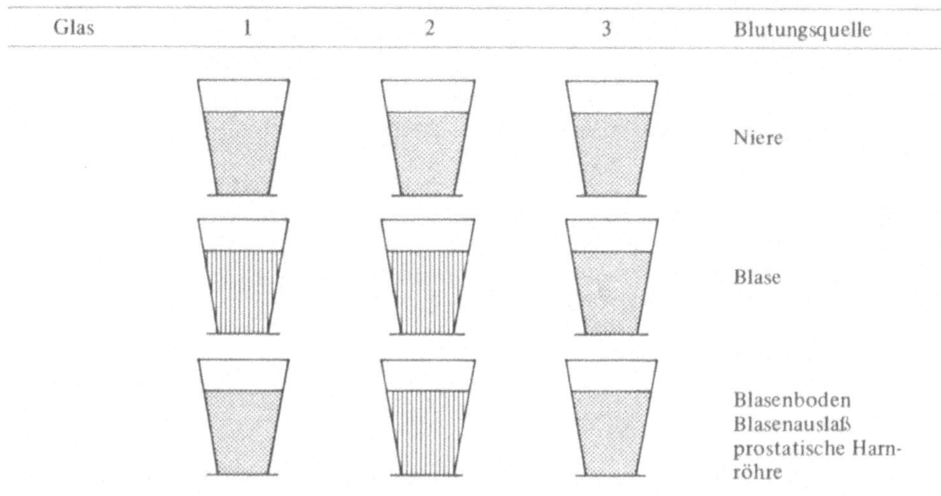

Abb. 1. 3-6-Gläserprobe bei Haematurie

Welche Ursachen hinter Haematurien stecken können, zeigt Tabelle 6.

Tabelle 6. Ursachen von Haematurien

Niere und *Harnleiter*:
Nierengeschwülste (Karzinome, Wilms-Tumor,
    Sarkome)
Nierenbeckentumoren (Papillome, Karzinome)
sog. Liposarkome
Pyelonephritis
Hydronephrosen
Zystennieren
Hypertonie, Embolie, Thrombose, Niereninfarkt
Gefäßkrankheiten (Periarteriitis nodosa,
    Nierenarterienaneurysma)
Urolithiasis
Verletzungen
Tuberkulose

Harnröhre:
Trauma (initiale u. terminale Blutung)
Urethritis
Ulkus
Tuberkulose
Striktur
Fremdkörper und Steine
Papillome
Karzinom
Sarkom
Angiom
Varizen

Blutkrankheiten (Hämophilie)
Intoxikationen
Chronische und akute Entzündungen
Zytostatika
Antikoagulantien
Allergien
Starke körperliche Belastungen (Sportler)
Wandernieren
Nephrologische Nierenerkrankungen
Harnleitertumoren
Harnleitersteine

Blase:
Papillome und Tumoren
Zystitis
Ulkus
Tuberkulose
Steine
Varizen
Purpura
Prostatatumoren
Bilharzia
Endometriose
Zyklische Blutungen bei Menstruation
Artifizelle Schädigung
Fremdkörper, z.B. Haarnadeln usw.

Da nach Faul [4] etwa 8 % aller Krebserkrankungen beim Mann Prostatakarzinome
sind und jeder 3. bösartige Tumor im männlichen Urogenitaltrakt ein Prostatakarzinom
ist, sollten mit der heute steigenden Lebenserwartung die jährlichen Untersuchungen
schon ab dem 40. Lebensjahr beginnen, denn ein nicht entdecktes und somit nicht be-
handeltes Prostatakarzinom übersteht 9 Monate selten. Demgegenüber stehen 3-5 Jahre
bei entsprechender Behandlung.
Ähnliches trifft für das Dickdarmkarzinom zu.

Auch hier sollte eine rechtzeitige Diagnose einsetzen (Tabelle 7):

Tabelle 7. Früherkennung des Rektumkarzinoms bei Männern über 40 Jahren
(Jahres-Minimal-Programm)

1. Anamnese, BKS, Blutbild
2. Digitale rektale Untersuchung
   a) ob negativ oder positiv, es sollte sich zumindest eine Proktoskopie,
      besser Sigmoido- oder Rektoskopie anschließen
   b) bei positivem Tastbefund: Röntgen-Kolon
3. Suche nach okkultem Blut im Stuhl

Zur digitalen Untersuchung ist zu sagen, daß die früheren Literaturangaben, wonach
ca. 60 % der Mastdarmkarzinome digital zu tasten seien, heute obsolet ist. Nach Deyhle
und Mitarbeiter [2] sind es höchstens 13 %. Man sollte daher nicht nur tasten (der
Durchschnittsfinger ist 10 cm lang und reicht nur 12 cm in den Darm), rektoskopieren
etc., sondern auch nach okkultem Blut suchen. Nahezu 100 % der Karzinome und ein
hoher Prozentsatz von Polypen verlieren intermittierend Blut, so daß mit Recht ab
Januar 1977 bei uns der Haemoccult Test zur Krebsvorsorgeuntersuchung des Mannes
obligat gehört.

Er ist einfacher als die bisher üblichen Bestimmungsmethoden (Benzidin, O-Tolui-
din) und hat auch ohne strenge Diät eine hohe Treffsicherheit, was eine Erlanger Feldstudie zeigt (Tabelle 8):

Tabelle 8. Erlanger Feldstudie (1975) auf okkultes Blut im Stuhl

6007 Personen erhielten Testmaterial
5062 (= 84,3 %) nahmen teil
 136 (= 2,7 %) waren hämoccult-positiv
 117 konnten klinisch abgeklärt werden:
      96 kanzeröse bzw. präkanzeröse Läsionen
      (= 1,9 % der Teilnehmenden
       = 70,6 % der HLT-positiven):
      a) 81 Patienten mit Polypen
      b) 2 Patienten mit fokalem Karzinom
         13 Patienten mit Dickdarmkarzinom
         (= 0,3 % der Teilnehmenden
          = 11 % der HLT-positiven

Noch deutlicher wird dies durch eine Synopsis von 6 Studien (Tabelle 9).

Tabelle 9. Synopsis von 6 Studien auf okkultes Blut im Stuhl

12.883 Patienten insgesamt
   402 (3 3,12 %) HLT-positiv
   320 klinisch abgeklärt
        (= 80 % der HLT-positiven)
   147 kanzeröse und präkanzeröse Läsionen
        (= 1,14 % der Teilnehmenden
         = 36,6 % der HLT-positiven)
    36 gefundene Karzinome
        (= 0,28 % der Teilnehmenden
         = 9 % der HLT-positiven)

Der Haemoccult-Test ist eine modifizierte Gujac-Reaktion und wird nach Deyhle und Mitarbeiter [2] folgendermaßen durchgeführt:

Der Patient hält drei Tage vor und dann während der dreitägigen Stuhlentnahme eine lockere Diät insofern ein als „rotes Fleisch" wie Rindfleisch, Wurst, Lachs, Sardinen verboten sind; erlaubt sind: Kalbfleisch, Schweinefleisch und „weißer Fisch". Technik: Der Patient erhält drei Briefchen; täglich einmal trägt er mit einem Holzspatel kleine Partikel seines Stuhls auf die Vorderseite eines Briefchens, verschließt dieses und bringt dann alle drei dem Arzt, der auf die Rückseite eine Entwicklerlösung auftropft. Das Resultat ist in 30 Sekunden ablesbar; eine Blaufärbung wird als positiv angesehen und erfordert weitere Untersuchungsmaßnahmen (Rektosigmoidoskopie, Kolon-Doppelkontrast, Koloskopie, Ösophago-Gastro-Duodenoskopie).

Das Testprinzip beruht auf der Peroxydase-Reaktion des Hämoglobins. Bei Kontakt mit Wasserstoffsuperoxyd wird von diesem Sauerstoff abgegeben und auf einen Leukofarbstoff übertragen [1]. Dieser wird oxydiert, wodurch sich das Absorptionsspektrum in den sichtbaren Bereich verlagert; bei Anwesenheit von Hämoglobin tritt eine Färbung auf.

Bedenkt man, daß nach einer neueren Statistik das Magenkarzinom abnimmt, das Dickdarmkarzinom aber zunimmt (Abb. 2), wird man sich bei der Vorsorgeuntersuchung der uns Dermatologen anvertrauten Kranken in Zukunft nicht nur mit der digitalen Abtastung des Enddarms begnügen dürfen.

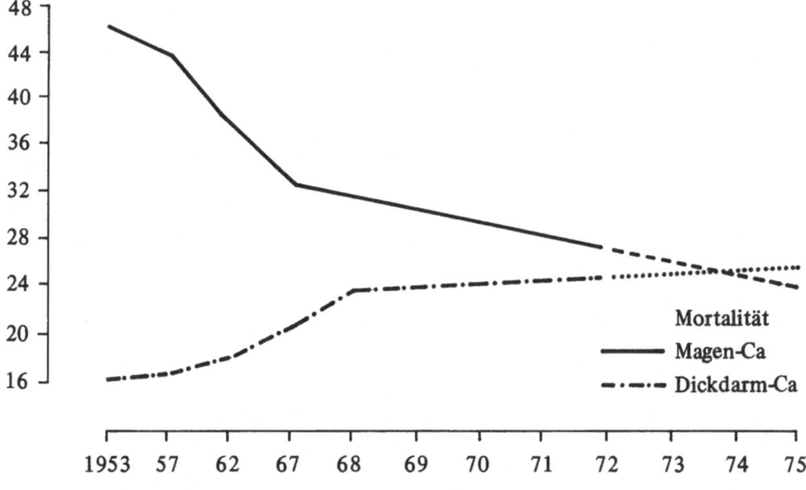

Abb. 2. Standardisierte Sterbeziffern/100.000 Einwohner

Eine nicht im Krebsvorsorgeprogramm ausdrücklich geforderte, für uns aber selbstverständliche Untersuchung ist die Abtastung von Hoden und Nebenhoden. Nach Staehler [8] erkranken in der Bundesrepublik Deutschland etwa 1.000 bis 2.000 relativ junge Männer an einem Hodentumor, der in 95 % maligne ist. Dies beleuchtet die Durchführung auch dieser Vorsorgeuntersuchung zur Früherkennung von Hodentumoren.

Zusammenfassung

Wir Dermatologen sollten uns die Vorsorgeuntersuchung des Mannes noch etwas mehr als bisher angelegen sein lassen. Wenn auch die Untersuchung von Prostata und Rektum im Vordergrund stehen, darf die Hodenuntersuchung nicht unterlassen werden.

Literatur

1. Appel, W.: Medizin 4, 907-910 (1976)
2. Deyhle, P. u. Mitarb.: Schweiz. Apoth. Ztg. 113, 491-580 (1975)
3. Durst, U., u. Mitarb.: D. M. Wschr. 101, 440-443 (1976)
4. Faul, P.: Zeitschr. f. Allg. med. 52, 365-369 (1976)
5. Frühmorgen, P.: D. M. Wschr. 101, 872-873 (1976)
6. Gnauck, R.: Deutsches Ärzteblatt 72, 1033-1038 (1975)
7. Schmiedt, E.: Zeitschr. f. Allg. med. 52, 346-352 (1976)
8. Staehler, G.: Zeitschr. f. Allg. med. 52, 370-372 (1976)
9. Winz, R.: Therapiewoche 26, 4172-4175 (1976)

Enno Christophers

Intertriginöse Erkrankungen im Analbereich

Mit der Bezeichnung *„Intertrigo"* werden Hautveränderungen zusammengefaßt, die ausschließlich ekzematöser Natur sind und sich auf Körperstellen entwickeln, bei denen zwei Hautflächen aufeinanderliegen („Ekzema intertrigo" (Rieke)). Wenn auch die Intertrigo wohl nicht mehr zu den alltäglichen Erscheinungen gehört, so ist sie in der heutigen Dermatologie sicherlich keine Seltenheit. Besondere Bedeutung besitzen neben der eigentlichen Intertrigo jedoch Erkrankungen, die sekundär intertriginös werden und die lokalisationsbedingt eine ekzematöse Umwandlung erfahren. Während die „höchst lästige und häufig nur schwer zu bekämpfende Form des Ekzems in der After- kerbe, der Genitokruralfalte, der Glutealfalte etc. oft im Gefolge anstrengender Mär- sche spontan entstehen kann" (Jarisch), so setzen die meisten intertriginösen Erkran- kungen des Analbereichs grundsätzlich eine schrittmachende, vorausgehende Erkran- kung voraus.

Das lokale Milieu eines intertriginösen Hautareals ergibt sich aus der verhinderten Wasserverdunstung sowie aus der erhöhten Temperatur. Dem Prinzip der feuchten Kammer gesellen sich zusätzliche Faktoren, insbesondere mechanische Belastung durch Reiben und Scheuern, hinzu.

Das durch den hohen Wassergehalt stark gequollene Stratum corneum verliert seine mechanische Belastbarkeit, es kommt zu vermehrtem Abschilfern von Hornzellagen, die Haut „mazeriert", und die Folge ist die entzündliche Reaktion („Ekzem"). Diffuse Rötung und Schwellung sind somit fast stets Anfangssymptome, Übergang in Nässen und Ausdehnung auf größere Hautareale sind die Folge. Oftmals zeigt sich die perianale Intertrigo noch über dem Steißbein, wo sie sich in Form einer tiefgehenden, vertikal verlaufenden Rhagade darstellt.

Zwischen der milieuinduzierten, eigentlichen Intertrigo und dem nicht minder ver- breiteten *Analekzem* bestehen oft fließende Übergänge. So kann die Intertrigo sich auf ein Analekzem reduzieren und dort persistent bleiben, auf der anderen Seite kann ein Analekzem exazerbieren und eine vornehmlich intertriginöse Note bekommen. Während die Intertrigo jedoch durch entsprechende therapeutische Maßnahmen rasch zur Abhei- lung gebracht werden kann, stellt das Analekzem eine besondere Crux der dermatologi- schen Sprechstunde dar. Die nicht ganz einfach zu eruierenden ätiopathogenetischen Komponenten verdienen dabei besondere Aufmerksamkeit.

Im Vordergrund stehen oft Hämorrhoidalleiden, die eine Abklärung verlangen. An zweiter Stelle ist das Kontaktekzem zu nennen, das einmal durch Lokaltherapeutika (Salbengrundlagen, Konservierungszusätze, Desinfizienzien, Toilettenpapier, Reini- gungsmittel etc.) ausgelöst werden kann. Weiterhin sind zu nennen oral verabreichte Medikamente (Sulfonamide, Laxantien etc.).

Das chronische Analekzem, das neben Rötung, diskreter pityriasiformer Schuppung eine mehr oder weniger ausgeprägte Rhagadenbildung aufweist, zeichnet sich durch starken Juckreiz aus. Durch Kratzen hervorgerufene Scheuerreize wie auch die in grossem Umfange verwendeten Hämorrhoidalsalben halten den Prozeß oftmals über Jahre hinweg aufrecht.

Gehen wir nach der Häufigkeit, so ist in diesem Zusammenhang die *Psoriasis inversa* an dritter Stelle zu nennen. Hier handelt es sich um scharf begrenzte, erythematöse, flächenhafte Veränderungen in der Afterkerbe, bei der die typische psoriatische Schuppung infolge Mazeration verlorengeht, ohne daß der psoriatische Grundprozeß dadurch beeinflußt wird. Die Verdachtsdiagnose ergibt sich aus der scharfen Begrenzung, dem oft fehlenden Juckreiz sowie der lokalisatorischen Persistenz der Erscheinungen. Die Verdachtsdiagnose erzwingt die Inspektion des gesamten Integumentes nach psoriatischen Effloreszenzen.

An vierter Stelle ist zu nennen der *Lichen ruber mucosae,* der ein nicht minder eindeutig morphologisches Krankheitsbild darstellt. Kennzeichen dieser Erkrankung sind bekanntlich netzförmig oder baumartig sich verästelnde, weißliche Leistenbildungen auf der sonst unveränderten Schleimhaut. In selteneren Fällen kommen plaqueförmige, weißliche Veränderungen vor. Im Gegensatz zu den erstgenannten Dermatosen verursacht der Lichen ruber mucosae durchweg keine subjektiven Beschwerden. Auch bei dieser Verdachtsdiagnose ist es erforderlich, das Integument, insbesondere aber die übrigen Schleimhautareale zu inspizieren.

Während die vorgenannten Dermatosen hinsichtlich der Diagnostik keine besonderen Schwierigkeiten bereiten, kann es bei den im folgenden zu besprechenden Affektionen oftmals schwierig sein, die eigentliche Morphe noch zu erkennen. Wie oben erwähnt, zeichnen sich Dermatosen im Perianalbereich besonders dadurch aus, daß sie sehr leicht intertriginös und damit oft der Primärdiagnostik schwerer zugänglich werden. Sekundär intertriginöse Affektionen verdienen deshalb besondere Aufmerksamkeit. Sie seien aus didaktischen Gründen nach ätiopathogenetischen Gesichtspunkten zusammengefaßt.

1. bakterielle Erkrankungen

Poritis, Periporitis, Ostioporitis, Follikulitis,
Hidradenitis suppurativa,
Pyodermia subcutanea et fistulosa,
Tuberculosis subcutanea et fistulosa,
Ekthyma.

Während die tuberkulöse Erkrankung im Perianalbereich nunmehr selten auftritt, gewinnen die bakteriellen Erkrankungen, insbesondere der Adnexe, zunehmend an Gewicht. Die Frage, inwieweit die Hidradenitis suppurativa wie auch die Pyodermia subcutanea et fistulosa in den Bereich der Akne conglobata oder Akne-Tetrade zu stellen ist, wird an anderer Stelle dieses Buches besprochen.

2. virale Erkrankungen

Herpes (simplex, zoster),
Warzen, Condylomata acuminata,
Vaccinia,
Lymphogranuloma inguinale.

Zur Gruppe der viralen Dermatosen im Perianalbereich zählen morphologisch klar umrissene Krankheitsbilder, die nur selten größere differentialdiagnostische Schwie-

164

rigkeiten bereiten dürften. Sorgfältige Inspektion wie auch die proktoskopische Untersuchung sind jedoch erforderlich, insbesondere bei Condylomata acuminata. Wie früher bereits gesagt, muß auch an anderen Stellen nach dem Auftreten dieser typischen papulösen Effloreszenzen, insbesondere in der Kranzfurche, Urethra, sowie an den Labien gesucht werden. Eine weitere Schwierigkeit ergibt sich, wenn es zum gigantischen Wachstum von Condylomata acuminata in Form von blumenkohlartigen Tumoren (Buschke-Löwenstein) gekommen ist. Die Differentialdiagnose zum reifen Plattenepithelkarzinom erfordert eine sorgfältige Exzision und histologische Abklärung. Von den exzidierten Präparaten empfiehlt es sich, mehrere Gewebsstücke histologisch zu untersuchen. Die entscheidende differentialdiagnostische Erwägung, die außer dem Lymphogranuloma inguinale hier zu stellen ist, ist die Lues II.

Zur intertriginösen Umwandlung prädisponiert sind naturgemäß die *bullösen Dermatosen* des Analbereiches. Beachtung verdienen dabei folgende Affektionen:

Erythema exsudativum multiforme,
Lyell-Syndrom,
Pemphigus vulgaris,
Pemphigus chronicus familiaris benignus,
Pemphigus vegetans,
Lichen ruber bullosus,
Lichen sclerosus et atrophicus, partim Pemphigoides,
Acrodermatitis enteropathica.

Abhängig von der Lokalisation der Blasenbildung, ob subepidermal, intraepidermal oder subkorneal, wird es rascher oder weniger schnell zur intertriginösen Umwandlung der Grunddermatose kommen. So ist zu erwarten, daß das Erythema exsudativum multiforme eher umschriebene Erosionen verursacht, während der Pemphigus vulgaris eher zu flächenhaften Mazerationen führt.

Besondere Bedeutung gewinnt hier der Pemphigus vegetans, dem die starke bindegewebige Reaktion des Papillarkörpers mit der Ausbildung papillomatöser, nässender Effloreszenzen sein Gepräge gibt. Wie im Vorherigen verdient auch hier die sorgfältige Inspektion des gesamten Integumentes Beachtung.

Zu den häufigsten Affektionen im Analbereich gehört die Infektion mit humanpathogenen Pilzen; jedoch wandelt sich durchweg nur die durch Candida albicans hervorgerufene intertriginöse Tinea zu einer flächenhaft nässenden Mazeration um. Durch Fadenpilze verursachte Mykosen in diesem Bereich werden sehr viel seltener intertriginös.

Zu den seltenen Affektionen mit intertriginöser Umwandlung zu zählen sind die Pyodermia ulcerosa serpiginosa, das noch seltener anzutreffende Bromoderm oder Jododerm und das fixe toxische Arzneiexanthem. Das besondere Augenmerk bei der diagnostischen Inspektion des Perianalbereiches richtet sich auf den Rand der Veränderungen, da die zentralen Bereiche durchweg so stark verändert sind, daß sie eine genaue Diagnostik nicht mehr erlauben. Aus dem Rand läßt sich jedoch die Diagnose oftmals noch erkennen und führt dann in Verbindung mit entsprechenden Untersuchungen (Pilzabstriche, -kulturen, Histologie, Glasspatel etc.), zur richtigen Diagnose. Zu guter Letzt sei nicht vergessen, daß auch ein analer Primäraffekt sich intertriginös umwandeln kann, und daß Condylomata lata leicht zu diagnostizieren sind und an erster Stelle im Perianalbereich gefunden werden.

Die Klinik der intertriginösen Erkrankungen im Analbereich bietet besonders zu differentialdiagnostischen Erwägungen großen Spielraum. Eine kurze Wiederauffrischung des früher Gelernten sei der Sinn dieser Darstellung.

Literatur vom Verfasser

Klaus Hoffmann

Der Analprolaps als Symptom

Um den Analprolaps als Symptom erkennen und eine Kausal-Therapie betreiben zu können, ist eine Kenntnis der Funktionen des Beckenbodens und der Analregion unerläßlich.

Die Erkenntnis, daß Beckenboden und Sphinkterapparat funktionell als Einheit gesehen werden müssen, ist erst seit Mitte der Sechziger-Jahre bekannt, als es Phillips und Edwards [2] gelang, von der Betrachtungsweise der Analsphinkterinsuffizienz als einer rein muskulären Fehlleistung wegzukommen und die Wand des Rektums in seinem distalen, präsphinktären Anteil in die Überlegungen mit einzubeziehen.

Phillips und Edwards [2] stellten fest, daß der Analsphinkter nicht ständig festgeschlossen, sondern nur teilweise voll kontrahiert ist, und daß der vollständige Schluß des Analkanals erst durch den anterioren Anteil der Rektumschleimhaut hergestellt wird. Dieser Teil der Rektumwand legt sich dann bei erhaltenem Druckgradienten zwischen Bauchhöhle und äußerer Umgebung wie ein Deckel auf den nur teilweise geschlossenen Analkanal. Eine Erhöhung des intraabdominellen Druckes (Husten, Lachen, Niesen) führt nur zu einem verstärkten Schluß des Analkanals.

Dieser Mechanismus funktioniert jedoch nur, wenn am anorektalen Übergang ein Winkel zwischen Analkanal und distalem Rektum ausgebildet ist, der etwa 100° beträgt.

Dieser Winkel wird durch den Musculus puborectalis bewirkt, der am Os pubis entspringt und wieder inseriert und sich wie ein Lasso um das Rektum herumschlingt.

Bei Kontraktion der Puborektalschlinge und des gesamten muskulären Beckenbodens wird das Rektum an dieser Stelle nach vorne gezogen, der anorektale Winkel verkleinert sich, und der Verschlußmechanismus wird auf diese Weise verstärkt. Die Kontraktion wird reflektorisch bei Erhöhung des intraabdominellen Druckes ausgelöst und bewirkt neben der Verkleinerung des anorektalen Winkels eine Anhebung des gesamten Beckenbodens.

Bei der Defäkation muß diese Verschlußbarriere überwunden werden. Der Ablauf des Defäkationsvorganges ist bis heute noch nicht lückenlos geklärt. Cineradiologische Untersuchungen haben eine geregelte, propulsive Rektumperistaltik bisher nicht zeigen können. Gleichwohl ergaben sich Hinweise für Rektumkontraktionen, die die Stuhlsäule in den Analkanal treiben, wodurch der Tonus der Analsphinkteren vermindert wird und der anorektale Winkel abgeflacht wird.

Sowie die Stuhlsäule den Analkanal passiert hat, kommt es durch den sog. Post-Defäkationsreflex zu einer kräftigen Kontraktion der Sphinkteren und der gesamten Beckenbodenmuskulatur, wodurch der anorektale Winkel wiederhergestellt und der Analkanal verschlossen wird.

Dieser Post-Defäkationsreflex scheint nun bei der Ausbildung des Anal- und Rektumprolapses eine entscheidende Rolle zu spielen.

Ist dieser Reflex nicht ausreichend ausgebildet, dann ist der Tonus des muskulären Beckenbodens und des Musculus puborectalis ungenügend. Damit bleibt der anorektale Winkel abgeflacht, und der anteriore Schleimhautanteil des distalen Rektums wird bei Betätigung der Bauchpresse in den Analkanal vorgetrieben. Nachfolgende Stuhlmengen können nicht ausgeschieden werden, und der Patient hat damit bei der Empfindung einer gefüllten Ampulle das Gefühl des blockierten Analkanals.

Diese Blockierung wird durch verstärkte Austreibungsanstrengungen zu überwinden versucht, wodurch sich ein circulus vitiosus aufbaut, der erst durchbrochen werden kann, indem der Defäkationsvorgang abgebrochen wird. Erst nach 1-2 Stunden kann die Defäkation wieder aufgenommen werden, da sich dann der in den Analkanal vorgetriebene anteriore Schleimhautanteil spontan retrahiert hat.

Das Symptom der wiederholten, häufigen Stuhlentleerung ist damit eines der charakteristischen Zeichen dieses Syndroms.

Eine Aussackung des Douglasschen Raumes zwischen Blase und Rektum bzw. Vagina und Rektum begünstigt das Tiefertreten der Rektumvorderwand. Bei Patienten mit chronischer Obstipation, mit Diarrhoen, chronischer Bronchitis und Fettsucht ist der intraabdominelle Druck intermittierend oder dauernd stark erhöht. Bei maximaler Anspannung der Bauchdecken kann er auf 150 mm Hg ansteigen und damit eine pathogenetische Rolle bei Entstehung eines Prolapses spielen.

Die Symptomatik richtet sich nach dem Schweregrad des Prolapses. Es wird zwischen dem einfachen anterioren Mukosavorfall (Mukosaprolaps I. Grades), dem Mukosavorfall II. Grades und dem echten Rektumprolaps unterschieden. Im Unterschied zum Mukosavorfall sind beim Rektumprolaps alle Wandschichten des Rektums am Vorfall beteiligt. Ein einfaches Unterscheidungsmerkmal zwischen Mukosa- und Rektumprolaps besteht darin, daß bei der Inspektion der Mukosavorfall eine radiäre Anordnung der Falten und der Rektumprolaps eine zirkuläre Anordnung der Rektumschleimhautfalten zeigt. Damit kann die Differenzierung relativ leicht getroffen werden, was für die therapeutischen Konsequenzen von Wichtigkeit ist.

Die Symptomatik zeigt wiederholte, häufige und kleine Stuhlentleerungen bei dumpfen oder stechenden oder auch tenesmen-artigen Schmerzen, die in den Bereich des Perineum oder Sacrum projiziert werden. Ist die Schleimhaut durch den rezidivierenden oder bleibenden Vorfall gereizt, findet sich eine vermehrte Schleimabsonderung (Analnässen), die häufig zu einem sekundären Pruritus führt. Diese Kombination von Schleimabsonderungen und Tenesmen läßt auch an ein Karzinom denken, das dann in die diagnostischen Überlegungen miteinbezogen werden muß. Auch Blutungen können im Spätstadium des Schleimhautvorfalles auftreten.

Weil dem Krankheitsbild in der Mehrzahl der Fälle eine neurologische Fehlregulation zugrundeliegt, kann die Behandlung nur symptomatisch sein, die häufig jedoch auch zu überraschenden Erfolgen führen kann.

Beim einfachen Anal- oder Mukosaprolaps wird man versuchen, durch konservative Maßnahmen eine Besserung zu erzielen. Insbesondere ist dieses Vorgehen bei Säuglingen und Kleinkindern indiziert, da sich in diesem Lebensabschnitt Tiefstand des Douglas'schen Raumes und Fehlen des anorektalen Winkels bis zum 5. Lebensjahr zurückbilden, und der Prolaps meist spontan verschwindet. Bei Kindern und Erwachsenen ist es wichtig, durch Applikation von Laxantien und Suppositorien den vorher aufgezeigten circulus vitiosus zu durchbrechen, um die mit starker Erhöhung des intraabdominellen Druckes verbundene spontane Entleerung eingedickten Stuhls zu vermeiden. Dem erwachsenen Patienten muß der pathogenetische Mechanismus des Leidens erklärt werden, und er muß zu täglichem Sphinktertraining angehalten werden. Dabei wird 3-4 mal täglich der Analsphinkter 10 mal über einen Zeitraum von 5 sec. isometrisch kontrahiert gehalten. Bei den weitergehenden Behandlungsverfahren unterscheidet man zwischen den abstützenden und plastischen Maßnahmen am Beckenboden.

Dabei werden sklerosierende Injektionen submukös in den anterioren Schleimhautanteil gegeben, um die vorfallende Mukosa zur Schrumpfung und Retraktion zu bringen.

1891 gab Thiersch [4] eine Methode an, bei der ein Drahtring subkutan um die Afteröffnung gezogen wird, um den Prolaps zurückzuhalten. Dieses Verfahren zeigt nur bei Säuglingen und Kleinkindern gute Resultate. Bei Erwachsenen ist dieses Verfahren nur wegen hohen Alters oder bei erhöhtem Operationsrisiko indiziert.

Sarafoff [3] beschrieb 1937 erstmals eine Methode, bei der durch zirkuläre Umschneidung ein perianaler Narbenring gebildet wird, der ebenfalls zu einer Stützfunktion beitragen soll. Dieses Verfahren ist jedoch so häufig mit Rezidiven belastet, daß es nicht mehr angewandt werden sollte.

Die elektrische Stimulation der Sphinktermuskulatur [1] versucht, die anale Inkontinenz, soweit sie Ursache oder Folge des Prolapses ist, zu beseitigen.

Die zweite Gruppe operativer Behandlungsverfahren hat die Fixation des prolabierten Darmes zum Ziel. Dabei wird durch einen transabdominellen Zugang das Rektum schonend aus der Sakralhöhle herausgelöst, die Paraproktien durchtrennt, zum Promontorium nach oben gezogen und dort fixiert. Dadurch wird eine Anhebung des Beckenbodens erreicht. Zusätzlich kann ein Kunststoffblatt (Polyvinylalkohol, Ivalon®) [5] oder ein Streifen lyophilisierter Dura semizirkulär zwischen Sakrum und Rektumwand eingepaßt werden, was nach etwa 3 Monaten durch ein festes Narbengewebe ersetzt ist und das Rektum in seiner angehobenen Lage mit dem umgebenden Gewebe fest fixiert. Bei 11 Patienten wurde dieses Verfahren mit gutem Erfolg angewandt.

Zusammenfassend kann festgestellt werden, daß der Analprolaps als Symptom noch eine Reihe ungelöster Fragen aufwirft, daß aber eine Reihe konservativer und operativer Behandlungsmaßnahmen zur Verfügung stehen, um ihn wirksam zu behandeln.

Literatur

1. Caldwell, K.P.S.: A new treatment for rectal prolaps. Proc. roy. Soc. Med. 60, 792 (1967)
2. Phillips, S.F., Edwards, D.A.W.: Some aspects of anal continence and defecation. Gut 6, 396 (1965)
3. Sarafoff, D.: Ein einfaches und ungefährliches Verfahren zur operativen Behandlung des Mastdarmvorfalles. Arch. klin. Chir. 190, 218 (1937)
4. Thiersch, C.: Berl. klin. Wschr. 28, 1002 (1891)
5. Wells, C.: New operation for rectal prolaps. Proc. roy. Soc. Med. 52, 602 (1959)

Hans Kresbach

Fistulierende Erkrankungen im Analbereich

Der Anal- und Perinealbereich hat besondere anatomische, funktionelle, mechanische (Sitzdruck!) und psychosomatische Gegebenheiten. In dieser Region sind auch Entwicklungsanomalien geringeren Grades in Gestalt dysontogenetischer Cysten oder Fisteln nicht ungewöhnlich. Sie erlangen allerdings meist erst durch Entzündungsvorgänge im späteren Leben Krankheitswert und konkurrieren dann differentialdiagnostisch mit erworbenen fistelnden Krankheiten. Neben echten Fisteln findet man bei bestimmten Krankheiten auch pathognomonische epithelausgekleidete Gang- oder Sinusbildungen, die fistulierende Prozesse verbinden oder selbst zum Ausgangspunkt neuer Fisteln werden. Das Spektrum „fistulierender" Erkrankungen im Analbereich ist daher a priori sehr breit und erfordert gezielte diagnostische Überlegungen und Maßnahmen. Ich möchte mein Referat auf chronische Krankheitszustände beschränken, die im wesentlichen mit rezidivierender Abszedierung, chronischer Entzündung, Granulombildung, variabler Ulceration, Epidermis- und Bindegewebswucherung und Vernarbung verbunden sind. Unberücksichtigt bleiben also z.B. akute Pyodermien, vereiterte „Atherome", primäre und metastatische Malignome und auch manche andere Geschwürsprozesse, von denen hier am Rande lediglich an die im Gesäßbereich relativ häufige *Dermatitis ulcerosa* (Pyoderma gangraenosum) mit oder ohne Colitis ulcerosa und an die perianalen Ulcera der *Behçet'schen Erkrankung* erinnert sei.

Das eigentliche *anale Fistelleiden* äußert sich akut als perianaler, periproktitischer oder ischiorektaler Abszeß, weniger dramatisch als gelegentliche perianale Anschwellung mit Druckgefühl und Sekretabgang. Die Analfisteln stellen im allgemeinen ein chirurgisches Problem dar. Trotzdem sei hier daran erinnert, daß es intra- bzw. intersphinkterische, transsphinkterische und die prognostisch ungünstigen extrasphinkterischen Fisteln gibt. Der Ausgangspunkt der Fisteln liegt ausnahmslos im Analkanal, wo rudimentäre Duftdrüsen in die Morgagni'schen Krypten münden. Diese Gebilde weisen bei einer meist unspezifischen Kryptitis Abszessen und Fistelbildungen den Weg. Die äußeren „sekundären" Fistelöffnungen liegen in unterschiedlicher Distanz vom Anus entfernt, sie können ebenso wie die inneren „primären" zeitweilig verschlossen sein. Dies ändert nichts an der grundsätzlichen Situation des Leidens. Es gibt groteske Fistelbildungen mit fuchsbauartiger Unterminierung des ganzen Gesäßes und mit Fistelöffnungen am Damm und an den Oberschenkeln. Die Tuberkulose spielt heute ätiologisch kaum mehr eine Rolle. Jedwede Kryptitis kann über einen Kryptenabszeß zu Analfisteln bzw. zum anorektalen Fistelleiden führen [1, 5, 18].

Ein anales Fistelleiden kann Teilsymptom oder auch Frühsymptom der *Enteritis regionalis Crohn* sein. Teils zeigen die Fisteln und auch eventuelle Analfissuren, perianale Granulome, Abszesse und Ulcera histologisch das charakteristische tuberkuloidsarkoide Gewebsbild des Morbus Crohn, der im übrigen auch verschiedenartige Hautveränderungen außerhalb des Anal-Gesäßbereiches aufweisen kann [12, 16, 17, 20, 30, 31]. Praktisch heißt dies, daß der Dermatologe aufgrund der pathognomonischen perianalen Symptomatik zur Früh- oder Erstdiagnose eines Morbus Crohn beitragen kann. Dies besonders dann, wenn anamnestisch oder gleichzeitig unklare Diarrhoen bestehen. Ein anales Fistelleiden kann im übrigen auch Symptom einer *Colitis ulcerosa* sein.

Wichtig ist ferner die Differenzierung einer Analfistel von jenem Fistelzustand, wie er nach Entzündung und Abszedierung eines sog. *Sacraldermoids* resultiert. Verdächtig sind diesbezüglich dorsal des Anus in der Mittellinie im Sacrococcygialbereich lokalisierte Fisteln, die unter Umständen allerdings auch weitverzweigte paramediane Ramifikationen entwickeln können. Das sog. Sacraldermoid, leider vielfach auch „Pilonidalsinus" genannt, ist kein Dermoid sensu strictu, sondern eine dysontogenetische epithelausgekleidete Cyste mit einem engen Ausführungsgang, die sich vor ihrer durch äußere Einflüsse begünstigten Entzündung vielfach nur als sog. *Steißbeingrübchen* oder mit einer oder mehreren epithelisierten Öffnungen manifestiert [7, 11, 18].

Zu den am längsten bekannten und historisch gesehen am besten erforschten Fistelleiden im Analbereich gehören natürlich die aus anatomischen Gründen bei Frauen viel häufigeren Spätstadien des *Lymphogranuloma inguinale* [8, 25, 26]. Im Jahre 1848 wurde der Begriff „Esthioměne" für chronisch-vegetierende und teilweise elephantiastische, fistelnde und ulcerierende Veränderungen im weiblichen Genito-Analbereich geprägt. Die vorläufig endgültige Zuordnung dieser „Elephantiasis genito-ano-rectalis" bzw. des „genito-ano-rectalen Syndroms" zum Lymphogranuloma inguinale erfolgte allerdings erst 1928. Auf Details kann hier nicht eingegangen werden. Erinnert sei an die Rektumbeteiligung in Form von Stenosen und Strikturen. Erinnert sei vor allem auch daran, daß das voll ausgeprägte Krankheitsbild keineswegs allein auf Lymphstauung infolge spezifischer lymphangitischer und anorektaler bzw. iliacaler lymphonodulärer Prozesse, sondern ebenso auf spezifisch-granulomatösen Hautbefall sowie vor allem auch – namentlich hinsichtlich Abszedierung, Fistel- und Geschwürsbildung – auf bakterielle Super- bzw. Mischinfektionen zurückzuführen ist. Die Spätphasen des Lymphogranuloma inguinale haben derzeit in unseren Gegenden kaum eine praktische Bedeutung. Entsprechende Fälle müssen virologisch, histologisch und immunologisch geklärt werden. Wir glauben aber, daß die „Esthioměne" sozusagen zeitlosen pathogenetischen Modellcharakter besitzt. Man sollte heute am besten von einem „Syndrom verschiedener Ätiologie" sprechen.

Wir kommen damit zwanglos zunächst zur Tuberkulose im Analbereich. Eine stets selten gewesene Hauttuberkuloseform ist seit 1925 als „tuberkulöse Esthioměne" oder *Tuberculosis subcutanea fistulosa* bekannt [2, 21, 28, 29]. Klinisch bestehen teils tiefknotig-erweichende, teils großknotig-vegetierende, teils flächenhaft-infiltrative Läsionen von schiefergrauer bis bläulich-violetter Farbe, außerdem multiple diskontinuierlich serös-krümelig sezernierende Fisteln und eine eher geringe bis fehlende Geschwürsbildung. Späte Stadien sind mitunter durch Brücken- und Zipfelnarben sowie eine Art Comedonenbildung gekennzeichnet. Eine fakultative Elephantiasis genito-analis bzw. teils auch rectalis ist nicht zu übersehen. Rektumbeteiligung kann also vorliegen oder fehlen. Betroffen sind stets ältere Menschen. Wohin gehört nun diese Tuberkuloseform? Zweifellos zur kutan-subkutanen kolliquativen Hauttuberkulose, sei es nun als fortgeleitete Nachbarschaftstuberkulose nach Art des Scrofuloderms oder als hämatogene Tuberkulose nach Art der scrofulösen Gummen der älteren französischen Schule. Auch eine exogene Entstehung ist zu diskutieren. Wie dem auch sei, eine eingehende Exploration des Darmkanales, der benachbarten Lymphknotengruppen und Knochen sowie fernabgelegener Organe hinsichtlich Tuberkulose ist angezeigt. Zweifellos bestehen nosologisch enge Beziehungen zur sog. tumorförmigen Hauttuberkulose nach Art der fungösen und vegetierenden bzw. der fungös-lymphangitischen Tuberkulose. Jede elephantiasisartige perianale Tuberkulose weist auf Lymphknotenbeteiligung hin! Die ätiologische Diagnose dieser Tuberkuloseform war von Anfang an nicht problemlos. Das histologische Bild ist oft uncharakteristisch bzw. nur herdförmig tuberkuloid. Entsprechende Bakterienbefunde erfordern kritische Beurteilung. Insgesamt also eine den übrigen Krankheiten klinisch ähnliche Affektion, mit der heute ätiologisch kaum gerechnet werden muß. Sie wird in neueren Übersichten z.T. auch gar nicht erwähnt.

Praktisch wichtig ist hingegen das *Acne conglobata-Syndrom*. Auf dessen vielschichtige Problematik kann hier nicht eingegangen werden [4, 22, 23, 24, 27, 33]. Das Syndrom umfaßt die *Acne conglobata*, die *chronische Hidradenitis suppurativa* der Erwachsenen und die *Folliculitis et Perifolliculitis suffodiens et abscedens*. Ähnliche Pathogenese und ähnliche Histopathologie lassen es zweckmäßig erscheinen, diese 3 Krankheiten unter dem Begriff der „follikulären Occlusions-Trias" zu subsumieren [15]. Sie kommen manchmal auch gemeinsam beim selben Patienten vor. Follikuläre Obstruktionsvorgänge, Sekretverhaltung apokriner Drüsen und nachfolgende Infektion führen über perifollikulitische Entzündungen zu tiefsitzenden konfluierenden Knoten bzw. fistelnden Abszessen, Ausbildung eines Granulationsgewebes, Bindegewebsfibrose und Vernarbung. Besonders kennzeichnend sind sich gang- bzw. sinusartig lichtende vielverzweigte (follikuläre) Epithelproliferationen bzw. Epidermisinvaginationen im chronisch-entzündlichen Gewebe. Flächenhafte Ausbreitung führt in einem chronischen Prozeß zu einer richtigen Zerstörung von Haut und Subkutis mit frischeren und älteren knotigen, wulstigen und flächenhaften Entzündungsherden, torpiden Ulcerationen, zahlreichen Fisteln, die ein weitverzweigtes kutan-subkutanes Gangsystem signalisieren und oft keloidartigen bzw. brücken- oder zipfelförmigen Narben. Braunrote Farbtöne und Pigmentierungsneigung sind bemerkenswert. Dieses Syndrom, das gelegentlich auch durch eine Elephantiasis und durch Analfisteln kompliziert sein kann, läßt sich klinisch dann zwanglos der *Acne conglobata* zuordnen, wenn deren besondere Akzente wie Riesen-, Doppel- oder Gruppencomedonen und druckatrophische Narben vorhanden sind. Vorangehender, gleichzeitiger oder nachfolgender Befall der Axillen ist recht häufig. Wir glauben, folgende Krankheitstypen unterscheiden zu können: 1. Gesäß- und Axillarbeteiligung im Rahmen einer klinisch-morphologisch völlig typischen Acne conglobata bei mittelalten seborrhoischen Männern. 2. Lokalisierter Gesäß- und Axillarbefall mit oder ohne Riesencomedonen und atrophischen Narben. 3. Auf die Gesäßregion beschränkte Form ohne Comedonen und ohne Comedonennarben. Die Typen 2 und 3 kommen auch bei Frauen vor. Diese Formen ähneln letztlich immer mehr einer chronischen Pyodermie und wären sicherlich zweckmäßig als *Acne conglobata-ähnliche Dermatosen* zu bezeichnen.

Beispiele aus dem eigenen Krankengut

1. 33-jähriger Patient. Seit dem 20. Lebensjahr typische Acne conglobata an Brust und Rücken, in den Axillen und Ellenbeugen. Seit 7 Jahren Gesäßbeteiligung und Herde in der Regio inguinalis und pubica.

2. 34-jähriger Patient mit Acne-Anamnese (?). Beginn des knotig-fistulierenden Gesäßleidens vor 7 Jahren nach Operation eines vereiterten Sacraldermoids. Später auch Axillarbefall. Hier und im Gesäßbereich zahlreiche Doppelcomedonen. Ein weiterer Herd am rechten Oberschenkel erinnert eher an eine chronisch-vegetierende Pyodermie. Bakteriologisch: Staphylococcus aur. häm. und Proteus mirabilis. – Elephantiasis penis et scroti mit Lymphangiektasien. Inguinale Lymphknoten mächtig vergrößert; Speicherdefekte im Beckenlymphangiogramm. Rektoskopie: Kryptitis, keine Fistelöffnung. Leukocytose, BSG 63/122.

3. 46-jährige Patientin ohne Acne-Anamnese. Krankheitsbeginn vor 8 Jahren nach Incision eines tiefsitzenden perianalen Abszesses mit Entleerung einer „lichtbraunen, übelriechenden Flüssigkeit". Primäre Analfistel? Primäre Hidradenitis suppurativa? Später neben rezidivierenden Abszessen und Fistulationen auch warzenähnliche Exkreszenzen perianal und genital. Stets nur Gesäßbefall. Keine Comedonen. Bakteriologisch: Escherichia Coli und Proteus mirabilis. Rectum derzeit o.B., Leukocytose, BSG 80/125, Anämie.

Wenn auch die 3 Krankheiten des Acne conglobata-Syndroms histologisch nicht zu differenzieren sind, so meinen wir doch, daß sie vom Klinisch-Biologischen her verschiedene Entitäten darstellen. Gemeinsam sind ihnen neben klinischer Ähnlichkeit zweifellos bestimmte konstitutionelle, dispositionelle, endogene und hormonale Faktoren. Die Anamnesen der Fälle sind aber doch recht unterschiedlich.

Nun muß natürlich die sog. *Pyodermia fistulans sinifica* im Gesäß- und Axillarbereich erörtert werden [3, 13, 19, 32]. Dieses Krankheitsbild wurde seinerzeit im Hinblick auf perianale chronisch-fistelnde Pyodermien, die sich nicht in den Rahmen der üblichen Perianalfisteln einordnen ließen, konzipiert. Ob es sich tatsächlich um ein von Anfang an eigenständiges Krankheitsbild handelt oder ob es dem Acne conglobata-Syndrom zuzuordnen ist, wird bisher ganz unterschiedlich beurteilt. Die Meinungen bewegen sich zwischen „eigenständig", „verwandt" und „identisch". Tatsache dürfte sein, daß späte Stadien klinisch sehr ähnlich sind. Ob sich eine histologische Differenzierung, d.h. der mancherorts angenommene Ausgang von infizierten epidermalen Invaginationen bzw. Taschenbildungen und nicht von den Anhangsgebilden, als stichhaltig erweist, ist mangels frühzeitiger histologischer Untersuchungen schwierig zu beurteilen. Späte Phasen sind wohl auch histologisch kaum oder nicht zu differenzieren. Wir stimmen mit jenen Autoren überein, die die Pyodermia fistulans sinifica und ähnliche chronische Pyodermien für ein *Sekundärphänomen* halten, ausgehend von einer Acne conglobata, einer chronischen Hidradenitis suppurativa oder vielleicht auch von einer Haar- oder Steißbeinfistelkrankheit. Die Besonderheiten des Biotops lassen eben vermutlich verschiedene chronisch-entzündliche Krankheiten nach dem Prinzip der „gemeinsamen pathogenetischen Endstrecke" in ein relativ einheitliches klinisches Bild einmünden.

Der Acne conglobata klinisch und histologisch ebenfalls ähnlich und auch oft mit ihr vergesellschaftet sind die sog. *Haarcysten*, auch *Pilonidalsinus* oder *Pilonidalcysten* genannt. Es handelt sich um erworbene knotig-granulomatöse Fremdkörperreaktionen um eingespießte Haare mit oft verzweigter Fistel- und Sinusbildung. Sie finden sich vor allem bei stark behaarten adipösen Männern in der Steißbeinregion und an den Gesäßbacken. Ein sog. Steißbeingrübchen kann für ihre Entstehung einen Locus minoris resistentiae darstellen. Grundsätzlich sind sie aber vom sog. Sacraldermoid ätiologisch abzutrennen [6, 14].

Kurz zu erwähnen sind schließlich im Rahmen des Themas neben *syphilitischen Gummen* einige seltenere erregerbedingte Affektionen wie z.B. die tiefkutanen chronischen *Enterokokkengranulome* der Gesäßregion und der Axillen [10] sowie die *Aktinomykose* und die „Pseudoaktinomykose" oder *Botriomykose* bzw. staphylogene Actinophytose [9]. Von mykotischen Affektionen müssen das *Candidagranulom*, die *Cryptococcose*, die *Sporotrichose* und die *Nocardiose* und von Zoonosen die *Medinawurm-Infektion*, die *Bilharziose* und schließlich die perianale *Amoebiasis* genannt werden. Auch die perianal-genitalen und axillären Manifestationen des *Granuloma eosinophilicum verum* sind mitunter zu berücksichtigen.

Wir kommen zu folgenden praktischen *Schlußfolgerungen:*

1. Bei allen fistulierenden Erkrankungen im Analbereich ist die Feststellung wichtig, ob der Prozeß die Perineal- und Muskelfaszie durchbricht oder nicht. Dementsprechend können wir vereinfachend einerseits von *„Darm- und Gesäßkrankheiten"* und andererseits von *„Gesäßkrankheiten"* sprechen. Zu ersteren gehören z.B. u.a. die Analfisteln, der Morbus Crohn, das Lymphogranuloma inguinale und teils die Tuberkulose, zu letzteren die Haar- und Steißbeinfisteln, teils die Tuberkulose, die Acne conglobata (mit Ausnahmen) und die Pyodermia fistulans sinifica.

2. Alle mit chronischer Geschwürs- und Fistelbildung im Analbereich einhergehenden entzündlichen Prozesse sind *Präkanzerosen.*

3. Aufgrund der gegebenen epidemiologischen Situation stehen *Acne conglobata* bzw. *Acne conglobata-ähnliche Dermatosen* weitaus *im Vordergrund.* Eine nähere Differenzierung der einschlägigen Affektionen ist oft nicht möglich. Es wäre daher viel-

174

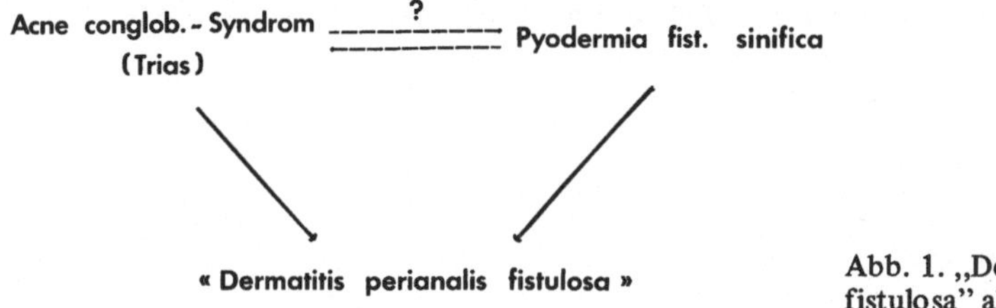

Abb. 1. „Dermatitis perianalis fistulosa" als Sammelbezeichnung

leicht angebracht, diesbezüglich zunächst summarisch von einer „*Dermatitis perianalis fistulosa*" zu sprechen (Abbildung 1). Dieser pragmatische Kompromiß erscheint insofern berechtigt, als für die *Therapie* der aktuelle Zustand und Prozeß wichtiger ist als ätiopathogenetische oder taxonomische Überlegungen [32]. In Betracht kommt ausschließlich die chirurgische Therapie. Vorbehandlung mit Antibiotika und Corticosteroiden kann den Umfang des chirurgischen Eingriffes reduzieren.

Literatur

1. Arnold, K.: Das anale Fistelleiden. Z. Hautkr. **50**, 335-342 (1975)
2. Beutnagel, J.: Tuberculosis subcutanea fistulosa. (Beitrag zur Kenntnis einer selteneren Hauttuberkulose) Tuberkulosearzt 4, 18-28 (1950)
3. Böhme, H.: Die Pyodermia fistulans sinifica. Dtsch. med. Wschr. 89, 1265-1267 (1964)
4. Braun, W.: Talgdrüsenerkrankungen. In: Gottron-Schönfeld's Dermatologie und Venerologie. Bd. III/2. Stuttgart: Thieme-Verlag 1959
5. Deucher, F.: Proktologische Chirurgie. Dermatologica (Basel) **128**, 133-156 (1964)
6. Eissner, H., Friederich, H.C., Vakilzadeh, F.: Sinus pilonidalis penis. Castellania 1, 1, 5-13 (1973)
7. Hector, A.: Haarcysten, Fisteln und Abszesse der Steißbeingegend. Med. Klin. 35, 1263-1265 (1953)
8. Henschler-Greifelt, A., Schuermann, H.: Klinik des Lymphogranuloma inguinale. In: Handbuch der Haut- und Geschlechtskrankheiten von J. Jadassohn. Ergänzungswerk. Bd. VI/1. Hrsg. von H. Schuermann und A. Leinbrock. Berlin-Göttingen-Heidelberg: Springer-Verlag 1964
9. Kansky, A.: Botryomycosis. Acta derm.-venereol. (Stockh.) 44, 369-376 (1964)
10. Korting, G.W.: Chronische tiefcutane Enterokokkengranulome. Derm. Wschr. 126, 999-1005 (1952)
11. Korting, G.W.: Fehlbildungen der Haut und Hautveränderungen bei Fehlbildungssyndromen. In: Handbuch der Haut- und Geschlechtskrankheiten von J. Jadassohn. Ergänzungswerk. Bd. III/1. Hrsg. von H.A. Gottron. Berlin-Göttingen-Heidelberg: Springer-Verlag 1963
12. Korting, G.W.: Zur perianalen Erscheinungsweise der Crohn'schen Krankheit. Hautarzt 19, 553-556 (1968)
13. Krauspe, H., Stelzner, F.: Die Pyodermia fistulans sinifica. Der Chirurg 33, 12, 534-538 (1962)
14. Kuske, H.: Fremdkörpergranulome. In: Handbuch der Haut- und Geschlechtskrankheiten von J. Jadassohn. Ergänzungswerk. Bd. II/2. Hrsg. von G. Miescher u. H. Storck. Berlin-Heidelberg-New York: Springer-Verlag 1965
15. Lever, W.F., Schaumburg-Lever, G.: Bacterial Diseases. In: Histopathology of the Skin. 5th Ed. Philadelphia: J.B. Lippincott Company 1975
16. Lockhart-Mummery, H.E.: Crohn's disease: Anal lesions. Diseases of the Colon and Rectum 18, 3, 200-202 (1975)
17. Marghescu, S., Wolff, H.H., Vigl, E.: Maladie de Crohn avec lésions cutanées du type nécrobiose lipoidique. Bull. Soc. franç. Derm. Syph. 81, 268-269 (1974)
18. Neiger, A.: Atlas of practical Proctology; Bern-Stuttgart-Vienna: Huber-Verlag 1973
19. Noster, U., Schlosser, G.A., Jänner, M.: Pyodermia fistulans sinifica. Z. Hautkr. 46, 6, 253-260 (1974)
20. Nürnberger, F.: Haut und Magen-Darmtrakt. Z. Haut.-Geschl. Krkh. 46, 595-601 (1971)
21. Orfanos, C.: Tuberkulose der Haut. In: Gottron-Schönfeld's Dermatologie und Venerologie. Ergänzungs- und Registerband. Stuttgart: Thieme-Verlag 1970
22. Plewig, G., Kligman, A.M.: Acne. Morphogenesis and Treatment. Berlin-Heidelberg-New York: Springer-Verlag 1975

23. Rook, A., Roberts, S.O.B.: Bacterial infections. In: Textbook of Dermatology. Ed. by A. Rook, D.S. Wilkinson and F.J.G. Ebling. Vol. I. 2nd Ed. Oxford: Blackwell Scientific Publications 1972

24. Röckl, H.: Pyodermien. In: Handbuch der Haut- und Geschlechtskrankheiten von J. Jadassohn. Ergänzungswerk. Bd. IV/1A. Hrsg. von A. Marchionini u. H. Götz. Berlin-Heidelberg-New York: Springer-Verlag 1965

25. Schneider, W., Fischer, H.: Die Elephantiasis. In: Handbuch der Haut- und Geschlechtskrankheiten von J. Jadassohn. Ergänzungswerk. Bd. III/2. Hrsg. von H.A. Gottron. Berlin-Heidelberg-New York: Springer-Verlag 1969

26. Sonck, C.E.: Lymphogranuloma inguinale. Klinische, epidemiologische und immunologische Aspekte. Hautarzt 23, 6, 280-286 (1972)

27. Strauss, J.S.: Diseases of sebaceous glands. In: Dermatology in General Medicine. Ed. by Th.B. Fitzpatrick et al. New York: McGraw-Hill Book Company 1971

28. Volavsek, W.: Über Tuberculosis subcutanea fistulosa cum elephantiasi. Arch. Derm. Syph. (Berlin) 178, 288-293 (1939)

29. Volk, R.: Tuberkulose der Haut. In: Handbuch der Haut- und Geschlechtskrankheiten von J. Jadassohn. Bd. X/1. S. 316-317. Berlin: Springer-Verlag 1931

30. Wagner, A.: Hauterkrankungen bei Enteritis regionalis (Morbus Crohn). Dtsch. med. Wschr. 96, 25, 1078-1086 (1971)

31. Weidner, F., Hornstein, O.P.: Perianale Ulceration als diagnostische Fährte zur Enteritis regionalis Crohn. Z. Haut-Geschl. Krkh. 46, 831-837 (1971)

32. Wienert, V.: Zum Krankheitsbild der Pyodermia fistulans sinifica. akt. dermatol. 1, 131-136 (1975)

33. Wilkinson, D.S.: Diseases of the Perianal and Genital Regions. In: Textbook of Dermatology. Ed. by A. Rook, D.S. Wilkinson and F.J.G. Ebling. Vol. II. 2nd Ed. Oxford: Blackwell Scientific Publications 1972

Immundermatosen

Hellmut Ippen

Photoallergien: Pathogenese und Therapie

Einleitend ist eine klare begriffliche Abgrenzung der photoallergischen von den phototoxischen Hautrekationen notwendig (Tabelle 1).

Tabelle 1. Phototoxische und photoallergische Reaktion

Phototoxische Reaktion	*Photoallergische Reaktion*
(Photodynamische Reaktion, „*Photosensibilisierung*")	(z.B. Photo-Kontaktekzem, „*Photo-allergisierung*")
obligat	fakultativ
verstärkter Sonnenbrand	z.B. Ekzem
durch Substanzen („Photosensibilisatoren"), die Lichtenergie übertragen.	durch Substanzen („Photo-Allergene"), die durch Lichtenergie in Ekzematogene u.ä. umgewandelt werden.

Somit können als photoallergisch nur Dermatosen bezeichnet werden, die morphologisch mit solchen lichtunabhängigen Hauterkrankungen übereinstimmen, deren allergische Pathogenese mehr oder weniger gesichert ist.

Soweit eine ursächliche Klärung bisher möglich war, lassen sich die photoallergischen
Hautreaktionen auch dahingehend definieren, daß es sich dabei um Lichtreaktionen in
der Haut handelt, durch die für den Hautgesunden in dieser Hinsicht bedeutungslose
Substanzen in Haptene bzw. Antigene umgewandelt werden.

Diese Kriterien können heute in erster Linie für das Photokontaktekzem und einen
Teil der Patienten mit Lichturticaria als gesichert angesehen werden. Bei anderen durch
Licht bedingten oder beeinflußten Dermatosen dürften sich bei weiterer Erforschung
photoallergische Mechanismen nachweisen lassen.

Wegen seiner relativen Häufigkeit und praktischen Bedeutung sollen hier nur *das
photoallergische Ekzem* und seine Komplikationen etwas näher behandelt werden.

Die klinische Erkennung ist meist recht einfach, da die Patienten oft sehr eindeutig
einen Zusammenhang mit stärkerer Lichtexposition, z.B. bei einer Autofahrt, bemerkt
haben und die Beschränkung der Hautveränderungen auf die lichtexponierten Hautbezirke auffällt (Abb. 1).

Ein solcher Befall der lichtabhängigen Hautpartien wird allerdings meist erst erkennbar, wenn man den Patienten sich weitgehend entkleiden läßt. Denn in schweren Fällen
kann durch dünne Kleidung noch genügend Licht auf die Haut gelangen, so daß nur

die Hautpartien unter den Unterhosen, dem Büstenhalter, in nächster Nähe der Achselhöhlen und den obersten Teilen der Oberschenkelinnenseite als sicher lichtgeschützt
angesehen werden können.

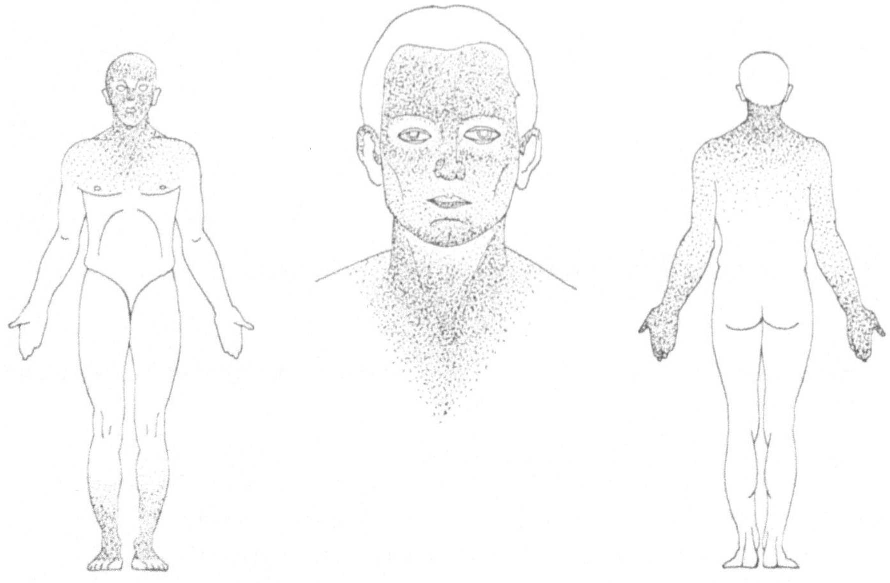

Abb. 1. Licht-exponierte Hautareale

Morphologisch unterscheiden sich die Hautveränderungen nicht vom akuten, seltener
subakuten oder chronischen „einfachen" Kontaktekzem.

Der Verlauf und einige Besonderheiten der Testung solcher Photokontaktekzeme
wird nur dann ganz verständlich, wenn man die Tatsache berücksichtigt, daß bei dieser
Allergieform wegen der zwei Ursachenkomponenten — Substanz und Licht — ein Zwi-
schenstadium existiert, das beim normalen Kontaktekzem nicht vorkommt (Tabelle 2).

Tabelle 2. Floride und latente Photokontaktallergie

	Floride Photokontaktallergie	Latente Photokontaktallergie
Prohapten	noch in der Haut (2-8 Wochen)	ausgeschwemmt
Rezidiv	auch durch ausschließliche Lichtexposition	nur bei erneutem Kontakt und Lichtexposition
Einfacher Lichttest	ekzematöse Reaktion (auch durch UV A)	oft erhöhte Empfindlichkeit (auch gegen UV A)
Belichteter Läppchentest	wie einfacher Lichttest oder stärker	ekzematöse Reaktion

Auf die Bedeutung der „floriden" und „latenten" Photoallergie für die Testung ist
gleich noch einmal zurückzukommen. Klinisch erklärt sich aus dem floriden Stadium
die Tatsache, daß beim Photokontaktekzem im Gegensatz zum üblichen Kontaktekzem

Rezidive — bei stärkerer Lichtexposition — auch dann auftreten können, wenn die ursächlich schuldige Substanz sicher gemieden wird.

Dieser Zustand kann sich über Wochen und sogar Monate hinziehen und einzelne Patienten sogar direkt zu „persistent light reactors" werden lassen.

Die Diagnose des Photokontaktekzems läßt sich im allgemeinen durch den von Burckhardt beschriebenen „belichteten Läppchentest" sichern (Tabelle 3).

Die Methode kann in jeder auf Läppchentests eingerichteten Fachpraxis durchgeführt werden, zumal die HERMAL-Chemie jetzt testfähige Zubereitungen der wichtigsten Photoallergene anbietet.

Tabelle 3. Technik des „belichteten Läppchentests" (Burckhardt)

1. Tag	Substanz in geeigneter Konzentration unter den Bedingungen des Epicutantestes auf etwa 15 x 150 mm großes Hautareal.
2. Tag	Test abnehmen, markieren und Haut reinigen. 20-30 Min. später: abgestufte Belichtung des Testareals und normaler Haut in 2-3 cm Abstand vom Testareal.
3. Tag	Ablesung der Schwellenzeit und morphologische Beurteilung der Reaktionen.
4. und 5. Tag	Nachuntersuchung auf ekzematöse Umwandlung der Erythemfelder.

Erforderlich sind außerdem geeignete Lichtquellen, unter denen ich auch bei dieser Lichttestung mit den preiswerten Ultravitalux-Birnen (vier Stück in einem Viereck mit 40 cm Abstand zueinander und mit 30-40 cm Abstand zur Haut des Patienten) gute Erfahrungen gemacht habe. Vor allem kann man mit einer solchen Anordnung mit einer vertretbaren Belichtungszeit von maximal 8-16 Minuten die Erythemschwellenzeiten und bei Abdeckung einzelner Areale mit Objektträgern auch die Ultraviolett A-Reaktion bestimmen.

Diese tritt bei Photoallergikern — wie übrigens auch oft bei den verschiedenen Porphyrien — meist nach 2-8 min. langer Belichtung auf, während der Hautgesunde auch nach 64 min. fast nie ein UV A-Erythem zeigt.

Hinweise auf die Art der zu testenden Substanzen erhält man meist aus den anamnestischen Angaben des Patienten, jedoch können diese vor allem dann irreführend sein, wenn für den Laien eine Diskrepanz zwischen dem Applikationsort und dem photoallergisch reagierenden Hautareal besteht. Dies ist einmal bei innerlich gegebenen Sulfonamiden oder beim Triacetyldiphenol-Isatin (TDI) in Laxantien der Fall. Zum anderen kann ja auch die Anwendung von Jadit® an den Füßen, von Sulfonamid-Salben bei Ulcus cruris und sogar die vaginale Applikation von Sulfonamid-Globuli zu akuten photoallergischen Ekzemen des Gesichtes, des Halses und der Unterarme führen.

In allen solchen Fällen werden vom Patienten nur zu gerne Gesichtskosmetika und andere „einleuchtendere" Produkte als Ursache angeschuldigt.

Deshalb sollte der Dermatologe die wichtigsten Photoallergene kennen (Tabelle 4).

Dabei bietet ein historischer Überblick über die einzelnen Noxen seit der Entdeckung der Photoallergie durch St. Epstein und Burckhardt vor über 25 Jahren gleichzeitig eine Erklärung dafür, daß solche Ekzeme zeitweise häufiger, zur Zeit aber wieder recht selten beobachtet werden (Abb. 2).

Offensichtlich war dabei ein gewisser Zeitraum notwendig, bis zunächst die Noxe erkannt und dann die Information genügend verbreitet war, um die jeweilige Welle, etwa nach dem Chlorpromazin, dem Tetrachlorsalicylanilid oder dem Jadit® mehr oder weniger schnell abklingen zu lassen.

Tabelle 4. Die wichtigsten Photoallergene

Substanzgruppe	Verwendung und Warenzeichen
Sulfonamide	Antibakterielle Zubereitungen (innerlich und vor allem äußerlich) Antidiabetica (bes. Carbutamid) Diuretica (Quinethazon, (Hydro)Chlorothiazid u.a.)
Phenothiazine	Antihistaminica und Psychopharmaca (bes. Chlorpromazin und verwandte Substanzen)
Halogen-salicylamide	Antimycotica (z.B. Wz. Actol, Jadit, Multifungin, Mycanodin) Antimikrobiell (in Seifen (3.5.3',4'-Tetrachlorsalicylanilid (TCSA) und 3.5.4'-Tribromsalicyanilid (TBS)[a]
Diphenylmethyl- äthanolamine	Antihistamine und Parkinsonmittel (Diphenhydramin (Wz. Diabenyl, Benadryl), Carbinoxamin (Wz. Clistin), Chlorphenoxamin (Wz. Systral))
Cyclamat	Süßstoff
Triacetyl-diphenol- isatin (TDI)	Laxantien

Selten oder unsicher:

p-Aminobenzoesäure-ester, Anticonceptiva, Antiepileptica, Barbiturate, Bithionol, Chinidin[b], Chinin, Chlordiazepoxid, Chlorochin, Hexachlorophen, optische Aufheller, Phenylbutazon, Procain, Stilbamidin u.a.

[a] Herman, P.S. u. W.M. Sams jr. „Soap Photodermatitis", C.C. Thomas, Springfield (Ill), 1972
[b] Gammer, S. u. P.R. Gross Cutis 17,72 (1976)

In diesem Umstand liegt aber auch die besondere Bedeutung einer Vortestung neuer Substanzen begründet, durch die im Idealfall verhindert werden kann, daß eine photoallergene Substanz überhaupt an den Verbraucher herankommt und dann eine „Epidemie" wie z.B. beim Tetrachlorsalicylsäureanilid in antiseptischen Seifen auslöst.

Stellt bereits das akute, meist mehrfach rezidivierende Photokontaktekzem für den Patienten durch die hochgradige Lichtempfindlichkeit ein ganz erhebliches Problem

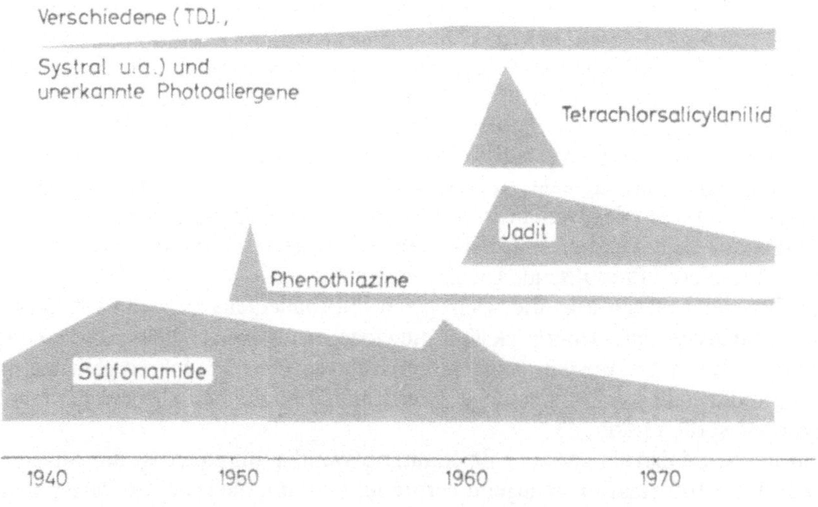

Abb. 2. Bedeutung wichtiger Photoallergene 1939-1976

dar, so sind die Komplikationsmöglichkeiten dieses Ekzems ein ganz schwerwiegender Grund, auf die frühzeitige Erkennung potentieller Photoallergene vor der Einführung neuer Arzneimittel, Kosmetika usw. zu drängen.

Dabei handelt es sich um zwei Folgezustände solcher Ekzeme, bei denen bis heute nicht ganz sicher ist, ob es sich nicht letzten Endes nur um zwei nicht immer exakt abgrenzbare Stadien ein- und desselben Geschehens handelt, den „persistent light reactor" und das „aktinische Reticuloid" (Tabelle 5).

Tabelle 5. Nosologie des sog. aktinischen Reticuloids

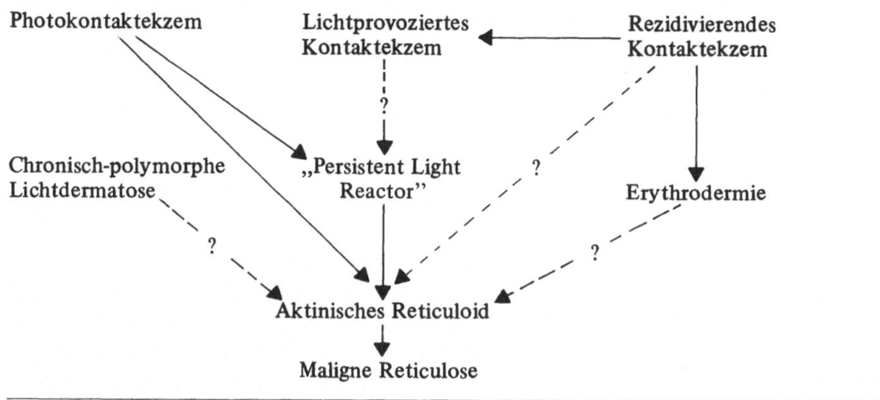

Vor allem muß nach meinen Beobachtungen an jetzt mehr als zwanzig Patienten noch geklärt werden, ob sich solche oder wenigstens sehr ähnliche Zustände auch als Folgen gewöhnlicher Kontaktallergien und vielleicht sogar aus Erythrodermien anderer Genese (z.B. beim Seborrhoiker ?) entwickeln können. Magnus nimmt solche Übergänge an, glaubt aber, eine sehr weitgehende Trennung zwischen dem persistierenden Photokontaktekzem und dem aktinischen Reticuloid vornehmen zu können.

Auf jeden Fall sollte aber der gesicherte Übergang des Photokontaktekzems in das aktinische Reticuloid, dessen Übergang in ein malignes Lymphom noch umstritten ist, ein weiterer Grund sein, Photokontaktekzeme bereits in statu nascendi, das heißt auf der Stufe der Entwicklung und experimentellen Prüfung neuer Wirkstoffe zur Anwendung am Menschen zu verhindern.

Eine solche Vortestung auf die Möglichkeit einer photoallergenen Wirkung scheint nicht nur durch Tierversuche (Gloxhuber), sondern auch in vitro möglich zu sein.

Dabei müssen zunächst alle Substanzen als verdächtig angesehen werden, die lichtempfindlich sind.

Ein krasses Beispiel für solche Substanzen ist der Wirkstoff des Coronar-Dilatators Adalat®, das Nifedipin, der so empfindlich ist, daß mit ihm nur im Licht von Natriumdampflampen gearbeitet werden kann. Offenbar gelangt er aber bei der üblichen Anwendung nicht in die menschliche Haut, so daß er nicht in allergene Photoprodukte umgewandelt wird. Vor allem aber spricht der Ablauf seiner Zersetzung im Licht eher für eine phototoxische als eine photoallergene Wirkung. Diese Feststellung beruht auf einer weiteren Beobachtung, daß sich nämlich photoallergen wirksame Substanzen beim Belichten im Sinne einer Verfärbung verändern, nicht aber wie phototoxische Substanzen entfärben, d.h. eine Verschiebung des Absorptionsmaximum in kürzerwellige Lichtbereiche erfahren. Dieser Verfärbungs-Effekt beruht letzten Endes auf der pathogenetisch entscheidenden Umwandlung der Photoallergene in chemisch sehr aktive Oxidationsprodukte (im Falle der Sulfonamide) oder relativ langlebige freie Radikale (im Falle der meisten übrigen Photoallergene).

Solche Photoprodukte reagieren dann in einem zweiten Schritt mit Hautbestandteilen unter Bildung des eigentlichen Antigens, so daß — ähnlich wie bei anderen Allergien — die Bildung chemisch aktiver Umwandlungsprodukte die Grundvoraussetzung der Photoallergisierung darstellt.

Daneben kann aber auch nicht ganz ausgeschlossen werden, daß solche aktiven Zwischenprodukte zu Änderungen der Primärstruktur oder auch nur der Konformation von Hautbestandteilen führen, die dann für sich alleine, d.h. ohne endgültige Bindung des primär auslösenden Photoproduktes allergene Eigenschaften entwickeln. Eine solche Annahme könnte die Komplikationen der Photokontaktekzeme jedenfalls leichter erklären als die Hypothese einer möglicherweise jahrelangen Peristenz der ursächlichen Substanz in der Haut.

Denn höchstwahrscheinlich erweist sich nicht nur der „persistent light reactor" als immunologisches Phänomen, sondern auch das aktinische Reticuloid, dessen Histologie und Verlauf sehr für eine „maligne Immunopathie" nach Art anderer (prae)maligner Lymphome spricht.

Zusammenfassung

Nach Abgrenzung der photoallergischen Hautreaktionen von den phototoxischen wird ein Überblick über das Photokontaktekzem und seine Komplikationen (persistent light reactor und aktinisches Reticuloid) für die dermatologische Praxis gegeben. Außer der Klinik wird vor allem die Diagnose dieses augenblicklich seltenen Ekzemtyps näher geschildert, der jedoch — wie einige Hinweise zur Ätiologie und Pathogenese zeigen — rasch wieder häufiger werden kann. Deshalb erscheint eine rechtzeitige Erkennung potentieller Photoallergene durch einfache in vitro- und ggf. in vivo-Tests notwendig, zumal in einem Teil der Fälle mit den erwähnten Komplikationen schwerwiegende chronische Dermatosen auftreten können.

Literatur

1. Breit, R.: Phototoxische und photoallergische Reaktionen der Haut. Münchn. Med. Wschr. 117, 101-107 (1975)
2. Epstein, J.H.: Photoallergy. Arch. Derm. 106, 741-748 (1972)
3. Gloxhuber, C.: Prüfung von Kosmetik-Grundstoffen auf fototoxische Wirkung. J. Soc. Cosmet. Chem. 21, 825-833 (1970)
4. Harber, L.C., Baer, R.L.: Pathogenetic Mechanisms of Drug-induced Photosensitivity. J. invest. Derm. 58, 327-342 (1972)
5. Ippen, H.: Basic Mechanismus of Photoallergic Reactions. 6th Internat. Congr. Photobiology. No. 049, Bochum 1972
6. Ippen, H.: Diagnostische Hinweise auf phototoxisch und photoallergisch bedingte Veränderungen der Haut. Hautarzt 26, 77-78 (1975)
7. Ippen, H., Goerz, G.: Photodermatosen und Porphyrien, Düsseldorf 1974 (Vertrieb: Greiter AG, Postfach 9280 D 7993 Kressbronn)
8. Jakac, D., Wolf, A.: Photodynamische und photoallergische Wirkung an der Haut durch Medikamente und Cosemtica. Giorn. e Minerva derm. 109, 29-31 (1974)
9. Jung, E.G.: Photoallergie. Zschr. Hautkrh. 47, 329-334 (1972)
10. Jung, E.G.: Die photoallergische Testung. Therap. Umschau 31, 313-316 (1974)
11. Magnus, I.A.: Dermatological Photobiology — Clinical and Experimental Aspects. Oxford: Blackwell 1976
12. Meffert, H.: Routinediagnostik lichtabhängiger Ekzeme. Derm. Mschr. 161, 1040 (1975)
13. Pathak, M.A., Fitzpatrick, T.B.: Lichtsensibilisierung durch Medikamente. Internist 14, 339-344 (1973)
14. Wassermann, G.A., Habermann, H.F.: Photosensitivity: Results of Investigation in 250 Patients. Canad. Med. Ass. J. 113, 1055-1060 (1975)

Niels Hjorth

Kontaktdermatitis durch Proteine, Kontakturticaria durch Haptene

Die Kontakt-Allergie ist für die meisten Dermatologen mit der allergischen Kontaktdermatitis praktisch gleichbedeutend. Die allergische Kontaktdermatitis wird definitionsgemäß von kleinmolekularen Haptenen verursacht. Allerdings kommen auch andere Formen der Kontaktallergie in der dermatologischen Alltagspraxis vor; nicht nur Haptene, sondern auch Proteine können eine Kontaktdermatitis verursachen. Nicht nur eine Dermatitis, sondern auch eine Urticaria kann durch Kontakt mit einem Allergen entstehen.

Proteindermatitis

Proteine sind häufige Ursachen von Gewerbedermatosen. Solche Dermatosen kommen in der Fischkonservenindustrie [13, 15], bei Melkern [4], Bäckern [2, 17], Tierärzten [10] und Küchenpersonal [9] vor.

Fischkonservenindustrie. Etwa rund ein Viertel der Angestellten in der dänischen Muschelkonservenindustrie haben Ausschläge; einige eine Kontaktdermatitis, andere eine Urticaria [13, 15]. Am häufigsten findet sich ein juckender papulöser Ausschlag. Bei allen Formen kann die Ursache dieser spezifischen allergischen Dermatitis nur durch Intrakutanteste festgestellt werden [15]. Muscheln sind zwar Histaminfreisetzer, trotzdem scheinen die Extrakte der in Tabelle 1 zusammengefaßten Untersuchungen im wesentlichen spezifische Reaktionen gegeben zu haben.

Tabelle 1. Testergebnisse bei Arbeitern in der Muschelkonservenindustrie. Nach Schwartz 1944 [15]

Symptom	Intrakutanteste mit Muscheln Positiv/Untersucht
Urticaria	3/3
Ekzem	6/7
Papeln	7/15
Asthma	6/6
Symptomfrei	5/19
Kontrolle	4/37[a]

[a] 4 pos. alle mit Asthma

In der dänischen Krabbenkonservenindustrie sind Handekzeme besonders häufig. Es sind hier zwei verschiedene Typen beobachtet worden: Toxische Abnutzungsdermatosen und allergische Ekzeme. Die Allergischen Ekzeme sind oft mit Sofortreaktionen gegen Krabben verbunden [13].

Melker. 1938 übersiedelte Stephan Epstein von einer deutschen Großstadt nach Amerika, in eine Kleinstadt im amerikanischen Mittelwesten. In der neuen Umgebung beschrieb er als Erster mehrere, früher nicht beobachtete Dermatosen. Für das heutige Thema ist seine Arbeit über Melkerekzeme besonders bedeutungsvoll [4]. Wie aus Tabelle 2 hervorgeht, war mehr als die Hälfte der Melker mit Gewerbeekzemen überempfindlich gegenüber Kuhhaaren. Meist zeigten sich Sofortreaktionen auf Intrakutan- oder Ritzteste mit Kuhhaaren; Spätreaktionen wurden aber auch beobachtet. Bei sieben Patienten sah er positive Epikutantestergebnisse mit Kuhhaaren. Einige Melker zeigten Kontaktekzeme auf die Korbblume „Short Ragweed". Andere Haptene wie z.B. Antiseptika spielten keine Rolle, und Abnützungsdermatosen waren selten. Die Kuhhaare erwiesen sich als häufigstes Allergen.

Tabelle 2. Ergebnisse der Intrakutan- oder Ritzteste mit Kuhhaaren bei Melkern mit Gewerbeekzem. Nach Epstein 1948 [4]

Sofortreaktionen	15 von 28
Spätreaktionen	5 von 28

Bäcker. Bäcker mit Gewerbeekzemen reagieren oft positiv auf einen Intrakutantest mit Mehl. Dies allein kann auch das Ekzem erklären wenn keine atopische Anamnese vorliegt [17]. Auf Mehl werden auch positive Spätreaktionen beobachtet [2]. In diesem Gewerbe sind Abnützungsdermatosen auch häufig, während haptenbedingte allergische Kontaktdermatitiden (durch Mehlzusätze, Aromastoffe, Lebensmittelfarben) relativ selten anzutreffen sind.

Tierärzte. Rund 45 % der dänischen Tierärzte haben zur Zeit oder hatten früher Gewerbedermatosen gehabt (Tabelle 3). Unsere persönliche Erfahrung stammt aus einem

Tabelle 3. Aktuelle oder frühere Gewerbedermatosen unter 1.834 dänischen Tierärzten [14]

Ja	820 (44,7 %)
Nein	965 (52,6 %)
Unbekannt	49 (2,7 %)

ausgewählten Krankengut. Die meisten dänischen Tierärzte wohnen — wie das Vieh — in Jütland und kommen nur zur dermatologischen Betreuung nach Kopenhagen, wenn sie einen ganz schweren, oft universellen Ausschlag entwickelt haben. Diese Tierärzte haben dann öfters seit Jahren Handekzeme gehabt. Eine Sensibilisierung mit Antibiotika führte dann zu einer universellen Streuung. In fast allen unseren Fällen konnten wir eine Kontaktallergie gegenüber Antibiotika nachweisen, am häufigsten gegen Spiramycin, Tylosin und dem Penicillinderivat Penethamate [7, 10]. Wurden die nachgewiesenen Allergene aus der Praxis eliminiert, hörte die universelle Streuung auf, nicht aber das Handekzem.

Ich werde hier auf Testergebnisse bei Tierärzten mit Kontaktekzemen nicht weiter eingehen [10]. Die Häufigkeit von Sofortreaktionen auf Tierhaare ist aber bemerkenswert. Dies ist aber nur für die Dermatologen so merkwürdig. Wenn die Tierärzte ausgefragt werden, erzählen viele von ekzematösen Reaktionen nach Kontakt mit Kühen. Dreißig Minuten bis 1 Stunde nach Kontakt mit Kuhhaaren entwickelt sich ein juckendes Erythem, welches bis zu 8 Stunden anhält [8]. Solche Patienten weisen deutliche Intrakutanreaktionen auf Kuhhaare auf; gegen Kuhhaar in der Haut sind also reichlich IgE vorhanden. Der RAST-Test ist aber oft negativ; das Serum enthält demnach keine kuhhaarspezifischen IgE-Antikörper [10].

Zusammenfassend werden Tierärzte gegenüber atopischen Allergenen, die sie während ihrer Arbeit berühren, sensibilisiert. Das klinische Korrelat sind Hautsymptome an den Kontaktflächen. Eine atopische Anamnese ist ganz selten zu erheben. Obwohl sie Kuhhaarstaub einatmen, ist eine allergische Rhinitis bei ihnen selten zu beobachten. Obwohl sie auf dem Lande den Pollen stark ausgesetzt sind, haben sie keinen Heuschnupfen. Auch eine Fischallergie fehlt.

Küchenpersonal. Fischallergie gibt es aber in den dänischen Restaurantküchen, wo die Angestellten Mitglieder der „Gastronomischen Gewerkschaft" sind. Daß Gastronomie für die Konsumenten kardiologisch gefährlich sein kann, ist wohlbekannt. Die Hersteller sind aber Mitglieder der höchsten dermatologischen Gefahrenklasse, wie aus Tabelle 4 hervorgeht. Ekzeme werden besonders bei den „kalten Mamselln" nachgewiesen, die mit der Herstellung der dänischen Sandwiches beschäftigt sind.

Tabelle 4. Handdermatosen bei dänischen Gewerkschaftsmitgliedern [1]

	Prozent
Gerber	20
Küchenpersonal	16
Bäcker	11
Maurer	7
Postbeamte	3

Hierdurch kann eine Kontaktallergie auf Zwiebeln hervorgerufen werden. Ebenso häufig wie Kontaktallergie, findet sich auch eine durch positive Intrakutanteste bestätigte Proteinallergie (Tabelle 5). Das toxisch-degenerative Ekzem ist auffallend selten [9]. Mehr als die Hälfte unseres Krankengutes zeigt positive Reaktionen auf Fischantigen. Pollen- und Tierhaarallergien sind selten.

Tabelle 5. Ergebnisse von Epikutan- und Ritztesten bei Küchenpersonal.
Nach Hjorth & Roed-Petersen 1976 [9]

Epikutanteste (Haptene)	Ritzteste	Anzahl
positiv	positiv	15
positiv	negativ	6
negativ	positiv	10
negativ	negativ	2
Total 21	25	33

Auch hier fanden wir positive Intrakutanreaktionen bei negativem RAST-Testergebnis (Tabelle 6). Das Antigen ist ein hochmolekulares Protein: Ein Dialysat mit Partikel unter einem Molekulargewicht von 10.000 gibt keine Reaktionen.

Die Applikation von Fisch auf einen früher betroffenen Hautbezirk ruft innerhalb einer halben Stunde Bläschen in der Haut hervor. Die diagnostische Bedeutung von einer solchen offenen Läppchenprobe wurde zuerst von Howard Maibach [11] nachge-

Tabelle 6. Untersuchungsergebnisse bei Küchenpersonal mit Fischdermatitis [9]

Ritztest mit Fisch m.m.	RAST	Total IgE
19	6+	450
15	2+	$\emptyset$
15	0	180
16	0	56
0 Normal	0	35-500

wiesen und später von uns [9] und mehreren Anderen bestätigt [5]. Wie sich ein dyshidrotischer Ausschlag innerhalb so kurzer Zeit entwickeln kann, ist noch nicht klar.

Zusammenfassend kann nochmals gesagt werden, daß die atopischen Kontaktallergene Überempfindlichkeiten hervorrufen, die mit Sofortreaktionen gegen diese Allergene beantwortet werden und klinisch Kontaktekzeme verursachen. Eine offene Läppchenprobe im Bereich eines abgeheilten Fingerekzems kann einen dyshidrotischen Ausschlag hervorrufen. Eine atopische Anamnese ist nicht die Regel. Reaktionen auf Inhalationsallergene kommen nur ausnahmsweise vor.

Aufgrund der Ergebnisse der Epikutantestung haben wir bisher die Berufsekzeme in zwei Gruppen eingeteilt. Wenn relevante Läppchenproben positive Reaktionen aufwiesen, wurde ein allergisches Kontaktekzem diagnostiziert. Das toxisch-degenerative Ekzem war eine Ausschlußdiagnose, in der alle übrigen Fälle aufgingen.

In der Zukunft müssen wir mit drei ätiologischen Typen von Berufsekzemen arbeiten [8]:

1. Allergisches Kontaktekzem,
2. Toxisch-degeneratives Ekzem,
3. Proteindermatitis.

Kontakturtikaria

Ein offener Epikutantest mit Fisch kann, wie schon erwähnt

1. ein dyshidrotisches Ekzemrezidiv, und
2. auf normaler Haut eines fischüberempfindlichen Patienten eine Urtikariaquaddel hervorrufen [9].

Bemerkenswert ist, daß ein hochmolekularer Eiweißstoff innerhalb 30 Minuten in die Haut eindringen, mit IgE reagieren und eine urtikarielle Reaktion im Korium entwickeln kann.

Eine Kontakturtikaria auf kleinmolekulare Substanzen ist neulich von Maibach und Johnson diskutiert worden [12]. Eine Urtikaria kann durch Histamin und Histaminliberatoren wie z.B. Bacitracin und Polymycin hervorgerufen werden. Auch Kobalt ist als Ursache einer nicht allergischen Urtikaria nachgewiesen worden [16]. Haben Sie schon gemerkt, daß Perubalsam bei der Läppchenprobe unter dem Pflaster eine Sofortreaktion zeigt? (Tabelle 7). Orangenschale und Zimtaldehyd können in gleicher Weise eine urtikarielle Reaktion hervorrufen, die unter dem Pflaster niemals beobachtet wird.

Die Bedeutung solcher Sofortreaktionen für die Entwicklung von Spätreaktionen ist noch nicht systematisch untersucht worden.

Die Kontakturtikaria kann echt allergisch sein, wie z.B. nach Applikation des Insektengiftes DEET [12]. Ein Patient von Maibach entwickelte einen anaphylaktischen Schock nach epikutaner Applikation minimaler Mengen von Stickstofflost [11].

Bei Friseuren kann das Bleichmittel Ammoniumpersulfat eine sehr unangenehme Urti-

Tabelle 7. Sofortreaktionen auf geschlossene Epikutantests mit Perubalsam, nach 20 Minuten entfernt und nach 30 Minuten abgelesen [6]

Konzentration Prozent	Anzahl positive Reaktionsstärke			Anzahl negative	Prozent positiver Reaktionen
	+	++	+++		
1,25	11	0	0	48	19
2,50	17	1	0	39	32
5,00	20	2	0	35	39
10,00	28	3	1	25	56

karia hervorrufen [3]. Obwohl es besonders bei den Angestellten vorkommt, können auch die Kunden davon betroffen werden. Der Mechanismus ist noch unbekannt.

Zusammenfassung

Die Proteindermatitis wird, ebenso wie die Kontakturtikaria in der Praxis oft übersehen, besonders weil diese Krankheitsbilder nicht mit den Überschriften in unseren Lehrbüchern übereinstimmen. Hierzu beitragen kann auch, daß die meisten Dermatologen schnell arbeiten. Sie stellen Fragen und lassen die Patienten nicht viel reden. Die Patienten haben seit langem von ihrer Proteindermatitis und ihrer Kontakturtikaria erzählen wollen. Lassen Sie sie!

Literatur

1. Arbejdsmilieugruppen af 1972, Arbejdsmilieuundersøgelsen, Rapport nr. 2. Copenhagen K.: Ed. Socialforskningsinstituttet 1974
2. Behrbohm, P.: Das Ekzem der Bäcker und Müller durch chemisch nicht behandelte Mehle, Pemphigus – Occupational Dermatosis. Ed. E. Liebner u. E. Florian. pp. 201-207. Budapest: Hungarian Dermatological Society 1965
3. Calnan, C., Shuster, S.: Reactions to Ammonium Persulphate. Arch. Dermatol. 88, 812-815 (1963)
4. Epstein, S.: Milker's Eczema. J. Allergy 19, 333-341 (1948)
5. Fisher, A.A.: Allergic „Protein" Contact Dermatitis due to Foods. Cutis 16, 793-796 (1975)
6. Friis, B., Hjorth, N.: Immediate reactions to patch tests with balsam of Peru. Contact Dermatitis Newsletter 13, 389 (1973)
7. Hjorth, N., Weismann, K.: Acta Derm. Vener. 53, 229-232 (1973)
8. Hjorth, N., Roed-Petersen, J.: Berufseczeme durch Proteine. Z. Hautkr. 50 (20), 851-852 (1975)
9. Hjorth, N., Roed-Petersen, J.: Occupational Protein Contact Dermatitis in Food Handlers. Contact Dermatitis 2, 28-42 (1976)
10. Hjorth, N., Roed-Petersen, J.: Unpublished data
11. Maibach, H.I., Daughters, D., Zackheim, H.: Urticaria and anaphylactoid reactions after topical application of mechlorethamine. Arch. Dermatol. 107, 429-430 (1973)
12. Maibach, H.I., Johnson, H.L.: Contact Urticaria Syndrome. Arch. Dermatol. 111, 726-730 (1975)
13. Reiter, H.: Personal communication (1972)
14. Roed-Petersen, J., Hjorth, N., Schønning, L.: (Unpublished data)
15. Schwartz, M.: Muslingeallergi. Ugeskr. Laeg. 106, 333-341 (1948)
16. Smith, J.D., Olson, R.B., Maibach, H.I.: Contact Urticaria from Cobalt Chloride. Arch. Dermatol. 111, 1610-1611 (1975)
17. Wüttrich, B.: Zur Genese des Bäckerekzems. Der Hautarzt 21, 214-218 (1970)

Lennart Juhlin

Wichtige Faktoren, die Urticaria und allergische Vasculitis auslösen

Zuerst einige Worte über den prinzipiellen Entstehungsmechanismus von Urticaria: Teils handelt es sich um eine nicht allergisch bedingte Histaminfreisetzung und teils um einen allergischen Mechanismus, der entweder dem Typ I oder dem Typ III zugeordnet werden kann. Typ I, die anaphylaktische Reaktionsform, wird von Immunglobulin E, und Typ III, die Serumkrankheit, von Immunglobulin G + Komplement vermittelt. Bei allen Formen von Urticaria ist Histamin der endgültige Mediator, auch wenn andere Substanzen wie Acetylcholin, Chinine und Prostaglandine in früheren Stadien des Entstehens beteiligt sind. Das Histamin läßt sich vor allem in den Mastzellen rund um die Blutgefäße histochemisch nachweisen. Bei allergischer Vasculitis handelt es sich oft um eine primäre Antigen-Antikörper-Komplexbildung im Gefäßlumen, d.h., um eine Typ III-Reaktion. Eine kontinuierliche Histaminfreisetzung kann jedoch auch eine Vasculitis mit späterer Bildung von intra- und perivaskulärer fibrinoider Verquellung auslösen.

Praktische Einteilung

Kommt ein Patient mit Urticaria in die Praxis, so versuche ich zuerst, physikalische Ursachen auszuschließen. Zu diesen gehören die in Tabelle 1 angegebenen klinisch distinkten Typen. Wenn es sich um eine Urticaria factitia handelt, ist es wichtig zu beachten,

Tabelle 1. Klinische Typen der physikalischen Urticaria

Urticaria factitia	(Soforttyp und tarda)
Druck-Urticaria	(Spättyp)
Wärme-Urticaria	(cholinergische und Kontakttyp)
Kälte-Urticaria	
Licht-Urticaria	(selten)

daß die Dermographismusreaktion spät eintreten kann, manchmal erst nach 4-6 Stunden. Ferner kann der Dermographismus an den Armen negativ, auf dem Rücken jedoch ausgesprochen positiv sein. Bei Druckurticaria handelt es sich in der Regel um eine Spättyp-Reaktion. Wärmeurticaria ist dadurch gekennzeichnet, daß sie bei jüngeren Patienten nach Anstrengung auftritt. Die Urticae sind klein, generalisiert und jucken im allgemeinen stark. Wärmeurticaria vom Kontakttyp ist selten. Sie tritt lokal in einem Gebiet auf, das erwärmt wird, beispielsweise dadurch, daß sich der Patient gegen einen

Heizkörper lehnt. Sie ist das klinische Gegenstück zur Kälteurticaria. Die Kälteurticaria scheint weniger selten geworden zu sein und ist es wert, sich ihrer zu erinnern.

Es ist auch wichtig, seltene Formen wie Urticaria pigmentosa mit ihrer typischen Anschwellung von pigmentierten Flecken diagnostisch abzugrenzen. Wenn die charakteristische Pigmentierung fehlt, kann die Diagnose nur mit Hilfe einer Hautbiopsie gestellt werden. Das hereditäre Angioödem stellt einen anderen distinkten Typ dar, der durch tiefere, schmerzhafte subkutane Schwellungen und durch Ödem der Mucosa in Pharynx und Larynx sowie im Bereich des Gastrointestinal- oder Urogenitaltraktes gekennzeichnet ist. Ursache ist wahrscheinlich ein Mangel an Inhibition von C'1 Esterase [16].

Nach dieser Abgrenzung werden die verbleibenden Fälle aus praktischen Gründen in akute, rezidivierende und chronische Urticaria eingeteilt (Tabelle 2). Die akute Urticaria ist in der Regel relativ leicht abzuklären, und häufig identifiziert der Patient selbst das auslösende Nahrungsmittel oder Medikament. Bei der chronischen Urticaria ist es oft schwerer, die Ursache zu finden.

Tabelle 2. Einteilung der Urticaria nach Verlaufsform

Akute	Urticaria	< 1-2 Monate
Rezidivierende	Urticaria	> 2 Monate Lange freie Perioden
Chronische	Urticaria	> 2 Monate Kurze freie Perioden

Anamnese

Arzneimittel

Eine sorgfältige Anamnese ist von größter Bedeutung, um die Ursache der Urticaria zu finden. Es ist wiederholt zu fragen, welche Arzneimittel der Patient eingenommen hat. Es sollten mehrere Arzneimittelnamen genannt werden, damit der Patient Zeit gewinnt, zu assoziieren. Gewisse Arzneimittel wirken auf einer nicht allergischen Basis als reine Histaminliberatoren (Tabelle 3). Die Urticaria tritt hier in der Regel innerhalb von 24 Stunden auf. Wenn jedoch das Arzneimittel als ein Antigen wirkt und langsam ausge-

Tabelle 3. Histamin-liberierende Arzneimittel

Morphin	Apresoline
Codeine	Thiamine
Chlorpromazine	Quinidine
Tubocurarine	Dextran

schieden wird, z.B. nach einer hohen Dosis Penicillin, können die Reaktionen erst 3-4 Wochen später einsetzen, und zwar beruht das auf einem späten Auftreten von sensibilisierten Antikörpern.

Sobald ein Patient sensibilisiert wurde, reichen Spuren von Penicillin in Lebensmitteln oder Arzneimitteln aus, um innerhalb von einigen Minuten Urticaria zu induzieren. Wir hatten Patienten, die auf eine so geringe Menge wie 0,1-IE (= 0,006-0,6 mg) Penicillin mit Schock und Urticaria reagierten. Eine Kontamination von Milch, Fleisch und Lebensmittelkonserven mit Penicillin und auch von Arzneimitteln in Penicillin-herstellenden Fabriken ist trotz Gesetzen und Vorschriften immer noch möglich. Es ist auch chronische Urticaria beschrieben worden, die durch im Körper befindliche Röntgenkontrastmittel verursacht wurde. Auch diese Möglichkeit sollte auf der Checkliste für Arzneimittel stehen [14].

Das gängigste Arzneimittel, das Schübe von Urticaria und auch von Vasculitis induziert, ist Aspirin®. Settipane und Pudupakkam [13] schätzen, daß in den USA ungefähr 1 Million Menschen Aspirin®-empfindlich sind. Die Möglichkeit, daß diese Menschen Aspirin® ausgesetzt werden, ist groß, nachdem Aspirin® in den USA das weitest verbreitete Arzneimittel ist. Der Verbrauch beläuft sich auf 16.000 Tonnen Aspirin® pro Jahr. Bei chronischer Urticaria erhält man bei 22 bis 29 % der Patienten eine positive Anamnese auf Aspirin®-Überempfindlichkeit. Wird ein Provokationstest durchgeführt, liegt die Zahl der Aspirin®-überempfindlichen Patienten sogar doppelt so hoch [1, 8, 11].

Es ist von größter Bedeutung zu wissen, daß Aspirin® nicht die einzige Gefahr für die Patienten darstellt. Kreuzreaktionen mit anderen Analgetika, mit Benzoaten und Azo-Farbstoffen kommen häufig vor. Die Patienten sind sich jedoch dieser Überempfindlichkeit meist deshalb nicht bewußt, weil diese Stoffe in so vielen Arzneimitteln, Nahrungsmitteln und Getränken zu finden sind [4, 6, 9].

Infektionen

Michaëlsson [5] hat festgestellt, daß Frauen über 40 Jahre am schwersten zu behandeln waren und daß 62 % in der Anamnese eine Cholecystopathie oder eine Cholecystektomie hatten, während die entsprechende Ziffer für Gallenerkrankungen bei 100 anderen dermatologischen Patienten nur 12 % betrug. Chronische Zahn-, Nebenhöhlen- oder Urogenital-Infektionen fand man bei 17 % ihrer Patienten, doch bestand in keinem Fall eine sichere Korrelation zu Urticaria. Rorsmann [10] fand, daß durch Behandlung des Infektionsfokus in 4 % der Fälle eine Besserung erzielt wurde. Einzelne Fälle wurden beschrieben, bei denen nach Entfernung eines bakteriellen Zahnfokus eine dramatische Besserung erfolgte. Ein dentaler Fokus sollte deshalb als eine mögliche Ursache der Urticaria betrachtet werden, obwohl in den meisten Fällen eine übliche Behandlung keine Wirkung hat.

Wir haben festgestellt, daß ein intradermaler Hauttest mit den gegenwärtig zugänglichen Bakterienantigenen von geringem Wert ist, nachdem die Reaktionen so stark variieren, sowohl bei normalen als auch bei Urticaria-Patienten.

Infektionen mit Candida albicans scheinen aetiologisch bedeutungsvoller zu sein als bakterielle Infektionen. Holti [2] fand, daß 20 % der Patienten mit chronischer Urticaria auf das Candida-Antigen mit großen Quaddeln reagierten. Bei mehr als der Hälfte dieser Patienten mit starken Reaktionen wurde durch Nystatin-Behandlung eine Besserung erzielt. James und Warin [17] stellten fest, daß 80 % der Patienten mit positiven Hauttesten auf Candida albicans und 39 % derjenigen mit negativen Hauttesten mit einer gegen Candida albicans gerichteten Behandlung und einer weitgehend hefefreien Diät geholfen wurde. Schließlich sollte man die Frage stellen, ob sich der Patient in Gebieten mit Protozoen oder Wurm-Infektionen aufgehalten hat. Befall mit Amöben, Ascariden, Trichinen und Hakenwürmern sind in gewissen Gebieten Ursachen chronischer Urticaria.

Andere intern-medizinische Leiden

Es gibt einige wenige isolierte Fälle von malignen Tumoren und gleichzeitiger Urticaria. Nachdem die Tumoren operiert wurden, verschwand auch die Urticaria. Im allgemeinen kann man jedoch sagen, daß eine Malignitätsuntersuchung bei Patienten mit Urticaria zahlenmäßig nicht viel mehr Malignome aufdeckt als eine entsprechende Untersuchung bei gesunden Patienten derselben Altersgruppe. Ferner ist daran zu denken, daß bei chronischer Urticaria ein systemischer Lupus erythematodes oder ein Hyperthryeoidismus vorliegen kann.

Psychogene Faktoren

Patienten mit rezidivierender oder chronischer Urticaria erklären oft, daß Müdigkeit und psychogene Faktoren ihren Zustand verschlechtern [1, 5]. Nur 12 % der Patienten waren jedoch der Meinung, daß dies die Hauptursache ihrer Urticaria sei. In Champion's Untersuchung von 25 Patienten mit schwerer Urticaria war nur ein Patient der Meinung, daß psychische Faktoren eine Rolle spielten.

Daß emotionelle Faktoren für viele Urticaria-Patienten bedeutungsvoll sind, kann nicht bezweifelt werden. Da dies eine seltene Ursache darstellt, ist es wichtig, daß man zuerst alle anderen denkbaren Möglichkeiten ausschließt. Es ist für mich auffallend, daß Patienten mit ständiger chronischer Urticaria trotzdem in solch guter psychischer Verfassung sind. In einigen Fällen kann man beobachten, daß die Quaddeln bei Streß praktisch verschwinden, und bei anderen merkt man, daß sie nur am Abend auftreten, wenn die Muskelaktivität reduziert ist.

Nahrungsmittel und Zusatzmittel

Nur 2 % der von Champion und Mitarbeiter [1] beschriebenen Patienten mit chronischer Urticaria waren empfindlich auf Lebensmittel. Wie schon erwähnt, gibt es jedoch eine große Anzahl Substanzen und Zusatzmittel in Lebensmitteln und Getränken, die eine kausal auslösende Wirkung haben.

Frische Lebensmittel vom Bauernhof werden mehr und mehr durch fertig zubereitete Nahrungsmittel ersetzt, wodurch der Bedarf an Zusatzmitteln steigt. 1967 verzehrte man in den USA 600 Millionen Kilogramm Zusatzmittel im Wert von 500 Millionen Dollar. Seitdem sind diese Zahlen noch gestiegen.

Bisher bietet der Provokationstest die einzige Möglichkeit, eine solche Empfindlichkeit nachzuweisen. Nach unseren Erfahrungen sind die üblichen Intradermaltests, auch mit verschiedenen Verbindungen und Abbauprodukten dieser Zusatzmittel, unzulänglich. Bei unseren Patienten mit chronischer Urticaria war der Provokationstest auf Azo-Farbstoffe und Benzoate bei ungefähr der Hälfte der Fälle positiv [11]. Es ist nicht klar, warum die Patienten eine Kreuzreaktion auf Azo-Farbstoffe zeigten, da chemisch keine direkte Ähnlichkeit vorzuliegen scheint (Abb. 1). Wurde nur ein Azo-Farbstoff

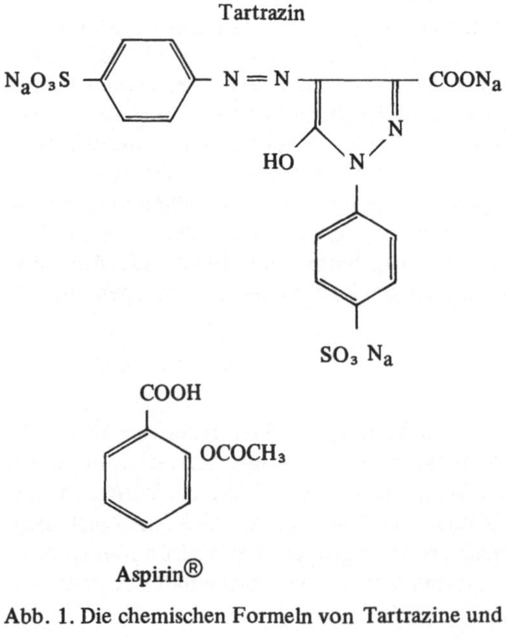

Abb. 1. Die chemischen Formeln von Tartrazine und Aspirin®

getestet, war die Reaktion in 36 % der Fälle positiv [11]. Andere Autoren haben für die Tartrazinprovokation über niedrigere Prozentangaben berichtet [17]. Eine mögliche Ursache für unsere hohen Werte dürfte darin liegen, daß viele unserer Patienten aufgrund einer anamnestisch bekannten Überempfindlichkeit auf Aspirin® und Azo-Farbstoffe an uns überwiesen wurden und daß wir außerdem während der Provokationen keine Antihistaminika verabreichen. Kreuzreaktionen zwischen Azo-Farbstoffen und Aspirin® traten bei 48 % unserer Patienten auf. Samter und Bears [12] fanden bei 8 % Kreuzreaktionen, aber bei diesen Patienten äußerten sich die allergischen Überempfindlichkeitsreaktionen nicht als Urticaria. Settipane und Pudupakkam [13] stellten fest, daß 15 % ihrer aspirinempfindlichen Patienten auf Tartrazin reagierten. Aber auch hier wurden andere Methoden angewandt als bei uns. Wir verwenden derzeit für den Routinetest folgende Verbindungen: Placebo, Lactose, Aspirin®, Hydroxybenzoesäure, Benzoat sowie die Azo-Farbstoffe Tartrazin, Neucoccine und Para-orange (Tabelle 4).

Tabelle 4. Zwölf-Tage-Testbatterie für Patienten mit chronischer Urticaria.

Die Testsubstanz wird in einstündigem Intervall und in steigender Dosis verabreicht. Pro Tag wird nur eine Substanz getestet. Die Chemikalien werden in weißen Kapseln verabreicht mit Laktose als Füllstoff. Bei Laktose-Intoleranz wird Stärke angewendet

1.	Kontrolle (Laktose)	100 mg
2.	Tartrazin (E 102; C I 19140)	0,1[a], 1, 10 mg
3.	Kontrolle	100 mg
4.	Natriumbenzoat	50, 500 mg
5.	Parahydroxybenzoesäure	50, 200 mg
6.	Kontrolle	100 mg
7.	Paraorange, Sunset Yellow (E 110, C I 15985)	0,1[a], 1, 10 mg
8.	Neu Coccine (E 124, C I 16255)	0,1, 1, 10 mg
9.	Kontrolle	100 mg
10.	Hefeextrakt	0,6 mg
11.	Acetylsalicylsäure	0,1[a], 1, 10, 100 mg
12.	Acetylsalicylsäure[b]	250, 500 mg

[a] 0,1 mg nur bei Patienten mit Asthma in der Anamnese
[b] wird nicht gegeben, wenn Asthma und ernste Aspirinreaktionen in der Anamnese

Wir verwenden mehrere Azo-Farbstoffe, da der Patient auf einen von diesen selektiv reagieren kann. Bei Patienten mit Asthmaanamnese beginnen wir mit 0,1 mg Aspirin® und Azo-Farbstoff, um lebensbedrohliche Reaktionen zu vermeiden. Falls keinerlei objektive Reaktionen festzustellen sind, steigern wir die Dosis mit einem Intervall von 1 Stunde. Aus Sicherheitsgründen und wegen der Möglichkeit einer genauen Nachbeobachtung im Anschluß an die Provokation ziehen wir es vor, den Provokationstest unter stationären Bedingungen durchzuführen.

Zwar sind diese Teste zeitraubend, aber Patienten mit wiederholten Attacken von Urticaria bzw. Angioödemen sind bereit, das in Kauf zu nehmen, um auf diese Weise Aufschluß über die Ursache ihrer urticariellen Schübe zu erhalten. Der Zeitverlust durch den stationären Aufenthalt kann sehr viel geringer sein als der Verlust an Arbeitstagen infolge von Urticaria. Es ist wichtig zu betonen, daß der Patient nur dann getestet werden kann, wenn er symptomfrei ist oder aber nur sehr geringe Symptome zeigt. Manchmal ist es schwer, die Reaktionen zu beurteilen, und wiederholte Doppel-Blind-Untersuchungen mit Placebo sind zu empfehlen. Von Cocktails mit verschiedenen Farbstoffen und Benzoaten halten wir nicht viel, da die Resultate schwer zu deuten sind.

Warin und Smith [17] haben kürzlich eine Testbatterie mit mehreren Kontrollsubstanzen für die Diagnostik bei chronischer Urticaria empfohlen, die wir bei unseren ambulanten Patienten verwendet haben. Unter anderem sind ein Hefeextrakt und Penicillin darin enthalten. Die o.g. Autoren weisen jedoch darauf hin, daß Penicillin nicht verabreicht werden sollte, falls das Risiko einer Penicillinreaktion besteht. Deutet die Anamnese des Patienten auf eine Penicillinallergie hin oder besteht ein Verdacht darauf, so ist zuerst ein Radioallergosorbent (RAST-Test) auf zirkulierende Antikörper gegen Benzyl- und Phenoxymethyl-Penicillin vorzunehmen [3]. Ist der RAST-Test negativ, empfehlen wir immer noch Prick- oder Scratch-Test und erst danach den intradermalen Test mit 0,1-100 E von Penicillin und Benzylpenicilloyl, bevor eine orale Provokation erfolgt.

Spezielle Untersuchungen

Es gibt gegenwärtig keinen speziellen Bluttest, der bei chronischer Urticaria von Wert wäre. Besteht der Verdacht auf ein hereditäres angio-neurotisches Ödem, ist eine Untersuchung auf den C'1-Esterasen-Inhibitor vorzunehmen und bei Verdacht auf eine Penicillinallergie ist ein RAST-Test auf Penicillin durchzuführen. Untersuchungen auf spezifische IgE-Antikörper gegen andere Antigene mittels RAST-Verfahren sind bei chronischer Urticaria selten von Wert. Die routinemäßige Röntgenuntersuchung von Nebenhöhlen und Zähnen ist wenig effektiv, wenn nicht ein anamnestischer Hinweis auf eine zugrundeliegende Krankheit besteht. Eine Hautbiopsie ist wertvoll, um Mastzellen-Tumoren und eine Vasculitis auszuschließen. Im Fall von Vasculitis hat sich uns auch der sogenannte Trafuril®-Test als sehr nützlich erwiesen [7]. Nach Vorbehandlung mit Trafuril® zeigte sich die Purpurareaktion in den betroffenen Gebieten der Provokation deutlicher.

Behandlung

Die große Häufigkeit von Reaktionen auf Aspirin® zeigt deutlich, daß Patienten mit Urticaria und Vasculitis Arzneimittel vermeiden sollten, die Aspirin® enthalten. Darüber hinaus sollten auch andere antiphlogistische Arzneimittel gemieden werden, bei denen Kreuzreaktionen eintreten können. Ist ein Analgetikum notwendig, empfehlen wir Paracetamol, auf das Kreuzreaktionen selten sind. Zusätzlich empfehlen wir unseren Patienten eine Diät, die frei ist von Benzoesäuren und Azo-Farbstoffen. Eine solche Diät kann bei genauer Einhaltung bei 75-81 % der Patienten zu einer Besserung führen oder die Urticaria ganz zum Schwinden bringen [7, 11]. Um die Beschwerden zu lindern, verwenden wir in erster Linie Antihistaminika, wie etwa Tavegil® und Polaronil Repetabs®. Corticosteroide werden in der Regel nicht verwendet und ACTH niemals.

Literatur

1. Champion, R.H., Roberts, S.O.B., Carpenter, R.G., Roger, J.D.: Urticaria and angioedema: A review of 554 Patients. Br. J. Dermatol. 81, 588 (1969)
2. Holti, G.: Management of pruritus and urticaria. Br. Med. J. I, 155 (1967)
3. Juhlin, L., Wide, L.: IgE antibodies and penicillin allergy. In: Mechanisms in Drug Allergy. p. 139. Edited by Dash, C.H., Jones, H.E.H. Edinburgh: Churchill Livingstone 1972
4. Leist, E.R., Banwell, J.G.: Products containing aspirin. N. Engl. J. Med. 291, 710-712 (1974)
5. Michaëlsson, G.: Chronic urticaria. A clinical study with special reference to vascular reaction mediated by the kallikrein-kinin system. Acta Derm. Venereol. 49, 404 (1969)
6. Michaëlsson, G., Juhlin, L.: Urticaria induced by preservatives and dye additives in food and drugs. Br. J. Dermatol. 88, 525 (1973)
7. Michaëlsson, G., Petterson, L., Juhlin, L.: Purpura Caused by Food and Drug Additives. Arch. Dermatol. 109, 49-52 (1974)
8. Moore-Robinson, M., Warin, R.P.: Effect of salicylates in urticaria. Br. Med. J. IV, 262 (1967)

9. Noid, H.H., Schultze, T.W., Winkelmann, R.K.: Diet plan for patients with salicylate-induced urticaria. Arch. Dermatol. **109**, 866-869 (1974)
10. Rorsman, H.: Studies on basophil leucocytes with special reference to urticaria and anaphylaxis. Acta Derm. Venereol. **42**, Suppl. **48** (1962)
11. Ros, A.M., Juhlin, L., Michaëlsson, G.: A follow-up study of patients with recurrent urticaria and hypersensitivity to aspirin, benzoates and azo dyes. Br. J. Dermatol (in press)
12. Samter, M., Beers, R.F.: Concerning the nature of intolerance to aspirin. J. Allergy **40**, 281 (1967)
13. Settipane, G.A., Pudupakkam, R.K.: Aspirin intolerance III Subtypes, familial occurrence and cross reactivity with tartracine. J. Allergy Clin. Immunol. **56**, 215 (1975)
14. Shelley, W.B. (Case Report): An analysis of a case of chronic urticaria. Ann. Allergy **24**, 421 (1966)
15. Thune, P., Granholt, A.: Provocation tests with antiphlogistica and foot additives in recurrent urticaria. Dermatologica (in press 1975)
16. Warin, R.P., Champion, R.H.: Urticaria. Vol. 1. In: Major Problems in Dermatology. London: Saunders 1974
17. Warin, R.P., Smith, R.J.: Challenge test battery in chronic urticaria. Br. J. Dermatol. **94**, 401 (1976)

Helmut Röckl und Irmgard Pevny

Allergien durch Begleit- und Zusatzstoffe in Nahrungs- und Genußmitteln

In zunehmendem Maße werden von uns und anderen Autoren in den letzten Jahren Hautreaktionen offensichtlich allergischer Natur beobachtet, deren Aufklärung auf Schwierigkeiten stößt. Wir vermuteten deshalb, daß in Nahrungs- und Genußmitteln enthaltene Allergene als Ursache in Frage kommen. Auf der Suche nach allergenpotenten Bestandteilen in unseren Nahrungs- und Genußmitteln sind wir — sowie schon andere — auf eine derartige Fülle von Möglichkeiten gestoßen, daß sich ein Überblick rechtfertigt mit dem Ziel, diesen Allergenquellen in Zukunft mehr Aufmerksamkeit zu schenken.

Tabelle 1 zeigt Ihnen die möglichen *Allergenquellen.* Den *absichtlichen* Nahrungsmittelzusätzen, die zu einem bestimmten Zweck beigefügt werden, wie zur Qualitätserhaltung, Farbgebung, Aromatisierung, Formgebung usw. und kontrollierbar sind, stehen die *unabsichtlichen* Zusätze als Rückstände aus Tier-, Pflanzenzucht, Bodenbehandlung, Herstellung und Verpackung der Lebensmittel gegenüber, die zwar unvermeidlich, aber kaum kontrollierbar sind. Bei der Fülle des Stoffes müssen wir uns hier auf einzelne Kapitel beschränken.

Tabelle 1. Allergenpotente Nahrungsmittelzusätze

absichtlich zur:	unabsichtlich aus:
Qualitätserhaltung	*Tierzucht*
Konservierungsmittel	Antibiotika, Sulfonamide, Psychopharmaka
Farbgebung	*Pflanzenzucht*
Farbstoffe, Farbverbesserungsmittel	Pestizide, Wachstumsregulatoren
Aromatisierung	*Bodenbehandlung*
Geruchs- und Geschmacksstoffe	Düngemittel
Formgebung	*Aufbereitung und Verpackung*
Emulgatoren, Stabilisatoren	Verpackungsmaterial, Bedarfsgegenstände
Besondere Wirkung	*Kennzeichnung*
Stimulierende und roborierende Substanzen	Farbstoffe, Denaturierungsmittel

1. Konservierungsmittel, Antioxydantien und Synergisten, Reinigungs- und Desinfektionsmittel

Die Substanzen der Tabelle 2 haben sich in ihrer allergenen Potenz bestätigt. Es ist wiederum zu unterscheiden zwischen absichtlichen Konservierungszusätzen und den unabsichtlichen Spuren von Reinigungs- und Desinfektionsmitteln, die während des Herstellungsprozesses in Lebensmittel gelangen. Nach der Konservierungs- und Fruchtbehandlungs-Verordnung sind in der BRD zur Konservierung zugelassen: Sorbinsäure, Benzoesäure, p-Hydroxybenzoesäure (PHB-Ester, Parabene), Diphenyl und Orthophenylphenol. Sorbinsäure und PHB-Ester, enthalten in zahlreichen Externa, sind uns als Ursache von Kontaktekzemen hinreichend bekannt. Durch orale Verabfolgung können bekanntlich haematogene Kontaktekzeme ausgelöst werden, was für den Fall einer PHB-Sensibilisierung bewiesen wurde [15]. Wir können als Beispiel einen adäquaten Fall einer Benzoesäure-Allergie mitteilen.

Tabelle 2. Allergene Nahrungsmittelzusätze

absichtlich		unabsichtlich
Konservierungsmittel	*Antioxydantien*	*Reinigungs- und Desinfektionsmittel*
Sorbinsäure	Gallate	Formalin
Benzoesäure	Nordihydroguajaretsäure (NDGA)	Chloramin
PHB-Ester (Parabene)	Guajakharz	p-Chlorbenzoesäure
Diphenyl	Butylhydroxyanisol (BHA)	Dichlorophen
o-Phenylphenol	Butylhydroxytoluol (BHT)	Hexachlorophen
Hexamethylentetramin	Äthylendiamin-TA (EDTA)	Quarternäre Ammoniumverb.
Ameisensäure	δ-Tocopherol	Jodophore
Salicylat	Zitronensäure	
	Ascorbinsäure	

Kasuistik: H.R. ♂, 52 Jahre. Berufliches Kontaktekzem der Hände mit epicutaner Sensibilisierung auf Kunststoffallergene u.a. auch auf Benzoesäure. Nach Berufsaufgabe Abheilung der Hautveränderungen. Kurze Zeit später nach Genuß von Fischkonserven disseminierte ekzematöse Veränderungen an Stamm und Extremitäten und Abheilung nach benzoesäurefreier Diät. Die orale Exposition mit 500 mg Benzoesäure führte erneut zu gleichartigen Hauterscheinungen.

Die orale Zufuhr von *Benzoesäurederivaten* führt allerdings viel häufiger zu *urticariellen Hautveränderungen*, was Michaelsson und Juhlin [20] an 52 Patienten mit Urticaria und Quincke-Oedem zeigen konnten. Nach oraler Verabfolgung von Natriumbenzoat kam es in 22 Fällen und nach p-Hydroxybenzoesäure in 21 Fällen zu einem klinischen Rezidiv. Zur Auslösung waren Dosen von 250-500 mg Benzoat ausreichend, eine Menge, die beispielsweise auch in 150 g Gurken oder 100 g Seelachs enthalten ist. Zur Provokation der p-Hydroxybenzoesäure-Reaktionen genügten 50-100 mg, die man bereits mit 100 g Fleischsalat, 50 g Marzipan oder Krabben zu sich nimmt. Man sollte deshalb bei chronischer Urticaria öfter als bisher an Konservierungsmittel-Allergien denken.

Entsprechend den gesetzlichen Bestimmungen, wonach Konservierungsstoffe nur für bestimmte Waren zulässig sind, haben wir für unsere Patienten mit Konservierungsmittel-Allergie eine *Verbotsliste* konservierter Nahrungs- und Genußmittel zusammengestellt, über die der Patient orientiert wird.

Unbedingt erwähnt werden müssen in diesem Zusammenhang noch die allergologisch bedeutsamen *Salicylate*, die bei Asthma- und Urticaria-Patienten eine wesentliche Rolle spielen, wie aus den Ergebnissen der oralen Provokationstests hervorgeht, die in 4 % der Asthamtiker [5], in 22 % der Urticaria-Patienten [22] und in 35 von 52 Urticaria- und Quincke-Oedem-Fällen [20] positiv verliefen. Als Konservierungsmittel sind Salicylate in der BRD verboten, andernorts aber erlaubt. So können importierte Fischkonserven Salicylatkonzentrationen enthalten, die zur Auslösung allergischer Reaktionen durchaus ausreichend sind.

Antioxydantien verhindern bekanntlich die Oxydationsprozesse in Fetten und Ölen und sind zur Konservierung fetthaltiger Nahrungsmittel unerläßlich.

Am bekanntesten sind die *Gallate*. Seit der Erstveröffentlichung eines Laurylgallat-Ekzems auf Blätterteig [4] sind erst 10 Kontaktekzemfälle in der Literatur bekanntgeworden, was bei der umfangreichen Verwendung erstaunlich ist, zumal sich die Gallate im Sensibilisierungsversuch an Menschen und Meerschweinchen als starke Sensibilisatoren erwiesen haben [14]. Da Gallate auch im Kaugummi enthalten sind, wäre es vorstellbar, daß bei dem langen Schleimhautkontakt hierdurch gelegentlich kontaktallergische Schleimhautreaktionen an Mundschleimhaut und Lippe auftreten. Die im folgenden angeführten Antioxydantien *Nordihydroguajaretsäure (NDGA)* sowie *Tocopherol* können, in Kosmetika inkorporiert, vor allem bei höherer Konzentration, gelegentlich Kontaktallergien auslösen. So wurde kürzlich über 5 Kontaktekzem-Fälle auf NDGA und 7 Kontaktsensibilisierungen auf Tocopherol berichtet [27]. Es liegt deshalb nahe, daß auch die orale Zufuhr zu allergischen Erscheinungen führt.

Butylhydroxyanisol (BHA) und *Butylhydroxytoluol* (BHT), außerordentlich beliebte Antioxydantien, sind als Sensibilisatoren bisher kaum in Erscheinung getreten. Bei epikutanen Testungen an 112 Ekzematikern fanden Roed-Petersen und Hjorth [24] in 4 Fällen Reaktionen auf BHA bzw. BHT; in 2 dieser Fälle kam es nach oraler Gabe von BHA bzw. BHT zu einem Rezidiv der ekzematösen Veränderungen und nach Einhaltung einer antioxydantienfreien Kost zur Abheilung der vorher chronisch-rezidivierenden Ekzemherde an den Händen. Der ursächliche Zusammenhang ist somit bewiesen und man wird wohl in Zukunft bei hartnäckigen Ekzemen auch gelegentlich mit einer Sensibilisierung gegen Antioxydantien rechnen müssen.

2. Lebensmittelfarbstoffe

Von den 67 in der BRD zur Lebensmittelfärbung zugelassenen Substanzen sind nur die in *Tabelle 3* genannten Farbstoffe allergologisch bedeutsam. Die größte Gruppe stellen die 16 Azofarbstoffe dar. Allergien gegen *Azofarbstoffe* sind bei Epicutantestungen im dermatologischen Krankengut in etwa 1,9 % nachweisbar [28], wobei es sich größtenteils um Sensibilisierungen durch Strumpf-, Kleider- oder Kosmetikfarben handelt. Sehr häufig sind Gruppenallergien zwischen Azofarbstoffen und p-Aminoverbindungen, weniger häufig Gruppenallergien der Azofarbstoffe untereinander.

Tabelle 3. Allergenpotente Lebensmittelfarbstoffe

Azo	Fuchsonium TPM	Xanthen	Indigo	Anthrachinon	Chinolin
16	7	2	1	2	1
Beispiele:					
Tartrazin	Patentblau V	Erythrosin	Indigoid	Indanthren	Chinolingelb
Gelborange				Blau	
Ponceau-Rot				RS	

Kontaktallergische Reaktionen auf Lebensmittelfarbstoffe sind bisher in 2 Fällen beschrieben worden. Als „Bäckerekzem" auf Ponceau-Rot [1] und als „Lidekzem" auf die gelbe Farbe eines Fruchtsaftgetränkes [25]. 1948 konnten Baer und Mitarb. [2] nachweisen, daß „unter Einnahme von Azofarbstoffen per os generalisierte Hautveränderungen auftreten" und Sidi und Arouete [26] beobachteten 1959 rezidivierende Ekzemschübe nach dem Trinken künstlich gefärbter Fruchtsäfte.

Im folgenden berichten wir über 2 eigene Fälle:

Kasuistik: B.J., ♀, 9 Jahre. Nach Genuß von Gummibären und Bonbons Auftreten urtikarieller Hautveränderungen im Gesichts- und Halsbereich; an den Händen auch vesikulös. Epikutantest positiv auf gelbe Gummibären, orangefarbene Bonbons und p-Aminodiphenylamin. Nach Bonbon- und Gummibärenverbot erscheinungsfrei.

Kasuistik: R.H., ♀, 30 Jahre. Unter Neogynon in den Sommermonaten an belichteten Partien stark juckende, erythematös-infiltrative Herde, später auch mit vesikulöser Note. Belichteter Epikutantest: positiv auf p-Aminoazotoluol, die gelbe Neogynon-Hülle und auf Tartrazin — Tartrazin ist nach Auskunft der Firma der in der gelben Dragéehülle enthaltene Farbstoff. Nach Umsetzen auf ein ungefärbtes gleichartiges Präparat erscheinungsfrei. Man sollte bei Farbstoff-Allergie in Zukunft immer auch an gefärbte Dragées denken.

Weit häufiger als Hautreaktionen mit spätreaktivem Epikutantest treten durch haematogen zugeführte *Azofarbstoffe frühreaktive Erscheinungsbilder* wie Urticaria, Quincke-Oedem, Asthma oder Rhinitis auf, die sich meist nicht im Hauttest, sondern nur im oralen Provokationstest erfassen lassen. Aufmerksam gemacht durch die ersten Berichte über Auslösungen von Asthmaanfällen durch Tartrazin [18] begann man gezielt nach Allergien gegen Lebensmittelfarben zu suchen und kam zu ganz erstaunlichen Resultaten. So ließen sich durch orale Verabfolgung kleiner Mengen von Lebensmittelfarbstoffen an Patienten mit Asthma, Rhinitis, Urticaria oder Quincke-Oedem in 7 Fällen mit Tartrazin und in 55 Fällen mit verschiedenen Azofarbstoffen die krankheitstypischen Symptome provozieren [13, 20, 27]. Inzwischen liegen etwa 115 Mitteilungen über 143 positive Provokationstests mit Lebensmittelazofarbstoffen vor, davon allein 90 mit Tartrazin, die übrigen mit anderen Azofarbstoffen.

Azofarbstoffe in Nahrungsmittel können aber bisweilen auch eine *Purpura* zur Folge haben, was sich in 7 Fällen beweisen ließ, bei denen durch orale Provokation mit 3 Azofarbstoffen zum Teil massive Purpura-Rezidive ausgelöst wurden [21].

Mit der sublingualen Provokationsmethode konnte Green [8] in einem großen Krankengut nicht nur Reaktionen auf Azoverbindungen, sondern auch auf folgende Lebensmittelfarbstoffe feststellen: 6 Reaktionen auf *Indigoid*, 2 Reaktionen auf *Erythrosin* und 15 Reaktionen auf *Fuchsonium oder Triphenylmethanfarbstoffe*, zu denen Patentblau gehört, das bei der Lymphographie zu schweren allergischen Reaktionen führen kann, was wir in 2 Fällen beobachtet haben, bei denen später im Hauttest neben Patentblau auch andere Triphenylmethanfarbstoffe positiv waren. Bei Provokationstest an 100 Urticaria-Patienten fanden Thune u. Mitarb. auch Reaktionen auf Chinolingelb und Indanthrenblau, zwei weitere Farben des deutschen LM-Gesetzes.

Sensibilisierung gegen Lebensmittelfarben sind bei allergiediagnostischen Untersuchungen ein Faktor, mit dem man in zunehmendem Maße rechnen muß. Auch für Farbstoff-Allergiker haben wir für unsere Patienten eine *Verbotsliste* gefärbter Nahrungsmittel zusammengestellt.

3. Süßstoffe

In Anbetracht der umfangreichen Verwendung von Süßstoffen sind Allergien gegen Saccharin und Cyclamat selten. Hierzu ein eigener Fall:

Kasuistik: Sch.R., ♂, 33 Jahre. Nach sulfadiazinhaltigem Medikament Urticaria mit Schockfragmenten. Scratchtest: Sulfadiazin positiv. In den folgenden Monaten rezidivierende urtikarielle Hautveränderungen mit Gesichtsschwellung, Übelkeit, Bauchschmerzen, Durchfällen. Ergebnis einer nochmaligen gezielten Befragung: Seit einigen Monaten regelmäßige Verwendung von Süßstoff (Natreen). Scratchtest: positiv auf Natreen, Saccharin, Cyclamat. Orale Exposition mit 2 x 7 Tabletten Natreen: urikarielle Effloreszenzen am Stamm, Rötung des Gesichtes, Schweißausbruch, Bauchkrämpfe, Durchfälle, Engegefühl.
Bei dem Patienten ließ sich eine Sensibilisierung nachweisen gegen Sulfadiazin, Cyclamat und Saccharin, 3 Substanzen mit Sulfonamidcharakter, die zur Gruppenallergie fähig sind.

Seit dem ersten von Heilmann [11] veröffentlichten Fall einer Saccharin-Urticaria
sind etwa 22 Saccharin- und 2 Cyclamat-Allergien beschrieben worden. Sie treten überwiegend urtikariell, oft auch mit anaphylaktischen Schockfragmenten in Erscheinung
und lassen sich selten im Hauttest, aber häufig im oralen Expositionstest nachweisen [9].
Als eine der möglichen Ursachen der chronisch-rezidivierenden Urticaria muß nach
Jillson [12] auch Saccharin in Betracht gezogen werden.

Saccharin und *Cyclamate* als Sulfonamide können aber auch *haematogene Kontaktekzeme* und *Fotosensibilisierungen* auslösen [7]. Häufiger als in anderen Ländern werden
Fotosensibilisierungen auf Süßstoffe in Japan beobachtet, wo Cyclamate zu den
häufigsten Fotoallergenen gehören [16]. Eine dort sehr beliebte Süßigkeit mit hohem
Cyclamatgehalt wird als Quelle für die Sensibilisierung angesehen.

Daß trotz der strukturellen Verwandtschaft von Cyclamat und Saccharin auch isolierte Cyclamat-Allergien möglich sind, konnte Lamberg [17] an einem Fall eines
fotoallergischen Kontaktekzems bei einer Negerin auf eine Diätlimonade demonstrieren,
bei der im belichteten Epikutantest Cyclamat positiv und Saccharin negativ waren. Bei
unklaren fotoallergischen Ekzemreaktionen sollte man deshalb auch an die Möglichkeit
einer Süßstoffallergie denken.

4. Bitterstoffe (Chinin)

Medikamentöse Chinin-Allergien treten unter den verschiedensten Symptomen auf. An
chininhaltigen Nahrungsmittel sind vor allem zu nennen die in letzter Zeit sehr beliebten
chininhaltigen Erfrischungsgetränke wie Tonic Water, Schweppes, Bitter Lemon und
die daraus bereiteten Mischgetränke. Im folgenden möchte ich einige Beispiele allergischer Reaktionen auf chininhaltige Getränke im eigenen Krankengut anführen und mit
entsprechenden Fällen aus der Literatur vergleichen:

Kasuistik: A.H., 38-jähriger Apotheker. Seit 1966 bei der Herstellung chininhaltiger Zubereitungen asthmoide Symptome, Gesichtsrötung und disseminierte Urticae. 1968 nach Tonic Water
generalisierte Urticaria. Reibetests mit Chinin: stark positive Reaktion.

Dem entspricht der von Hadida und Mitarb. [10] mitgeteilte Fall eines makulösen
Exanthems mit Kollaps, das zweimal nach chininhaltigen Getränken auftrat und ebenfalls
im frühreaktiven Test erfaßbar war. Über einen lebensbedrohlichen anaphylaktischen
Schock nach Gin Tonic bei einem Chinin-Allergiker wurde 1975 aus USA berichtet [19]:
Eine etwas andersartige allergische Reaktionsweise zeigte unser zweiter Fall:

Kasuistik: D.H., ♀, 48 Jahre. Rezidivierende urtikarielle Veränderungen im Zusammenhang mit
Tonic Water. Epikutantest: starke Spätreaktion auf Chinin.

Bei Chinin-Exanthemen lassen sich relativ häufig spätreaktive Erscheinungen feststellen. Es wird deshalb angenommen, daß dem Chinin eine besondere Epidermotropie
eigen ist, woraus sich erklärt, daß Chinin-Exantheme manchmal eine *ekzematöse Note*
annehmen und dann differentialdiagnostische Schwierigkeiten bereiten. Bei der Suche
nach Chinin-Allergien sollte man deshalb den Epikutantest nicht versäumen.

Drei weitere eigene Fälle nach chininhaltigen Getränken veranschaulichen die Mannigfaltigkeit der Erscheinungen:

Kasuistik: F.N., ♀, 34 Jahre. Nach Genuß von Bitter Lemon Aktivierung eines fixen Exanthems
an Augenlidern, Brustausschnitt und kleinen Labien.
S.A., ♂, 42 Jahre. Fixes Exanthem im Bereich des Präputiums. Trinkt in Abständen chininhaltige Getränke. Expositionstest auf Schweppes positiv.
E.R., ♂, 33 Jahre. Fixes Exanthem an Lippe, Zunge, Penis nach Gin Tonic und anderen chininhaltigen Cocktails. Epikutan- und Scratchtest mit Chinin negativ. Orale Exposition mit Chininsub-
stanz: Aktivierung des Herdes an der Lippe.

Auch eine *Chinin-Purpura* kann durch ein chininhaltiges Getränk ausgelöst werden. Als „Cocktail-Purpura" bekannt wurde der Fall von Belkin [3], bei dem es viermal nach Wodka-Tonic zu einer massiven Purpura mit Thrombopenie und blasigen Mundschleimhautveränderungen kam. In diesem Zusammenhang möchten wir darauf hinweisen, daß einer Chinin-Purpura auch eine Vasculitis allergica cutis zugrunde liegen kann, wie wir in einem Fall nachweisen konnten.

Kasuistik: L.M., ♂, 18 Jahre. Vasculitis allergica durch Chinin. Positiver Expositionstest auf Chininumdihydrochloricum [23].

In Anbetracht der reichen Auswahl von chininhaltigen Getränken stellt sich die Frage, ob nicht neben urtikariellen und ekzematösen Hautveränderungen auch manche Purpura- oder Vasculitis allergica-Fälle auf diese Weise zustandekommen, zumal zur Auslösung einer Purpura bei Chinin-Allergikern 5 mg genügen, die zum Beispiel bereits in 100 ml Tonic Water enthalten sind.

Dies war — aus zeitlichen Gründen — nur eine relativ kleine Probe aus der Vielzahl der heute in Nahrungs- und Genußmitteln vorkommenden Stoffe mit zum Teil hochpotenter allergener Wirkung. Auf einige weitere wichtige Gruppen konnte nur hingewiesen werden (siehe Tabelle 1). Insbesondere mußte unerwähnt bleiben die große Gruppe der sog. *Pestizide* mit ihrer zum Teil nicht unbedeutenden allergenen Potenz. In der BRD werden derzeit etwa 1600 verschiedene Pestizide verwendet.

Wir sind uns der Schwierigkeiten, nach Allergenen in Nahrungs- und Genußmitteln zu fahnden, vollkommen bewußt. Gezielte Tests sind von vorneherein meist nur in wenigen Fällen möglich. Sehr geholfen hat uns dagegen bei allen chronisch-rezidivierenden Fällen von Urticaria, Ekzem usw. ein Fragebogen, der vom Patienten abgefragt wird, gleichzeitig mit dem Hinweis, alle diese Nahrungs- und Genußmittel vorerst striktest zu meiden.

Literatur

1. Bandmann, H.J., Nasemann, Th.: Bäckerekzem durch eine Lebensmittelfarbe der Azofarbstoffreihe. Berufsdermatosen 9, 79 (1961)
2. Baer, R.L., Leider, M.: The effects of feeding certified food azo-dyes in paraphenylendiamine-hyperes sensitive subjects. J. invest. Derm. 13, 223 (1949)
3. Belkin, G.A.: Cocktail Purpura. Ann. intern. Med. 66, 583-585 (1967)
4. Brun, R.: Kontaktekzem auf Laurylgallat und p-Hydroxybenzoesäure. Berufsdermatosen 12, 281-284 (1964)
5. Chafee, F.H., Settipane, G.A.: Aspirin intolerance. J. Allergy clin. Immunol. 53, 193-199 (1974)
6. Diemair, W., Postel, W.: Chemische Zusatzstoffe. A. Konservierungsstoffe. In: Handbuch der Lebensmi. Chem. Bd. I. S. 1069, Berlin — Heidelberg: Springer 1965
7. Fisher, A.A.: Contact Dermatitis. Philadelphia: Lea und Febiger 1967
8. Green, M.: Sublingual provocative testing for foods and FD and C dyes. Ann. Allergy 33, 274 (1974)
9. Gordon, H.H.: Untoward reactions to saccharin. Cutis 10, 77 (1972)
10. Hadida, E., Sayag, J., Signoret, R.: Allergie à la Quinine. Bull. Soc. franc. derm. 77, 528 (1970)
11. Heilmann, P.: Saccharinvergiftung. Münch. med. Wschr. 968-969 (1922)
12. Jillson, O.: Zit. aus Gordon, H.H.
13. Juhlin, L., Michaelsson, G., Zetterström, O.: Urticaria and asthma induced by food and drug additives in patients with aspirin hypersensitivity. J. Allergy clin. Immunol. 50, 92-98 (1972)
14. Kahn, G., Phanuphak, P., Claman, H.N.: Propylgallate contact sensitization and orally induced tolerance. Arch. Derm. 109, 506-509 (1974)
15. KLeinhans, D., Knoth, W.: Paraben-Kontaktallergie mit enteraler Provokation. Z. Hautkr. 48, 699-701 (1973)
16. Kobori u. Mit.: Zit. nach Gordon
17. Lamberg, S.L.: A new photosensitizer. J. Amer. Med. Ass. 201, 121 (1967)
18. Lockey, S.D. (1959): Zit. nach Juhlin u.M.

19. Lockey, St. D.: Reactions to hidden agents in Foods and Drugs can be serious. Ann. Allergy 35, 239 (1975)
20. Michaelsson, G., Juhlin, L.: Urticaria induced by preservatives and dye additives in food and drug. Brit. J. Derm. 88, 525 (1973)
21. Michaelsson, G., Petterson, L., Juhlin, L.: Purpura caused by food and drug additives. Arch. Derm. 109, 49-52 (1974)
22. Moore-Robinson, M., Warin, R.P.: Effect of salicylates in urticaria. Brit. Med. J. 4, 262-264 (1967)
23. Röckl, H., und Stollmann, K.: Vasculitis allergica cutis durch Chinin. Münch. med. Wschr. 44, 2549-2553 (1968)
24. Roed-Petersen, J., Hjorth, N.: Contact dermatitis from antioxydants. Brit. J. Derm. 94, 233 (1976)
25. Rothman, H.: Zit. nach Sidi und Arouete
26. Sidi, E., Arouete, J.: Hautallergien durch Azofarbstoffe. Hautarzt 10, 193 (1959)
27. Thune, P., Granholt, A.: Provocation Tests with Antiphlogistica and Food Additives in Recurrent Urticaria. Dermatologica 151, 360 (1975)
28. Zina, G., Bonu, G.: Die Bedeutung der Azofarbstoffe als primäre Kontakt-Allergie. Minerva derm. 40, 307 (1967)

Rudolf L. Baer

Stand der Desensibilisierung bei Urtikaria und Kontaktdermatitis

Die Möglichkeit einer spezifischen Desensibilisierung kann offensichtlich sowohl bei der Urtikaria wie auch bei der Kontaktdermatitis nur dann erwogen werden, wenn die Ursache der allergischen Reaktion bekannt ist. Aber selbst dann ist es in den meisten Fällen am sichersten und einfachsten, dem Patienten zu raten, daß er das Allergen zu meiden versucht. Dabei muß man ihm natürlich behilflich sein und ihm genaue Anweisungen geben, welche Maßnahmen er treffen muß, um eine Exposition zu vermeiden. Man muß ihm z.B. detaillierte Instruktionen geben über alle bekannten Quellen, durch welche er möglicherweise einem Allergen ausgesetzt sein könnte. Durch Vermeidung des Allergens gibt es keine Nebenwirkungen, im Gegensatz zur Desensibilisierung, die immer die Gefahr von mehr oder weniger unangenehmen oder gefährlichen Nebenwirkungen mit sich bringt. Die Wirkung von Maßnahmen zur Vermeidung des Allergens ist also sicherer, und ihr Erfolg kann leichter vorausgesagt werden, als die eines Versuches, den Patienten zu desensibilisieren.

Unter manchen Umständen ist es jedoch dem Patienten nicht möglich, das Allergen vollkommen zu meiden oder es aus seiner Umgebung auszuschließen. Weiterhin kann der Arzt gezwungen sein, ein lebensrettendes Medikament anzuwenden, obwohl er weiß, daß der Patient auf das Medikament stark allergisch ist. In solchen Fällen muß man dann doch die Möglichkeit einer Desensibilisierung erwägen.

Ich werde hier das Wort Desensibilisierung verwenden, obwohl es im Prinzip besser wäre, von Hyposensibilisierung zu sprechen. Desensibilisierung sensu stricto bedeutet, daß man einen überempfindlichen Patienten ganz gegen das spezifische Allergen entsensibilisiert. Hyposensibilisierung andererseits bedeutet, daß man den Grad der Überempfindlichkeit mehr oder weniger heruntersetzt, ohne jedoch die Überempfindlichkeit vollständig zu beseitigen. Vom praktischen Gesichtspunkt aus gesehen kann eine vollständige Desensibilisierung nur relativ selten erzielt werden; man muß sich daher oft mit einer Hyposensibilisierung begnügen. Es muß betont werden, daß auch vom praktischen Gesichtspunkt aus gesehen eine Verminderung des Überempfindlichkeitsgrades oft genügt, um den Patienten unter klinischer Allergenexposition symptomfrei zu machen.

Das Prinzip aller klinisch benutzbarer Methoden zur spezifischen Desensibilisierung beruht darauf, daß man entweder durch Injektion oder durch perorale Verabfolgung allmählich steigender Dosen des spezifischen Allergens die Reaktionsfähigkeit der Haut herabzusetzen versucht. Dieses Prinzip wird sowohl bei den Antikörper-vermittelten Sofortreaktionen der Urtikaria wie auch bei den Zell-vermittelten Reaktionen der Kontaktdermatitis verfolgt.

Desensibilisierung bei der Urtikaria

Wie kann man sich die immunologischen Ereignisse bei erfolgreicher Desensibilisierung der durch Antikörper vermittelen Sofortreaktionen vorstellen? Man versucht bei diesen Reaktionen gleichzeitig den Blut- und Gewebsspiegel der hautsensibilisierenden Antikörper vom Typ Ig E herabzusetzen und die Wirkungsfähigkeit dieser Antikörper durch Erzeugung anderer Antikörper zu blockieren.

Man kann sich fragen, warum die Verabreichung des Allergens per injectionem zur Desensibilisierung führt, während die Exposition des Patienten auf das gleiche Allergen unter natürlichen Bedingungen nur zur weiteren Erzeugung von hautsensibilisierenden Ig E Antikörpern führt. Die Antwort liegt wahrscheinlich darin, daß die Injektion des Allergens in langsam steigenden Dosen zuerst eine Erhöhung des Blutspiegels (und vielleicht auch Gewebsspiegels) der hautsensibilisierenden Ig E Antikörper verursacht, andererseits aber gleichzeitig die Produktion von „blockierenden" Antikörpern vom Typ Ig G erzeugt. Diese Ig G Antikörper besitzen die gleiche Spezifität wie die Ig E Antikörper, haben aber nur unter den geeigneten Bedingungen eine blockierende, d.h. schützende Wirkung [3].

Während bei wiederholten Injektionen des Allergens der Blutspiegel der Ig E Antikörper zuerst nur langsam ansteigt und dann allmählich abfällt, steigt der Blutspiegel der blockierenden Ig G Antikörper rasch an. Der klinische Überempfindlichkeitsgrad des Patienten wird also effektiv dadurch herabgesetzt, daß der Titer der schützenden Antikörper sehr rasch im Verhältnis zu dem der hautsensibilisierenden Antikörper ansteigt. Die Ig G Antikörper reagieren dann mit dem Allergen im Blut und in der Haut, bevor die hautsensibilisierenden Antikörper mit dem Allergen reagieren können. In diesem Zusammenhang ist es wichtig, daß die Ig E Antikörper erst an Rezeptoren auf der Zellmembran von Mastzellen und basophilen Granulozyten gebunden werden müssen, bevor sie mit dem Allergen reagieren können. Die Ig G Antikörper im Blut haben daher sozusagen einen Vorsprung gegenüber den Ig E Antikörpern in der Haut.

Die Indikationen für die Desensibilisierung bei der Urtikaria liegen hauptsächlich bei der Überempfindlichkeit gegen Insektenallergene und gegen Medikamente. Offensichtlich können sich Patienten mit starker urtikarieller Überempfindlichkeit gegen Insektenallergene nicht immer gegen die Stiche von Bienen, Wespen, etc. schützen. Bei den Medikamenten handelt es sich um lebensrettende Medikamente, z.B. Penicillin bei Patienten mit Endocarditis lenta, für deren Behandlung keine gleichwertigen Substitutionsprodukte existieren.

Jedenfalls darf man das Allergen nur injizieren, nachdem es quantitativ in Einheiten oder Mengen oder durch Hautprüfungen sorgfältig standardisiert worden ist. Die Methode der schnellen Desensibilisierung bei der allergischen Urtikaria kann am Beispiel der Penicillinallergie illustriert werden. Die größte Gefahr eines urtikariellen Anfalls und eines anaphylaktischen Schocks besteht dann, wenn der Blutspiegel der spezifischen Ig G Antikörper niedrig ist. Das geht so weit, daß man zu einem gewissen Grad die Wahrscheinlichkeit einer urtikariellen Attacke aufgrund des Blutspiegels der spezififischen Ig G Antikörper voraussagen kann. Tabelle 1 zeigt, wie das Risiko einer urtikariellen Reaktion mit steigendem Ig G Titer abnimmt.

Tabelle 2 zeigt die Methode, welche bei der urtikariellen Penicillinallergie benützt werden kann. Die desensibilisierenden Injektionen werden hier alle 20 Minuten verabreicht, zuerst intrakutan und später subkutan und intramuskulär. Dieses Schema muß natürlich von Fall zu Fall den Verhältnissen bei jedem Patienten angepaßt werden. Diese Schnellmethode der Desensibilisierung sollte nur dann verwendet werden, wenn der Patient im Krankenhaus ist, denn man muß sich darüber im klaren sein, daß jede einzelne Injektion des Allergens bei Patienten mit hohem Grad von urtikarieller Überempfindlichkeit ein definitives Risiko darstellt. Wenn diese Schnellmethode nicht dringend not-

wendig ist, ist es vorzuziehen, das Allergen ein oder zweimal wöchentlich in einer sich
über Monate erstreckenden Serie von Injektionen zu verabreichen.

Tabelle 1. Immunoglobulin G Titer im Serum und Wahrscheinlichkeit einer klinischen Reaktion
bei Patienten mit positiver Hautreaktion auf Pennicilloylpolylysin

IgG Titer	Reaktionswahrscheinlichkeit
abwesend	schwerer Schock oder Urtikaria in Minuten
niedrig (< 1/256)	leichte Urtikaria oder Jucken in Stunden oder Tagen
hoch (> 1/20,000)	gewöhnlich keine Reaktion

(von Fellner, Van Hecke, Rozan und Baer. J. Allergy 45: 55-61, 1970)

Tabelle 2. Schema zur Desensibilisierung mit Penicillin

Penicillin G Konzentration Einheiten/ml	Quantität in ml		Dosis in Einheiten
1000	0,005	i.k.	5
5000	0,005	i.k.	25
25,000	0,005	i.k.	125
50,000	0,01	i.k.	500
50,000	0,1	i.k.	5000
50,000	0,1	s.k.	5000
50,000	1,0	s.k.	50,000
50,000	1,0	i.m.	50,000
100,000	1,0	i.m.	100,000
200,000	1,0	i.m.	200,000
Intervalle von etwa 20 Minuten			

(von Fellner, Van Hecke, Rozan und Baer. J. Allergy 45: 55-61, 1970)

Nachdem man den wünschenswerten Desensibilisierungsgrad erreicht hat, empfiehlt
es sich, die Injektionen in längeren Abständen weiterzugeben, um den desensibilisierten
Zustand aufrechtzuerhalten.

Auf jeden Fall muß man immer darauf vorbereitet sein, allergischen Reaktionen,
insbesondere anaphylaktische Reaktionen (Angioödem, Asthma bronchiale, Kollaps,
etc.) sofort entgegenzuwirken. Das Notfallbesteck besteht gewöhnlich aus: Epinephrin
1:1000; Stauchschlauch; injizierbares Antihistaminikum. Weiterhin sollte man die
Technik zur Freihaltung der Atemwege kennen, welche in der Flachlagerung des Patienten und im Vorwärtsziehen des Unterkiefers besteht. Man muß auch immer Sauerstoff zur Insufflation zur Verfügung haben. Kortikosteroide haben keine Sofortwir-
kung, können aber, nachdem die notwendigsten Hilfsmaßnahmen angewendet worden
sind, zur Vorbeugung späterer Nebenwirkungen gegeben werden.

Manche Allergene können in der Form von Depotinjektionen appliziert werden.
Dazu werden die Allergene entweder chemisch vorbehandelt, so daß sie Präzipitate bilden, oder man kann sie in geeignete absorptionshemmende Vehikel inkorporieren. Mit
dieser Art Depotallergenen kann die Zahl der notwendigen Injektionen zur Desensibilisierung oft stark herabgesetzt werden im Vergleich zu wässrigen Extrakten [8].

Die Wirkung der Desensibilisierung kann bei den urtikariellen Sofortreaktionen verfolgt werden durch: 1) Beobachtung des klinischen Verlaufs; 2) Intrakutane Hautprüfungen; 3) Serologische Untersuchungen des Blutspiegels der Ig G Antikörper.

Desensibilisierung bei der Kontaktdermatitis

Der Mechanismus der Desensibilisierung bei der Kontaktdermatitis ist bisher noch nicht befriedigend aufgeklärt worden. Man nimmt an, daß bei den zellvermittelten Allergien die Desensibilisierung auf einer direkten Wirkung des Allergens auf die sensibilisierten Lymphozyten beruht. Hinlängliche Beweise für diese Theorie existieren jedoch nicht. Zum Beispiel könnte man sich vorstellen, daß die Desensibilisierung bei diesen zellvermittelten Reaktionen auf der Produktion von blockierenden Antikörpern beruht, die die sensibilisierten Lymphozyten reaktionsunfähig machen, oder daß die Bildung von Klonen von hemmenden T- oder B-Zellen stimuliert wird.

Bei der allergischen Kontaktdermatitis wie bei der Urtikaria ist es in der großen Mehrzahl der Fälle am besten, dem Patienten Anweisungen zu geben, wie er das Allergen meiden kann. Unter gewissen Umständen ist das jedoch nicht möglich. Beispiele sind luftgetragene Pflanzenallergene. Insbesondere bei Landarbeitern ist die Vermeidung solcher Allergene nicht möglich. Andere Beispiele sind gewisse Allergene, die Industriearbeiter nicht meiden können.

In diesen Fällen hat sich im Prinzip gezeigt, daß man solche Patienten manchmal gegen Kontaktallergene erfolgreich desensibilisieren kann [2, 4, 5, 7]. Man könnte dann fragen: Warum wendet man die Methode der Desensibilisierung nicht öfter bei der Kontaktdermatitis an? Ein Grund ist, daß viele Kontaktallergene (z.B. industrielle Allergene, Metalle) viel zu toxisch sind, um in genügend hohen Dosen innerlich verabreicht werden zu können. Ein anderer Grund ist, daß das Kontaktallergen gewöhnlich monate- oder jahrelang in steigenden peroralen Dosen appliziert werden muß, um einen klinisch nützlichen Grad von Desensibilisierung zu erzielen. Eine Desensibilisierung mit intramuskulären Injektionen großer Dosen des Kontaktallergens ist wahrscheinlich schneller wirksam, verursacht aber Nebenwirkungen (Exantheme, Schwellungen, Fieber, pulmonäre Infiltrate), die die praktische Anwendung dieser Methode ausschließen [6].

Die Desensibilisierung auf peroralem Wege bei der Kontaktdermatitis muß gewöhnlich mindestens 6 Monate lang, oft aber 2 oder 3 Jahre lang durchgeführt werden, um einen klinisch ausreichenden Effekt zu erzielen. Selbst danach muß die Verabreichung des Allergens fortgesetzt werden, um den Desensibilisierungszustand zu erhalten.

Das Allergen wird zuerst in hoher Verdünnung in ganz kleinen Dosen peroral gegeben. Allmählich werden dann steigende Dosen peroral verabreicht. Mit dieser Methode kann man unter Vermeidung möglicher Nebenwirkungen langsam eine Verminderung des Überempfindlichkeitsgrades erzielen. Das zeigt sich dann in verminderten Reaktionen auf Läppchenproben mit dem Kontaktallergen. Oft dauert es 2 Jahre kontinuierlicher Behandlung, bis man eine klinisch nützliche Abschwächung der Überempfindlichkeit erreicht hat. Nach 3 Jahren wird die Läppchenprobe mit dem Allergen bei manchen Patienten sogar negativ. Der Patient ist dann klinisch voll gegen allergische Reaktionen auf das spezifische Kontaktallergen geschützt [4]. Aber selbst dann muß man, wie schon gesagt, die Behandlung fortsetzen, um den desensibilisierten Zustand aufrechtzuerhalten.

Ein großer Nachteil der Desensibilisierung mit Pflanzenextrakten ist, daß diese Extrakte bis jetzt nicht chemisch standardisiert werden können. Anstatt dessen muß man solche Extrakte dadurch standardisieren, daß man ihre Fähigkeit, kontaktallergische Reaktionen bei Patienten auszulösen, mit der von schon vorher benutzten Extrakten vergleicht.

Man kann die Desensibilisierung mit einem Tropfen einer 1:100 Verdünnung des Allergens beginnen und läßt den Patienten, wenn er danach keine Nebenwirkungen zeigt, die Dosis täglich um einen Tropfen erhöhen. Danach gibt man dann höhere Konzentrationen des Extraktes, z.B. eine 1:50 und evtl. eine 1:25 Verdünnung. Der Patient füllt selbst jeden Tag die richtige Dosis in eine leere Kapsel unter Vermeidung eines direkten Hautkontaktes mit dem Allergen.

Nebenwirkungen kommen vor, wenn die Dosis zu rasch erhöht wird. In solchen Fällen erniedrigt man dann die tägliche Dosis zeitweise. Die Nebenwirkungen bestehen aus Pruritus ani, Jucken und Aufflammen alter Herde von Kontaktdermatitis und ekzematösen Reaktionen an den Händen [4, 7].

Bei gewissen Fällen von medikamentöser Kontaktdermatitis, zum Beispiel gegen Stickstoffsenfgas, hat man eine Schnellmethode zur Desensibilisierung benützt. Dabei hat man intravenöse Injektionen kleinster Dosen von Stickstoffsenfgas alle 6-8 Stunden gegeben, um solche Patienten zu desensibilisieren [9].

Zusammenfassend kann man sagen, daß die Desensibilisierung sowohl bei den urtikariellen Sofortrekationen wie auch bei den Spätreaktionen bei der Kontaktdermatitis möglich ist. Die Desensibilisierung ist aber bei der großen Mehrzahl der Fälle kontraindiziert. Vermeidung des Allergens ist weitaus wirkungsvoller und ist nicht mit dem Risiko unangenehmer oder gefährlicher Nebenwirkungen verbunden. In sorgfältig ausgewählten Fällen kann jedoch eine Desensibilisierung unternommen werden.

Literatur

1. Baer, R.L., Fellner, M.J., Sibulkin, D.: Selected aspects of penicillin allergy. Br. J. Derm. 83, 37-47 (1970)
2. Epstein, W.L., Baer, H., Dawson, C.R., Khurawa, R.G.: Poison oak hyposensitization. Arch. Dermatol. 109, 356-360 (1974)
3. Fellner, M.J., Van Hecke, E., Rozan, M., Baer, R.L.: Mechanismus of clinical desensitization in urticarial hypersensitivity to penicillin. J. Allergy 45, 55-61 (1970)
4. Fisher, A.A.: Some immunologic phenomena in treatment of and patch testing for ragweed oil dermatitis. J. Invest. Dermat. 19, 271-279 (1952)
5. Gell, P.G.H., Coombs, R.R.A., Lachmann, P.J.: Clinical aspects of immunology. 3rd edition Oxford: Blackwell 1975
6. Kligman, A.M.: Hyposensitization against rhus dermatitis. Arch. Dermat. 78, 47-72 (1958)
7. Shelmire, B.: Hyposensitization to poison ivy. Arch. Dermat. & Syph. 44, 983-998 (1941)
8. Storck, H.: Allergie. Theorie und Praxis. Bern: Verlag Hans Huber 1973
9. Van Scott, E.J., Kalmanson, J.D.: Complete remissions of mycosis fungoides lymphoma induced by topical nitrogen mustard (HN 2). Cancer 32, 18-30 (1973)

Egon Macher

Immuntherapie bei malignen Tumoren

Immuntherapie maligner Tumoren beabsichtigt, die immunologischen Wechselbeziehungen zwischen Tumor und Wirtsorganismus derart zu manipulieren, daß dadurch der Organismus (wieder) in Stand gesetzt wird, die Tumorzellen immunreaktiv zu eliminieren. Dies ist heute mehr als bloßer Wunsch: sowohl schlüssige Tierversuche als auch hoffnungsvolle Therapieansätze beim Menschen zeigen, daß dies im Prinzip möglich ist. Gleichwohl ist das wissenschaftliche Fundament für ein regelrechtes therapeutisches Handeln noch nicht tragfähig. Immuntherapie maligner Tumoren befindet sich noch im Experimentierstadium.

Die breiteste Anwendung hat die Immuntherapie bisher bei der Leukämie und beim malignen Melanom erfahren. Das hat sowohl immunologische als auch methodologische Gründe. Da das Interesse des Dermatologen vornehmlich dem malignen Melanom gilt, werde ich meine Ausführungen darauf konzentrieren und andere Tumorformen nur insoweit berücksichtigen, als sie für eine folgerichtige Darstellung notwendig sind. Ich werde zunächst in groben Zügen den immunologischen Hintergrund aufzeigen, dann die wichtigsten Ergebnisse immuntherapeutischer Modellversuche im Tierexperiment schildern und schließlich über heute vorliegende Daten beim Menschen berichten. Ich möchte damit nicht nur Möglichkeiten und Grenzen der Immuntherapie maligner Tumoren deutlich machen, sondern auch Verständnis für die Voraussetzungen wecken, die noch geschaffen werden müssen, um auf diesem Gebiet im Interesse der uns anvertrauten Kranken möglichst rasch Fortschritte zu erzielen.

Kein anderer Kliniker als der Dermatologe kann sich leichter davon überzeugen, daß es eine von Natur aus angelegte körpereigene Tumorabwehr gibt. Er erkennt sie beim malignen Melanom an dem recht häufigen Phänomen der partiellen Spontanregression (Abb. 1a), noch eindrücklicher an der allerdings seltenen totalen Spontanregression (Abb. 1b). Immer findet man in solchen Tumorbezirken histologisch ein dichtes mononukleäres Zellinfiltrat, das mit gutem Grund als Ausdruck einer zellvermittelten Immunreaktion interpretiert werden kann, wie es auch bei der Transplantatabstoßung, bei der Tuberkulinreaktion und beim allergischen Kontaktekzem gefunden wird (Abb. 2).

Solche immunologische Reaktivität gegen den Tumor läßt darauf schließen, daß die Tumorzellen mit Antigenen ausgestattet sind, die den korrespondierenden normalen Körperzellen fehlen. Sind diese Antigene auf der Zellmembran lokalisiert, induzieren sie die immunologische Abstoßung der Zelle. Wegen dieser Eigenschaft werden sie tumorassoziierte (oder tumorspezifische) Transplantationsantigene (TSTA) genannt. Solche tumorassoziierten Antigene sind nicht nur in vielen experimentell erzeugten oder spontan entstandenen Tiertumoren, sondern auch bei einer Reihe von bösartigen Geschwülsten des Menschen nachgewiesen worden: bei Leukämiezellen, beim malignen

Melanom, bei Colon-, Mamma-, Lungen-, Blasen- und Ovarial-Ca [20]. Ein absolut tumorspezifisches Antigen ist aber bis heute noch bei keinem menschlichen Tumor isoliert und charakterisiert worden. Dagegen verdichten sich die Hinweise immer mehr, daß die tumorassoziierten Antigene sogenannte fötale Antigene sind, die — möglicherweise in einer gewissen tumorspezifischen Variation — auf den Tumorzellen exprimiert werden.

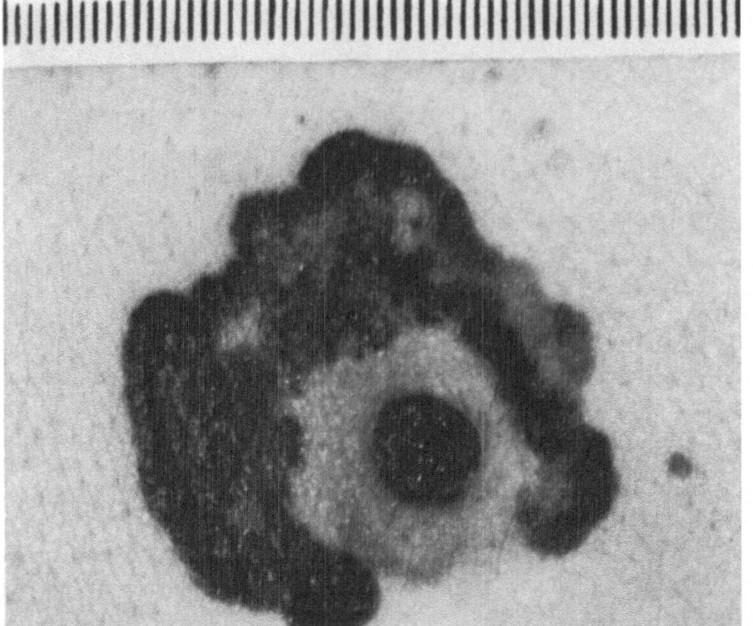

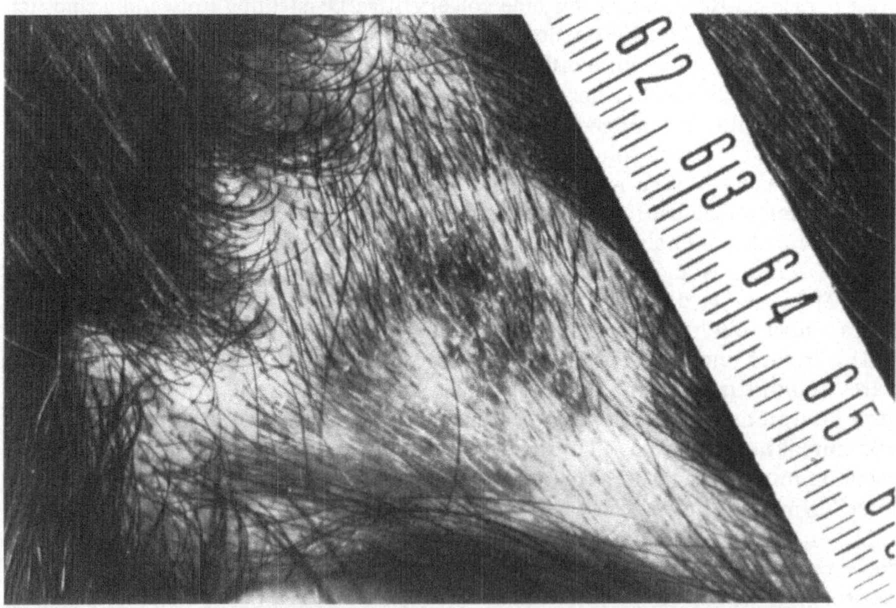

Abb. 1 (a) Partielle Spontanregressionszone in superfiziell spreitendem Melanom, (b) Totale Spontanregression eines Melanoms der Kopfschwarte, entdeckt nach Metastasierung in die Halslymphknoten

212

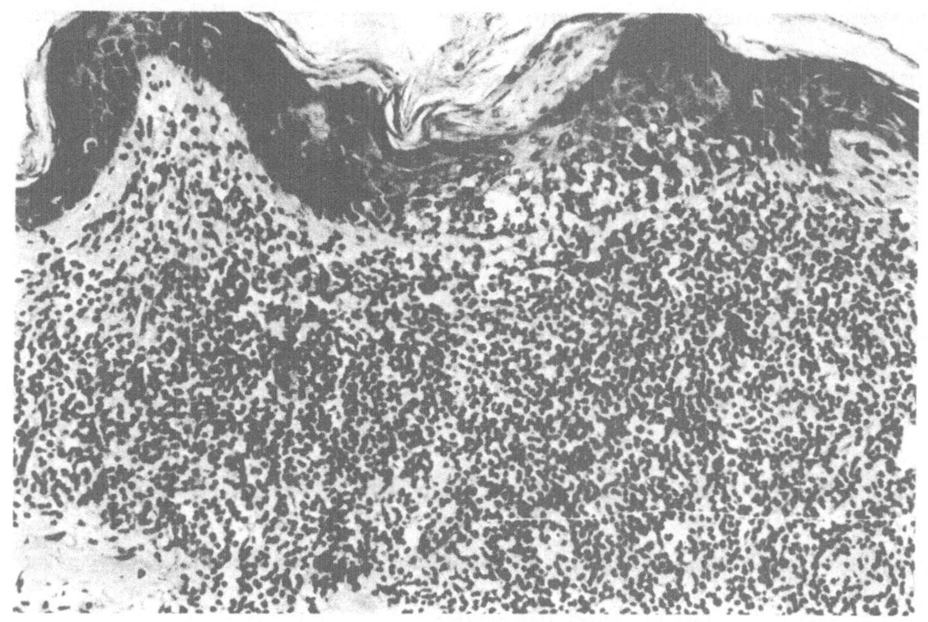

Abb. 2. Spontanregressionszone mit mononukleärem Zellinfiltrat in Corium und Epidermis. Keine Melanomzellen mehr nachweisbar

Hierin liegt wahrscheinlich auch der Grund, warum Tumoren nur in Ausnahmefällen abgestoßen werden, während die immunologische Abstoßung von Transplantaten die Regel darstellt. Die tumorassoziierten Antigene sind weniger immunogen als die Histokompatibilitätsantigene; es sind vergleichsweise schwache Antigene. Hinzu kommt eine Reihe sogenannter „Escape"-Mechanismen, die es dem Tumor ermöglichen, sich der immunologischen Attacke zu entziehen. So kann erstens der Wirtsorganismus selbst in seiner immunologischen Reaktivität geschwächt sein. Eine derartige Immunsuppression ist insbesondere bei fortgeschrittenem Tumorwachstum nachgewiesen worden. Der Tumor scheint der Abwehr des Organismus eine Gegenabwehr entgegenzusetzen, die umso stärker wird, je mehr er wächst [5]. Zweitens können die Tumorzellen durch Verlust ihrer tumorassoziierten Antigene die Wirksamkeit der Immunreaktion unterlaufen. Tumorzellpopulationen sind nämlich morphologisch wie immunologisch auffällig heterogen. Man kann sich vorstellen, daß die antigenisch stärker besetzten Zellen zerstört werden, während die schwächer besetzten übrigbleiben und sich ungehindert vermehren. Drittens schließlich kann die Interaktion zwischen Wirtsorganismus und Tumor paradoxerweise das Tumorwachstum begünstigen, weil blockierende Faktoren die Immunreaktion hemmen. Der Mechanismus dieser Blockade ist noch nicht zweifelsfrei geklärt; vieles spricht aber dafür, daß frei zirkulierende Tumorantigene oder zirkulierende Tumorantigen-Antikörperkomplexe dafür verantwortlich sind [10].

Vor diesem Hintergrund stellt sich Immuntherapie als Maßnahme dar, den Escape-Mechanismen entgegenzuarbeiten. Dies ist grundsätzlich möglich durch 1) Verstärkung der Immunreaktivität des Wirtsorganismus, 2) Verstärkung der Immunogenität des Tumors und 3) Ausschaltung blockierender Faktoren. Das alles einleitende und zugleich sicherste Manöver in diese Richtung ist die größtmögliche Reduktion der Tumormasse durch Operation oder (bei Leukämie) Chemotherapie. Dadurch wird die dem Organismus aufgezwungene Immunsuppression abgeschwächt oder behoben, die weitere Freisetzung von löslichem Tumorantigen gebremst und folglich auch die Bildung von

Tumorantigen-Antikörperkomplexen vermindert. Somit wird die Immun-Balance eindeutig zugunsten des Wirtsorganismus verschoben. Er kann nun seine naturgemäß beschränkten Abwehrmittel auf den verbliebenen, möglichst kleinen Tumorrest konzentrieren. Jede therapeutische Maßnahme, die die drückende Tumorzellast effektiv mindert, ist damit Immuntherapie im weiteren Sinne. Was man dagegen heute als Immuntherapie im engeren Sinne versteht, ist so betrachtet Zusatztherapie.

Präparationen und Substanzen, die in den letzten Jahren zu immuntherapeutischen Zwecken verabfolgt wurden, sind in Tabelle 1 zusammengestellt. Es wird zwischen aktiver, adoptiver und passiver Immuntherapie unterschieden, die jeweils mit immuno-

Tabelle 1. Immuntherapie: Methoden

	spezifisch	unspezifisch
aktiv	Tumorzellen, Tumorextrakte fötale Antigene Neuraminidase Helferdeterminanten	Immunpotentiatoren: BCG, MER-BCG, Corynebacterium parvum Levamisol
adoptiv	Sensibilisierte Lymphozyten Extrakte: Transfer-Faktor, Immun-RNA	PHA-stimulierte Lymphozyten G.v.H.-Reaktion
passiv	xenogene oder allogene Antiseren	unspezifische Serumfaktoren: Properdin, Interferon

logisch spezifischen oder unspezifischen Mitteln betrieben wird. Es ist hier weder möglich noch nötig, all diese Maßnahmen im einzelnen zu besprechen; zur genaueren Orientierung sei auf einige kürzlich erschienene Übersichtsarbeiten verwiesen [2, 4, 9, 11, 18].

Die meisten experimentellen Daten und die größte klinische Erfahrung sind inzwischen mit dem Bacillus Calmette-Guérin (BCG) erworben worden [1]. Tuberkelbazillen sind als immunologisches Adjuvans zur Verstärkung der Immunantwort in der experimentellen Immunologie schon seit Jahrzehnten im Gebrauch. Bestimmte Zellwandstrukturen sind für diesen Effekt verantwortlich. Interessanterweise ist in letzter Zeit der Nachweis erbracht worden, daß zwischen BCG und dem menschlichen malignen Melanom Antigengemeinschaften bestehen [15].

Im Hinblick auf den Gebrauch von BCG als Immuntherapeutikum sind eine Anzahl von Variablen zu beachten, die für Erfolg oder Mißerfolg entscheidend sind:

1. Nicht jeder BCG-Stamm scheint gleich gut geeignet zu sein; in Europa wird vorzugsweise der Pasteur-Stamm gebraucht.

2. Eine möglichst hohe Zahl lebender Mikroorganismen ist Voraussetzung für eine erkennbare Wirkung. Für die Belange der Immuntherapie werden daher spezielle Präparationen bereitgehalten, die das garantieren; meist werden lyophilisierte Keime in Ampullen zu 6×10^8 v. u. gebraucht.

3. Aus vielen Tiermodellen ist die Bedeutung des Applikationsweges deutlich geworden. So war BCG bei pleural oder peritoneal gesetzten Tumoren nur nach pleuraler bzw. peritonealer Applikation wirksam, während andere Zufuhrwege das Tumorwachstum nicht beeinflußten [17]. Der Kontakt von BCG mit den Tumorzellen scheint daher essentiell zu sein [16].

4. Eine der wichtigsten Erkenntnisse aus Tierversuchen ist, daß in strenger Abhängigkeit von der Versuchsanordnung der Tumor entweder Regression, keine Veränderung oder sogar Progression zeigt [19]. Auf die Anwendung beim Menschen bezogen heißt das, daß wir mit der heute praktizierten BCG-Applikation unter Umständen auch

schaden können. Über den Berichten, die zu therapeutischem Optimismus Anlaß geben, dürfen die kritischen nicht vergessen werden [12, 13, 14]. Eventuelle Gefahren können nicht nur aus zu starker, sondern paradoxerweise auch aus zu schwacher Immunstimulation erwachsen [8].

Mit dem Methanol-Extraktions-Rückstand (MER) von BCG steht neuerdings ein ebenfalls potentes, aber nicht lebendes Immunstimulans zur Verfügung, das im Vergleich zu BCG kaum Nebenwirkungen haben soll. Auch hitzegetötete Zellen von Corynebacterium parvum, die besonders das reticuloendotheliale System stimulieren, haben experimentell einen Antitumoreffekt gezeigt. Hoffnungen auf eine unspezifische immuntherapeutische Wirkung werden in letzter Zeit in das Anthelmintikum Levamisol gesetzt.

Zur spezifischen Immuntherapie werden Tumorzellen, die durch geeignete Behandlung proliferationsunfähig gemacht werden, oder Zellfragmente und Extrakte mit stark antigenen Haptenen oder Proteinen gekoppelt, um die Immunogenität derartiger Tumorvakzinen zu erhöhen. Das gleiche Prinzip kommt in vivo — so hofft man — bei der epitumoralen DNCB-Applikation zur Anwendung. Adoptive Immunität soll mit Hilfe des Transfer-Faktors oder der sogenannten Immun-RNA vermittelt werden. Insgesamt werden gegenwärtig -zig verschiedene Substanzen in Hunderten von differierenden Therapieprotokollen erprobt, die schwer miteinander vergleichbar sind und oft zu widersprüchlichen Resultaten führen [3]. Das Hauptproblem all dieser Studien ist die auslesefreie Kontrolle. Da leicht erkennbare Alles- oder Nichts-Effekte nicht aufgetreten und auch kaum zu erwarten sind, ist der Wirksamkeitsnachweis schwer zu erbringen.

Aus der Vielzahl von Einzelberichten über erfolgreiche Anwendung von BCG beim malignen Melanom seien zwei ausgewählt, denen wegen der zugrundeliegenden Fallzahlen und der aufgeführten Kontrollen mit größerem Zutrauen begegnet werden kann (Tabelle 2).

Tabelle 2. BCG-Immuntherapie: Malignes Melanom III

n	Behandlung	Remission	Stabilität	Progression
111	DTIC	14,4 %	30,6 %	55,0 %
89	DTIC + BCG	27,0 %	32,0 %	41,5 %

89 Patienten mit malignem Melanom im Stadium III (Fernmetastasen), die mit DTIC und BCG behandelt wurden, stehen 111 Patienten gegenüber, die einige Jahre vorher (historische Kontrolle) mit DTIC allein behandelt worden waren. Die beobachteten Remissionen waren nach kombinierter Immunochemotherapie fast doppelt so häufig, die Zahl der Progressionen deutlich geringer. Die Autoren berichten, daß immunkompetente Patienten eine bessere Prognose aufwiesen als immuninkompetente. Offenbar konnte BCG die Immunreaktivität (Kompetenz) nicht nachhaltig anheben [7].

In der zweiten Studie (Tabelle 3) wurden 84 Patienten mit Lymphknotenmetastasen, und zwar meist in subklinischem Zustand, nach Resektion des Primärtumors und regionaler Lymphadenek-

Tabelle 3. BCG-Immuntherapie: Malignes Melanom II

n	Behandlung	tumorfrei	lebend
42	Operation	36 %	55 %
84	Op + BCG	64 %	78 %

tomie mit BCG behandelt. Die Kontrollgruppe von 42 nur operierten Patienten kam zustande, weil die Kranken die BCG-Behandlung verweigerten oder wegen zu großer Entfernung ihres Wohnortes nicht zu den wöchentlichen BCG-Impfungen kommen konnten. Zwei Jahre nach Behandlungsbeginn war der Prozentsatz noch tumorfreier Patienten in der BCG-Gruppe doppelt so hoch wie in der Kontrollgruppe. Auch die Zahl der Überlebenden lag deutlich höher [6].

Die Vergleichbarkeit beider Gruppen wird möglicherweise dadurch eingeschränkt, daß das Durchschnittsalter in der Kontrollgruppe signifikant höher war als in der BCG-Gruppe. Die Autoren stellen allerdings fest, daß das Lebensalter in ihren Fällen keinen erkennbaren Einfluß auf den Verlauf der Krankheit hatte. Auch sagt die jetzige Statistik nach zweijähriger Verlaufsbeobachtung noch nichts Endgültiges über das Schicksal der Patienten nach 5, 8 oder 10 Jahren aus. Immerhin ist es ein bemerkenswertes Ergebnis. Die BCG-Anwendung konnte den Erfolg der operativen Therapie meßbar verbessern.

Die nähere Analyse zeigt aber auch, daß der Therapieerfolg von der Tumormasse zu Behandlungsbeginn abhängig war. Patienten, die bei der histologischen Aufarbeitung ihrer prophylaktisch entfernten Lymphknoten nur einen befallenen Lymphknoten aufwiesen, blieben zu 90 % tumorfrei. Fanden sich dagegen 2-4 befallene Lymphknoten, so sank die Rate der Tumorfreiheit auf 78 %.

War bereits klinisch ein Lymphknoten als Metastase erkennbar, betrug die Aussicht, nach 2 Jahren noch tumorfrei zu sein, nur noch 62 %.

Diese Zahlen zeigen, daß die BCG-Wirkung — wie auch immer der Mechanismus des Antitumoreffekts sein mag — eine Funktion der Tumorzellzahl ist. Immunität gegen Krebszellen ist nicht absolut, sondern relativ. Körpereigene Tumorabwehr kann schätzungsweise 1 bis 10 Millionen Zellen in Schach halten, 100 Millionen Tumorzellen führen dagegen unabwendbar zur Progression [3]. Ein Tumor von 1 cm Durchmesser enthält bereits 1 Milliarde Zellen. Man kann daher annehmen, daß die Tumorabwehr oft schon durchbrochen ist, wenn der Tumor diagnostiziert wird. Erst recht gilt dies für klinisch nachweisbare Metastasen.

Aus diesen Überlegungen ergibt sich zwingend, daß Immuntherapie umso erfolgreicher wird, je früher sie im Verlauf des Tumorleidens einsetzt. Gerade hierbei ist ein Therapieeffekt aber besonders schwierig zu verifizieren, da lange Beobachtung notwendig ist. Wüßten wir schon, daß wir das Richtige tun, könnten wir in Ruhe den Vergleich mit historischen Kontrollen abwarten. Wir wissen es aber nicht. Es wäre verhängnisvoll, lange Zeit das Falsche zu tun in der Erwartung, es sei das Richtige.

Es ist aus den heute vorliegenden Daten erkennbar, daß ein vom Tumor befallener, von der Hauptlast dieses Tumors aber wieder befreiter Organismus durch geschickte immunologische Manipulation durchaus besser befähigt werden kann, sich eines kleinen Tumorrests selbst zu entledigen. Es bedarf aber noch vieler Mühen, um daraus regelrechte Immuntherapie zu machen. Es wird von der vorurteilsfreien wissenschaftlichen Auswertung der einkommenden Daten, von der darauf basierenden weiteren Planung und nicht zuletzt von unserem Willen zu überregionaler Zusammenarbeit abhängen, wann den vielen Tumorkranken aus der Immuntherapie ihres Leidens tatsächlich kalkulierbare Hilfe erwachsen wird.

Literatur

1. Bast, R.C., Zbar, B., Borsos, T., Rapp, H.J.: BCG and cancer. N. Engl. J. Med. 290, 1413-1420, 1458-1469 (1974)
2. Bickhardt, R.: Zum derzeitigen Stand der Immuntherapie beim malignen Melanom. akt. dermatol. 1, 55-63 (1975)
3. Carter, S.K.: Immunotherapy of cancer in man. Am. Scientist 64, 418-423 (1976)
4. Currie, G.A.: Eighty years of immunotherapy: a review of immunological methods used for the treatment of human cancer. Br. J. Cancer 26, 141-153 (1972)

5. Eilber, F.R., Morton, D.L.: Impaired immunologic reactivity and recurrence following cancer surgery. Cancer **25**, 362-367 (1970)
6. Eilber, F.R., Morton, D.L., Holmes, E.C., Sparks, F.C., Ramming, K.P.: Adjuvant immunotherapy with BCG in treatment of regional-lymphnode metastases from malignant melanoma. N. Engl. J. Med. **294**, 237-240 (1976)
7. Gutterman, J.U., Mavligit, G., Gottlieb, J.A., Burgess, M.A., McBride, Ch.E., Einhorn, L., Freireich, E.J., Hersh, E.M.: Chemoimmunotherapy of disseminated malignant melanoma with Dimethyl Triazeno Imidazole Carboxamide and Bacillus Calmette-Guérin. N. Engl. J. Med. **291**, 592-597 (1974)
8. Gutterman, J.U., Mavligit, G.M., Kennedy, A., Hersh, E.M.: Adjuvant BCG immunotherapy for minimal residual disease (MRD) in malignant melanoma (MM): a three year experience. Proc. Am. Ass. Cancer Res. **16**, 245 (1975)
9. Gutterman, J.U., Mavligit, G., Reed, R., Richman, S., McBride, Ch.E., Hersh, E.M.: Immunology and immunotherapy of human malignant melanoma: Historic review and perspectives for the future. Sem. Oncol. **2**, 155-176 (1975)
10. Hellström, I., Sjögren, H.O., Warner, G., Hellström, K.E.: Blocking of cell mediated tumour immunity by sera from patients with growing neoplasms. Int. J. Cancer **7**, 226-237 (1971)
11. Kleeberg, U.R.: Die Behandlung des Melanoms. Dtsch. med. Wschr. **101**, 904-908 (1976)
12. Laucius, J.F., Bodurtha, A.J., Mastrangelo, M.J., Creech, R.H.: Bacillus Calmette-Guérin in the treatment of neoplastic disease. J. Reticulo endothel. Soc. **16**, 347-373 (1974)
13. Levy, N.L., Mahaley, M.S., Day, E.D.: Serum-mediated blocking of cell-mediated anti-tumour immunity in a melanoma patient: association with BCG immunotherapy and clinical deterioration. Int. J. Cancer **10**, 244-248 (1972)
14. McKhann, C.F., Hendrickson, C.G., Spitler, L.E., Gunnarson, A., Banerjee, D., Nelson, W.R.: Immunotherapy of melanoma with BCG: two fatalities following intralesional injection. Cancer **35**, 514-520 (1975)
15. Minden, P., Sharpton, T.R., McClatchy, J.K.: Shared antigens between human malignant melanoma cells and mycobacterium bovis (BCG). J. Immunology **116**, 1407-1414 (1976)
16. Pimm, M.V., Baldwin, R.W.: BCG immunotherapy of rat tumours in athymic nude mice. Nature **254**, 77-78 (1975)
17. Pimm, M.V., Baldwin, R.W.: BCG therapy of pleural and peritoneal growth of transplanted rat tumours. Int. J. Cancer **15**, 260-269 (1975)
18. Riethmüller, G.: Immunpotenzierung: Ziele, Wege, Ergebnisse. Internist **16**, 466-470 (1975)
19. Sparks, F.C., Breeding, J.H.: Tumor regression and enhancement resulting from immunotherapy with Bacillus Calmette-Guérin and Neuraminidase. Cancer Res. **34**, 3262-3269 (1974)
20. Symes, M.O.: Tumour immunology. Br. J. Surg. **61**, 929-938 (1974)

Bernd R. Balda

Grundsätzliches zur innerlichen Behandlung von Autoimmunerkrankungen

Begriffsbestimmung

Der Begriff „Autoimmunerkrankung" ist weder klinisch noch ätiopathogenetisch, noch therapeutisch scharf gefaßt. Folglich werden auch Krankheiten zu dieser Gruppe gezählt, deren klinisches Bild völlig unterschiedlich ist. Dennoch sind einige gemeinsam vorkommende Besonderheiten zwar nicht als Beweis für, aber als Hinweis auf das Vorliegen einer Autoimmunerkrankung zu werten (Tabelle 1). Vor allem die Überlappungssyndrome sind in Phasen starker Krankheitsaktivität recht charakteristisch.

Tabelle 1. Charakteristika von Autoimmunerkrankungen

Hohe BKS
Lympho-plasmazelluläre Infiltrate
Zirkulierende Antikörper
Ablagerung von Immunglobulinen
Rezidivneigung
Progredienz
Überlappungssyndrome
Bevorzugung des weiblichen Geschlechts
Genetische Prädisposition
Reproduktion im Tierversuch
Therapeutische Beeinflußbarkeit mit Immunsuppressiva

Die Basis für die Zusammenfassung zur Gruppe der Autoimmunerkrankungen ergibt sich aus der Vorstellung einer einheitlichen bzw. ähnlichen Pathogenese, nämlich von körpereigene Strukturen betreffenden immunologischen Prozessen, deren Einfluß maßgeblich für den Verlauf und möglicherweise auch die Entstehung des jeweiligen Krankheitsbildes ist. Transitorisch werden solche Ereignisse nicht selten beobachtet, sie sind daher nicht grundsätzlich krankhafter Natur. So lassen sich nach Herzinfarkten bei den betroffenen Patienten gegen das Myokard gerichtete Antikörper im Blutserum nachweisen, deren vorübergehendes Auftreten im Sinne von Abräumproteinen gegenüber traumatisch modifizierten myokardialen Antigenen gedeutet wird [7]. Ähnliche Phänomene können bei chronischer Hepatitis oder Colitis ulcerosa wahrgenommen werden [7]. Das alleinige Vorkommen von Antikörpern gegen körpereigene Antigene sagt also noch nichts über deren Pathogenität aus [21].

Eine Autoimmunerkrankung liegt erst dann vor, wenn dieser Prozeß eine Eigendynamik bekommen hat, sich selbst unterhält und zu einer kontinuierlichen Zerstörung von Zellen und Geweben des betroffenen Organismus führt, weshalb auch von Autoaggressionskrankheit gesprochen wird. Morphologischer Ausdruck dieser Vorgänge sind Parenchymzellnekrosen bei entzündlicher mononukleärer Zellinfiltration [21].

Aus dermatologischer Sicht werden heute systemischer Lupus erythematodes und Pemphigus vulgaris als sichere, bullöses Pemphigoid, benignes Schleimhautpemphigoid, Herpes gestationis, M. Duhring und bestimmte entzündliche Stadien der systemischen (progressiven) Sklerodermie als mögliche Autoimmunerkrankungen aufgefaßt, weil, abgesehen von therapeutischen Maßnahmen, bei letzteren auch gewisse diagnostisch verwertbare immunologische Phänomene bezeichnend sind. Periarteriitis nodosa hat zu dieser Krankheitsgruppe vor allem therapeutisch Beziehungen.

Prinzip, Pathomechanismus und Entstehung von Autoimmunerkrankungen

Bei erstmaligem Kontakt des immunkompetenten Systems des menschlichen Organismus mit Fremdstoffen (Antigenen), z.B. viralen oder bakteriellen Lipoiden oder Polysacchariden, werden spezifische, nur auf jeweils ein bestimmtes Antigen ausgerichtete Antikörper gebildet, die bei neuerlichem Eindringen der Antigene letztere unschädlich machen [10, 15, 27]. Dieser normale Abwehrvorgang wird als Immunität, die krankhaft veränderte und übersteigerte Reaktion als Allergie bezeichnet.

Da es sich um einen Schutzmechanismus handelt, werden körpereigene Strukturen in der Regel nicht als Antigene akzeptiert, ihnen gegenüber besteht eine angeborene Immuntoleranz [4]. Sie wurde während der Embryonalzeit durch Kontakt autologer Antigene mit immunkompetenten Zellen erworben [2, 6]. Unter bestimmten Umständen kann jedoch diese Fähigkeit, eigene Strukturen als „selbst" zu erkennen, zumindest partiell verloren gehen. Autologe Antigene werden dann wie Fremd- (heterologe und homologe) Antigene vom immunologischen Abwehrapparat behandelt [5, 6]. Es resultiert eine in vitro nachweisbare Autoimmunisierung oder, wegen der mit ihr verbundenen Zellschädigung, Autoaggression (Abb. 1).

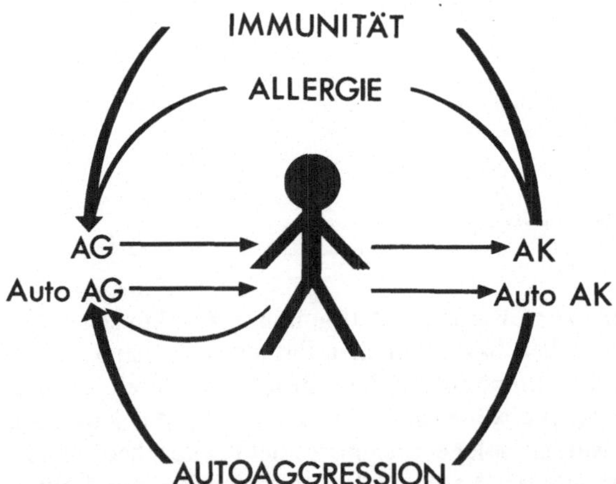

Abb. 1. Autoaggressionskrankheiten: Prinzip. Abkürzungen: AG Antigen, AK Antikörper, Auto AG Autoantigen, Auto AK Autoantikörper

Je nach Art der reagierenden Autoantigene (organspezifisch oder organunspezifisch) und Immunitätsträger (humoral oder zellulär) sind im einzelnen sehr verschiedene pathologische Konstellationen zu erwarten, die ein Spektrum von „Immunopathien" erklären können mit Manifestationen als lokalisiertes oder systematisiertes Ereignis, wobei ein Sonderfall des letzteren die hier nicht in Rede stehenden Immunhämatopathien sind (Abb. 2).

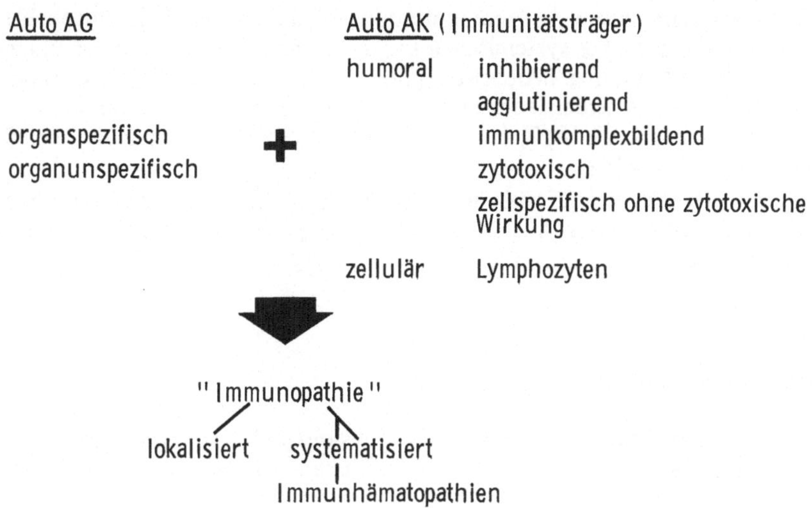

Abb. 2. Autoaggressionskrankheiten: Pathomechanismus. Abkürzungen s. Abb. 1

Der Verlust der Immuntoleranz gegenüber autologen Antigenen ist also Voraussetzung für die Entstehung von Autoaggressionskrankheiten (Abb. 3). Klinisch wie experi-

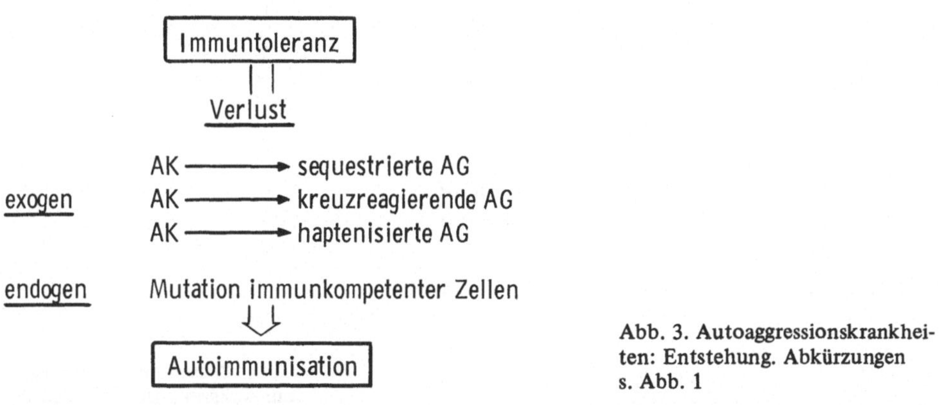

Abb. 3. Autoaggressionskrankheiten: Entstehung. Abkürzungen
s. Abb. 1

mentell ist diese Konzeption durch Beispiele belegbar [7, 21]. So kann exogen die Bildung von Autoantikörpern induziert werden, wenn in Folge bakterieller oder viraler
Infekte oder andersartiger Traumatisierung die natürliche immunologische Barriere
sequestrierter Antigene durchbrochen und ihnen das Eindringen in Blut- und Lymphbahnen ermöglicht wird. Sequestrierte Antigene sind Strukturen, die aus anatomischen
und entwicklungsmechanischen Gründen keinen Kontakt mit dem Immunsystem
haben konnten, z.B. Schilddrüse, Gehirn, Spermien.

Exogen induzierte Autoantikörperbildung liegt auch vor, wenn körperfremde Antigene mit körpereigenen Substanzen kreuzreagierende gemeinsame antigene Determi-
nanten haben. Ferner können autologe Antigene dadurch immunogen werden, daß sich
niedermolekulare Verbindungen, z.B. Medikamente, als Hapten an körpereigene Proteine anlagern und dann eine Antikörperbildung gegen den Gesamtkomplex ausgelöst
wird.

Bei einer Reihe von malignen Systemerkrankungen wie M. Hodgkin, lymphatischer

Leukämie und Retikulosen treten Autoimmunisationsphänomene auf [8]. Umgekehrt wird des öfteren im Verlauf eines systemischen Lupus erythematodes die Entwicklung einer malignen Systemerkrankung beobachtet [24, 26]. Daraus ist gefolgert worden, daß der Verlust der Immuntoleranz endogen durch primäre Mutation immunkompetenter Zellen bedingt sein könnte [8, 9, 19], sog. forbidden clones im Sinne der „clonal selection theory" von Burnet [4].

Auf den gegenwärtig sehr detaillierten Wissensstand über das komplexe Geschehen von Entstehung und Ablauf einer Autoimmunerkrankung beim systemischen Lupus erythematodes [17] soll in vorliegendem Zusammenhang nicht näher eingegangen werden.

Immunsuppressive Medikamente

Der Ablauf von Immunreaktionen ist kompliziert, physiologisch wie pathologisch aber prinzipiell gleichartig [18]. Auf Abb. 4 ist er in vier Phasen unterteilt schematisch dargestellt.

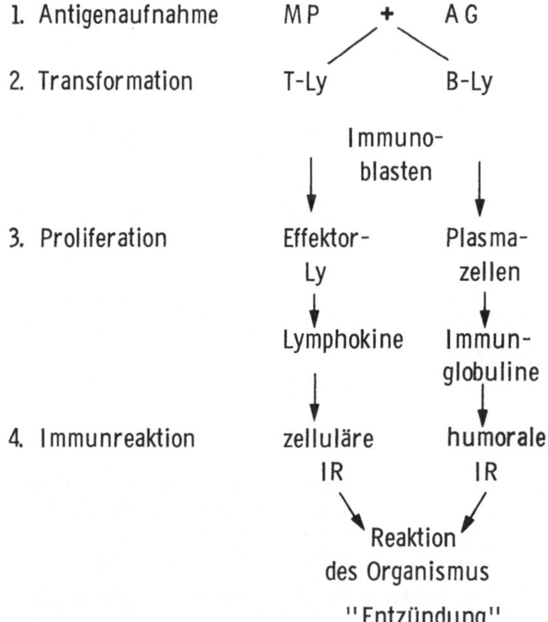

Abb. 4. Phasen der Immunreaktion. Abkürzungen: MP Monozyten, Histiozyten, Makrophagen, AG Antigen, Ly Lymphozyt, IR Immunreaktion

Nach Antigenaufnahme, -erkennung und -verwertung durch das MP-System (Monozyten, Histiozyten, Makrophagen) erfolgt die immunologische Aktivierung von Lymphozyten und deren Transformation zu Immunoblasten. Das gilt für das zelluläre System (T-Lymphozyten) in gleicher Weise wie für das humorale (B-Lymphozyten), unabhängig von der notwendigen Kooperation von T- und B-Lymphozyten, die letztere erst voll funktionsfähig werden läßt. Die anschließende Proliferationsphase endet mit der Bereitstellung von Effektorzellen, nämlich einerseits den Lymphokine produzierenden Lymphozyten und andererseits den die Immunglobuline synthetisierenden Plasmazellen. Erst dann kommt es zur eigentlichen zellulären bzw. humoralen Immunreaktion, die sich als „Entzündung" äußert.

Medikamente, die diesen immunologischen Reaktionsablauf ganz oder teilweise in einzelnen Phasen hemmend beeinflussen können, werden Immunsuppressiva genannt. Es ist zumindest unvollständig, hierunter nur Zytostatika zu verstehen [28].

Wie aus Tabelle 2 hervorgeht, entfalten eine Reihe von Substanzen und Maßnahmen immunsuppressive Wirksamkeit. Von Ausnahmen wie Anti-Human-Lymphozyten-Glo-

Tabelle 2. Immunsuppressiva

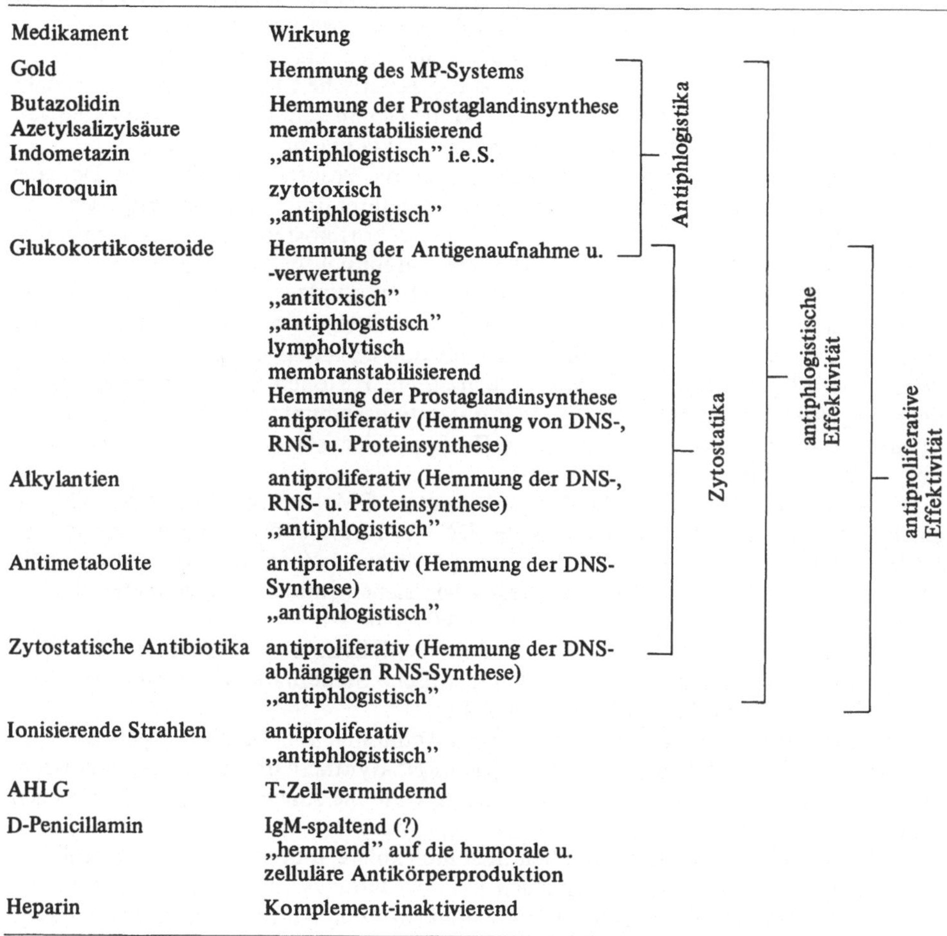

Medikament	Wirkung
Gold	Hemmung des MP-Systems
Butazolidin Azetylsalizylsäure Indometazin	Hemmung der Prostaglandinsynthese membranstabilisierend „antiphlogistisch" i.e.S.
Chloroquin	zytotoxisch „antiphlogistisch"
Glukokortikosteroide	Hemmung der Antigenaufnahme u. -verwertung „antitoxisch" „antiphlogistisch" lympholytisch membranstabilisierend Hemmung der Prostaglandinsynthese antiproliferativ (Hemmung von DNS-, RNS- u. Proteinsynthese)
Alkylantien	antiproliferativ (Hemmung der DNS-, RNS- u. Proteinsynthese) „antiphlogistisch"
Antimetabolite	antiproliferativ (Hemmung der DNS- Synthese) „antiphlogistisch"
Zytostatische Antibiotika	antiproliferativ (Hemmung der DNS- abhängigen RNS-Synthese) „antiphlogistisch"
Ionisierende Strahlen	antiproliferativ „antiphlogistisch"
AHLG	T-Zell-vermindernd
D-Penicillamin	IgM-spaltend (?) „hemmend" auf die humorale u. zelluläre Antikörperproduktion
Heparin	Komplement-inaktivierend

bulin (AHLG), D-Penicillamin und Heparin abgesehen, lassen sich ihre Effekte mit den zwei komplexen Hauptwirkungen „antientzündlich" und „proliferationshemmend" beschreiben. Das schließt nicht aus, daß einzelne Stoffgruppen Angriffspunkte in beiden Bereichen haben. So gibt es experimentell gut untermauerte Hinweise darauf, daß Glukokortikosteroide nicht nur antiphlogistisch, sondern gleichzeitig auch antiproliferativ wirksam [1] und umgekehrt Zytostatika unabhängig von den zellteilungsinhibierenden Eigenschaften effektive Entzündungshemmer sind [1, 3]. Ähnliches trifft für ionisierende Strahlen zu [18].

Bei Anwendung einer Substanz können also mehrere Schritte der immunologischen Reaktionskette getroffen werden. Ein phasenspezifischer Einsatz ist kaum möglich, und so kommt vor allem den Glukokortikosteroiden die Bedeutung als einer Art Basistherapeutikum zu [28].

Antigenaufnahme, -erkennung und -verwertung werden nachweislich durch Glukokortikosteroide, Antiphlogistika und Gold gehemmt [18, 28]. Glukokortikosteroide vermindern sowohl die Motilität als auch, ebenso wie Antiphlogistika über Membranstabilisierungen, die phagozytotischen Eigenschaften von Zellen des MP-Systems [1, 18, 28]. Der Effekt von Zytostatika und ionisierenden Strahlen ist in der ersten Phase der Immunantwort gering.

Syntheseleistungen der Zellen kennzeichnen die Transformationsphase. Deshalb sind die Hemmwirkungen von Zytostatika, Glukokortikosteroiden, teils auch von ionisierenden Strahlen auf den DNS-, RNS- und Proteinstoffwechsel erwünscht [1, 18, 28]. Glukokortikosteroide lysieren darüber hinaus auch lymphatische Zellen [1]. Eine gewisse Selektivität wird durch spezifische zytoplasmatische Steroidrezeptoren erreicht [1, 28]. Zweifelsohne kann auch durch AHLG die Gesamtzahl der T-Lymphozyten verringert werden. B-Lymphozyten sind gegenüber AHLG unempfindlich [28].

Es bedarf keiner besonderen Erwähnung, daß die Proliferationsphase die Domäne der Zytostatika im engeren Sinne, aber auch wegen ihrer inhibitorischen Eigenschaften auf die DNS-, RNS- und Proteinsynthese von Glukokortikosteroiden ist. In geringerem Maße gilt dies ebenso für ionisierende Strahlen und hinsichtlich des T-Zellsystems auch für AHLG. Aus der Gruppe der Zytostatika stehen Alkylantien, Antimetabolite und Antibiotika zur Verfügung [1, 18, 28]. Mit den Alkylantien Cyclophosphamid und Chlorambucil läßt sich eine schnell einsetzende und nachhaltige Immunsuppression erzielen. Die Alkylierung erfolgt mit Nukleinsäuren, Histonen und Proteinen, was zu einer tiefgreifenden Zellschädigung und Proliferationshemmung führt. Die größere therapeutische Breite hat Cyclophosphamid. Es supprimiert sowohl die humorale als auch die zelluläre Immunreaktion.

Als Antimetabolite müssen die Purinantagonisten 6-Mercaptopurin und Azathioprin genannt werden. Sie sind Hemmstoffe der DNS-Synthese und deshalb nur effektiv in der kurzen S-Phase des Zellzyklus. Besonders Azathioprin (es wird in 6-Mercaptopurin und einen ebenfalls mild immunosuppressiv wirksamen Imidazolrest gespalten) bedarf daher einer längeren Anlaufzeit bis zur vollen Wirksamkeit.

Der Folsäureantagonist Amethopterin zählt ebenfalls zu den Antimetaboliten. Diese Verbindung zeichnet sich durch gute therapeutische Steuerbarkeit aus, weil im Citrovorum-Faktor ein Antidot zur Verfügung steht.

Von den Antibiotika hat fast ausschließlich Actinomycin D Beachtung gefunden. Es ist ein starker Hemmstoff der DNS-abhängigen RNS-Synthese und damit der zellulären, aber auch der humoralen Immunantwort. Seine klinische Anwendung ist jedoch wegen hoher Toxizität sehr begrenzt.

Inwieweit D-Penicillamin tatsächlich hochmolekulare Immuglobuline vom IgM-Typ spalten kann, ist nicht sicher entschieden [16]. Neuerdings wird vielmehr eine weiterreichende Hemmung der humoralen und zellulären Immunantwort unter Bevorzugung der T-Lymphozyten diskutiert [25].

Die Interferenz von Heparin mit dem Komplementsystem [18] ist mehr von experimentellem Interesse.

Antiphlogistika, Glukokortikosteroide und lokal applizierte ionisierende Strahlen, im zellulären System auch AHLG, unterdrücken die eigentliche Immunreaktion. Außer mit Glukokortikosteroiden und Antiphlogistika als Inhibitoren der Prostaglandinsynthese kann nach längerer Anwendungsdauer auch mit Zytostatika die Reaktion des Organismus, die „Entzündung", eingedämmt werden [18, 28].

Besonderheiten immunsuppressiver Therapie

Es besteht kein Zweifel darüber, daß eine Immunsuppression wirksam durchgeführt werden kann. Alle genannten Medikamente und Maßnahmen sind jedoch durch schwerwiegende Nebenwirkungen auf die Proliferation normaler Körperzellen und die Funktionsfähigkeit intakter Anteile des immunologischen Abwehrapparates belastet (Tabelle 3) [28]. Eine kritische Abwägung des jeweils einzuschlagenden Behandlungsweges ist

Tabelle 3. Nebenwirkungen von Immunsuppressiva

a) Zytostatika
   Depression der Hämozytopoese (Zeitfaktor!)
   Störung der Infektabwehr
   Leberparenchymschäden, Leberzirrhose
   Provokation von Malignomen
   Teratogenität (?)
   Außerdem Haarausfall, Übelkeit, Erbrechen, Stomatitis etc.

b) Glukokortikosteroide
   NNR-Insuffizienz
   Magen-Darm-Ulzera
   Diabetes mellitus
   Osteoporose
   Hypertonie
   Gewichtszunahme
   Striae, Steroidakne
   Psychische Störungen

daher dringend angezeigt. Insbesondere ist vor dem Einsatz von Glukokortikosteroiden, Zytostatika und Strahlen zu prüfen, ob nicht durch weniger belastende Maßnahmen, z.B. Antiphlogistika, ein gleichwertiges therapeutisches Ergebnis erreicht werden kann [28].

Art und Wertigkeit der einzelnen Phasen der auf Abb. 3 skizzierten Immunreaktion sind bei den meisten Autoimmunerkrankungen nur ungenügend beurteilbar [28]. Das wechselhafte und bunte klinische Bild bei systemischem Lupus erythematodes spiegelt geradezu diese komplizierte, nur partiell erfaßbare immunologische Situation wieder. Ebenso ist fast immer unklar, ob therapeutischer Schwerpunkt die Suppression der Sekundärreaktion zwischen Organantigen und Autoantikörpern oder die Inhibierung einer sich möglicherweise permanent wiederholenden Sensibilisierung mit entsprechender Proliferation immunkompetenter Zellen sein soll. Zytostatikagaben wären nur in letzterem Fall sinnvoll [28]. Dabei wird natürlich in Kauf genommen, daß die für die Infektabwehr notwendigen Immunreaktionen gleichzeitig mit unterdrückt werden, weshalb häufig generalisierter Zoster und Bronchopneumonien beobachtet werden.

Bei Anwendung von Zytostatika ist auch noch ein zellkinetischer Gesichtspunkt mit zu berücksichtigen. Rajewsky [20] konnte zeigen, daß proliferierende Zellsysteme ganz allgemein aus einem Pool proliferierender Zellen und einem kleinen Pool ruhender Zellen zusammengesetzt sind. Beide stehen miteinander im Gleichgewicht. Wird nun das Compartement der proliferierenden Zellen z.B. durch Zytostatikatherapie reduziert, so hat das einen Einstrom aus dem Compartement der ruhenden Zellen zur Folge. Es ist nicht auszuschließen, daß dann sogar im Endeffekt durch Überkompensation eine unerwünschte Immunstimulation mit Krankheitsprogredienz zustande kommen kann.

Von immunsuppressiven Zytostatika, vor allem Alkylantien, ist darüber hinaus bekannt geworden, daß sie das Risiko, an malignen Tumoren besonders des lympho-retikulären Systems zu erkranken, erhöhen [23]. Ein mittelbarer Zusammenhang mit der Immunsuppresssion an sich ist zwar denkbar, scheint aber nach den bisher vorliegenden Untersuchungen eher unwahrscheinlich zu sein [22, 23].

Ferner ist zu berücksichtigen, daß ein Großteil der Patienten im reproduktionsfähigen Alter steht. Teratogene Schäden durch Zytostatika sind allerdings beim Menschen bisher nicht sicher erwiesen [18].

Wenngleich Glukokortikosteroide untereinander unter Beachtung einer Iso-Dosierung hinsichtlich der Immunsuppression grundsätzlich als gleichwertig angesehen werden können [1, 14], so sollte doch auf Dexamethason besser verzichtet werden. Mit Hilfe von Dexamethason können endogene RNS-Viren freigesetzt werden [11], deren mögliches onkogenes Potential [29] ebenso wie eine vermutete kausale Verknüpfung mit der Entstehung von Autoimmunerkrankungen [17] Gegenstand laufender Untersuchungen ist.

AHLG ist zwar von großem therapeutischen Interesse, seine Anwendung befindet sich aber noch im klinisch-experimentellen Stadium. Es ist schwer steuerbar in Bezug auf Wirkung, Dosierung und Nebenwirkungen, einschließlich allergischer Reaktionen [18, 19].

Voraussetzungen, Dosierungen und Kontrollen bei immunsuppressiver Therapie

Angesichts der ungenauen Charakterisierbarkeit des jeweiligen immunologischen Defektes ist die Therapie von Autoimmunerkrankungen weitgehend von klinischer Empirie geprägt [16, 28]. Das verpflichtet zu besonderer Sorgfalt. Folgende Voraussetzungen sollten erfüllt sein:

Gesicherte Diagnose, deutliche Progredienz des Leidens, ungünstige Prognose, Ausschöpfung aller anderen Behandlungsmöglichkeiten, Fehlen einer absoluten Kontraindikation (z.B. schwere Niereninsuffizienz), Gewährleistung aller notwendigen Kontrollen auch bei unvorhergesehenen Komplikationen, Einleitung der Behandlung unter stationären Bedingungen.

Die Kontrollen sind klinischer, labortechnischer und röntgenologischer Art und beziehen sich auf den Krankheitsverlauf und die Erfassung von medikamentösen Nebenwirkungen (Tabelle 4).

Tabelle 4. Labortechnische und röntgenologische Kontrollen bei immunsuppressiver Therapie

Antikörpertiter
BKS
Hämatopoese
Gerinnungssystem
Nieren- und Leberfunktionen
Elektrophorese
Immunelektrophorese
Spezifische Enzyme
Blutzucker
Elektrolyte
Rö: Lungen, Knochen

AHLG, D-Penicillamin und ionisierende Strahlen spielen für dermatologische Indikationen zur Behandlung von Autoimmunerkrankungen eine untergeordnete Rolle. Über den Einsatz von Antiphlogistika, besonders beim systemischen Lupus erythematodes, wird von Fall zu Fall zu entscheiden sein. Im Vordergrund stehen Glukokortikosteroide alleine oder in Kombination mit Azathioprin oder Amethopterin. In der Regel wird der Behandlungseinleitung mit Glukokortikosteroiden und der anschließenden Kombination mit Azathioprin der Vorzug einzuräumen sein, weil dadurch bei guter immunsuppressiver Wirksamkeit die Nebenwirkungen beider Medikamente in tolerierbaren Grenzen, vor allem im Hinblick auf die Dauertherapie, gehalten werden können [16,28].

Lever [12] empfiehlt, bei Pemphigus vulgaris zu Behandlungsbeginn über 6 Wochen Glukokortikosteroide (Prednisolon-Iso-Dosen) von 180-360 mg/die und danach logarithmische Reduzierung der Dosis. Ab 40 mg/die sollte mit Amethopterin kombiniert werden. Die heute übliche Dosierung für Amethopterin beträgt 0,5-1 mg/kg Körpergewicht i.v., 1-2-mal wöchentlich bei absoluter Alkoholabstinenz.

Ebenso wie andere Autoren [14] bevorzugen wir eine niedrigere (vor allem bei systemischem Lupus erythematodes) Anfangsdosierung, nämlich 120-180 mg Prednisolon-Iso-Dosis/die bis zum Stillstand der Erkrankung. Nur ausnahmsweise wird eine höhere Anfangsdosierung kurzfristig notwendig sein. Nach logarithmischer Dosisreduzierung erfolgt ebenfalls Kombination mit einem Antimetaboliten, vorwiegend mit Azathioprin in einer Dosierung von 2 mg/kg Körpergewicht und die p.o. [18, 28]. Angestrebt werden als Dauerbehandlung 5-10 mg Glukokortikosteroide in Kombination mit 50-100 mg Azathioprin pro Tag. Die Zurücknahme der Dosierung wird stets wechselseitig (Glukokortikosteroide/Azathioprin) vorgenommen.

Der therapeutische Erfolg läßt sich bei Pemphigus vulgaris gut an Hand der fallenden Antikörpertiter kontrollieren [13], bei systemischem Lupus erythematodes sind klinische Symptomatik und BKS verläßlicher als die immunologischen Befunde [14].

Grundsätzlich sollte eine langfristige Glukokortikosteroidtherapie mit 5 mg/kg Körpergewicht und die INH kombiniert werden.

Patient und Ehepartner sind im Falle zytostatischer Maßnahmen über eine geeignete Antikonzeption zu beraten. Hormonelle Antikonzeption geht häufig mit einer Verschlechterung des Krankheitsbildes einher und ist daher nicht empfehlenswert.

Ähnliche oder identische Behandlungsmethoden werden auch bei Krankheitsbildern ergriffen, die nicht zu den dermatologischen Autoimmunerkrankungen gehören, z.B. andere bullöse Dermatosen oder bestimmte Verlaufsvarianten der Psoriasis. Taxonomische Rückschlüsse auf die Ätiopathogenese können daraus nicht gezogen werden.

Zusammenfassung

Für die Diagnose einer Autoimmunerkrankung werden der Nachweis eines spezifischen Antigens sowie humoraler oder zellulärer Autoantikörper gefordert. Ferner muß sich das Krankheitsgeschehen durch Prozeßautonomie und mononukleäre Zellinfiltration mit Parenchymzellnekrosen auszeichnen. Bei Krankheiten, die nur partiell diese Bedingungen erfüllen, ist der kausale Zusammenhang mit Autoaggressionsphänomenen nicht gesichert. Deshalb werden heute zu den dermatologischen Autoimmunerkrankungen im engeren Sinne lediglich systemischer Lupus erythematodes und Pemphigus vulgaris gerechnet.

Entscheidend für die Entstehung einer Autoimmunisation ist der Verlust der angeborenen Immuntoleranz gegenüber körpereigenen Strukturen. Das ist durch Antikörperbildung gegenüber sequestrierten, kreuzreagierenden oder haptenisierten Antigenen sowie Mutationen immunkompetenter Zellen vorstellbar.

Der phasenmäßige Ablauf der normalen wie pathologischen Immunantwort kann spezifisch durch verschiedene Medikamente gehemmt werden (Immunsuppression), wobei für dermatologische Indikationen Glukokortikosteroide und Antimetaboliten, vor allem Azathioprin, im Vordergrund stehen. Da im Einzelfall der immunologische Defekt nicht genau charakterisierbar ist, richten sich die therapeutischen Maßnahmen im wesentlichen nach klinischer Empirie. Vor allem Zytostatika, aber auch Glukokortikosteroide sollten nur eingesetzt werden, wenn alle anderen Behandlungsmöglichkeiten erschöpft, der Krankheitsverlauf prognostisch ungünstig und sorgfältige Kontrollen gewährleistet sind.

Literatur

1. Bach, J.-F.: The mode of action of immunosuppressive agents. Amsterdam: North Holland 1975
2. Billingham, R.E., Brent, L., Medawar, P.B.: Nature (Lond.) **172**, 603 (1953)
3. Borel, Y., Schwarz, R.S.: J. Immunol. **92**, 754 (1964)
4. Burnet, F.M.: The clonal selection theory of acquired immunity. London: Cambridge Univ. Press 1959
5. Burnet, F.M.: Postgrad. Med. **30**, 91 (1961)
6. Burnet, F.M.: Nature (Lond.) **218**, 426 (1968)
7. Damashek, W.: Ann. N.Y. Acad. Sci. **124**, 6 (1965)
8. Fudenberg, J.H.: Arthr. Rheum. **9**, 464 (1966)
9. Good, R.A., Kelly, W.A., Rötstein, J., Parco, R.L.: Progr. Allergy **6**, 187 (1962)
10. Humphrey, J.H., White, R.G.: Kurzes Lehrbuch der Immunologie. Stuttgart: Thieme 1971
11. Kotler, M., Weinberg, E., Haspel, O., Olshevsky, U., Becker, Y.: Nature new Biol. **244**, 197 (1973)
12. Lever, W.F.: Pemphigus. In: Fitzpatrick, T.B. et al. (Eds.). Dermatology in General Medicine. p. 644. New York: McGraw Hill 1971
13. Lever, W.F.: Pemphigus and Pemphigoid. In: Samter, M. (Ed.): Immunological Diseases. p. 1314. Boston: Little, Brown 1971
14. Lyell, A.: Brit. J. Dermat. **94** (Suppl. 12), 131 (1976)
15. Mackanen, G.B., Blandon, R.V.: Progr. Allergy **11**, 89 (1970)
16. Marghescu, S.: Wiener klin. Wschr. **120**, 1 (1970)
17. Marx, J.L.: Science **192**, 1089 (1976)
18. Nelius, D.: Grundriß der immunosuppressiven Chemotherapie innerer Erkrankungen. Jena: Fischer 1975
19. Page, A.R., Hansen, A.E., Good, R.A.: Blood **21**, 197 (1963)
20. Rajewsky, M.F.: Z. Krebsforsch. **78**, 12 (1972)
21. Scheiffarth, F., Warnatz, H.: Internist **11**, 1 (1970)
22. Schmähl, D.: Internist **12**, 115 (1971)
23. Schmidt, C.G.: Internist **12**, 119 (1971)
24. Schwartz, R.S., Beldotti, L.: Science **149**, 1511 (1965)
25. Schumacher, K.: Internist **16**, 460 (1975)
26. Talal, N.: Arthr. Rheum. **13**, 887 (1970)
27. Uhr, J.W., Finkelstein, M.S.: Progr. Allergy **10**, 37 (1967)
28. Wilmanns, W.: Internist **16**, 451 (1975)
29. Gallagher, R.E., Gallo, R.C.: Science **187**, 350 (1975)

„Vom Symptom zur Diagnose"

Otto-E. Lund

Augenveränderungen bei Hautkrankheiten

Eine Mitbeteiligung des Auges, seiner Anhangsgebilde und der periokulären Region bei Allgemeinerkrankungen und dermatologischen Affektionen ist häufig. Das Auge bietet außergewöhnlich gute Untersuchungsmöglichkeiten; so die Inspektion der Haut, der Bindehaut, der Hornhaut, Iris, Linse mit dem binokularen Mikroskop, der sog. Spaltlampe. Der Augenhintergrund weist vorzügliche Untersuchungsmöglichkeiten mit Augenspiegel und Kontaktglas bei 15- bis 30-facher Vergrößerung auf. Vaskuläre, neuroektodermale Strukturen sind somit einer biomikroskopischen Untersuchung wie an keiner anderen Region des Organismus zugänglich. Die Befunddokumentation ist vorzüglich möglich. Morphologische Veränderungen werden bereits im mikroskopischen Bereich erkannt; allerfeinste Funktionsausfälle in diesem so hoch differenzierten Organ sind frühzeitig erkennbar, meßbar und exzellent registrierbar. Es nimmt somit nicht wunder, daß das Auge eine zentrale Stellung in der Diagnostik und in der Differentialdiagnostik einnimmt, und wir enge Korrelationen zu praktisch allen Funktions-Systemen aufzeichnen können.

Ich erinnere an die vaskulären Erkrankungen (Hypertonie, Arteriosklerose, Retinopathia diabetica, Hämatoblastomatosen etc.), an interne, an neurologische, an endokrine Störungen. Eng und umfangreich sind hierbei auch die Verbindungen zur Dermatologie; sie sind vielseitig, so daß innerhalb eines Referates naturgemäß nur einige wenige Akzente gesetzt werden können, und ich mich im wesentlichen auf häufigere, praxisnahe Korrelationen von Ophthalmologie und Dermatologie beziehen möchte. Um eine Aufgliederung des Stoffes zu erhalten, muß man unterteilen in:

I. Lokale dermatologische Affektionen am Auge.
II. Okuläre Mitbeteiligung bei generalisierten dermatologischen Erkrankungen.
III. Medikamentennebenwirkungen am Auge.

I. Lokale dermatologische Affektionen am Auge

Die rein lokalen dermatologischen, sich vornehmlich auf Lider und Bindehaut erstreckenden Erkrankungen sind Veränderungen, wie sie auch an anderen Lokalisationen der Haut auftreten können. Ich nenne die Erytheme und die Exantheme im Lidbereich. Häufig ist das durch Augentropfen und Augensalben bedingte allergische Lidekzem meist durch Atropinpräparate hervorgerufen; auffallend selten übrigens finden wir allergische Reaktionen auf Nebacetin®-Augensalbe, ganz im Gegensatz zu den Erfahrungen Ihres Faches mit diesem Antibioticum. Impetiginöse Liderkrankungen sind gleichfalls sehr selten. Geläufiger ist das Hordeolum, Ausdruck einer pyogenen Infektion der Zeiss-, Moll- und Meibom-Drüsen. Das Chalazion ist eine chronische „Fremdkörperreaktion" und ist Folge einer Verlegung der Meibom'schen Drüsen mit granulomatöser Proliferation. Aufgrund der histo-pathologischen Veränderung wurde gelegentlich auch eine Verwechslung mit Lidtuberkulomen möglich.

Die Lidbeteiligung bei Herpes simplex sehen wir selten; häufiger wiederum den *Herpes zoster ophthalmicus.*

Tumoren der Lider sind relativ häufig; es überwiegen die epithelialen Blastome, vorwiegend Basaliome. Ihre Aufmerksamkeit möchte ich besonders auf Fehldiagnosen des Chalazions richten. In 3-5 % liegt ein Malignom zugrunde; stets gilt es, an ein Karzinom der Meibom'schen Drüsen hierbei zu denken. Die Histologie ist somit in jedem Fall heranzuziehen.

Atrophien der Lidhaut im Alter sind nicht nur ein kosmetisches, sondern vor allem ein funktionelles Problem. Beim senilen Entropium überwiegen die lidkantennahen Fasern des M. orbicularis oculi gegenüber dem nachlassenden Antagonist „Hautturgor". Folge ist ein Entropium. Ein Nachlassen in der vollen funktionellen Intensität der elastischen Fasern, der Stützfunktion des Unterlidknorpels hat ein Ektropium zur Folge. Entropium und Ektropium sind operativ gut zu beeinflussen.

II. Okuläre Mitbeteiligung bei generalisierten dermatologischen Erkrankungen

Differentialdiagnostisch aufschlußreicher als die rein lokalen palpebralen Hautveränderungen indes sind okuläre Erkrankungen bei systemischen Hauterkrankungen.

Lider und Bindehaut

Der Herpes zoster ophthalmicus führt zu ganz erheblichen Lidhaut-, Bindehaut- und Hornhautveränderungen. Die Beteiligung der Lider ist obligat, die Einbeziehung des Auges selbst indes nur fakultativ. Stets sollte an die Hornhaut-Erkrankung gedacht werden. Erstes Anzeichen hierzu ist die Rötung der Conjunctiva und eine subjektiv wahrnehmbare Sehverschlechterung. Es kommt zur Iridocyclitis, selten auch zur Neuritis nervi optici. Bei Hornhautbeteiligung muß stets die Behandlung stationär erfolgen. In ungünstigen Fällen bleiben intensive Hornhautnarben mit Visusreduzierung zurück. Die Prognose bei Begleitkeratitis oder Keratoiritis im Verlauf eines Zoster ophthalmicus ist somit mit beträchtlicher Zurückhaltung zu stellen.

Bezieht das Erythema exsudativum multiforme das Auge ein, bezeichnen wir es als Fuchs-Syndrom, bzw. Syndroma muco-cutaneo-oculare acutum. Pseudomembranöse Beläge auf Bindehaut und Hornhaut charakterisieren das Bild. Die Abgrenzung gegen das Lyell-Syndrom, gegen M. Baader und gegen das Stevens-Johnson-Syndrom kann schwierig sein. Differentialdiagnostisch wird man im allgemeinen einen chronischen Pemphigus conjunctivae jedoch ausschließen können. Recht charakteristisch für die Hornhautmitbeteiligung bei der akuten, toxischen Epidermolysis ist die hochgradige Lichtscheu unserer Patienten. Die Kinder sind hierbei nicht mehr schulfähig und weisen nicht selten eine beträchtliche psychische Veränderung auf.

Therapeutisch kommen neben der dermatologischen, systemischen Therapie in Frage: Lokale Corticosteroide, Antibiotica, Methylcellulose (z.B. Oculotect®) zur Vermeidung narbiger Symblephara und u.U. Kunststoff-Schalen (Illig-Prothese) zur Verhütung narbiger Verwachsungen. Nur selten indes gelingt eine Beeinflussung der ausgeprägten narbigen Veränderungen im Bereich von Hornhaut und Bindehaut.

Keratoplastiken kommen nur bei gering ausgeprägten Formen infrage und bieten hierbei noch eine Visusverbesserung. In den meist desolaten Fällen versuchen wir Kunststoff-Keratoplastiken durchzuführen, d.h., sog. optische Keratoprothesen. Auch hierbei sind die Resultate zur Wiederherstellung des Sehvermögens unbefriedigend.

Es kommt jedoch bei den genannten Hornhaut-, Bindehaut- und Lidveränderungen

nicht nur zur Hornhauteintrübung, sondern zur Symblepharabildung zwischen Hornhaut, Bindehaut und Lidern. Hiermit werden die tränenabführenden Wege verödet;
Stellungsanomalien der Lidkanten schädigen zusätzlich die Hornhautoberfläche, so daß
hier der Versuch einer operativen Korrektur angezeigt ist.

Granulomatöse und rheumatische Prozesse im Lid-Bindehaut-Bereich sehen wir nur
gelegentlich. Die Boeck-Sarkoidose, das Heerfordt-Syndrom, das Melkersson-Rosenthal-
Syndrom führen bevorzugt zur okulären Beteiligung.

Gleichfalls seltener ist eine Lidveränderung bei eosinophilen Granulomen, wie in
einer gemeinsamen Beobachtung mit Braun-Falco. Das eosinophile Granulom ist normalerweise bevorzugt im knöchernen Orbitabereich lokalisiert.

Flächenhafte Depigmentierungen der Haut, der Cilien, der Brauen und Haare, kombiniert mit Visus-Verminderung und Hypakusis, lassen an die Uveo-Encephalitis, bzw.
Uveo-Meningitis Vogt-Koyanagi-Harada denken. Ausgeprägt ist hierbei die Iritis mit
Nekrose-Tendenz, die Chorioretinitis mit Übergang in Netzhautablösung und über die
Mitbeiteligung des Sehnerven auch in Erblindung. Der Verlauf ist langwierig, die Therapie beinahe machtlos. Immunsuppressiva scheinen einen günstigen Einfluß zu haben.

Die Wegenersche Granulomatose führt zu ausgedehnten Nekrosen im Lid-Bindehaut-
Bereich. Abzugrenzen hiergegen ist die Pyostomatitis vegetans McCarthy, wie in einer
gemeinsamen Beobachtung mit Hornstein.

Diffuse Keratosen können wie die *Ichthyosis* mit okulären Komplikationen einhergehen. Hier sind neben den Lidveränderungen auch Hornhautveränderungen, aber auch
intraokulare Drucksteigerungen mitgeteilt worden (siehe hierzu Korting, 1969). Es sei
an das *Refsum-Syndrom* erinnert, das neben cerebellaren Symptomen, Polyneuritiden,
Muskelatrophien eine Kombination der Ichthyosis mit der Retinopathia pigmentosa erkennen läßt; Ausdruck einer wohl systemischen neuroektodermalen Störung.

Xanthelasmen im Augenbereich sind stets — mit nur wenigen Ausnahmen — im
nasalen Lidabschnitt lokalisiert und fordern eine Lipoid-Stoffwechsel-Kontrolle. Therapeutisch empfiehlt sich die Beseitigung durch Lichtkoagulation nach Meyer-Schwickerath.

Pigmentstörungen im Bereich der Lider und Bindehaut sind häufig. So treffen wir
bevorzugt Naevuszell-Naevi der Bindehaut an. Ihr kleincystischer Charakter erlaubt die
Abgrenzung gegen maligne Melanome. Die Entfernung unter dem Mikroskop gelingt
gut. Nachkontrollen sind aufgrund der Transparenz der Bindehaut gut möglich. Das
therapeutische Vorgehen bei malignen, diffusen Lid- und Bindehaut-Melanomen indes
ist problematisch. Sind sie kleiner, so kann eine Exzision und ein plastischer Ersatz
durch Bindehaut vom Partner-Auge angezeigt sein. Größere Melanome müssen ausgedehnt operativ entfernt werden (Exenteratio orbitae).

Den *Ota-Naevus* sehen wir seltener; differentialdiagnostisch muß bei vornehmlich
conjunctivaler Ausprägung auch an eine medikamentös induzierte *Argyrosis* gedacht
werden.

Hornhaut

Isolierte Hornhautveränderungen bei allgemeinen Dermatosen sind äußerst selten. So
läßt sich z.B. beim *Angiokeratoma corporis diffusum Fabry* u.U. an der Hornhaut nur
eine wirbelartige Trübung erkennen; häufiger indes ist die Verbindung mit Bindehaut-
Gefäßveränderungen. Hornhautveränderungen treten im allgemeinen somit eher kombiniert mit Bindehaut- oder Augeninnenerkrankungen auf. Dies gilt auch für die *Rosa-
cea-Keratitis*, die im allgemeinen mit einer Blepharitis und Conjunctivitis einhergeht.
Ausgeprägt kann die Hornhaut bei der *Gonoblenorrhoe des Neugeborenen* mitbefallen
sein. Uns allen bekannt hierbei ist die Lid-Bindehaut-Entzündung. Wir sollten vornehmlich jedoch darauf achten, ob auch eine Keratitis vorliegt, die über ulzeröse Veränderungen in kurzer Zeit zur Einschmelzung führt. Es kommt zum intraokularen Infekt,

zur Linsentrübung (Cataracta complicata). Eine Erblindung kann die Folge sein. Wegen ausgedehnter narbiger Leukome kommt ggf. eine frühe Keratoplastik infrage.

Linse

Kataraktöse Linseneintrübungen bei dermatologischen Affektionen sind morphologisch recht charakteristisch und bei *endogenem Ekzem*, bei *Neurodermitis* zu beobachten. Die *Cataracta syndermatogenes* muß differentialdiagnostisch abgegrenzt werden von kongenitalen und von praesenilen Linsentrübungen. Sie tritt zeitlich nach den Hauterscheinungen auf und weist eine nur langsame Progredienz auf. Wesentlich ist auch die Abgrenzung der Linsentrübung gegen eine Cortison-induzierte Katarakt im Verlauf der Ekzem-Therapie.

Die *Progerie* und das verwandte *Werner-Syndrom* bieten Linsenveränderungen im Sinne einer Cataracta senilis.

Intraokulare Veränderungen

Herausgegriffen sei der *M. Behçet* und das *Boecksche Sarkoid*. Das *uveo-aphthöse Syndrom Behçet* ist mit ganz erheblichen Augeninnenveränderungen kombiniert. Die Hypopyon-Iritis ist äußerst therapieresistent und neigt zu Rezidiven. Bei Mitbeteiligung tieferer Augenabschnitte kann es zur Einschmelzung der Retina kommen. Die Prognose wird durchweg ungünstig einzuschätzen sein.

Die *Boecksche Sarkoidose* kann zu tumorartigen Iris-Knoten führen, die auch einmal das erste klinische Symptom darstellen können.

Netzhaut-Aderhaut

Die Einbeziehung von Netzhaut und Uvea in eine lokale oder generalisierte dermatologische Erkrankung bedeutet stets eine sehr ernsthafte Komplikation. Ich verweise hierbei auf die Uveitis bei *Herpes zoster ophthalmicus*, auf die *intraokularen Mykosen*, auf die Netzhaut- und Gefäßveränderungen bei akutem *Lupus erythematodes*, an die Netzhaut-Aderhautbeteiligung bei *M. Vogt-Koyanagi-Harada*, bei *M. Behçet*, bei *Sepsis*. Sehr selten sind Netzhaut-Aderhaut-Veränderungen bei Tuberkulose.

Angioid-Streaks bei Pseudoexanthoma elasticum können — wenn auch selten — mit Gefäßveränderungen verwechselt werden. Hier kann die Fluoreszenz-Angiographie wertvolle differentialdiagnostische Hilfe geben. Da es zu degenerativen Veränderungen im Bereich der Macula und Foveola kommt, wird eine Sehverschlechterung hierbei häufiger beobachtet.

Bei zunächst unklaren Hautveränderungen im Verlauf generalisierter *Leukosen*, bei *Hämatoblastosen*, können analoge Veränderungen am Fundus oculi gute differentialdiagnostische Kriterien bieten.

Phakomatosen

Lassen Sie mich auch die Phakomatosen aus der Sicht des Ophthalmologen kurz streifen. Das gemeinsame Auftreten von Hautveränderungen, von gleichartigen Störungen an neuroektodermalen Organen — wie Hirn und Auge — und schließlich die Einbeziehung der großen Körperorgane (wie Lunge, Herz, Niere) charakterisieren die Phakomatosen.

Dermatologen wie Ophthalmologen muß diese Erkrankungsgruppe vornehmlich deshalb interessieren, weil bei forme fruste Haut- und Augenveränderungen die entscheidenden differentialdiagnostischen Hinweise geben können.

Generalisierte Neurofibromatose v. Recklinghausen

So sind charakteristisch für die generalisierte Neurofibromatose von Recklinghausen am Auge vor allem die gehäuft auftretenden Iris-Pigmentknötchen. Ein weiteres Verdachtsmoment auf generalisierte Neurofibromatose sind primäre Opticustumoren, die ein Papillenoedem oder aber auch eine primäre Opticusatrophie bieten. Röntgendarstellung der Foramina nervi optici sowie die Fluoreszenz-Angiographie erlauben die differentialdiagnostische Einengung.

Formalgenetisch liegt der Erkrankung eine Migrationshemmung der Schwannschen Zelle zugrunde.

Tuberöse Hirnsklerose M. Bourneville

In der Abklärung der tuberösen Hirnsklerose spielt das Auftreten von Retina- und Papillentumoren eine bedeutende Rolle. Die nicht zur Proliferation neigenden kleinen, u.U. multiplen Tumoren sind identisch mit den intracerebralen Ventrikeltumoren. Die Kombination mit subungualen Fibromen und Adenoma sebaceum-Pringle lassen die Diagnose bei Vorliegen von Retinatumoren im allgemeinen mühelos stellen.

Formalgenetisch ist eine Abwanderungsstörung von Matrixzellen aus der Ventrikelwandung anzunehmen.

Trigemino-encephale Angiomatose Sturge-Weber

Das Hämangiom im Versorgungsgebiet des Trigeminus, das Hämangiom der weichen Häute (vornehmlich temporal und occipital gelegen) findet sein Analogon im Hämangiom der Aderhaut des Auges. Die Störung der Uvea-Zirkulation setzt sekundäre Schäden in der Netzhaut, wie man sie auch an den oberflächlichen Hirnrindenschichten unter den Hämangiomen antrifft. Durch die Störung der intraokulären Drucksituation kommt es ferner zum grünen Star auf der Seite des Gesichtshämatoms. Stets muß bei Gesichtshämangiomen die wiederholte Druckmessung am Auge erfolgen, um ein solches Glaukom rechtzeitig zu erfassen und medikamentös bzw. operativ einzustellen.

In der *Formalgenese* wird man eine Differenzierungsstörung der mesenchymalen Hüllen, aus denen sich Meningen und Aderhaut entwickeln, anschuldigen müssen.

Angioblastomatosis retinae et cerebelli v. Hippel-Lindau

Beim v. Hippel-Lindau sind korrelierte Veränderungen an der Haut seltener. Der Fundus-Befund ist charakteristisch; die kleinen Angioblastome können multipel in der Netzhaut auftreten, neigen zur Exsudation und Blutungen. Sie sind identisch mit den Kleinhirntumoren. Therapeutisch kommt die Verödung der Angioblastomknoten mit Xenon-Höchstdrucklampe — also die Lichtkoagulation — infrage.

Formalgenetisch wird eine Differenzierungsstörung des retinalen und intrazerebralen Gefäßsystems diskutiert.

Gemeinsam ist den Phakomatosen, daß sie fakultativ jedoch nicht obligat mit Augenveränderungen kombiniert sind. Gemeinsam ist ihnen ferner, daß die Augenveränderungen bei forme fruste das entscheidende Symptom sein können. Formalgenetisch von Interesse ist, daß es sich um eine systemische Erkrankung handelt, die in der Terminationsphase analoge Strukturen an Auge, Hirn und Haut betrifft.

III. Medikamenten-Nebenwirkungen am Auge

Lassen Sie mich Ihre Aufmerksamkeit noch auf ein Kapitel lenken, das gemeinsames Interesse beansprucht. Es sind dies die Medikamenten-Nebenwirkungen am Auge, und zwar von Medikamenten, die auch in Ihrem Fach Anwendung finden. Es sei an die Arsen-Retinopathie, an die Chloroquin-Netzhautveränderungen, schließlich an die Bindehaut-Argyrosis bei chronischer Überdosierung von silberhaltigen Medikamentenverbindungen erinnert.

Es seien jedoch besonders die Corticosteroide und Psychopharmaka herausgegriffen. In Begleitzetteln von Arzneimitteln findet sich bei zahlreichen Medikamenten der Hinweis auf Kontraindikation bei Glaukom.

Bei *Cortisongaben lokal* am Auge ist stets mit der Möglichkeit einer Drucksteigerung zu rechnen (etwa 20 bis 30 %); bei *systemischer Anwendung* ist die Gefahr der Drucksteigerung geringer. Jede Langzeittherapie mit Corticosteroiden fordert jedoch regelmäßige Augeninnendruck-Kontrollen.

Bei *Psychopharmaka* muß gleichfalls mit Augendrucksteigerungen gerechnet werden, und zwar besonders bei der Gruppe der *Psychoanaleptica*; hier weisen vornehmlich *Antidepressiva* eine solche Wirkung auf.

Herz- und Kreislaufmittel (auch Nitrite und Nitrate) fördern nicht die Glaukom-Tendenz. Beobachtungen von Drucksteigerungen durch Antibiotica sind nicht bekannt; *Chemotherapeutica* können jedoch in seltenen Fällen zum Glaukom führen (sog. Sulfonamid-Glaukom).

Von Ausnahmen abgesehen, läßt sich die durch Medikamente induzierte Drucksteigerung beherrschen; sei es durch *Miotica* oder durch Wechsel der Medikamente selbst. Ist die Therapie mit glaukomfördernden Mitteln unumgänglich, so gilt, daß man das Medikament unter Tensionskontrolle weiter geben kann und eine lokale antiglaukomatöse Therapie hiermit kombiniert.

Zusammenfassung

Das Auge als neuroektodermales Gebilde bietet eine Fülle von Verbindungen zur Dermatologie und eng sollte somit die Zusammenarbeit von Dermatologie und Ophthalmologie sein; kann doch häufig nur hiermit eine optimale differentialdiagnostische Abklärung und auch optimale Therapie erreicht werden.

Literatur

1. Boergen, K.P., Lund, O.-E.: Medikamente und Glaukom als Kontraindikation. Internist 15, 506-510 (1974)
2. Korting, G.W.: Eine Korrelationsdermatologie der Periorbitalregion. In: Haut und Auge. Stuttgart: Georg Thieme-Verlag 1969
3. Lund, O.-E.: Histologische und morphogenetische Untersuchungen an Auge und Hirn bei Phakomatosen. Graefes Arch. Ophthal. 162, 369-399 (1960)
4. Lund, O.-E.: Entzündungssyndrome (Eponyme) mit Augenbeteiligung. Beih. d. Klin. Mbl. Augenheilk. Heft 74. Stuttgart: Ferd. Enke-Verlag 1974
5. Lund, O.-E.: Augenbeteiligung bei allgemeinen oder organgebundenen entzündlichen Erkrankungen. Internist 15, 518-521 (1974)

André Kint

Nagelveränderungen

I. Embryologie und Struktur

1. Embryologie

Die erste Nagelanlage entsteht im Laufe des dritten Schwangerschaftsmonates. Eine Einstülpung der dorsalen Epidermis am Fingertopf stellt den sogenannten Nagelkeim, mit einer oberen und unteren Lippe, dar. Aus diesem Keim entsteht die Matrix, woraus sich später der eigentliche Nagel bildet. Das Nagelbett entwickelt sich wie die normale Epidermis, und zählt zuerst eine, dann zwei und schließlich mehrere Zellschichten.

2. Struktur

Der gebildete Nagel besteht aus Nagelmatrix, Nagelplatte, Nagelbett und periungualer Haut; letztere bildet proximal das Eponychium, distal das Hyponychium und lateral die Nagelwälle. Das Ganze dieser Strukturen wird auch noch „Nageleinheit" genannt [10]. Aus der *Nagelmatrix* bildet sich die Nagelplatte. Von den von Lewis [10] beschriebenen drei Schichten wird heutzutage die untere wie zum Nagelbett gehörend betrachtet, so daß man am Nagel nur noch eine dorsale und ventrale Nagelplatte unterscheidet. Die Dorsalplatte entwickelt sich aus der Oberlippe, die Ventralplatte aus der Unterlippe der Matrix. Das Nagelbett bildet die Basis, auf der der Nagel ruht und erstreckt sich von der Matrix bis zum *Hyponychium*, wo die Nagelplatte sich vom unterliegenden Boden löst. Das *Eponychium* begrenzt den Nagel proximal und ist durch die Cuticula abgesäumt. Die Nagelgruben grenzen die lateralen Nagelseiten ab.

Die *Nagelplatte* kann in 3 Gebiete aufgeteilt werden:
1. Die Lunula, der meist proximale Teil, hat das Aussehen einer linsenförmigen weißen Zone, am ausgeprägtesten im Bereich des Daumens.
2. Eine homogene rosarote Zone, die sich von der Lunula bis an den „Onychodermalband" von Terry ausbreitet und in Längsrichtung verlaufende Striae zeigen kann.
3. Der „Onychodermalband" von Terry, der ein kaum sichtbarer, quer verlaufender Band ist, 0,5 bis 1,5 mm breit, mit einer Farbe, welche heller ist als die von der homogenen rosaroten Nagelzone [19].

Das distale Wachstum des Nagels wäre nach Kligman [9] durch die ihn einschliessende Struktur bestimmt. Jedoch haben Hashimoto et al. [6] gezeigt, daß dieses Wachstum auf die zentrodistale Orientierung der Matrixzellen zurückgeht. Das Aussehen des Nagels ändert sich in der Lebenszeit wenig. Bei Bejahrten können die Nägel aber glanzlos und matt aussehen, und zeigen nicht selten hypertrophische longitudinale Striae, während die Dicke zu-, aber bisweilen auch abnehmen kann. Die Lunula ist meistens nicht mehr zu sehen. Lewis und Montgomery [11] führen diese Änderungen auf Arteriosklerose oder eine erniedrigte Blutzufuhr zurück. Histologisch sind die Blutgefäße im Nagelbett manchmal verdickt und es gibt eine deutliche senile Elastosis. In der Matrix ist die Nagelbildung nicht mehr homogen, sondern fleckig und unregelmäßig.

II. Terminologie der Nagelveränderungen

Eine Onyxis oder pathologische Nageländerung kann sehr verschiedene Formen zeigen [14, 16].

1. Onychauxis und Onychogryposis

Unter Onychauxis versteht man eine Hypertrophie des Nagels, während bei Onychogryposis Verlängerung und Verkrümmung des Nagels zusammen vorkommen. Beide Abweichungen kommen besonders an den Zehen vor. Sie gehen oft mit trophischen Störungen, vaskulärer Insuffizienz und Diabetes zusammen. Familiäre Fälle kommen vor.

2. Onychatrophie

Dies bedeutet eine verminderte Normalentwicklung der Nägel, die klein bleiben und ein dünnes, bisweilen mißgebildetes Aussehen zeigen. Dieses Symptom kann u.a. bei Endokrinstörungen (z.B. Hyperthyroidie), neurologischen Erkrankungen, Kachexie, Thrombangiitis obliterans und Raynaud'sche Krankheit vorkommen. Nagelatrophie kann mit Trachyonychie zusammen auftreten [3].

3. Hapalonychie

Dies ist eine Erweichung der Nagelplatte, welche distal leicht abbricht oder sich spaltet. Es wird beobachtet nach längerem Kontakt der Nägel mit Alkalien, bei dystrophischen Läsionen der Glieder, bei Myxödem, Akroasphyxie, peripherer Neuritis und übermäßigem Schwitzen der Hände.

4. Koilonychie

stellt eine Konkavität der Nagelplatte (Löffelnägel) dar. Koilonychie kann kongenital sein, doch wird sie besonders bei Kachexie, Anämie, Polyzythämie, Eisenmangel... beobachtet.

5. Uhrglasnägel

Die Nagelplatte ist übermäßig konvex, besonders bei chronischen Lungenerkrankungen.

6. Platonychie

Statt einer transversalen eine longitudinale Krümmung, mit Hyperkeratose unter dem Zentralteil der Nagelplatte.

7. Onychoschisis

Onychoschisis ist die Verteilung des Nagels in 2 oder mehr Laminae, die sich leicht lösen und spalten. Meistens ist nur 1 oder einige Finger befallen. Onychoschisis ist oft die Folge traumatischer Faktoren (z.B. beim Spielen von Musikinstrumenten wie Klavier und Gitarre).

8. Onycholysis

Dies bedeutet das Ablösen der Nagelplatte vom Nagelbett. Es fängt am distalen Ende an und breitet sich proximal aus. Es gibt zahlreiche Ursachen, sowohl allgemein wie lokal [15].

9. Onychomadesis

Das Nagelbett löst sich dabei spontan. Nach proximalem Beginn breitet es sich schnell bis zum Distalende des Nagels aus, bis dieser abfällt (Defluvium unguium oder Alopecia unguium). Dieses Symptom kann bei Scarlatina, Alopecia areata, Traumata, Paronychie und Erythrodermie vorgefunden werden.

10. Leukonychie

Leukonychie ist das Vorkommen weißer Flecken oder Streifen, meist in der Längsrichtung, auf 1 oder mehreren Nägeln. Man unterscheidet Leukonychia punctata, Leukonychia striata und Leukonychia totalis.

11. Onychorrhexis

Darunter versteht man einen longitudinal gestreiften Nagel mit oder ohne Gruben. Dies kann aus einer Akzentuierung der normalen, in Längsrichtung verlaufenden Striae des Nagelbettes bestehen, und wird oft bei Bejahrten beobachtet. Onychorrhexis kann ebenfalls bei Psoriasis, Onychomykosen, trophischen Störungen, Nervenkrankheiten und Lichen ruber vorkommen.

12. Beau'sche Linien

Diese Striae sind von einem zum anderen Rand verlaufende, ein wenig eingesunkene Streifen, die an der dorsalen Seite einen leicht erhabenen Rand zeigen. Sie werden bei einer großen Zahl pathologischer Zustände beobachtet und sind die Folge eines mehr oder weniger lang dauernden und plötzlichen Aufhörens der Matrixaktivität, so daß zeitlich keine neuen Nagelzellen gebildet werden. Sie ermöglichen eine retrospektive Diagnose von Allgemeinerkrankungen.

13. Fragilitas unguium

Sprödigkeit der Nägel ist eine oft vorgebrachte Beschwerde, besonders bei Frauen mit dreieckig gefeilten Nägeln. Sie zerbrechen leicht, entweder über ihre ganze Dicke oder nur in Höhe der Oberflächenschicht. Die Hauptursache ist die übermäßige Behandlung der Nägel durch Maniküre; besonders organische Lösungsmittel begünstigen ihre Entstehung. Das Symptom wird auch oft bei Hausfrauen vorgefunden.

14. Trachyonychia

Es ist die Folge einer Beschädigung des proximalen Teiles der Matrix, aus welcher der dorsale Nagelteil entsteht. Klinisch sieht man einen matten Nagel, dessen Oberfläche sich abschuppt und roh ist. Diese Abweichung kann durch Chemikaliengebrauch verursacht werden [1].

15.

Bei dem *Fingerhutnagel* kommen diffus verbreitete punktiforme Vertiefungen in der dorsalen Nagelplatte vor. Diese Vertiefungen sind einer lokalen Parakeratose zuzuschreiben [2].

16.

Die *subunguale Hyperkeratose*, die angeboren oder erworben sein kann, ist durch Keratinanhäufung zwischen Nagelplatte und Nagelbett gekennzeichnet.

17.

Unter *Perionyxis* versteht man eine Entzündung des Nagelwalles. Sie kann verschiedenen Ursprungs sein (siehe unten).

III. Angeborene Nagelveränderungen

Obwohl angeborene Nagelveränderungen isoliert auftreten können, gehören sie oft zu einem Syndrom, kommen also mit anderen Symptomen zusammen vor.

1. Die wichtigsten isolierten Nagelveränderungen sind

a) Anonychie
   oder angeborenes Fehlen der Nägel, die aber sehr selten vorkommt.

b) Raketenförmige Nägel,
   bei denen die terminale Daumenphalanx verbreitert ist, und die Nägel kurz und breit aussehen.

c) Der überzählige Nagel.

d) Leukonychia totalis,
   eine autosomal dominante Abweichung, wobei der Nagel ganz weiß ist. Diese Läsionen können mit Leukoderma zusammen auftreten.

e) Periodisches Ausfallen des Nagels.

2. Die wichtigsten Erkrankungen, bei denen neben angeborenen Nagelabweichungen auch andere Symptome beobachtet werden, sind

a) Der angeborene ektodermale Defekt
   Bei dieser autosomal dominanten Krankheit sind die Nägel dünn und wachsen langsam, so daß sie das Fingerende nicht erreichen. Bei 50 % der Fälle kommen Alopezie und eine trockene atrophische Haut zusammen vor.

b) Pachyonychia congenita von Jadassohn-Lewandowsky,
   die durch das Vorkommen von Pachyonychie, palmoplantarer Keratodermie, Leukoplakie und follikulärer Hyperkeratose gekennzeichnet ist. Daneben können verruköse Läsionen und Bullae beobachtet werden.

c) Das „Nail-Patella"-Syndrom,
   gleichfalls autosomal dominant. Neben Nagelabweichungen kann man eine kleine Patella oder das völlige Fehlen der Patella vorfinden, ebenso wie abnorme Ellbogengelenke, „iliac horns" und in seltenen Fällen Nierenabweichungen. Bisweilen ha-

ben sich die Nägel nur zum Teil entwickelt, so daß sie nicht bis zum distalen Teil der Phalangen reichen. Die Daumennägel fehlen bisweilen oder sind sonst stark verändert. In wenig ausgesprochenen Fällen wird nur der Ulnarteil jedes Daumennagels befallen; die anderen Nägel bleiben normal.

IV. Erworbene isolierte Nagelveränderungen

In diesem Kapitel werden Nagelveränderungen gruppiert, die erworben sind, jedoch nicht mit einer Hauterkrankung oder innerer Erkrankung zusammenhängen.

1. Nagelläsionen, die durch Traumata oder äußere Faktoren hervorgerufen werden

Traumata können zu schmerzlichen subungualen Hämatomen führen; durch die Hämorrhagie wird der Nagel zuerst rotblau; nach Gerinnung des Blutes wird er allmählich braun bis schwarz. *Andauerndes Reiben* (z.B. zu knappe Schuhe, Fußballspiel) geben nicht selten zum Lösen und Abfallen der Nägel der großen Zehen Anlaß. *Reizung des Eponychiums* (Tic) führt bisweilen zur Querstreifung am mittleren Drittel des Nagels (besonders des Daumens), das außerdem eine leichte Einsenkung zeigt. *Artefakte* durch absichtliche Beschädigung der Nägel kommen selten vor. *Onychophagie* wird durchaus bei nervösen Patienten oder Personen mit psychischen Störungen beobachtet. Der freie, distale Nagelrand verschwindet, so daß der Nagel in der umgebenden Haut eingeschlossen wird. Infolge chronischer Reizung und zusätzlicher Infektion entstehen nicht selten Paronychien. Verrucae vulgares sind eine oft vorkommende Komplikation. *Verschleiß der Nägel* wird bei Patienten mit schwerem Juckreiz beobachtet. Dabei wird der freie Nagelrand kürzer und die Nagelplatte bekommt ein poliertes Aussehen. *Sprödigkeit der Nägel* (lamelläre Dystrophie) wird durch das Abbrechen kleiner distaler Nagelteilchen und durch das Entstehen mehr oder weniger tiefer Gruben gekennzeichnet. Dies wird besonders bei Frauen beobachtet und ist vermutlich auf das durch Chemikalien (Reinigungsmittel) geänderte Keratin, oder auf die Einwirkung von Mikrotraumata zurückzuführen. Nagelkosmetika können auch zu einer Verfärbung der Nagelplatte und zu Onycholysis führen (Formol; synthetische Harze; künstliche Nägel...). *Onychogryposis* kann durch Traumata hervorgerufen werden und sich infolge nicht passender Schuhe verschlimmern. Die Nägel der großen Zehen sind am häufigsten befallen. Diese Mißbildung kann auf zwei Mechanismen zurückgehen: entweder bildet das Nagelbett eine zu große Hornmenge oder die Produktion in der Matrix reicht nicht aus. Der dicke Nagel ist sehr hart und schwer zu pflegen. Eine schlechte arterielle Zirkulation ist ein auslösender Faktor. *Verkrümmung des Nagels* kann ebenfalls die Folge nicht passender Schuhe sein.

2. Chemische Produkte

Organische Lösungsmittel, Motoröle können zu Koilonychie führen. Dies kann auch bei Arbeitern, die Federvieh reinigen, beobachtet werden. Erweiterung und Verkürzung der Nagelplatte im Zusammenhang mit Akro-Osteolysis kommt auch bei Arbeitern vor, die mit Monomeren von Vynilchlorid in Berührung kommen. Ständige Verwendung von Reinigungsmitteln (z.B. bei Tellerwäschern) kann zu subungualen Hämorrhagien führen.

3. Nagelerkrankungen parasitären Ursprungs

a) Dermatophytosen
Trichophyton rubrum und mentagrophytes sind die wichtigsten Erreger von Nagel-

mykosen. Offensichtlich kommen sie in jedem Alter vor. Zehennägel werden öfter befallen als Fingernägel. Die Läsionen bestehen im Frühstadium aus einem weißen oder gelben matten Fleck, der später dunkler wird. Die Änderungen bleiben während einer langen Periode stationär oder sie verbreiten sich langsam und befallen andere Nägel. Das klassische Bild zeigt einen verdickten, mißgebildeten und durch eine weiche und spröde keratotische Masse nach oben gedrängten Nagel. Der Krankheitsverlauf ist äußerst lang; es gibt nie eine spontane Heilung. *Perionyxis* ist möglich, kommt aber selten vor. Die Erkrankung soll nicht mit *Onyxis durch Kokken oder Hefen* verwechselt werden. Beim Letzteren wird auch oft *Perionyxis* beobachtet. Während der von unter den Nagelwällen herausgepreßte Eiter beim Kokkenbefall gelb ist, findet man beim Hefenbefall einen Eiter weißlicher Farbe. Bei *Psoriasis* kann man am Nagel punktförmige, wie beim Fingerhut vorkommende Einsenkungen spüren; dabei sieht man ebenfalls gelbbraune Flecke, als ob ein Öltropfen unter die Nagelplatte gedrungen wäre (Ölfleckphänomen).

b) Candidiasis der Nägel

Charakteristisch ist hier die Perionyxis oder Entzündung der rötlich angeschwollenen und schmerzhaften Nagelwälle. Durch Drücken auf diese Nagelwälle gelingt es oft, einen Tropfen weißen Eiters herauszupressen. An den lateralen Nagelrändern findet zuerst eine gelbe und später eine grün-schwarze Verfärbung statt. Bei Ausbreitung der Infektion kann sich der Nagel vom unterliegenden Nagelbett lösen; er kann auch Mißbildungen, Einbuchtungen und transversale Linien zeigen. Die Läsionen beschränken sich in einigen Fällen auf einen Nagel, meistens aber breiten sie sich auf andere Nägel aus.

c) Onyxis und Perionyxis durch Kokkenbefall

Diese Läsionen sind klinisch mehr oder weniger den Abweichungen bei Candidiasen ähnlich. Die gelbgrüne Verfärbung des Nagelrandes fehlt aber gewöhnlich; der freigesetzte Eiter sieht gelb aus.

d) Nagelinfektion durch Pyocyaneus

Diese Infektion führt zu einer grünschwarzen Nagelverfärbung. Sie kommt oft mit einer Candidiasis zusammen vor.

4. Nagelveränderungen durch subunguale Tumoren

Sowohl gut- wie bösartige subunguale Tumoren können zu Nagelveränderungen Anlaß geben.

a) Gutartige Tumoren

Verrucae vulgares, die sich nicht selten um die Nägel herum befinden, können auch im Nagelbett lokalisiert sein. Die Nagelplatte wird dann über der Verruca gelbbraun, und es entsteht ein deutlicher Druckschmerz.

Exostosis wird besonders unter den Zehennägeln beobachtet. Die klinischen Symptome sind denen der subungualen Verruca ähnlich. Für die Differentialdiagnose ist eine Röntgenuntersuchung sehr nützlich.

Der Glomustumor, der aus dem neuromyoarteriellen Gewebe der Zehen oder Finger entsteht, zeichnet eine blauartige Zone auf der Nagelplatte, die dabei abgehoben wird. Der ausgesprochene Druckschmerz ist ein wertvolles diagnostisches Zeichen.

Pigmentnaevi stellen delikate diagnostische und therapeutische Probleme dar und sind am Entstehen eines pigmentierten Bandes unter dem Nagel zu erkennen. Sie sind mit Melanom leicht zu verwechseln.

Mykoidzysten entstehen durch Bindegewebsentartung. Sie sind größtenteils zwischen dem terminalen interfalangealen Gelenk und der Nagelmatrix lokalisiert. Sie können bis an die Matrix reichen und so zu Nageldepressionen führen.

Das *Enchondrom* ist ein seltsamer Tumor, der in Höhe der letzten Phalanx zu einer verbreiterten Fingerspitze Anlaß geben kann. Klinisch können chronische Paronychien oder Nagelveränderungen entstehen. Die Diagnose wird durch das Vorkommen durchscheinender Defekte bei Röntgenaufnahmen unterstützt.

Das *Granuloma pyogenicum* kann sekundär durch den Nagel überwuchert werden und so die Pathologie einer Verruca oder eines Glomustumors nachahmen. Häufiger befindet sich dieses Granulom jedoch in der Umgebung des Nagels (z.B. bei eingewachsenem Nagel). Es wird auch bei Paronychien und bei traumatischer Onychie beobachtet. Auch *andere gutartige Tumoren* wie Fibrome, Angiome, Keratoakanthome, Clavi können auftreten. Fibrome sind im Durchschnitt periungueal.

b) Bösartige Tumoren

Von den vielen bösartigen Tumoren, die unter dem Nagel vorgefunden werden, sind zwei sehr wichtig, nämlich das spinozelluläre Karzinom und das Melanom. Das Spinaliom verursacht eine chronische Paronychie. Durch laterale Ausbreitung wird der Tumor unter der Nagelplatte sichtbar. Das Melanom entsteht aus einem vorherbestehenden Naevus und ruft eine Paronychie mit sich ablösender Nagelplatte hervor. Die dunkle Farbe kann auf die Art des Tumors hinweisen, aber ist nicht immer anwesend.

5. Onychosen unbekannten Ursprungs

a) Leukonychie

Leukonychie ist bestimmt die am meisten vorkommende Nagelveränderung. Nach Singer [17] wird sie bei 75 % der Männer und bei 58 % der Frauen vorgefunden. Sie ist fast immer lokalisiert (Leukonychia punctata, striata), aber kann bisweilen den ganzen Nagel befallen (Leukonychia totalis). Vermutlich ist sie auf Parakeratose [2, 13] zurückzuführen.

b) Dystrophia canaliformis mediana

Unter diesem Namen wird eine chronische, longitudinal verlaufende Grube in der Nagelplatte beschrieben, bei der Entzündungserscheinungen auf der proximal davon gelegenen periung-uealen Haut vorkommen. Alle Finger können befallen werden, meistens jedoch die Daumennägel. Traumatische Faktoren könnten das Entstehen dieser Erkrankung fördern.

c) Nagelpigmentierung

durch Melanin kann zu longitudinalen Striae Anlaß geben.

d) Pterygium inversum unguis

Der distale Teil des Nagelbettes bleibt an der Ventralseite der Nagelplatte adhaerent, so daß der subunguale Sulkus verschwindet [4].

V. Nagelveränderungen bei Dermatosen

Nagelveränderungen können bei zahlreichen Dermatosen vorkommen, so daß jede Nagelveränderung eine Untersuchung der ganzen Haut erfordert. Man soll jedoch darauf achten, daß Nagelveränderungen der begleitenden Dermatose vorangehen oder bisweilen nach dem Verschwinden der Hautläsionen fortbestehen können.

1. Ekzem

Beim Ekzem kommen Nagelveränderungen besonders vor, wenn die Erkrankung die periungueale Haut befällt, obwohl es Ausnahmen gibt. Die Hauptveränderungen sind auf der Nagelplatte sichtbare, diffus verbreitete punktiforme Vertiefungen in großer Zahl (± Fingerhutnagel); darüber hinaus können quer verlaufende Striae (Beau'sche Linien) und eine laterale Ablösung der Nagelplatte beobachtet werden. Bisweilen tritt Onychorrhexis auf oder der Nagel erscheint gelblich gefärbt. In einigen Fällen fallen die Nägel ganz aus; man findet eine subunguale Hyperkeratose.

2. Psoriasis

Nach Pardo-Castello und Pardo [14] würden 15 % der Psoriasispatienten, nach Crawford [5] 49,8 % dieser Patienten Nagelläsionen zeigen. Letztere sind aber häufiger bei schwereren Fällen, wie bei Erythrodermie durch Psoriasis und bei Psoriasis arthropathica. Es gibt spezifische und nicht-spezifische Veränderungen:
a) Das „Ölfleckphänomen" ist eine spezifische Läsion, welche die Diagnose von Psoriasis mit Sicherheit ermöglicht. Darunter versteht man, daß sich auf dem Nagel gut begrenzte, gelbbraune Verfärbungen entwickeln, welche infolge kleiner Psoriasisherde unter dem Nagel entstehen. Später löst sich der Nagel in Höhe dieser Flecken vom Nagelbett, während die Nagelplatte selbst matt erscheint.
b) Die nicht-spezifischen Läsionen umfassen einerseits Fingerhutnägel und andererseits das Vorkommen von „Splitterhämorrhagien". Bei Psoriasis pustulosa kann eine chronische Paronychie mit sekundärer Zerstörung der Nagelplatte beobachtet werden. Der histologische Befund zeigt typische multilokuläre Pustulae auf.

3.

Eine *Erythrodermie* geht oft mit einer Verdickung der Nagelplatte und mit subungualer Hyperkeratose einher. Diese Läsionen treten unabhängig von der Ursache der Erythrodermie auf.

4. Alopecia areata

Bei Alopecia areata können Nagelveränderungen beobachtet werden. Fingerhutnägel, quer verlaufende Striae, Leukonychie und sogar ein völliges Ausfallen der Nägel sind mögliche Symptome. Bei dieser Krankheit bedeutet ein Nagelbefall im allgemeinen eine ungünstige Prognose.

5.

Lichen ruber befällt relativ selten die Nägel. Ist dies der Fall, so wird oft die Matrix befallen und es tritt eine papulöse Paronychie auf, die zu Onychorrhexis, Querstreifen oder manchmal Atrophie des Nagels und Nagelbettes führt. Dies kann zu einer bleibenden Zerstörung des Nagels führen. Von geringerer Bedeutung sind einige nichtspezifische Änderungen, die bisweilen vorkommen, wie z.B. oberflächliche Längsstreifen, punktförmige Vertiefungen.

6.

Bullöse Dermatosen rufen nicht selten schwere Nagelschäden hervor. Dies ist u.a. der Fall bei *Epidermolysis bullosa dystrophica*, wobei die Nägel ganz verschwinden können. Bei der *Lyell-Krankheit* kann sich der Nagel ebenfalls lösen. Nach Heilung der Dermatose folgt eine völlige Erholung. Dies trifft auch für eine ausgedehnte Dermatitis herpetiformis, für Pemphigus usw. zu.

7.

Der *Lupus erythematodes discoides* kann eine violettrote Verfärbung aller Nägel bewirken. Diese zeigen zahlreiche, in Längsrichtung verlaufende Striae und werden nicht selten brüchig. Die Diagnose beruht auf dem Vorkommen von L.E. discoides an anderen Stellen, auf dem histologischen Befund, der Immunofluoreszenzuntersuchung und eventuell auf dem günstigen Behandlungserfolg.

8.

Die *Akrodermatitis von Hallopeau* gibt, besonders in seiner eiternden Form, leicht Anlaß zu deutlichen Nagelveränderungen, die bis zum völligen Ausfallen der Nagelplatte führen können.

9.

Beim *Fissinger-Leroy-Reiter-Syndrom* trifft man Perionyxis an, zusammen mit einer Verdickung der Nagelplatte, die sich nicht selten vom darunterliegenden Nagelbett löst. Das Syndrom kann oft leicht mit Psoriasis, Akrodermatitis continua von Hallopeau oder Candidiasis verwechselt werden.

10.

Perniones rufen bisweilen Querstreifen hervor, die auf den Zeitpunkt, an dem die Hautläsionen in Höhe der Matrix entstanden, hindeuten.

11.

Hyperkeratose der Nägel kann auch bei chronischen Dermatosen, wie die Darier'sche Krankheit, Pityriasis rubra pilaris, Ichthyosis, Radiodermitis usw. entstehen.

VI. Nagelveränderungen in Beziehung zu Allgemeinerkrankungen

Heutzutage gibt es etwa vierzig bekannt Onychopathien, die auf Allgemeinerkrankungen bezogen werden können. Wir werden nur die wichtigsten besprechen.

1. Kreislaufstörungen

a) Bei *mangelhaftem arteriellem Kreislauf* kann die Nagelplatte dick werden [20]. Ausserdem tritt nicht selten eine Onycholysis mit Hyperkeratose des Nagelbettes auf. Superinfektion durch Bakterien und/oder *Monilia* gibt dem befallenen Nagel eine dunkle Farbe.

b) Bei der *Raynaud'schen Krankheit* wird der Nagel dünn, spröde und zeigt oft deutliche Längsstreifen. Die Härte der Nagelplatte nimmt ab, so daß eine Koilonychie entstehen kann.

c) Patienten mit *Lymphödem* zeigen ein herabgesetztes Wachstum des Nagels an der befallenen Extremität. Die Nagelplatte wird dabei dicker als normal. Die Krümmung ist deutlicher und kann zu Onycholysis führen. Die Farbe ist gelbgrün, mit dunkleren Rändern (yellow-nail syndrome).

2.

Bei Patienten mit *chronischen Lungenkrankheiten* können „Ungues hippocratici"
(Uhrglasnägel) vorkommen. Dabei ist die Nagelplatte konvex. In Höhe der Metakarpen
und Phalangen besteht eine periostale Reaktion.

3.

Bei *Magen-Darm-Erkrankungen* findet man blasse Nägel mit fehlender Lunula (Leberzirrhose, Hypoalbuminämie) und „Ungues hippocratici" (Leberzirrhose, Sprue, Colitis
ulcerosa). „Paired narrow white bands" werden bei Hypoalbuminämie beschrieben.
Diese sind parallel zur Lunula verlaufende Streifen, die voneinander und von der Lunula
durch eine normale Nagelzone getrennt werden. Die Streifen wachsen nicht in distale
Richtung, sind also unter der Nagelplatte situiert. Sie verschwinden, wenn sich das
Serumalbumin aufs neue normalisiert.

4.

Bei *chronischen Nierenerkrankungen*, besonders bei mit Hämodialyse behandelten Patienten, kommen deutliche Nagelveränderungen vor. Leukonychie wurde bei akuter
Niereninsuffizienz beschrieben [7]. Der doppelte weiße Band von Muehrcke wird im
nephrotischen Syndrom beobachtet. Der „half and half nail" [12] ist eine besondere,
bei Urämie vorkommende Änderung, und besteht aus zwei Zonen, die durch eine fast
waagerechte Linie voneinander getrennt sind:
a) Eine proximale Zone, die weißlich und matt ist, und wo die Lunula verschwunden
ist.
b) Ein distaler rotbrauner bis rosaroter Band, der sich über 20 bis 60 % der ganzen Na-
gellänge erstreckt (im Durchschnitt 33 %) und auf dem Niveau, wo sich die Nagelplatte vom Nagelbett löst, endet. Falls der Band sich über weniger als 20 % der Nagelplatte
erstreckt, ist er ohne Bedeutung.
   Der „half and half nail" wird bei 20 bis 40 % der chronischen Urämiefälle beobachtet [12, 18]. Die Läsion tritt langsam auf und steht nicht im Zusammenhang mit dem
Typ der Nierenerkrankung. Nach der Behandlung ist ein Rückfall möglich. Jedoch ist
der „half and half nail" für chronische Niereninsuffizienz nicht pathognomonisch. Er
wird nämlich auch bei Patienten mit normaler Nierenfunktion und mit anderen Allgemeinerkrankungen beschrieben (wie z.B. Diabetes, Zirrhose . . .). Dies sind jedoch
Ausnahmen, so daß diese Nagelveränderung stets an erster Stelle auf eine Niereninsuffizienz hinweist. Der histologische Befund zeigt Kapillaränderungen [18]. Es wurden auch Melaningranula in der Epidermis des Nagelbettes beschrieben sowie ein brau-
nes Pigment an der Nagelplatte. Das *Verschwinden der Lunula* wird bei 30 % der Dia-
lysefälle beobachtet und würde mit der bestehenden Anämie zusammenhängen. *Koilonychie* kann nach Nierentransplantation beobachtet werden.

5. Systemerkrankungen

a) Dermatomyositis
Hier findet man eine erythematöse, lilafarbene Plaque auf der Streckseite der Finger
und um die Nägel herum. Die Kapillaren des Nagelfalzes sind bisweilen dilatiert, buch-
tig und unregelmäßig. Nach Abheilung kann eine Hautatrophie fortbestehen.

b) Sklerodaktylie
Nach Entstehen einer Fingersklerose verkleinern sich die Nägel, so daß der ganze distale Anteil der Finger atrophisch aussieht. Schwer heilende Wunden und Perionychie folgen, ebenso wie schmerzliche Ulzera an den Fingern.

c) Systemischer Lupus erythematodes

Bei dieser Krankheit können Erytheme und Telangiektasien um die Nägel herum beobachtet werden; bisweilen gibt es eine Nekrose der periunguealen Haut. „Splitterhämorrhagien" werden, ebenso wie kleine Hämorrhagien, in der Cuticula vorgefunden.

6. Endokrinologische Störungen

Spezifische Abweichungen treten bei hormonalen Störungen nicht auf. Wohl aber findet man bei Diabetes „half and half nails", bei Schilddrüsenleiden „Ungues hippocratici", und bei Addison-Krankheit eine braune Nagelpigmentierung.

7. Neurologische Störungen

Bei Hemiplegie, multipler Sklerose, Tabes, Epilepsie, Paresen, Psychosen sind Nagelveränderungen nicht selten. Sie kommen mit anderen trophischen Störungen zusammen vor. Die Abweichungen sind nicht pathognomonisch. Sowohl Nagelatrophie als auch Hyperkeratose und sogar Onychogryposis können auftreten. Eine Sonderform ist die „Hyperaesthesia unguium" von Oppenheim oder Onychalgia nervosa, bei der die Nägel scheinbar normal, aber äußerst empfindlich sind, so daß der Patient sich vor der leichtesten Berührung des Nagels fürchtet. Vermutlich handelt es sich hier um eine Art Neurose. Die Pringle-Bourneville' Krankheit oder Epiloia geht mit dem Vorkommen von kleinen periuguealen Tumoren von Koenen einher.

8. Infektiöse Krankheiten

Nach infektiösen Krankheiten werden im allgemeinen Beau'sche Linien beobachtet. Diese entstehen nach einer zeitlich inhibierten Nagelbildung und werden einige Wochen nach Heilung der kausalen Krankheit ersichtlich. Sie erscheinen zuerst an der Cuticula. Sie werden auch nach Koronarthrombosen, Schockzuständen usw. . . beobachtet. Bei *Lues* können Brüchigkeit der Nägel, Ablösung und Ausfallen ebenso wie eine hypertrophische Onychie, Koilonychie, Onychogryposis und eine „Onychia superficialis undulata" [14] beobachtet werden. Raketenförmige Nägel, bei denen der Nagel breiter ist als normal und die quer verlaufende Krümmung geringer ist, sind nicht selten die Folge einer angeborenen Lues.

9. Färbung des Nagels durch Arzneimittel

Arzneimittel können die Nagelfarbe oft beeinflussen. Eine gelbliche Verfärbung wird bei Einnahme von Tetracyclinen, β-Karotin und bei Icterus beobachtet. Eine bläuliche Verfärbung wird durch Atebrin hervorgerufen, während Chloroquin eine blauschwarze Pigmentierung ergeben kann. Bei fixen Erythemen durch Phenolphtalein können die Nägel eine dunkelblaue Verfärbung zeigen. Argyrie erzeugt eine graublaue Verfärbung. Arsen kann zu longitudinalen pigmentierten Striae oder quer verlaufenden weißen Streifen (Mees'sche Band) führen.

Diese Übersicht zeigt, daß Nagelläsionen nur richtig interpretiert werden können, wenn eine genaue morphologische Analyse durchgeführt wird, wobei nicht nur die gesamte Haut, sondern in vielen Fällen auch alle anderen Organe des Patienten gründlich untersucht werden müssen.

Literatur

1. Alkiewicz, J.: Trachyonychie. Ann. Derm. Syph., 8e série, Tome 10, 136-140 (1950)
2. Achten, G.: L'ongle normal et pathologique. Dermatologica 126, 229-245 (1963)
3. Achten, G., Wanet-Rouard, J.: Atrophie unguéale et trachyonychie. Arch. belg. Derm. 30, 201-207 (1974)
4. Christophers, E.: Familiäre subunguale Pterygien. Hautarzt 26, 543-544 (1975)
5. Crawford, G.M.: Psoriasis of the nails. Arch. Derm. Syph. 38, 583-594 (1938)
6. Hashimoto, K., Gross, B.G., Nelson, R., Lever, W.F.: The ultrastructure of the skin of human embryos. III. The formation of the nail in 16-18 weeks old embryos. J. invest. Derm. 47, 205-217 (1966)
7. Hudson, J.B., Dennis, A.J.: Transverse white lines in the fingernails after acute and chronic renal failure. Arch. intern. Med. 117, 276-279 (1966)
8. Kint, A., Bussels, L., Fernandes, M., Ringoir, S.: Skin and nail disorders in relation to chronic renal failure. Acta Dermatovener 54, 137-140 (1974)
9. Kligman, A.: Why do nails grow out instand of up? Arch. Derm. 84, 181-183 (1961)
10. Lewis, B.L.: Microscopic studies of fetal and mature nail and surrounding soft tissue. Arch. Derm. Syph. 70, 732-747 (1954)
11. Lewis, B., Montgomery, H.: The senile nail. J. invest. Derm. 24, 11-18 (1955)
12. Lindsay, P.G.: The Half- and Half Nail. Arch. Int. Med. 119, 583-587 (1967)
13. Mitchell, J.C.: A clinical study of leukonychia. Br. J. Derm. 65, 121-130 (1953)
14. Pardo-Castello, V., Pardo, O.A.: Diseases of the nails. 3d edit. 284 p., Springfield: Charles C. Thomas-publ. (1960)
15. Ray, L.F.: Onycholysis. A classification and study. Arch. Derm. 88, 181-185 (1963)
16. Samman, P.D.: The nails in disease. (2nd ed.) 169 p. London: William Heinemann medical books (1972)
17. Singer, P.L.: Leukonychia. Its normal occurence and causation. Arch. Derm. Syph. (Chic.) 24, 112-115 (1931)
18. Stewart, W.H., Raffle, E.J.: Brown nail-bed arcs and chronic renal disease. Br. med. J. 1, 784-786 (1972)
19. Terry, R.B.: The onychodermal band in health and disease. The Lancet 268, 179-181 (1955)
20. Weisz, K.: Über Nagelveränderungen bei inneren Krankheiten. Schw. Med. Wschr. 24, 91-95 (1943)

Aloys Greither

Pigmentanomalien

Der Begriff „Pigment" ist vieldeutig. In engerem Sinn wird er für das eigentliche körpereigene Pigment, das Melanin, verwendet. Hier aber müssen wir den Begriff weiter fassen und alle Substanzen berücksichtigen, die eine „Verfärbung" der Haut, sei sie umschriebener oder systemischer Natur, zuwege bringen können. Ferner ist zu berücksichtigen, daß für Pigmentstörungen nicht nur eine Vermehrung, sondern auch eine Verminderung körpereigener Substanzen maßgeblich sein kann.

Um uns den vielen Möglichkeiten von Hautverfärbungen anzunähern, wollen wir vom *Hautkolorit* ausgehen. Es wird bestimmt durch Hornhautdicke, die Menge und den Sitz des individuellen oder rassisch bedingten Melaninpigments und den Funktionszustand der Gefäße. Hier sei sofort festgestellt, daß die durch dauernde oder vorübergehende Veränderungen der Blutgefäße bedingten Farbveränderungen der Haut außer Betracht bleiben sollen.

Somit verbleiben für unsere Darstellung zwei große Gruppen: die durch

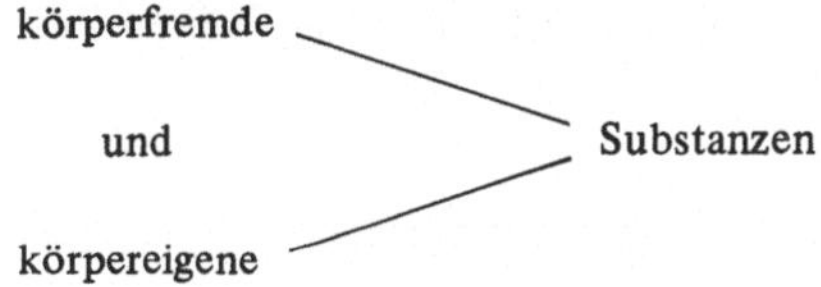

bedingten Hautverfärbungen, oder genauer, da es sich auch um ein Defizit handeln kann, um Farbveränderungen der Haut.

Übersichtlicher und schneller abzuhandeln sind die durch *körperfremde Substanzen* verursachten Pigmentierungen der Haut. Sie wiederum können von außen oder von innen erfolgen (Tabelle 1).

Diese Dinge sind relativ einfach, so daß sie an wenigen Beispielen hinreichend erörtert werden können.

Bei den *Tätowierungen* unterscheiden wir nach H.G. Meiers [14] die bewußt gesetzten „Schmuck"- von unfreiwillig, meist durch Unfälle entstandenen „Schmutz"-Tätowierungen. Schmuck-Tätowierungen werden mit verschiedenfarbigen Tuschen gesetzt, Schmutz-Tätowierungen entstehen durch eingesprengte Korpuskel von Teer, Schmutz, Staub, Metallen, Pulver usw.

Es gibt aber auch arzneimittelbedingte Verfärbungen *exogener* Entstehung: hier seien als Beispiele nur die Cignolinverfärbung, zu der das sog. Pseudoleukoderm als Negativ-Fall ebenso dazugehört, und die Verfärbung nach Teer genannt.

Die *endogen* verursachten Verfärbungen durch körperfremde Stoffe stammen meist von *Arzneimitteln,* wobei die erste Gruppe Metalle, rein oder in Legierungen, oder

Tabelle 1. Pigmentierungen der Haut durch körperfremde Substanzen

von außen: *Schmuck-Tätowierungen*	von innen: *Metalle*
Tusche	Arsen
	Bismuth
Schmutz-Tätowierungen	Eisen
Teer	Gold
Schmutz	Quecksilber
Staub	Silber
Metalle	
Pulver	
von außen: *Arzneimittelverfärbungen*	von innen: *Arzneimittel*
Cignolin	Atebrin
Teerprodukte	Brom
	Chlorpromazin
	Dinitrophenol
	Heparin
	Hydantoin

ihnen nahestehende Substanzen betrifft, während die zweite Gruppe eine große Skala heterogener Arzneimittel umfaßt.

Als wenige Beispiele seien aufgeführt: *Arsen*verfärbungen infolge Salvarsanintoxikation, der *Bismuth*-Saum der Gingiva und die *Argyrose* nach längerer peroraler oder parenteraler Verabreichung silberhaltiger Medikamente. Das *Amalgam,* das nicht als Medikament, sondern zur Füllung von Zähnen benutzt wird, kann lymphogen in andere Bereiche der Mundschleimhaut abwandern. Auch ausgedehnte subkutane *Eisen*ablagerungen kommen vor.

Bei den möglichen Verfärbungen durch *körpereigene* Substanzen (Tabelle 2) spielt das *Melanin*, das eigentliche Pigment der Haut, die entscheidende Rolle. Neben ihm

Tabelle 2. Verfärbung durch körpereigene Substanzen

normal:	Melanin	
	Hämoglobin	
	Oxyhämoglobin	
	Carotinoide	
pathologisch:	Methämoglobin	Ochronose-Pigment
	Sulphämoglobin	Amyloid
	Carboxyhämoglobin	Mastzellen
	Bilirubin	
	Biliverdin	
	Hämosiderin	

sind als Nicht-Melanin-Pigmente zu erwähnen: Hämoglobin, Oxyhämoglobin und die Carotinoide. Letztere werden vor allem bei Hypothyreoidismus vermehrt gebildet, daher der leicht gelbliche Farbton der Haut der Basedow-Kranken. Letztere können aber auch durch äußere Zufuhr (z.B. Überangebot von Karotten in der Nahrung) vor allem bei Kleinkindern entstehen: die typische gelbe Farbe durch Carotinoide ist geläufig.

Von den unter pathologischen Bedingungen entstehenden körpereigenen Substanzen (die ebenfalls in Tabelle 2 aufgeführt sind) verdienen einige eine kurze Hervorhebung. *Hämoglobin* und *Hämosiderin,* d.h., der eisenhaltige Rest der roten Blutkörperchen, ist nach dem Melanin das häufigste körpereigene Pigment. Es entsteht nach Durchtritt von Erythrozyten durch die Gefäßwand, sei es infolge von Traumen *(Hämatomen, Ekchymosen, Sugillationen)* oder infolge kleinkalibriger Gefäßwanddurchlässigkeit, meist durch Medikamente bedingt, als Purpura. Als einziges Beispiel sei die von Bromiden ausgelöste Purpura (sog. *Adalin-Purpura*) erwähnt. Es braucht hier nicht besonders hervorgehoben zu werden, daß das Hämoglobin eine ganze Skala von Farben, vom blauschwarz bis zum gelbbraun, durchläuft, wenn es aus dem Gefäßinnern ins Gewebe ausgetreten ist.

Ferner seien hier noch zwei interessante Beispiele von Hautverfärbungen durch pathologische körpereigene Substanzen erwähnt: die Verfärbung bei der *Amyloidose* [17], die der Haut ein eigentümlich weißgraues, mitunter auch rötliches Kolorit verleiht, und die Rotbraunverfärbung durch große Mastzellendepots bei der *Urticaria pigmentosa* bzw. bei der naevoid-systemischen *Mastzellretikulose* (Abb. 1 [9]). Hier ist darauf hinzuweisen, daß auch Mastzellen potentielle Melaninbildner sind [11].

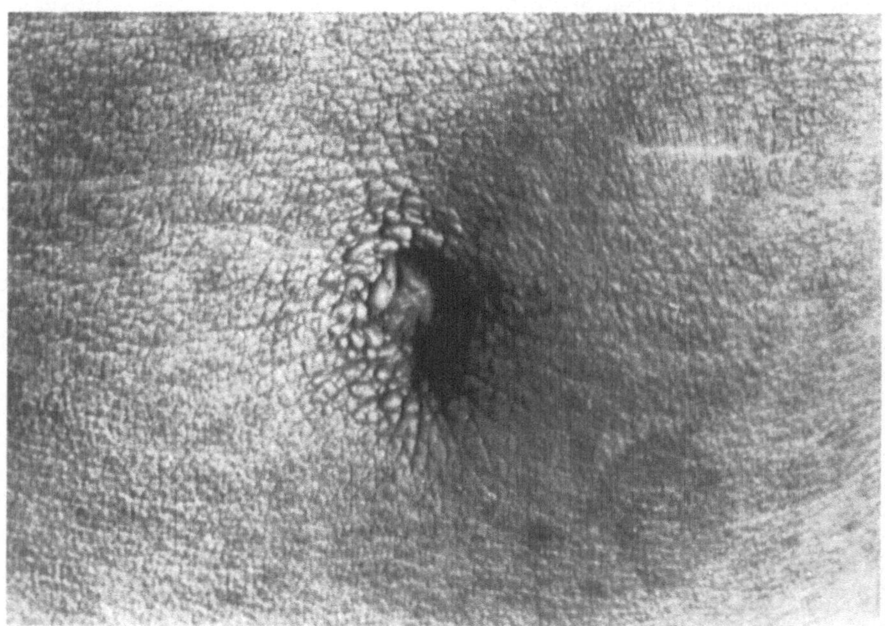

Abb. 1. Rotbraunverfärbung der Haut durch Mastzellendepots bei einer naevoid-systemischen Mastzellretikulose

Wenden wir uns nun dem wichtigsten und eigentlichen körpereigenen Pigment zu, dem *Melanin.* Hier gibt es die Möglichkeit der Vermehrung und Verminderung des Melaninpigments in örtlicher oder systemischer Lokalisation.

Die Möglichkeiten einer *örtlichen Vermehrung* des Melaninpigments (über dessen Genese in diesem Zusammenhang nicht gesprochen werden kann) sind folgende:

Epheliden
Naevi spili
Chloasma uterinum
Naevuszellnaevi
Morbus Dubreuilh
S.s.M.
Malignes Melanom
Ota-Naevus
Mongolenfleck
Blauer Naevus

Dermatosis cinerea perstans
Postinflammatorische Pigmentierung
Sonnenbräune
Toxische Photodermatosen

Eine mehr oder minder *systemische Vermehrung* des Melaninpigments findet sich bei folgenden Zuständen:

Sonnenbräune
Dunkle Hautfarbe
Morbus Addison
Pellagra
Peutz-Syndrom
Melanophakomatosen (Abb. 2)
Albright-Syndrom
Incontinentia pigmenti
Lentiginosis disseminata (= Leopard-Syndrom)

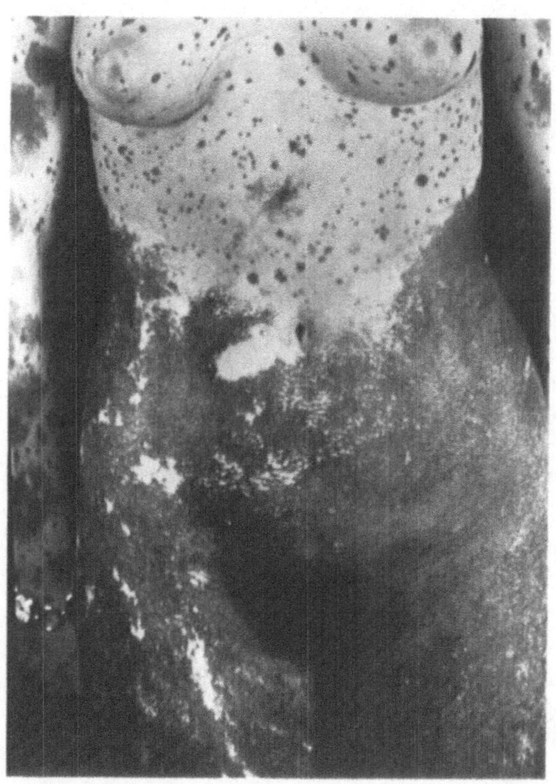

Abb. 2. Neurokutane Melanose Touraine

Das Melanin-Pigment kann *vermindert* sein, wie Tabelle 3 zeigt:

Tabelle 3. Melanin-*Verminderung* (oder Fehlen)

umschrieben – disseminiert – systemisch

> Albinismus
> Leukoderm
> Pseudoleukoderm
> Sutton-Naevus
> Pinta
> Vitiligo
> Pityriasis alba
> Kwashiorkor
> Phenylketonie (Følling-Syndrom)

Der *Albinismus* (dessen verschiedene klinische und genetische Formen hier nicht besprochen seien) ist pathologisch-anatomisch dadurch gekennzeichnet, daß Melanozyten zwar in normaler Zahl vorhanden sind, daß sie aber – da weder Tyrosin noch Dopa verfügbar ist – kein Melanin bilden können. Elektronenmikroskopisch finden sich Prämelanosomen, jedoch keine Melanosomen.

Das *Leukoderm* ist ein echter Pigmentverlust, das *Pseudoleukoderm* ein vorgetäuschter. Der weiße Hof um einen *Sutton-Naevus*, der von manchen Dermatologen sehr wichtig genommen wird, ist nichts anderes, als die im Randgebiet einsetzende Involution (die allermeisten Naevuszell-Naevi bilden sich ja, was zu wenig beachtet wird, in der 2. Lebenshälfte zurück). Das ist auch histologisch belegbar: es finden sich im weissen Hof des Sutton-Naevus zerstreut pigmentgeladene Melanophoren, ferner eine Schwellung und Nekrobiose der Melanozyten, schließlich deren Ersatz durch Lymphozyten und Reticulumzellen.

Bei der *Vitiligo* läßt die Goldchloridfärbung im Elektronenmikroskop erkennen, daß statt Melanozyten Langerhanszellen im Stratum basale liegen. Sie haben einen gelappten Kern und scheibenförmige Organellen. Die pathogenetische Hypothese geht dahin, daß von den peripheren Nervenendigungen vermehrt eine melatoninartige Substanz gebildet wird, die als Inhibitor der Melanogenese betrachtet wird. Diese herdförmige Ausbreitung von Melanogenese-Inhibitoren ist möglicherweise infektiös (infectious spread of inhibitors).

Bei der *Pityriasis alba* sind für die Entfärbung wohl chromogene Stoffe von Hornhautpilzen maßgeblich.

Bei der *Oligophrenia phenylperuvica (Følling-Syndrom)* ist die zu geringe Melaninbildung darauf zurückzuführen, daß die Tyrosinase kompetitiv durch Phenylalanin gehemmt wird.

Es empfiehlt sich nun, die Möglichkeiten einer partiellen oder systemischen Melanin-Überpigmentierung unter einem übergeordneten Aspekt zu betrachten (Tabelle 4). Die Pigmentierung erhält den ihr zukommenden Stellenwert, wenn sie als mehr oder minder wichtiges, mitunter sogar führendes Symptom bei einer Reihe von Syndromen herausgestellt wird.

Die Unterscheidung zwischen *Epheliden* und *Lentigines*, die vor allem auch Ebling und Rook 1969 [3] hervorheben, mag manchem etwas akademisch erscheinen, sie ist indessen vom histologischen Substrat – wenn auch nicht immer vom klinischen Bild her – berechtigt. Während bei den Lentigines eine ständige Vermehrung der Melanozyten vorliegt, sind die – wohl durch ein autosomal dominantes Gen vererbten – Epheliden dadurch gekennzeichnet, daß sie histologisch *keine* Vermehrung der Melanozyten

Tabelle 4. Überpigmentierungs-Syndrome

Epheliden	*Lentigines*
Incontinentia pigmenti	Peutz-Jeghers-Syndrom
Fanconi-Syndrom	Lentiginosis centrofacialis
Albright-Syndrom	Lentiginosis disseminata et pigmentosa
Dyskeratosis congenita	(= Leopard-Syndrom)
M. Recklinghausen	
Xeroderma pigmentosum	

zeigen. Bei ihnen finden sich nur stabartig in die Länge gezogene Melanosomen („rod-shaped"), wie sie bei Dunkelhäutigen gefunden werden. Es handelt sich also um eine schnellere Melaninbildung nach UV-Exposition, und damit ist auch die Abhängigkeit der Ausbildungsstärke der Epheliden von der Lichtexposition verständlich.

Epheliden finden sich bei 6 Syndromen. Von ihnen seien näher besprochen: die Incontinentia pigmenti, der Morbus Recklinghausen und das Peutz-Syndrom.

Unter der *Incontinentia pigmenti* verbergen sich eine Reihe von Syndromen, bei denen im allgemeinen neben Pigmentierungen verschiedener Form und Lokalisation auch noch keratotische und dysplastische Symptome anzutreffen sind. Es handelt sich also eigentlich um *Dyskeratosen und Dysplasien mit Pigmentierung*.

Hierher gehören, um die wichtigsten zu nennen:
1. Incontinentia pigmenti Typ Naegeli-Franceschetti-Jadassohn
2. Incontinentia pigmenti Typ Bloch-Sulzberger
3. Keratosis plamo-plantaris partim dissipata cum pigmentatione Greither
4. Dyskeratosis congenita Zinsser-Cole-Engman
5. Poikiloderma congenitum Thomson
6. Rothmund-Syndrom
7. Werner-Syndrom.

Zu 1.
Beim Typ, der nach Naegeli-Franceschetti-Jadassohn benannt wird, ist die Pigmentierung retikulär, oft der Livedo racemosa ähnlich. Assoziiert sind: annähernd diffuse PP-Keratosen, follikuläre Keratosen, Nagel- und Zahnmißbildungen (schadhafte Zähne mit Schmelzdefekten). Dazu kommen schließlich Hypo- und Anhidrosis [4].

Zu 2.
Bei der Incontinentia pigmenti Bloch-Sulzberger besteht eine mehr spritzer- oder streifenartige, manchmal segmental angeordnete Pigmentierung, der Blasen oder zumindest ein entzündliches Stadium vorausgehen. Dazu kommen Augenveränderungen. Keratosen fehlen.

Zu 3. bis 7.
Hier handelt es sich um einander ähnliche, meist poikilodermieartige Pigmentierungen, zu denen — je nach der Form im einzelnen — Palmo-Plantarkeratosen oder leukoplakieartige Dyskeratosen, Augenerscheinungen, dysplastische und degenerative Symptome kommen. Sehr deutlich ist die Pigmentierung bei der von Greither [8] beschriebenen Form, am geringsten beim sog. Werner-Syndrom, bei dem auch Depigmentierungen, Entfärbung der Haare und endokrine Störungen hinzukommen.

Beim *Morbus Recklinghausen* ist die von Ebling und Rook [3] getroffene Unterscheidung nicht ganz richtig. Die bekannten und pathognomonisch wichtigen Café au lait-Flecken sind Naevi spili, wobei auch Lentigines in größerer Zahl vorkommen. Die

Epheliden sind wohl das flüchtigste und am wenigsten kennzeichnende Symptom. Es braucht hier nicht eigens betont zu werden, daß zu diesen Pigmentmälern noch die in Zahl, Größe und histologischem Aufbau recht verschiedenen Neurofibrome dazukommen.

Der in der Tabelle nicht aufgeführte *Morbus Pringle* muß hier deshalb kurz erwähnt werden, weil ein bereits in den ersten Lebensmonaten sich manifestierendes Frühsymptom aschgrau-weiße, blattartig geformte, depigmentierte Flecken sind (ash-leaf-shaped white macules). Andererseits finden sich auch noch in der späteren Jugend und im frühen Erwachsenenalter chagrinlederartige Bezirke mit weißlicher Verfärbung, Pigmentierung und papulöser Infiltration in der Lumbo-Sakral-Gegend [7].

Beim *Peutz-Syndrom* handelt es sich, obgleich das klinische Bild Epheliden vortäuscht, um konstante, jahreszeitlich sich nur wenig verändernde Lentigines perioral, oral und an den Dorsa der Hände und Finger. Zu den Pigmentveränderungen gesellen sich − z.T. pigmentierte − Fibrome und Polypen, die vor allem bei ihrem Sitz am Darm infolge der in ihnen enthaltenen neuromuskulären Elemente (Abstammung aus dem Neuroektoderm wie die Melanozyten) zu Torsionen, Ileus und der lebensbedrohlichen Situation des sog. akuten Abdomen führen können.

Daß indessen nicht nur am Darm, sondern auch intraoral pigmentierte Papillome vorkommen, hat erst kürzlich (1975) Lowe gezeigt [13].

Die Lentiginosis centrofacialis wollen wir hier übergehen, aber einige Worte zu dem inzwischen näher erforschten *Leopard-Syndrom* sagen. Die dabei zu beobachtende Symptomenkonstellation geht aus der Tabelle 5 hervor:

Tabelle 5. Leopard-Syndrom

L = Lentiginosis (multiple Lentigines)
E = Electrocardiographic conduction defects (Kardiomyopathie)
O = Ocular hypertelorism
P = Pulmonary stenosis (meist fehlend)
A = Anomalies of genitalia
R = Retardation of growth
D = Deafness, sensorineural

Ein einschlägiger und eindrucksvoller Fall wurde auf der Frühjahrstagung der Rheinisch-Westfälischen Dermatologen in Düsseldorf am 4. April 1976 von Herrn Haensch vorgestellt [10].

Des weiteren gibt es Verfärbungen der Haut bei *Systemkrankheiten* verschiedener Natur. Hierher gehören:

Chronische Infektionen
    Malaria
    Bakterielle Endocarditis
Neoplasien
    Bronchialkarzinom
    Akanthosis nigricans
Lymphogranulomatose
Sklerodermie
Dermatomyositis
Erythematodes integumentalis
Hämochromatose
Malabsorptions-Syndrom.

Dermatologisch wichtig ist die *Akanthosis nigricans,* bei der bestimmte Regionen (Lippen- und Perioralgegend, Axillen, Inguinal- und Genitalregion) nicht nur überpigmentiert, sondern mit warzenförmigen Effloreszenzen versehen sind [6].

Bei der *Lymphogranulomatose* findet sich oft ein stumpf-gräulicher Farbton der Haut, bei der *Sklerodermie* eine weißliche, oft aber auch tiefbraune Verfärbung nicht nur der Akren, sondern auch anderer befallener Areale. Bei der *Dermatomyositis* geht der Farbton ins Braunrot-Violette, beim systemischen *Erythematodes* integumentalis ins Hellrote.

Die Verfärbungen bei innersekretorischen Störungen, nämlich bei

Akromegalie
Morbus Addison
Cushing-Syndrom
Gravidität
Hyperthyreoidismus
Phaeochromozytom
ACTH ——————— Überproduktion
Gestagen —
Östrogen

sind zu bekannt [5], als daß sie durch Bilder belegt werden müßten. Um nur ein Beispiel herauszugreifen: sogar den Laien ist bekannt, daß in der Schwangerschaft (abgesehen von der Möglichkeit eines Chloasma uterinum) eine stärkere Tingierung der Brustwarzen und Warzenhöfe, der kleinen Labien und der Linea fusca auftritt.

Ein häufig zu beobachtendes Phänomen ist die *postinflammatorische Pigmentierung (und Depigmentierung).*

Sie ergibt sich aus dem Umstand, daß eine — meist dermal gelegene — Entzündung einen Reiz auf die Melanogenese in der Basalzellschicht ausübt, so daß nach Abklingen der Entzündung eine leichtere oder stärkere Braunverfärbung im ehemaligen Entzündungsbereich eintritt. Es muß ausdrücklich betont werden, daß es zum Entstehen dieser postinflammatorischen Pigmentierung nicht der zusätzlichen Auslöserwirkung des UV-Lichts bedarf.

Die Umstände, die zu einer postinflammatorischen (postläsionellen) Pigmentierung führen, sind noch wenig erforscht. Einerseits ist bemerkenswert, daß beim Lichen ruber und beim Erythematodes discoides, die beide besonders häufig pigmentiert abheilen, die Basalzellschicht stellenweise aufgelöst ist, so daß die stimulierende entzündliche Noxe in unmittelbaren Kontakt mit den Zellen der Melanogenese kommen könnte. Andererseits lassen viele andere, ebenfalls pigmentierend abheilende Dermatosen das feingewebliche Merkmal der Auflösung der Basalis vermissen.

Andererseits wird diskutiert, ob das nach kleinsten Blutungen im Corium liegende Eisen als Katalysator für eine verstärkte Melanogenese wirksam werden könnte. Gerade bei den Unterschenkelpigmentierungen (und -depigmentierungen, am stärksten als sog. Atrophie blanche Milian) ist histologisch nachweisbar, daß neben dem vermehrten Melaninpigment auch noch Eisen im Gewebe vorhanden ist.

Postinflammatorische Pigmentierung (und Depigmentierung) wird beobachtet vor allem nach:

verschiedenen Erythemen
Erysipel
Impetigo contagiosa
Pemphigus vulgaris
Erythematodes discoides
Psoriasis (?)
Sekundärsyphilis (?)
Lepra

Postphlebitischer venöser Insuffizienz
Wärmestrahlen
Röntgenstrahlen
Sonnenstrahlen (UV B = indirekte Pigmentierung)

Diese wichtigen Beispiele postinflammatorischer Pigmentierung sind nicht alle sicher. So darf darauf hingewiesen werden, daß zu den Zeiten der Salvarsanbehandlung eine Pigmentierung der ehemaligen Sekundärerscheinungen viel häufiger, d.h., meist arsenausgelöst war. Auch bei der Psoriasis wird die Pigmentierung oft durch die Cignolinbehandlung vorgetäuscht; nach unseren Erfahrungen heilen die mit Vitamin A-Säure innerlich behandelten Psoriatiker kaum unter Pigmentierung ab; man darf die Restpapeln (histologisch stets noch als Psoriasis erkennbar) nicht mit der postinflammatorischen Pigmentierung verwechseln.

Hier sollte man vielleicht noch einreihen die ätiologisch unklare, erstmals von Ramirez [16] beschriebene *Dermatosis cenicienta (Dermatosis cinerea perstans, ashy dermatosis)*, bei der in zahlreichen Fällen des Schrittums an den Stellen der aschgrauen oder auch rötlichen Pigmentierung eine vorausgehende erythematöse Phase beobachtet werden konnte. Sie fehlte indessen in dem Fall von Wüthrich, Storck und Mitarbeitern, der auf der Jahrestagung der französischen Dermatologen im März 1976 in Paris gezeigt wurde [18]. Auch Medikamente schieden aus, während Jablonska [12] in einem einschlägigen Fall Ammoniumnitrat anschuldigt.

Es bliebe noch eine letzte hier einschlägige Gruppe, die

Pigmentierungen

durch

Bestandteile des UV-Lichts

z.T. im Verein mit

photosensibilisierenden Stoffen.

Da indessen die photodynamischen und phototoxischen Reaktionen bereits in einem anderen Referat abgehandelt wurden, verbleibt uns zum Abschluß nunmehr die *Sonnenbräune* zu besprechen. Sie ist keine photoallergische Reaktion: sie benötigt keinen anderen Stoff, der zusammen mit Bestandteilen des UV-Lichts zum Allergen oder zur toxischen Noxe würde. Nun ist aber nicht nur die gleichmäßige Bräune ein Effekt der Sonnenbestrahlung, sondern offenbar gibt es auch lichtausgelöste kleinscheckige Pigmentverluste bei Frauen (Hypomelanosis guttata idiopathica von Cummings und Cottel [2], die Bazex und Mitarb. [1] bestätigt und auf die neuerdings wieder Naumoff und Mitarbeiter hingewiesen haben [15].

Es wurde bereits gesagt, daß ein Teil der Sonnenbräune, und zwar der hauptsächliche, eine postinflammatorische Pigmentierung darstellt: über eine mehr oder minder spürbare und sichtbare Entzündung (Sonnenbrand), die vom UV B erzeugt wird, entsteht die spätere Bräunung (= indirekte Pigmentierung). Nur ein kleiner Teil ist der sog. direkten Pigmentierung zu verdanken: dabei handelt es sich um das UV A, das langwellig ist und auch Fensterglas durchdringt. Deshalb ist auch eine Pigmentierung hinter geschlossenen Fenstern möglich; wie gering sie ist, und wie wenig sie mit der indirekten Pigmentierung konkurrieren kann, weiß jeder, der sich das Bild einer in einem ausgedehnten Badeurlaub sonnengebräunten Haut vor Augen hält.

Zusammenfassung

Zunächst sind Pigmentstörungen, durch körperfremde oder körpereigene Substanzen verursacht, zu unterscheiden. Von den körperfremden und von außen entstandenen sind die Tätowierungen und die Cignolinverfärbung die wichtigsten; parenteral oder innerlich verabreicht verursachen Metalle und Medikamente meist umschriebene Verfärbungen. Von den körpereigenen Farbstoffen ist das Melanin das wichtigste; normale körpereigene Farbstoffe sind ferner Hämoglobin, Oxyhämoglobin und die Carotinoide. Von den pathologischen spielen die Gallenfarbstoffe, das Hämosiderin, aber auch Amyloid und Mastzellen, eine Rolle. Dann werden die Veränderungen besprochen, die mit einer örtlichen und mit einer mehr systemischen Vermehrung des Melaninpigments verbunden sind; ihnen folgen die Zustände, die mit einem Fehlen oder einer Verminderung des Melaninpigments einhergehen. Sodann werden die Überpigmentierungssyndrome besprochen, die u.a. Epheliden oder Lentigines aufweisen; zu dieser Gruppe gehören vor allem M. Recklinghausen, Peutz-Syndrom, die verschiedenen Formen der Incontinentia pigmenti und die Lentiginosis profusa (sog. Leopard-Syndrom). Auch innere, endokrine oder systemische Krankheiten können zu Pigmentstörungen führen. Eine weitere wichtige Gruppe wird von der postinflammatorischen Pigmentierung repräsentiert, der auch die Dermatitis cenicienta (Ashy dermatosis) zugezählt wird. Ausgespart bleiben die durch vorübergehende oder dauernde Veränderungen der Blutgefäße bedingten Farbveränderungen der Haut; auch die photoallergischen und phototoxischen Reaktionen, die in einem anderen Referat behandelt wurden.

Kurz erwähnt werden schließlich die normale Sonnenbräune und die mit ihr möglicherweise verbundene Hypomelanosis guttata idiopathica.

Literatur

1. Bazex, A., Dupré, A., Cristal, B., Jalby, J.: Hypomelanose en goutte idiopathique par dépliage de la couche cornée. Bull. Dermat. et Syphil. 75, 133-136 (1968)
2. Cummings, K., Cottel, W.: Idiopathic guttate hypomelanosis. Arch. Dermat. 93, 184-186 (1966)
3. Ebling, F.J., Rook, A.: Disorders of Skin colour. In: Textbook of Dermatology (Rook—Wilkinson-Ebling) II. 2. Aufl. Oxford & Edinburgh 1969
4. Franceschetti, A.: Les dysplasies ectodermiques et les syndromes héréditaires apparentés. Dermatologica (Basel) 106, 129-156 (1953)
5. Goerz, G.: Beziehungen zwischen Hautveränderungen und Steroidhormonen. Habilitat. Schrift. Düsseldorf 1970
6. Greither, A.: Akanthosis nigricans. In: Bode u. Korting: Haut- und Geschl.-Krankheiten. S. 575-582. Stuttgart: G. Fischer-Verlag 1962 u. 1970
7. Greither, A.: Phakomatosen. In: Bode u. Korting: Haut- und Geschl.-Krankheiten. S. 589-612. Stuttgart: G. Fischer-Verlag 1962 u. 1970
8. Greither, A.: Über eine mit Keratosen und Pigmentstörungen einhergehende erbliche Dysplasie der Haut. Hautarzt 2, 364-369 (1958)
9. Greither, A., Straßburger, D.: Erythrodermie xanthelasmoide connatale mastocytaire (Génodermatose érythrodermique mastocytaire?). Réunion de la Société Française de Dermatolgie. 10/11. Mars. Paris 1976
10. Haensch, R.: Progressive kardiomyopathische Lentiginosis (hypertrophisch-obstruktive Kardiomyopathie, Leopard-Syndrom). Krankendemonstrationen (Fall 25) anläßlich der 105. Tagung der Vereinigung Rheinisch-Westfälischer Dermatologen am 3./4. April 1976 in Düsseldorf
11. Ippen, H.: Pigmentanomalien. In: Bode u. Korting: Haut- und Geschl.-Krankheiten. S. 465-480. Stuttgart: G. Fischer-Verlag 1962 u. 1970
12. Jablonska, S.: Ingestion of ammonium nitrate as a possible cause of erythema dyschromicum perstans (Ashy dermatosis). Dermatologica (Basel) 150, 287-291 (1975)
13. Lowe, N.J.: Peutz-Jeghers Syndrome with pigmented oral papillomas. Arch. Dermat. (Chicago) 111, 503-505 (1975)
14. Meiers, H.G.: Mündliche Mitteilungen
15. Naumoff, N.W., Vodov, I., Obreschkova, E.: Hypomelanosis guttata idiopathica. Ärztl. Kosmetologie 6, 90-92 (1976)
16. Ramirez, O.: Dermatosis cenicienta. Estudio epidemiologico de 139 casos. Derm. Rev. Mexicana 10, 133-142 (1966)
17. Storck, H. u. Mitarb.: Amyloidosis cutanea maculata et pigmentata. Fallvorstellungen (16a-c) bei der 57. Jahresversammlung der Schweizerischen Gesellschaft für Dermatologie. 17./18. Okt. 1975 in Zürich
18. Wüthrich, B., Storck, H., Ott, F., Kaufmann, J., Meves, C., Eichmann, F.: Un cas de „dermatose cendrée" (Ashy Dermatosis). Réunion de la Société française de Dermatologie. Paris. 10./11. Mars 1976

Otto P. Hornstein

Zungenveränderungen

Die Zunge ist ein sehr vielseitiges Organ. Als überaus beweglicher und verformbarer Muskelkörper hilft sie beim Formen des Bissens und der Sprache, als taktiles und gustatorisches Sinnesorgan kontrolliert sie die Mundhöhle und ist der Hauptsitz des Geschmacksvermögens, und ohne Zunge und geschlossenen Gaumen gäbe es nicht die Klasse der Säugetiere. Auch hat sie seit jeher die magische, dichterische und schließlich auch wissenschaftliche Phantasie der Menschen beschäftigt. In der Medizingeschichte hat die diagnostische Inspektion der Zunge schon immer eine große Rolle gespielt, wollte man doch daraus Einsichten in die Mischung der Körpersäfte, den Zustand der Eingeweide und selbst in die seelische Verfassung des Kranken gewinnen. Heutzutage, wo ärztliche Diagnostik oft zur medizinischen Datensammlung degeneriert, scheint vielen die genaue Untersuchung der Zunge entbehrlich zu sein. Zieht man routinierte Krankengeschichten heran, so kommt die medizinische Allerweltszunge fast nur noch in der Ausfertigung „feucht" oder „belegt" vor.

Vor die Aufgabe gestellt, mein sehr organ-bezogenes Thema nach ätiopathogenetischen oder nach klinisch-deskriptiven Gesichtspunkten zu gliedern, habe ich mich für eine Mischung entschieden und werde eingehen auf

1. Angeborene anatomische Anomalien und Dysplasien,
2. Erworbene funktionell-anatomische Veränderungen,
3. Echte Entzündungen,
4. Veränderungen bei systemischen Krankheiten,
5. Benigne und präkanzeröse Leukoplakien.

Anatomische Vorbemerkungen

An der Zungenentwicklung, die bereits am Ende der 4. Embryonalwoche beginnt, sind mehrere Kiemenbogen beteiligt. Zusammen mit einem medianen Zungenwulst (Tuberculum impar) bilden sich aus zwei medianwärts gerichteten Fortsätzen des 1. Kiemenbogens paarige Wülste als Anlage der vorderen und mittleren Zunge. Das hintere Zungendrittel entstammt paarigen Anteilen des 3. (und 4.) Kiemenbogens, so daß mindestens fünf Anlagen aus verschiedenen Segmenten der frühembryonalen Kiemenregion den Zungenkörper formen. Dies erklärt die zonenweise Versorgung der Zungenschleimhaut mit nicht weniger als 4 Hirn- bzw. Kiemenbogennerven: N. V/3 mit N. lingualis (Kieferbogen), N. VII mit Chorda tympani (Zungenbeinbogen), N. IX (3. Bogen), N. X (4. Bogen). Sie alle beteiligen sich an der sensiblen und/oder sensorischen Versorgung der Zungenschleimhaut, wobei die vor dem Sulcus terminalis gelegene „Trigeminuszunge" den ektodermalen, die dahinter gelegene „Glossopharyngicuszunge" den entodermalen Anteil der Zunge repräsentiert. Mit ihrem Rücken hebt sie die den Kiemenbogen zugeordneten Schleimhautnerven hoch.

Die verschiedenen Binnenmuskeln der Zunge entspringen paramedian von der Innenseite des Unterkiefers, vom Zungenbein und vom Griffelfortsatz des Os mastoides. Die von außen hinzutretende Muskulatur schließt sich ihren in allen drei Richtungen verlaufenden Fasersystemen an. Die Herkunft der Zungenmuskulatur vom Rektussystem des Halses erklärt auch, daß die motorische Versorgung der Zunge von einem ursprünglichen Spinalnerv, dem in die Schädelhöhle aufgenommenen N. hypoglossus wahrgenommen wird. Bei einseitigen *Lähmungen* weicht die herausgestreckte Zunge, infolge Überwiegens der gesunden Muskeln, nach der kranken Seite ab und wird schließlich einseitig atrophisch. Die Schleimhaut ist daran unbeteiligt, jedoch kann sich wegen des mangelhaften „Abriebs" auf der gelähmten Seite ein verstärkter Zungenbelag ausbilden.

Angeborene anatomische Anomalien und Dysplasien

Die plurifokale Zungenentstehung ergibt ein beträchtliches teratogenetisches Potential, von dem hier nur wenige Beispiele erwähnt werden sollen.

„Glossitis rhombica mediana" (Lingua Brocq-Pautrier): Nach fast unbestrittener Auffassung handelt es sich um eine frühembryonale Hemmungsmißbildung im Sinne eines persistierenden Tuberculum impar, weshalb die Veränderung stets in der Mitte des Zungenrückens und oralwärts vom Sulcus terminalis (bzw. von der Linie der Papillae circumvallatae) als kräftig roter, ovalärer oder rhombischer Bezirk lokalisiert ist. An der leicht eingesunkenen, planen oder mamillär aufgeworfenen Oberfläche fehlt der „Belag" der filiformen Papillen. Die Anomalie kommt unter 300-400 Individuen etwa 1-mal vor, wobei Männer gegenüber Frauen im Verhältnis 3:1 überwiegen.

Die namengebende Annahme einer primären Glossitis ist irreführend und sollte besser vermieden werden, zumal die Veränderung fast nie Beschwerden verursacht und praktisch nie karzinomatös entartet. Jedoch kann sich hier, wie auch auf anderen Schleimhautanomalien, leicht eine Candida-Besiedelung etablieren und eine chronische Entzündung unterhalten, die durch verstärkten mechanischen Abrieb des leicht über die Umgebung erhabenen Areals noch verstärkt werden kann. Für die dysembryonale Genese spricht neben der Lokalisation auch die häufige Kombination mit einer angedeuteten Lingua bifida.

Bei der *Lingua plicata (Falten- oder Kerbzunge)* handelt es sich ebenfalls um eine harmlose, die vorderen 2/3 der Zunge einnehmende Entwicklungsanomalie, die in deutlicher Ausprägung bei etwa 10-15 % der europäischen Bevölkerung vorkommt und unregelmäßig dominant vererbt wird. Aus der Erfahrung, daß eine Faltenzunge bei debilen Anstaltspatienten in fast 50 % vorkommt, brauchen keine individuell verfänglichen Schlüsse im Sinne eines „Stigma degenerationis" gezogen zu werden. Ich fand 1961/62 bei systematischen Untersuchungen in der Männer-Poliklinik der Bonner Hautklinik eine L. pl. bei immerhin 15 %, in extremer Ausprägung bei 1,1 %.

Eine abortive L. pl. bietet sich nur als ein vertiefter medianer Sulcus mit kleinen, wie Blattadern seitlich abzweigenden Pseudofissuren dar. In ausgeprägten Fällen finden sich auch paramediane, cerebelliforme oder quer und schräg nach vorn verlaufende Einkerbungen („Autoreifenprofil"). Das Bestehen einer L. pl. erklärt für sich allein kein Zungenbrennen oder andere lokale Beschwerden. In diesen Fällen muß die Ursache unabhängig von der L. pl. gesucht werden (siehe unten).

Seitliche Zungenmandeln (Tonsillae linguae laterales symmetricae) sind heterotope Ausläufer bzw. „Versprengungen" des Waldeyer'schen lymphatischen Rachenrings, die bei Betrachtung der hinteren Zungenränder, meist gegenüber dem 2. oder 3. Molarzahn, in abortiver Form nicht selten gefunden werden. Ausgeprägtere Formen zeigen rosarote, mamillierte und hirnwindungsartig gefurchte, bis erbsengroße Protuberanzen. Subjektiv werden sie meist erst im entzündeten Zustand wahrgenommen und dann als dentogenes „Dekubitalulcus" oder als „Aphthe" verkannt, obwohl Ulzeration oder stärkerer Belag meist fehlen [1, 3].

258

Wenn die embryonale Schilddrüsenanlage statt ihrer „Wanderung" zur Halsregion an der Ausgangsstelle des Mundhöhlenbodens zwischen 2. und 3. Schlundtasche liegenbleibt, entwickelt sich am Zungenrand eine heterotope *Struma linguae.* In 70 % der Fälle fehlt das Schilddrüsengewebe in orthotoper Lokalisation, so daß die Exstirpation einer solchen Zungengrundstruma zum Myxödem führt. Das heterotope Drüsengewebe kann bereits bei Neugeborenen oder Kleinkindern die Atem- und Nahrungswege gefährlich einengen. In anderen Fällen entstehen Obstruktionssymptome erst während der Pubertät oder einer Schwangerschaft. Frauen sind viermal so häufig wie Männer betroffen. Vereinzelt wurde auch karzinomatöse Entartung beobachtet.

Bei oberflächlichem Sitz wölbt sich am Zungengrund eine dunkelrote, halbkugelige oder paarig-höckerige, manchmal hämorrhagisch durchsetzte Wucherung vor. Vereinzelt wurde versprengtes Schilddrüsengewebe auch im Zungenkörper, sublingual oder sogar an der Zungenspitze gefunden [2, 10]. Auch können aus Resten des embryonalen Ductus thyreoglossus Cysten entstehen, die am häufigsten in der medianen Halsregion angetroffen werden, aber auch als Abkömmlinge der sog. Bochdalek'schen Schläuche (= aberrierendes Ductusgewebe) bis in die vordere Zunge gelangen können.

Die Diagnose wird heute meist szintigraphisch mittels J^{131} gestellt, wobei zugleich das Vorhandensein orthotopen Schilddrüsengewebes beurteilt werden kann. Auch das therapeutische Vorgehen hängt vom nuklearmedizinischen Befund ab.

Die mannigfachen Gewebsverschiebungen in der Entwicklung des frühembryonalen Kopfdarms können verschiedenartige *Hamartome,* selbst aus Derivaten des Ekto-, Ento- oder Mesoderms (oder aller drei Keimblätter) aufgebaute *Teratome* nach sich ziehen. So beobachteten wir bei einem 4-jährigen Jungen ein keloid-artiges fibromatöses Hamartom, das vom Sulcus terminalis bis zum Larynx reichte und zur teilweisen Verlegung der Atemwege geführt hatte.

Die Zunge und der sublinguale Mundboden können auch Sitz von *Cysten* sein, die entweder dysontogenetisch oder durch Sekretretention in Ausführungsgängen von Speicheldrüsen entstehen. Im ersteren Falle entstammen sie meist Resten des Ductus thyreoglossus, die sich als Bochdalek'sche Schläuche auch bis in das vordere Zungendrittel verirren können. Sie treten als prall-elastische Vorwölbungen am Zungenrücken oder an der Zungenunterseite in Erscheinung. Bei Lokalisation unter der Zungenspitze können sie mit Retentionscysten der Blandin-Nuhn'schen Drüse verwechselt werden. Näher am Mundboden und neben dem Frenulum linguae liegen ein- oder beidseitig die auch als „Ranula" bezeichneten, kugeligen Retentionscysten der vorwiegend mukösen Glandula sublingualis. Dagegen erscheinen die Retentionscysten der (gemischt serösmukösen) Glandula submandibularis mehr als walzenförmige, oft über taubeneigroße Auftreibungen des Mundbodens. Schließlich kommen sub- oder retrolingual auch teratogene Dermoidcysten vor, die durch Verdrängungswachstum lebensgefährlich werden können.

Zu den Ursachen einer kongenitalen, symmetrischen oder asymmetrischen *Makroglossie* zählen — neben Neurofibromatose, verschiedenen hereditären Speicherkrankheiten, Down-Syndrom (Trisomie 21), Hemihypertrophia faciei mit muskulärer Zungenhypertrophie — auch *cystische Lymphangiome.* Dabei ist die Zungenoberfläche von zahlreichen, bläschenförmig aufgetriebenen, glasigen Papillen übersät, die an Froschlaich oder — bei dunkelroter oder schwärzlicher Farbe infolge haemangiomatöser Anteile — an Kaviar erinnern. Derartige Gefäßwucherungen sind meist die Folge von Lymphstauungen bei kongenitaler Dysplasie tieferer Lymphbahnen. Sie können mit einem auf gleiche Weise entstandenen „Hygroma colli" einhergehen und sind manchmal eine Komponente des sog. Makroglossie-Omphalocele-Syndroms [21].

Wegen ihrer leichten Verletzlichkeit können cystische Lymphangiome zur Eintrittspforte für Entzündungen, insbesondere für rezidivierende Erysipele oder eine Mundbodenphlegmone werden. Sie sollen daher frühzeitig behandelt werden, wobei die Therapie der Wahl in fraktionierter weicher Röntgennahbestrahlung besteht.

Erworbene funktionell-anatomische Veränderungen

Die Bedeckung der vorderen 2/3 des Zungenrückens mit verhornenden filiformen (und fungiformen) Papillen ist nicht nur individuell verschieden, sondern unterliegt bei manchen Menschen auch einer ständigen Variation. Diese kann sich als verstärkte Keratinisation („Belag") oder als abnorme Desquamation der Keratinozyten („geographische Zunge") äußern.

Die *„Lingua geographica" (Exfoliatio areata linguae)* kann bereits im 1. Lebensjahr beginnen und findet sich überdurchschnittlich häufig zusammen mit Lingua plicata. Die langsam über den Zungenrücken „wandernden" roten, scharf und meist unregelmäßig begrenzten Herde sind von leicht erhabenen weißlichen Rändern ring- und girlandenförmig eingefaßt. Wegen der filiformen Exfoliation treten die fungiformen Papillen stärker hervor. Der Zustand bereitet erfahrungsgemäß so lange keine Beschwerden, als die Patienten nicht hypochondrisch auf ihre Zunge fixiert sind. Aus psychologischen Gründen sollte man besser nicht von einer „Glossitis migrans" sprechen, da der Zustand bis ins hohe Alter fortdauern kann und eine Behandlung weder indiziert noch erfolgversprechend ist. Falls hartnäckiges Zungenbrennen hinzukommt, muß an eine übergeordnete Krankheit gedacht werden. Keinesfalls darf man sich zur Erklärung mit dem Vorhandensein einer „Lingua geographica" zufriedengeben.

Die Ursache der bei etwa 1-2 % der Bevölkerung vorkommenden Zungenveränderung ist weitgehend ungeklärt. Untersuchungen an amerikanischen Studenten scheinen für den Einfluß von emotionalem Stress und anderen psychogenen Faktoren zu sprechen [15]. So fand man bei fotographischen Verlaufsbeobachtungen, daß sich unter entsprechenden Belastungen auch die epitheliale Exfoliation verstärkte. Sehr ausgeprägt kommt sie auch bei generalisierter Psoriasis pustulosa vor, während ein Zusammenhang mit anderen Psoriasisformen nicht eindeutig erwiesen ist.

Durch excessive Verhornung der filiformen Papillen entsteht das oft als störend oder krankhaft empfundene, manchmal über Jahre persistierende Bild der *Lingua villosa („Haarzunge")*. Ihre gelbliche, braune oder schwärzliche Färbung wird auf den Einfluß chromogener Mikroorganismen bei veränderter Mundhöhlenflora zurückgeführt. Als disponierende keratogene Reize kommen besonders Nikotinabusus, ferner Dysbakterie und Dysenzymie des Darms (z.B. nach antibiotischer Therapie), Vitaminmangel bei Fehlernährung oder Verdauungsstörungen, auch allgemeine neurovegetative Labilität mit Störungen der Speichelsekretion in Betracht. Viele der genannten Faktoren können sich im konditionspathologischen Sinn gegenseitig verstärken. Man kann das Auftreten einer Lingua villosa durchaus als ein polyätiologisches, aber relativ isomorphes „Syndrom" bezeichnen, das bei verschiedenen Menschen und manchmal auch beim gleichen Individuum durch ähnliche Reize zeitweilig verstärkt, zeitweilig beseitigt werden kann. Wesentlich erscheint das Zusammenwirken örtlicher oder allgemeiner Reizfaktoren und lokaler vasomotorischer und epithelproliferativer Reaktionen am Zungenrücken, das zu einer Änderung seiner filiformen Zottenstruktur führt. Dabei dürften auch viscero-viscerale oder viscero-muköse nervale Reflexvorgänge von Bedeutung sein, zumal neurovegetative Korrelationen der Zungentrophik mit dem Stammhirn bekannt sind. So läßt sich verstehen, daß auch psychische Faktoren über eine zentral-nervöse Beeinflussung der Schleimhautdurchblutung (mit raschen öko-biologischen Verschiebungen der Mikrobenflora) zur Entstehung einer „Haarzunge" beitragen können.

Wird die Zunge gewohnheitsmäßig gegen die Zahnreihe oder in bestehende Zahnlükken gepreßt, so entstehen konkave *Impressionen der Zungenränder* oder polypöse Vorwölbungen im Sinne einer *Proptosis linguae*. Ähnlich wie bei der sog. Morsicatio buccarum oder beim habituellen Zähneknirschen haben derartige „Habits" oft unbewußte psychische Spannungszustände als eigentliche Ursache. Auch können kariöse Zähne oder schlechtsitzender Zahnersatz ein ständiges Reiben der Zunge provozieren und zum Bild der „Glossitis traumatica" (Hofer) mit geröteten Zungenrändern führen.

Glossitische Läsionen

Die hier kurz zu erwähnenden Krankheiten sind fast nie auf die Zunge beschränkt, sondern treten auch als Enanthem oder Exanthem in Erscheinung. Dabei lassen sich als klinisch ähnliche, aber nosologisch uneinheitliche Hauptformen der Entzündung a) *bullös-erosive* b) *aphthoide, aphthöse und ulzeröse* c) *hypertrophische* (makroglossitische) Formen unterscheiden.

Ad a) Zu den bullös-erosiven Glossitiden zählen allergische und toxische Enantheme (einschließlich des Erythema exsudativum multiforme), die Gruppe der Pemphigus- und Pemphigoid-Krankheiten, die pemphigoide Form des Lichen ruber, einige seltene hereditäre Stoffwechselkrankheiten sowie die dystrophischen Formen der hereditären Epidermolysis bullosa.

Unter den vier „klassischen" Reaktionsformen der Allergie dürfte der Immunkomplex-Typ (III) an der Entstehung allergischer bullös-erosiver Enantheme am meisten beteiligt sein. Nicht selten finden sich diese als sog. *fixes Arzneienanthem* in einem umschriebenen Areal der Zunge, wobei das Rezidivieren der Läsion jeweils an gleicher Stelle (Unterseite, Rand oder Rücken) typisch ist, während der zeitliche Zusammenhang mit vorheriger Arzneieinnahme den wenigsten Patienten bewußt ist. In kürzester Zeit folgt an der Schleimhaut auf die primäre bullöse die sekundäre erosive Läsion, die schmerzhaft ist und sich meist mit einem weißlich verquollenen fibrinösen Exsudat bedeckt. Am Zungenrücken können sich auch ulzeröse, schlecht heilende Herde entwickeln. Häufige Allergene sind Pyrazolon-Derivate, Barbiturate, Sulfonamide, Phenolphthalein- und Isatin-Derivate, Phenacetin, Antibiotica [18].

Beim *Erythema exsudativum multiforme* ist die Zunge meist in ganzer Ausdehnung ergriffen, so daß zusammen mit der diffusen Stomatitis und Cheilitis ein schweres, sehr schmerzhaftes und meist fieberhaftes Krankheitsbild mit Behinderung des Sprechens und der Nahrungsaufnahme resultiert. Die zahlreichen, von Fibrin und gelblich-weißem Detritus bedeckten Erosionen können zu einer einzigen Wundfläche konfluieren. Als pluriorificielle Ektodermosis Fiessinger-Rendu bzw. Stevens-Johnsons-Syndrom werden besonders schwere Verlaufsformen bezeichnet, die bei Kindern oder geschwächten alten Patienten deletär verlaufen können.

Auch der *Pemphigus vulgaris* pflegt in der Mundhöhle die Ränder und Unterseite der Zunge einzubeziehen. Die großflächigen, bizarr begrenzten Erosionen mit „speckigen" Fibrinbelägen sind manchmal noch von flottierenden, eingerollten oder aufgequollenen Blasenresten umsäumt, sonst aber vom Erythema exsudativum multiforme bzw. von bullös-erosiven Arzneienanthemen klinisch kaum unterscheidbar. Auf die große diagnostische Bedeutung des cytologischen Tzanck-Testes sowie der konventionellen und Immun-Histologie sei besonders verwiesen.

Während das bullöse Pemphigoid bei (relativ seltener) oraler Manifestation dem Pemphigus vulgaris klinisch sehr ähnelt, ist der *vernarbende Schleimhautpemphigus* („Pemphigus mucosae benignus") neben der fast obligatorischen Augenbeteiligung durch zunehmende synechiale Verwachsungen und Verziehungen vestibulärer, pharyngealer und sublingualer Schleimhautflächen gekennzeichnet. Die Zungenunterseite kann schließlich so fest an den Mundboden fixiert sein, daß ihre Beweglichkeit erheblich leidet. Ähnliches gilt auch von den dystrophischen Formen der Epidermolysis hereditaria bullosa, besonders von der gefürchteten rezessiven Form.

Zu den drei Kardinalsymptomen der *Pellagra* („Diarhhoe, Demenz, Dermatitis") gesellt sich in etwa der Hälfte der Fälle eine schwere rezidivierende Glossitis und Stomatitis, die zunächst mit multiplen schmerzhaften Erosionen der hochroten Zunge beginnt und später in eine zunehmende glatte Schleimhautatrophie übergeht. Offenbar ist der Mangel an Nikotinsäureamid auch an der oralen Entzündung essentiell beteiligt.

Ad b) *Aphthoide* Läsionen der Zunge werden in erster Linie durch Virusinfektionen aus der Herpes-Zoster-Gruppe, seltener durch Echo- oder Coxsackie-Viren, ferner durch

Viren der Pockengruppe hervorgerufen. Bei den Varizellen ist die Zunge fast immer beidseitig, beim Zoster einseitig, je nach der Beteiligung des 3. Trigeminusastes (vordere 2/3) oder des Nervus glossopharyngicus (hinteres 1/3) ergriffen. Die ehedem als „Glossitis papulosa acuta" (Michelson) beschriebene Erkrankung ist von Gottron in den 30er Jahren als inokulierte Pocken-Vaccine aufgeklärt worden und heute ein sehr seltenes Vorkommnis. Sie entsteht durch Schmierinfektion von Vaccine-Pusteln auf den Zungenrücken, sei es als Auto-Inokulation oder – z.B. durch Aussaugen von Impfpusteln – auch als Hetero-Inokulation. Charakteristisch für Virusinfekte der Pocken- und Zoster-Gruppe ist die papulo-pustulöse, zentral gedellte Konfiguration der Herde, die auch unter dicken weißen Zungenbelägen noch angedeutet erkennbar bleibt. Differentialdiagnostisch kommen in erster Linie luische Primäraffekte und oberflächliche pyogene Abszesse, aber auch die Lues secundaria mit „Plaques opalines" an Zungenrücken und Zungenspitze in Betracht. Aphthoide Virusenantheme der Echo- oder Coxsackie-Gruppe betonen den hinteren Gaumen („Herpangina") und sparen die Zunge meist aus.

Rezidivierende „echte" bzw. nicht-infektiöse Aphthen kommen als *benigne* und als *maligne Aphthosis* der Mundhöhle vor. Bei der benignen Form handelt es sich nur um einzelne, meist auf die vordere Mundhöhle beschränkte „habituelle" Aphthen, bei der letzteren Form um eine multiple Aphthenaussaat in der ganzen Mundhöhle mit generalisierten okulären, kutanen, viszeralen und zentral-nervösen Entzündungsherden auf vaskulitischer Basis (Morbus Behçet bzw. „grande aphtose" Touraine).

An der Zunge neigen die nur vereinzelten, prognostisch „benignen" Aphthen zur Lokalisation an der Spitze, an der Unterseite oder im Bereich des Zungenbändchens, wo man sie oft erst beim Spreizen sublingualer Schleimhauttaschen entdeckt. Dagegen halten sich die multiplen Aphthen des Morbus Behçet nicht an diese Lokalisationsregel und können die ganze Zunge – ebenso wie die übrige Schleimhaut – bis zum Rachen übersäen. Nur der Zungenrücken bleibt meist ausgespart. Im klinischen Erscheinungsbild lassen sich miliar-lentikuläre, kraterförmig-ulzeröse (oft von kleinen Satellitenaphthen umgebene) und hepertiform gruppierte Aphthen unterscheiden.

Differentialdiagnostisch lassen sich die Gingivo-Stomatitis herpetica (als Herpes simplex-Erstinfektion) und das sog. Aphthoid Pospischill-Feyrter (als atypisch generalisierende Erstinfektion bei gestörter Immunitätslage) durch die herpetischen papulo-vesikulösen Primäreffloreszenzen, den klinischen Verlauf und die typische Symptomatik einer Infektionskrankheit sowie durch die Bevorzugung des Kindesalters klar von der Behçet'schen Krankheit unterscheiden. Jedoch können sich generalisierende gingivostomatitische Herpes-Infektionen auch bei Erwachsenen unter immunsuppressiver Therapie, bei Leukosen und anderen malignen Systemkrankheiten des RHS entwickeln. Derartige Virosen als Ausdruck einer Immuninsuffizienz sind allerdings mehr als Herpes zoster generalisatus bekannt. Schließlich ist der rezidivierende Herpes simplex zu erwähnen, der aber an der Zunge und im übrigen Mund weit seltener als im Lippensaumgebiet vorkommt und typisch „herpetisch" gruppierte Bläschen und Erosionen zeigt.

Candida-Mykosen gehören mittlerweile zu den häufigsten Infektionen der Zunge. Klinisch können sie sich als verstärkter Belag oder als „Soor" am Zungenrücken, als diffuse intensive Rötung der ganzen Zunge, als leukoplakisch-hypertrophische Form mit stärkerer entzündlicher Infiltration und papillärer Epithelhyperplasie oder als granulomatöse und ulzerös-destruierende tiefe Glossitis manifestieren. In jedem Fall muß nach der prädisponierenden Grundkrankheit gesucht werden, die besonders bei der granulomatösen und ulzerös-nekrotisierenden Candida-Glossitis meist auf einer Störung des zellulären Immunsystems beruht. So können schwere chronische Formen von muco-cutaner Candida-Mykose auf der Grundlage eines erblichen zellulären Immundefektes bereits im Kindesalter auftreten und einen prognostisch ungünstigen Verlauf nehmen. Auch bei paraproteinämischen Systemkrankheiten (z.B. Makroglobulinämie Waldenström), bei Kachexie, schwerem Eisenmangel, immunsupressiver Therapie usw. kommen an der Zunge äußerst schmerzhafte und tiefreichende Nekrosen durch Invasion von Sproßpilzen in tiefere Gewebsschichten vor. Nicht selten wird eine therapieresistente *ulzeröse Candida-Glossitis* zum „Indikator" einer immunparalytischen Grundkrankheit und damit zu einem Signum mali ominis.

Ad c) Unter den hypertrophischen Glossitisformen sei besonders die zuerst von Schuermann 1952 beschriebene „*Glossitis granulomatosa*" als Sonderform des Melkersson-Rosenthal-Syndroms erwähnt. Sie beginnt mit quälendem Zungenbrennen und dem Gefühl einer dumpfen Schwere und raschen Ermüdbarkeit der Zunge beim Sprechen und Essen. Die Zunge vergrößert sich chronisch-progredient, kann nur noch mühsam vorgestreckt werden und wandelt ihre Oberfläche allmählich in ein grobhöckeriges, von tiefen Furchen durchzogenes und von papillären Hyperkeratosen bedecktes Relief, das keine Ähnlichkeit mehr zum regelmäßig-symmetrischen Faltenmuster der Lingua plicata aufweist. Auf dem Boden dieser chronisch-granulomatösen Glossitis kann sich schließlich eine präkanzeröse Leukoplakie und ein Karzinom entwickeln. Diese Besonderheit der Prognose, die starke Funktionsbehinderung und die erhebliche Therapieresistenz machen die Glossitis granulomatosa zu einer gefürchteten Variante des MRS [6].

Veränderungen bei systemischen Krankheiten

Auch hier ist nur eine knappe Auswahl möglich, da die Vielzahl von inneren Krankheiten mit assoziierten Zungenveränderungen den Umfang des Referats sprengen würde.

Manche Diabetiker klagen über quälendes Zungenbrennen und verstärkte Mundtrokkenheit, so daß jede Glossopyrosis und Sialopenie auch an *Diabetes mellitus* denken lassen muß. Bei schwerem Diabetes oder bei gleichzeitiger Maldigestion und Malnutrition kann sich ein erheblicher B_2-Vitaminmangel (Ariboflavinose) mit feuerroter, eigentümlich trockener Glossitis entwickeln („Pökelzunge"). Sie geht mit fortschreitender Papillenatrophie und diffusions-vermindernder Wandverdickung der subpapillären Kapillaren einher. Meist läßt sich im Abstrich Candida albicans nachweisen, auch wenn keine makroskopischen Beläge zu sehen sind. Das Zungenbrennen beruht vorwiegend auf einer diabetischen Neuropathie des sensiblen Nervus lingualis.

Auch beim *Gougerot-Sjögren-Syndrom* gehört die „trockene" und diffus gerötete Glossitis zu den klinischen Kardinalsymptomen. Die atrophische Zungenoberfläche zeigt matten oder firnis-artigen Glanz, es haften ihr kleine, zähflüssige Schleimflocken an, an denen der Untersuchungsspatel kleben bleibt. Mitunter nimmt der atrophische Zungenrücken eine schachbrett-artige Furchung an. Die quälende Mundtrockenheit kann zu Sprach-, Schluck- und Kaustörungen führen, so daß die Patienten breiige oder flüssige Kost bevorzugen.

Bei *chronischen Leberkrankheiten* ist das Aussehen der Zungenoberfläche ebenfalls von Bedeutung. Nach Kalk [9] ist die „*rote, glatte Zunge*" ein untrügliches Zeichen von schwerer Leberinsuffizienz, wobei die Rötung der Zunge in einem auffallenden Gegensatz zum gelben oder grau-braunen Hautkolorit des Cirrhotikers steht. Vor allem weist ein Verschwinden des normalen Zungenbelags auf eine prognostische Verschlechterung der Hepatopathie hin, während Abblassung der Zunge und Wiederkehr des Belags als Zeichen der Besserung angesehen werden.

Das in den USA nach Plummer und Vinson, in Großbritannien nach Paterson und Kelly bezeichnete Syndrom der „*sideropenischen Dysphagie*" (Waldenström und Kjellberg) ist subjektiv durch quälendes Zungenbrennen und hartnäckige Schluckbeschwerden, klinisch durch das Bild einer „roten glatten Zunge" bei deutlicher Eisenmangelanämie und durch entzündliche Rhagaden der Lippenkommissuren (sowie weitere Begleitsymptome) charakterisiert. Das Syndrom tritt vorwiegend bei Frauen im mittleren

Alter auf und ist heute noch in vielen Entwicklungsländern, so auf dem indischen Subkontinent, als eine Folge von chronischer Unterernährung weit verbreitet. Auch in Großbritannien und Irland wird es noch häufiger als auf dem europäischen Kontinent gesehen (rassische Einflüsse?). Die entscheidende Ursache dürfte ein chronisches, bei Frauen durch die Menstruation verstärktes Eisendefizit sein, ferner Riboflavin-Mangel bei chronischer Maldigestion und Malabsorption. Da sich bei ungefähr 10 % aller Patienten später eine besondere Form des Hypopharynx-Karzinoms entwickelt, hat die frühzeitige Erkennung des Syndroms und die energische Therapie des Eisen-, Vitamin- und Proteinmangels auch tumorprophylaktische Bedeutung. Eigentümlicherweise pflegen sich Karzinome — im Gegensatz zur sog. Postcricoid-Region des Hypopharynx — auf der entzündlich-atrophischen Zunge nicht zu entwickeln.

Gleiches gilt für die *Möller-Hunter-Glossitis* als Frühsymptom der sog. perniziösen Anämie. Bei dieser nur zu geringer Schleimhautatrophie neigenden Glossitis wechseln bleigrau-ödematöse Bezirke (mit abgeflachten Papillen) mit hochroten, mehr an den Zungenrändern gelegenen Abschnitten unscharf ab. Beim forcierten Herausstrecken laufen anämische Streifen wellenförmig quer über den Zungenrücken (Arndt'sches Zeichen). Auch können der Farbton und die Verteilung der anämisch-ödematösen und hyperämisch-roten Bezirke ineinander übergehen und sich langsam ändern. Nach Schuermann ist die Möller-Hunter-Glossitis relativ häufig mit einer Lingua plicata gepaart. Frauen sind häufiger als Männer betroffen [17].

Die *primäre Amyloidose* (Paramyloidose; perikollagene Amyloidose nach Missmahl) entwickelt sich meist als paraneoplastisches Syndrom bei Plasmocytomen des Knochens, und zwar besonders beim Bence-Jones-Plasmocytom. Zu ihren häufigsten Manifestationen gehört eine chronisch-progrediente Makroglossie. Die Zunge wird derb und schlecht beweglich, an ihren Rändern bilden sich steife Zahnimpressionen, die Unterseite wirkt eigentümlich wächsern-gelblich. Der Zungenrücken ist herdförmig oder flächenhaft von kleinen glasig-transparenten oder haemorrhagischen Knötchen mit einzelnen Teleangiektasien überzogen. Auch können sich kleine Blasen, Blutungen oder Ulzerationen entwickeln. Bei der *Makroglobulinämie Waldenström* kommen ähnliche Veränderungen vor, doch überwiegen mehr die candida-bedingten erosiv-ulzerösen Zerstörungen als die Makroglossie durch paraproteinämische Ablagerung.

Auch die *Hyalinosis cutis et mucosae (Urbach-Wiethe),* eine autosomal-rezessiv vererbte Thesauropathie infolge Störung des Glykoprotein-Stoffwechsels, geht mit einer charakteristischen Sklerose und Vergrößerung der Zunge einher. Es finden sich gelblichgrauweiße „speckige" Einlagerungen zunächst an der Zungenunterseite (sowie am Mundboden und an der Lippenschleimhaut), dann auch am Zungenrücken. Die Zungenmotorik wird zunehmend schwerfällig. Charakteristisch ist ferner die Verkürzung, Verdickung und grau-gelbliche Verfärbung des Zungenbändchens sowie der Plicae fimbricatae der Zungenunterseite. Am Mundboden können sich derbe hyaline Wülste um die Ausführungsgänge der Glandulae submandibulares entwickeln.

Zu den diagnostisch wichtigen Frühsymptomen der *progressiven Sklerodermie* zählt die sehnige Verdickung des Zungenbändchens, die beim Zurückziehen der Zunge nach hinten und oben auffällt. Die zunehmende Bewegungseinschränkung der Zunge wird jedoch durch die Sklerosierung des gesamten Bindegewebes und nicht allein durch die Verkürzung des Zungenbändchens hervorgerufen [5]. Auch kann man am Zungenrücken durch Auflegen von Eisstückchen ähnliche akroasphyktische Reaktionen wie sonst an den Händen auslösen. Im weiteren Verlauf leidet das Zungenspiel auch unter der zunehmenden Sialopenie. So lassen sich bestimmte Zungenlaute (z.B. Rrr) nicht mehr aussprechen.

Eine diagnostische und therapeutische Crux können hartnäckige Zungenschmerzen *(Glossodynie)* oder Zungenbrennen *(Glossopyrosis)* sein. Sieht man von den eben genannten Krankheiten ab, bei denen sie ebenfalls vorkommen können, so steht der klinische Befund der Zunge oft in auffälligem Gegensatz zur Heftigkeit der geklagten Beschwerden. Meist sind Frauen im klimakterischen Alter betroffen, was auch an hormonelle Ursachen denken läßt. Nicht selten verbirgt sich aber hinter einer hartnäckigen Glossopyrosis eine larvierte endogene Depression, nach deren Behandlung mit Psychopharmaka auch die Zungenbeschwerden verschwinden. Allerdings kann prolongierte oder überdosierte Therapie mit neuroleptischen, antihypertensiven und anderen, die Speichelsekretion hemmenden Medikamenten ebenfalls Zungenbrennen durch verstärkte Mundtrockenheit hervorrufen, so daß in jedem Falle eine genaue Medikamentenanamnese erforderlich ist.

Weitere Ursachen von hartnäckigem Zungenbrennen können Diabetes mellitus, Atrophie und Sekretionsmangel (Achlorhydrie) des Magens mit oder ohne Eisenmangelanämie, Megaloblastenanämien, Gougerot-Sjörgen-Syndrom, primär-chronische Polyarthritis, chronische Formen der enteralen Maldigestion und Malabsorption, Entzündungen des Nervus lingualis und seltenere Hirnstammsyndrome sein. Manchmal treffen mehrere der genannten Ursachen mit einer klimakterischen oder präsenilen Involutionspsychose zusammen, was die Therapie besonders problematisch macht. Auch entwikkeln viele Frauen mit Zungenbrennen eine ausgeprägte Karzinophobie, obgleich — objektiv gesehen — Zungenkarzinome bei Frauen viel seltener als bei Männern vorkommen. Aus solchen und ähnlichen klinischen Erfahrungen kann man den Eindruck gewinnen, daß die Zunge besonders für Frauen eine eigentümlich zentrale unbewußte Bedeutung hat, so daß dort lokalisierte Mißempfindungen ggf. überwertig registriert und psychisch abnorm „verarbeitet" werden.

Des weiteren können *schlecht sitzende Zahnprothesen*, eine (häufiger vermutete als real nachzuweisende) *Kontaktallergie* gegen Prothesenmaterial, auch *zwanghaftes Reiben und Pressen* der Zunge an schadhaften Zähnen und Zahnlücken hartnäckiges Zungenbrennen unterhalten. Manchmal führen hochrote oder von Zahnimpressionen exkavierte Ränder der vorderen Zunge auf die letztgenannte diagnostische Spur.

Beim *Morbus Osler-Rendu (Teleangiektasia haemorrhagica hereditaria)* zählt die Mundhöhle — und hier wieder die Zunge — neben der Nasenschleimhaut zu den Prädilektionsstellen. Hier kann bereits mit Beginn der Pubertät die Diagnose gestellt werden, wenn die hellroten, an Gefäßspinnen erinnernden Mikroangiome nicht mit enzündeten fungiformen Papillen verwechselt und als Blutungsquelle erkannt werden.

Gänzlich anders sehen die bei älteren Menschen sehr häufig an der Zungenunterseite zu findenden *Schleimhautvarizen* aus, die sich entweder als unscharf geschlängelte bläuliche Vorwölbungen oder als rötlich-schwarze oberflächliche „*Kaviarknötchen*" unterhalb der Zungenränder darstellen. Sie sind an sich harmlos, können aber bei zunehmender Stauung frühzeitig auf eine Rechtsherzinsuffizienz hinweisen. Bei dieser ist auch eine zyanotische Verfärbung und Volumenzunahme der Zunge mit relativer Vertiefung des Sulcus medianus typisch [8].

Benigne und präkanzeröse Leukoplakien

Nach einer Definition der WHO wird eine Leukoplakie als „weißer, nicht abwischbarer, keiner definierten Krankheit zuzuordnender Schleimhautbezirk" deklariert. Dies bedeutet in praxi, das symptomatische, d.h. einer definierten Krankheit *zugehörige* Leukoplakien klinisch eindeutig diagnostiziert werden müssen. Ohne hier auf dieses schwierige Thema einzugehen, möchte ich als Beispiele für nosologisch definierte und sicher benigne Leukoplakien nur den Lichen planus und die Leukoplakie durch dentogene Scheuer- und Druckstellen erwähnen, wobei die erstere Form durch endogene (primär-entzündliche), die letztere Form durch exogene (primär-traumatische) Irritationen zustande kommt.

Das den Dermatologen wohlbekannte Bild des *oralen Lichen planus* kann auch die Zungenoberfläche im Sinne einer fein verzweigten, streifig oder netzig konfigurierten bläulich-opaken Schleimhautzeichnung überziehen. Chronische Verlaufsformen führen zur Papillenatrophie unter dem Bild einer „grauen glatten Zunge", wobei der bläulich-milchige Farbton und feinstreifige Randausläufer die Lichen planus-Diagnose erleichtern. Schließlich können sich — besonders an der Zungenunterseite — umschriebene Erosionen in den atrophischen Bezirken entwickeln. In katamnestischen Untersuchungen fand Rohde [16] unter 6 von 207 Patienten mit oralem Lichen planus die Spätentwicklung eines Karzinoms, während andere Autoren — allerdings an kleineren Fallzahlen — teils größere, teils kleinere Karzinomraten konstatierten [11]. Als gesichert kann gelten, daß die potentielle Krebsgefährdung eines oralen Lichen planus erst mit dem atrophischen bzw. pemphigoiden Spätstadium beginnt, weshalb erst von da an örtliche Therapie und ärztliche Leukoplakie-Überwachung notwendig sind.

Im allgemeinen entwickeln sich *präkanzeröse Leukoplakien* und *Karzinome* an den Rändern und an der Unterseite, dagegen nur ausnahmsweise auf der Dorsalseite der Zunge. Der Verdacht auf eine Präkanzerose ist besonders dann gegeben, wenn eine Leukoplakie durch unterschiedlich dichten weißen Farbton, durch unregelmäßige Erhöhungen des Oberflächenreliefs, durch winkelig-unregelmäßige Ränder und durch große Ausdehnung auffällt. Eine in einer solchen Leukoplakie entstehende „Erosion" oder „Ulzeration" kann bereits den Beginn eines Karzinoms anzeigen. Pindborg hat besonders auf den „gesprenkelten Typ" der oralen Präkanzerose hingewiesen, wobei zwischen unregelmäßig-leukoplakischen auch „erythroplakische" granulationsähnliche Bezirke auffallen [14]. In diesem Stadium fühlt man meist nur eine mäßige örtliche Infiltration, doch kann an einzelnen Stellen der Übergang in invasives Wachstum bereits erfolgt sein.

Zu den *häufigsten Ursachen von Zungenkarzinomen* werden heute langjähriges Rauchen (in manchen Entwicklungsländern auch habituelles Kauen von Betel-Tabak-Priem), chronischer Eisenmangel, Unterernährung, Alkoholismus und Leberschäden sowie die gewohnheitsmäßige Vernachlässigung der Mundhygiene gerechnet, während die tertiär-syphilitische Glossitis interstitialis in den letzten Jahrzehnten stark zurückgegangen ist. Andererseits nimmt nach umfangreichen amerikanischen Vergleichsstatistiken seit den 40er Jahren der Anteil der Frauen an Zungenkarzinomen langsam zu [19]. Auch dies scheint für die ätiologische Rolle einiger der o.g. Faktoren zu sprechen. Daß sich präkanzeröse Leukoplakien und Mund- bzw. Zungenkarzinome besonders häufig in Indien finden, dürfte hauptsächlich mit den dortigen Lebens- und Ernährungsbedingungen und mit der ungemeinen Verbreitung eigentümlicher, die Mundschleimhaut stark reizender Rauchgewohnheiten zusammenhängen [12].

Literatur

1. Braun-Falco, O.: Zur Klinik der Tonsilla linguae heterotopica symmetrica. Dermat. Wschr. 133, 362-365 (1956)
2. Gorlin, R.J.: Developmental anomalies of the face and oral structures. In: Oral Pathology (ed. by R.J. Gorlin and H.M. Goldman), pp. 21-95. St. Louis: Mosby Co. 1970
3. Halter, K.: Über eine atavistische Zungenanomalie („Tonsilla linguae heterotopica symmetrica"). Arch. Derm. Syph. (Berlin) 194, 423-427 (1952)
4. Hornstein, O.P.: Entzündliche und systemische Reaktionen in der Mundschleimhaut. Arch. Oto-Rhino-Laryng., 213, 287-331 (1976)
5. Hornstein, O.P., Gerdes, G.: Klinische und röntgenologische Symptome der progressiven Sklerodermie in der Mundhöhle. Hautarzt 22, 471-476 (1971)
6. Hornstein, O.P.: Melkersson-Rosenthal-Syndrome. A Neuro-Muco-Cutaneous Disease of Complex Origin. Curr. Probl. Derm. (Basel) 5, 117-156 (1973)
7. Hornstein, O.P. (Hrsg.): Entzündliche und systemische Erkrankungen der Mundschleimhaut. Stuttgart: Thieme 1974
8. Jacoby, H.: Veränderungen der Zunge in der Diagnostik des praktischen Arztes. Stuttgart: Schattauer 1960

9. Kalk, H.: Über Hauterscheinungen und das Symptom der „roten glatten Zunge" bei Leberin-suffizienz. Dtsch. med. Wschr. **80**, 955 (1955)

10. Keen, R.R., Jordan, J.E., Miller, G.A.: Lingual thyroid. Report of a case. Oral Surg. Med. Path. **632**, 627-630 (1971)

11. Laufer, J., Kuffer, R.: Le lichen plan buccal. Paris: Masson 1970

12. Mehta, F.S., Pindborg, J.J., Hamner, J.E.: Oral Cancer and Precancerous Conditions in India. Kopenhagen: Munksgaard 1971

13. Nasemann, Th.: Die Viruskrankheiten der Mundschleimhaut. Arch. Oto-Rhino-Laryng., **213**, 333-362 (1976)

14. Pindborg, J.J.: Atlas of Diseases of the Oral Mucosa. Kopenhagen: Munksgaard 1968

15. Redman, R.S., Vance, F.L., Gorlin, R.J., Peagler, F.D., Meskin, L.H.: Psychological component in the etiology of geographic tongue. J. dent. Rés. **45**, 1403-1408 (1966)

16. Rohde, B.: Zur Häufigkeit des Carcinoms der Mundschleimhaut und des Lippenrotes auf dem Boden eines Lichen ruber (Katamnestische Untersuchungen am Krankengut der Universitäts-Hautklinik Hamburg-Eppendorf). Arch. klin. exp. Derm. **227**, 815-818 (1966)

17. Schuermann, H., Greither, A., Hornstein, O.P.: Krankheiten der Mundschleimhaut und der Lippen. 3. erw. Aufl. München-Berlin-Wien: Urban & Schwarzenberg 1966

18. Schulz, K.H., Louis, Ph.: Arzneimittelnebenwirkungen an der Mundschleimhaut. In: Entzündliche und systemische Erkrankungen der Mundschleimhaut (Hrsg. O.P. Hornstein), 200-213. Stuttgart: Thieme 1974

19. Trieger, N., et al.: Cirrhosis and other predisposing factors in carcinoma of the tongue. Cancer **11**, 357-362 (1958)

20. Waldron, Ch.A.: Oral epithelial tumors. In: Oral Pathology (ed. by Gorlin, R.J. and Goldman, H.M.). 801-860. St. Louis: Mosby Co. 1970

21. Wiedemann, H.R.: Das EMG-Syndrom: Exomphalos, Makroglossie, Gigantismus und Kohlen-hydratstoffwechsel-Störung. Z. Kinderheilk. **106**, 171-185 (1969)

Max Hundeiker und Leonhard Illig

Haemorrhagische Phaenomene an der Haut

Schon 1961 hat Kalkoff [5] an dieser Stelle über „haemorrhagische Phaenomene" der Haut und ihre Bedeutung für die Differentialdiagnose von Blutungskrankheiten berichtet. Unsere Kenntnisse über dieses Gebiet haben sich seitdem beträchtlich erweitert. Das Thema umfaßt einmal die Purpurakrankheiten, zum anderen aber auch lokalisierte Haemorrhagien bzw. haemorrhagische Nekrosen anderer Art. Allerdings werden diese, wie z.B. das lokale Shwartzman-Phaenomen der Haut [1], Marcumarnekrosen und Purpura fulminans, heute meist nicht vom Dermatologen, sondern vom Internisten bzw. Paediater diagnostiziert und behandelt. Zudem sind sie ausgesprochene Raritäten. Deshalb haben wir es bei der Besprechung haemorrhagischer Phaenomene der Haut in erster Linie mit verschiedenen Purpuratypen zu tun. Auch bei der Purpura müssen wir solche Formen unterscheiden, die heute in erster Linie in den Kompetenzbereich des Internisten oder Paediaters fallen und solche, die zur Domäne des Dermatologen gehören, unabhängig davon, ob sie mit einem diagnostisch signifikanten Hauterscheinungsbild verbunden sind oder nicht. Es gibt durchaus Blutungsübel, die zwar schon allein von der Haut her erkannt, jedoch so gut wie nie vom Dermatologen zuerst gesehen werden. Ein Beispiel hierfür ist das Vollbild der anaphylaktischen Purpura, das sog. Schönlein-Henoch-Syndrom.

Damit nun die für den Dermatologen wichtigen haemorrhagischen Phaenomene nicht im leeren Raum stehen, wollen wir zunächst einen kurzen Überblick über die wichtigsten Symptome aller haemorrhagischen Affektionen geben, die mit einem typischen Hauterscheinungsbild verbunden sind, uns dann aber auf die klinische Symptomatologie derjenigen konzentrieren, die in der dermatologischen Praxis tatsächlich häufig bzw. wichtig sind.

Für viele dermatologisch relevante Blutungsübel läßt sich eine Art „Steckbrief" aufstellen, der nicht nur die Besonderheiten des Hauterscheinungsbildes, sondern darüber hinaus auch noch typische extrakutane Randsymptome beinhaltet.

In Tabelle 1 sind die haemorrhagischen Phaenomene nach ihren Leitsymptomen bzw. danach zusammengestellt, ob es sich um Purpuraformen, lokalisierte Haemorrhagien oder haemorrhagische Nekrosen handelt. In Tabelle 2 sind verschiedene haemorrhagische Phaenomene aetiopathogenetisch zugeordnet. Durch Einrahmung sind diejenigen Krankheiten hervorgehoben, die zum Tätigkeitsbereich speziell des Dermatologen gehören. Im Gegensatz zu anderen polyaetiologischen Syndromen der Haut, wie z.B. der Urticaria, zeigen viele haemorrhagische Phaenomene bzw. Purpuraformen ein diagnostisch typisches Hauterscheinungsbild. Die Feststellung Sulzbergers [20], daß der Dermatologe vor allem anderen ein besonders guter *klinischer Diagnostiker* sein müsse, gilt daher für die haemorrhagischen Phaenomene der Haut in ganz besonderem Maße.

Tabelle 1. Leitsymptomatik haemorrhagischer Phänomene

Haematome	in unveränderter Haut	Koagulopathien
Ekchymosen und Petechien	in unveränderter Haut	Thrombopathien
Ekchymosen	in Landmannshaut	Purpura senilis
Ekchymosen	in Corticoidhaut	Corticoidpurpura
punktuelle Petechien	am gestauten Bein	Stasispurpura
punktuelle Petechien, ockergelbe Flecken chronische lichenoide „Dermatitis"	besonders an unterer Extremität	Purpura pigmentosa progressiva
lentikuläre Petechien mit starker Nachpigmentierung	am Unterschenkel	Purpura hyperglobulinaemica
lentikuläre Petechien, exsudativ entzündliche Veränderungen	besonders an unteren Extremitäten	anaphylaktische Purpura und Schönlein-Henoch-Syndrom
haemorrhagische Nekrosen	Akren einschließlich Nase und Ohren	Kryoproteinaemien
Erythem → Infiltrat → → konfluierende Ekchymosen → → ausgedehnte Nekrosen	Oberschenkel, Gesäß, Mammae	Dicumarolnekrosen
haemorrhagische Papeln	disseminiert	akute Leukosen, Retikulosen, Knochen-Karzinome

Tabelle 2. Dermatologisch typische Haemorrhagien

Purpura fulminans	haemorrhagische Diathese mit Verbrauchskoagulopathie, postinfektiös, Mechanismus noch nicht geklärt
Werlhof-Syndrom	haemorrhagische Diathese durch Thrombozytopenie, postinfektiös oder drogenallergisch, z.T. noch unklar (Immun-Zytolyse?)
Kasabach-Merritt-Syndrom	Thrombozytopenie, evtl. zusätzlich Verbrauchskoagulopathie, bei Riesenhaemangiomen
Purpura hyperglobulinaemica Waldenström	noch nicht geklärt
Purpura bei Kryoproteinaemien	intravaskuläre Kältegelifikation oder -praecipitation
„anaphylaktische Kältepurpura" ohne Kryoproteine	noch nicht geklärt, keine Praezipitate!
Dicumarol-Nekrose	noch nicht geklärt
„autoerythrocytic" Purpura Gardner-Diamond	Artefakt?
Schönlein-Henoch-Syndrom anaphylaktische Purpura (oligosymptomatische)	infektallergisch, drogenallergisch. Sofortreaktion Typ 3 (Immun-komplexkrankheit, „Vasculitis allergica")
Purpura pigmentosa progressiva	Drogenallergisch, kontaktallergisch, inhalationsallergisch. Immunologische Spätreaktion (Ekzem-Typ?)
Purpura senilis (solaris) Corticoidpurpura	örtliche Schädigung des Gefäßlagers mit erhöhter Fragilität
Stasispurpura	komplexer Mechanismus am gestauten Bein

I. Symptomatik

Die genaue Bestandaufnahme weniger richtungsweisender Symptome bildet den ersten Schritt der Diagnostik [13, 18]. Für die Purpura-Gruppe sind die wichtigsten Leitsymptome im Blutungstyp, in der evtl. entzündlichen Begleitreaktion, in der Intensität der Haemosiderineinlagerung und im Vorhandensein oder Fehlen von Nekrosen zu sehen. Auch die Lokalisation kann diagnostisch wichtig sein.

Am wichtigsten ist der Blutungstyp: Haematome allein weisen auf plasmatisch bedingte, Ekchymosen, d.h., bis münzgroße Extravasate in Verbindung mit Petechien auf thrombocytäre Gerinnungsstörungen hin, Petechien allein oder mit geringen Ekchymosen auf eine vasculär bedingte Purpura, haemorrhagische *Papeln* auf eine maligne Systemerkrankung, z.B. eine Leukose mit Hautinfiltration. Gefäßblutungen nach außen aus knötchenförmigen Kapillarektasien finden sich beim Morbus Osler — die einzige haemorrhagische Diathese ohne Purpura.

Ebenfalls wichtig ist die *Entzündung:* Petechien und Ekchymosen ohne jede entzündliche Komponente und ohne Nekrose sind charakteristisch für Krankheiten mit verminderter Widerstandsfähigkeit von Kapillarwand und Kapillarbett, von der in Europa kaum bekannten Purpura simplex hereditaria Davis über die Purpura senilis und die Corticoidpurpura, mit der wir in der Praxis immer häufiger zu tun haben, bis zur Stasispurpura und Purpura diabeticorum [7, 19]. Lentikuläre Petechien zusammen mit exsudativen akut entzündlichen Erythemen, manchmal erst nach deren Wegdrücken mit dem Glasspatel sichtbar, sind charakteristisch für eine anaphylaktische Purpura. Ähnliche Bilder können symptomatische Purpuraformen wie die „anaphylaktische Kältepurpura" verursachen. Lokalisation und Anamnese ermöglichen jedoch die Abgrenzung [3]. Chronisch entzündliche „lichenoide" Dermatitis mit feinsten Punktblutungen und andauernden Nachpigmentierungen sind charakteristisch für die Purpura pigmentosa progressiva. Bei der selteneren Purpura hyperglobulinaemica Waldenström fehlen demgegenüber die Punktblutungen, statt dessen finden sich mehr lentikuläre Petechien.

Pigmentierungen durch Haemosiderineinlagerung im Corium setzen offenbar ständigen Nachschub an Extravasaten und chronisch entzündliche Infiltration voraus [5]. Bei akuten vasculären Purpuraformen dagegen kommt keine Nachpigmentierung zustande. Nach Sistieren der Blutungen noch über Wochen bestehenbleibende Haemosiderinpigmentierung ist ein Charakteristikum der Purpura pigmentosa progressiva — die hiernach ihren Namen erhalten hat —, und in besonders starker Ausprägung auch der selteneren Purpura hyperglobulinaemica Waldenström. Am gestauten Bein kann übrigens auch eine Stasispurpura zu Haemosiderose führen [7].

Nekrosen finden sich fakultativ bei der anaphylaktischen Purpura bzw. beim Schönlein-Henoch-Syndrom, der kryoproteinaemischen Purpura und beim Moschcowitz-Syndrom, obligat und ausgedehnt beim Waterhouse-Friderichsen-Syndrom, der Purpura fulminans und bei Dicumarol-Nekrosen.

Neben den genannten Symptomen können die *Lokalisation,* z.B. in lichtexponierten Bereichen, salbenbehandelten Hautstellen, an den kälteexponierten Akren, sowie die *Vorgeschichte*, z.B. mit saisonabhängigem oder postinfektiösem Auftreten, nützliche Hinweise geben.

An *zusätzlichen Untersuchungen* kann die *Diaskopie* helfen, Blutextravasate von *Kapillarektasien* oder starker Gefäßfüllung zu unterscheiden. Kleine Ektasien, z.B. beim *Angioma serpiginosum* Hutchinson, sind jedoch oft nur mit einer Nadelspitze unter der Lupe durch ihre Wegdrückbarkeit abzugrenzen. Die Lupe hilft auch, gruppierte Punktblutungen, z.B. bei Purpura pigmentosa progressiva, von lentikulären Petechien zu unterscheiden. Kapillarfragilitättests und Gerinnungsuntersuchungen haben nur geringen Wert, worauf Schneider und Adam schon 1970 hingewiesen haben [13]. Entscheidend für die Diagnose bleibt der klinische Befund.

II. Krankheitsbilder

Lokalisierte haemorrhagische bzw. haemorrhagisch-nekrotische Phaenomene nicht purpurischer Art im mehr paediatrisch-internistischen Kompetenzbereich sind z.B. das lokalisierte *Shwartzman-Phaenomen*, die dramatisch verlaufenden, aber nie das Leben gefährdenden *Dicumarolnekrosen* und die bei Kindern in der Rekonvaleszenz, besonders nach Varizellen, hochakut auftretenden und erschreckend foudroyant an den Extremitäten fortschreitenden haemorrhagischen Nekrosen bei der sog. *Purpura fulminans* [3].

Im dermatologischen Bereich steht dem ein anfangs eindrucksvoll, aber harmlos verlaufendes Krankheitsbild gegenüber, das nur in bestimmten Gegenden im Sommer auftritt, die *Trombidiosis*. Am Tage nach Exposition, z.B. bei Erntearbeiten, entwickeln sich an den Beinen, besonders Kniekehlen, und an Stellen, an denen die Kleidung dicht anliegt, wie z.B. unter dem Gürtel, nach abwärts sich ausbreitend, juckende haemorrhagisch-vesikulöse Papeln, die einer beginnenden anaphylaktischen Purpura ähneln können. Sie heilen von selbst.

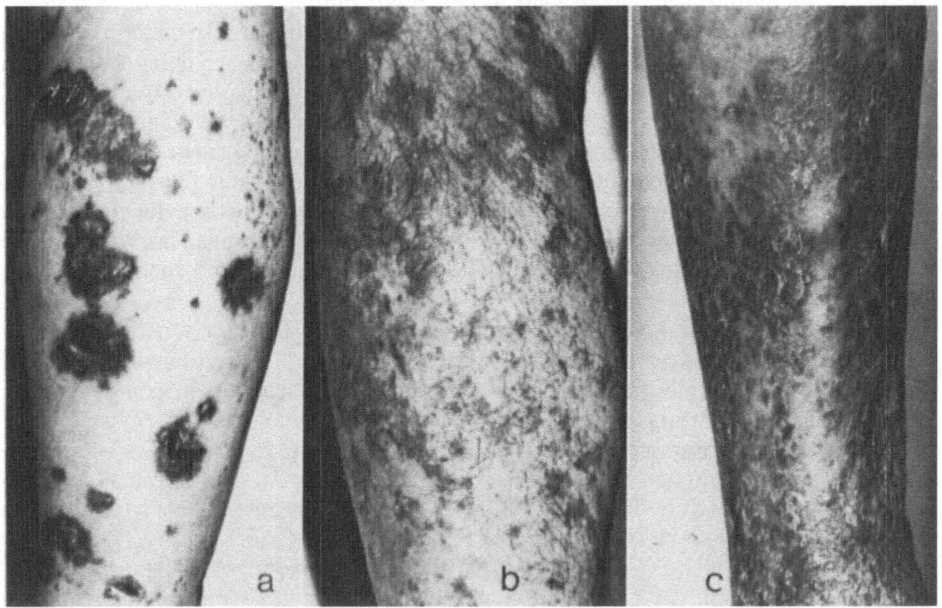

Abb. 1 (a). Charakteristischer Befund einer anaphylaktischen Purpura, (b) einer Purpura pigmentosa progressiva, (c) schwer abzugrenzende Nachahmung einer Pupura pigmentosa durch eine Purpura hyperglobulinaemica Waldenström

Purpuraerkrankungen, die vorwiegend vom Internisten oder Paediater diagnostiziert und behandelt werden, sind z.B. das katastrophal verlaufende *Waterhouse-Friderichsen-Syndrom* mit „intravitalen Leichenflecken" ebenso wie die *„septischen"* oder die erst mit einer postinfektiösen Latenzzeit auftretenden *„infektionsallergischen" Purpuraformen* bei *Meningokokkensepsis.* Je ausgedehnter die Hämorrhagien, umso schlechter ist die Prognose.

Ekchymosen und papelähnliche Petechien in mechanisch beanspruchten Hautbereichen und in der Mundschleimhaut sind Zeichen einer Thrombopenie, wie z.B. bei Erwachsenen postinfektiös oder drogenallergisch (bei der Sedormid- und Chinidinpurpura) beim *Werlhof-Syndrom* oder bei Kindern mit sehr großen planotuberösen oder tuberonodösen Säuglingshaemangiomen beim *Kasabach-Merritt-Syndrom*. Bei diesen Kindern heilt das Blutungsübel erst mit der Entfernung des Angioms durch Dermatoröntgentherapie oder plastisch-operative Behandlung.

Lentikuläre Petechien mit starker Nachpigmentierung wie bei einer Purpura Hyperglobulinaemica, aber mit Schleimhautbeteiligung, Blutungen aus Nase, Zahnfleisch, Intestinaltrakt, Urogenitaltrakt und am Augenhintergrund mit Sehstörungen weisen auf eine *Purpura makroglobulinaemica Waldenström* hin.

Haemorrhagische *Papeln*, u.U. auch Suffusionen, Ekchymosen, Petechien, kommen bei akuten *Leukosen*, Retikulosen, aber auch bei Markzerstörung durch *metastatische Karzinose* vor.

Kontusiforme Ekchymosen, schmerzhafte Schwellungen und multiple Organbeschwerden bei hysterischen Frauen gehören zu dem Bild der in Europa wenig bekannten *„autoerythrocytic Purpura"* bzw. des „painful bruising syndrome". Die noch nicht geklärte Aetiopathogenese dieser Krankheit ist ein Beispiel dafür, wie unentbehrlich der Dermatologe bei der Interpretation der Haut-Symptomatik sein kann; trotz zahlreicher pathogenetischer Untersuchungen wurde ein *Artefakt*-Geschehen noch immer nicht mit Sicherheit ausgeschlossen.

Und damit kommen wir zu denjenigen Krankheiten, die zum speziellen Aufgabengebiet des Hautarztes gehören.

Die *anaphylaktische Purpura* beginnt mit lentikulären Petechien und akut entzündlichen Erythemen. Manchmal werden die Petechien anfangs erst bei Diaskopie sichtbar. Hinzu können blutige Blasen und haemorrhagische Nekrosen kommen. Praedilektionsstellen sind die Unterschenkel.

Diese mehr auf die Haut beschränkte oligosymptomatische Form entsprechend der früheren anaphylaktoiden Purpura Glanzmann wird vom Dermatologen abgeklärt und behandelt. Kommen nicht nur Gelenkschmerzen, sondern auch Gelenkschwellungen (sog. Peliosis „rheumatica") und gar noch stärkere Beteiligung innerer Organe mit abdominellen Schmerzkrisen und fokaler Glomerulonephritis hinzu, so entsteht das Vollbild des *Schönlein-Henoch-Syndroms*. Hier überschneiden sich dann die Tätigkeiten bzw. Zuständigkeiten von Paediatern, Internisten und Dermatologen. Eine besondere morphologische Variante dieser Krankheit ist die *frühinfantile postinfektiöse Kokardenpurpura Seidlmayer*. Sie befällt bei Kleinkindern akut Gesicht und Extremitäten, zeigt multiforme kokardenähnliche Herde und kann sowohl oligosymptomatisch als auch mit Befall innerer Organe verlaufen.

Histologisch findet sich im Corium ein perivaskuläres Neutrophileninfiltrat mit Leukoklasie, fibrinoider Degeneration und Nekrose von Wänden kleiner Gefäße, einzelnen Eosinophilen sowie ausgedehnten Erythrocytenextravasaten.

Die Aetiopathogenese ist in den letzten beiden Jahrzehnten weitgehend aufgeklärt worden (Übersichten z.B. bei [3, 4, 9, 10, 18]). Die alte Erfahrung, daß Infekte, z.B. der oberen Luftwege, die Krankheit auslösen können, trifft zu. Jedoch sind nicht, wie man früher annahm, nur Streptokokken beteiligt, sondern verschiedene Erreger.

Die Gelenkschwellungen beruhen in Wirklichkeit auf reversiblen periartikulären Oedemen und haben nichts mit einer Polyarthritis zu tun. Die Bezeichnung als „Purpura rheumatica" ist deshalb nicht mehr haltbar [3]. Heute steht fest, daß der anaphylaktischen Purpura sowohl eine Infekt- als auch eine Drogenallergie zugrunde liegen kann. Wahrscheinlich sind bei Kindern infektallergisch, bei Erwachsenen drogenallergisch bedingte Erkrankungen häufiger.

Oft gefundene Antigene sind z.B. Penicillin-Derivate, Paraaminobenzoesäure, Acetylsalicylsäure. Acetylsalicylsäure (Aspirin oder Colfarit) sowie bestimmte Lebensmitteladditiva (Tartrazingelb, Benzoesäure) können aber darüber hinaus durch einen noch nicht geklärten sog. Intoleranz-Mechanismus manifestationsfördernd wirken [8]. Hinzu kommt die Schwierigkeit, daß zumindest bei Erwachsenen nur selten Infekte zu beobachten sind, bei denen nicht sofort auch Drogen eingenommen wurden. Ein Unterscheidungsmerkmal ist u.U. die Inkubationszeit von manchmal 3-4 Wochen bei echten Infektallergien.

Serologische und immunfluoreszenzhistologische Untersuchungen an Haut- und Nierenbiopsien haben wahrscheinlich gemacht, daß der Pathomechanismus der anaphylaktischen Purpura auf einer Soforttyp 3 (Arthus-Typ)-Immunreaktion beruht. Hinsichtlich des Komplementverbrauches steht allerdings noch der letzte Beweis aus. Der von Ruiter (z.B. [11]) geprägte Begriff der „Vasculitis allergica" wurde in der Folgezeit leider zunehmend als ein Sammelbegriff für ganz verschiedene, klinisch wohl definierte Krankheiten verwendet, deren Histologie leukoklastische Infiltrate aufweist, von der Panarteriitis nodosa bis zur hyperglobulinaemischen Purpura. Eine Folge davon war, daß viele immunologische Untersuchungen an nicht aufschlüsselbarem uneinheitlichem Material vorgenommen wurden und man nicht weiß, bei welchen Krankheiten nun die Befunde erhoben wurden. Die klinisch definierten Einzeldiagnosen sind — wie sich immer wieder gezeigt hat — als Grundlage der Therapie nicht entbehrlich.

Die Behandlung der oligosymptomatischen Form der anaphylaktischen Purpura besteht in relativ hohen Dosen von Glucocorticoiden. Calcium, Rutin und andere vielfach als „gefäßabdichtend" gepriesene Mittel haben keinerlei Wirkung. Ein evtl. noch vorhandener auslösender Infekt muß natürlich antibiotisch behandelt, bei Drogenallergie die Noxe eliminiert werden.

Differentialdiagnostisch ist die Unterscheidung von der ähnlich häufigen Purpura pigmentosa progressiva infolge der unterschiedlichen Abläufe und Befunde leicht. Schwierigkeiten sind nur bei dem seltenen kombinierten Auftreten möglich und durch die Histologie zu klären. Die Variante der „früh infantilen postinfektiösen Kokardenpurpura" kann einem haemorrhagisch modifizierten Erythema exsudativum multiforme ähneln. Seltene symptomatische Purpuraformen wie die „anaphylaktische Kältepurpura" sind durch Anamnese und charakteristische Lokalisation abzugrenzen. Initiale Veränderungen können u.U. sehr stark Insektenstich- und Bißreaktionen wie einer Trombiculose ähneln.

Die zweite besonders häufige und durch ein besonders breites Spektrum an auslösenden Ursachen interessante Krankheit ist die *Purpura pigmentosa progressiva:* feine punktuelle Petechien mit ockerfarbener Haemosiderin-Nachpigmentierung innerhalb geringer chronisch entzündlicher ekzemähnlicher „lichenoider" Dermatitis mit blassen Erythemen, glänzenden Papeln und Schuppen, meist an den Beinen beginnend, oft mit Ausbreitung über Gesäß, Rücken, selten Brust und Arme, lenken den Verdacht auf diese Diagnose. Die Veränderungen sind völlig auf das Hautorgan beschränkt.

Den klinischen Erscheinungen liegt ein auf das oberste Corium beschränktes perivaskuläres lymphomonozytäres Infiltrat zugrunde [2, 5, 17]. Es dringt, wie beim Ekzem, basal in die teilweise psongiotische Epidermis ein. Erythrozytenextravasate finden sich besonders in den Papillenspitzen. Teleangiektasien sind ein seltenes Epiphaenomen ohne Beziehung zu den Extravasaten. Die gelegentlich bei solchen Patienten beobachtete Herabsetzung der Lebensdauer, sowie der Aggregationstendenz und Ausbreitungsfähigkeit der Blutplättchen ist wahrscheinlich ebenfalls ein nachgeordnetes Epiphaenomen [15, 16].

Eingehendere Untersuchungen bei der sog. „Adalin-Purpura", über die an gleicher Stelle schon Kimmig [6] berichtete, vor allem durch Schulz [15, 16] sowie bei der Textil-Purpura und die Entdeckung inhalativer Auslösungsmöglichkeiten führten in den letzten Jahren zur weitgehenden Annäherung an den bis dahin mysteriösen Pathomechanismus (Übersicht bei Illig [3]). Dieser scheint auf einer zellulären Immunreaktion vom Spättyp durch Kontakt, Inhalation oder vor allem orale Zufuhr bestimmter Stoffe zu beruhen. Besonders oft werden bromcarbamidhaltige Schlafmittel (wie z.B. Adalin), seltener Abführmittel (Dulcolax), Textilappreturstoffe und Gummizusatzstoffe als Antigene nachgewiesen. Epicutantests fallen keineswegs immer positiv und meist nur in loco haemorrhagisch aus. Nie jedoch rufen die betreffenden Substanzen bei den erkrankten Patienten ein echtes Kontakt-Ekzem hervor.

Grundlage der Therapie sind Aufklärung und Elimination der Noxe. Nur selten ist zusätzliche Glucocorticoidbehandlung nötig. Sogenannte „gefäßabdichtende" Mittel sind, wie bei der anaphylaktischen Purpura, sinnlos.

Das sehr häufige Krankheitsbild ist unter Nichtdermatologen wenig bekannt. Die Differentialdiagnose ist wegen des charakteristischen Befundes für den Dermatologen problemlos. Haemorrhagische Kontaktekzeme und Stasisblutungen am Unterschenkel können entfernt ähnliche Bilder hervorrufen. Am ehesten kann die Purpura hyperglobulinaemica Waldenström einer auf die Beine beschränkten Pigmentpurpura ähneln. Fehlen punktueller Petechien, Biopsie und Histologie ermöglichen aber eine Unterscheidung.

An dieser Stelle müssen zwei symptomatische Purpuraerkrankungen erwähnt werden, bei denen sich die Tätigkeitsbereiche der inneren Medizin und Dermatologie überschneiden und die darüber hinaus differentialdiagnostische Bezüge zu den beiden eben genannten primären Purpuraformen aufweisen.

Bei der *Purpura hyperglobulinaemica Waldenström* treten lentikuläre Petechien auf entzündlichem, oft juckendem Grund an den Beinen, vorwiegend bei Frauen, über Jahre schubweise neu auf, so daß frische neben alten Effloreszenzen zu sehen sind. Besonders starke langanhaltende Haemosiderinnachpigmentierungen können auch Purpura pigmentosa progressiva ähneln. Es fehlen jedoch deren charakteristische punktuelle Petechien. Die Histologie ergibt Granulozyteninfiltrate. Die BSG ist stark erhöht, in der Elektrophorese findet sich eine Gammahyperglobulinaemie. Beteiligung der Schleimhäute lenkt evtl. den Verdacht auf eine *Makroglobulinaemie* Waldenström [3].

Bei der *Purpura durch Kryoproteinaemie* konfluieren lentikuläre Petechien, denen oft Erscheinungen einer Kälteurticaria vorausgehen, zu haemorrhagischen Nekrosen. Charakteristisch ist die Saisonabhängigkeit und Lokalisation an kälteexponierten Stellen, vor allem den Akren. Die Verdachtsdiagnose wird durch Histologie (intravaskuläre Kryopraezipitate) und serologisch (Kältepraezipitation bzw. Gelifikation) erhärtet. Hiervon abzugrenzen ist die seltene − von Illig beschriebene und vorläufig so benannte − *anaphylaktische Kälte-Purpura* ohne nachweisbare Kryoproteine: Sie gleicht makroskopisch und histologisch der anaphylaktischen Purpura. Lokalisation und Auslösung durch Kälteeinwirkung und über eine Kälteurticaria entsprechen einer Kryoproteinaemie. Histologisch und serologisch finden sich aber keine Praezipitate.

Von den *nichtentzündlichen primären Purpuraformen* ist das wichtigste, häufigste und erstaunlich oft nicht erkannte „haemorrhagische Phaenomen" die *Purpura senilis* bzw. solaris. In atrophischen Hautarealen mit „Landmannshaut" treten nach kleinen Traumen lokalisierte Haemorrhagien auf (Extravasate aus lokaler Ursache, Kalkoff [5]). Grundlage ist eine aktinische Schädigung des Bindegewebes und Kapillarwiderlagers. Die Diagnose ergibt sich aus der Lokalisation, dem Befund und wird gestützt durch die Anamnese und das „Kneifphaenomen": Durch mäßiges Zusammendrücken und Reiben einer kleinen aufgehobenen Hautfalte sind die Effloreszenzen jederzeit auslösbar.

Schöpf [14], Korting und Denk [7] haben darauf hingewiesen, daß dieses Bild imitiert werden kann durch die *Corticoidpurpura*. Umschriebene Haemorrhagien wie bei der Purpura senilis treten nach längerer Anwendung von Corticoidexterna in atrophisch gewordener Haut an entsprechenden Stellen auf. Lokalisation und Anamnese helfen, die Diagnose zu sichern. Das kann allerdings bei einer Überlagerung mit aktinischen Veränderungen, z.B. an den Unterarmen, manchmal schwierig sein.

Eine wenig beachtete, aber manchmal differentialdiagnostisch beachtenswerte Veränderung ist die *Stasispurpura*. Punktuelle und lentikuläre Petechien mit Nachpigmen-

tierung *(Dermite ocre Favre-Chaix)* bei Stauuong oder in einer „Dermatopathia cruris"
am Unterschenkel können eine Pigmentpurpura imitieren. Selten sind sie bei entzündlicher Überlagerung einmal schwierig gegen ein haemorrhagisches Kontaktekzem abzugrenzen. Sonst ergibt sich die Diagnose aus Lokalisation und Umgebungsbefund [7].
Der Entstehungsmechanismus der Extravasate in der trophisch gestörten Haut ist im
einzelnen noch nicht ganz bekannt. Das gleiche gilt für die sehr ähnliche *Purpura diabeticorum* mit punktuellen Petechien und Nachpigmentierung an den Unterschenkeln
von Diabetikern, besonders praetibial. Zur Unterscheidung tragen das Fehlen von
Stauungssymptomen, die Anamnese und die Kenntnis der Grundkrankheit bei.

Zusammenfassung

Zwar ist auch heute noch eine Systematik der haemorrhagischen Phaenomene der Haut
durch viele ungeklärte Krankheitsabläufe erschwert und immer noch neue Krankheitsbilder kommen hinzu, doch ist andererseits in einer Hinsicht gegenüber früher für die
Praxis eine Vereinfachung eingetreten: Gerade bei den dermatologisch häufigsten und
wichtigsten Krankheitsbildern sind mit zunehmender Aufklärung der Pathomechanismen viele früher aufgrund morphologischer Unterschiede getrennte Varietäten in zwei
klar definierten Entitäten aufgegangen. Diese machen den größten Teil der Purpuraerkrankungen aus, mit denen der Dermatologe konfrontiert wird. Es sind die anaphylaktische Purpura und die Purpura pigmentosa progressiva. Der Erstgenannten kann
eine Infektallergie oder Drogenallergie zugrunde liegen, der Mechanismus ist mit hoher
Wahrscheinlichkeit der einer Arthustyp-Reaktion. Bei der zweiten handelt es sich um
eine Spättyp-Reaktion, wahrscheinlich vom Ekzemtyp, die durch Drogen, aber auch
durch inhalative oder Kontaktantigene ausgelöst werden kann. Dadurch, daß einige
wenige Noxen besonders häufig als auslösende Antigene gefunden werden, ist heute
eine gezieltere Diagnostik und Therapie möglich als noch vor wenigen Jahren. Dabei
nimmt die klinische Symptomen-Analyse zur Differenzierung der haemorrhagischen
Phaenomene der Haut am Krankenbett oder in den Sprechstunden den entscheidenden
Platz ein.

Literatur

1. Illig, L.: Das Sanarelli-Shwartzman-Phaenomen im Lichte moderner Forschung. Hautarzt **18**,
   241-246; 293-298; 337-341 (1967)
2. Illig, L., Kalkoff, K.W.: Zum Formenkreis der Purpura pigmentosa progressiva (unter besonderer Berücksichtigung der Adalin-Purpura). Hautarzt **21**, 497-505 (1970)
3. Illig, L.: Purpura. Einteilung, Klinik und Aetiopathogenese aus der Sicht des Dermatologen.
   Fortschr. Med. **94**, 1108-1145; 1201-1212; weitere Folgen im Druck (1976)
4. Jablonska, S., Chorzelski, T.: Vasculitis allergica. Fortschr. prakt. Derm. Venerol., Hers. O.
   Braun-Falco u. D. Petzoldt, Bd. 7, S. 218-227. Berlin-Heidelberg-New York: Springer-Verlag 1973
5. Kalkoff, K.W.: Haemorrhagien der Haut und ihre Bedeutung für die Differentialdiagnose von
   Blutungskrankheiten. Fortschr. prakt. Derm. Venerol., Hrsg. A. Marchionini u. S. Borelli.
   Bd. 4, S. 179-187. Berlin-Göttingen-Heidelberg: Springer-Verlag 1962
6. Kimmig, J.: Haemorrhagische Diathesen nach Dys- und Paraproteinämien und nach allergischen Reaktionen. Fortschr. prakt. Derm. Venerol., Hrsg. A. Marchionini u. Th. Nasemann.
   Bd. 5, S. 101-109. Berlin-Heidelberg-New York: Springer-Verlag 1965
7. Korting, G.W., Denk, R.: Dermatologische Differentialdiagnose. Stuttgart-New York: F.K.
   Schattauer 1974
8. Michaelsson, G., Pettersson, L., Juhlin, L.: Purpura caused by food and drug additives. Arch.
   Derm. (Chic.) **109**, 49-52 (1974)
9. Miescher, G.: Akut-entzündliche Gefäßkrankheiten und deren Auswirkung auf die Haut (vas-
   culäre Allergide). Verh. Dtsch. Dermat. Ges., 23. Tagung, Wien 24.-27. Mai 1956. Arch. klin.
   exp. Derm. **206**, 135-150 (1957)

10. Pevny, I., Metz, J.: Positiver Intracutantest, Fern- und Aufflammphaenomen mit Streptokokken-Antigen bei Vasculitis allergica. Hautarzt **23**, 350-353 (1972)
11. Ruiter, M.: Über die sogenannte Arteriolitis (vasculitis) allergica cutis. Hautarzt **8**, 293-301 (1957)
12. Schneider, W.: Purpura und Thrombocyten. Hautarzt **20**, 529-532 (1969)
13. Schneider, W., Adam, W.: Blutungskrankheiten (Haemorrhagische Diathesen). In: Haut- und Geschlechtskrankheiten, Hrsg. H.G. Bode u. G.W. Korting. Bd. 1, S. 451-464. Stuttgart: G. Fischer, 1970
14. Schöpf, E.: Nebenwirkungen externer Corticoidtherapie. Hautarzt **23**, 295-301 (1972)
15. Schulz, K.H.: Syndrome der Arzneimittelallergie. Z. Haut- u. Geschl. Kr. **47**, 319-328 (1972)
16. Schulz, K.H.: Arzneimittelallergische Reaktionen der Haut. Zschr. Immunitätsforsch. Suppl. 1, 177-188 (1974)
17. Steigleder, G.K.: Die haemorrhagisch-pigmentären Dermatosen: ein Syndrom oder eine selbständige Frkrankung? Hautarzt **4**, 515-520 (1953)
18. Storck, H.: Haemorrhagische Phaenomene in der Dermatologie. Verh. Dtsch. Dermat. Ges., 22. Tagung, Frankfurt 16.-20. Sept. 1953. Arch. Derm. Syph. (Berl.) **200**, 257-286 (1955)
19. Storck, H., Jung, E.G.: Die haemorrhagischen Diathesen. In: Handbuch der Haut- und Geschl. kr. (J. Jadassohn), Ergänzungswerk. Bd. 2, T. 2, S. 250-401. Berlin-Heidelberg-New York: Springer-Verlag 1965
20. Sulzberger, M.B.: Die Dermatologie im Wandel der Zeiten. Fortschr. prakt. Derm. Venerol. Hrsg. A. Marchionini u. S. Borelli. Bd. 4. S. 187-196. Berlin-Göttingen-Heidelberg: Springer-Verlag 1962

Akne

Gerd Plewig

Klassifikation und Ätiopathogenese der Akne

Klassifikation

I. Akne

Akne ist eine Erkrankung der Talgdrüsenfollikel. Die *erste Veränderung* ist eine *Störung* in der *Verhornung* mit Retention von Hornzellmassen im Infrainfundibulum. Die Sequenz der Ereignisse ist der Übergang eines Follikelfilamentes [16] in einen Mikrokomedo [6] und dann einen geschlossenen Komedo. Entzündliche Veränderungen, wie Papeln und Pusteln sind immer sekundärer Art.

Akne
Acne vulgaris (Acne comedonica, papulopustulosa, persistierende Knoten)
Acne conglobata
Acne tropicalis
Acne fulminans
Pyoderma faciale (explosionsartig auftretende Gesichtsakne bei Frauen)
Rückenakne des erwachsenen Mannes
Akne durch exzessive Erhöhung von Androgenen (Stein-Leventhal, Luteom)
Gramnegative Follikulitis
Prämenstruelle Akne

Extern ausgelöste Akne
Acne cosmetica
Pomadenakne
Chlorakne
Ölakne
Teerakne
Acne detergicans

Physikalisch ausgelöste Akne
Morbus Favre-Racouchot (Sonnen- und Alterskomedonen)
Akne durch ionisierende Strahlen (Röntgen, Kobalt etc.)
Mallorca Acne (Acne aestivalis)

II. Akneiforme Eruptionen

Akneiforme Eruptionen werden durch Medikamente ausgelöst. Im Gegensatz zur echten Akne beginnen *akneiforme Eruptionen* immer mit einer Entzündung, gewöhnlich mit einer Pustel oder Papel [7]. *Akneiforme Eruptionen* kommen ebenfalls in den typischen Aknearealen vor, sind in ihrem Erscheinungsbild jedoch monomorph und treten akut auf. Komedonen sind selten und immer sekundär postinflammatorisch.

Jod
Brom
INH
Steroide
Vitamin B_6, B_{12}

Werden Komedonen und daraus resultierende Papeln und Pusteln als *Insignia* der Akne angesehen, so macht jeder Jugendliche für kürzere oder längere Zeit eine leichter oder schwerer verlaufende Form der Akne mit. Das bedeutet in einer provokatorischen Terminologie, daß die Aknehäufigkeit 100 % ist. Bei Erstellung einer Verteilungskurve würde am einen Ende die *Acne minor,* am anderen Ende die *Acne major* stehen. Da es im Augenblick keine international gebräuchliche Klassifikation der verschiedenen Akneformen und Akneschweregrade gibt, was zu unterschiedlicher Interpretation der Wirksamkeit von Behandlungsmethoden führt, soll hier die von unserer Arbeitsgruppe propagierte *Klassifikation* vorgestellt werden [7, 25]. Neu an dieser Klassifikation ist nicht die Einteilung nach *Art* der *Effloreszenzen* (Komedonen = milde Akne, Papulopusteln = deutliche Akne, abszedierende Knoten = schwere Akne), sondern nach der *Anzahl* der *Effloreszenzen.* Diese Einteilung gewinnt an Bedeutung bei der Frage, welcher Patient eine schwerere Akne hat, der mit Hunderten von geschlossenen Komedonen oder der mit fünf entzündlichen Knoten.

Acne vulgaris wird in drei Haupterscheinungsformen unterteilt. Diese Klassifikation bezieht sich auf die Gesichtsakne:

1. Acne comedonica,
2. Acne papulopustulosa,
3. Akne mit persistierenden Knoten.

Acne comedonica

Acne comedonica bedeutet, daß vorwiegend offene und geschlossene Komedonen und nur vereinzelt (weniger als fünf pro Gesichtshälfte) entzündliche Effloreszenzen vorliegen.

Die *Acne comedonica* wird nach Anzahl der Komedonen in vier verschiedene Schweregrade unterteilt:

Grad I   weniger als 10 Komedonen auf einer Seite
Grad II   10-25 Komedonen auf einer Seite
Grad III   25-50 Komedonen auf einer Seite
Grad IV   über 50 Komedonen auf einer Seite

Die meisten Patienten mit *Acne comedonica* entfallen auf den Schweregrad I und II. Das heißt, die *Acne comedonica* ist im Verlauf im allgemeinen leicht. Diese Akneform ist besonders in der Pubertät häufig.

Acne papulopustulosa

Bei dieser Akneform kommen neben Komedonen vor allem entzündliche Papeln und Papulopusteln vor.

Die *Acne papulopustulosa* wird nach Anzahl der entzündlichen Effloreszenzen in vier Schweregrade unterteilt:

Grad I   weniger als 10 Papulopusteln auf einer Seite
Grad II   10-20 Papulopusteln auf einer Seite
Grad III   20-30 Papulopusteln auf einer Seite
Grad IV   mehr als 30 Papulopusteln auf einer Seite

Je mehr entzündliche Effloreszenzen vorliegen, umso weniger Komedonen sind vorhanden.

Akne mit persistierenden Knoten

Liegen *persistierende Knoten* vor, die im allgemeinen länger als eine Woche bestehen und bis zu vielen Wochen und sogar Monaten sichtbar bleiben können, kann diese Akneform nach dem gleichen numerischen System unterteilt werden. Diese Akneform hat per definitionem durch die abszedierenden Knoten und persistierenden Papeln, die Fremdkörpergranulome auf Hornzellmassen, Haare, Bakterien, Talg etc. darstellen, immer einen schweren und langwierigen Verlauf.

Die *Akne* mit *persistierenden Knoten* wird nach Anzahl der Noduli in vier verschiedene Schweregrade unterteilt:
Grad I   weniger als 5 Noduli auf einer Seite
Grad II   5-10 Noduli auf einer Seite
Grad III   10-15 Noduli auf einer Seite
Grad IV   über 15 Noduli auf einer Seite

Acne conglobata

Die *Acne conglobata* ist per definitionem eine so schwer verlaufende Krankheit, daß eine Klassifikation überflüssig wird. *Acne conglobata* spielt sich selten im Gesicht, häufiger an Brust, Rücken, Schultern, Gesäß und Armen ab. Die Zahl der einschmelzenden und fistulierenden Knoten und Abszesse ist schwer zu zählen.

Zur *Acne conglobata* gehören auch noch seltenere Akneformen, die auch nicht mehr aufgrund der Anzahl der Effloreszenzen unterteilt werden. Diese Klassifikation beruht im allgemeinen auf einer prima vista Diagnose:

Acne conglobata	
Acne conglobata Triade	axilläre Hidradenitis suppurativa, abszedierende Follikulitis der Kopfhaut
Acne conglobata Tetrade	axilläre Hidradenitis suppurativa, inguinale Hidradenitis suppurativa, abszedierende Follikulitis der Kopfhaut
Acne conglobata Pentade	axilläre Hidradenitis suppurativa, inguinale Hidradenitis suppurativa, abszedierende Follikulitis der Kopfhaut, abszedierender Pilonidalsinus
XYY Acne conglobata	
Acne tropicalis	
Acne fulminans	akute, fiebrige, ulzerierende Acne conglobata mit Polyarthralgie
Pyoderma faciale	explosionsartig auftretende Gesichtsakne bei Frauen

Ätiopathogenese

Ebenso polymorph wie das klinische Bild der Akne ist die Vielzahl der Möglichkeiten, die als *ätiopathogenetische Faktoren* infrage kommen [25-28]. Die *Summe* dieser Einzelfaktoren bestimmt den *Schweregrad* der Akne. Fehlt einer dieser Faktoren, tritt die Akne praktisch nicht mehr in Erscheinung. Äußere Faktoren, wie Hitze, Feuchtigkeit, mechanische Irritationen etc. beeinflussen lediglich die Expressivität. Beispiele hierfür sind Acne tropicalis und Acne mechanica. Die wichtigsten *fünf* Faktoren der Ätiopathogenese der Akne sollen hier etwas näher besprochen werden:
Vererbung, Talg, Hormone, Bakterien, Verhornung und Reaktionsbereitschaft der Follikel.

Vererbung

Die Vererbung spielt eine große Rolle in der Ätiopathogenese. Sowohl Größe als auch sekretorische Funktionsleistung der Talgdrüsenfollikel werden vererbt. Eine großporige Haut vererbt sich von den Eltern auf die Kinder, und eine großporige Haut ist praktisch gleichbedeutend mit einer Seborrhoe. Haben die Eltern Aknenarben im Gesicht, werden die Kinder wahrscheinlich ebenfalls eine Akne bekommen. Bei eineiigen Zwil-

lingen sind Akneverteilung und Akneschweregrad auffallend ähnlich. Es gibt zwar
Untersuchungen über die Häufigkeitsverteilung der Akne, aber keine entsprechenden
Untersuchungen über die Vererbung. Ein einfacher Vererbungsmodus liegt nicht vor,
sondern Polygenie. Es gibt lediglich über die Acne conglobata eine Studie, in der die
Assoziation einer schwer verlaufenden Akne mit einem bestimmten HLA-Muster untersucht wurde, wie sie z.B. für den Morbus Bechterew oder die Psoriasis mit und ohne
psoriatische Arthropathie bekannt ist. Die Untersuchung verlief negativ, d.h., kein
HLA-Muster war signifikant gehäuft oder selten mit Acne conglobata vergesellschaftet
[19].

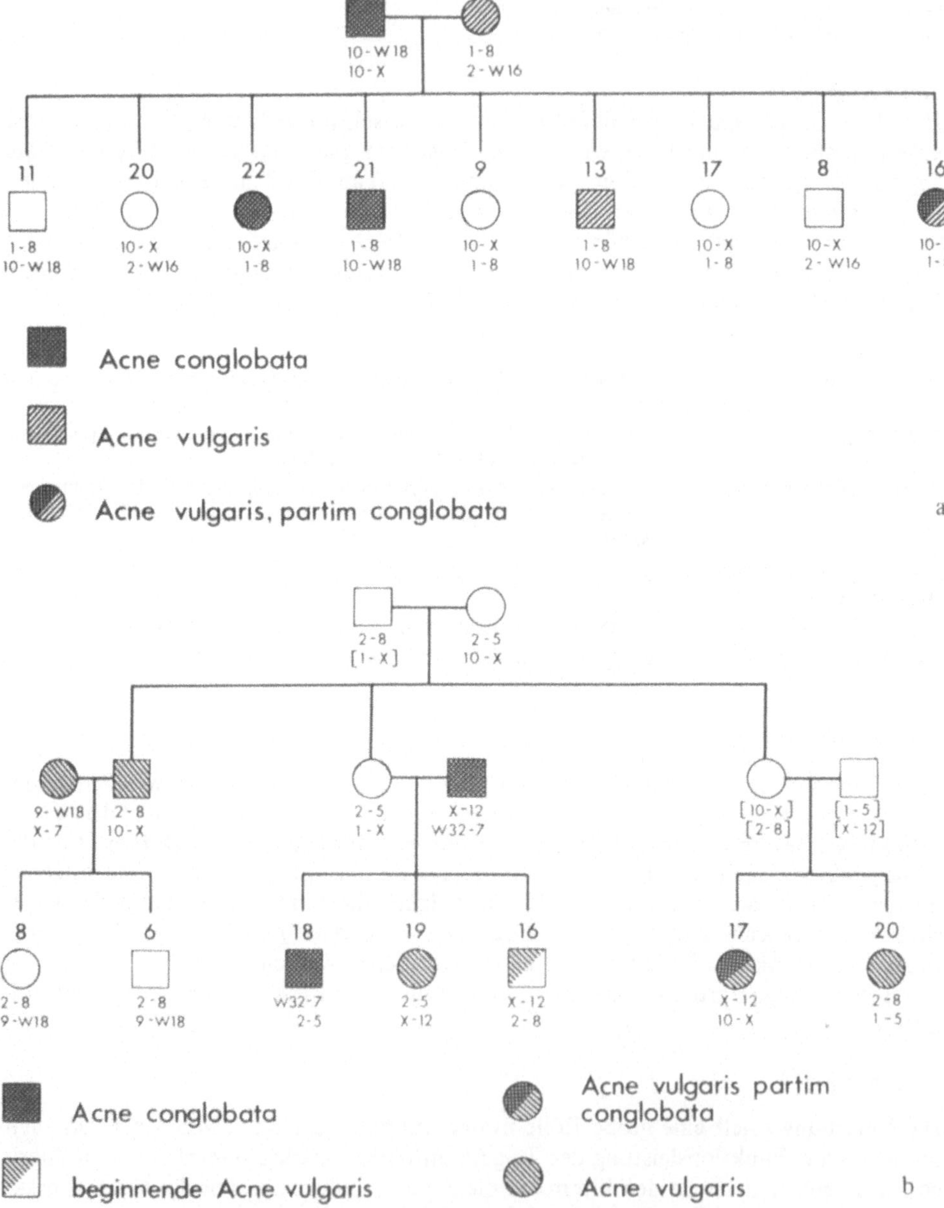

Abb. 1a und b. Stammbäume und HLA-Muster von zwei Familien mit Akne

Talg

Wohl das wichtigste Glied in der Kette ätiopathogenetischer Faktoren der Akne ist der Talg. Kein Faktor kann so überzeugend unmittelbar mit der Entstehung der Akne in Verbindung gebracht werden. Maßnahmen, die die Talgproduktion herabsetzen, wie Östrogene, Antiandrogene oder Röntgenstrahlen, führen über eine Verkleinerung der Talgdrüsen und eine Verminderung der Talgproduktion zu einer Besserung der Akne. Starke Akne ist immer mit deutlicher Seborrhoe vergesellschaftet. Bei geringer Talgproduktion gibt es keinen schweren Akneverlauf. Zahlreiche Untersuchungen haben gezeigt, daß Aknepatienten als Patientenkollektiv eine höhere Talgproduktion haben als Nicht-Aknepatienten [6, 20]. Im Erwachsenenalter, wenn die Akne längst abgeheilt ist, ist die Talgproduktion jedoch unverändert hoch und fällt bei Frauen erst jenseits der Menopause, bei Männern erst nach dem 65. Lebensjahr langsam wieder ab (Abb. 2).

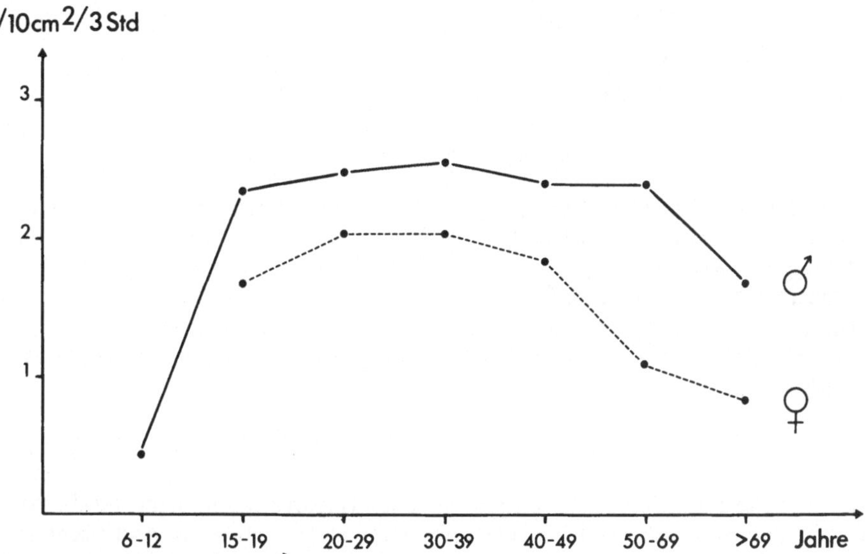

Abb. 2. Talgsekretion in Abhängigkeit vom Alter bei Frauen und Männern (modifiziert nach Strauss und Pochi)

Die Talgproduktion ist abhängig von der *Talgdrüsengröße* und der Schnelligkeit der *Talgzellneubildungsrate*. Die *Talgdrüsen* von *Aknepatienten* sind *größer* und weisen einen *höheren Markierungsindex* in der tritiummarkierten Thymidinautoradiographie auf als die von Nicht-Aknepatienten [11] (Tabelle 1a). Der Schweregrad der Akne ist dabei direkt proportional zur Talgdrüsengröße und zur Talgzellproliferation [11] (Tabelle 1b).

Außerdem besteht weder ein Unterschied in der *Zusammensetzung* des Talges von Aknepatienten gegenüber Nicht-Aknepatienten, noch von Aknepatienten im Vergleich zu nicht mehr von Akne befallenen Erwachsenen [1, 4, 20]. Die Beobachtung, daß eine bestimmte Fettsäure, Oktadeka-5,8-Dienolsäure, bei Aknepatienten vermehrt vorkommt, konnte von anderen Autoren nicht bestätigt werden. Neuerdings glaubt man, daß bei Aknepatienten Oktadeka-9,12-Dienolsäure (linoleic acid) sogar vermindert vorkommt, und daß diese Verminderung direkt proportional zum Schweregrad der Akne ist [20]. Wahrscheinlich sind die Bestrebungen, die Akne *biochemisch* mit einer bestimmten Talgzusammensetzung in Verbindung zu bringen, in eine falsche Richtung gegangen. Jedenfalls ist festzuhalten, daß die *chemische Zusammensetzung* des *Talges* bisher *nicht* mit der Ätiopathogenese der Akne in Zusammenhang gebracht werden kann.

Tabelle 1. Talgdrüsenmessungen bei Akne

a) die Talgdrüsengröße ist direkt proportional zum Schweregrad der Akne

Talgdrüsen-Größe in mm²

	Kontrolle	Acne vulg.	Acne cong.
Gesicht	.1575	.5468	1.1187
Rücken	.2075	.5960	1.1181

b) erhöhter Markierungsindex (tritiummarkierte Thymidin (3H-TdR) Autoradiographie) bei Aknepatienten (modifiziert nach 11)

Talgdrüsen-Markierung
3 H TdR-L.I. %

	Kontrolle	Acne	
Rücken	8,9±2.3	11,5±3.2	P < .01
Gesicht	10,1±2.0	13,1±0.6	P < .05

Auch die *physikalischen Eigenschaften* des *Talges* korrelieren nicht mit der Ätiopathogenese der Akne. Die Meinung, Talg blockiere die Follikel und führe damit zur Entstehung von Komedonen, kann nicht aufrecht erhalten werden. Talg ist bei Körper- und Hauttemperatur eine dünnflüssige Verbindung, die in diesem Temperaturbereich niemals „erstarrt" [25]. Eine Retention von Talg ist daher nicht möglich. Talg fließt immer gleichmäßig zur Oberfläche hin ab, somit auch aus offenen und geschlossenen Komedonen.

Hormone

Die hormonelle Funktion für die Regulierung der Talgdrüsen und damit für die Ätiopathogenese der Akne ist wohl bekannt. An erster Stelle stehen die Androgene [2, 3]. Kastraten bekommen keine Akne, und Akne ist ein wesentliches Merkmal virilisierender Syndrome bei Frauen.

Unphysiologisch hohe Dosen von *Östrogen* setzen die Talgproduktion um 50-70 % herab, niemals jedoch mehr. Durch orale Kontrazeptiva wird die Talgproduktion um 20-40 % gebremst, oft genug, um dadurch eine wesentliche Besserung der Akne herbeizuführen. Östrogene führen zu einem Abfall des Testosteronspiegels. Ob diese Östrogenzufuhr auch noch andere günstige Wirkungen ausübt, wie z.B. eine Hemmung der Hornzellproduktion in den Talgdrüsenfollikeln, ist denkbar, aber nicht untersucht. Im Gegensatz zu Androgenen greifen Östrogene nicht direkt an den Talgdrüsen an. Diese bislang vertretene Meinung ist wahrscheinlich eine Vereinfachung, denn zumindest im Tierexperiment können Östrogene die Rezeptorstellen für Androgene innerhalb der Sebozyten blockieren.

Progesteron hat in physiologischen Mengen wahrscheinlich keinen direkten Effekt auf die Talgdrüsenproduktion. Bei Ratten führt jedoch Progesteron zu einer Vergrößerung der Talgdrüsen. Zudem ist Progesteron für manche Formen der prämenstruellen Verschlechterung der Akne verantwortlich [17]. Der *Hypophyse*, und dort insbesondere dem sogenannten *sebotropen Hormon*, das dem *melanozytenstimulierenden Hormon* sehr verwandt ist, wird aufgrund von neueren Tierexperimenten, besonders an Ratten, ein ganz wesentlicher und zentral regulierender Faktor in der Talgdrüsenaktivität zugesprochen [2]. Derartige Untersuchungen liegen für den Menschen bislang nicht vor.

284

Besser untersucht sind die *Nebennierenrindenhormone* und ihre Beziehung zur Akne. Da verschiedene Hormone dort gebildet werden, wie *Östrogene, Androgene, Glukokortikosteroide*, ist bei einer Überfunktion der NNR mit ganz verschiedenen klinischen Symptomen zu rechnen. *Kortisol (Hydrokortison)* führt zur *Steroidakne*, aber nicht zu einer Vergrößerung der Talgdrüsen. *Adrenalektomie* zieht eine deutliche *Abnahme* der *Talgproduktion* nach sich. Androgene der NNR sind zwar in ihrer Wirkung schwächer als testikulär produziertes Testosteron, greifen aber ebenso unmittelbar an den Talgdrüsen an.

Gonadotropine (ovarielle Androgene) liegen stets in ausreichender Menge vor, um die Talgproduktion bei der Frau aufrecht zu erhalten. Seltene, sehr eindrucksvolle Krankheitsbilder mit einer ovariellen Hormonüberproduktion, die zur Auslösung der Verschlechterung einer bestehenden Akne führen, sind das *Stein-Leventhal-Syndrom* und das *Luteom (Luteom-Akne)* [25].

Antiandrogene verhindern das Ansprechen der Talgdrüsen auf Testosteron. Cyproteronazetat, Chlormadinon und 17-α-Methyl-β-Nortestosteron reduzieren ähnlich wie das Östrogen die Talgproduktion. Sie alle blockieren Rezeptoren in den Sebozyten. Rezeptorblockierende Substanzen ohne Hormonwirkung und Toxizität wären ideale Aknetherapeutika.

Bakterien

Keiner der genannten Faktoren allein ist *die* Ursache für Akne. Man kann dies gut am Beispiel des gerade über Talg Gesagten veranschaulichen. Talg, auch in höheren Mengen, läßt noch keine Akne entstehen. Der Morbus Parkinson ist nicht mit Akne vergesellschaftet und viele Jugendliche mit Seborrhoe haben ebenfalls keine Akne. Erst Sekundärprodukte des Talges können als direkt oder indirekt in die Ätiopathogenese der Akne eingreifende Faktoren angesehen werden.

Bakterien in normalen Talgdrüsenfollikeln oder Komedonen spalten freie Fettsäuren aus den Triglyzeriden ab. Im Steatocystoma multiplex, sterilen und mit großen Talgdrüsenlappen ausgestatteten Zysten, kommen keine freien Fettsäuren vor. Die zur Abspaltung der freien Fettsäuren notwendigen Enzyme kommen sowohl bei den *Propionibakterien (Corynebakterien)*, als auch bei den *Staphylokokken* und *Pityrosporum*-Pilzen vor. Die Bakterien verursachen keine Akne, spielen aber nach heutiger Meinung eine wesentliche indirekte Rolle in der Ätiopathogenese [5, 6]. Akne ist keine infektiöse Erkrankung, keine Pyodermie. Da der Pustelinhalt nicht ansteckend ist, brauchen bei der Aknetoilette auch keine übertriebenen desinfizierenden Vorsichtsmaßnahmen getroffen zu werden. *Propionibakterien* und *Staphylokokken* sind Standortkeime, die bei jedem Menschen vorkommen. Der Inhalt von Aknepusteln ist oft steril. Es finden sich keine Bakterien, es sei denn, der im Pus schwimmende Komedonenpropf gelangt zur Untersuchung, der in seinen Lakunen allerdings zahlreiche Bakterien enthält [6, 10, 16, 23, 24].

Staphylokokken spielen sicherlich keine wesentliche Rolle in der Ätiopathogenese. Ihre selektive Beseitigung durch entsprechende Antibiotika zeigt, daß sie kaum an der Hydrolyse der Triglyzeride und damit an der Freisetzung der freien Fettsäuren beteiligt sind. Ähnliches konnte experimentell auch für die in jedem Talgdrüsenfollikel und jedem Komedo vorkommenden *Pilze (Pityrosporum furfur, Pityrosporum ovale seu orbiculare)* gezeigt werden. Sie spielen keine Rolle bei der Akne.

Die anaeroben *Propionibakterien* oder *Corynebakterien* werden nach einer neueren Nomenklatur in den Typ I *(Propionibacterium acnes)* und den Typ II *(Propionibacterium granulosum)* unterteilt [21, 22]. Der Typ II ist *in vitro* stärker *lipolytisch* als der Typ I. Die klinische Relevanz muß jedoch offen bleiben, da Aknepatienten, die vornehmlich den Typ II tragen, keine größeren Mengen an freien Fettsäuren aufweisen als Patienten mit dem Typ I. Wahrscheinlich kommt der Typ II jedoch mit schwerer verlaufenden Akneformen vor. Typ II ist „potenter", d.h., stärker proteolytisch, wirkt stärker als Antigen und ruft nach intrakutaner Injektion eine stärkere Reaktion hervor als der Typ I.

Propionibacterium acnes ist kein pathogenes Bakterium im üblichen Sinne [9]. Es müssen mehr als zehn Millionen lebender *Propionibakterien* intradermal injiziert werden, um eine Pustel auszulösen. Der gleiche Effekt kann mit hitzeinaktivierten *Propionibakterien* erreicht werden. In Probeexzisionen, die wenige Stunden nach intradermaler Injektion von 10^8 *Propionibakterien* vorgenommen werden, sind über 90 % der Keime abgestorben, und nach 24 Std. sind praktisch keine vitalen Bakterien mehr nachweisbar [25]. Das *Propionibacterium acnes* spielt demnach höchstens eine indirekte Rolle in der Ätiopathogenese der Akne. Der allgemeine Consensus ist, wenngleich der experimentelle Beweis bisher aussteht, daß die *Propionibakterien primär* an der *Entstehung* und Ausbildung von *Komedonen* beteiligt sind und außerdem *sekundär* zu *entzündlichen Veränderungen* und Rupturen der Komedonen führen, die damit in Papeln und Pusteln übergehen. Es ist anzunehmen, daß die follikulären Retentions- und Proliferationshyperkeratosen, wie sie autoradiographisch deutlich nachgewiesen werden konnten [13], das Produkt der freien Fettsäuren sind, die stimulierend auf das Follikel- bzw. Komedonenepithel wirken. Auch die entzündliche Umwandlung der Komedonen soll direkt auf die freien Fettsäuren zurückgehen.

Der *Titer zirkulierender Antikörper* gegen *Propionibakterien* ist proportional zum Schweregrad der Akne [18]. Patienten mit Acne conglobata haben gegen *Propionibakterien* gerichtete Agglutinationstiter bis 1:4000. Diese Antikörper gehören wahrscheinlich zu den IgG-Globulinen. Patienten mit Acne conglobata reagieren auf eine Intrakutantestung mit PPD, Mumps und Varidase® (Streptokinase und Streptodornase) kaum oder nur schwach, was auf eine geringe zelluläre Immunantwort hindeutet. Die als eine Therapie vorgeschlagene Vakzinierung mit Bakterienantigenen ist bis heute nicht eindeutig gelungen.

Antibiotika vom Typ der *Tetrazykline* werden dagegen *oral*, andere Antibiotika, wie *Erythromyzin, Clindamyzin lokal* mit gutem Erfolg bei entzündlichen Akneformen angewandt [25]. Ihre gute Wirksamkeit ist wahrscheinlich verschieden zu erklären. Zum Teil *beseitigen* sie die *Bakterien*, denn die *Propionibakterien*-Population geht *quantitativ* zurück. Dadurch stehen weniger Lipasen zur Aufspaltung der Triglyzeride zur Verfügung. Ferner *hemmen* diese Antibiotika per se die *lipolytische Aktivität*. Und schließlich wirken die Antibiotika *antientzündlich*, wie neuerdings in-vivo- und in-vitro-Experimente gezeigt haben [15]. Antibiotika können über die Hemmung der Leukotaxis die Entzündung bremsen. Dadurch werden wiederum die entzündungsfördernden Enzyme aus Bakterien und Leukozyten, wie Lipasen, Keratinasen, Proteinasen, Kollagenasen, Hyaluronidasen, Neuraminidasen etc. direkt oder indirekt an der gewebszerstörenden Aktivität gehindert.

Follikuläre Verhornung und follikuläre Reaktionsbereitschaft

Die eigentliche Neigung zur Akne ist auf einen individuellen Faktor „X" zurückzuführen. Das Zielorgan der Akne, der Talgdrüsenfollikel, muß besondere anatomische und physiologische Charakteristika aufweisen, so daß aus einem normalen Follikel ein *Follikelfilament* [16], ein *Mikrokomedo* und dann ein sichtbarer Komedo wird. Über diese *follikuläre Rekationsbereitschaft*, die den Akne- vom Nicht-Aknepatienten unterscheidet, oder die akneanfälligen von den niemals betroffenen Talgdrüsenfollikeln eines Aknepatienten scheidet, wissen wir noch nicht sehr viel. Auch ist nicht bekannt, warum sich bestimmte Talgdrüsenfollikel in Akneeffloreszenzen umwandeln, wenn die bakterielle Besiedelung sich qualitativ und quantitativ nicht von der bei Hautgesunden unterscheidet, die Talgproduktion gleich hoch ist und die Androgenspiegel normal sind. Ebenso wenig ist geklärt, warum unter gleichbleibenden Bedingungen das „Aknefeuer" mit zunehmendem Alter erlischt. Erste *elektronenmikroskopische Untersuchungen* haben *Unterschiede* in der *Verhornung* des'*Infrainfundibulums* gezeigt [8, 23, 24]. Vielleicht liegt hier ein weiterer wesentlicher ätiopathogenetischer Faktor.

Weiterhin konnte gezeigt werden, daß die *Epithelien* der *Talgdrüsenfollikel* bei Aknepatienten sehr *leicht* auf follikulär gerichtete *chemische* und *physikalische* Reize reagieren. Zwei Beispiele sollen dies verdeutlichen. Bei Aknepatienten lassen sich follikulär gebundene Pusteln zeitlich schneller, im Verlauf schwerer und in sehr viel größerer Häufigkeit durch die epikutane Applikation von 10-40%igem *Kaliumjodid* oder durch oral gegebene Jodlösung provozieren als bei Nicht-Aknepatienten [14]. Das zweite Beispiel ist die *experimentelle Auslösung* von *follikulären Hyperkeratosen* durch *akneigene Substanzen.* Chlorierte organische Kohlenwasserstoffe, z.B. Halowax®, Teerfraktionen, Glukokortikosteroide unter Okklusivbedingungen oder systemisch gegeben, akneigene Kosmetika etc. führen im Experiment entweder direkt ohne vorherige Entzündungsreaktion am Follikel oder indirekt über den Umweg einer follikulär gebundenen entzündlichen Reaktion bei Aknepatienten fast immer, bei Nicht-Aknepatienten sehr viel seltener und auch abgeschwächter zur Chlorakne, Teerakne, Steroidakne oder Kosmetikaakne. Das Epithel von Aknepatienten ist programmiert, zahlreiche akneigene Reize chemischer oder auch physikalischer Art mit einer follikulären Proliferations- und Retentionshyperkeratose zu beantworten [12, 13], oder mit follikulär gebunden entzündlichen Reaktionen. Der menschliche Talg ist ein Prototyp dieser akneigenen Substanzen.

Immer wieder wird spekuliert, warum die Akne spontan abklingt und ausheilt. Spielen *immunologische Phänomene* des *Talgdrüsenfollikels* eine Rolle [18]? Kommt es im Laufe der Jahre zu einem sogenannten „hardening"-Effekt der Follikel auf Hormone, Bakterien und Talg, ähnlich wie in der Epidermis bei fortlaufendem Kontakt der Haut gegen toxische oder allergische Substanzen? Ändert sich der Verhornungsmodus im Follikelepithel und bilden sich intakte, fest abschließende Hornzellagen sowie dichtere und dadurch weniger permeable perifollikuläre Bindegewebsanteile aus, so daß komedogene Substanzen nicht mehr wirksam werden können? Kommt die Akne erst zur Ruhe, nachdem alle prädisponierten Talgdrüsenfollikel befallen oder durch den Krankheitsprozeß zerstört worden sind? Die Acne tropicalis wäre hierfür ein gutes Beispiel, die im höheren Alter und an für Akne nicht typischen Arealen auftritt, Gesicht und Brust kaum noch, dafür aber Gesäß und Ober- und Unterarme befällt.

Diese zuletzt aufgeworfenen Fragen schreiben auch den Weg vor, den die Akneforschung in nächster Zeit zu begehen hat, um die Ätiopathogenese dieser Erkrankung weiterhin abzuklären.

Zusammenfassung

Im ersten Teil dieser Übersicht wird die Klassifikation der Akne gebracht. Dabei werden die akneiformen Erkrankungen von der eigentlichen Akne abgetrennt. Die Akne wird in drei Hauptgruppen aufgegliedert: Acne comedonica, Acne papulopustulosa und Acne conglobata. Diese Akneformen werden jeweils in vier Schweregrade aufgrund ihrer numerischen Akneeffloreszenzen unterteilt, um eine allgemein verständliche und anwendbare Nomenklatur der Akne zu ermöglichen.

Im zweiten Teil werden die fünf wesentlichen ätiopathogenetischen Faktoren der Akne besprochen: Vererbung, Talg, Hormone, Bakterien sowie Verhornung und Reaktionsbereitschaft der Talgdrüsenfollikel. Zukünftige Schwerpunkte für die Erforschung der Ätiopathogenese der Akne werden genannt.

Mit freundlicher Unterstützung der Deutschen Forschungsgemeinschaft. Pl 58/3.

Literatur

1. Downing, D.T., Strauss, J.S., Pochi, P.E.: Variability in the chemical composition of human skin surface lipids. Journ. Invest. Dermatol. **53**, 322-327 (1969)
2. Ebling, F.J.: Hormonal control and methods of measuring sebaceous gland activity. Journ. Invest. Dermatol. **62**, 161-171 (1974)
3. Förström, L., Mustakallio, K.K., Dessypris, A., Uggendahl, P.-E., Adlercreutz, H.: Plasma testosterone levels and acne. Acta Dermatovenereol. **54**, 369-371 (1974)
4. Gloor, M., Kionke, M., Friederich, H.C.: Über Menge und Zusammensetzung der Hautoberflächenlipide bei Patienten mit Acne vulgaris und gesunden Vergleichspersonen. Z. Haut- u. Geschl.-Kr. **48**, 987-994 (1973)
5. Hägele, W., Schaefer, H., Stüttgen, G.: Über die Bedeutung der Triglycerid-Spaltung durch *Corynebacterium acnes* für die Acne vulgaris. Arch. Derm. Forsch. **246**, 328-334 (1973)
6. Kligman, A.M.: An overview of acne. Journ. Invest. Dermatol. **62**, 268-287 (1974)
7. Kligman, A.M., Plewig, G.: Classification of acne. Cutis **17**, 520-522 (1976)
8. Knutson, D.D.: Ultrastructural observations in acne vulgaris: the normal sebaceous follicle and acne lesion. Journ. Invest. Dermatol. **62**, 288-307 (1974)
9. Leyden, J.J., McGinley, K.J., Mills, O.H., Kligman, A.M.: Propionibacterium levels in patients with and without acne vulgaris. Journ. Invest. Dermatol. **65**, 382-384 (1975)
10. Marples, R.R., Leyden, J.J., Stewart, R.N., Mills, O.H., Kligman, A.M.: The skin microflora in acne vulgaris. Journ. Invest. Dermatol. **62**, 37-41 (1974)
11. Plewig, G.: Acne vulgaris: proliferative cells in sebaceous glands. Brit. Journ. Dermatol. **90**, 623-630 (1974)
12. Plewig, G.: Follicular keratinization. Journ. Invest. Dermatol. **62**, 308-315 (1974)
13. Plewig, G., Fulton, J.E., Kligman, A.M.: Cellular dynamics of comedo formation in acne vulgaris. Arch. Derm. Forsch. **242**, 12-29 (1971)
14. Plewig, G., Kligman, A.M.: Follikuläre Pusteln im Kaliumjodid-Epicutantest. Arch. Derm. Forsch. **242**, 137-152 (1972)
15. Plewig, G., Schöpf, E.: Anti-inflammatory effects of antimicrobial agents: an in vivo study. Journ. Invest. Dermatol. **65**, 532-536 (1975)
16. Plewig, G., Wolff, H.H.: Follikel-Filamente. Arch. Derm. Res. **255**, 9-21 (1976)
17. Pochi, P.E.: Acne in premature ovarian failure. Reestablishment of cycliy flare-ups with medroxyprogesterone acetate therapy. Arch. Dermatol. **109**, 556-557 (1974)
18. Puhvel, S.M., Hoffman, I.K., Reisner, R.M., Sternberg, T.H.: Dermal hypersensitivity of patients with acne vulgaris to *Corynebacterium acnes*. Journ. Invest. Dermatol. **49**, 154-158 (1967)
19. Schackert, K., Scholz, S., Steinbauer-Rosenthal, I., Albert, E.D., Wank, R., Plewig, G.: HL-A antigens in acne conglobata. A negative study. Arch. Dermatol. **110**, 468 (1974)
20. Strauss, J.S., Pochi, P.E., Downing, D.T.: The role of skin lipids in acne. Cutis **17**, 485-487 (1976)
21. Voss, J.G.: Acne vulgaris and free fatty acids. A review and criticism. Arch. Dermatol. **109**, 894-898 (1974)
22. Whiteside, J.A., Voss, J.G.: Incidence and lipolytic activity of *Propionibacterium acnes (Corynebacterium acnes* group I) and *P. granulosum (C. acnes* group II) in acne and in normal skin. Journ. Invest. Dermatol. **60**, 94-97 (1973)
23. Wolff, H.H., Plewig, G., Braun-Falco, O.: Ultrastructure of human sebaceous follicles and comedones following treatment with vitamin A acid. Acta Dermatovener. Suppl. **74**, 99-110 (1975)
24. Wolff, H.H., Plewig, G., Januschke, E.: Ultrastruktur der Mikroflora in Follikeln und Komedonen. Hautarzt **27**, 432-440 (1976)

Bücher

25. Plewig, G., Kligman, A.M.: Acne. Morphogenesis and Treatment. Berlin-Heidelberg-New York: Springer-Verlag 1975
26. Cunliffe, W.J., Cotterill, J.A.: The Acnes. Clinical Features, Pathogenesis and Treatment. London-Philadelphia-Toronto: W.B. Saunders Company Ltd. 1975

Themenhefte und Buchkapitel

27. Milne, J.A.: Acne vulgaris. In: Recent Advances in Dermatology. 3rd edition (ed. A. Rook), p. 218-244. Livingston-Edinburgh-London: Churchill 1973
28. Special issue: Acne. Cutis **17**, No. 3 (March 1976)

Nils Thyresson

Acne-conglobata-Tetrade und Acne fulminans

Acne conglobata kommt bisweilen mit Hidradenitis und/oder Perifolliculitis capitis abscedens und suffodiens zusammen vor. Diese Kombination wird Acne-conglobata-Triade genannt. In letzter Zeit wurde darauf aufmerksam gemacht, daß auch der Pilonidalsinus gehäuft bei Patienten, die an Acne conglobata leiden oder litten, anzutreffen ist. Liegen alle vier Krankheitszustände gleichzeitig vor, spricht man von Acne-conglobata-Tetrade [10].

Acne conglobata kann sich mitunter ziemlich rasch, ja sogar akut mit Fieber, Ulzerationen der Haut und allgemeinen Symptomen manifestieren. Man spricht dann von febriler, ulzerativer Akne, von Kligman und Plewig auch Acne fulminans genannt [10]. Die gleichen Autoren haben auch die Acne conglobata als die schwerste Form der nodulozystischen Akne klassifiziert. Die Konfluenz und Abszedierung der Aknenoduli und vor allem die Kolliquationsnekrosen, die die Haut kanalförmig unterminieren und Ulzerationen und Fistulationen zur Folge haben, charakterisieren die Acne conglobata wie alle die übrigen, der Acne-conglobata-Tetrade zugehörigen Krankheitszustände. Die Residuen sind auch dieselben, das heißt, atrophische oder hypertrophische, oft brückenähnlich angeordnete Narben. Zum Bild der Acne conglobata gehören außer Zysten auch Riesen- und Gruppenkomedonen. Die letzteren kommen übrigens ebenso bei Hidradenitis suppurativa vor. Das ungewöhnlichste Krankheitsbild der Akne-Tetrade ist die erstmalig 1907 von Erich Hoffmann beschriebene Perifolliculitis capitis abscedens et suffodiens [5]. Diese auf den Haarboden beschränkte, außerordentlich chronische Krankheit kommt fast nur bei Männern vor und ist in 30 % mit Acne conglobata und/oder Hidradenitis suppurativa kombiniert. In der amerikanischen Literatur, wo die Krankheit meist als dissecting cellulitis of the neck and scalp (suffodiens bedeutet ja untergraben) gennant wird, waren bis 1962 erst 46 Fälle beschrieben worden [9]. In Schweden habe ich nur einen einzigen Fall gesehen.

Hidradenitis suppurativa

Hidradenitis suppurativa wird von vielen als eine Erkrankung der apokrinen Schweißdrüsen angesehen und lokalisiert sich in erster Linie in den Axillen, der Genitokrural- und Perianalregion, aber auch am Nabel, submammär sowie am behaarten Kopf. Sogar Fälle von Hidradenitis mit Befall der Meibom'schen Drüsen der Augenlider wurden beschrieben. Die Krankheit kommt bei Männern und Frauen in gleichem Maß vor. Hidradenitis suppurativa der Achselhöhlen ist jedoch bei Frauen häufiger. Man unterscheidet die akuten, lokalisierten benignen Fälle, die im Verlauf einer Woche oder eines Monats abheilen von den chronischen, lokalisierten oder generalisierten Fällen, die mehrere

Monate, Jahre und sogar Jahrzehnte bestehen können. Nur die letzteren Fälle von Hidradenitis gehören natürlich der Acne-conglobata-Tetrade an. Steiner und Grayson [18] berichteten im Jahre 1955 über 45 Patienten mit Hidradenitis suppurativa. In 23 Fällen lag eine akute und in 22 Fällen eine chronische Hidradenitis suppurativa vor. Von den 22 chronischen Fällen waren zehn nur an einer Region und zwölf sowohl an den Axillen wie der Genitokrural- und/oder Analregion lokalisiert. Gleichzeitige Akne lag in vier der zehn einseitig lokalisierten und in neun der zwölf generalisierten Fälle vor.

In der plastisch-chirurgischen Klinik des Karolinska Krankenhauses in Stockholm wurden zwischen 1971 und 1973 neun Fälle mit Hidradenitis suppurativa, darunter zwei Männer und sieben Frauen, operiert. Sämtliche Fälle wiesen einen mehrjährigen bis über zehnjährigen Verlauf auf. Bei beiden Männern kamen Akne und bei einem auch ein Pilonidalsinus vor. Fünf der Frauen hatten die Krankheit nur in den Axillen, die beiden anderen auch genitokrurale Veränderungen sowie einen Pilonidalsinus.

Pilonidalsinus, auch Pilonidalzyste, Haarnestfistel, Dermatitis perianalis fistulosa, früher auch unter anderem Coccygealdermoid genannt, ist, wie die letzten Namen sagen, in der Sakralregion lokalisiert. Die Krankheit, die vorwiegend bei Männern vorkommt, weist dieselben Kennzeichen wie die übrigen zur Akne-Tetrade gehörigen Erkrankungen auf, und zwar dränierende Fisteln, unterminierende Abszesse, einen sehr chronischen Verlauf und Abheilung mit deformierenden Narben.

Mehrere Autoren haben in letzter Zeit an einen Zusammenhang mit Acne conglobata hingewiesen [14].

Ätiologie der Akne-Tetrade

Die konstitutionelle Prädisposition zur Akne ist wohlbekannt. Siemens hat schon im Jahre 1927 in der Münchener Medizinischen Wochenschrift in einem Artikel über „Die hereditäre Pathologie der Akne" unter anderem an das konkordante Auftreten der Akne bei eineiigen Zwillingen hingewiesen [17].

In einer Übersicht über Pyodermien im Yearbook of Dermatology 1951 bemerkten Sulzberger und Baer, daß gendeterminierte und familiäre strukturelle Anomalien der apokrinen Drüsen eine wichtige Rolle in der Ätiologie der Hidradenitis suppurativa spielen können [20].

Gold und Delaney in England beschrieben im Jahre 1973 eine Familie mit Acne conglobata, Hidradenitis suppurativa wie auch mit Pili torti und Katarakten [4]. Besonderes Interesse erfordern die Beobachtungen der letzten Jahre, daß die Akne conglobata eine phänotypische Manifestation mit chromosomalen Aberrationen sein kann. Besonders scheint das für Männer mit einem zusätzlichen männlichen Gonosom zu gelten, die sog. XYY-Acne-Conglobata [10].

An unserer Klinik in Stockholm haben wir auch eine Hidradenitis suppurativa bei zwei Mädchen mit Down-Syndrom, früher Mongolismus genannt, gesehen. Beim Down-Syndrom liegt eine Trisomie vor, das heißt, die Autosomen 21 oder 22 enthalten ein zusätzliches Chromosom. Funderburk und Landau beschrieben kürzlich einen psychisch und geistig retardierten Knaben mit Akne und einer autosomal-chromosomalen Aberration, das heißt in diesem Falle eine partielle Trisomie 13 [3].

Endokrine Faktoren

Die androgenen Hormone stimulieren nicht nur die Talgdrüsen, sondern auch die apokrinen Schweißdrüsen. Eine Verbesserung der Hidradenitis suppurativa während der Schwangerschaft wird unter anderem von Steiner und Grayson [18] beschrieben. Neun ihrer Patienten mit generalisierter Hidradenitis suppurativa hatten endokrine oder metabolische Störungen, darunter Diabetes und Adipositas in sechs Fällen.

Bakterielle Infektionen

Bakteriologische Untersuchungen haben das Vorkommen verschiedener Mikroorganismen bei der Akne-Tetrade gezeigt. Neben der gewöhnlichen Mikroflora der Akne *(Corynebacterium acnes, Staphylococcus albus, Pityrosporon)* kommen auch pathogene Streptokokken und Staphylokokken sowie *Escherichia coli* und andere gramnegative Keime vor. Man hat jedoch keinen spezifischen Mikroorganismus ätiologisch verantwortlich machen können. Shelley und Cahn konnten durch Okklusion der Axillarhaut mit Tesafilm® die normale mikrobielle Hautflora aktivieren und auf diese Weise eine akute Hidradenitis provozieren [16]. Eine akute Hidradenitis ist jedoch von einer chronischen Hidradenitis histologisch abzutrennen. Wie die übrigen Krankheitssymptome der Akne-Tetrade ist nämlich die chronische Hidradenitis suppurativa in erster Linie durch das Vorkommen von Fremdkörpergranulomen um Fett und Hornzellmassen charakterisiert. Raffman hat eindeutig gezeigt, daß der Pilonidalsinus als eine Fremdkörperreaktion auf Haare, die durch wiederholte Traumen in die Haut der Intergluteálfalte eingepreßt werden, entsteht [11]. Es ist also falsch, diese Bildung als Dermoidzyste aufzufassen. Übrigens entstehen die sog. interdigitalen Friseurgranulome infolge einer ähnlichen Fremdkörperreaktion auf Haare, die in die Haut eingespießt werden. Sind alle Krankheiten der Akne-Tetrade von einer spezifischen Reaktionsweise, in erster Linie vielleicht von einer besonderen Tendenz zur kolliquativen Nekrose gekennzeichnet? Die ätiologische Bedeutung immunologischer Defekte wurde diskutiert, ist aber noch sehr fraglich. Juhlin hat auf das vermehrte Vorkommen basophiler Zellen in Kantharidinblasen der normalen Haut bei Acne-conglobata-Patienten hingewiesen [6]. Rajka und Mitarbeiter zeigten, daß diese Patienten abgeschwächte Spätreaktionen bei der Testung verschiedener Allergene (Tuberkulin, Streptokokken-, Staphylokokkenantigene) aufweisen [12]. Ferner konnte er zeigen, daß die T-Lymphozyten normalerweise durch verschiedene nichtspezifische Mitogene (PHA, PWM, Con-A, PPD und Mitomycin-C) stimuliert werden, das heißt also, normal reagieren.

Diese Beobachtungen von Juhlin, Rajka und anderen können zur Zeit jedoch nicht den Mechanismus der Acne-conglobata-Tetrade erklären.

Therapie

Antibiotika haben selten alleine, gelegentlich jedoch in Kombination mit Glukokortikosteroiden eine günstige Wirkung bei der Akne-Tetrade. Bei chronischen Fällen mit Hidradenitis suppurativa sowie bei dem Vorliegen eines Pilonidalsinus ist meist die chirurgische Entfernung des gesamten Krankheitsprozesses die Methode der Wahl.

Acne fulminans

1958 beschrieben Burns und Colville einen 17-jährigen Schüler mit einem Krankheitsbild, das sie als Acne conglobata mit fraglicher Septikämie bezeichneten [1]. Ein ähnlicher Fall wurde 1961 von Windom und Mitarbeiter berichtet, die den Zusammenhang zwischen Acne conglobata und Arthritis hervorhoben [22]. Im selben Jahre stellte ich zwei analoge Fälle in der Schwedischen Dermatologischen Gesellschaft vor [21]. Zusammen mit Kelly hat Burns 1971 für dieses Krankheitsbild den Namen „akute, febrile ulzerative Acne conglobata mit Arthralgien" vorgeschlagen [7]. Zusammen mit

Ström und Boström habe ich diese Nomenklatur benutzt, als wir vor einigen Jahren noch über einige weitere Fälle, die auch leukämoide Reaktionen aufwiesen, berichteten [19]. Schuppli beschrieb 1971 einen Patienten mit einem Krankheitsbild, das er „septische Komplikationen bei Acne vulgaris" nannte [15]. Lippert und Post publizierten im letzten Jahr im Hautarzt zwei Fälle von „schweren Akneformen mit ungewöhnlichem klinischem Verlauf" [8]. Kligman und Plewig benutzten zuletzt in ihrer Monographie die Bezeichnung „Acne fulminans" für diese Krankheit [10]. Gleichzeitig meinen diese Autoren, daß man „Acne fulminans" pathogenetisch und klinisch nicht zur Acne conglobata rechnen sollte.

Folgende Krankheitsgeschichte veranschaulicht den charakteristischen Verlauf dieser Aknesonderform: Der Patient, ein 16-jähriger Schüler, war bisher gesund. Der Vater hatte früher ebenfalls eine schwere Akne gehabt. Seit mehreren Jahren besteht bei dem Patienten eine leichte Akne. Innerhalb einer Woche plötzliche Verschlechterung der Akne. Drei Monate später Aufnahme in eine Hautklinik unter der Diagnose Acne conglobata. Klinisch finden sich zahlreiche z.T. konfluierende Pusteln im Gesicht, an Brust und Rücken (Abb. 1 u. 2). An den Wangen auch konfluierende

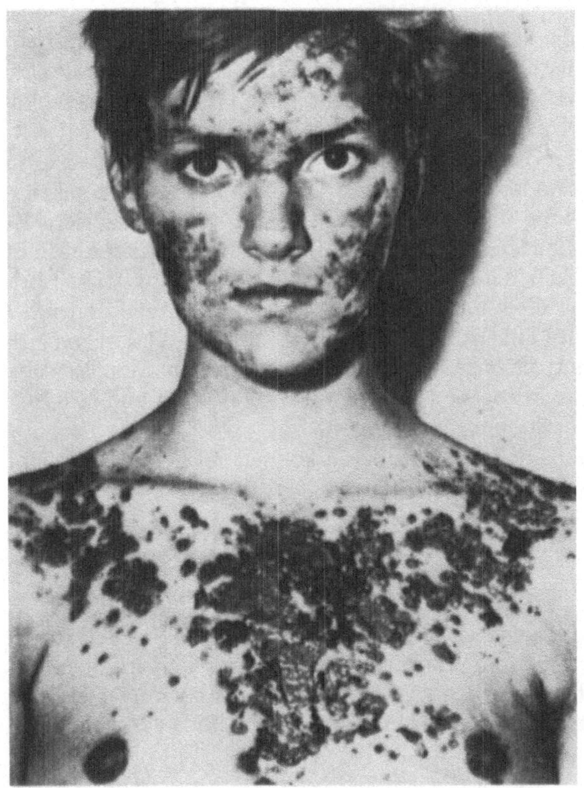

Abb. 1 Acne fulminans. Massive Ulzerationen und Nekrosen im Gesicht, Brust- und Schulterbereich

zystische Veränderungen. Temperatur zwischen 38 und 39 Grad. Während der folgenden Wochen Verschlechterung des Allgemeinzustandes, Blutsenkungsgeschwindigkeit über 100 mm in der ersten Stunde. Ausgedehnte Hautulzerationen, Arthralgien, vor allem in den Knie- und Sakroiliakalgelenken, Anämie, Leukozytose und mikroskopische Hämaturie. Verdacht auf hämolytisches urämisches Syndrom. Knochenmarkspunktat: sehr unreife Myelopoese mit starkem Verdacht auf eine akute myeloische Leukämie. Wiederholte Blutkulturen: negativ. Therapie mit verschiedenen Antibiotika ohne Erfolg. Erst unter Glukokortikosteroidtherapie (20 mg Prednisolon pro die) schnelle Besserung. Der Patient konnte das Krankenhaus einige Wochen später verlassen.

Nach Kelly und Burns [7] ist das Krankheitsbild durch folgende Symptome gekennzeichnet:

a) akutes Einsetzen der Erkrankung.

b) Schwere Hautulzerationen ohne vorherige Zystenbildung.

c) Toxische Symptome mit Fieber und Arthralgien, beträchtlich erhöhte Blutsenkungsgeschwindigkeit, Leukozytose mit leukämoider Reaktion und Hämaturie.

d) Kein sicheres Ansprechen auf Antibiotikatherapie, dagegen jedoch auf Glukokortikosteroide.

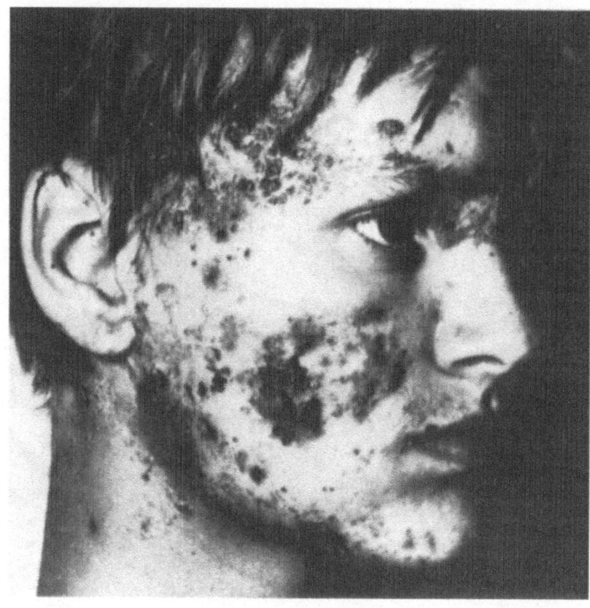

Abb. 2. Acne fulminans.
Gesichtsveränderungen

Unserer Meinung nach müssen jedoch nicht alle Fälle von Acne conglobata mit Allgemeinsymptomen fulminant verlaufen.

Dieses kann an folgendem Beispiel illustriert werden: Ein 12 1/2 Jahre alter Schüler entwickelte im elften Lebensjahr eine Akne, die dann in eine Acne conglobata, besonders im Gesicht, aber auch an Rücken und Brust überging. Bei der Klinikaufnahme fanden sich Kopfschmerzen, allgemeines Krankheitsgefühl mit Erbrechen, Temperatur um 38,5 Grad sowie einer Blutsenkungsgeschwindigkeit von 51 mm in der ersten Stunde. Bakteriologische Untersuchungen aus Pusteln: *Staphylococcus albus.* Besserung nach Behandlung mit Tetrazyklinen per os und gleichzeitig Triamzinolon-Kristallsuspensionen intraläsional.

Auch von anderen Autoren, so z.B. von Farber und Claiborne an der Stanford University in den USA wurde schon im Jahre 1954 über vier Knaben und zwei Mädchen im Alter von 13 bis 18 Jahren berichtet, die sehr schnell eine Acne conglobata entwickelten [2].

In den folgenden Tabellen sind die Patienten zusammengestellt, die zwischen 1962 und 1971 in unserer Hautklinik aufgenommen waren (Tabelle 1-4). Dabei waren fünf Fälle von rasch sich entwickelnder Acne conglobata, ein Mädchen und vier Jungen. Das Alter lag zwischen 14 und 19 Jahren. Alle hatten Fieber, vier Patientinnen Hautulzerationen, drei auch Polyarthralgien. In allen Fällen wurde erhöhte Blutsenkungsgeschwindigkeit und eine Leukozytose gesehen. In Tabelle 4 sind die Blutsenkungswerte, in Tabelle 3 die Leukozytenzahl angegeben.

Unserer Meinung nach spricht manches für eine ähnliche Pathogenese von Acne fulminans und Acne-conglobata-Tetrade, wobei die starke Neigung zur Abszedierung und kolliquativen Degeneration im Vordergrund stehen. Der Verlauf kann stürmisch und fulminant sein. Die Erkrankung kann ohne eine vorangegangene Acne conglobata einsetzen. Die Krankheit kann sich aber auch sehr allmählich, gegebenenfalls mit akuter Exazerbation aus einer Acne conglobata entwickeln.

Tabelle 1. Patienten mit Acne fulminans aus der Stockholmer Klinik

Geschlecht	Alter	Akutes Auftreten der Symptome	Fieber	BKS	Hautulzerationen	Polyarthralgien	Leukozytose
männlich	18	–	+	42	+	–	25.200
weiblich	14	+	+	63	–	+	15.400
männlich	16	+	+	145	+	+	18.200
männlich	18	+	+	58	+	–	10.100
männlich	19	+	+	84	+	+	12.000
männlich	15	+	+	76	+	–	16.900

Tabelle 2. Geschlechtsverteilung der Patienten mit Acne fulminans

Alter	<15	16-20	21-25	>26	gesamt
männlich	2	10	2	1	15
weiblich	1	3	2	2	8
gesamt	3	13	4	3	23

Tabelle 3. Leukozytenwerte bei Patienten mit Acne fulminans

Leukozyten	<10.000	10-15.000	15-20.000	20-25.000	>25.000	gesamt
männlich	5	6	3	–	1	15
weiblich	4	2	1	–	–	7[a]
gesamt	9	8	4	–	1	22[a]

[a] 1 fehlender Wert

Tabelle 4. Blutkörperchensenkungsgeschwindigkeit bei Patienten mit Acne fulminans

BKS	<20	21-40	41-60	61-80	81-100	>100	gesamt
männlich	6	3	2	2	1	1	15
weiblich	3	2	1	–	1	–	7[a]
gesamt	9	5	3	2	2	1	22[a]

[a] 1 fehlender Wert

Ätiologie

Die ätiologischen Aspekte entsprechen denen der Acne-conglobata-Tetrade, die ich bereits genannt habe.

Heredität

Unsere Krankengeschichten bestätigen, daß die Väter von mehreren Patienten ebenfalls in der Jugendzeit eine schwere Akne gehabt hatten.

Bakteriologie

Wir hatten bei unseren ersten Fällen, ähnlich wir Burns und Colville [1] und später auch Schuppli [15] den Verdacht auf eine Septikämie geäußert. Blutkulturen von mehreren Patienten konnten diese Annahme jedoch nicht bestätigen. Zudem waren Antibiotika ohne Erfolg.

Bei der Acne fulminans hatte man besonderen Verdacht auf der Vorliegen einer veränderten immunologischen Reaktionsart im Sinne eines Shwartzman-Phänomens oder einer Arthusreaktion.

Palatsi aus Finnland (mündliche Mitteilung) hat kürzlich eine ähnliche Untersuchung wie Rajka [12] an fünf Patienten (vier Jungen, ein Mädchen) im Alter von 13 bis 17 Jahren mit „febriler Acne conglobata" vorgenommen. Sämtliche Patienten hatten vorher ein oder mehrere Jahre lang eine Acne vulgaris gehabt und dann ziemlich plötzlich eine zystische Akne mit Fieber, erhöhter Blutsenkung, Leukozytose und in drei Fällen auch Arthralgien entwickelt. Sämtliche Patienten zeigten negative Spätreaktionen auf verschiedene Antigene (Tuberkulin, Candidin etc.) und waren nicht mit DNCB (Dinitrochlorbenzol) sensibilisierbar. Die Lymphozytenstimulation mit dem Mitogen PHA (Phytohämagglutinin) war dagegen normal.

Wie wir schon eingangs darauf hinweisen, kann dieses Krankheitsbild durch die interne Gabe von Glukokortikoiden schnell günstig beeinflußt werden. Möglicherweise spricht das für einen immunologischen Mechanismus vom Typ einer Immunkomplexreaktion. Die Bedeutung dieser Beobachtungen sind jedoch noch unklar.

Zum Schluß möchte ich die Aufmerksamkeit auf die Ähnlichkeit der akuten, febrilen Acne conglobata und zweier anderer Aknevarianten lenken. Die eine ist die *Acne tropicalis*, die wie eine schwere akut oder subakut auftretende Acne conglobata verläuft. Die andere ist das sogenannte *Pyoderma faciale*, von Kligman und Plewig treffend als „explosive, postadolescent facial acne of females" — „explosive faziale Akne bei Frauen" — bezeichnet.

Folgende Krankengeschichte charakterisiert dieses Bild: Eine 30-jährige Frau litt seit mehreren Jahren an einer leichten Akne mit gelegentlicher Verschlechterung. Immer gute Behandlungserfolge mit Tetrazyklintherapie. Normal verlaufende Schwangerschaft 1974 ohne Beeinflussung des Hautbefundes. Ende Mai 1976 entwickelte sich plötzlich ohne irgendeine Ursache im Sinne einer Infektion oder eines psychischen Stresses im Verlauf einer Woche akut eine Acne conglobata mit einigen Ulzerationen und zahlreichen Pusteln. Temperatur 38,5 Grad. Blutsenkung 33 mm in der ersten Stunde. Allgemeines Krankheitsgefühl. Da man anfangs eine Schwangerschaft nicht ausschließen konnte, wurde die Behandlung mit Erythromyzin begonnen. Anschließend Gaben von Glukokortikosteroiden per os. Schnelle Rückbildung der Hautveränderungen sowie Besserung der Allgemeinsymptome.

Abschließend kann zusammengefaßt werden, daß die Acne conglobata unter verschiedenen Variationsformen erscheinen kann.

Zusammenfassung

Akne kann mit Hidradenitis suppurativa, Perifolliculitis capitis (Acne-conglobata-Triade) oder auch zusätzlich mit einem Pilonidalsinus (Acne-conglobata-Tetrade) vorkommen. Die Assoziation dieser oft das Krankheitsbild der Acne conglobata verschlimmernden Teilsymptome wird besprochen. Ätiologie, endokrine Faktoren, bakterielle Besiedelung sowie die Therapie der Akne-Tetrade wird abgehandelt. Das bisher selten beschriebene Krankheitsbild der Acne fulminans wird mitgeteilt, mehrere eigene Fälle werden vorgestellt. Das seltene Krankheitsbild der Pyoderma faciale (explosive postadolescent faciale acne of females) wird anhand eines eigenen Falles diskutiert.

Literatur

1. Burns, R.E., Colville, J.M.: Acne conglobata with septicemia. Arch. Dermatol. 79, 361-363 (1959)
2. Farber, E.M., Claiborne, E.R.: Acne conglobata. Use of cortisone and corticotropin in therapy. Calif. Med. 81, 76-78 (1954)
3. Funderburk, S.J., Landau, J.W.: Acne in retarded boy with autosomal chromosomal abnormality. Arch. Dermatol. 112, 859-861 (1976)
4. Gold, S.C., Delaney, T.J.: Familial acne conglobata, hidradenitis suppurativa, pili torti and cataracts. Brit. J. Dermatol., Suppl. 10, 54-57 (1974)
5. Hoffman, E.: Perifolliculitis capitis abscedens et suffodiens. Dermatologische Zeitschrift 15, 1922-1923 (1908)
6. Juhlin, L.: Basophil leukocytes in acne. J. Invest. Dermatol. 45, 22-23 (1965)
7. Kelly, P., Burns, R.E.: Acute febrile ulcerative conglobate acne with polyarthralgia. Arch. Dermatol. 104, 182-187 (1971)
8. Lippert, H.-D., Post, B.: Schwere Acneformen mit ungewöhnlichem klinischen Verlauf. Hautarzt 26, 532-534 (1975)
9. Moyer, D.G., Williams, R.M.: Perifolliculitis capitis abscedens et suffodiens. Arch. Dermatol. 85, 118-124 (1962)
10. Plewig, G., Kligman, A.: Akne; Morphogenesis and Treatment. Berlin-Heidelberg-New York: Springer-Verlag 1975
11. Raffman, R.A.: A re-evaluation of the pathogenesis of pilonidal sinus. Ann. Surg. 150, 895-903 (1959)
12. Rajka, G.: Delayed reactivity to bacterial and viral extracts in different dermatosis. Acta Dermatovener. (Stockholm) 50, 281-286 (1970)
13. Rajka, G., Frøland, S.: Lecture on the XI. Scand. Congr. Allergology, Helsinki 25.5.1973
14. Reed, W.B.: Cystic acne vulgaris with pilonidal cyst. Arch. Dermatol. 101, 496 (1970)
15. Schuppli, R., Matheis, H.: Septische Komplikationen bei Akne vulgaris. Dermatologica 142, 301 (1971)
16. Shelley, W.B., Cahn, M.M.: The pathogenesis of hidradenitis suppurativa in man. Arch. Dermatol. 72, 562-565 (1955)
17. Siemens, H.W.: Die Vererbungspathologie der Akne. Münchener Medizinische Wochenschrift 73, 1514-1517 (1926)
18. Steiner, K., Grayson, L.D.: Hidradenitis suppurativa of the adult and its management. Arch. Dermatol. 71, 205-211 (1955)
19. Ström, S., Thyresson, N., Boström, H.: Acute febrile ulcerative conglobate acne with leukemoid reaction. Acta Dermatovener. (Stockholm) 53, 306-312 (1973)
20. Sulzberger, M.B., Baer, R.L.: Sweat gland abscesses (hidradenitis suppurativa). The Year Book of Dermatology and Syphilology. p. 46-47, 1953-1954
21. Thyresson, N.: Acne conglobata and septicemia. Trans.Swed. Dermat. Soc. 1961. Acta Dermatovener. (Stockholm) 43, 498-499 (1963)
22. Windom, R.E., Sanford, J.P., Ziff, M.: Acne conglobata and arthritis. Arthritis Rheum. 4, 632-635 (1961)

Gernot Rassner und Elisabeth Scherwitz

Akne-Sonderformen

Unter dem Titel „Akne-Sonderformen" sollen einige Hauterkrankungen systematisch dargestellt werden, die aufgrund anatomischer, pathogenetischer, und klinischer Kriterien Ähnlichkeit mit der Akne vulgaris besitzen [Übersichten: 3, 6, 7, 14, 16, 19, 22, 25].

Die medizinische Bedeutung dieser Erkrankungen sollte nicht unterschätzt werden. Zum Teil handelt es sich um reine Hauterkrankungen, die jedoch äußerst langwierig und scheinbar therapieresistent sind, wenn ihre eigentliche Ursache nicht erkannt wird. Zum Teil liegen aber auch allgemeine chronische oder akute Intoxikationen vor, die mit Schädigungen innerer Organe einhergehen können.

Historisch gesehen sind die Akne-Sonderformen anscheinend relativ junge Erkrankungen, die erst im Laufe des 19ten Jahrhunderts aufgetreten sind, während die Akne vulgaris offenbar schon im Altertum existierte.

In Anlehnung an die Akne-Klassifizierung von Kligman und Plewig [14] wird folgendes Einteilungsschema der Akne-Erkrankungen und Akne-Sonderformen aufgestellt (s. Tabelle 1). Entsprechend werden 3 Gruppen von Akne-Sonderformen unterschieden: I. Exogene Akne. II. Akneähnliche Erkrankungen. III. Nicht klassifizierbare Akne-Sonderformen.

Tabelle 1. Einteilung der Akne und akneähnlichen Erkrankungen

---

I. Akne-Erkrankungen

  A. Akne vulgaris-Gruppe
    (endogene Akne)

  B. Exogene Akne

II. Akneähnl. Erkrankungen

III. Nicht klassifizierbare Akne – bzw. akneähnl. Erkrankungen

---

I. Exogene Akne

1. Allgemeine Charakterisierung

Der exogenen Akne liegt eine erworbene Follikelschädigung durch exogene (körperfremde) unbelebte Schädlichkeiten zugrunde. Diese erreichen das Hautorgan direkt durch Kontakt oder indirekt (z.B. hämatogen) und lösen am Follikel eine „Akne-Reaktion" aus. Als Akne-Reaktion wird eine Zweistufenreaktion des Follikels auf akneogene Reize bezeichnet, die aus einem ersten obligaten Teil (Verhornungsstörung, Komedobildung) und einem zweiten fakultativen Teil (Follikulitis in verschiedenen Formen) besteht (Abb. 1). Die Ähnlichkeiten mit der Akne vulgaris bestehen darin, daß es sich um eine follikuläre Erkrankung handelt, daß sich Effloreszenzen wie bei Akne vulgaris in typischer Reihenfolge (Komedo → Entzündung) entwickeln und daß schließlich eine Disposition für Akne vulgaris auch das Auftreten einer exogenen Akne begünstigt.

Pathogenet. Sequenz

Exogene Akne

Akne–ähnl. Erkrankungen

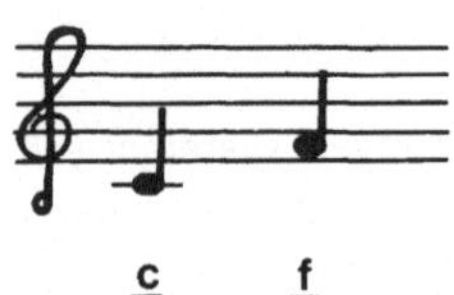

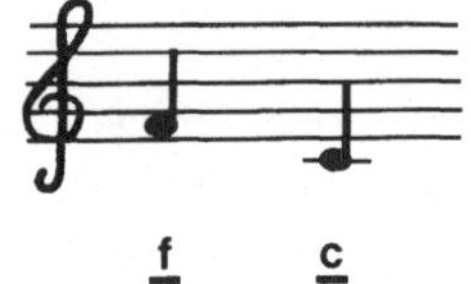

Abb. 1. Pathogenetische Sequenz der Akne-Reaktion (bei exogener Akne) und der akneiformen Reaktion (bei akneähnlichen Erkrankungen)

Die Unterschiede zur Akne vulgaris bestehen darin, daß die Hauptursachen der Erkrankung außerhalb des Körpers liegen (im Gegensatz zur hauptsächlich endogen bedingten Akne vulgaris), Erkrankungsalter und erkrankte Hautregionen anders sein können als bei Akne vulgaris und schließlich die Heilungsprognose generell günstiger ist (Ausnahme: Chlorakne), da eine kausale Therapie möglich ist.

Je nach Natur der Ursache wird eine chemisch bedingte und eine physikalisch bedingte exogene Akne unterschieden.

2. Chemisch bedingte exogene Akne

Chemische, follikelschädigende Noxen, die direkt (Kontakt) oder indirekt (hämatogen) den Follikel erreichen können, sind überwiegend organische Verbindungen (Kohlenwasserstoffe und Lipide). Beim Menschen können diese Noxen Krankheitsbilder einer exogenen Akne auslösen, im Tierversuch zeigen sie eine komedogene Wirkung (Kaninchenohr-Test). Die chemisch bedingte exogene Akne wird auch häufig als Akne venenata bezeichnet (venenum = das Gift).

a) Kosmetika-Akne:

Ursachen: Meist privat bedingte Exposition durch direkten Kontakt mit schwach wirksamen Komedogenen wie Lanolin, Vaseline, Paraffinöl, pflanzliche Öle, Fettsäureester u.a. [17, 18, 20, 27], die zum Beipsiel in Hautpflegemitteln, Haarpflegemitteln, Sonnenschutzmitteln, Rasierschaum, Körper- bzw. Haarwaschmitteln enthalten sein können. Erforderlich sind langfristige tägliche Anwendung (Monate bis Jahre) und eine Akne-Disposition.

Krankheitsbild: Milde Akne-Symptomatik im Expositionsbereich (meist Gesicht) mit vorwiegend geschlossenen Komedonen, seltener offenen Komedonen und Follikulitisformen. Keine Knoten, Zysten oder Narben. Je nach Ursache ist das Krankheitsbild unter verschiedenen Namen beschrieben worden wie Akne cosmetica, Pomadenakne, Detergentienakne, Seifenschaumakne usw. [17, 18, 20, 27].

b) Öl-, Teer-, Pechakne:

Ursachen: Meist beruflich bedingte Exposition durch direkten Kontakt mit mittelstarken Komedogenen wie technische Öle, Teer, Pech in bestimmten Industrie- bzw. Berufsbereichen (u.a. metall-

298

verarbeitende Industrie, optische Industrie, Straßenbau, Herstellung und Verwendung von Holz-
imprägnierungsmitteln und Dachpappen). Die Expositionsdauer ist mittelfristig (Wochen bis Monate), eine Akne-Disposition begünstigt die Manifestation.

Krankheitsbild: Mittelschweres Krankheitsbild mit vorwiegend offenen Komedonen, aber auch
geschlossenen Komedonen und Follikulitisformen. Entsprechend der exponierten Hautregion findet
sich die Erkrankung häufig an Armen und/oder Oberschenkeln (ölgetränkte Berufskleidung), aber
auch im Gesicht (versprühtes Öl).
Meldung nach Ziffer 46 (7. BKVO).

c) Chlorakne:
Ursachen: Meist beruflich bedingte Exposition mit stark wirksamen Komedogenen wie chlorierten
aromatischen Kohlenwasserstoffen (u.a. Naphthene, Benzofurane und -anthrone, Diphenylenoxide
wie z.B. TCDD = Tetrachlordibenzodioxin, chlorierte Phenole, Phenoxicarbonsäuren) in bestimmten
Industrie- bzw. Berufsbereichen (u.a. chemische Industrie, Elektroindustrie, Schiffsbau, Herstellung
und Verwendung von Herbiziden bzw. Schädlingsbekämpfungsmitteln). Selten Auslösung durch
kontaminierte Nahrungsmittel. Aufnahme der Substanzen durch Inhalation, Nahrungsmittel oder
direkten Hautkontakt.

Krankheitsbild: Da es sich um hochtoxische Substanzen handelt, entstehen häufig allgemeine
Intoxikationen bei akutem epidemischen Auftreten. Die Hautveränderungen sind das Leitsymptom
der Erkrankung. Meist schweres polymorphes Aknebild mit Komedonen, Zysten, ausgeprägten entzündlichen Veränderungen und Tendenz zur Generalisation. Bei einem Teil der Patienten bestehen
Zeichen einer allgemeinen Intoxikation (mögliche Schädigungen von Leber, Niere, Pankreas, Ner-
vensystem, psychopathologisches Syndrom), Todesfälle wurden berichtet; eine teratogene Wirkung ist wahrscheinlich. Verlauf über viele Jahre möglich mit u.U. spät eintretenden Schädigungs-
folgen. Meldung nach Ziffer 9 (7. BKVO).

Kleinere oder größere Chlorakne-Epidemien treten immer wieder auf, wobei der heimtückische
Charakter und das Ausmaß möglicher Schädigungen anfangs nicht immer richtig eingeschätzt
werden [2, 4, 6, 8, 9, 13, 24].

Die zur Zeit in Italien beobachteten Vergiftungsfälle (sog. Giftgaskatastrophe von Seveso)
wurden wahrscheinlich durch die gleiche chemische Substanz ausgelöst (TCDD = Tetrachlordibenzodioxin), die 1953 in Deutschland zu einer kleineren Chlorakne-Epidemie geführt hat. Damals
wurde deutlich, daß bereits Spuren der hochtoxischen Sbustanz Erkrankungen auslösen können
(z.B. bei Familienangehörigen), daß die Sanierung kontaminierter Gegenstände bzw. Räume außerordentlich schwierig ist und seinerzeit der Abbruch des betreffenden Gebäudekomplexes erforderlich machte und daß langfristige Verläufe (bis zu 18 Jahren) mit auch noch später auftretenden
schweren Organschäden beobachtet wurden [8, 9].

3. Physikalisch bedingte exogene Akne
Auch physikalische Noxen wie chronische Sonnenexposition oder Einwirkung ioni-
sierender Strahlen können eine Akne-Reaktion im Expositionsbereich auslösen.

Das häufigste Krankheitsbild ist der Morbus Favre-Racouchot mit aktinischen Komedonen (offen und geschlossen) und gleichzeitiger aktinischer Elastose (Abb. 2).

Das gleiche gilt für ionisierende Strahlen, die im Einstrahlungsbereich zu einer Akne-
Reaktion mit Komedonen und Follikuliten führen können [26].

4. Diagnosestellung und Therapie der exogenen Akne
Die Diagnose einer exogenen Akne ist dann einfach, wenn sie als reines Krankheitsbild
in einem Alter und in Hautregionen auftritt, die für eine Akne vulgaris atypisch sind.
Eine exogene Akne (insbesondere eine Kosmetika-Akne) kann jedoch eine gleichzeitig
bestehende Akne vulgaris komplizieren und ist dann schwerer zu diagnostizieren. Nicht
erklärbare Therapieresistenz bzw. unklare Exazerbation einer Akne vulgaris sind dann
wichtige Indizien.

Im Gegensatz zur vorwiegend endogen bedingten Akne vulgaris besteht bei exogener
Akne häufig die Möglichkeit, durch Ausschaltung der Schädlichkeiten eine kausale
Therapie zu betreiben. Da die Spontanheilung aber erst nach einigen Monaten eintreten
kann, ist eine zusätzliche symptomatische Behandlung entsprechend dem Charakter
der bestehenden Akne-Reaktion (s. dort) erforderlich. Diese besteht in der Behandlung
der primären Verhornungsstörung (Vitamin-A-Säure, Benzoylperoxid, andere schälende
Externa, physikalische Akne-Therapie). Eine antimikrobielle Therapie ist wegen des
Fehlens von Corynebacterium (Propionibacterium) acnes nicht indiziert.

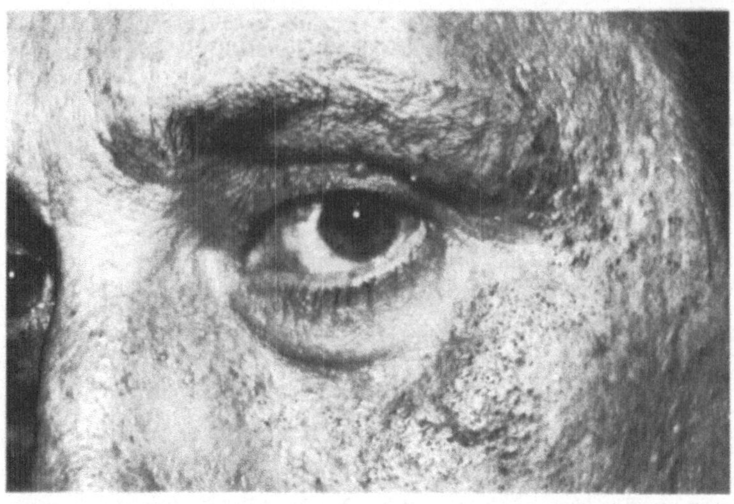

Abb. 2. Physikalisch bedingte exogene Akne (aktinische Komedonen, Morbus Favre-Racouchot)

Ein besonderes Problem bleibt die Behandlung der Chlorakne, weil die chemisch stabilen hochtoxischen Substanzen anscheinend langfristig im Organismus verbleiben und ein spezifisches Antidot nicht bekannt ist. Chlorakne kann deshalb mit immer neuen Schüben bzw. Schädigungen innerer Organe über viele Jahre verlaufen. Die Frage der Kontrazeption wegen der wahrscheinlich teratogenen Wirkung stellt ein schwieriges Problem dar.

II. Akneähnliche Erkrankungen

1. Allgemeine Charakterisierung

Den akneähnlichen (akneiformen) Erkrankungen [3, 6, 7, 14, 22] liegt ebenfalls eine erworbene Follikelschädigung durch exogene, körperfremde Schädlichkeiten (meist Medikamente) zugrunde. Diese erreichen das Hautorgan meist indirekt (hämatogen) und lösen am Follikel eine „akneiforme Reaktion" aus. Als akneiforme Reaktion wird eine Zweistufenreaktion des Follikels bezeichnet, die aus einem ersten obligaten Teil (Follikelwandnekrose mit Entzündung: Follikulitis) und einem zweiten fakultativen Teil (sekundäre bzw. spätere Komedonenbildung) besteht. Im Vergleich zur Akne-Reaktion ist die pathogenetische Sequenz der akneiformen Reaktion also genau umgekehrt (s. Abb. 1).

Ähnlichkeiten mit der Akne vulgaris bestehen darin, daß es sich auch hier um eine follikuläre Erkrankung handelt, daß Akne-Effloreszenzen auftreten (allerdings in umgekehrter Reihenfolge wie bei Akne vulgaris) und eine Akne-vulgaris-Disposition begünstigend wirkt.

Der Hauptunterschied zu den Akne-Erkrankungen (Akne vulgaris, exogene Akne) ist, daß primär entzündliche Hautveränderungen und erst später bzw. sekundär Verhornungsstörungen (Komedonen) auftreten.

Schädlichkeiten, die beim Menschen eine akneiforme Reaktion auslösen können, sind nach heutiger Kenntnis vorwiegend Corticoide (extern und intern), Jod und Brom, Tuberculostatica, Vitamine sowie Sedativa, Antiepileptica und Psychopharmaca. Im Tierversuch (Kaninchenohr-Test) besitzen diese Substanzen keine primär komedogene Wirkung.

300

2. Akneiforme Reaktionen durch Corticoide

Die derzeitig häufigste Ursache akneiformer Reaktionen ist die externe oder interne Anwendung fluorierter Glucocorticosteroide, die insbesondere bei mittelfristiger bis langfristiger Anwendung und Patienten mit Akne-Disposition eine akneiforme Reaktion auslösen können (Abb. 3). An der Haut findet sich eine nichtinfektiöse Follikulitis mit follikulären glatten rötlichen Papeln (histologisch: Follikelwandnekrose mit Entzündung), später können Komedonen auftreten [14, 21, 22]. Außerdem können sich andere Nebenwirkungen einer lokalen bzw. systemischen Steroidtherapie an Haut oder inneren Organen entwickeln.

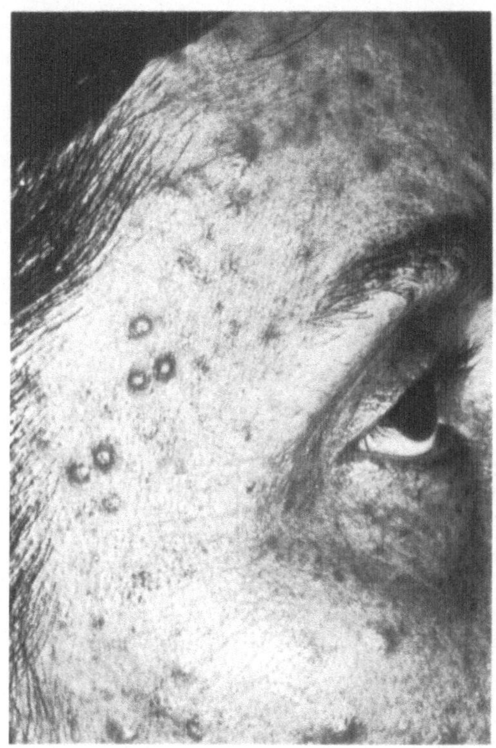

Abb. 3. Akneiforme Reaktion durch Corticoide nach externer Anwendung

3. Akneiforme Reaktionen anderer Ätiologie

Akneiforme Reaktionen durch Jod und Brom sind gegenüber früheren Jahren deutlich zurückgegangen, bedingt durch die stark rückläufige therapeutische Verwendung dieser Substanzen. Follikulär gebundene Pusteln bzw. Papeln können jedoch bei Akne-Disposition durch jod- bzw. bromhaltige Medikamente [14, 19, 22] ausgelöst werden. Auch Fluor (fluorhaltige Zahncreme) wird verdächtigt [23]. Weitergehende Formen der chronischen Jod- bzw. Bromintoxikation mit schweren Hautveränderungen (tuberöse Veränderungen, Halogen-Exantheme) bzw. Schädigung innerer Organe sind heute Raritäten.

Eher zu rechnen ist mit akneiformen Reaktionen bei Gabe von Vitaminen (B_{12}, B_6, D), Tuberculostatica, Sedativa, Antiepileptica und Psychopharmaca [5, 6, 10, 15]. Selbst Tetracycline können (selten) akneiforme Reaktionen auslösen [1].

4. Diagnosestellung und Therapie

Die Diagnose einer akneiformen Reaktion ist dann einfach, wenn sie allein in für Akne vulgaris atypischem Lebensalter und Hautregionen auftritt. Das klinische Bild ist vorwiegend monomorph (Follikulitiden).

Eine akneiforme Reaktion kann aber auch eine bestehende Akne vulgaris komplizieren und diese verschlimmern bzw. therapieresistenter machen.

Auch hier ist durch Absetzen des entsprechenden Medikaments eine kausale Therapie möglich. Die dann eintretende Rückbildung erfolgt schneller als bei exogener Akne und dauert in der Regel nur einige Wochen. Wenn eine zusätzliche symptomatische Therapie durchgeführt werden soll, so muß diese entsprechend dem Ablauf der akneiformen Reaktion primär antiphlogistisch sein, jedoch unter Vermeidung von fluorierten Corticosteroiden.

III. Nicht klassifizierbare Akne-Sonderformen

Als zur Zeit nicht sicher klassifizierbar möchten wir die sog. Mallorca-Acne (Akne aestivalis, Sommer-Akne) ansehen [12, 19].

Es handelt sich um ein akneähnliches Krankheitsbild, das überwiegend bei Frauen nach der Adoleszenz beobachtet wurde, im Sommer auftretend, im Winter abheilend, zum Teil mit regelmäßigen Rezidiven.

Klinisch finden sich bis 3 mm große follikuläre Papeln im Gesicht, an Schultern und Oberarmen. Das Bild ähnelt einer initialen akneiformen Reaktion durch Corticoide. Krankheitsbild und Histologie sprechen für das Vorliegen einer akneiformen Reaktion. Jedoch konnten bisher keinerlei sichere Schädlichkeiten (Medikamente, UV-Licht) festgestellt werden, die als Ursache der Mallorca-Akne in Frage kommen. Auch eine Akne-vulgaris-Disposition scheint nicht erforderlich zu sein.

Zusammenfassend läßt sich damit folgendes feststellen: Akne-Sonderformen in heutiger Sicht werden ausgelöst durch exogene chemische bzw. physikalische Follikel-Noxen, die entweder zu einer Akne-Reaktion mit primärer Verhornungsstörung und sekundärer Entzündung oder aber eine akneiformen Reaktion mit primärer Entzündung und sekundärer Verhornungsstörung führen. Akne-Sonderformen können als reines Krankheitsbild unabhängig von einer Akne vulgaris auftreten und sind dann einfach zu diagnostizieren. Sie können jedoch auch eine bestehende Akne vulgaris komplizieren und dann diagnostische Schwierigkeiten bereiten. Bei jeder Akne vulgaris, insbesondere bei schwerem therapieresistenten Verlauf, sollte an das zusätzliche Bestehen einer Akne-Sonderform gedacht werden. Die Prognose der Akne-Sonderformen ist gegenüber der Akne vulgaris in der Regel günstiger, weil meist die Möglichkeit einer kausalen Therapie durch Ausschalten der exogenen Schädlichkeit besteht. Ist eine zusätzliche symptomatische Therapie erforderlich, so wird diese beim Vorliegen einer Akne-Reaktion primär gegen die bestehende Verhornungsstörung gerichtet sein, beim Vorliegen einer akneiformen Reaktion primär gegen die bestehende nichtinfektiöse Follikulitis.

Literatur

1. Bean, S.F.: Brit. J. Derm. 85, 585 (1971)
2. Braun, W.: Chlorakne. Aulendorf: Editio Cantor 1955
3. Braun, W.: Talgdrüsenerkrankungen (Akne vulgaris). In: Gottron, H.A., Schönfeld, W.: Dermatologie und Venerologie Bd. III/2. Stuttgart: Thieme 1957
4. Braun, W.: Wandel der Berufsdermatosen in den vergangenen 50 Jahren. In: Weber, G.: Die Berufsdermatosen. Stuttgart: Ferdinand Enke 1968
5. Braun-Falco, O., Lincke, H.: Münch. med. Wschr. 118, 155 (1976)
6. Cunliffe, W.J., Cotterill, J.A.: The acnes. London, Philadelphia, Toronto: W.B. Saunders Comp. 1975

 7. Fegeler, F.: Arch. klin. exp. Derm. **219**, 335 (1964)
 8. Goldmann, P.J.: Arbeitsmed., Sozialmed., Arbeitshyg. **7**, 12 (1972)
 9. Goldmann, P.J.: Hautarzt **24**, 149 (1973)
10. Hesse, P.G.: Derm. Wschr. **152**, 305 (1966)
11. Hitch, J.M.: Jama **200**, 175 (1967)
12. Hjorth, N., Sjølin, K.-E., Thomsen, K.: Acta Dermatovener (Stockholm) **52**, 61 (1972)
13. Kimmig, J., Schulz, K.H.: Dermatologica **115**, 540 (1957)
14. Kligman, A.M., Plewig, G.: Cutis **17**, 520 (1976)
15. Korting, G.W., Miowski, D.K.: Z. Haut- und Geschl.-Kr. **8**, 85 (1950)
16. Korting, G.W., Denk, R.: Dermatologische Differentialdiagnose. Stuttgart, New York: F.K. Schattauer 1974
17. Mills, O.H., Kligman, A.M.: Arch. Derm. **106**, 843 (1972)
18. Mills, O.H., Kligman, A.M.: Arch. Derm. **111**, 65 (1975)
19. Mills, O.H., Kligman, A.M.: Arch. Derm. **111**, 891 (1975)
20. Plewig, G., Fulton, J.E., Kligman, A.M.: Arch. Derm. **101**, 580 (1970)
21. Plewig, G., Kligman, A.M.: Arch. Derm. Forsch. **247**, 29 (1973)
22. Plewig, G., Kligman, A.M.: Acne. Berlin, Heidelberg, New York: Springer Verlag 1975
23. Saunders, M.A.: Arch. Derm. **111**, 793 (1975)
24. Schulz, K.H.: Arbeitsmed., Sozialmed., Arbeitshyg. **3**, 25 (1968)
25. Steigleder, G.K.: Haut. In: Heintz, R.: Erkrankungen durch Arzneimittel. Stuttgart: Thieme 1966
26. Stein, K.M., Leyden, J.J., Goldschmidt, H.: Brit. J. Derm. **87**, 274 (1972)
27. Wulf, K., Fegeler, F.: Hautarzt **4**, 371 (1953)

Johannes Meyer-Rohn

Innerliche Behandlung der Akne mit Antibiotika und Chemotherapeutika

Die Akne ist – wir haben es heute wieder gehört – eine Erkrankung multikausaler Natur. Eine systemische Therapie mit Antibiotika und Chemotherapeutika kann somit auch nur *eine* ätiologische Komponente erfassen. Bei einer Begründung für eine Behandlung mit immerhin nicht gerade indifferenten Substanzen müssen einige Faktoren aus der Bakteriologie in die Erinnerung zurückgerufen werden. Dabei müssen wir uns ernsthaft nur mit dem Corynebacterium acnes befassen. Gelegentliche Befunde von hämolysierenden Staphylokokken, Streptokokken und anderen Species sind sekundärer Natur. Auch der koagulasenegative Staphylococcus epidermidis und das Pityrosporon ovale, die Trigylceride zu freien Fettsäuren abzuspalten vermögen, können links liegengelassen werden: beide sind regelmäßig anzutreffende Kommensalen der menschlichen Haut (Tabelle 1). Auf Corynebacterium acnes als „wahre Ursache der Komedonenbildung" hat übrigens Unna bereits vor 80 Jahren hingewiesen. Den heutigen Stand

Tabelle 1. Bei positiven Corynebacterium acnes Fällen wurde noch
zusätzlich folgende Begleitflora nachgewiesen:

Mischinfektion mit: Staph. albus haem.	68 %
Mischinfektion mit: Staph. aureus haem.	2 %
Apathogene Begleitflora wie: Staph. epidermidis. Versch. Sarcine	18 %
Sterile aerobe Kulturen:	12 %

unserer Kenntnisse über dieses Corynebacterium hat Inge Lentze 1973 [7] in einer sehr guten Übersichtsarbeit niedergelegt.

Das Corynebacterium acnes (C.a.) wird regelmäßig in Komedonen und Aknepusteln gefunden, beim Hautgesunden ist es regelmäßiger Bewohner der supraseboglandulären Follikelabschnitte; auch aus dem Hautfett kann es isoliert werden. *Vor* der Pubertät findet man C.a. nicht, weil es infolge der zu diesem Zeitpunkt unzureichenden Talgbildung nicht die ihm adäquaten Lebensbedingungen im Follikel findet. Während, oder erst nach der Pubertät wächst es in die Follikel ein.

Die enzymatische Aktivität des unter halbanaeroben Bedingungen [Meyer-Rohn 8] auf einem 4 %igen Glycerinagar wachsenden C.a. ist mittels Katalasen, Carbohydrasen, Proteasen, Esterasen und Lipasen groß.

Darüber hinaus werden nach Untersuchungen von Hägele, Schäfer und Stüttgen [4] noch andere entzündungsauslösende Stoffe wie z.B. mikrobielle Antigene von C.a. produziert. Schließlich können noch andere Substanzen als Triglyceride von C.a. zu Haut-irritierenden Stoffen metabolisiert werden. Das haben Züchtungsversuche der genannten Autoren in fettfreien Nährmedien ergeben. Es sind Schadstoffe, die weder freie Fettsäuren noch Lipasen darstellen.

In Bezug auf die Akne ergeben sich für Lebensgewohnheiten, biochemische Leistungen und Empfindlichkeiten gegenüber antibakteriellen Wirkstoffen von Corynebacterium acnes folgende feststehende Tatsachen:

1. C.a. findet vor der Pubertät wegen unzureichender Talgproduktion im Follikel keine adäquaten Lebensbedingungen.
2. Nach Eintritt der Pubertät wird C.a. zum regelmäßigen Kommensalen des Follikels. Der Hautgesunde lebt mit C.a. im biologischen Gleichgewicht; bei vielen Jugendlichen gelingt diese Anpassung jedoch nicht reaktionslos, ein durchaus nicht ungewöhnlicher Vorgang, auch wenn er sich bisher einer Erklärung entzieht.
3. C.a. beteiligt sich dann mit seinen Enzymen maßgelbich an der Triglyceridspaltung zu freien Fettsäuren, welche Entzündungsfaktoren bei der Einwanderung von Follikelbestandteilen in die Umgebung darstellen.
4. C.a. ist empfindlich gegen Antibiotika, wobei Unterschiede bei den einzelnen Antibiotikagruppen bestehen; gegen Sulfonamide weniger.
5. Klinische Erfolge gehen parallel mit meßbarer Verminderung der freien Fettsäuren im Hautoberflächenfett und korrelieren mit der Reduzierung von C.a.

Demgegenüber treten andere Keime, die wohl zu einer Sekundärinfektion führen können, hinsichtlich ihrer enzymatischen Potenzen und auch hinsichtlich der Regelmäßigkeit ihres Vorkommens bei der Akne in den Hintergrund.

Bei der bakteriologischen Untersuchung von 436 Aknepatienten mit verschiedenen Akneformen fanden wir rund 10 Keimarten. Im einzelnen handelte es sich um

Staph. aureus haemolyticus	99
Staph. albus heamolyticus	68
Streptokokken verschiedener Species	39
Corynebacterium pseudodiphteriticum	38
Escherichia coli	18
Andere Arten (Neisserien, Proteus, Sporenbildner, Sarzinen, Pseudomonas)	43

Nach diesen notwendigen bakteriologischen Grundlagen nun zur Therapie. Dabei sollten die Sekundärinfektionen mit den o.a. Keimarten ausgeklammert werden; sie müssen, wie jede andere Infektion der Haut auch — wenn eine systemische Behandlung überhaupt notwendig ist — nach den Prinzipien der modernen Chemotherapie behandelt werden. Die Wahl des Therapeutikums richtet sich streng nach der Resistenzanalyse.

Ein Antibiotikum der Wahl — wie z.B. das Penicillin für die Syphilis — gibt es für die Aknebehandlung nicht. Am gebräuchlichsten sind die Tetracycline, Erythromycin und Lincomycin/Clindamycin; über deren Wirkungsmechanismus bei der Akne herrscht zwar noch keine endgültige Klarheit, doch dürfen nachfolgende Punkte als Tatsachen aufgeführt werden.

1. C.a. ist extrem empfindlich gegen alle Antibiotika in deren Wirkungskreis Grampositive Keime liegen.
2. Antibiotika reduzieren C.a. bis zu 95 % bei gleichzeitiger Reduktion der freien Fettsäuren im Oberflächenfett und Verschwinden der Rotfluoreszenz in den Follikeln unter Wood-Licht. Diese sind zuverlässige Parameter im screening zum Hautgesunden. Sie können für Vergleichsuntersuchungen herangezogen werden und sind zuverlässiger = objektiver als der klinische „Eindruck".
3. Tetracyclin inhibiert bakterielle Lipasen, Erythromycin jedoch nicht, ohne daß Erythromycin klinisch weniger effektiv wäre als Tetracyclin. Die Wirkung beider

Antibiotika auf C.a. geht nicht unbedingt mit der Reduzierung der Lipase-Synthese einher: so können freie Fettsäuren absinken, ohne daß die Zahl von C.a. entsprechend geringer wird.

4. Tetracyclin hat zweifellos — allerdings heute noch unerklärliche — antiinflammatorische Effekte, zeigt also Einflüsse auf Gewebsreaktionen, wie die gute Beeinflussung bei Rosacea, perioraler Dermatitis, essentielle Teleangiektasien und Morbus Mucha-Habermann beweisen.

5. Das Antibiotikum muß imstande sein — wohl über die Tagldrüsen — in den Follikel einzudringen. Vorausgesetzt, daß es hier nicht metabolisiert wird, kommt es von hier wieder nach draußen. Penicillin und Spiramycin sind dazu nicht in der Lage, und deshalb unwirksam.

6. Pustulöse Erscheinungen werden am günstigsten beeinflußt bei durchschnittlich 3-wöchiger Therapie. Langzeitgaben sind als Prophylaxe zu werten. Verminderung der Fluoreszenz (von C.a. gebildete Porphyrine) ist ein deutlicher Indikator für den Therapieerfolg.

Das Corynebacterium acnes ist gegen die meisten gebräuchlichen Antibiotika in vitro sehr gut bis gut empfindlich. Dennoch zeichnen sich Sensibilitätsunterschiede zu den einzelnen Antibiotika ab. Die am häufigsten für die Aknetherapie verwandten Antibiotika sind die Tetracycline. Hierüber liegen die meisten Erfahrungsberichte vor. Über den Wirkungsmechanismus gerade der Tetracycline ist viel gerätselt worden: beginnend mit der Beeinflußung der Darmflora, Wirkung auf den Leberstoffwechsel, direkte bakteriologische Wirkung auf die Sekundärinfektion durch Staphylokokken und andere Erreger. Heute hat man durch Untersuchungen von Hassing [5], Gloor und Mitarbeiter [3] u.a. schon klarere Vorstellungen. Danach sind Tetracycline starke Inhibitoren der von C.a. produzierten Lipase. In vitro werden 50 % unter pH-Abhängigkeit inhibiert; alkalisches Milieu vermindert die Inhibition. Unter Tetracyclintherapie werden die Anteile der freien Fettsäuren und der Wachsester geringer, der Anteil der Triglyceride größer. Eine verminderte bakterielle Lipolyse und damit eine Verminderung der stark irritierenden kurzkettigen freien Fettsäuren ist durch die Wirkung der Tetracyline durchaus erklärbar.

Die Beurteilung von Therapieerfolgen ist gerade bei der Akne sehr problematisch. Schon Ergebnisvergleiche von Autoren verschiedener Kliniken sind aus folgenden Gründen kaum möglich:

1. Mangel einheitlicher Kriterien in der Klassifizierung.
2. Unterschiedliche Erfolgsparameter.
3. Unterschiedliche Behandlungsdauer.
4. Placebo-Effekt.
5. Natürliche Fluktuationen im Krankheitsverlauf.
6. Zusätzliche Lokalbehandlung.
7. Exogene Faktoren: Sonne, Ferien, Psyche etc.

In einer Doppelblind-Studie an 116 Aknepatienten konnten Kanaar und Mitarbeiter [6], eine holländische Forschergruppe, zeigen, daß die Tetracyclin-Behandelten eine signifikant stärkere Besserung zeigten, als die Placebo-Gruppe. Die Holländer beurteilten die Therapie nach folgenden Kriterien:
Zählung bzw. Schätzung der Zahl der Akneeffloreszenzen mittels photographischer Festlegung des Anfangs- und Endzustandes. Pauschalurteil des Patienten.
Pauschalurteil der behandelnden Ärzte.

Die Zahl der Publikationen über die Behandlung der Akne ist Legion: den meisten mangelt es allerdings — eigene Mitteilungen nicht ausgenommen — an einer den Gesetzen der Statistik standhaltenden Dokumentation. Bei den vielen Hundert Aknepatienten, die wir im Laufe der letzten 20 Jahre zusätzlich zu lokalen Maßnahmen systemisch mit Antibiotica behandelt haben, konnten wir regelmäßig feststellen, daß schon

wenige Tage nach Absetzen der Tetracycline — auch wenn wir nur 50 mg täglich gaben
— die Akne wieder zu blühen anfing.

Mit Erythromycin haben wir keine größeren eigenen Erfahrungen. Literaturberichten
zufolge ist es genau so wirksam wie die Tetracycline. Das ist nach dem bisher gesagten
auch gar nicht verwunderlich.

Bei Patienten, die auf Tetracycline schlecht oder gar nicht mehr ansprachen, haben
wir in letzter Zeit gute Erfahrungen mit Clindamycin-Sobelin gemacht. Es gibt eine
Reihe Publikationen in der angeloamerikanischen Literatur, die voll des Lobes über
dieses Antibiotikum sind [1, 2]. Die Dosierung ist wie folgt:
1. Woche: 4 Kapseln a 150 mg tgl.
2. Woche: 3 Kapseln a 150 mg tgl.
3. — 13. Woche: 2 Kapseln a 150 mg tgl.

Wir haben bei 50 Stämmen von Corynebacterium acnes Resistenzanalysen gegen verschiedene Antibiotika und Sulfonamide durchgeführt. Die Ergebnisse sind auf den Tabellen 2 — 4 zusammengefaßt. Danach zeigen sich doch ganz erhebliche Unterschiede

Tabelle 2. Empfindlichkeit von Corynebacterium acnes gegenüber Antibiotika und
Chemotherapeutika

Zur a) Antibiotika-Gruppe: b) Chemotherapeutika-Gruppe:	Getestete Antibiotika und Chemotherapeutika	Davon:		
		gut sensibel in %	mäßig sensibel in %	resistent in %
a Lincomycine	Sobelin, Dalicin	100	—	—
a Makrolide	Erythromycin	100	—	—
a Makrolide	Spiramycin	84	16	—
a Penicilline	Penicillin G	80	8	12
b Chemotherapeutika	Eusaprim	56	36	8
b Chemotherapeutika	Durenat	52	28	20

in der Emfpindlichkeit der einzelnen Stoffe. Das alte Durenat, aber auch die Kombination Trimethoprim/Sulfamethoxazol können wir getrost ausmustern; ebenso das
Penicillin.

Bei den Tetracyclinen zeigen die alten erhebliche Resistenzquoten. Die neuen
(Doxycyclin und Minocyclin) dagegen sind ausgezeichnet. Das hat uns auch bewogen,
die alten Tetracycline zu verlassen und nur noch die modernen zu verwenden, wobei
das Demethylchlortetracyclin trotz guter Wirksamkeit wegen seiner lichtsensibilisieren-
den Wirkung besser ausgeklammert werden sollte, zumal Aknepatienten vielfach
„Sonnenanbeter" sind. An der Spitze stehen Erythromycin und Clindamycin, die alle
volle Sensibilität zeigen.

Zum Schluß noch eine pragmatische Zusammenfassung für die systemische Anwendung von Antibiotika:
1. Eine leichte Komedonenakne benötigt systemisch keine Antibiotika, nur pustulöse
   Erscheinungen (bei gleichzeitiger Lokaltherapie).
   Antibiotika und Vitamin A-Säure sind besser als beide allein.
2. C.a. kann Tetracyclinresistent sein.
3. Tetracycline sollten vor den Mahlzeiten genommen werden, da sonst ihre Resorption
   beeinträchtigt wird.
4. Das Ansprechen gegenüber Antibiotika ist individuell verschieden.
5. Bei ausbleibendem Erfolg muß das Antibiotikum gewechselt werden.

Tabelle 3. Empfindlichkeit von Corynebacterium acnes gegenüber Antibiotika und Chemotherapeutika

Getestete Antibiotika und Chemotherapeutika	Anzahl der Fälle	Davon:		
		gut sensibel	mäßig sensibel	resistent
Aureomycin	50	19	21	10
Terramycin	50	19	13	18
Tetracyn	50	30	17	3
Reverin	50	41	7	2
Ledermycin	50	46	4	–
Vibramycin	50	49	1	–
Klinomycin	50	50	–	–
Sobelin	50	50	–	–
Erythromycin	50	50	–	–
Spiramycin	50	42	8	–
Penicillin G	50	40	4	6
Eusaprim	50	28	18	4
Durenat	50	26	14	10

Tabelle 4. Empfindlichkeit von Corynebacterium acnes gegenüber Tetracyclinen

Getestete Antibiotika	Davon:		
	gut sensibel in %	mäßig sensibel in %	resistent in %
Chlor-tetracyclin	38	42	20
Oxytetracyclin	38	26	36
Tetracyclin	60	34	6
Roli-tetracyclin	82	14	4
Demethyl-chlor-tetracyclin	92	8	–
Doxycyclin	98	2	–
Minocyclin	100	–	–

Die Anfangsdosierung für Tetracycline beträgt 4 x 250 mg tgl. über 4 Wochen, oder bis deutliche Besserung, dann jede Woche 250 mg weniger bis zur niedrigsten Erhaltungsdosis, die von der Schwere der Krankheit abhängt. Ziel sollte die alleinige Lokalbehandlung sein. Rezidive aber erfordern volle Anfangsdosis mit Antibiotika.

Die Zweifel ob der Wirkung der Antibiotika kommen immer wieder, zumal freie Fettsäuren und selbst die Fluoreszenz auch ohne Vernichtung von C.a. vermindert werden. Dafür sprechen die subbakteriostatischen Tetracyclin-Dosen, die letzten Endes doch durch Beeinflussung des C.a.-Stoffwechsels die Produktion schädlicher Substanzen inhibieren.

Literatur

1. Basler, R.S.W.: The place of Clindamycin in the treatment of acne. Persönliche Mitteilung.
2. Christ, G.L., Krüger, G.G.: Clindamycin as adjunctive Therapy in moderately severe acne. Arch. Derm. **111**, 997 (1975)
3. Gloor, M., Kionke, M., Friederich, H.C.: Über den Einfluß der Tetracyclintherapie bei Akne vulgaris auf Menge und Zusammensetzung der Hautoberflächenlipide bei verschiedener Dosierung. Arch. Derm. Forsch. **243**, 335 (1972)
4. Hägele, W., H. Schäfer u. G. Stüttgen: Über die Bedeutung der Triglycerid-Spaltung durch Corynebacterium acnes für die Acne vulgaris. Arch. Derm. Forsch. **246**, 328 (1973)
5. Hassing, G.S.: Inhibition of Cornybacterium acnes lipase by tetracycline. J. invest. Derm. **56**, 198 (1971)
6. Kanaar, P., Zelvelder, W.G., van Delden, J., van de Staak, W.J.B.M.: Tetracyclin-Behandlung der Acne vulgaris mit besonderer Berücksichtigung methodologischer Aspekte einer Doppelblind-Untersuchung. Hautarzt **23**, 345 (1972)
7. Lentze, I.: Corynebacterium acnes, ein entscheidender Faktor in der komplexen Äthiologie der Akne vulgaris? Hautarzt **24**, 91 (1973)
8. Meyer-Rohn, J.: Mikrobiologie der Akne. Ärztl. Kosmetologie **6**, 132 (1976)
9. Plewig, G., Kligman, A.M.: Acne Morphogenesis and Treatment. Berlin-Heidelberg-New York: Springer 1975

Kurt Winkler

Innerliche Behandlung der Akne mit Hormonen

Bei der Pathogenese der Akne spielt die Seborrhoe eine wichtige Rolle. So ist bei Aknekranken die Talgproduktion in der Regel größer als bei Hautgesunden [18]. Nimmt die Talgsekretion ab, so bessert sich die Akne meist [1]. Die Talgsekretion wird durch verschiedene Hormone beeinflußt. Durch zahlreiche experimentelle Untersuchungen und klinische Beobachtungen ist sichergestellt, daß die Talgdrüsentätigkeit durch Androgene stimuliert und durch Östrogene gehemmt wird. Ferner sind die Hypophysenhormone für die Talgdrüsenfunktion von Bedeutung. So ist bei Akromegalie die Sebumproduktion stark erhöht, bei Hypophyseninsuffizienz (z.B. beim Sheehan-Syndrom, nach Hypophysektomie) herabgesetzt. Auch bei Tieren kommt es nach Hypophysektomie zur Talgdrüsenatrophie und zu Verminderung der Talgsekretion [28]. Bei hypophysektomierten, kastrierten Ratten führt Testosteron allein nicht zur Steigerung der Talgsekretion. Verabreicht man zusätzlich β-Lipotrophin, das chemisch dem Melanozyten stimulierenden Hormon entspricht, so steigt die Talgproduktion [25].

Das Melanozyten stimulierende Hormon (MSH) spielt vielleicht auch eine Rolle beim Salbengesicht des Morbus-Parkinson-Kranken. Hierbei wird die verstärkte Talgsekretion durch L-Dopa normalisiert. L-Dopa hat aber weder beim gesunden Menschen noch bei intakten Ratten einen Einfluß auf die Sebumproduktion [25]. Vielleicht fehlt beim Morbus Parkinson der das MSH hemmende Faktor (MIF) und wird durch L-Dopa wieder hergestellt.

ACTH stimuliert die Talgproduktion offensichtlich über die adrenalen Androgene (Abb. 1).

TSH (thyreotropes Hormon) hat ebenfalls einen sebotropen Effekt, und zwar infolge Ausschüttung von Thyroxin [25].

Gonadotrope Hormone stimulieren bei Männern sowie bei männlichen Ratten die Talgproduktion.

Ein Zielorgan der Androgene sind die Talgdrüsen. Die Androgene führen zu einer signifikanten Zunahme des Zellvolumens sowie der Zellzahl infolge Vermehrung der Mitosen und zu einer Steigerung der Talgdrüsenaktivität. So ist die Sebumproduktion bei gesunden Männern wesentlich stärker als bei kastrierten [18]. Testosteron führt bei kastrierten Männern, bei Kindern und Frauen zu einer Steigerung der Talgdrüsentätigkeit.

Dagegen kommt es bei Männern und Frauen nach systemischer Verabreichung von Östrogenen zu einer Verkleinerung der Talgdrüsen und zu einer Verminderung ihrer Sekretion. Hierzu sind häufig Dosen erforderlich, die bei Frauen die physiologischen Dosen überschreiten und bei Männern zur Feminisierung führen.

Es muß betont werden, daß die Östrogendosen, die zur Einschränkung der Talgpro-

311

duktion führen, bei einzelnen Menschen sehr verschieden sind. Das mag auf eine unterschiedliche Resorption und auf einen unterschiedlichen Östrogenmetabolismus zurückzuführen sein [18].

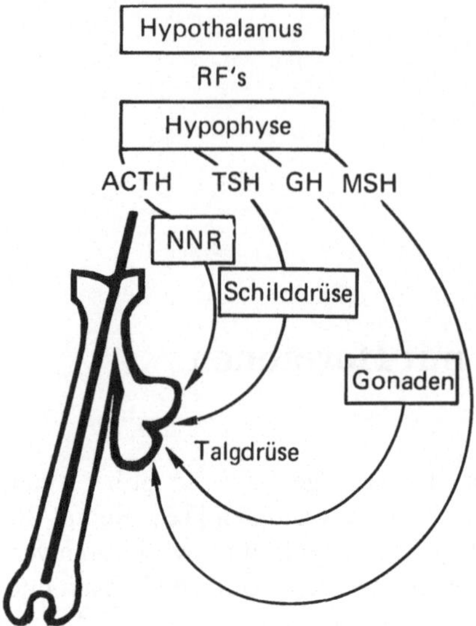

Abb. 1. Hormonelle Stimulierung der Talgproduktion

Östrogene vermögen die Talgsekretion nicht zu hemmen, wenn gleichzeitig Androgene gegeben werden [2]. Das führt zu der Annahme, daß die Östrogene zentral wirken, d.h., die Gonadotropinsekretion und damit die Androgensekretion in den Keimdrüsen hemmen. Andererseits sprechen gewisse Beobachtungen dafür, daß Östrogene auch eine periphere Hemmwirkung auf die Sebumsynthese haben (Abb. 2). So führt die lo-

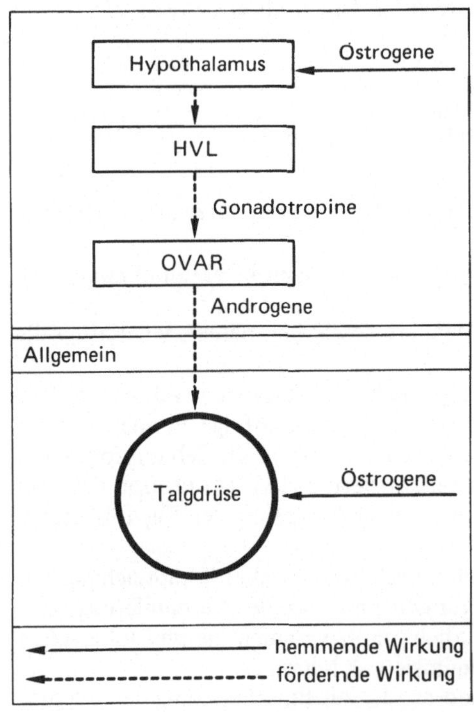

Abb. 2. Hormonelle Regulierung der Talgdrüsenaktivität

kale Anwendung von Testosteron nicht zu einer verstärkten Talgproduktion, wenn vorher Östrogene gegeben wurden [18].

In Einzelfällen bessert sich die Akne unter Östrogengaben auch ohne daß die Talgsekretion signifikant abnimmt [18]. Offenbar beruht also die *Besserung der Akne unter einer Östrogenbehandlung nicht nur auf der Senkung der Talgproduktion*, sondern noch auf einem anderen Wirkungsmechanismus. Die Östrogene haben einen gewissen entzündungshemmenden Effekt, indem sie die antiphlogistische Wirkung von Hydrokortison verstärken und die Nebennieren zur Ausschüttung von Kortisol stimulieren [16].

Verschiedene Substanzen mit östrogener Wirkung werden seit langem zur Behandlung der Akne vulgaris verwandt. Nennen wir zunächst die nichtsteroidalen künstlichen Östrogene, die *Stilbene.* Hämel [6] gab bei der Akne 0,5 mg Diäthylstilböstroldipropionat (1 Tablette Cyren®-B-forte, nicht mehr im Handel) vom 6.-21. Zyklustag täglich und sah eine Besserung besonders bei solchen Frauen, bei denen sich die Erscheinungen prämenstruell verschlechtert hatten. Pochi et al. [18] berichten über eine Abnahme der Talgsekretion und eine Besserung der Akne nach 0,5-5,0 mg Diäthylstilböstrol, das sie vom 5. Zyklustage 3 Wochen lang täglich verabreichten. Stilbene werden heute zur Behandlung der Akne kaum noch eingesetzt. Dagegen verwendet man die steroidalen Östrogene vielfach in der Therapie der Akne. So soll *Östriol*, ein Abbauprodukt des Östradiols, das im Harn ausgeschieden wird, besonders bei den Akneformen angezeigt sein, die mit einer prämenstruellen Exazerbation einhergehen [4]. Mit einer Dosierung von 1-2 mg Östriol (Ovestin®) täglich erreichten Fanta et al. [4] in 62 % der Fälle nach drei Monaten eine eindeutige Besserung. Bei erfolgreicher Anwendung wurde dann auf eine prämenstruelle Medikation — also 10 Tage vor Regelbeginn täglich 1 mg Östriol — übergegangen. Wesentliche unerwünschte Nebenwirkungen traten nicht auf.

Ferner werden *konjugierte Östrogene* zur Behandlung der Akne empfohlen. Es handelt sich hierbei um eine Anzahl von natürlichen Östrogenen, die an Schwefelsäure und Glukuronsäure gebunden im Harn ausgeschieden werden. Sie haben nur eine geringe Wirkung auf das Endometrium. Hier seien genannt: Östronsulfat, Equilinsulfat, Equileninsulfat. Diese Substanzen sind enthalten in den Presomen®-Dragees, die Lemke [13] 133 Frauen mit Akne mit gutem Erfolg gab. Er verabreichte täglich 1-4 Dragees zu je 1,25 mg ab 5. Tag post menses, und zwar 22-24 Tage lang. Die Behandlung dauerte 5-12 Zyklen, in einzelnen Fällen auch länger.

Eine wesentlich stärkere östrogene Wirkung hat *Östradiol*, das besonders als *Valerianat* zur Behandlung der Akne empfohlen wird. So gab Schreus [24] schon 1956 10 mg Progynon®-Depot bei Frauen alle vier Wochen unmittelbar nach der Menstruation. Sprach die Akne auf diese Dosis nicht an, so verabreichte er zwei Injektionen im Monat.

Auch bei Männern mit schweren Akne-Formen, die auf andere Behandlungen nur unzureichend ansprechen, hat sich die Gabe von Progynon®-Depot, und zwar 10 mg i.m. 3-6mal im Abstand von 3-4 Wochen, bewährt [30]. Neuerdings hat Ruhrmann [21] anhand von 973 Fällen auf die guten Ergebnisse mit Östradiol-Valerianat bei der Akne hingewiesen. Er gibt ebenfalls alle vier Wochen 1 Injektion Progynon®-Depot 10 mg. Bei Frauen, die schon orale Kontrazeptiva nehmen, injiziert Ruhrmann [21] 3-5 mg Progynon®-Depot in der Mitte zwischen zwei Blutungen.

Bei Männern reduziert er die Dosis auf die Hälfte oder auf ein Drittel, wenn die Behandlung länger als ein halbes Jahr dauerte.

Als Nebenwirkungen beobachtete er bei Frauen in 17 % der Fälle geringe Verschiebungen des Menstruationszyklus, bei 1 % der Fälle eine Verschiebung des Zyklus um 14 Tage und bei 0,5 % der Patientinnen mußte wegen starker Blutungen eine Abrasio vorgenommen werden.

Bei Männern trat kein Nachlassen der Libido oder der Potenz ein; das ist bei dieser Dosis bei jungen Männern auch nicht zu erwarten. Allerdings kam es bei 339 behandelten Männern in 12 Fällen zu einer Gynäkomastie, und zwar 8mal einseitig, 4mal beidseitig. Durch Injektion männlicher Hormone konnte eine vollständige Rückbildung der Gynäkomastie erreicht werden.

Dagegen ist einzuwenden, daß Androgene (Testosteron und Androstendion) obligate Vorstufen der Östrogene sind [10]. Wegen der peripheren Konversion von Androgenen in Östrogene ist es nicht verwunderlich, daß Testosteron zur Ausbildung einer Gynäkomastie führen kann. Testosteronpräparate sind jedenfalls bei der Gynäkomastie unwirksam oder verstärken diese. Dagegen kann man bei der Gynäkomastie Mesterolon (20 mg Proviron® tgl.) versuchen, das nicht in Östrogene umgewandelt wird [11].

Der Autor ist der Ansicht, daß die Hormontherapie der Akne kein besonderes Risiko darstellt. Schließlich gibt es in der Therapie keine Wirkung ohne die Möglichkeit einer Nebenwirkung.

Zur oralen Aknebehandlung wurde Äthinylöstradiol verwandt. Schreus [24] gab täglich 0,02 mg (= 1 Tbl. Progynon® C) bei Männern fortlaufend, bei Frauen nur vom 10.-24. Tag ab Mensesbeginn. Bei unbefriedigendem Ergebnis wurde die Dosis auf das Doppelte bis Dreifache erhöht.

Ferner werden seit 15 Jahren *orale Kontrazeptiva,* und zwar Östrogen-Gestagen-Kombinationen zur Behandlung der Akne vulgaris empfohlen. Der erste Bericht im deutschen Schrifttum stammt von Kümmel [12] aus dem Jahre 1966. Er beobachtete bei 88,1 % der mit Anovlar® behandelten Frauen eine günstige Wirkung. Anovlar® enthält pro Dragee, abgesehen von 0,05 mg Äthinylöstradiol, 4 mg Norethisteronacetat, das im Tierversuch eine geringfügige androgene Nebenwirkung hat. Diese kommt bei der Mehrzahl der Frauen offensichtlich nicht zur Wirkung. So haben auch wir eine Anzahl von Frauen beobachtet, deren Akne während der Einnahme von Anovlar® deutlich besser wurde. Trotzdem möchten wir dieses Präparat nicht mehr zur Aknetherapie empfehlen, weil die Gestagenkomponente eine androgene Nebenwirkung hat und besonders empfindliche Talgdrüsen stimulieren kann.

Anovlar® gehört zu den Einphasenpräparaten, die von der ersten bis zur letzten Pille ein konstant zusammengesetztes Steroidgemisch enthalten. Die gleiche Östrogenmenge, aber eine wesentlich geringere Gestagenmenge, vor allem in der ersten Hälfte des Anwendungszyklus, enthält das modifizierte Sequential- oder Zweistufenpräparat Sequilar®, das für die Behandlung der Akne wesentlich geeigneter ist als Anovlar® 21.

Verschiedene Autoren [23, 14] betonen, daß mit oralen Kontrazeptiva die besten Erfolge dann zu erreichen sind, wenn prämenstruelle Exazerbationen bestehen.

Die oralen Kontrazeptiva enthalten als Östrogen entweder Äthinylöstradiol oder sein am C 3 methyliertes Derivat, das Mestranol. Äthinylöstradiol und Mestranol haben bei gleicher Dosis die gleiche klinische Wirkung [5]. Mestranol wird in der Leber zu Äthinylöstradiol demethyliert. Hierdurch besteht vermutlich ein größeres Risiko, daß es zur Bildung von Leberzelladenomen kommt. So kann Mestranol bei Ratten Lebertumoren erzeugen [3]. Langzeitige Einnahme von oralen Kontrazeptiva, die Mestranol enthalten, kann zu Leberzell-Adenomen führen [3].

Um die Talgsekretion möglichst stark zu hemmen, sind Präparate mit hoher Östrogendosis erwünscht. Hierbei ist allerdings zu bedenken, daß eine hohe Östrogendosis das Auftreten thromboembolischer Nebenwirkungen, besonders bei Frauen im Alter von 35-44 Jahren, fördert [14].

Da Östrogene die Talgproduktion hemmen, und da sich mit einer Verminderung der Talgsekretion in der Regel die Akne bessert [1], dürften wir in unserer Sprechstunde kaum noch eine Akne bei solchen Frauen sehen, die östrogenhaltige orale Kontrazeptiva einnehmen. Das ist nun nicht der Fall.

1. In einem Drittel der Fälle tritt trotz Verwendung oraler Kontrazeptiva nur eine ganz geringfügige oder überhaupt keine Besserung ein.

2. Ferner ist zu bedenken, daß die Besserung der Akne unter der „Pille" nur langsam einsetzt; meist muß sie über fünf Zyklen genommen werden, um ihre volle Wirkung auf die Talgproduktion zu entfalten [17].

314

3. Zuweilen kommt es zur Verschlechterung der Akne; hierfür kann der Gestagen-
anteil verantwortlich gemacht werden, sofern er eine androgene Nebenwirkung hat.

4. Manchmal läßt die Wirkung der „Pille" auf Seborrhoe und Akne nach längerer
Einnahmezeit nach.

5. Schließlich kann es nach Absetzen der „Pille" zu einem Rebound-Phänomen
kommen: die Haut wird fettiger als vorher, papulo-pustulöse Eruptionen treten auf
[17].

In den letzten Jahren hat man festgestellt, daß der Testosteron-Metabolismus nicht
nur im Hoden und in der Prostata stattfindet, sondern auch in der Haut. Das für die
Talgdrüsen besonders wirksame Androgen ist das Dihydrostestosteron (DHT). Dieses
entsteht aus dem Testosteron, bei Frauen auch aus Androstendion, durch 5-Alpha-
Reduktion.

Findet eine übermäßige Umwandlung von Testosteron in DHT statt, so werden die
Talgdrüsen stärker stimuliert, es kommt zur Seborrhoe und u.U. auch zur Akne. So
wandelt die Haut von Akne-Kranken 2-20mal soviel Testosteron in DHT um, als die
Haut von gesunden Kontrollpersonen.

Theoretisch kann man an verschiedenen Stellen eingreifen, um die Wirkung von
Testosteron auf die Talgdrüsen aufzuheben:

1. Am sichersten wäre es, wenn es gelingen würde, das Eindringen des Testosterons
in die Zelle zu verhindern. Eine solche Möglichkeit besteht bisher nicht.

2. Die Wirkung des Testosterons auf die Talgdrüsen muß sich einschränken oder auf-
heben lassen, wenn man die 5-Alpha-Reduktion verhindert. Der stärkste Hemmer der
5-Alpha-Reduktion ist Progesteron [8, 19], das jedoch eine Vorstufe bei der Biosynthe-
se androgener Steroide ist und sich deshalb als Androgenhemmer nicht eignet. Desoxy-
kortikosteron blockiert ebenfalls die 5-Alpha-Reduktion; wegen seiner starken mineral-
kortikoiden Eigenschaft ist es jedoch nicht brauchbar. Dagegen haben 4-Androsten-
3on-17β-Karboxylsäure und sein Methylester keine hormonelle Aktivität und sind keine Vorstufen für irgendein Steroidhormon. Es bleibt abzuwarten, ob sie sich zur Behandlung von Seborrhoe und Akne eignen. Im Handel sind diese Substanzen nicht.

3. Die dritte Möglichkeit, die DHT-Wirkung aufzuheben, besteht darin, die Bindung
von DHT an den Zytosol-Rezeptor oder an den Kern-Rezeptor zu verhindern. Dieses
kann durch die Gabe von Antiandrogenen erreicht werden. Sie blockieren die Androgenrezeptoren und heben die Wirkung der Androgene auf, gleichgültig, ob sie endogen
entstanden sind oder exogen zugeführt werden.

Es gibt über 200 Substanzen mit antiandrogener Wirkung, teils sind es Nichtsteroide,
teils sind es Steroide. Ein Nichtsteroid ist das Flutamid, das im Tierversuch die Größe
und die Zahl der Talgdrüsen verringert und die Talgsekretion einschränkt [15]. Flutamid ist frei von hormoneller Aktivität.

Vier Steroide mit antiandrogener Wirkung wurden bisher bei der Akne geprüft. Das
Steroid 17-Alpha-Methyl-B-Nortestosteron wurde von Zarate et al. [29] in einer Dosis
von 50-400 mg täglich 23 Frauen, besonders mit zystischer und papulöser Akne gegeben. Bei 20 Frauen trat eine Besserung auf. Strauss et al. [27] erreichten bei Frauen
und Männern durch orale Gabe von 300 mg täglich dieses Steroids einen signifikanten
Abfall der Talgproduktion.

Ferner wird bei der Akne *Chlormadinonazetat* empfohlen, das, abgesehen von der
antiandrogenen Wirkung, gestagene Eigenschaften hat, und zusammen mit Mestranol
zur Konzeptionsverhütung als Aconcen® im Handel war. Ein Dragee enthielt 3 mg
Chlormadinonazetat und 0,1 mg Mestranol. In einem Zyklus werden also 63 mg Chlormadinonazetat verabreicht. Über günstige Ergebnisse mit diesem Präparat berichteten
Ludwig [14], ferner Pochi et al. [18] sowie Romiti [20]. Eine Neuregistrierung von
Aconcen®, das 1970 aus dem Handel gezogen wurde, hat die Hermal-Chemie unter
dem Warenzeichen Gestamestrol beantragt.

Im Handel sind zwei Präparate, die Chlormadinonazetat enthalten und zur Aknebehandlung empfohlen werden:

1. *Eunomin*®, ein Zweiphasenpräparat, bei dem pro Zyklus 20 mg Chlormadinonazetat zugeführt werden.

2. *Menova*®. Man gibt vom 5.-25. Zyklustag täglich 2 Tabletten [30]. In einem
Zyklus beträgt die Chlormadinonazetat-Dosis 84 mg.

Keine gestagenen Eigenschaften hat das Antiandrogen Cyproteron. Wir behandelten
mit diesem Steroid 210 Männer und Frauen mit Akne. Wir gaben täglich 100-200 mg.
Die Dauer der Therapie betrug 4 Monate bis zu 3 Jahren. In 70 % der Fälle besserte
sich die Akne. Bei 16 Patienten und Patientinnen haben wir mit der gravimetrischen
Methode von Strauss et al. [26] eine signifikante Abnahme der Talgproduktion nachgewiesen.

Wesentlich wirksamer ist *Cyproteronazetat,* das stärkste zur Zeit bekannte Antiandrogen. Wegen des erheblichen gestagenen Effektes kann Cyproteronazetat (CA) ge-
schlechtsreifen Frauen nur in Kombination mit einem Östrogen gegeben werden. Hier
ist zu betonen, daß sich die sebostatischen Wirkungen von Antiandrogenen und Östrogenen addieren, wenn man sie gleichzeitig gibt [2].

Wir haben CA zusammen mit Äthinylöstradiol nach dem Vorschlag von Hammerstein
et al. [7] in Form der umgekehrten Zweiphasentherapie gegeben, und zwar
10 Tage lang täglich 1 Dragee mit 100 mg CA und 0,05 mg Äthinylöstradiol,
11 Tage lang täglich 1 Dragee mit 0,05 mg Äthinylöstradiol.

Mit Hilfe der Milchglasmethode von Schäfer et al. [22] konnten wir bei 18 Akne-Pa-
tientinnen feststellen, daß während der Einnahme die Talgproduktion hochsignifikant
abnimmt. Dieses Untersuchungsergebnis entspricht den klinischen Beobachtungen.
Während der CA-Behandlung schwindet die Seborrhoe, die Haut wird trocken. Die
Frauen, bei denen vor der Behandlung eine starke Seborrhoea capitis bestand, und die
ihr Haar 2-3mal wöchentlich waschen mußten, bekamen nach 3 Wochen völlig trocke-
nes Haar. Die Akne besserte sich wesentlich, heilte aber nicht in allen Fällen ab. Es ist
auch nicht zu erwarten, daß Seborrhoe und Akne stets in gleicher Weise durch das Präparat beeinflußt werden, denn die Seborrhoe ist zwar ein wichtiger Faktor bei der
Pathogenese der Akne, aber nicht der einzige. Auch Strauss et al. betonen, daß es unwahrscheinlich ist, daß bei der Behandlung der Akne ein einziges Medikament völlig
zufriedenstellend ist.

Etwa drei Wochen nach Absetzen der Behandlung nimmt die Talgproduktion wieder
zu, wie klinische Beobachtungen und Messungen mit der Milchglasmethode zeigen.

Die kombinierte Anwendung von CA und Äthinylöstradiol macht eine Konzeption
unmöglich. Vor der Einnahme muß aber eine Schwangerschaft ausgeschlossen werden,
da männliche Feten feminisiert werden können. Bei Männern ist CA zur Behandlung
von Seborrhoe und Akne nicht geeignet, da es zur Feminisierung führt.

Ein entsprechendes Kombinationspräparat ist nicht im Handel. Man kann jedoch
folgende Verordnung treffen:
5.-14. Zyklustag: täglich 1 Tablette Androcur® und 2 Tabletten Progynon® C,
15.-25. Zyklustag: täglich 2 Tabletten Progynon® C, dann 7 Tage Pause.

Die Gebrauchsanweisung sollte den Frauen schriftlich mitgegeben werden. Wenn
nämlich die Tabletten nicht in der richtigen Weise eingenommen werden, kann es zur
Konzeption und u.U. zur Feminisierung männlicher Feten kommen.

Die Schering AG wird ein Einphasenpräparat in den Handel bringen, das 21 Dragees
mit je 2 mg CA und 0,05 mg Äthinylöstradiol enthält. Hiermit werden in einem Zyklus
42 mg CA gegeben. Da die antiandrogene Wirkung von CA etwa 40mal so groß ist wie
die von Chlormadinonazetat, ist die antiseborrhoische Wirkung dieses Präparates den
genannten chlormadinonazetat-haltigen Mitteln deutlich überlegen. Wenn in besonders
schweren Fällen der antiseborrhoische Effekt auch dieses Präparates nicht ausreicht,
kann man jeweils während der ersten Tage, d.h., zu den ersten 10 Tabletten eines ora-

len, östrogenhaltigen Kontrazeptivums (z.B. Sequilar®), täglich 1 Tablette CA (50 mg) zugeben.

Die genannten Kombinationspräparate haben, abgesehen von den antiandrogenen Eigenschaften, östrogene und gestagene Effekte. Es sind also die gleichen Nebenwirkungen zu erwarten wie bei den im Handel befindlichen oralen Kontrazeptiva. Hammerstein et al. [7] nennen als gelegentliche Nebenerscheinungen bei der hochdosierten CA-Behandlung u.a. Leistungsschwäche, Libidoverminderung, azyklische Schmier- und Durchbruchblutungen, Magenunverträglichkeit und Brustspannen. Wir mußten in zwei Fällen die Behandlung wegen Magenunverträglichkeit absetzen.

In Ausnahmefällen kommt die Verabreichung von *Kortikoiden* bei der Akne in Betracht, aber nur bei schwerer Akne abscedens oder conglobata. Es ist dabei zu bedenken, daß hohe Dosen (mehr als 100 mg Prednisolon täglich) regelmäßig in 2-3 Wochen aber auch niedrige, allerdings erst nach mehreren Monaten, eine Steroidakne hervorrufen. Steroide verursachen offensichtlich eine kleine Follikelnekrose, durch welche Talg in die Kutis sickert [9]. Infolge der entzündungshemmenden Eigenschaften des Steroids bildet sich nur ein geringfügiger Abszeß, zu Gewebszerstörung mit Narbenbildung kommt es nicht.

Plewig et al. [13] geben bei Akne conglobata gelegentlich täglich 40 mg Prednisolon oral für 7-10 Tage. Sie betonen, daß eine einzige i.m. Injektion von 40 mg Triamcinolon-Acetonid vorzuziehen ist, da eine solche Therapie von dem Patienten nicht unkontrolliert fortgesetzt werden kann, wie die orale Behandlung. Wirkungsvoller ist wohl die intraläsionale Injektion von Triamcinolon-Acetonid-Kristallsuspension in die entzündeten Knoten. Wir verwenden Volon® A 10 Kristallsuspension zu gleichen Teilen verdünnt mit Scandicain® (1%), und zwar nicht mehr als 10 mg bei einer Sitzung. Wenn nötig, injizieren wir in Abständen von 10 Tagen in die übrig bleibenden Knoten.

Zusammenfassung

Für die innerliche Behandlung der Akne mit Hormonen, oder besser Steroiden, sind chlormadinonazetathaltige Präparate, wie *Eunomin*® oder *Menova*® geeignet. Wirksamer ist CA, das als Androcur® im Handel ist. Am einfachsten ist es, 1 Tablette *Androcur*® täglich einem östrogenhaltigen oralen Kontrazeptivum, wie z.B. Sequilar® oder Edival® hinzuzufügen, und zwar jeweils während der ersten 10 Tage (Abb. 3).

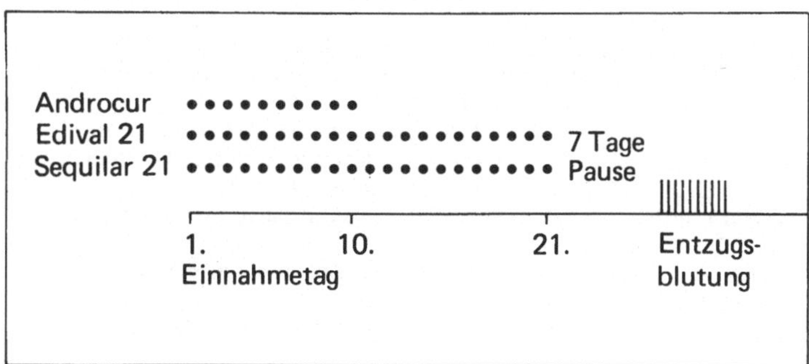

Abb. 3. Schema der innerlichen Behandlung der Akne mit Hormonen

Diese Dosis schränkt mit Sicherheit die Talgproduktion ein und bessert in der Regel die Akne. Nach drei Monaten kann man dann die Androcur®-Dosis auf die Hälfte reduzieren.

Bei Frauen, die ohnehin ein orales Kontrazeptivum nehmen, dürften keine Bedenken bestehen, CA hinzuzugeben oder auf ein chlormadinonhaltiges Präparat überzugehen. Verwenden Frauen keine oralen Kontrazeptiva, so wird man sich nur in besonders begründeten Ausnahmefällen entschließen, Antiandrogene zu verordnen. Ein solcher Grund wäre eine schwere, die Patientin psychisch sehr belastende Seborrhoe und Akne.

Wir stehen öfter vor der Frage, von welchem Alter an man antiandrogenhaltige orale Kontrazeptiva verordnen darf. Das Mindestalter hierfür soll 2 Jahre nach der Menarche sein. Eine weitere Voraussetzung ist ein halbwegs regelmäßiger Zyklus. Mädchen mit Oligomenorrhoe und Amenorrhoe wird man ausschließen. Kontraindikationen sind zu berücksichtigen. Unnötig lange Behandlungsserien sollen vermieden werden. Es ist ratsam, die Präparate intermittierend und nicht kontinuierlich zu geben.

Literatur

1. Cuncliffe, W.J., Shuster, S.: Pathogenesis of Acne. Lancet 7597, 685-687 (1969/I)
2. Ebling, F.J.: Hormonal control and methods of measuring sebaceous gland activity. J. investig. Dermatol. 62, 161-171 (1974)
3. Edmondson, H.A., Henderson, B., Benton, B.: Liver-cell adenomas associated with use of oral contraceptives. The New Engl. J. of Medicine 294, 470-473 (1976)
4. Fanta, D., Stöger, H.: Hormontherapie der Akne vulgaris. Wien. klin. Wschr. 87, 158-163 (1975)
5. Flodgaard, D., Helles, A., Jacobsen, M.: Two oral contraceptives with the same gestagen and different estrogen. Contraception 12, 77-88 (1975)
6. Hämel, J.: Therapie der Akne vulgaris. Pädiatr. Praxis 1, 90-93 (1962)
7. Hammerstein, J., Cupceancu, B.: Behandlung des Hirsutismus mit Cyproteronacetat. Dtsch. med. Wschr. 94, 829-834 (1969)
8. Hsia, S.L., Voigt, W.: Inhibition of dihydrotestosterone formation: an effective means of blocking androgen action in hamster sebaceous gland. J. invest. Dermatol. 62, 224-227 (1974)
9. Kaidbey, K.H., Kligman, A.M.: The pathogenesis of topical steroid acne. J. invest. Dermatol. 62, 31-36 (1974)
10. Kley, H.K., Krüskemper, H.L.: Gynäkomastie. Dtsch. Med. Wschr. 100, 2612-2617 (1975)
11. Knorr, D., Bildingmaier, F.: Gynaecomastia in male adolescents. Clin. Endocrin. and Metabolism 4, 157-171 (1975)
12. Kümmel, J.: Beeinflussung der Akne vulgaris durch Ovulationshemmer. Med. Welt 17, 138-139 (1966)
13. Lemke, G.: Beitrag zur Hormonbehandlung der Akne vulgaris bei weiblichen Kranken. Z. Hautkr. 47, 501-508 (1972)
14. Ludwig, E.: Ovulationshemmer und Akne. In: Ovulationshemmer in der Dermatologie. H.O. Zaun. Stuttgart: G. Thieme Verlag 1972
15. Lutsky, B.N., Budak, M., Koziol, P., Monahan, M., Neri, R.O.: The effects of nonsteroid antiandrogen, fultamide, on sebaceous gland activity. J. invest. Dermatol. 64, 412-417 (1975)
16. Morales, A., Pujari, B.: The Choice of estrogen preparations in the treatment of prostatic cancer. Canad. Med. Ass. J. 113, 865-867 (1975)
17. Plewig, G., Kligman, A.M.: Acne. Berlin-Heidelberg-New York: Springer Verlag 1975
18. Pochi, P.E., Strauss, J.S.: Endocrinologic control of the development and activity of the human sebaceous glands. J. invest. Dermatol. 62, 191-201 (1974)
19. Price, V.H.: Testosterone metabolism in the skin. Arch. Dermatol. 111, 1496-1502 (1975)
20. Romiti, N.: Nichtanovulatorische Dosen der Kombination Mestranol-Chlormadinon hintereinander bei weiblicher Akne. ref. Zbl. Haut-Geschl.-Kr. 130, 2290 (1972/73)
21. Ruhrmann, H.: Hat die Hormontherapie der Akne in ihren verschiedenen Erscheinungsformen noch einen Sinn? Hautarzt 26, 140-143 (1975)
22. Schäfer, H., Kuhn-Bussius, R.: Methodik zur quantitativen Bestimmung der menschlichen Talgsekretion. Arch. klin. exp. Derm. 238, 429-435 (1970)
23. Schirren, C., Immel, L.: Hormonale Therapie der Akne vulgaris. Münch. med. Wschr. 35, 1742-1747 (1969)
24. Schreus, H.Th.: Fortschritte der hormonellen Therapie der Akne. Hautarzt 18, 70-73 (1967)
25. Shuster, S., Today, A.J.: The control and measurement of sebum secretion. J. invest. Dermatol. 62, 172-190 (1974)
26. Strauss, J.S., Pochi, P.E.: The human sebaceous gland. Recent Progr.-Hormone Res. 19, 385-444 (1963)
27. Strauss, J.S., Pochi, P.E.: Assay of anti-androgens in man by the sebaceous gland response. Br. J. Derm. 82 (Suppl. 6), 33-42 (1970)

28. Thody, A.J., Shuster, S.: The effects of hypophysectomy and testosterone on the activity of the sebaceous glands of castrated rats. J. Endocrinol. 47, 219-224 (1970)
29. Zarate, A., Mahesh, V.B., Greenblatt, R.B.: Effect of an antiandrogen, 17 methyl-B-nortestosteron, on Acne and Hirsutism. J. of Clin. Endocrin. and Metabolism 26, 1394-1398 (1966)
30. Zaun, H.: Systemische Therapie mit Sexualhormonen in der dermatologischen Praxis. akt. dermatol. 2, 33-38 (1976)

Günter Stüttgen

Akne – äußerliche Therapie

Eine örtliche Behandlung der Akne vulgaris ist unerläßlich wie es Franz Herrmann zuletzt 1965 hier in München darstellte. Eine lokale Behandlung der Akne kann in folgende Möglichkeiten unterteilt werden:

a) mechanisch,
b) desinfizierend, antibiotisch,
c) endokrinologisch,
d) zytokinetisch.

Mit Ausnahme des Punktes zytokinetisch sind die Prinzipien solcher äußeren Behandlungen alt, häufig dargestellt, durch viele pathophysiologische Daten gesichert und bis in die jüngste Zeit ergänzt [3, 5].

Um die Gesichtspunkte der lokalen Behandlung herauszustellen, dürfte es zunächst lohnend sein, kurz die Therapie der Akne lokal und systemisch zu streifen. Häufig werden lokal und systemisch gleichartige Wirkstoffe gegeben. Es lohnt sich dabei zu untersuchen, wie hoch die im Bereiche der Akneveränderungen erreichbare Wirkstoffkonzentration bei der lokalen oder bei der oralen Applikation ist. Daran ist die Frage anzuschließen, ob die Wirkungsweise der oral und lokal mit Erfolg gegebenen Medikamente gleichartig ist. Es stellt sich die entscheidende Frage, wann welche Lokalbehandlung und wann systemische Behandlung, wann Kombination beider Behandlungsformen.

Dieser Fragenkomplex mit Schwerpunkt der Lokalbehandlung soll so beantwortet werden, daß der gesamte Ablauf der Akne vulgaris vom Vorstadium bis zum Abklingen über das Vollbild betrachtet wird. Die Wahl der Therapeutika geht von der pathogenetischen Vorstellung aus, daß sich eine Akne vulgaris entwickelt, wenn

a) der Talgstrom zur Hautoberfläche über Keratinisationsstörungen durch eine Hornpropfbildung gehemmt wird,
b) eine Infektion der gestauten Horntalgmassen sich durch ein an Corynebakterienreiches Spektrum einstellt bzw. bakterielle Produkte auch als komedogen betrachtet werden müssen,
c) die Talgsekretionsleistung verstärkt ist,
d) eine besondere Neigung zu entzündlichen Reaktionen auf bakterielle Substanzen und Talgprodukte, wie Fettsäuren, besonders perifollikulär vorliegt [2].

Diese letzte Komponente ist zweifelsfrei bei der Akne conglobata besonders prägnant vorhanden.

Die verschiedenen Formen der Lokalbehandlung (Tabelle 1):

Tabelle 1: Übersichtliche Darstellung der Akne-Behandlung

Erziehung/Schule	Psychische Führung Allgemeine Lebensweise	Typ-entsprechende Langzeitprogrammierung
entweder — — — — oder	entweder — — — — oder — — — — oder	Kombination
Seife	Akne-Toilette	Östrogene
Hornschicht- abrieb	Desinfektion	Desinfektion Vit.A.-S.
Desinfektion — Vit.A.-S.	(Antibiotika) — Vit.A.-S. Blacklight 8-Methoxypso- ralen	
U.V.	(Massage)	
	Abdecken bei gesellschaftlicher Exposition mit Pasten	
Vorstadium	Vollbild	Nachbehandlung

Antibiotika oral
Tetrazykline
Doxycyclin
Minocyclin

Vit.A.-S.
oral

Die mechanische Behandlung

Abrieb der Hornpfröpfe, Inzision der Abzesse, Auspressen der Komedonen sind bewährte therapeutische Maßnahmen und sind von Kaden unter dem Begriff der Aknetoilette zusammengefaßt worden.

Die mechanisch durchgeführte Komedonenlösung läßt sich durch Dampfbäder, Masken oder Packungen, je nach den Zielvorstellungen des Therapeuten im Schaukel zwischen dermatologischer Notwendigkeit und suggestiver noch erlaubter Patientenführung, erleichtern.

Bindegewebsmassagen im Bereiche der Akne führen zur mechanischen Einwirkung auf die Epidermis und Anhangsgebilde und zu Durchblutungsänderungen in den gefäßführenden Schichten der Haut, einschließlich der Subkutis. Die zu Beginn durch eine Bindegewebsmassage etwas aktivierten Entzündungsvorgänge klingen in den folgenden Wochen bei fortlaufender gleicher Therapie ab. Inwieweit eine solche erzwungene Mehr- oder Andersdurchblutung mit Eingriffen in die Gefäßpermeabilität eine akneiforme Entzündung beeinflußt, ist ein weites Diskussionsfeld.

Desinfizientien

Die Auswahl der desinfizierend wirkenden Substanzen sollte von der Vorstellung ausgehen, daß eine entsprechende Tiefenwirkung der Medikamente Voraussetzung ist. Der entzündete Follikel mit dem Appendix der Talgdrüse wird bei Auftragen von den meisten desinfizierenden Substanzen nicht erreicht. Zweifellos kann die Hornschicht von einer desinfizierenden Substanz diffus durchsetzt werden. Damit schält sich heraus,

daß die prophylaktische Behandlung der Akne durch eine lokale Applikation mit desinfizierenden Substanzen aussichtsreicher ist „Karosserieeffekt" als die akute Einfluß-
nahme auf eine floride Akne vulgaris.

Ich möchte kurz hieran die Schwefelwirkung berühren. Diese hängt zweifelsohne von der Dar-
reichungsform und der Entwicklung naszierenden Schwefels bzw. Schwefelwasserstoffs ab. Seine
Wirkung ist keineswegs nur desinfizierend, sondern greift vielfältig in Stoffwechselvorgänge ein,
wenn die Möglichkeiten zur Permeation gegeben sind. Daß Schwefel bei der Akne wenig Erfolgschancen im Verhältnis zu den heutigen geläufigen Medikamenten hat, hängt nicht mit der Wir-
kungslosigkeit des Schwefels an sich, sondern von dem ungünstigen Vergleich mit heutigen modernen therapeutischen Möglichkeiten zusammen.

Antibiotika

die für die Behandlung spezifischer Infektionskrankheiten mit möglicher Stimulierung
einer Erregerresistenz verwandt werden, sollten nicht benutzt werden. Bei der Akne
vulgaris liegt im Bereiche der bakteriellen Entzündung aber kein Erreger vor, der für
eine allgemeine Infektion mit sich entwickelnder Resistenz gegen Antibiotika be-
achtenswert ist. Von diesem Gesichtspunkt aus ist es durchaus zu verstehen, daß für
die Lokalbehandlung Tetrazykline, Erythromycin, Chloramphenicol diskutiert werden [4].

Es werden sich aber auf der Haut, unabhängig von der Akne, z.B. Staphylokokken
befinden, die durch eine Anwendung von lokalen Antibiotika in das Stadium der Resistenz hineingezwungen werden.

Corynebakterien stehen bei der Akne vulgaris im Vordergrund, und deren hervor-
ragendes Ansprechen auf Tetrazykline, Erythromycin oral ist bekannt. Lokal soll Erythromycin 2 %ig die beste Wirkung haben. Es schließen sich dann mit gehörigem Abstand Tetrazykline und danach Chloramphenicol an. Der Tetrazyklinspiegel nach lokaler Applikation in der Haut ist gering. Durch eine lokale Behandlung mit Tetrazyklinen wird eine Anreicherung im follikulären Entzündungsbereich wie bei der oralen
Applikation nicht erreicht. Offenbar gelingt es mit Desinfizientien wie Benzoylperoxyd,
die lokale Anwendung von Antibiotika bei der Akne vulgaris zu ersetzen.

Ultraviolett

Die Behandlung mit Ultraviolett B oder die Blacklight-Therapie in Kombination mit
8-Methoxypsoralen gehört zur Lokalbehandlung, auch wenn Psoralen oral gegeben
wird. Es wird sich nur im Bereich der Strahleneinwirkung eine direkte oder indirekte
Bakterizidie einstellen. Eine desinfizierende Wirkung ist zweifelsohne vorhanden. Bei
tiefen chronischen Follikulitiden akneiformer Art haben wir trotz sich einstellender
massiver Pigmentierung unter der Fotochemotherapie Versager beobachtet.

Hormone

Ob es gelingt, Östrogene oder Antiandrogene in einer solchen Konzentration in den Bereich der Talgdrüsenepithelien perkutan zu schleusen, daß es zu einer Hemmung der
androgen stimulierten Talgdrüsensekretion kommt, ist vielfältig untersucht worden.
Dosis der Hormone und die Wahl der Grundlage sind wichtige Faktoren. Im Prinzip ist
die therapeutische Wirkung von Östrogenen bei der Akne zu bejahen. Die Nebenwirkung der Östrogene, die für die Behandlung der Akne im medizinischen Sinne gebraucht
werden, hängt von der Behandlungsfläche ab. Im Applikationsbereich des Gesichtes

beispielsweise, das grob geschätzt 100 cm^2 Oberfläche hat, werden in 5 Stunden nach der Applikation im gesamten Corium Konzentrationen gefunden, die dem theoretisch maximalen Serumspiegel im Gesamtorganismus nach einer relativ hoch dosierten intramuskulären Injektion von 5 mg Östradiol entsprechen. Mit anderen Worten, mit systemisch verabreichten endokrinologisch voll wirksamen Hormonmengen wird kaum eine solche hohe Konzentration in der Haut erzielt wie nach einmaliger Lokalapplikation. Die Ansicht, daß Östrogene nur über die Hemmung der Freisetzung von Gonadotropinen wirken, ist dahingehend zu ergänzen, daß Östrogene einen direkten Effekt auf die Talgdrüsenproduktion haben [1]. Die notwendigen Dosen, um die Talgdrüsensekretion zu hemmen, liegen im medizinischen und nicht im kosmetischen Bereich. Diese Bemerkung gilt im Hinblick auf die Tatsache, daß in Abhängigkeit von der Schwere der Akne vulgaris die Talgsekretionsrate eine positive Korrelation zeigt.

Eine Wirksamkeit von lokal applizierten Antiandrogenen haben wir nicht beobachten können. Offenbar fehlen dort im Bereiche der Talgdrüsenepithelien die Rezeptoren, die über eine orale Wirkung von Antiandrogenen beeinflußt werden. Die orale Wirkung von Antiandrogenen bei der Akne ist zweifelsfrei.

Zytokinetische Beeinflussung

Die Lösung der Keratinpfröpfe durch Induktion einer Keratinozytenproliferation im Bereiche des Follikel-Infundibulums ist durch Vitamin A-Säure zu erzwingen. Dieser Mechanismus ist durch die schönen Untersuchungen von Plewig und Kligman belegt. Der Vorgang benötigt Zeit, kann mit Begleiterscheinungen, wie Rötung und Steigerung der allgemeinen Hautempfindlichkeit verbunden sein. Mit zunehmender Dauer einer derartigen Behandlungsform entwickelt sich eine Tachyphylaxie im Hinblick auf unerwünschte Nebenwirkungen, ohne daß damit die therapeutisch erwünschte Auswirkung, also die Lösung der Follikelpfröpfe als Prophylaxe der Komedonenbildung abgeschwächt wäre. Vitamin A-Palmitat oder Vitamin A-Alkohol ist lokal wirkungslos, obwohl die perkutanen Permeabilitätsraten von Vitamin A-Palmitat der von Vitamin A-Säure entsprechen. Beide Substanzen zeigen an der Haut nach epikutaner Applikation verschiedenartige Effekte und treffen sich im Hinblick auf eine Provokation einer Akanthose, die bei der Vitamin A-Säure exemplarisch ist.

Es verdient hier herausgestellt zu werden, daß bei einer Applikation von einer 0,1 %igen Vitamin A-Säure die notwendige oral zu gebende Dosis, um den gleichen Spiegel im Bereiche der Epidermis-Corium-Grenze zu erzielen, etwa 100 bis 200 mg Vitamin A-Säure ist. Interessanterweise wird durch eine orale Applikation das Ausmaß der Erytheme und die Skala der exsudativen Reaktionen innerhalb der Haut nicht erreicht. Vitamin A-Säure oral zeigt bei der von uns bei der Akne vulgaris empfohlenen Dosis von 5 bis 10 mg als Langzeittherapie keine Nebenwirkungen.

Präzisieren wir nun unsere *Therapieprogrammierung* der Akne vulgaris nach den verschiedenen Schwereformen und den Entwicklungsformen einer Akne, so kommen wir im Hinblick auf die Art und Weise der zu empfehlenden Therapie zu folgender Situation:

Im *Vorstadium* der Akne vulgaris ist die Lokaltherapie ausreichend. Welche Therapieform gewählt wird, kann dem Dermatologen überlassen werden.

Im *Vollbild* der Akne vulgaris ist die orale Applikation von Antibiotika nicht zu umgehen. Als Langzeittherapie reicht eine toxikologisch kaum problematische Dosierung von 250 mg bis 50 mg/die aus (mehr u.a. Lipolysehemmung als Chemotherapie), die gleichzeitig mit verschiedenen Möglichkeiten einer lokalen Therapie kombiniert sein kann. Dabei hängt es von der psychischen Patientenführung ab, ob mit der handwerklich geschickt durchgeführten Akne-Toilette nach Kaden ein Erfolg zu erzielen ist und ob durch lokale Applikation von Vitamin A-Säure mit entsprechenden Nebenwirkungen der Patient überzeugt werden kann, daß auf die Dauer dies eine optimale Therapie darstellt oder ob schließlich mit der Technik des Blacklights und 8-Methoxypsoralen zur Akne-Behandlung noch die Bräune hinzugewonnen wird. Außerhalb jeder Frage steht, daß bei allen Entweder-Oder-Formen der Lokaltherapie eine Abdeckung der Effloreszenzen bei gesellschaftlicher Exposition mit entsprechenden Pasten ohne Bedenken ist.

Klingt eine Akne ab, sollten zunächst die Antibiotika oral gestoppt werden und zeigt sich, daß die massive Lokaltherapie nicht mehr notwendig erscheint, ist auf eine typenentsprechende Langzeitprogrammierung der Akne vulgaris überzugehen, bei der eine lokale Östrogentherapie, eine Desinfektion und ggf. eine Vitamin A-Säure Therapie lokal durchgeführt wird.

Wir haben uns angewöhnt, Vitamin A-Säure abends und Östrogen-haltige Externa morgens zu applizieren. Wir haben uns nicht entschließen können, Kombinationspräparate anzuwenden. Wir möchten gerne die an die Notwendigkeiten adaptierte Lokalbehandlung in Abhängigkeit von dem jeweiligen Patienten, also individuell, durchführen.

Ein Wort noch zu den Kombinationspräparaten in Tuben, Tabletten und Dragees. Viele sind am grünen Tisch entworfen und unter dem Druck der Marketing-Abteilung auf den Markt gebracht worden. Da die Begleitstoffe von Leitmotiven der Therapie mehr schmückend als toxisch sind, kann man diesen Vorgang mit heiterer Resignation betrachten. So lange die Begleitstoffe nicht die Resorption stören, die Pharmakokinetik ungünstig verändern, die Permeation durch die Haut für wichtige Externa nicht hemmen, darf Magie die spröde naturwissenschaftliche Schau ergänzen. Durch Magie kann das psychische Wohlbefinden so stimuliert werden, daß das Hautleiden in Vergessenheit gerät bzw. die Reizschwelle auf Pusteln und Komedonen in psychosomatischer Sicht wesentlich erhöht ist.

Ich möchte diese letzten Sätze nicht als Übergang zur Kosmetikfrage von Frau Hauss gewertet wissen, sondern will nur nochmals herausstellen, daß die Behandlung der Akne vulgaris ein hohes Maß an psychischer Patientenführung erfordert. Die therapeutische Erfolg ist der beste Schlüssel zum Vertrauen.

Literatur

1. Cunliffe, W.J., Tan, S.G.: Acne and the Sebaceous Glands. Int. Journal of Dermatology, Vol. 15, No. 5, June 1976, p. 337-343
2. Hägele, W., Schaefer, H., Stüttgen, G.: Über die Bedeutung der Triglycerid-Spaltung durch Corynebacterium acnes für die Acne vulgaris Arch. Derm. Forsch. 246, 328-334 (1973)
3. Hermann, Franz: Akne-Probleme. Aus Fortschritte der praktischen Dermatologie und Venerologie, Bd. 5, S. 219-227, Berlin – Heidelberg – New York: Springer-Verlag 1965
4. Kligmann, A.M., Mills, H., McGinley J.K., Leyden, J.: Acne therapie with retinoin in combination with antibiotics. Int. Symp. Films, Switzerland, January, 27-29, 1975, The therapeutic use of Vitamin A acid Acta dermato-Venerologica, Voll. 55, Suppl. 74, p. 111-115 (1975)
5. Sulzberger, M.B.: Multiple Faktoren in der Verursachung von Krankheiten. Aus Fortschritte der praktischen Dermatologie und Venerologie, Bd. 5, S. 206-218, Berlin – Heidelberg – New York: Springer Verlag 1965

Helga Hauss

Akne-Kosmetik

Was auch immer die gegenwärtige Akneforschung an Einsichten gebracht hat, so sollte doch die Verschiedenartigkeit der klinischen Krankheitserscheinungen nicht aus dem Auge verloren werden. Akne und Akne sind nicht dasselbe. Die Mannigfaltigkeit, der wir uns in der Praxis gegenüber gestellt sehen, beruht auf der wechselnden Auswirkung der unterschiedlichsten Einflußfaktoren: Erbe, Geschlecht, Alter, Streßsituationen, Verhaltensweise, Ernährungsgewohnheiten, Hautpflege, Klima, offenbar auch Trends in der modernen Zivilisation, Arzneimittel u.a. Es gibt kein zentrales Moment in der Pathogenese der Akne, von dem alle diese Einflußgrößen reguliert werden könnten. In der Suche nach einem solchen bequemen therapeutischen Ansatzpunkt liegt das immer noch als ungelöst bezeichnete Rätsel der Akne, von dem erst kürzlich Sulzberger [33] in der „Cutis" gesprochen hat. Es ist angesichts der Variabilität des Krankheitsbildes nicht realistisch, die Erwartung auf eine leistungsfähige Aknetherapie in eine einzige Behandlungsmethode zu setzen.

Die in unserer Zeit erreichten Fortschritte in der Aknebehandlung sind unbestreitbar. Sehr überzeugend war die Einführung der internen Antibiotikagaben, insbesondere die langfristige Anwendung von Tetracyclinen [2].

Der Wirkungsmechanismus mag diskutiert werden: Reduzierung der freien Fettsäuren, der Corynebakterien acnes und ihrer Lipasen sowie der nicht spezifischen Esterasen [16, 19]. Aus der Behandlung der schweren, insbesondere entzündlichen und zystischen Akneformen ist die interne Tetracyclin-Medikation nicht wegzudenken [1, 4, 9, 18, 20, 27, 34].

Zu den Meilensteinen in der Entwicklung der modernen Aknebehandlung zählen weiterhin die von Peck [24] 1934 eingeführte externe Anwendung von Benzoyl-Peroxyd und der zunächst von Stüttgen [30, 32] allgemein für Verhornungsanomalien sowie später von Kligman und Plewig [15, 25] besonders bei der Akne empfohlene externe Gebrauch der Vitamin A-Säure.

Beide Wirkstoffe haben ihre Indikation [5, 12, 35] vor allem bei den nicht entzündlichen Akneformen, besonders der Komedonenakne. Man schätzt, daß mit der Vitamin A-Säure etwa in einem Drittel der Fälle die Akne beherrscht werden kann, wie den Umfragen in den von Kligman 1973 und 1974 geleiteten Rundtischdiskussionen im Rahmen der jährlichen Tagungen der amerikanischen dermatologischen Akademie zu entnehmen ist.

In einer in Medical Tribune 1975 veröffentlichten Umfrage bei meist europäischen Dermatologen reicht die Spanne der Antworten von uneingeschränkter Zustimmung zur Anwendung der Vitamin A-Säure (eigentlich nur Kligman und Plewig) über die Indikation bei „andauernder Akne vulgaris mit deutlicher Comedonenentwicklung"

(Stüttgen) und Comedonenakne (Ebner) bis zur völligen Ablehnung – der Nebenwirkungen wegen (Ott).

In jüngster Zeit bringt die Anwendung von antibiotikahaltigen Cremes und Lösungen – insbesondere von Tetracyclin, Erythromycin und Clindomycin weitere therapeutische Möglichkeiten [3, 6, 7, 11, 14, 17, 23, 31]. Eine Verbesserung der Behandlung ist zu erwarten. Aber keine der modernen Entwicklungen kann den Anspruch auf eine allein selig machende Therapie der Akne erheben.

Vielmehr zeigt die Erfahrung, daß diese Fortschritte in der medikamentösen Aknetherapie – so überzeugend sie im einzelnen auch sind – die Notwendigkeit der klassischen Aknebehandlung durch gesundheitliche Führung der Kranken und durch die kosmetische Technik der Hautpflege zwar sehr wohl wirksam unterstützen, aber keineswegs einschränken, geschweige denn überflüssig machen können [8, 10, 13, 21, 28, 29].

Die Bedeutung eines hygienischen Regimes für den Erfolg einer Aknebehandlung wird meist unterschätzt. Aknekranke müssen sachverständig geführt werden. Dabei ist die gesamte Körperpflege zu berücksichtigen, die Haarpflege insbesondere, auch die Kleidung bis zum Einfluß der Stoffarten auf die mechanische Irritation und die mikrobielle Besiedlung der Haut. Zu beachten ist auch die Diätetik, der Funktionszustand des Verdauungstraktes, die hormonelle Situation und nicht zuletzt natürlich der Hauttyp auch im Zusammenhang mit meteorologischen Daten. Die Klassifizierung der Akneformen nach der Pathogenese reicht für die Therapie nicht aus. Man muß die therapeutische Führung an die individuelle Ausprägung der unterschiedlichen Hauttypen anpassen.

Vor diesem Hintergrund sind die Chancen einer manuellen Behandlung der Akne, der Akne-Toilette [3], besser der Akne-Kosmetik zu sehen. Die Akne-Kosmetik erhebt keineswegs den Anspruch, immer notwendig zu sein; auch kann man von ihr nicht erwarten, daß sie immer zu befriedigenden Erfolgen führt. Aber ihre Wirksamkeit ist weit höher, als dies den Vorstellungen derer entspricht, die ihre Techniken nicht beherrschen.

Man darf vom Dermatologen die Kenntnis der kosmetischen Techniken zur Aknebehandlung erwarten. Die Kosmetikerin, die zwar die verschiedenen Variationsmöglichkeiten der Techniken beherrscht, kann allein nicht immer die Abhängigkeit der Verfahrenswahl von der Diagnostik und von der vorausgegangenen Therapie übersehen. Der Arzt andererseits, der sich auf diesem Gebiet nicht auskennt, kann eine erfahrene Kosmetikerin nicht in überzeugender Weise in der Aknebehandlung führen.

In der zitierten Umfrage führt Plewig aus, daß viele Jugendliche mit sogenannter Akne minor – er schätzt etwa 70 % – bei der Kosmetikerin Rat und Hilfe suchen und von ihr auch „sicherlich am besten betreut werden". Den Wert einer Zusammenarbeit mit der Kosmetikerin unterstreichen Ebner und Juhlin.

Nach unserer Ansicht ist die Zusammenarbeit zwischen Kosmetikerin und Arzt auf dem Gebiet der Akne und der Körperpflege unabdingbar. In der dermatologischen Sprechstunde oder im Rahmen einer Hautklinik besitzt die Kosmetikerin als Kosmetik-Assistentin die Stellung einer Funktionsschwester [10]. Zum Erwerb der erforderlichen Sachkenntnis halten wir eine mindestens einjährige schulmäßige Ausbildung mit anschließendem Praktikum für unerläßlich. Die besondere manuelle Geschicklichkeit und Gewissenhaftigkeit muß die Kosmetikerin natürlich von Haus aus mitbringen.

Man hat damit zu rechnen, daß der Behandlungsvorgang einer manuellen Aknetherapie im Schnitt etwa 40-45 Minuten in Anspruch nimmt. Zur rationellen Auslastung der Einrichtung empfiehlt sich daher die Ausstattung von mehreren Kabinen.

Eine gut ausgebildete Kosmetikerin verfügt über vielseitige Techniken. Ihr Präparate-Depot ist dementsprechend zusammengesetzt. In einer ärztlichen Praxis, in der es darauf ankommt, die wirklich schweren und hartnäckig rezidivierenden Krankheitszustände zu behandeln, ist es allerdings die Aufgabe des Arztes, Techniken und Kosmetika jeweils in individuell angepaßter Weise zu einem Therapieplan zusammenzustellen. Dabei sind die besondere Art der Akne, der Hauttyp, die Anamnese, die Vorbehandlung zumal das Alter und Geschlecht, die berufliche Inanspruchnahme [26], die Lebensgewohnheiten zu berücksichtigen. Es gibt bisher keine biophysikalisch relevanten Meßwerte als Grundlage für diese Zusammenstellung. Daher helfen hier nur — außer Vorstellungen über die Galenik und Kenntnissen über die spezielle Produktkunde — langjährige Erfahrung.

Eine ständige Sorge in der Akne-Kosmetik bildet die Überwachung der Sterilität. Das gilt für die Wäsche, Instrumentarium, Maskenpinsel etc. Am besten hat sich Einmalwäsche bewährt. Instrumente müssen in üblicher Weise sterilisiert werden. Von diesem Punkt hängt der Erfolg der Behandlung in entscheidender Weise ab. Die langjährige Erfahrung in der Kosmetikschule hat gezeigt, daß die ärztliche Erziehung an Hand bakteriologischer Kontrollen aus dem eigenen Arbeitsbereich der Kosmetikerinnen unerläßlich ist. Es ist hierzu zu bemerken, daß auf dem Gebiet des Instrumentariums — Sterilisation von Bürsten und Pinseln — keineswegs alle Probleme schon gelöst sind.

Um eine anschauliche Vorstellung von der Durchführung einer Aknebehandlung zu geben, seien hier wenigstens einige allgemeingültige Momente erläutert.

1. Vorbereitung des Patienten

Immer wird die Oberbekleidung abgelegt. Die Haare werden mit einem Stirnband fixiert. Die Umgebung des zu behandelnden Gebietes wird mit Einmal-Handtüchern abgedeckt.

2. Reinigung der Haut

Je nach Hautzustand kommen Syndets, Reinigungsmilchen, Umschlagemulsionen, Waschcremes oder Waschgele in Frage. Der Zweck besteht in der Emulgierung des Belags der Hautoberfläche zur Entfernung lipoidlöslicher Verunreinigungen. In besonderen Fällen geschieht die Reinigung mit Frimatorbürsten. Es handelt sich dabei um Ziegenhaarbürsten oder um etwas härtere Tellerbürsten.

Anschließend an die Reinigungsprozedur sind die Reste der Reinigungsmittel und Schmutzpartikel mit reichlich Wasser abzunehmen. Dies ist bei Verwendung von Umschlagemulsionen besonders wichtig. Man verwendet dazu angefeuchtete Watte oder kochbare Viskoseschwämme.

3. Spezielle Vorbereitung der manuellen Therapie

Zur Vorbereitung der Entfernung von Komedonen oder Milien werden je nach Hautzustand heiße Kompressen aufgelegt oder Bedampfung der befallenen Hautpartien mit dem Vapozon vorgenommen. Dem heißen Dampf wird Ozon zugeschaltet, womit eine gewisse Desinfektion der Haut erreicht wird.

4. Manuelle Therapie

Um geschlossene Komedonen zu eröffnen, Komedonen und Milien zu entfernen, hat man eine Auswahl von Komedonenlöffeln, Schlingentypen, Lanzetten, Milienmesser und Ventousen des Vac-Spray zur Verfügung. Die Ventousen haben bei richtiger Anwendung den Vorteil, keine Druckstellen zu hinterlassen. Es sollte nicht vergessen werden, einen trockenen Wattebausch von vorn in die Ventouse einzulegen, um den Komedo aufzufangen. Der Wattebausch ist selbstverständlich nach jeder Behandlung zu wechseln. Die Entfernung von Komedonen und Milien sollte nur unter Sicht durch die Leuchtlupe durchgeführt werden.

Bei Behandlung mit Vitamin A-Säure werden nur die Ventousen benutzt. Nur gelegentlich empfiehlt es sich, die Kosmetikerin den gelockerten Komedo durch leichten Druck ihrer — mit steriler Gaze umwickelten — Zeigefinger exprimieren zu lassen. Es braucht hier nicht ausgesprochen zu werden, daß bei akuter Entzündung und sekundärer Infektion jegliche Manipulation zu unterbleiben hat.

Dieser Behandlungsabschnitt wird mit dem Auftragen eines antibiotikahaltigen Spiritus oder bei leichten Formen mit einem Gesichtswasser abgeschlossen.

5. Maskenbehandlung

Es hat sich als zweckmäßig erwiesen, die nach den vorausgegangenen Prozeduren etwas alterierte Haut mit beruhigenden Masken zu bedecken. Die im Handel befindlichen bewährten Masken bestehen meist aus Heilerde oder Kieselerde, bisweilen mit Zusätzen von Bolus alba. Sie enthalten in der Regel Auszüge aus Kamille, Salbei oder Rosmarin. Spezialmasken auf Fermentbasis oder Gelmasken sind Spezialindikationen vorbehalten. Hierzu gehören auch die sog. Peel-off-Masken.

6. Make up

Den Abschluß bildet ein tönendes Make up, damit die Patienten ungestört ihren Verpflichtungen nachgehen können. Die Auswahl der Präparate erfordert allerdings wiederum einige Erfahrung. Manche Präparate trocknen zu stark aus, andere fetten zu stark. Manche enthalten Hexachlorophen; bei diesen konnten wir — ebenso wie Kligman 1975 [22] — gelegentlich eine komedogene Wirkung beobachten.

7. Spezielle Techniken

Befindet sich die Akne noch ganz im Beginn mit follikulärer Hyperkeratose oder ist sie weitgehend gebessert, das entzündliche Stadium abgeschlossen, so hat sich neben den bisher angeführten Maßnahmen das Peeling sehr bewährt. Man benötigt dazu — je nach Hautzustand — ein mehr oder weniger feinkörniges Schleifmedium. Das Peeling kann in verschiedener Weise durchgeführt werden: Schonender — durch kreisende Bewegungen mit der Hand —, auch gezielter — etwa in den Nasenfalten —, energischer — mit dem Frimator, bei dem man wieder mit den verschiedenen Bürstenansätzen variieren kann (es gibt Schwämmchen, Schleifsteine aus Bimstein und Bürsten verschiedener Größe und Härte).

Anschließend muß die Haut sorgfältig von den Resten des Schleifmediums befreit werden. Natürlich schließt sich daran wieder eine Maskenbehandlung an.

Bei der Akne indurata, bei Cysten, verdichteten Narben, sowie bei Keloid ist unter Umständen eine Massage durchzuführen. In einzelnen geeigneten Fällen ist die Anwendung des Pneumopatter angezeigt. Die Wirkung intraläsionaler Injektionen von Corticoid-Kristallsuspensionen kann durch die Massage-Techniken wesentlich unterstützt werden. Nicht selten jedoch macht die Massage-Technik die Corticoidinjektionen überhaupt überflüssig.

Literatur

1. Akers, W.A., Maibach, H.I.: Relative Safety of Long-term Administration of Tetracyclin in Acne vulgaris. Cutis 17, 531 (1976)
2. Faget, H., Landes, E.: Untersuchungen über die Wirkung der Tetracycline bei der Acne vulgaris. Hautarzt 19, 469 (1968)
3. Frank, S.B.: Topical Treatment of Acne vulgaris with a Tetracycline Preparation: Results of a Multi — group study. Cutis 17, 539 (1976)
4. Freinkel, R.K. et al: Effect of Tetracycline on the Composition of Sebum in Acne vulgaris: New Engl. J. Med. 273, 850 (1965)
5. Fulton, J.E.jr., Bradley, S.: The choice of Vitamin A Acid, Erythromycin or Benzoyl Peroxide for the Topical Treatment of Acne. Cutis 17, 560 (1976)
6. Fulton, J.E.jr., Pablo, G.: Topical Antibacterial Therapy of Acne. Arch. Derm. 110, 83 (1974)
7. Gloor, M., Hübscher, M., Friedrich, H.C.: Investigation on the External Treatment of Acne vulgaris with Tetracycline and Estrogen. Hautarzt 25, 391 (1974)
8. Gloor, M.: Zur Akne-Therapie. Kosmetologie 2, 91 (1975)
9. Hauss, H., Proppe. A.: Bemerkungen zur Behandlung der Akne vulgaris. Cosmetologica 3, 66 (1970)
10. Hauss, H.: Aufgaben einer kosmetischen Spezialabteilung in einer dermatologischen Klinik. Therapiewoche 21, 2810 (1971)
11. Hollander, L., Shelton, J.M., Hardy, S.M.: Achromycin Lotion, an Adjunct in Treating Acne vulgaris. Amer. Pract. Digest. Treat. 8, 1602 (1957)
12. Hurwitz, S.: The Combined Effect of Vitamin A Acid and Benzoyl Peroxide in the Treatment of Acne. Cutis 17, 585 (1976)

13. Kaden, R.: Die Akne — Vorsorge, Behandlung und nachgehende Pflege, Podiumsdiskussion Kosmetologie 4, (1972)

14. Kantner, V., Sasko, E.: Topical Effects of Oxytetracycline in Acne vulgaris. Cesk. Derm. 45, 45 (1970)

15. Kligmann, A.M., Fulton, J.E.jr., Plewig, G.: Topical Vitamin A Acid in Acne vulgaris. Arch. Derm. 99, 469 (1969)

16. Kellum, R.E.: Acne vulgaris. Studies in Pathogenesis. Suppression of Nonspecific Esterases. Cutis 17, 510 (1976)

17. Kraus, S.J.: Reduction in Skin Surface Free Fatty Acids with Topical Tetracycline. J. Invest. Derm. 51, 431 (1968)

18. Lane, P., Williamson, D.M.: Treatment of Acne Vulgaris with Tetracycline Hydrochloride: a Double-blind Trial with 51 Patients. Brit. med. J. 2, 76 (1969)

19. Marples, R.R. et al.: The Microflora of the Face and Acne lesions. J. Invest. Derm. 62, 326 (1974)

20. Marples, R.R. et al.: Ecological Effects of Oral Antibiotics on the Microflora of Human Skin. Arch. Derm. 103, 148 (1971)

21. Milbradt, R.: Behandlung der Akne. Kosmetologie 2, 89 (1975)

22. Mills, O.H., Kligmann, A.M.: Acne detergicans. Arch. Derm. 111, 65 (1975)

23. Mills, O.H.jr., Kligmann, A.M., Stewart, R.: The Clinical Effectiveness of topical Erythromycin in Acne vulgaris. Cutis 15, 93 (1975)

24. Peck, S.M., Chargin, L.: Sycosis Vulgaris, a New Method of Treatment. Arch. Derm. Syph. 29, 456 (1934)

25. Plewig, G., Braun-Falco, O.: Behandlung von Comedonen bei Morbus Favre-Racouchot und Acne venenata mit Vitamin A-Säure. Hautarzt 22, 341 (1971)

26. Plewig, G.: Akneiforme Erkrankungen im Alltag und Berufsleben. Arbeitsmedizin, Sozialmedizin, Präventivmedizin 6, 118 (1974)

27. Puhvel, S.M., Risner, R.M.: Effect of Antibiotics on the Lipases of Coryne-bacterium Acnes in Vitro. Arch. Derm. 106, 45 (1972)

28. Reisner, R.M.: The Rational Therapy of Acne. Cutis 17, 527 (1976)

29. Schneider, S., Rhode, B.: Die Akne — Fragen zur Therapie, Kosmetologie 3, 89 (1974)

30. Schumacher, A., Stüttgen, G.: Vitamin A-Säure bei Hyperkeratosen, epithelialen Tumoren und Akne. Orale und lokale Anwendung. Dtsch. med. Wschr. 40, 547 (1971)

31. Stoughton, R.B., Resh,W.: Topical Clindamycin in the Control of Acne vulgaris. Cutis 17, 551 (1976)

32. Stüttgen, G.: Zur Lokalbehandlung von Keratosen mit Vitamin A-Säure. Dermat. Basel 124, 65 (1962)

33. Sulzberger, M.B.: Acne Enigmas and some pure Hypothesis about them. Cutis 17, 459 (1976)

34. Sulzberger, M.B., Witten, V.H., Steagall, B.W.jr.: Treatment of Acne vulgaris, Use of Systemic Antibiotics and Sulfonamides. JAMA 173, 1911 (1960)

35. Wolff, H.H., Christophers, E., Braun-Falco, O.: Beeinflussung der epidermalen Ausdifferenzierung durch Vitamin A-Säure. Arch. Klin. Exp. Derm. 237, 774 (1970)

Therapie und Praxis

Gerd-K. Steigleder und Constantin E. Orfanos

Praktische Gesichtspunkte bei der ambulanten Behandlung der Psoriasis vulgaris

Leider ist die Psoriasis-Therapie noch unbefriedigend, da wir die Symptome unterdrücken, die Krankheit aber nicht heilen können. Dennoch ist es völlig verkehrt, die Psoriasis als eine unheilbare Krankheit anzusehen. Wir wissen, daß die Psoriasis, ganz im Gegensatz etwa zu einem Diabetes, in bestimmten Perioden des Lebens schwindet, aber auch wieder auftreten kann. Bekannte Beispiele sind das Schwinden oder das Auftreten der Psoriasis in der Schwangerschaft oder die Auslösung psoriatischer Effloreszenzen durch ein Masernexanthem [51]. Diese Faktoren lehren, daß eines Tages die Psoriasis heilbar werden wird. Umso mehr bedarf es der genauen Beobachtung der Psoriatiker: kommt es zu einer scheinbar spontanen Abheilung, gilt es, alle Faktoren, im besonderen auch vom Patienten zusätzlich eingenommene Medikamente festzuhalten. Auffallend ist das Aufkommen der Psoriasis in Japan nach dem 2. Weltkrieg. Möglicherweise nimmt auch die Psoriasis bei Kindern zu, eine wichtige Beobachtung, auf die wir noch eingehen.

Für eine sinnvolle ambulante Psoriasis-Therapie sind vier Gesichtspunkte zu berücksichtigen:
1. der Kranke,
2. die Erkrankung,
3. die Krankheitsprophylaxe,
4. die symptomatische Therapie.

1. Der Psoriasis-Kranke

Der Psoriatiker ist der Hautkranke „par excellence". Er ist spontanen, bisher unerklärlichen Ausbrüchen mehr oder minder schwerer psoriatischer Schübe ausgesetzt und in dieser Hinsicht in einer ähnlichen Situtation wie der Kranke mit einem endogenen Ekzem (konstitutionelle Neurodermitis). Im Gegensatz dazu kann der Patient mit Kontaktekzem die Allergene meiden und etwa durch einen Berufswechsel beschwerdefrei werden. Psoriatiker entstammen allen sozialen Schichten der Bevölkerung. In der Regel haben sie ein normales ausgeglichenes Wesen, möglicherweise etwas mehr affektbetont als üblich [3, 6, 11, 24, 25]. Der Intelligenzquotient entspricht dem jeweiligen Bevölkerungsquerschnitt oder liegt leicht darüber. Bemerkenswerterweise beruhen viele Ansichten über den sozialen Status des Psoriatikers auf gefühlsmäßigen Urteilen aber nicht auf statistischen Analysen, wie die Studie von Molin [24, 25] lehrt. Möglicherweise treten kardiovaskuläre Leiden gehäuft auf, und auch eine Beziehung zwischen Diabetes und Psoriasis wird erneut erwogen [5]. Umstritten ist, ob Stress eine Psoriasis provozieren kann, wie Psoriatiker häufig angeben [1]. Stress geht nicht der äußeren Belastung, sondern der seelischen Verarbeitung parallel.

2. Die Erkrankung

Neue Forschungsergebnisse bestätigen, daß die Schuppenflechte eine genetisch verankerte Hautkrankheit ist. Vor allem dominieren unter den Psoriatikern bestimmte HL-A Eigenschaften der Zellmembran, ein genetischer Befund, der die familiäre Häufung der Psoriasis in Form bestimmter Membraneigenschaften faßbar macht [46, 55]. Eigene Befunde wiesen darauf hin, daß auch andere Eigenschaften der Zellmembran der psoriatischen Zelle verändert sind. Offenbar hat der Psoriasis-Kranke eine Membranmutante seiner psoriatischen Zelle [29]. Diesem Befund entspricht eine andere Beobachtung unseres Arbeitskreises, daß nämlich im Gegensatz zu anderen entzündlichen Veränderungen der Haut nicht der Mitoserhythmus der psoriatischen Epidermiszelle einfach beschleunigt ist, sondern fundamental verändert [37, 38, 39, 54]. Klinisch paßt dazu die Beobachtung, daß es zwei Formen der Psoriasis gibt, nämlich eine, die in frühem Lebensalter auftritt und bei der erbliche Komponenten dominieren und eine andere, die erst im späteren Leben erscheint, bei der offenbar äußere und innere Umstände die schwächer angelegte psoriatische Belastung erst manifest werden lassen [25, 43]. Es ist verständlich, daß die erste Krankheitsgruppe sich als sehr viel therapieresistenter erweist als die zweite. Hinzu kommen noch andere Psoriasisformen, wie etwa die Psoriasis pustulosa mit allen Varianten und die Psoriasis arthropathica, deren Zusammenhang mit der vulgären Psoriasis sogar bezweifelt wird, auf die wir hier aber nicht näher eingehen können.

Aus der Tatsache, daß die psoriatische Epidermis auf Traumen verschiedener Art anders reagiert als die normale [50, 51], ergibt sich die Notwendigkeit einer Psoriasis-*Prophylaxe* [51, 53].

3. Die Krankheitsprophylaxe

Die Psoriasisprophylaxe besteht darin, vermeidbare Reize auf die Haut auszuschalten. Wir halten es für eine der wichtigsten Maßnahmen, die Haut geschmeidig zu halten, etwa durch Öl-Bäder und Cremen der Haut [53]. Dieses Eincremen ist dem Psoriatiker oft besonders widerlich, die langjährige Salbentherapie hat eine Aversion erzeugt. Daher verordnen wir eine Lotion, der je nach Bedarf ein Hautöl zugesetzt wird, etwa zu Nivea-Milk einige Tropfen Hermal-Öl. Arzneiexantheme können eine Psoriasis provozieren, und es wirft sich die Frage auf, wie weit bei sehr frühen psoriatischen Papeln allergische Sofort- und Spätreaktionen in Wirklichkeit allergischen Exanthemen, im besonderen Arzneiexanthemen zugeordnet werden müssen, die lediglich die Psoriasis provozieren.

Enge Kleidung aus rauhem Stoff, Werkskleidung, Korsetts oder das Tragen von Stiefeln können Psoriasisherde provozieren [51, 53]. So provozierten enge Röhrenhosen (Blue Jeans) bei einem jungen Patienten Effloreszenzen an beiden Beinen. Zwar wird der Zusammenhang zwischen Alkoholabusus und Psoriasisausbruch bestritten [8], unsere Beobachtung bei stationären Patienten lehrt uns jedoch, daß Alkoholekzesse Psoriasisschübe und Rückfälle provozieren. Auch hier besteht offenbar ein Zusammenhang zwischen Individuum, Psoriasistyp und Quantität und Qualität des Alkoholabusus, der sich schwer im kontrollierten Versuch erfassen läßt. Die Fokaltheorie hat ihre Basis verloren [2], ein Zusammenhang zwischen dem Auftreten von Anginen und Psoriasisschüben wurde aber von den verschiedenen Autoren gesichert [17, 24, 28], ob durch die Angina oder die medikamentöse Behandlung, sei dahingestellt. Medikamente können nicht nur als Allergene, sondern auch durch ihre pharmakologische Wirkung einen Psoriasisschub auslösen oder verschlimmern. Gerade Antirheumatika und Analgetika sind verdächtig; Chloroquin und andere verwandte Substanzen sind hier besonders anzuführen. Auch Psychopharmaka, vor allem Lithium-Präparate, sollen Psoriasisschübe auslösen.

Hormonelle Antikonzipienten können u.U. eine Psoriasis provozieren oder auch unterdrücken, ähnlich wie wir das von der Schwangerschaft kennen [51, 65].

Mykosen, ein Erythrasma oder Kontaktekzem rufen als isomorpher Reizeffekt Psoriasisherde hervor.

4. Die symptomatische Therapie

Eine große Zahl von Mitteln sind in den letzten Jahren zur Psoriasis-Therapie neu oder wieder empfohlen worden, die wir hier im einzelnen weder erwähnen können noch erwähnen möchten, wie etwa die Fumar-Säure.

In diesem Zusammenhang sind folgende Überlegungen anzustellen: Als Faustregel darf man annehmen, daß bei je einem Drittel der Patienten die Psoriasis sich ohne Therapie verschlechtert, besser wird oder unverändert bleibt [4]. Bei den in früher Jugend auftretenden Formen der Psoriasis müssen wir eine besondere Therapieresistenz erwarten, der Therapieerfolg ist bei solchen Patienten nicht ohne weiteres vergleichbar mit dem bei älteren Erkrankten. Die Frühformen der Psoriasis werden als Dermatitis seborrhoides, von Moro bereits auch Dermatitis psoriasoides genannt [26], als einfaches Windelekzem [18] oder als Milchschorf verkannt. Eine Psoriasis schließlich bessert sich häufig nach 6 Wochen, unabhängig davon, *wie* man behandelt [49]. Eine antipsoriatische Behandlung ist also um so wirksamer, je deutlicher diese Zeitgrenze von 6 Wochen unterschritten wird und je länger die Rezidivfreiheit anhält. Bei der psoriatischen Behandlung müssen wir uns an die Reizgrenze bewegen. Dies gilt im besonderen für die Dithranol-Therapie aber auch für die Ultraviolett-Bestrahlung; übergroße Ängstlichkeit macht eine solche Therapie unwirksam. Andererseits provoziert eine zu intensive Therapie möglicherweise neue Psoriasisherde. Die Psoriasisbehandlung ist also eine Kunst, keine schematische Prozedur.

Für die Praxis gilt es auch den akuten eruptiv-exanthematischen Psoriasisschub von den chronisch-statischen Veränderungen zu unterscheiden.

Psoriasisschübe in der kleinfleckigen Form, ganz besonders während der ersten Manifestationsjahre, haben eine ausgesprochene gute Heilungstendenz und verschwinden oft bereits nach Einreiben mit Salicyl (2 %) Vaseline, milder Sonnenbestrahlung, im besonderen nach Teerbädern, oder unter der Therapie nach Goeckermann [31]. Eine intensive Behandlung mit eingreifenden Maßnahmen ist oft nicht erforderlich oder wegen der Reizbarkeit der Haut sogar kontraindiziert. Ist eine Psoriasis aber ausgedehnter und im besonderen vom chronischen statischen Typ, so bedarf sie intensiver Maßnahmen.

Das individuelle Vorgehen muß von den Möglichkeiten des Patienten und des Arztes mitbestimmt werden. Die steigenden Krankenhauskosten, aber auch die persönlichen Umstände der Patienten haben dazu geführt, daß die ambulante Psoriasisbehandlung zunehmend an Bedeutung gewinnt und der niedergelassene Hautarzt mehr als bisher sich auch mit schweren Formen der Psoriasis befassen muß. Die zahlreichen Empfehlungen und neuen Medikamente, schließlich auch die neuen Apparate und Bestrahlungsmethoden [12, 27, 33, 40, 56, 57, 58, 60, 63] haben Patienten und zum Teil auch die Ärzte verunsichert, welches Behandlungsverfahren das geeignetste ist.

Die therapeutischen Möglichkeiten bestehen
1. in einer örtlichen Therapie,
2. in einer systemischen Therapie und
3. in der Strahlentherapie, in letzter Zeit mehr und mehr mit Ultraviolett-Strahlen.

1. *Die örtliche Therapie* ist überall dort angezeigt, wo nur wenige Herde bestehen. Kommt man mit der eben erwähnten indifferenten Therapie nicht zurande, so muß so entschieden behandelt werden, daß die Herde wirklich schwinden.

Bei lokalisierten Herden hat sich die *Triple-Therapie* nach Hagermann oder, wie wir sie in Köln nennen, die *Dreischlag-Therapie* bewährt. Dazu wird die Haut gründlich mit einem Detergens gereinigt und anschließend ein fluoriertes Glukocorticoid in einer alkoholischen Lösung aufgetragen. Wir bevorzugen Volon-A®-Tinktur und Extracort-Tinktur, weil diese Präparate 2 % Salicylsäure enthalten. Die Salicylsäure fördert das Durchdringen von Medikamenten durch die Hornschicht, wirkt aber auch entzündungswidrig [36, 61, 62]. Anschließend wird eine Creme oder Salbe mit fluorierten Glukocorticoiden aufgetragen und schließlich mit einer Plastikfolie abgedeckt.

Diese Behandlung ist für die meisten Patienten nur über Nacht möglich. Morgens wird die Haut mit einem Detergens gründlich gereinigt und so eine Steroid-Akne meist vermieden.

Der behaarte Kopf wird mindestens zweimal wöchentlich mit einem Teerschampoo oder einer Metall-Schwefel-Verbindung gewaschen (Selsun®, Ichthocadmin®, Ellsurex®). Zweimal täglich wird zunächst Volon-A®-Tinktur aufgetragen und anschließend eine Lotion mit fluorierten Glukocorticoiden. Zusätzlich wird der Kopf mit einer Plastikfolie abgedeckt, die wiederum durch eine Badekappe gehalten wird.

Bei Psoriasis inversa der Hände wird ein Plastikhandschuh übergezogen bzw. die Füße werden in Plastikfolie eingewickelt. Die Plastikfolien können für den Stamm als Schlauch verschrieben werden. Die Folien werden mit Hilfe von Schlauchverbänden oder Strümpfen in ihrer Position gehalten.

Einzelne Psoriasisherde kann man natürlich mit einer Steroidkristallsuspension unterspritzen, muß aber dann die Dellenbildung in Kauf nehmen.

Auch für die Nagelpsoriasis ist die Dreischlag-Behandlung geeignet, wenn sie konsequent und genügend lange durchgeführt wird. Die Injektion von fluorierten Glukocorticoiden in den Nagelwall hat dagegen enttäuscht, auch die Injektion mit einer Impfpistole, so daß sie nicht für die Praxis empfohlen werden kann [34].

5-Fluourazil wird in Salbenform (Efudix®) zur Behandlung der Nagelpsoriasis angeraten, wir haben damit keine Erfahrung [10].

Nebenwirkungen der örtlichen Anwendung von Glukocorticoiden sind Atrophien der Haut, bei Injektion auch des Unterhautfettgewebes, Teleangiektasien, Steroid-Akne, Depigmentierung und bei Anwendung von Glukocorticoiden unter Okklusionsverband auch eine gesteigerte Sonnenstrahlenempfindlichkeit [16].

Ein zusätzliches Hilfsmittel ist die externe Applikation von *Vitamin-A-Säure* [30, 32, 45]. Obwohl die Vitamin-A-Säure nicht zur Abheilung führt, werden die Schuppen weniger oder verschwinden ganz und die Läsionen werden flacher. Vitamin-A-Säure als Rezeptur in Kombination mit Salicylsäure (2 %) und Hydrocortison (1 %) ist ein gutes Mittel für Psoriasis-Effloreszenzen im Bereich des Kopfes, des Gesichtes und der Ohren, nämlich überall dort, wo man schlecht Cignolin applizieren kann [31].

Die Behandlung mit *Dihydroxyanthranol* (DHA, *Cignolin®*) Bayer) ist seit 1916 [59] das spezifische Therapeutikum zur Lokalbehandlung der chronisch-stationären Psoriasis. Das Medikament kann heute als Dihydroxyanthranol-Hermal® wie früher das Cignolin® rezeptiert werden. Seine antipsoriatische Wirkung ist bisher von keinem anderen Präparat erreicht oder gar übertroffen worden. Allerdings muß man damit umgehen können. Seine Wirksamkeit ist entscheidend von der Geschicklichkeit des behandelnden Arztes abhängig. Für seine Anwendung sind im wesentlichen zwei Behandlungsschemen anzuführen.

a) Die klassische Salbenanwendung, wie sie seit Jahrzehnten mit hervorragendem Erfolg an der Universitäts-Hautklinik Köln durchgeführt wird und zwar in Kombination mit Salicylsäure *(CSV-Schema)* [19, 31, 35, 51]. Das Dihydroxyanthranol hat den großen Vorteil, daß es wirkt, ohne wesentlichen Schaden anzurichten. Die Substanz wird bereits in der Epidermis metabolisiert; in der Kutis ist nur noch Dihydroxyanthrachinon nachweisbar [15]. Sein bekannter Nachteil liegt darin, daß es Haut- und Umgebung intensiv anfärbt. Eine Hautreizung muß in Kauf genommen werden. Eine konsequente Therapie nach unserem Schema führt bei ca. 90 % der Patienten innerhalb von 3 Wochen zum Verschwinden der Hautveränderungen [19]. Der Salicylsäurezusatz dient im wesentlichen der Stabilisierung des Dihydroxyanthranol, das ohne Salicylsäure rasch oxydiert wird [13, 21, 36, 59, 64]. Eigene Befunde zeigen, daß die Salicylsäure keine antimitotische Wirkung entfaltet [38]. Sie lagert sich an die Sulfhydrylgruppen der Hornschicht an und führt damit in niedriger Konzentration zu einer Quellung, in höherer Konzentration zu einer Auflösung der Hornschicht und Nekrose der Epidermis [36]. Eine Ablösung der Schuppen vor Beginn der CVS-Therapie ist nicht notwendig. Einzelheiten über unser Vorgehen haben wir kürzlich ausführlich dargestellt [31]. Auch der Rand der Effloreszenzen muß intensiv mitbehandelt werden [48].

b) Die Anwendung einer Paste mit Salicylsäure und Dihydroxyanthranol ist vor allem durch die Arbeit von Ingram in England wieder modern geworden [14]. Sie wurde in anderen Ländern aufgegriffen und modifiziert und besonders bei der sogenannten Übertage- und Übernachtbehandlung eingesetzt [9, 20, 47]. Die Kombination ist als Stie-Lasan®-Paste käuflich. Auf dem behaarten Kopf jedoch sollte nur eine Salbe angewandt werden.

Nach eigenen Untersuchungen und nach der Erfahrung anderer Autoren ist die Wirkung der Dihydroxyanthranol-Salicylsäure-Salbe die der Paste überlegen [35, 44]. Die Paste hat jedoch den Vorteil, weniger zu schmieren. Ein gutes Behandlungsschema ist das folgende:

Der Patient breitet abends vor dem Bett Zeitungen aus und trägt die Paste auf die Effloreszenzen auf. Im Hinblick auf die Verschmutzung sollte alte Nacht- und Bettwäsche verwendet werden, evtl. Papierwäsche bzw. Papierbettbezüge. Am Morgen schüttelt der Patient zunächst locker gewordene Paste auf dem Zeitungspapier ab, um eine Verschmutzung der Wohnung zu vermeiden und reinigt sich dann in einem Vollbad, evtl. kann die Paste abgeölt werden. Tagsüber wird 2 %ige Salicylvaseline oder eine Glukocorticosteroidsalbe aufgetragen. Derartige Salben können das Dihydroxyanthranol in der Haut lösen und in die Epidermis befördern, somit die Wirkung der nächtlichen Behandlung verstärken.

2. *Die systemische Therapie:* Möglichst sollte man bei Psoriatikern die innerliche Behandlung mit Glukocorticosteroiden vermeiden. Lediglich beim Ausbruch akuter Schübe sind geringere Glukocortocosteroidgaben innerlich oder die Injektion von Kristallsuspension intramuskulär angezeigt. Absetzen einer Glukocorticoisteroidtherapie führt oft zu schweren Schüben oder zum Ausbruch einer Erythrodermie.

Die *Methotrexat*(MTX)-Behandlung sollte stationär eingeleitet werden. Immer bedarf es gründlicher Voruntersuchungen (Blut-, Leber- und Nierenkontrolle). Eine ausführliche Übersicht die Methotrexat-Therapie bei Psoriasis hat kürzlich Rassner gegeben [41, 42]. Das Methotrexat® ist weiterhin das Medikament der Wahl bei schwerer, generalisierter, pustulöser oder arthopathischer Psoriasis. Vorläufige Auswertungen neuer Statistiken zeigen, daß die Möglichkeit einer Leberfibrose zwar gegeben ist, aber nur in einem geringen Prozentsatz vorkommt (bei 3 %) und zwar erst nach mehrjähriger Anwendung in Form täglicher oraler Applikation. Nach unseren Erfahrungen ist für erwachsene Psoriatiker die einmalige Applikation von 25 mg MTX i.m./wöchentlich relativ harmlos und sicher wirksam [52]. Natürlich sind regelmäßige Leberkontrollen erforderlich. Andere Nebenwirkungen (Leukopenien, Schleimhaut-Ulcera) sind selten, für eine Karzinogenität fanden sich in den letzten Jahren keine weiteren Hinweise.

In Anbetracht der umfangreichen Erfahrungen mit Methotrexat® über nahezu 2 Jahrzehnte haben die anderen Cytostatica (Azaribine, Hydroxyurea, Mycophenolsäure) u.E. theoretisches Interesse.

Eine Bedeutung kommt neuerdings einem neuen aromatischen Derivat der *Vitamin-A-Säure* zu, das in Tablettenform gegeben wird und antipsoriatisch wirkt [30, 32, 45], ohne ernsthafte Nebenwirkungen zu haben. Das Präparat kann gut mit der äußerlichen Dihydroxyanthranol-Therapie kombiniert werden. Derartige „physiologische" Substanzen wären sicherlich günstiger für eine Dauertherapie der Psoriasis als cytotoxisch wirkende Pharmaka.

Ein besonderes Problem ist die Psoriasis arthropathica. Hier empfehlen wir geringe Dosen Glukocorticoide (5-10 mg Prednisolonäquivalent), falls man mit Indomethazin die Schmerzen nicht unterdrücken kann [51]. Doch erscheint es nicht ganz ausgeschlossen, daß sich das Indomethazin, wie andere Analgetika, negativ auf die Psoriasis auswirkt.

Die psoriatische Erythrodermie ist ein weiteres therapeutisches Problem. Glukocorticoide sind nach eigenen Untersuchungen nicht in der Lage, den Krankheitsverlauf wesentlich abzukürzen oder zu verändern [51]. Hier ist die Anwendung von Methotrexat® oder eine Ganzkörperbestrahlung zu erwägen [51]. Übergänge zwischen der psoriatischen Erythrodermie, schweren pustulösen Formen der Erythrodermie und der Reiter'schen Erkrankung scheinen möglich. Manche Erythrodermien führen offenbar zugleich mit septischen Prozessen im Körperinnern ad exitum. Deshalb ist, besonders bei pustulösen Formen der psoriatischen Erythrodermien nach bakteriellen Infektionen zu suchen, und diese müssen mit den entsprechenden Antibiotika behandelt werden [22, 23].

3. *Die Phototherapie*: Schließlich wäre die Phototherapie der Psoriasis anzuführen. Die örtliche Phototherapie wird seit Jahrzehnten bei Psoriasis als Goeckermann' Schema mit gutem Erfolg durchgeführt. Sie hat, vor allem bei generalisierten kleinfleckigen bzw. milden erythrodermischen Formen einen unbestrittenen therapeutischen Wert und ist weiterhin zu empfehlen. Neuerdings wird als lichtsensibilisierende Substanz statt Teer das 8-Methoxypsoralen (8-MOP) als Lösung oder Salbe und statt kurzwelliges UVB das langwellige UVA verwendet [12, 27, 33, 56, 57, 58, 60, 63]. Die Substanz hat den Vorteil, daß sie auch innerlich appliziert werden kann.

Die Erfolge dieser Methode (PUVA) sind gut und die Patienten sind mit der unkomplizierten Anwendung zufrieden. Auch die Nebenwirkungen halten sich in Grenzen, soweit man es heute beurteilen kann (Erythem, Pruritus, Nausea, Pigmentierung etc.). In der Kölner Klinik sind wir mit der PUVA-Anwendung zurückhaltend [40, Tabelle 1], da wir die langfristigen Nebenwirkungen noch nicht übersehen. Lebertoxizität, aktinische Schäden, vorzeitige Alterung der Haut, Katarakte und nicht zuletzt eine gesteigerte Karzinogenität kämen hier in Frage.

Tabelle 1. *Keine* systemische PUVA-Therapie

— bei Kindern
— bei Frauen ohne Antikonzeptionsschutz
— bei guter Ansprechbarkeit auf andere Behandlungsmethoden

Die PUVA-Therapie sollte nach Möglichkeit nur bei sonst gesunden Psoriatikern mit ausgedehntem Befall durchgeführt werden!

Eine Lebertoxizität ist möglich, weil das Medikament in der Leber metabolisiert wird; die Überalterung der Haut ist als Folge einer dauernden UV-Bestrahlung zu erwarten; die Katarakt wäre schließlich nicht unwahrscheinlich, denn es ist durchaus denkbar, daß das 8-MOP im Corneaepithel angereichert wird. In der sonnenreichen Zeit oder in entsprechenden Gegenden empfiehlt es sich auf jeden Fall, die Kranken, die systemisch mit 8-MOP behandelt werden, täglich eine geeignete Sonnenbrille tragen zu lassen. Besondere Brillen sind in den USA im Handel erhältlich und die Kranken werden dort angewiesen, sobald sie die Praxis verlassen, die Brille aufzusetzen. Eine besondere Bedeutung ist jedoch der möglichen Karzinogenität beizumessen. Im Experiment liegen deutliche Hinweise darüber vor, daß unter der PUVA-Einwirkung Veränderungen der DNS, des Kernchromatins und chromosomale Aberrationen an den peripheren Blutlymphozyten vorkommen. Wie sich diese Veränderungen auf die Millionen von Psoriatikern auswirken können, falls die PUVA-Therapie allgemein eingeführt wird, weiß heute niemand [66].

Eine besondere Indikation hat die PUVA-Therapie nach Erfahrungen in England vielleicht bei der Behandlung der Nagel-Psoriasis, da die Nagelveränderungen bei Bestrahlung psoriatischer Veränderungen an den Fingern sich erstaunlich besserten. (Laksmipathi, T. et al., Demonstration auf dem 56. Annual Meeting der Brit. Ass. of Dermat. London 1976.)

Zusammenfassend sollten uns auch die Erfolge bei der Unterdrückung psoriatischer Herde nicht davon ablenken, nach Methoden zur Heilung der Psoriasis zu suchen, wie eingangs bemerkt.

Literatur

1. Baughman, R., Sobel R.: Psoriasis, Stress and Strain. Arch. Derm. 103, 599-605 (1971)
2. Berendes, J.: Blick auf die Geschichte der Fokaltheorie. Deutsches Ärzteblatt, Heft 29, 3327-3329 (1973)
3. Bosse, K., Teichmann, A.T.: Der Krankheitswert der Psoriasis. Beobachtungen zur Persönlichkeit und Umweltbeziehungen des Kranken. Hautarzt 23, 122-125 (1972)
4. Braun-Falco, O.: Zur Frage der Psoriasis. Deutsches Ärzteblatt-Ärztliche Mitteilungen 63. Jg., Heft 18, 1195-1200 (1966)
5. Burns, R.E., Whitehouse F.W.: Evidence for impaired glucose tolerance in uncomplicated psoriasis. Arch. Derm. 107, 371-372 (1973)
6. Coles R.B., Ryan T.J.: The psoriasis sufferer in the community. Brit. Journ. of Derm. 93, 111-113 (1975)
7. Comaish, S.: Ingram method of treating psoriasis. Arch. Derm. 92, 56-60 (1965)
8. Delaney, T.J., Leppard, B.: Alcohol intake and psoriasis. Acta Dermatovener 54, 237-238 (1974)
9. Faber, E.M., Harris, D.R.: Hospital treatment of psoriasis. A modified anthralin programm. Arch. Derm. 101, 381-389 (1970)
10. Frederiksson, T.: Topically Applied Fluorouracil in the Treatment of Psoriatic Nails. Arch. Derm. 110, 735-736 (1974)
11. Goldsmith, L.A., Fisher, M., Wacks, J.: Psychological Characteristics of Psoriatics. Arch. Derm. 100, 674-676 (1969)
12. Hofmann, C., Plewig, G., Braun-Falco, O.: Technische Erfahrungen mit der 8-Methoxypsoralen-Photochemotherapie bei Psoriasis vulgaris. Hautarzt 27, 227-285 (1976)
13. Hulsebosch, H.J., Ponec-Waelsch, M.: The interaction of anthralin, salicylic acid and zinc oxide in pastes. Dermatologica 144, 287-293 (1972)
14. Ingram, J.T.: The approach to psoriasis. Brit. med. J. II., 591-594 (1953)
15. Ippen, H.: Toxizität und Stoffwechsel des Cignolins (WZ). Dermatologica 119, 211-220 (1959)
16. Kahn, G.: Photosensitivity from occlusion. Arch. Derm. 103, 340 (1971)
17. Koester, H., Fikentscher, R.: Infekte und Psoriasis. Derm. Mschr. 159, 230-234 (1973)
18. La Cour Andersen, S., Thomsen, K.: Psoriasiform napkin dermatitis. Br. J. Derm. 84, 316-319 (1971)
19. Laum, J.H., Steigleder, G.K.: Behandlungsdauer bei kombinierter Cignolin-Salicylsäure Vaseline-Behandlung bei Psoriasis. Hautarzt 23, 204-207 (1972)
20. Lukacs, S., Braun-Falco, O.: Therapie der Psoriasis vulgaris bei Kindern und Jugendlichen. Deutsches Ärzteblatt, Heft 29, 1915-1918 (1973)
21. Lukacs, St., Braun-Falco, O.: Über das Verhalten von Dithranol (Cignolin®) in Pasten und Lösungen und seiner Beeinflußbarkeit durch Salicylsäure. Hautarzt 24, 304-309 (1973)
22. Marples, R.R., Heaton, Ch.L. Kligman, A.M.: Staphylococcus aureus in psoriasis. Arch. Derm. 107, 568-570 (1973)

23. McFadyen, T., Lyell, A.: Sucessful treatment of generalized pustular psoriasis (von Zumbusch) by systematic antibiotics controlled by blood culture. Brit. J. Derm. 85, 274-276 (1971)

24. Molin, L.: Psoriasis. A study of the course and degree of severity, joint involvement, socio-medical conditions, general morbidity and influences of selection factors among previously hospitalized psoriatics. Acta derm.-venereol. 53, Supp. 72 (1973)

25. Molin, L.: Sozialmedizinische Aspekte bei Psoriasis. Z. Hautkr. (im Druck)

26. Moro, E.: Ekzema Infantum und Dermatitis Seborrhoides, Klinik und Pathogenese. Berlin: Julius Springer, 1932

27. Mortazawi, S.M.A.: Meladinine und UVA bei Vitiligo, Psoriasis, Parapsoriasis und Akne vulgaris. Derm. Mschr. 158, 908 (1972)

28. Nyfors, Allan, Rasmussen, P.A., Lemholt, K., Eriksen, B.: Improvement of Reractory Psoriasis vulgaris after Tonsillectomy. Dermatologica 151, 216-222 (1975)

29. Orfanos, C.E., Mahrle, G.: Membrandefekt als Basis der gestörten Wachstumsregulation bei Psoriasis. Pathogenetisches Konzept und therapeutische Konsequenzen. Dermatologica 151, 199-215 (1975)

30. Orfanos, C.E., Runne, U.: Systemic use of a new retinoid with and without local anthralin treatment in generalised psoriasis. British Journal of Dermatology 95, 101-103 (1976)

31. Orfanos, C.E., Steigleder, G.K.: Psoriasis-Therapie mit Cignolin® (Dihydroxyanthranol): Das Kölner CSV-Therapie-Schema. Z. Hautkr. 51, 473-480 (1976)

32. Ott, F., Bollag, W.: Therapie der Psoriasis mit einem oral wirksamen neuen Vitamin-A-Säure Derivat. Vorläufige Mitteilung. Schweiz. Med. Wschr. 105, 439-441 (1975)

33. Parrish, J.A., Fitzpatrick, T.B., Tannenbaum, C., Pathak, M.A.: Photochemotherapy of Psoriasis with oral Methoxasalen and Longwave Ultraviolett Light. New Engl. J. Med. 291, 1207-1211 (1974)

34. Peachey, R.D.G., Pye, R.J., Harman, R.R.M.: The treatment of psoriatic nail dystrophy with intradermal steroid injections. British Journal of Dermatology 95, 75-78 (1976)

35. Piroth Rügenberg, M.: Vergleich der externen Psoriasisbehandlung mit Cignolin nach zwei verschiedenen Methoden. Hautarzt 21, 421-422 (1970)

36. Pullmann, H.: Die Salicylsäure in der Therapie der Psoriasis Z. Hautkr. 51, (6) 219-222 (1976)

37. Pullmann, H., Lennartz, K.J., Steigleder, G.K.: In vitro examination of cell proliferation in normal and psoriatic epidermis, with special regard to diurnal variations. Arch. Derm. Forsch. 250, 177-184 (1974)

38. Pullmann H., Lennartz, K.J., Steigleder, G.K.: Die Wirkung der Salicylsäure auf die Proliferationskinetik psoriatischer Epidermiszellen. Arch. Derm. Forsch. 251, 271-275 (1975)

39. Pullmann, H., Lennartz, K.J., Steigleder, G.K.: Die Proliferationskinetik normaler Epidermis vor und nach äußerlicher Anwendung einer 1 %igen Vitamin-A-Säure-Lösung, Arch. Derm. Res. 253, 71-76 (1975)

40. Pullmann, H., Zingsheim, M., Steigleder, G.K., Orfanos, C.E.: PUVA – und Anthralintherapie der Psoriasis, ein klinischer, histologischer und autoradiographischer Vergleich. Z. Hautkr. (im Druck)

41. Rassner, G.: Psoriasis – ihre zytostatische Behandlung mit Amethopterin (Methotrexat). Fortschr. Med. 91, 381-390 (1973)

42. Rassner, G.: Praktische Aspekte der zytostatischen Behandlung der Psoriasis. Z. Hautkr. 51, (12) 499-506 (1976)

43. Ross, H.-G.: Untersuchungen über das Entstehungsalter der Psoriasis vulgaris. Meth. Inform. Med. 10, 108-115 (1971)

44. Runne, U.: Zur Cignolin-Salicylsäure-Therapie der Psoriasis. Cignolin-Salicylsäure-Vaseline-Behandlung und Lasan-Paste. Rechts-Links-Vergleich. Hautarzt 25, 199-200 (1974)

45. Schimpf, A.: Zur systemischen Anwendung eines aromatischen Vitamin A-Säure-Derivates (Ro 10-9359) bei Psoriasis und Keratosen. Z. Hautkr. 51, 265-274 (1976)

46. Schoefinius, H.-H., et al.: Histokompatibilitätsantigene (HL-A) bei Psoriasis. Untersuchungen an 104 unverwandten Patienten. Dtsch. med. Wschr. 99, 440-444 (1974)

47. Seville, R.H.: Simplified dithranol treatment of psoriasis, Brit. J.Derm. 93, 205-208 (1975)

48. Stankler, L., Vinay, D.: The influence of treatment of the paralesional skin with dithranol on healing in psoriasis. Brit. J. Derm. 92, 57-61 (1975)

49. Steigleder, G.K.: Diskussion zu W. Schulze: Die innere Behandlung der Psoriasis. Hautarzt 6, 517 (1955)

50. Steigleder, G.K.: Die Dynamik der Reaktionsweise psoriatischer Haut. Arch. klin. exp. Derm. 227, 158-178 (1966)

51. Steigleder, G.K.: Die Rehabilitation des Psoriasis-Kranken, Hautarzt 19, 71-75 (1968)

52. Steigleder, G.K.: Ambulante Behandlung der Psoriasis mit Methotrexat. Hautarzt 22, 419 (1971)

53. Steigleder, G.K., Orfanos, C.E.: Provozierte Psoriasis. Hautarzt 18, 508-514 (1967)

54. Steigleder, G.K., Schumann, H., Lennartz, K.-J.: Autoradiographic in vitro-examination of psoriatic skin before, during and after dithranol treatment. Arch. Derm. Forsch. **246**, 231-235 (1973)

55. Svejgaard, A., Staub Nielsen, L., Svejgaard, E., Kissmeyer Nilsen, F., Hjortshoj, A., Zachariae, H.: HL-A in psoriasis vulgaris and in pustular psoriasis - population and family studies. Brit. J. Derm. **91**, 145-153 (1974)

56. Tanenbaum L., Parrish, J.A., Pathak, M.A., Anderson, R.R., Fitzpatrick, Th.B.: Tar phototoxicity and phototherapy for psoriasis. Arch. Dermatol. **111**, 467-470 (1975)

57. Tronnier, H., Heidbüchel, H.: Zur Therapie der Psoriasis vulgaris mit ultravioletten Strahlen. Z. Hautkr. **51**, (10) 405-424 (1976)

58. Tronnier, H., Schüle, D.: Zur dermatologischen Therapie der Dermatosen mit langwelligem UV nach Photosensibilisierung der Haut mit Methoxsalen. Erste Ergebnisse bei Psoriasis vulgaris. Z. Haut. Geschl-Kr. **48**, 385-393 (1973)

59. Unna, P.G.: Cignolin als Heilmittel der Psoriasis. Derm. Wschr. **62**, 116-126 (1916)

60. Weber, G.: Combined 8-methoxypsoralen and black light therapy of psoriasis. Brit. J. Derm. **90**, 317-323 (1974)

61. Weirich, E.G.: Dermatopharmacology of Salicylic Acid I. Range of Dermatotherapeutic Effects of Salicylic Acid. Dermatologica **151**, 268-273 (1975)

62. Weirich, E.G., Longauer, J.K., Kirkwood, A.H.: Dermatopharmacology of Salicylic Acid III. Topical Contra-Inflammatory Effects of Salicylic Acid and Other Drugs in Animal Experiments. Dermatologica **152**, 87-99 (1976)

63. Wolff K., Hönigsmann, H., Gschnait, F., Konrad, K.: Photochemotherapie bei Psoriasis. Klinische Erfahrungen bei 152 Patienten. Dtsch. Med. Wschr. **48**, 2471-2477 (1975)

64. Young, E.: Conversion of dithranol in Ointments and pastes. Dermatologica **140**, 281 (1970)

65. Zaun, H. In: Ovulationshemmer in der Dermatologie. Therapeutische Anwendung und Nebenwirkungen an der Haut. S. 35. Stuttgart: Georg Thieme 1972

66. Reed, W.B.: Treatment of Psoriasis with oral psoralens and longwave ultraviolet light. Act. Dermatovener. (Stockh.) **56**, 315 (1976)

Klaus Wolff

Photochemotherapie der Psoriasis

Einleitung

Photochemotherapie beruht auf dem Prinzip der Photoaktivierung einer in das Gewebe eingebrachten photosensibilisierenden Substanz durch Lichtenergie und der therapeutischen Nutzung der sich daraus ergebenden photochemischen Reaktion [7, 17]. Lokal werden photosensibilisierende Substanzen, wie z.B. Teer [9], seit Jahrzehnten bei Psoriasis therapeutisch eingesetzt, wobei in den letzten Jahren die Applikation von Furocumarin-Derivaten, vor allem 8-Methoxypsoralen, weite Verbreitung gefunden hat [1, 5, 6, 9, 11, 12, 14, 15]. Im Gegensatz zu dieser Lokaltherapie wird bei systemischer Photochemotherapie [7] der Photosensibilisator (8-Methoxypsoralen, 8-MOP) oral verabreicht und durch eine nachfolgende Bestrahlung des Patienten mit langwelligem Ultraviolett-Licht (UV-A) im Gewebe aktiviert; da die Penetration von UV-A auf die oberflächlichen Schichten der Haut beschränkt bleibt, eine Photoaktivierung von 8-MOP aber von dem Auftreffen ausreichender Quanten dieser Wellenlängen abhängt, bleiben bei Photochemotherapie photochemische Reaktionen auf eben diese Gewebsschichten beschränkt. Es stellt daher diese Therapieform einen erfolgreichen Versuch dar, systemische Chemotherapie im erkrankten Organ, also in der Haut, zu lokalisieren [7, 17, 19].

Systemische Photochemotherapie (PUVA*) hat sich als therapeutisches Verfahren bei der Behandlung schwerer, generalisierter Psoriasis durchgesetzt, entsprechende Berichte sind von uns [17 - 21] und von anderen vorgelegt worden [3, 10, 13, 16]. Ihre Vorteile bestehen in der relativen Einfachheit der Durchführung, im Einsatz systemischer statt lokaler Mittel, in der Effektivität, mit der komplette Remissionen innerhalb kurzer Zeit erzielt werden können, und in der Tatsache, daß die Therapie auch dort erfolgreich eingesetzt werden kann, wo andere therapeutische Modalitäten versagen; PUVA-Therapie ist schließlich eine vorwiegend ambulante Behandlung, durch die einmal erzielte Remissionen über längere Zeiträume erhalten werden können.

Methodik

Auf die Details der Durchführung von PUVA-Therapie ist anderenorts wiederholt eingangen worden [19, 21]. Das Prinzip der Therapie besteht darin, daß der Patient eine nach Kilogramm (Körpergewicht) bemessene Dosis von 8-MOP (0,6 mg/kg) oral einnimmt und 2 Stunden später, zum Zeitpunkt des höchsten 8-MOP-Gewebsspiegels, einer Ganzkörperbestrahlung mittels eines UV-A-Hoch-

---

*PUVA = 8-Methoxy-Psoralen plus UVA

leistungsgerätes (Wellenlängenbereich von 320-400 nm, Emissionsmaximum bei 365 nm) bestrahlt wird. Dosiert wird also in mg/kg Körpergerwicht (8-MOP) und J/cm^2 (UV-A-Energie) [20]; entscheidend für die Erzielung optimaler therapeutischer Resultate ist die Beachtung der auf diesem Prinzip der Doppeldosierung beruhenden Dosierungs- und Therapie-Richtlinien [20]. Das Lichtsystem, das bei der PUVA-Therapie eingesetzt wird, soll UV-A gleichmäßig über den ganzen Körper ohne Beimengungen von kurzem Ultraviolett-Licht (UV-B) oder Infrarot ausstrahlen, wobei die emittierte Energie genügend hoch sein soll, damit therapeutische Dosen (Joule/cm^2) innerhalb vernünftig kurzer Bestrahlungszeiten verabreicht werden können. Die Bestrahlungsgeräte müssen daher nicht nur leistungsfähig sein, sondern gleichzeitig das größtmögliche Maß an Sicherheit dafür bieten, daß die errechnete und zu verabreichende Strahlendosis tatsächlich eingehalten wird* [20].

Schließlich muß bei Festsetzung der Behandlungsdosen die individuelle Empfindlichkeit des Patienten auf phototoxische Reaktionen in Betracht gezogen werden, die sich durch eine vor Therapiebeginn durchzuführende Phototestung zur Bestimmung der sogenannten minimalen Phototoxizitätsdosis (MPD) und des Photosensibilitäts-Photopigmentierungs-Index (PPI) ziemlich genau feststellen läßt [20]. Vier Bestrahlungssitzungen pro Woche werden bis zur Erzielung kompletter klinischer Erscheinungsfreiheit durchgeführt.

Therapeutische Ergebnisse

Ein Ansprechen auf PUVA-Behandlung äußert sich meist bereits nach der 3. bis 4. Behandlungssitzung [7, 17]. Es kommt zum Abflachen der Infiltration, zur Verminderung der Schuppung und schließlich zur Abnahme des Erythems. Gleichzeitig entwickelt sich an der normalen, nicht befallenen Haut eine gleichmäßige, ästhetisch ansprechende Bräunung; nach Involution der psoriatischen Läsionen lassen sich früher psoriatisch veränderte Hautareale kaum mehr von normaler Haut unterscheiden (Abb. 1 a und b).

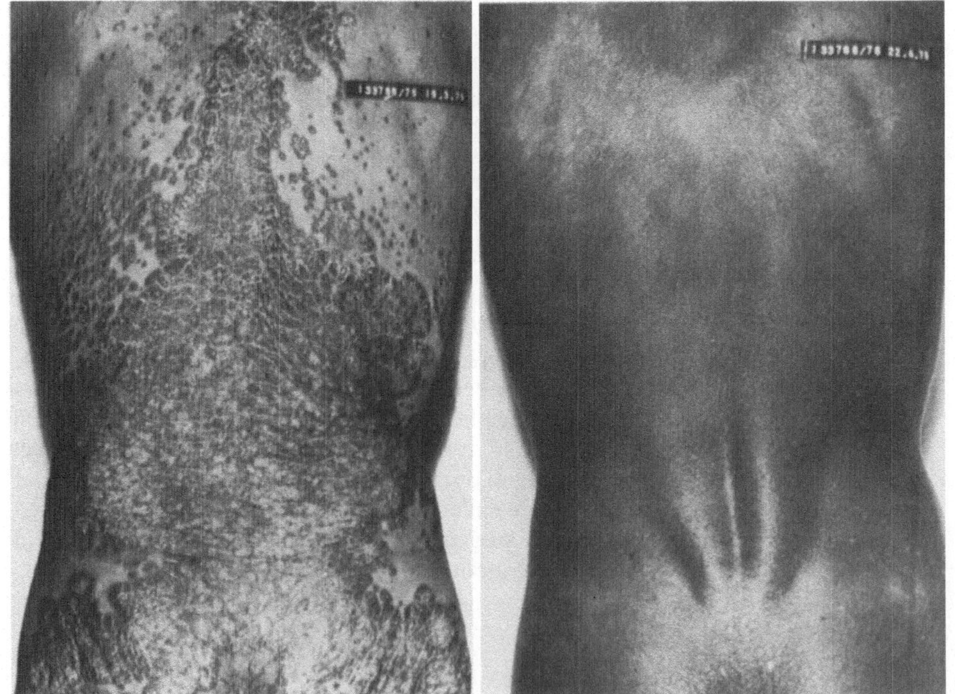

a b

Abb. 1 a und b. 45-jähriger Patient vor (16.III.1976) und nach (22.IV.1976) der PUVA-Behandlung

---

* In unserer Photochemotherapieabteilung werden die Geräte PUVA 4000 (Liegeeinheit), PUVA 6000 (Stehbox), PUVA 180 und 200 (Hand/Fußboxen) der Fa. Waldmann, Schwenningen, und das Modell GCT Upright Model T der Fa. GTE Sylvania, Danvers, Mass., eingesetzt.

Wie in Halbseiten-Versuchen gezeigt werden konnte, ist PUVA-Therapie einer Höhensonnenbestrahlung (UV-B) oder Sonnenbestrahlung mit langwelligem UV-A-Licht ohne Photosensibilisator weit überlegen [19]. Praktisch alle Formen der Psoriasis, wie chronisch-indurierte, eruptive, erythrodermatische und pustulöse Erscheinungsbilder, sprechen auf PUVA an; dies gilt in gleicher Weise für Psoriasis verschiedenster Lokalisationen, einschließlich der Nagelpsoriasis — lediglich die Psoriasis des behaarten Kopfes läßt sich auf Grund der Ausfilterung von UVA durch Haare nicht beeinflußen.

Von 305 Patienten mit schwerer generalisierter Psoriasis konnte eine völlige Erscheinungsfreiheit bei 289 (94 %) erzielt werden, wobei zur Erreichung dieses Ergebnisses eine mittlere Anzahl von 13 Behandlungssitzungen über einen Zeitraum von etwas mehr als 3 Wochen benötigt wurden (Tabelle 1). Nur bei 15 Patienten ließ sich dieses Ergebnis innerhalb dieses Zeitraumes nicht erreichen, ein Patient mußte als Behandlungsversager deklariert werden (Tabelle 1).

Tabelle 1. Behandlungsergebnisse (Initialbehandlung)

Anzahl der Patienten	305
Anzahl der Patienten mit vollständiger Remission	289
Patienten mit 90 % Besserung	10
Patienten mit Besserung (< 90 %)	5
Versager	1
Anzahl der Behandlungen bis zur vollständigen Remission	13.39 ± 7.08
Anzahl der Tage bis zur vollständigen Remission	24.85 ± 14.85

Ähnliche Ergebnisse lassen sich bei psoriatischer Erythrodermie erzielen, wenngleich die Dosierung bei dieser Patientengruppe größere Probleme aufwirft und entsprechende Erfahrung voraussetzt [21]. Patienten mit Erythrodermie neigen schon bei geringfügiger Überdosierung zur Exazerbation, weswegen besonders vorsichtig vorgegangen werden muß. Zur Erzielung von Erscheinungsfreiheit wird daher eine größere Zahl von Behandlungssitzungen und ein längerer Zeitraum benötigt (Tabelle 2). Ausgezeichnete Er-

Tabelle 2. Erythrodermie (Initialbehandlung)

Zahl der Patienten	14
Patienten mit kompletter Remission	13
Versager	1
Behandlungen bis zur Remission	25.5 ± 11.3
Behandlungszeit (Tage) bis zur Remission	51.4 ± 27.7

gebnisse haben wir ferner bei Patienten mit Psoriasis pustulosa, Typ Zumbusch, erzielt [4], wenngleich die für Erythrodermie angeführten Einschränkungen auch für diese Psoriasisform gelten (Tabelle 3); gleichzeitig mit der Besserung des Hautstatus kommt es bei diesen Patienten zum Sistieren systemischer Symptome und zur Normalisierung der Blutsenkungs- und Leukozytenwerte [4]. Ähnlich günstig ist der Erfolg von PUVA auch bei jenen Fällen mit schwerer Psoriasis, die früher nur durch systemische Corticosteroide, Methotrexat, oder andere Cytostatika in einem einigermaßen akzeptablen Zustand gehalten werden konnten [2]. Unserer Erfahrung nach kommt es bei derartigen Patienten nach dem Absetzen der zytostatischen bzw. der Corticosteroid-Therapie zunächst zu einer Exazerbation der Dermatose und damit zu einer Verschlechterung der allgemeinen dermatologischen Situation; durch entsprechend behutsam durchgeführte Photochemotherapie kann jedoch eine Beruhigung und schließlich auch hier klinische Erscheinungsfreiheit erzielt werden. Ein ganz entscheidender Vorteil von PUVA läßt sich gerade an Hand dieser Patienten demonstrieren, die durch diese Behandlung von diesen eher bedenklichen Formen von Systemtherapie loskommen.

Tabelle 3. Psoriasis pustulosa, Typ Zumbusch (Initialbehandlung)

Gesamtzahl der Patienten	7
Anzahl der Patienten mit völliger Erscheinungsfreiheit	7
Anzahl der Behandlungen bis zur Erscheinungsfreiheit (x ± s)	14.4 ± 10.0
Anzahl der Behandlungstage bis zur Erscheinungsfreiheit (x ± s)	25.6 ± 18.3

Nebenwirkungen

PUVA beruht auf Phototoxizität, Nebenwirkungen sind daher vornehmlich diesem Prinzip zuzuschreiben. Durch Beachtung der in den letzten beiden Jahren ausgearbeiteten Behandlungsrichtlinien lassen sich diese jedoch auf ein Minimum reduzieren. Wie aus Tabelle 4 ersichtlich ist, fanden sich Juckreiz bei 21 %, umschriebene +++ Erytheme bei 6 % und lokalisierte Blasenbildungen bei 2 % der Patienten. Interessant ist die Tatsache, daß es zu lichtinduzierten Koebner-Phänomenen nur in einem relativ geringen Prozentsatz (2 %) kommt und daß durch Fortsetzung der Behandlung diese Reaktionen regelmäßig durchbrochen werden können. In einem kleinen Prozentsatz der Fälle kommt es durch orales 8-MOP zu Übelkeit, doch läßt sich diese durch Einnahme einer kleinen Mahlzeit zusammen mit dem Medikament meist verhindern [19]; nach unserer Erfahrung mußte bisher bei keinem einzigen Patienten auf Grund von Unverträglichkeit von 8-MOP die Therapie unterbrochen werden.

Tabelle 4. Nebenwirkungen*

Pruritus	21
Lokalisiertes +++ Erythem	6
Generalisiertes +++ Erythem	0
Lokalisierte Blasen	2
Leichte Übelkeit	6
Starke Übelkeit	1,5
Koebner-Phänomen	2

* In Prozent der Patienten (265 = 100 %)

Intervallbehandlung

Da auch durch PUVA Psoriasis nicht geheilt werden kann, muß auch bei dieser Therapieform mit Rezidiven gerechnet werden. Die Intervalltherapie ist dahingehend ausgerichtet, derartige Rezidive zu verhindern bzw. nach Auftreten von Rückfällen den Patienten raschest wieder klinischer Erscheinungsfreiheit zuzuführen. Aus diesem Grunde werden die Patienten weiterbehandelt, wobei sich uns zunächst zwei, später eine PUVA-Behandlung pro Woche, und im Anschluß daran Behandlungssitzungen in noch größeren Abständen bewährt haben [17, 19, 21]. Bei Auftreten von Rezidiven wird die Frequenz der PUVA-Behandlungen gesteigert, bis neuerlich eine Remission erzielt ist. Das Ziel der Intervallbehandlung ist es, mit einem Minimum von Behandlungssitzungen die Erscheinungsfreiheit des Patienten zu erhalten, ein Ziel, das sich natürlich nicht bei jedem Patienten erreichen läßt. Immerhin ist es mittels dieses Therapieschemas gelungen, innerhalb eines Beobachtungszeitraumes von bis zu 2 Jahren 83 % der Patienten in Remission zu halten (Tabelle 5). Es bedeutet dies allerdings eine beträchtliche Belastung für die behandelnde Institution, da dadurch sämtliche Patienten weiter betreut werden müssen. Ein kleiner Prozentsatz von Psoriatikern benötigt zur Intervalltherapie eine relativ hohe Frequenz von Behandlungen. Wir haben uns willkürlich auf 2 Behandlungen pro Woche als eine maximal zumutbare Intervallbehandlungsfrequenz geeinigt und alle Patienten, die mehr Expositionen pro Woche benötigen, als Intervalltherapie-Versager deklariert. In unserem Krankengut stellen rund 8 % der Patienten derartige Versager dar [21]; von insgesamt 20 Patienten waren 11 hochgradig übergewichtig, 5 Alkoholiker, 12 zeigten eine außerordentliche Pigmentierungskapazität und benötigten dadurch extrem lange Bestrahlungszeiten, 6 hatten früher unter psoriatischer Erythrodermie gelitten.

Tabelle 5. Intervallbehandlung

Nach-beobachtungs-zeit (Tage)	Zahl der Patienten	Zahl der Patienten mit völliger Erscheinungsfreiheit	Prozent
601-700	12	10	83,3
501-600	14	8	57,1
401-500	43	35	81,3
301-400	43	33	76,7
201-300	28	24	85,7
101-200	36	33	91,6
0-100	50	46	92,0
	226*	189	83,6

* 79 Patienten, die den monatlichen Kontrollen fernblieben, sind in dieser Zusammenstellung nicht enthalten.

Schlußbetrachtung

An der klinischen Effektivität von Photochemotherapie bei der Behandlung schwerer Psoriasis besteht heute kein Zweifel — es scheint, als sei durch diese Therapieform eine neue Ära in der Psoriasis-Behandlung eingeleitet worden [19]. Umsomehr gewinnen Fragen nach der Unbedenklichkeit und eventueller Langzeitnebenwirkungen dieses Verfahrens an Bedeutung [21]. Im Vordergrund stehen dabei die Möglichkeit einer eventuellen Organtoxizität von 8-MOP, eventueller Langzeitnebenwirkungen, wie Kataraktbildung, oder degenerative Veränderungen an der Haut und schließlich das Problem der Onkogenität [17]. Es ist dieser Fragenkomplex, vor allem das Für und Wider, wiederholt und detailliert ausgeleuchtet worden [17, 19, 21], so daß sich eine eingehende Besprechung dieser Problematik in diesem Rahmen erübrigt. Bisher vorliegende Erfahrungen mit Photochemotherapie haben zu keinen Ergebnissen geführt, die als Unterstützung vorgebrachter Bedenken herangezogen werden können [21], andererseits sind jedoch die zur Verfügung stehenden Beobachtungszeiten sicher noch zu kurz, um irgendein abschließendes Urteil zu gestatten. Die bei Photochemotherapie stattfindende, durch UV-vermittelte Reaktion zwischen 8-MOP und zellulärer DNS [7, 19] ist jedoch so lange als potentielles Langzeitrisiko anzusehen, als Spätfolgen, welcher Art auch immer, nicht mit Sicherheit ausgeschlossen werden können, und sollte daher bei der Indikationsstellung zur Photochemotherapie Berücksichtigung finden. Photochemotherapie sollte unserer Auffassung nach nur bei schweren Formen von Psoriasis zur Anwendung kommen, in der Hand dazu ausgebildeter Dermatologen verbleiben und vorderhand solchen Patienten vorbehalten sein, bei denen die Möglichkeit von Langzeitkontrollen gesichert ist.

Literatur

1. Allyn, B.: Studies on phototoxicity in man and laboratory animals. 21st Annual Meeting of American Academy of Dermatology. Chicago 1962
2. Gschnait, F., Konrad, K., Hönigsmann,H., Wolff, K.: Photochemotherapie bei Corticosteroid- und Methotrexate-behandelten Psoriatikern. Hautarzt (im Druck)
3. Hofmann, C., Plewig, G., Braun-Falco, O.: Technische Erfahrungen mit der 8-Methoxypsoralen-Photochemotherapie bei Psoriasis vulgaris. Hautarzt 27, 277-285 (1976)
4. Hönigsmann, H., Gschnait, F., Konrad K., Wolff, K.: Photochemoterapy for pustular psoriasis (Zumbusch). Brit. J. Dermatol. (im Druck).
5. Mortazawi, S.M.A., Oberste-Lehn, H.: Lichtsensibilisatoren und ihre therapeutischen Fähigkeiten. 1. vorläufige Mitteilung. Z. Haut-Geschl.kr. 48, 1-9 (1973)
6. Oberste-Lehn, H., Mortazawi, S.M.A.: Therapeutische Ergebnisse bei der Anwendung von 8-Methoxypsoralen (MOP) und UV-A. Z. Hautkr. 50, 559-751 (1975)
7. Parrish, J.A., Fitzpatrick, T.B., Tanenbaum, L., Pathak, M.A.: Photochemotherapy of psoriasis with oral methoxsalen and longwave ultraviolet light. New. Engl. J. Med. 291, 1207-1211 (1974)
8. Perry, H.O., Soderstrom, C.W., Schulze, R.W.: The Goeckerman treatment of psoriasis. Arch. Dermatol. 98, 178-182 (1968)
9. Rodermund, O.E., Stein, G.: Zur Therapie der Psoriasis über eine neue Möglichkeit der Psoriasis-Behandlung unter Anwendung von langwelligem UV-Licht und einem Photosensibilisator. Fortschr. Med. 93, 1484-1486 (1975)
10. Swanbeck, G., Thyresson-Hök, M., Bredberg, A., Lambert, B.: Treatment of psoriasis with oral psoralens and longwave ultraviolet light. Acta Dermatovener (Stockholm) 55, 367-376 (1975)
11. Tronnier, H., Schüle, D.: Zur Therapie von Dermatosen mit langwelligem UV nach Photosensibilisierung der Haut mit Methoxsalen. Zschr. Hautkr. 48, 385-393 (1973)
12. Tronnier, H., Löhning, R.: About the current status of Methoxsalen-UV-A-Therapy in Dermatology. Castellania, 2, 267-271 (1974)
13. Tronnier, H., Heidbüchel, H.: Zur Therapie der Psoriasis vulgaris mit ultravioletten Strahlen. Z. Hautkr. 51, 405-424 (1976)
14. Weber, G.: Combined 8-Methoxypsoralen and Blacklight-Therapie of Psoriasis. Brit. J. of Derm. 90, 317-323 (1974)
15. Weber, G.: Blacklight-Meladinine: Eine neue Dimension in der Dermato-Therapie. Dtsch. Ärzteblatt 20, 1407-1416 (1975)
16. Weisman, K., Howitz, J., Bro-Jorgensen, A.: Treatment of psoriasis with 8-methoxypsoralen and longwave ultraviolet light (PUVA). Clinical Medicine 4. 28 (1976)
17. Wolff, K., Hönigsmann, H., Gschnait, F., Konrad, K.: Photochemotherapie bei Psoriasis. Klinische Erfahrungen bei 152 Patienen. Dt. Med. Wschr. 48, 2471-2477 (1975)
18. Wolff, K., Hönigsmann, H., Gschnait, F., Konrad, K.: Photochemotherapie der Psoriasis. In: Jung, EG (ED): Photochemotherapie. Grundlage, Technik und Nebenwirkungen. Verhandlungsbericht des Deutsch-Schwedischen Symposiums über Photomedizin in Oberursel. 23. - 25.4.1975. pp 81-89. Stuttgart Schattauer Verlag 1976
19. Wolff, K., Fitzpatrick, T.B., Parrish, J.A., Gschnait, F., Gilchrest, B., Hönigsmann, H., Pathak M.A., Tanenbaum, L.: Photochemotherapy of psoriasis with oral 8-methoxypsoralen. Arch. Derm. (Chic.) 112, 943-950 (1976)
20. Wolff, K., Gschnait, F., Hönigsmann, H., Konrad, K., Parrish, J.A., Fitzpatrick, T.B.: Phototesting and dosimetry for photochemotherapy. Brit. J. Dermatol. (im Druck)
21. Wolff, K., Gschnait, F., Hönigsmann, H., Konrad, K., Stingl, G., Wolff-Schreiner, E., Fritsch, P.: Oral photochemotherapy - Résults, Follow-up and Pathology. Second International Symposium on Psoriasis. Standford 12.-15. Juli 1976

Rudolf Schuppli

Phasengerechte Behandlung der Mykosis fungoides

Wenn es noch eines Beweises bedürfte, daß die Grundlagenforschung auch für die klinische Medizin außerordentlich wichtig ist, so wäre dies die Mykosis fungoides. Seit über 150 Jahren ist diese Krankheit bekannt. Obwohl ihr klinisches Bild und ihr Verlauf schon 1806 eindeutig und vollständig beschrieben wurden, haben in der ganzen Zeit die Bemühungen, das Wesen dieser Krankheit zu erfassen, zu keinem greifbaren Resultat geführt. Je nach der gerade herrschenden Meinung wurde die Krankheit als Haematodermie, als Retikulose, als Granulomatose oder als Lymphom der Haut aufgefaßt, ohne daß damit ein Fortschritt zu erzielen gewesen wäre. Erst durch die neueren Resultate der immunologischen Forschung und ihre Anwendung auf die Mykosis fungoides sind in jüngster Zeit neue Vorstellungen über ihre Pathogenese entstanden, die erhoffen lassen, daß die Rätsel dieser Krankheit bald gelöst werden können.

Wie bekannt, besteht das Infiltrat bei der Mykosis fungoides aus verschiedenartigen Zellelementen, die dem lymphozytären System zugeordnet werden müssen. Die Erforschung der verschiedenen Aufgaben der Lymphozyten im Rahmen der immunologischen Abwehr hat nun ergeben, daß es verschiedene Typen von Lymphozyten gibt, denen verschiedene Funktionen zukommen. Morphologisch lassen sie sich nicht unterscheiden, ihre Eigenschaften können nur mit speziellen Verfahren erkannt werden. Die heute am besten bekannten Zelltypen des lymphozytären Abwehrsystems werden T- und B-Zellen genannt, wobei die T-Zellen für die zelluläre Abwehr, die B-Zellen vor allem für die humorale Abwehr wichtig sind. Daneben gibt es noch Lymphozyten, deren Funktion noch nicht so gut erforscht ist wie die der genannten beiden Zelltypen. Es steht nun fest — und diese Erkenntnisse sind vor allem auch der experimentellen Ekzemforschung zu verdanken — daß die immunologische Abwehr mit einer Vermehrung der entsprechenden Zelltypen einhergeht. Offenbar kann nun diese Proliferation lymphozytärer Elemente auch Tumorform annehmen. Im Tierexperiment wurden solche lymphozytären Tumoren, also Lymphome, bei langdauernder Stimulation mit körperfremdem Eiweiß erzielt, und auch die Graft versus host reaction kann zu Tumoren des lymphozytären Systems führen. Auch beim Menschen sind entsprechende Erscheinungen beobachtet worden. So tritt das sog. Burkitt-Lymphom vor allem bei Patienten auf, deren Immunsystem durch Malaria chronisch stimuliert wird. Neuerdings wird beschrieben, daß Hodgkin-artige Krankheitsbilder durch immunologische Reaktionen gegenüber Arzneimitteln, vor allem Hydantoin, zustande kommen können. Wieweit bei diesen Tumorbildungen Viren eine zusätzliche Rolle spielen, ist heute noch nicht restlos abgeklärt. Es liegen Indizien dafür vor, daß durch die chronische immunologische Stimulation von Lymphozyten endogene Viren aktiviert oder gebildet werden können.

Wie lassen sich nun diese neuen Erkenntnisse auf die Mykosis fungoides übertragen? Es besteht kein Zweifel, daß die Mykosis fungoides eine eigentsändige Krankheit ist, die sich von anderen das lymphatische System betreffenden Krankheiten wie Leukämien oder Morbus Hodgkin in wesentlichen Punkten unterscheidet. Da ist zunächst das epidermotrope Infiltrat und dann der phasenförmige Verlauf, d.h. der Beginn mit einem ersten Stadium, das oft klinisch einem Ekzem entspricht, das dann in das infiltrative „Plaques-Stadium" und schließlich in das Tumorstadium übergeht. Dabei ist es nicht so, daß die Krankheit unweigerlich im Tumorstadium enden muß. Uns allen sind Patienten bekannt, die ihr Leben lang an infiltrierten Plaques im Sinne einer Parapsoriasis oder einer diffusen erythrodermie-ähnlichen Dermatitis leiden, die aber nie Tumoren bilden und bei denen die Diagnose Mykosis fungoides nur auf Grund des histologischen Bildes der Infiltrate mehr oder weniger sicher gestellt werden kann.

Der entscheidende Unterschied zu Leukämien und zum Morbus Hodgkin ist jedoch die immunologische Reaktionsfähigkeit der Patienten mit Mykosis fungoides. Bis in die letzten Lebenstage bleibt ihr immunologisches System voll funktionsfähig, was man daran erkennen kann, daß die Patienten durch extern applizierte Cytostatica, z.B. durch Stickstoff-Lost-Präparate leicht sensibilisiert werden, daß sie spontan Kontaktekzeme aufweisen und daß in vitro ihre Lymphozyten normal stimulierbar bleiben. Daß bei einzelnen Patienten im langen Verlauf ihrer Krankheit zum Teil unter dem Einfluß immunsuppressiver Medikamente und Cortison, zum Teil im Verlauf konkomitierender Infektionskrankheiten Abschwächungen der Immunreaktionen auftreten können, spricht nicht gegen die Tatsache, daß im Prinzip das Immunsystem bei Mykosis fungoides nicht nur intakt bleibt, sondern daß sogar eine besonders starke kutane Empfindlichkeit besteht. Wir haben bei allen Patienten mit Mykosis fungoides, die wir epikutan mit verschiedenen Allergenen getestet haben, positive Reaktionen auf ein oder mehrere Allergene, speziell häufig auf Metalle wie Chrom, Nickel und Kobalt erhalten, wobei auch im Tumorstadium überraschend starke Reaktionen auftraten.

Die Untersuchung der Zahl und der Funktion von T- und B-Zellen bei Patienten mit Mykosis fungoides hat die klinisch feststellbaren immunologischen Eigenheiten weitgehend bestätigt. Im forgeschrittenen Stadium scheinen vor allem die T-Zellen besonders aktiv zu sein. Von englischen Untersuchern [2] wird die Mykosis fungoides bereits als eine durch chronische Antigen-Stimulation zustande gekommene Krankheit bezeichnet. Winkelmann [3] geht noch weiter und nennt das der Mykosis fungoides nahe verwandte Sézary-Syndrom eine T-Zell-Erythrodermie. Wir glauben nun, daß es heute noch verfrüht erscheint, die Mykosis fungoides und ähnliche Krankheitsbilder einem bestimmten Zelltyp zuzuschreiben, an der Berechtigung aber, die Mykosis fungoides im Sinne einer Arbeitshypothese als Tumorbildung der immunologisch kompetenten Zellen, also als Immunocytom oder Immunom aufzufassen, zweifeln wir nicht [1]. Wie weit im Stadium der Tumorbildung auch noch Viren eine Rolle spielen, kann heute nicht gesagt werden.

Die Konsequenzen dieser neuen Auffassung der Mykosis fungoides als eines Immunocytoms oder Immunoms für die Therapie sind folgende:

Im Stadium der prämykotischen Exantheme sollte eine möglichst vollständige immunologische Abklärung vorgenommen werden und es sollten womöglich alle als Allergene in Frage kommenden Substanzen eliminiert werden. Dies kann dann unmöglich sein, wenn es sich um eine Nickelallergie handelt. Wir haben festgestellt, daß normalerweise im menschlichen Blut Nickel in der Größenordnung von 0,1-1,0 ppm vorhanden ist. Dabei besteht kein Unterschied zwischen Normalen und Patienten mit verschiedenen Krankheiten, z.B. auch mit Mykosis fungoides. Wie die Untersuchungen der Chromüberempfindlichkeit zeigen, können aber die genannten Mengen genügen, um eine chronische Stimulation des immunologischen Systems bei Sensibilisierten zu bewirken. Trotzdem wird man aber bestrebt sein müssen, die Nickelzufuhr so gering als möglich zu halten, d.h. man wird z.B. nickelhaltiges zahnärztliches Prothesenmaterial und Osteosynthesematerial vermeiden und daran denken, daß saure Speisen, wie z.B. Sauerkraut aus rostfreien Pfannen beträchtliche Nickelmengen herauslösen können. Es sollten ferner wenn möglich zusätzliche immunologische Reizungen wie Impfungen unterlassen werden. Wir haben bei einem Patienten mit Mykosis fungoides gesehen, daß immer im Anschluß an Impfungen Schübe seiner Krankheit auftraten. Es wird jetzt auch verständlich, weshalb der Aufenthalt in allergenarmem Klima wie an der Nordsee in frühen Stadien der Mykosis fungoides gleich wie bei atopischen Zuständen Linderung bringen kann. Vielleicht geht auch die positive Wirkung des UVA über eine Beeinflußung der Immunozyten. Auf Cortison extern und oft auch intern oder auf ACTH wird man nicht verzichten können.

Schwierig bleibt nach wie vor die Behandlung des Tumorstadiums. Wenn man annimmt, daß das Tumorstadium möglicherweise durch endogene Viren zustande kommt, so erscheint die Anwendung von Cortison kontraindiziert. Tatsächlich haben wir schon ganz zu Beginn der Cortisonära über 2 Fälle von Mykosis fungoides berichtet, die kurzfristig zwar gut auf Cortison angesprochen haben, dann aber an Sepsis und Virushepatitis gestorben sind. Dagegen scheint in diesem Stadium die Therapie mit Interferon und dem Transfer-Faktor hoffnungsvoll. Bis wir über die Wirkung dieser Therapieformen genaueres wissen, wird man wie bisher die Röntgenbestrahlung anwenden. Es muß leider festgestellt werden, daß die Versuche mit cytostatischer Therapie sehr enttäuscht haben.

Wenn sich auch heute aus der neuen Arbeitshypothese noch nicht sehr viel Positives für die Behandlung der Mykosis fungoides-Patienten ergibt, so dürfte doch schon in prophylaktischer Hinsicht eine Konsequenz gezogen werden müssen. Heute wird mit leichter Hand das Abwehrsystem des Menschen manipuliert. Man denke an die Unmengen Cortison, an die Cytostatica, an Fremdeiweiße wie Bluttransfusionen und Frischzellen, die den Menschen oft ohne zwingende Indikation einverleibt werden. Wenn es sich tatsächlich bewahrheiten sollte, daß durch chronische Belastung des Immunapparates Tumoren des lymphatischen Systems entstehen können, wird man mancher Therapieform kritischer gegenüberstehen als bisher. Wir haben jedenfalls den Eindruck, daß heute prämykotische Zustände häufiger sind, als früher. Das Konzept des Immunocytoms verdient deshalb besondere Beachtung, und die Dermatologie kann hier wahrscheinlich Wesentliches zur Abklärung eines neuen Tatbestandes beitragen.

Zusammenfassung

Auf Grund der Hypothese, daß die Mykosis fungoides durch Wucherung von immunkompetenten Zellen zustande kommt, also ein Immunocytom oder Immunom darstellt, und auf Grund der Tatsache, daß bei solchen Patienten oft eine starke epikutane Überempfindlichkeit besteht, wird die Notwendigkeit einer genauen immunologisch-allergologischen Abklärung betont. Die dabei festgestellten Antigene sollten wenn möglich eliminiert werden. Im Tumorstadium erscheint die Anwendung von Cortison fragwürdig, da eine Mitbeteiligung von Viren in diesem Stadium nicht ausgeschlossen ist.

Literatur

1. Schuppli, R.: Editorial: Is mycosis fungoides an „immunoma"? Dermatologica 152 (im Druck)
2. Tan, R.S.-H., Butterworth, C.M., McLaughlin, H., Malka, S., Samman, P.D.: Mycosis fungoides - a disease of antigen persistence. Brit. J. Dermatology 91, 607-616 (1974)
3. Winkelmann, R.K.: Editorial: T Cell Erythroderma (Sézary-Syndrome). Archs. Derm. (Chicago) 108, 205-206 (1973)

Gustav Niebauer und Harald Bardach

„Urlaubsdermatosen" und ihre Behandlung

Der internationale Reiseverkehr führt zu immer weiter entfernten Urlaubszielen, so daß es heute fast keine geographisch gebundenen Dermatosen mehr gibt. Die Frage nach etwaigen Auslandsaufenthalten ist somit zu einem obligaten Bestandteil bei der Erhebung der dermatologischen Anamnese geworden. Nirgends wird diese Internationalisierung von Hautkrankheiten so deutlich wie bei den „Urlaubsdermatosen". Im Wesentlichen sind diese durch meteorobiologische und durch geographische Faktoren bedingt [13]. Unter den meteorobiologischen Faktoren führt vor allem Licht zu einem breiten Spektrum von Hauterkrankungen, die hier aus Platzmangel nicht besprochen werden können. Nur die *Phytophotodermatitis* [10] sei erwähnt, die durch Kontakt feuchter Haut mit einer größeren Zahl Furocumarin-haltiger Pflanzen bei gleichzeitiger Sonnenlichtbestrahlung auftritt (Tabelle 1). Weitere meteorobiologische Faktoren, die

Tabelle 1. Furocumarin-haltige Pflanzen

Umbelliferae	Karotten, Sellerie, Pastinake, Petersilie, Fenchel, Dill, Angelika, Ammi Majus
Rutaceae	Zitrone, Orange, Bergamot, Burning Bush (Kreta), Gartenraute, Angosturarindenbaum
Moraceae	Maulbeere, Feige, Hanf, Hopfen

eine große Zahl von Hauterkrankungen und Hautschäden verursachen, sind Wärme, Kälte und Luftfeuchtigkeit [5, 6]. Z.B. führen hohe Luftfeuchtigkeit und Temperatur zu häufigem Auftreten von Miliaria, bullöser Impetigo und Hidradenitis, Erkrankungen, die in den Tropen gleichzeitig beim selben Patienten beobachtet werden können.

Neben den meteorobiologischen sind die geographischen Faktoren wesentlich für das Zustandekommen sogenannter Urlaubsdermatosen [7, 9]. Z.B. beobachten wir immer häufiger Fälle von *kutaner Leishmaniasis* [11]. Leishmanien sind einzellige Lebewesen mit Kern (Protozoen) [12]; andere für den Dermatologen interessante Protozoen sind z.B. Trichomonaden, Amöben und Toxoplasmen. Drei Formen der Leishmaniasis werden unterschieden (Tabelle 2), wobei im folgenden nur über die kutane Leishmaniasis referiert wird (Orientbeule, Bagdadbeule, Aleppobeule usw.) Der Lebenszyklus der Leishmania tropica inkludiert ein Wirtreservoir und einen Insektenvektor. Das Wirtreservoir hängt von der Gegend ab; im Mittelmeerraum Hunde, im mittleren Osten häufig der Mensch, in Afrika und Asien Nagetiere. Vektoren sind hauptsäch-

353

Tabelle 2. Formen der Leishmaniasis

Form		Erreger	Vorkommen
kutane Leishmaniasis:	Rustikaler Typ Urbaner Typ Lupoider Typ (L. Recidivans) Dermales Leishmanoid	Leishmania tropica	Kleinasien Südwestasien Mittelmeer Persien Zentral- und Südamerika
Mukokutane Leishmaniasis: (L. americana)	Espundia Chiclero-Ulcus Uta Nicht ulcerierte Formen Disseminierte kutane L.	Leishmania brasiliensis	Zentral- und Südamerika (Brasilien!)
Viszerale Leishmaniasis: (Kala-Azar)	Leishmaniom Generalisation (RES) Cancrum Oris, Noma Post-Kala-Azar L.	Leishmania donovani	Indien Afrika

lich Sandfliegen. Das klinische Bild und der Verlauf hängen von der Menge der übertragenen Erreger und von der Immunitätslage des Wirts ab. Beim ländlichen, feuchten Typ tritt an der Insektenbißstelle eine Papel auf, die durch einige Monate an Größe zunimmt und sich schließlich in ein ca. 5 cm großes Ulcus umwandelt. Nach Monaten kommt es meist zur Spontanheilung mit Narben. Beim trockenen, urbanen Typ ist die Latenzperiode, bis Veränderungen manifest werden, wesentlich länger (Inkubationszeit 2 Monate bis 1 Jahr). Selten kommt es nach Abheilen des Mutter-Herdes am Rand zum Auftreten von lupoiden Knötchen (Leishmaniasis recidivans). Bei schlechterer Abwehrlage kann eine nicht ulzerierende, generalisierte Form auftreten (dermales Leishmanoid). Da die Mücken besonders exponierte Hautstellen treffen, tritt die Orientbeule besonders im Gesicht und an den Händen auf. Die Erkrankung führt zur dauernden Immunität.

Die Diagnose erfolgt meist in mit Giemsa-gefärbten histologischen Schnitten. In Histiozyten, gelegentlich auch in Epidermiszellen, sind die Leishmanien als rundliche bis ovale, 2-4 μ große, unbegeißelte und kapsellose Körperchen mit einem peripheren größeren Kern und einem stäbchenförmigen Nebenkern leicht zu erkennen. Der kulturelle Nachweis erfolgt mit dem Nicolle-Novy-McNeal-(„NNN")-Medium.

Da eine hohe spontane Heilungstendenz besteht, führen meist schon lokale Maßnahmen zum Erfolg. Bei Verdacht auf Generalisation soll unbedingt systemisch behandelt werden (Tabelle 3).

Tabelle 3. Therapie der Leishmaniasis

1. Lokal	Natriumstibogluconat Amphotericin B Quinacrin Kryotherapie	

2. Allgemein	Pentavalente Antimonverbindungen
	  Natriumstibogluconat
	  Megluminantimonat (Glucantim)
	Pentamidin (Lomidin)
		Viszerale und kutane L.

	Dihydroemetin	kutane L.
	Cycloguanylpamoat Amphotericin B	Mukokutane L.

Eine unangenehme und meist nicht richtig diagnostizierte Erkrankung tritt beim
Baden im Meer durch Kontakt mit *Nematocysten (Nesselzellen)* [4] auf. Diese enthalten in ihrem Inneren gifthaltige Schläuche, welche ausgeschleudert werden, sobald ein
kleiner Fortsatz mit der Beute in Berührung kommt. In Tabelle 4 sind diejenigen Lebewesen angeführt, die Nesselzellen auf ihren Fangfäden enthalten. Es kommt zu urtikariellen und auch zu neurotoxischen Reaktionen, die zur Paralyse des Nervensystems
führen können. Die Haut der Patienten soll mit Meerwasser vorsichtig gespült werden,
während Süßwasser zu einer weiteren Entladung der Nesselzellen führt. Lokale Anwendung von Alkohol inaktiviert die Nematocysten.

Auch manche *Meeresschwämme* besitzen an ihrer Oberfläche Toxine, die stark juk-
kende Exantheme verursachen (Tabelle 5).

Tabelle 4. Marine Kontaktdermatitis durch Nematocysten

Portuguese Man-of War (Physalia Physalis)

Nudibranchia (Seeschnecken), Inkorporieren Nematocysten

Velella-Velella (Windsegler)

Calycophora („Stinging Water" – Dermatitis)

„Feuerkoralle" (korallenähnlich)

Leptomedusae

Quallen

Seeanemonen (Schwammfischerdermatitis)

Korallen

Tabelle 5. Marine Kontaktdermatitis durch Meeresschwämme

Roter Schwamm (Microciona prolifera)

Feuerschwamm (Tedania Ignis)

Fibula *Nolitangere*

Dermatitis durch Schwammskelette

Seeigel besitzen neben ihren Stacheln auch kleine Fangarme, die ebenfalls ein Toxin
enthalten (Tabelle 6). Man unterscheidet Sofort-Reaktionen (stark brennender Schmerz,
Ödem und Blutung) und Spät-Reaktionen, die unter Umständen Monate später auftreten und sowohl nodulär als auch diffus sind. Die Stacheln lassen sich durch ihren Mine-
ralgehalt röntgenologisch nachweisen. Ihre Entfernung ist die einzige zielführende Therapie. „Dogger bank itch" wird durch *Seemoos* (Tabelle 7), einem Meerestier, hervorgerufen, das vor allem in der Nordsee vorkommt. Befallen werden die exponierten Körperstellen (allergische Kontaktdermatitis?).

Tabelle 6. Marine Kontaktdermatitis durch Echinodermata

	Toxin	Symptome
Seeigel	Stacheln	1. Sofortreaktion
	Pedicellariae	2. Spätreaktion
	(Neurotoxin)	a) nodulär
Seestern	Stacheln	b) diffus
Seegurke	Holothurin	

Tabelle 7. Marine Kontaktdermatitis durch Tang

Seemoos (Meerestier)	„Dogger Bank Itch" an exponierten Körperstellen
Algen	z.B. Lyngbya Majuscula Gomont unterhalb der Badebekleidung

Hingegen führen Algen zu einer Dermatitis meist unterhalb des Badeanzuges. Somit lassen sich bei Schwimmern 2 Formen der Dermatitis unterscheiden (Tabelle 8): *„Swimmers' itch"*, der an den freigetragenen Körperstellen auftritt (z.B. durch Cercarcien) und die *„seabathers' eruption"*, die vorwiegend unterhalb der Badebekleidung auftritt und besonders durch Nematocysten und Algen verursacht wird.

Tabelle 8. Dermatitis-Formen bei Schwimmenden

Dermatitis bei Schwimmenden	Lokalisation	Ätiologie
„Swimmers' Itch" (Süßwasser)	Freigetragene Körperstellen	Cercarien
„Marine Dermatitis" (Salzwasser)		
„Seabathers' Eruption"	unterhalb der Badebekleidung	Nematocysten Algen Pteropoda

Die *Cercarien- oder Schistosomen-Dermatitis* wird durch eine Larvenform der Trematoden (Saugwürmer) hervorgerufen. Es sind dies Parasiten, die vorwiegend Wasservögel befallen (Tabelle 9). Die Eier gelangen mit den Exkrementen in das Wasser und entwickeln sich in Wasserschnecken weiter; sie verlassen diese als freischwimmende Cercarien, die dann bei zufälligem Kontakt in die menschliche Haut eindringen und zu häufig juckenden urtikariellen Knötchen führen, die erst nach Wochen wieder abheilen. Sie sind allerdings ungefährlich, da sie in der menschlichen Haut bald sterben und daher zu keiner Systemerkrankung führen. Der Mensch ist für sie nur ein Fehlwirt. Die Cercarien-Dermatitis ist eine allergische Reaktion, d.h., eine Sensibilisierung des Badenden ist Voraussetzung. Die Erkrankung ist weit verbreitet und kommt auch in vielen deutschen und österreichischen Badeseen vor. Lutz empfiehlt zur Verhütung der Cercarien-Dermatitis nach Verlassen des Wassers das Abreiben mit Tüchern.

Tabelle 9. Schistosomen-Dermatitis

Vogelcercarien:	Süßwasser Salzwasser
Säugetiercercarien:	Süßwasser

Da wir in den letzten Jahren einschlägige Fälle beobachten konnten, möchten wir auf vorwiegend in Afrika verbreitete Parasitosen hinweisen, welche als Erstmanifestationen charakteristische, flüchtige, Angioödem-artige Schwellungen zeigen. Diese werden bei der *Onchocerciasis* als Erysipelas de la Costa, bei der *Loaiasis* als Kalabarschwellung bezeichnet. Solche Manifestationen bei Tropenheimkehrern müßten also vor allem auch in dieser Hinsicht abgeklärt werden. Die Onchocerciasis zeigt im weiteren Verlauf hinweisende Hautveränderungen (Pseudo-Ichthyosis, Pachydermie, Prigmentverschiebung etc.).

Bei beiden Erkrankungen kann es zum gefürchteten Augenbefall und schließlich zur Erblindung kommen. Die Therapie erfolgt mit Diäthylcarbamazin (Hetrazan®), welches bei der Onchocerciasis zunächst zu einer fast diagnostischen Exacerbation führt, dem sogenannten Mazzotti-Phänomen. Während Hetrazan® nur auf die Mikrofilarien wirkt, kann der Organismus vom erwachsenen Wurm durch Suramin (Bayer 205, Germanin) befreit werden.

Ein sehr charakteristisches Bild ist die *Creeping disease (Larva migrans)* [8], die neuerdings immer wieder beobachtet wird. Es gibt keine speziellen Creeping disease-Parasiten, vielmehr handelt es sich um verschiedene Erreger, die eine 0,5-3mm breite, hellrote Linie erzeugen, die ohne Unterbrechung und Verzweigung verläuft. Die Fortbewegungsgeschwindigkeit des Parasiten reicht von 2 cm in 24 Stunden bis zu 10 cm in 1 Stunde. Der Parasit ist entweder eine Fliegenlarve oder eine Larve von Fadenwürmern. In Europa sind fast nur Fliegenlarven (Pferdemagenbremse) Verursacher dieser Dermatose; sie entwickeln sich in der Haut nicht weiter und sind harmlos. Der Erreger wird durch Einfrieren des Gangendes mit Chloraethyl beseitigt oder durch lokale Applikation einer Thiabendazolsuspension. In Süd- und Mittelamerika, in den USA und in Westafrika wird die Creeping disease allerdings durch Larven der Fadenwürmer (Nematoden) hervorgerufen, oft nach Ruhen auf feuchtem Sand im Seebad. Dann kann es zu einer Systemerkrankung kommen, d.h., man soll bei Patienten, die aus dieser Gegend kommen, den frischen Stuhl auf Larven untersuchen.

Durch Ansiedelung von Fliegenlarven (Maden) auf Hautwunden kommt es zur *Myiasis externa,* die durch verschiedene Übertragungsmöglichkeiten zustandekommt (Tabelle 10). Es bilden sich furunkel-ähnliche Hautläsionen. Die Behandlung besteht in der Entfernung der Larven und lokalen Antibiotika.

Tabelle 10. Übertragungsmodus bei Myiasis

1. Direkter Wirtbefall (z.B. Wohlfarthia vigil)

2. Eier auf Moskitos, Zecken, Stallfliegen
   geklebt und so zum Wirt transportiert
   (z.B. Dermatobia hominis)

3. Eier gelangen in den Erdboden
   Larven befallen den Wirt (Sandstrand)
   (z.B. Cordylobia anthropophaga)

Insekten haben Bedeutung als Überträger verschiedener Erkrankungen. Für den Dermatologen sind sie oft ein Problem durch die Vielfalt der lokalen oder allgemeinen Reaktionen nach dem Stich [1, 2]. Über 700.000 Insektenarten sind bekannt, hier soll nur über Moskitos und Hymenoptera (Bienen, Wespen, Hornissen) referiert werden. Das Insektengift enthält Kinine, Histamin, Serotonin, Acetylcholin, Phospholipase A usw. und führt nach Stich zu lokalen und selten auch allgemein toxischen Reaktionen. Die Lokalerscheinungen reichen vom juckenden Erythem über Urtica bis zur Blasenbildung in reaktionsloser Umgebung (Culicosis bullosa Siemens). Prophylaktisch wird Vit B_1 (2 x 100 mg täglich) empfohlen. Sicherer in ihrer Wirkung sind Repellents.

Seltener, aber von großer medizinischer Bedeutung sind die allergischen Reaktionen auf Insektenstich, wobei als Antigen wahrscheinlich nur ein Bestandteil des Giftes wirkt, z.B. bei der Bienenstichallergie die Phospholipase A. Von der American Academy of Allergy wird die in Tabelle 11 angeführte Einteilung vorgeschlagen, wobei schwere Reaktionen und Schock zum Tode des Patienten führen können. Immerhin sterben jedes Jahr mehr Menschen an einer Insektenstichallergie als an Schlangenbiß. Das Mittel der Wahl zur Bekämpfung des Schocks ist Adrenalin. Zur Prophylaxe muß vor allem die Insektenstichallergie nachgewiesen werden, wobei oft schon die Anamnese zum Ziel führt. Scratch- und Intrakutan-Tests erfordern Übung und Vorsicht und sind leider nicht perfekt. Eine Hyposensibilisierungstherapie mit einem Insektengemisch wird nur bei ausgewählten Patienten durchgeführt.

Verschiedene Faktoren sind für die *Attraktion der Moskitos* verantwortlich [3], wobei weniger die Augen der Insekten als ihre Antennen mit den Rezeptoren für CO_2, Feuchtigkeit und Temperatur Bedeutung haben (Tabelle 12). Es ist bekannt, daß Menschen für Insekten unterschiedlich attraktiv sind, d.h., abhängig von den Wirtfaktoren erfolgt die Wirtselektion (Tabelle 13). Dabei wirken Feuchtigkeit, Wärme und CO_2 additiv. Auch die Ausscheidung von Aminosäuren und Östrogenen erhöht die Attraktion; es ist bekannt, daß Frauen abhängig vom Menstruationszyklus verschieden häufig von Moskitos gestochen werden. Dunkle Farben erhöhen die Anziehungskraft für Moskitos, hingegen werden Bienen, Wespen usw. durch helle, glänzende Farben angezogen.

Große Bedeutung hat die in Mitteleuropa häufigste *Zeckenart Ixodes ricinus* (Holzbock), die von Mensch und Tier im Vorübergehen vom Gestrüpp abgestreift wird. Die Zecke bleibt danach Blut und Lymphe saugend 1 Woche und länger auf dem Wirt. Infolge der anaesthesierenden Wirkung des Speichelsekretes wird sie häufig erst spät bemerkt. Keinesfalls dürfen Zecken mit Gewalt abgelöst werden, da sonst die Mundwerkzeuge abreißen und als Fremdkörper zu einer granulomatösen Entzündung führen. Durch Auftragen einer Salbe werden die Stigmen der Tiere verlegt, so daß sie nach 10-15 Minuten ohne Widerstand entfernt werden können. Uns bewährt sich dabei am besten die Sterosan®-Salbe.

Tabelle 11. Allergische Reaktionen auf Insektenstiche

1. Lokal	Lokale Schwellung	Flöhe, Wanzen, Moskitos, Fliegen
2. Leichte Allgemein-reaktion:	Generalisierte Urticaria, Angstgefühl	Hymenoptera (Bienen, Wespen, Hornissen)
3. Mittlere Allgemein-reaktion:	Zusätzlich Schwindelgefühl, Bauchschmerzen, Brechreiz	
4. Schwere Allgemein-reaktion:	Zusätzlich Dysphagie, Dyspnoe, Schwäche, Verwirrung, Todesangst	
5. Schockreaktion		
6. Spätreaktion		

Tabelle 12. Attraktion von Mosquitos

Anemotaxis	Konvektionsströmung
Klinokinese	Gegen Konzentrationsgradienten der warmen, feuchten Luft
Antennenrezeptoren	Typ I Sensilla: Kohlendioxyd Typ II Sensilla: Hygrorezeptor Typ III Sensilla: Thermorezeptor
Wirtfaktoren	Emanation visuell

Tabelle 13. Wirtfaktoren, verantwortlich für Insektenattraktion

Luftvermittelt (Körperemanation)	1. Feuchtigkeit 2. Konvektionswärme 3. Kohlendioxyd 4. Aminosäuren (Lysin etc.) 5. Östrogene
Visuelle Faktoren	1. Farben *Moskitos:* Nicht reflektierend, dunkel *Hymenoptera:* Hell, glänzend 2. Bewegung 3. Konturen („Schachbrett")

Mit dem Zeckenstich können verschiedene Krankheitserreger übertragen werden, besonders Rickettsien und Viren. In Tabelle 14 sind sichere und fragliche, durch Zecken übertragene Infektionen angeführt. Die rascheste Rückbildung des Erythema chronicum migrans erreicht man mit Chloramphenicol (durch 4 Tage 1,0 g täglich peroral), harmloser und daher das Mittel der Wahl ist Penicillin, das jedoch mindestens durch 8-10 Tage verabreicht werden soll.

Tabelle 14. Durch Zecken in Europa übertragene Erkrankungen

1. Erythema chronicum migrans
2. Lymphadenosis benigna cutis?
3. Lymphocytic infiltration of the skin?
4. Akrodermatitis chronica atrophicans?
5. Mediterranes Fieber
6. FSME (Frühsommer-Meningoenzephalitis)

Besonders österreichische Wissenschaftler haben sich bei der Erforschung der Frühsommer-Meningoenzephalitis (FSME) große Verdienste erworben (Moritsch). Das Verbreitungsgebiet erstreckt sich von Nordeuropa über den südbayerischen Raum und das Alpengebiet bis nach Griechenland. In Endemiegebieten ist jede 50ste bis 500ste Zecke ein Virusträger. Der Stich führt in etwa 10-20 % der Fälle zur Erkrankung. Heute ist eine Prophylaxe durch eine Vakzination (Formalin-inaktivierte FSME-Viren; die FSME-Vakzine wird zunächst 2 mal in 4-12wöchentlichen Abständen tief subkutan verabreicht, wobei nach der 1. Impfung in 75 % der Fälle ein Impfschutz besteht, eine 3. Impfung ist noch nach 9-12 Monaten erforderlich und dann alle 5 Jahre) möglich, als Sofortmaßnahme ist die passive Immunisierung mit FSME-Immunglobulin angezeigt (sicher wirksam nur bis 3 Tage nach dem Stich).

Die einzige, im südlichen Europa durch Zecken übertragenen Rickettsiose (R. conori) mit Allgemeinerscheinungen ist das *mediterrane Fieber,* von dem hauptsächlich Kinder befallen werden. An der Stelle des Zeckenstiches bildet sich zunächst ein dunkler Fleck (tache noir), der sich in eine Papel und schließlich nekrotisches Ulcus umwandelt. Es kommt im weiteren Verlauf zu einem makulo-papulösen Exanthem im Bereich des Stammes, der Handflächen und Fußsohlen. Zur Therapie eignen sich Tetracycline.

Literatur

1. Barnard, J.: Cutaneous Responses to Insects-Types and Mechanism of Reactions. JAMA 196, 259-262 (1966)
2. Barr, S.E.: Insect Sting Allergy. Cutis 6, 1069-1074 (1976)
3. Brown, A.W.A.: The Attraction of Mosquitoes to Hosts. JAMA 196, 249-252 (1966)
4. Fisher, A.A., Orris, W.L.: Aquatic Contact Dermatitis. In: Contact Dermatitis. Hrsg. A.A. Fisher, 2. Aufl. S. 337-351. Philadelphia: Lea & Febiger 1973
5. Horne, G.O.: Environmental and Individual Factors in the Etiology of Prickly Heat. Journ. Invest. Dermat. 10, 97-106 (1952)
6. Horne, G.O.: Climatic Environmental Factors in the Etiology of Skin Diseases. Journ. Invest. Derm. 10, 107-112 (1952)
7. Marchionini, A.: Relationship of Sociology to Dermatology and Venerology. Trans. of the St. John's Hosp. Derm. Soc. 1-7 (1964)
8. Niebauer, G., Reichel, K.: Creeping Disease (Larva migrans). Wien. Klin. Woschr. 87, 177-180 (1975)
9. O'Brien, J.P.: The Etiology of Poral Closure Teil I-IV. Journ. Invest. Dermat. 15, 95-152 (1950)
10. Pathak, A.M.: Phytophotodermatitis. In: Sunlight and Man. S. 495-513. University of Tokio Press 1974
11. Rau, R.C., Dubin, H.V., Taylor, W.B.: Leishmania Tropica Infections in Travellers. Arch. Dermatol. 112, 197-201 (1976)
12. Winkler, A.: Parasitäre Hautkrankheiten. In: Dermatologie und Venerologie. Band II. Teil 2. Hrsg. H.A. Gottron u. W. Schönfeld. S. 957-990. Stuttgart: Georg Thieme 1958
13. Wulff, K.: Zur Meteorobiologie und Meteoropathologie der Haut. Hautarzt 5, 201-205 (1954)

Albin Proppe

Hemmnisse optimaler dermatologischer Behandlung

Die Kostenexplosion im Gesundheitswesen hat Berufene und Unberufene auf den Plan gebracht, um irgend etwas zu sagen, irgend etwas über das, was man sich dabei einerseits und andererseits so vorstellt. Der hier vorgelegte Versuch, der Frage nach möglichen Hemmnissen einer dermatologischen Behandlung nachzugehen, hat keinen unmittelbaren Bezug auf die politischen Tagesfragen zum Gesundheitswesen. Er geht vielmehr von der Frage nach der Effektivität einer Fortbildung im ärztlichen Beruf aus.

Zweifellos wird allenthalben auf die Darstellung der Forschungsergebnisse und der therapeutischen Entwicklungen für die praktischen Belange viel Überlegung, viel guter Wille und viel Mühe aufgewandt. Bemerkenswert allerdings ist die Monotonie, mit der dennoch seit Jahrzehnten aus der dermatologischen Praxis auf die Inkompatibilität der auf Kongressen, Tagungen und Fortbildungsveranstaltungen dargebotenen Erkenntnisse und Erfahrungen mit den wirklich praktischen Bedürfnissen hingewiesen wird. Das hat den Verdacht aufkommen lassen, daß der Grund für die beiderseits gleich große Enttäuschung über die ungenügende Effektivität der beruflichen Fortbildung in ganz anderen Quellen als etwa in der mangelnden Bereitschaft oder gar in gegenseitigem Unverständnis zu suchen ist.

Nicht erst jüngst und nicht nur in der Bundesrepublik wächst das Interesse für die Erforschung des Einflusses einer Gebührenordnung auf die Indikationen zu ärztlichen Maßnahmen. Ich erinnere an die frühen Bemerkungen von Hoede [3] und Bohnstedt [1] zu diesem Thema. Wie ich an den Schwierigkeiten gezeigt habe, die die Einführung der Differentialdiagnostik der Mykosen, der kulturellen Diagnostik der Gonorrhoe und der histologischen Diagnostik der Hautgeschwülste in die Routinepraxis bereitet, dürfte wohl auch das Maß des „Regelbetrages" in dieser Betrachtung nicht vernachlässigt werden. In der Diskussion der Sachlage kommt es nicht darauf an, ob es den Regelbetrag als Richtmaß verbaliter noch oder nicht mehr gibt. Wie auch immer man den Durchschnittswert der erbrachten ärztlichen Leistung nennt, so dient er zur Beurteilung und damit zur Kontrolle der Wirtschaftlichkeit ärztlichen Verhaltens.

Bedenkt man, daß über 90 % der bundesrepublikanischen Bevölkerung von Gesetzes wegen sozialversichert sind, so erscheint der durchschnittliche Erlös je Krankenschein als eine Währung, die der ärztlichen Tätigkeit alle Merkmale einer — allerdings etwas kompliziert definierten — Akkordarbeit verleiht. Berechnet man die Kosten für Praxismiete, für Personal und für die Abschreibungen der Investitionen nach der Krankenscheinwährung, so wird der Zwang zur Beschränkung des Zeitaufwandes je Patient offenkundig. Fatalerweise zwingen die viel beschworenen Wartezeiten der Patienten zu einer Rationalisierung der Praxis, die im wesentlichen durch Delegation von Arbeitsgängen auf Personal zu erreichen ist. Der Druck, den Zeitaufwand je Patient zu beschränken, wird in erheblichem Maße durch die kostenintensive Personalvermehrung hervorgerufen.

R.N. Braun hat wohl schon sehr früh — vor fast 20 Jahren — die tiefgreifenden Rückwirkungen einer „Minuten-Konsultation" auf die nosologische Klassifikation des niedergelassenen Arztes aufgezeigt. Man muß erkennen, daß die Nosologie und damit auch die diagnostische Ansprache des niedergelassenen Arztes wirklich nicht mit der Lehre ex cathedra kongruent sein können.

Die Dermatologie freilich befindet sich in diesem Zusammenhang in einer besonderen Lage. In ihrem Bereich kann man sehr wohl die für die Therapie in der Regel entscheidende, rein morphologische Diagnostik a prima vista betreiben. Aber der stark handwerkliche Charakter eines großen Teils der dermatologischen Therapie einerseits und die zeitraubende, für den Erfolg jedoch unerläßliche Aufklärung des Kranken über die Verhaltensweise gegenüber äußeren Einwirkungen auf die Haut bei den so häufigen chronischen Dermatosen andererseits führen zu einem erheblichen Konflikt mit der rationalen Beschränkung des patientenbezogenen Zeitaufwandes.

Die in der Theorie überzeugende und in der praktischen Wirkung unübertroffene *Rotter*sche Methode der Behandlung kallöser Ulzera cruris beispielsweise ist im System der Krankenscheinwährung nicht durchführbar. Auch die zeitaufwendige Führung und Behandlung eines großen Teils der an Akne, Rosacea und perioraler Dermatitis leidenden Kranken paßt nicht in eine vom Prinzip des Akkordlohns angetriebene Praxisorganisation. Die Kosmetikerin, die bei voller Auslastung die erfahrungsgemäß erforderliche Zeit für eine manuelle Aknebehandlung tatsächlich auch verbraucht, bringt — in den Einheiten der Krankenscheinwährung gerechnet — nicht das Geld für ihren eigenen Lohn zusammen.

Nicht zuletzt gehört das Schicksal der dermatologischen Röntgentherapie in diesen Zusammenhang. In den Universitätskliniken ist die Häufigkeit der Indikationen für die dermatologische Strahlentherapie unter die für eine mittlere Fachpraxis maßgebende Rentabilitätsgrenze gesunken. Die Kosten für eine Beschaffung eines Röntgengerätes und für die Erfüllung der Strahlenschutzbestimmungen sind — immer in der Krankenscheinwährung gerechnet — unverhältnismäßig angewachsen. Die Röntgenausrüstung ist daher nur noch für Praxen mit einer außergewöhnlich hohen Frequenz wirtschaftlich tragbar.

Nun kommt es in dieser Darstellung nicht darauf an, die Systemimmanenz der angesprochenen Hemmnisse einer optimalen dermatologischen Behandlung in der Praxis aufzuzeigen; vielmehr ist die Ökonomie der dermatologischen Fachpraxis besonders deswegen angesprochen, weil sie vielleicht drastischer als die soziale Indikation zu ärztlichem Handeln offenbar werden läßt, daß die Behandlung von Krankheiten in Wirklichkeit keineswegs eine reine lehrbuchmäßige Korrelation von Diagnose und dazu passender Heilmethode ist.

Die Ideologie der praktischen Medizin, die nur die Krankheitsentitäten — was immer darunter verstanden werden möge — und die darauf abgestimmten medizinischen Indikationen kennt, die ontologische Krankheitsauffassung also, befindet sich in luftleerem Raum. Der Arzt hat es gar nicht mit Krankheiten, sondern mit kranken Menschen zu tun. Der Begriff der Entität bezieht sich hierbei nicht auf die Krankheit, sondern auf die Person. Das Mißverständnis über die grundsätzliche Verschiedenheit der Koordinatensysteme beider Standpunkte ist ohne Zweifel ein starkes Hemmnis für die Therapeutik, für die Forschung auf therapeutischem Gebiet.

Die Frage nach möglichen Hemmnissen einer optimalen dermatologischen Therapie stellt sich in der Gegenwart drängender als je zuvor, weil der Gang der Entwicklung in unserer Generation als erheblich beschleunigt erscheint. Gehörten in meiner jungen Assistentenzeit noch Salvarsan, Silberlösungen, Teer, Quecksilber, Arsen, rote, gelbe, grüne und blaue Farbstoffe und mit Thigenol, Tumenol, Ichthyol, Pyrogallol, Naftalan oder Schwefel angerührte Pasten zur dermatologischen Apotheke, so haben in der Zwi-

362

schenzeit zuerst die Sulfanilamide, dann die Antibiotika, die Kortikoide und nicht zuletzt die in der kosmetischen Industrie vielfältig entwickelten Emulsionstypen, die Beachtung der Bioverfügbarkeit und der besonderen Pharmakokinetik der Arzneimittel aus den externen Vehikeln sowie die Berücksichtigung der Umwelteinflüsse die Szene gründlich verwandelt.

Allerdings ist hier anzumerken, daß dieses exquisit dermatologische Forschungsgebiet von den meisten Berufenen unbeachtet am Wegrand liegen gelassen wird. Überblicken wir den Ablauf des Programms in der Neige dieser Fortbildungstagung, so wird auch hier die Informationslücke auf diesem Gebiet offenbar. Die Forschung auf dem Gebiet der externen dermatologischen Therapie wäre jedoch gerade für die Praxis von eminenter Wichtigkeit. Das Hemmnis einer optimalen dermatologischen Behandlung liegt hier im Forschungsrückstand.

Man kann die Frage nach dem Stand einer dermatologischen Therapeutik in der Praxis tatsächlich nicht diskutieren, ohne die Stellung der führenden dermatologischen Kliniken oder Abteilungen auf diesem Gebiet zu betrachten. Ein Forschungsrückstand in der Klinik bedeutet ein Hemmnis in der Praxis. Es wäre — ein anderes Beispiel — zu einseitig geurteilt, wenn man allein die ökonomische Entwicklung für die Agonie der dermatologischen Röntgentherapie verantwortlich machte. Man darf nicht übersehen, daß man es trotz zukunftsträchtiger Fragestellungen in den dermatologischen Zentren ohne Not aufgegeben hat, über die biologische Wirkung und die besondere Dosimetrie der langwelligen Röntgenstrahlen zu forschen. Ohne eigene Forschung kann man jedoch keine selbständig führende Stellung beziehen. Aus einer noch so umfangreichen Kompilation läßt sich kein lehrbares Urteil ableiten. Vielmehr erwächst daraus die Gefahr der Argumentation mit Schlagworten. Sie ist in unserer Zeit verführerisch geworden, weil in ihrem Griff unerträglich verwirrende Widersprüche und unlösbar verfilzte Zusammenhänge plötzlich wohltuend einfach erscheinen.

In unserem Zusammenhange ist der Einfluß dieser Gefahr auf die Stellungnahme zu therapeutischen Maßnahmen mit außerordentlicher Wachsamkeit zu verfolgen.

Ein groteskes Beispiel hierzu ist die Vorstellung, daß die Unzahl der auf dem Markt befindlichen Arzneimittel — wie sie etwa in der „Roten Liste" aufgeführt sind — dem Arzt den Überblick über die zweckmäßigen Behandlungsmöglichkeiten verwirre. Man müsse daher die unübersichtliche Menge reduzieren. Als ob man durch Verminderung der Stichworte in einer umfangreichen Enzyklopädie einen besseren Überblick über das Allgemeinwissen unserer Zeit und damit eine zweckmäßigere Verhaltensweise für unser Dasein gewönne!

Soweit ich die Tätigkeit der Dermatologen in ihren Praxen kennengelernt habe, behandelt fast jeder von ihnen im allgemeinen jeweils mit einer minimalen Auswahl von Präparaten und Rezepturen. Fast reichen die Finger einer Hand aus, diese jeweils aufzuzählen. Das entscheidende Moment besteht allerdings darin, daß fast jeder von ihnen mit einer anderen Auswahl behandelt.

In der Bewertung des therapeutischen Erfolgs hat man einen Rückkopplungsmechanismus zu bedenken, der einen Optimierungseffekt zur Folge hat: Dem frei wählbaren Arzt läuft eine Klientel zu, deren Eigentümlichkeit Rückschlüsse auf seine Behandlungsart erlaubt; und die Sicherheit der eigenen Erfahrung des Arztes in der Anwendung der von ihm bevorzugten Heilmittel zieht gerade die für diese Behandlung geeigneten Kranken an. Es fragt sich, in wessen Interesse es liegen könnte, die Zerstörung dieses Feed-Back-Mechanismus durch bezirksweise zugeordnete Ambulatorien und durch Beschränkung der Mannigfaltigkeit des Heilmittelschatzes zu betreiben. Der schlagwortartige Gebrauch der „Unübersehbarkeit" des Arzneimittelmarktes in der öffentlichen Diskussion verfälscht affektiv — wie eine im Sachbezug als unwahr empfundene Reklameaussage — den sachlich zu untersuchenden Tatbestand.

Durchaus unärztlich ist die aus Angst und rechtlicher Unsicherheit aufgekommene Mode, in der Übermittlung von Informationen über getroffene ärztliche Maßnahmen oder allgemeine therapeutische Erfahrungen sich allgemein unverständlicher chemischer Bezeichnungen oder der von der Welt-Gesundheits-Organisation aus anderer Absicht vorgeschlagenen Generic Names zu bedienen. Man erwartet vom Arzt, daß er präzise zum Ausdruck bringt, wie er einen Kranken tatsächlich behandelt hat oder zu behandeln empfiehlt. Es gibt für ihn daher keine andere Wahl, als bei der Informationsübermittlung sich des „Eingetragenen Warenzeichens" zu bedienen. Es mag sein, daß daraus Konflikte mit anderen Bereichen gesetzlicher Regelungen entstehen. Sie können jedoch nicht auf dem Rücken des Kranken ausgetragen werden. Der Platz des Arztes ist immer beim Kranken, nicht bei den Regulativen der Werbung.

Ein anderes Beispiel ist in der Verteufelung von Kombinationspräparaten zu sehen. Als ob man die Behandlung sicherer führen könnte, wenn man dem Kranken an Stelle eines einzigen zweckmäßigen und in aller Hinsicht abgesicherten Kombinationspräparates nach freiem Ermessen 13 verschiedene, auf ihre Kompatibilität nicht getestete Medikamente zum Mittagessen verabreicht! Besagt beispielsweise die *Rieth*sche These, daß die Unterlassung der Soorbekämpfung bei hoch dosierter oder langfristiger Behandlung mit Antibiotika oder mit Kortikoiden einen Kunstfehler darstellt, so läßt sich echt fragen, ob es zweckmäßiger ist, dem Kranken von vornherein zwei einzelne oder ein einziges daraus kombiniertes Arzneimittel zu geben oder überhaupt erst das Antibiotikum allein, um mit dem Anticandidoticum zu warten, bis die Candidose klinische Erscheinungen macht.

In diesem Beispiel ist das grundsätzliche Problem einer prophylaktischen Therapie berührt. Die prophylaktische Therapie ist ein Kind der Chemotherapie. Man erinnere sich an die Prophylaxe der Malaria. Aber die Prophylaxe hat in der Dermatologie ihre besondere Bedeutung auch in der Pflege der Haut zum Schutz gegen die Schäden der Insolation und der Exsikkose. Das stärkste Beispiel würde die prophylaktische Behandlung bei einem Personenkreis darstellen, der zwar das Risiko einer syphilitischen Infektion eingegangen ist, aber noch keine diagnostizierbaren Krankheitserscheinungen aufweist. Beabsichtigt man ernstlich eine Ausrottung der Syphilis, muß man sich dem Problem einer prophylaktischen Syphilistherapie stellen [2]. Ein Kommentar zu den Hemmnissen, die es in dieser Frage zu überwinden gilt, dürfte sich erübrigen.

Literatur

1. Bohnstedt, R.M.: Die Grenzstrahlentherapie und ihre Indikationen. Strahlentherapie 98, 133-141 (1955)
2. Brown, W.J.: Brit. J. vener. Dis. 36, 49-58 (1960)
3. Hoede, K.: Über die Fortschritte der Röntgenbehandlung von Hautkrankheiten. Dermat. Wschr. 115, 957-963 (1942)
4. Proppe, A.: Concerning Postgraduate Medical Education. Derm. Mitt. 23, (Heft 66), 81-87 (1975)

Siegfried Borelli und Hans Düngemann

Drei Jahre Hautarzt-Verfahren. Daten für die Praxis, für Prävention und Rehabilitation

Im Jahre 1972 wurden von der gesetzlichen Unfallversicherung, den gewerblichen Berufsgenossenschaften, das *Hautarztverfahren* (HV) und der Hautarztbericht eingeführt. Noeske [1] stellte damals das Verfahren den Dermatologen vor.

Sein Ziel (HV) ist von dem des allgemein bekannten Berufskrankheitenverfahrens klar zu unterscheiden: Hauterkrankungen, die ggf. auch nur entfernt berufstangiert sein *könnten*, sollen schneller als bisher — auch wenn die Voraussetzungen einer entschädigungspflichtigen Berufskrankheit *noch nicht* vorliegen — erfaßt werden, um mit allen geeigneten Mitteln der Gefahr des Entstehens einer Berufskrankheit entgegenzuwirken und so im Sinne der *Frühdiagnose* bzw. der *Prophylaxe* einzugreifen.

Das Formular des Hautarztberichtes ist jeweils in fünffacher Ausfertigung vom Dermatologen zu erstellen. Aussagen über die Durchführung des Verfahrens finden sich im Abkommen Ärzte-Berufsgenossenschaften unter der Leitnummer 49 b.

Der Allgemeinarzt bzw. jeder Facharzt ist angehalten, frühzeitig jeden hautkranken Patienten, bei dem er eine *berufliche Auslösung oder Verschlimmerung* des Leidens nicht ausschließen kann, zur Einleitung einer (frühen) Kontrolle mit dem *Überweisungsvordruck ÜV* an einen Hautfacharzt zu verweisen. Der Dermatologe erstattet dann auf dem vorgeschriebenen Formular den Hautarztbericht und hat damit das Verfahren eingeleitet. Von dem erwähnten Überweisungsverfahren wird leider noch verhältnismäßig selten Gebrauch gemacht, d.h., zumeist kommen die Patienten noch „normal" mit einem Kassen-Überweisungsschein zu den Dermatologen, die allerdings auch nur erst zögernd den Pflichten und Möglichkeiten des Hautarzt-Verfahrens nachgekommen sind. Über die ersten Erfahrungen in der 2-jährigen Anlaufzeit hatten wir mehrfach berichten können [3, 4, 5]. In enger Zusammenarbeit zwischen den Berufsgenossenschaften (speziell: der Dokumentationsabteilung bei der Berufsgenossenschaft Nahrungsmittel und Gaststätten, Mannheim) und der Dermatologischen Klinik und Poliklinik der Technischen Universität in München wurden alle einlaufenden Meldungen für eine EDV-Auswertung verschlüsselt und aufgenommen. Mit Ablauf des dritten Jahres standen uns dann die Unterlagen von insgesamt 3.355 gemeldeten Erkrankungsfällen zur Auswertung zur Verfügung. Aus der Fülle der gewonnenen Informationen sollen hier nur einige wichtige Punkte herausgestellt werden.

Auf die *Berufsverteilung* war in früheren Berichten über Vorauswertungen bereits ausführlich eingegangen worden und es zeigte sich in der jetzigen Auswertung kaum eine Änderung gegenüber den Prozentzahlen der letzten Zwischenauswertung bei 2.855 Patienten: ca. 79 % der gemeldeten Fälle stammten aus Fertigungsberufen.

Bei den 3.355 Patienten wurden in den Berichten 4.191 *Diagnosenangaben* gemacht, von denen die wichtigsten in Tabelle 1 zusammengefaßt sind. Wir beziehen uns hier

jeweils auf die Auswertung der Diagnosen nach der „Internationalen Klassifikation
ICDE" — neben dieser leider relativ „groben" Verschlüsselung wurden aber alle Diagnosen für eine *differenziertere* Auswertung auch noch *im Klartext* erfaßt.

Tabelle 1. Diagnosenhäufigkeit

3.355 Patienten = 4.191 Diagnosenangaben = 167 verschiedene Diagnosen

In Gruppen zusammengefaßt	Anzahl
Ekzem mit Antigennachweis	1.757
Ekzem ohne Antigennachweis	1.485
Ekzem (allgemein)	207
Psoriasis	39
Neurodermitis	60
Pilzerkrankungen	174
atop. Schleimhauterkrankungen	31
Ölakne	63
bakt. Infekte (primäre)	77
Superinfektion b. Hauterkrank.	49
Verletzungen	58
sonstige Diagnosen	191
	4.191

Tabelle 2. Häufigkeit ausgewählter Diagnosen in den Berufsgruppen
Vergleich in % zum Durchschnitt

Diagnosen	Pflanzen-bauer, Tier-züchter	Berg-leute, Mineral-gewinner	Fertigungs-berufe	Techn. Berufe	Dienst-leistungs-berufe	Sonstige Arbeits-kräfte
	0,21 %	0,39 %	79,23 %	2,26 %	17,47 %	0,44 %
Psoriasis 39 Pat. = 100 %	0,00 %	0,00 %	84,62 %	5,13 %	7,69 %	2,56 %
Neurodermitis const. atop. 60 Pat. = 100 %	0,00 %	1,67 %	80,00 %	1,67 %	13,33 %	3,33 %
Verletzungen 58 Pat. = 100 %	0,00 %	0,00 %	84,48 %	3,45 %	12,07 %	0,00 %
Pilzerkrankungen 174 Pat. = 100 %	1,72 %	2,30 %	79,89 %	2,87 %	10,92 %	2,30 %
atop. Schleim-hauterkrankungen 31 Pat. = 100 %	0,00 %	0,00 %	67,74 %	16,13 %	16,13 %	0,00 %
Ölakne 63 Pat. = 100 %	0,00 %	0,00 %	96,83 %	0,00 %	3,17 %	0,00 %
bakterielle Infekte 77 Pat. = 100 %	0,00 %	0,00 %	85,71 %	2,60 %	9,09 %	2,60 %
Superinfekte bei Hautkrank. 49 Pat. = 100 %	2,04 %	0,00 %	77,55 %	0,00 %	18,37 %	2,04 %

Auf den Aussagewert der jeweiligen Hauptdiagnosen kann an dieser Stelle nicht ausführlicher eingegangen werden. Wir möchten aber mit Tabelle 2 einige auffallende Ergebnisse der Gegenüberstellung ausgesuchter Diagnosen zur Berufsgruppenverteilung besonders hervorheben. So war nicht zu übersehen, daß in den Berufen mit besonderer *Hautbelastung* nicht nur die Gesamtzahl der Hautarztberichte entsprechend hoch war, sondern auch *Geno-Dermatosen* überdurchschnittlich häufig als Hauptdiagnosen gemeldet wurden. Es handelte sich dabei um die gleichen Berufsgruppen, bei denen uns die hohen *Gefährdungen* im Sinne einer *berufsbedingten Realisation* der (konstitutionellen) Erbanlage schon aus früheren Erhebungen, z.B. bei Betriebs-Reihenuntersuchungen vertraut waren. Frühdiagnose und prophylaktische Maßnahmen sind bei dieser Patientengruppe selbstverständlich von ganz besonderer Bedeutung! Die Berufsunterschiede dürften aber in der Abb. 1 noch einmal besonders klar hervortreten: Während die Diagnosen Psoriasis und Neurodermitis constitutionalis atopica in den *Dienstleistungsberufen* deutlich *unter* den *Durchschnittswerten* liegen, werden diese in den *Fertigungsberufen* ebenso deutlich *überschritten.* So ist auch aus den Hautarztberichten wiederum die dringende Forderung abzuleiten, daß die Schulentlassenen mit Geno-Dermatosen möglichst schon bei den Berufseignungsuntersuchungen identifiziert und aus hautaggressiven Berufen ferngehalten werden sollten.

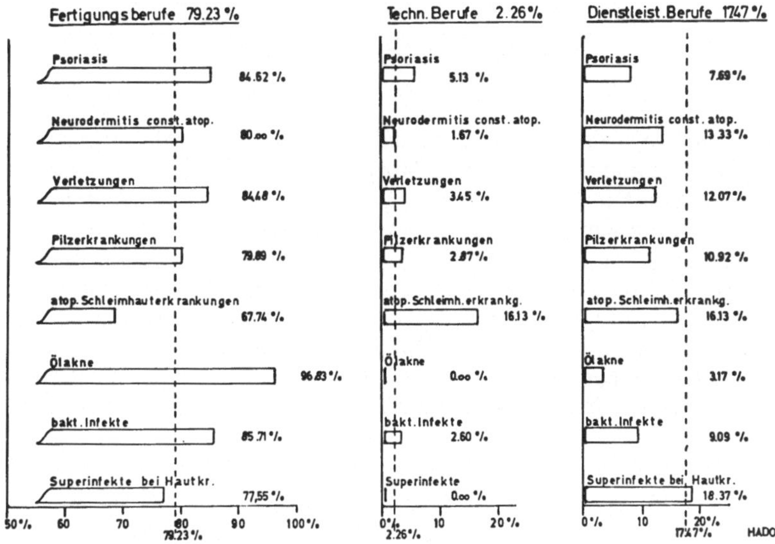

Abb. 1. Häufigkeit ausgewählter Diagnosen in einzelnen Berufsgruppen (Vergl. in % zum Durchschnitt)

Mit besonderem Nachdruck muß darauf verwiesen werden, daß im Rahmen des Hautarzt-Verfahrens selbstverständlich auch *Allergie-Testungen* durchgeführt werden können. Anfänglich war es notwendig, in jedem Einzelfall zuvor eine schriftliche Bewilligung der BG einzuholen. Neuerdings werden diese Genehmigungen jetzt auch *telefonisch* erteilt. In den ausgewerteten Hautarztberichten wurden bei 483 getesteten Patienten 398-mal positive Ergebnisse erzielt. In Tabelle 3 sind für fünf der wichtigsten Berufsgruppen die bedeutungsvollsten Antigengruppen aufgeführt. Leider kann der *hohe Aussagewert* dieser Testergebnisse für die *Einzelfallbeurteilung*, hier speziell für die Therapieplanung, für die Maßnahmen am Arbeitsplatz und im präventiven Vorgehen mit einer solchen Tabelle lediglich unvollständig angedeutet werden. Wir möchten daher noch einmal ausdrücklich hervorheben, daß die Allergie-Diagnostik *schon beim Hautarzt-Verfahren* ein wesentliches Hilfsmittel des Hautarztes sein sollte und nicht erst in der (späteren) Phase der Berufskrankheiten-Meldung!

Tabelle 3. Erhebung über positive Testergebnisse in einzelnen Berufen

	Textil, Leder	Ernährungs- berufe	Friseure	Tischler, Maler	Chemie, Kunststoff
Patienten	149	142	227	151	282
Patienten, getestet	81	78	126	75	123
Pat. m. pos. Testergebnis	70	55	107	59	107
Zahl d. pos. Testergebnisse	152 = 100%	100 = 100%	251 = 100%	110 = 100%	198 = 100%
Metall-Ionen	27,63 %	18,00 %	13,55 %	23,64 %	28,28 %
Reingummi u. Gummisubstanzen	9,21 %	3,00 %	3,59 %	9,09 %	15,66 %
Anilin-Abkömmlinge (Paragruppe)	15,79 %	5,00 %	9,16 %	16,36 %	16,16 %
Kunststoffe	0,00 %	0,00 %	0,40 %	3,64 %	4,55 %
Formalin	3,29 %	2,00 %	1,59 %	2,73 %	3,03 %
Sonst. Arbeitsstoffe	23,68 %	47,00 %	62,15 %	20,00 %	19,70 %
Sonst. pos. Ergebnisse	20,40 %	25,00 %	9,56 %	24,54 %	12,62 %
	100 %	100 %	100 %	100 %	100 %

Mit Tabelle 4 möchten wir darauf hinweisen, daß auf diese Weise mit Testungen im Rahmen des Hautarzt-Verfahrens ggf. sogar die Möglichkeit besteht, *Frühdiagnose* und *Prophylaxe* von *Nichthauterkrankungen* durchzuführen: Formalin und Terpentin sind typische Vertreter der Antigengruppen, die als *primäre Kontaktekzematogene* mit zunehmender Sensibilisierung zu einem *Organwechsel* neigen, in dem nunmehr auch geringe Konzentrationen dieser „flüchtigen Antigene" Schleimhautallergien (speziell an den Atemwegen!) hervorzurufen vermögen. Solche „Spätmanifestationsformen" sollten bei einer konsequenten, gewissenhaften Durchführung des Hautarzt-Verfahrens künftig unbedingt als vermeidbar anzusehen sein! Es gilt das gleiche für eine Reihe weiterer Berufsantigene, die als Auslösungsursachen des asthmatischen Formenkreises bekannt sind.

Tabelle 4. Formalin + Terpentin: Anzahl der pos. Testergebnisse in den Hauptberufsgruppen

Berufsgruppe	Anzahl der Patienten			
	gesamt	epicutan getestet	Formalin positiv	Terpentin positiv
Pflanzenbauer, Tierzüchter	7	1	0	0
Bergleute, Mineralgewinner	13	10	1	1
Fertigungsberufe	2.658	1.334	46	41
Techn. Berufe	76	44	2	1
Dienstleistungs- berufe	586	310	19	5
sonst. Arbeitskräfte	15	6	0	0
Total	3.355	1.705	68	48

Die Dermatologen werden im Vordruck des Hautarztberichtes auch aufgefordert, Angaben über *prophylaktische und therapeutische Maßnahmen* zu machen. Auch zu diesen Auskünften möchten wir einige Auswertungs-Ergebnisse in Tabellenform wiedergeben (Tabelle 5), müssen aber zugleich hervorheben, daß sie primär erst einmal auf die Notwendigkeit einer möglichst baldigen Umgestaltung der Formulare hinweisen: 52 % der auswertbaren Antworten erbringen als Vorschläge für prophylaktische Maßnahmen im Wortlaut das, was zuvor in Klammern an Beispielen genannt ist: „z.B. Vermeidung der Noxen, Schutzhandschuhe, Schutzsalben". Zugleich erfolgte zu häufig keine entsprechende Differenzierung zwischen prophylaktischen und therapeutischen Maßnahmen. Auffällig häufig fanden wir den Hinweis auf die Anwendung von corticoidhaltigen Externa und Interna.

Tabelle 5. Welche prophylaktisch/therapeutische Maßnahmen wurden vom Hautfacharzt vorgeschlagen?

Auswertbare Antworten = Prophylaktisch	5.343	
Therapeutisch	4.555	
	Prophylaktisch	Therapeutisch
Vermeidung der Noxen, Schutzhandschuhe, Schutzsalben	2.803	177
Arbeitsunterbrechung	168	195
Arbeitsplatz-, Berufswechsel	754	45
Arbeitsplatzüberprüfung, Expositionskarenz	240	12
Alkalifreie Seifen, bess./and. Waschpasten	327	110
bess./andere Schutzkleidung	120	8
Testung auf Noxen	321	62
Dermatologische Externa	249	2.655
Dermatologische Interna	23	446
amb. Facharztbehandlung	93	737
Röntgentherapie	1	47
sonstige Maßnahmen	144	61
	5.243	4.555
keine Angaben	390	199

Wir sind zwar überzeugt, daß das Spektrum der prophylaktischen und therapeutischen Maßnahmen der Dermatologen in Wirklichkeit breiter ist, als man aufgrund der Angaben in den Hautarztberichten vermuten müßte, leiten daraus aber wohlgemerkt die Notwendigkeit ab, die Formulare möglichst bald in sinnvoller Weise umzugestalten. Es scheint sinnvoll zu sein, auf derartigen Vordrucken Fragen oder Empfehlungen entweder im Sinne eines möglichst ausführlichen Kataloges zusammenzustellen oder entsprechende „Beispiele" ganz fortzulassen.

Die exaktesten Aussagen fanden wir zu der Frage: „Es besteht ein/kein Anhalt für eine beruflich bedingte Hauterkrankung, weil?". Wie aus Tabelle 6 ersichtlich, wurde nur in 132 Fällen = 3,9 % diese Frage von den Hautärzten nicht direkt beantwortet. Auch die verhältnismäßig *geringen* Ja/Nein-Antworten *ohne näheren Text* sind bemerkenswert.

In Tabelle 7 finden sich die wichtigsten Antworten auf die Frage: „Die *Aufgabe der jetzigen Tätigkeit* ist zu prüfen, weil?". Wir sind der Meinung, daß hier eindeutig zu häufig die Frage „kurzerhand" mit „ja" beantwortet wurde, der Grund zu diesem Vorgehen aber wiederum zuerst einmal in der Formulargestaltung gesucht werden sollte. So interessant eine Diskussion allein zu diesem Punkte wäre, müssen wir hier die Angaben der Tabelle aber für sich sprechen lassen. Wir werden in späteren Veröffentlichungen noch detaillierter auf diese einzelnen Fragestellungen eingehen und die entsprechenden Auswertungsergebnisse zur Diskussion stellen müssen.

Tabelle 6. Es besteht ein/kein Anhalt für eine beruflich bedingte Hauterkrankung, weil ?

3.355 Patienten = 5.212 auswertbare Antworten + (132 keine Angaben)

Ja = 4.543		Nein = 331		Abwarten = 338	
Noxen-Nachweis	1.104	keine berufl. Noxe	88	Testung erforderlich	131
berufl. Zusammenhang erm. Verlauf, Lokalisation Anamnese dafür positiv	2.029	kein berufl. Zusammenhang, Verlauf, Lokalisation, Anamnese dafür negativ	66	Gutachten erforderlich	14
				nicht eindeutig	193
Rezidive! Speziell bei Arbeit verschlechtert	409	keine Rezidive	16		
		vorberufl. bereits erkrankt	10		
vorberufl. Zeit erscheinungsfrei	70	normale Hauterkrankung	34		
Urlaub, Freizeit „besser"	390	noch nicht getestet	2		
Kollegen ebenfalls erkr.	32	Nein, ohne näheren Text	115		
sonstige Ja	149				
Ja, ohne näheren Text	360				

Tabelle 7. Die Aufgabe der jetzigen Tätigkeit ist zu prüfen, weil ?

3.355 Patienten = 3.317 auswertbare Antworten + (1.230 keine Angaben)

Ja = 1.650		Nein = 629		Sonstige = 1.038	
Beruflicher Zusammenhang ermittelt	421	Noch nicht notwendig	251	Soll / wird / ist aufgegeben	264
Noxen sind nicht zu vermeiden	297	therap./prohpyl. Maßnahmen sind evtl. ausreichend	124	Testung ist erforderlich	324
Gefahr der Verschlimmerung	282	Noxen sind zu vermeiden	63	Arbeitsplatzüberprüfung	76
Allergie nachgewiesen	235	Abheilung möglich	17	Noch kein Urteil möglich	374
Verdacht auf BK	157	keine BK	36		
Rezidive!	146	Anlagebedingtes Leiden	2		
Besserung nicht zu erwarten	37				
Ja, ohne näheren Text	75	Nein, ohne näheren Text	136		

Zusammenfassung

Seit 1972 gibt es in der Erkennung und Bekämpfung der Berufsdermatosen durch Maßnahmen der gesetzlichen Unfallversicherungsträger neben der „allgemein vertrauten grünen Berufskrankheiten-Meldung" nunmehr auch das Hautarzt-Verfahren (HV) mit dem Hautarztbericht.

Im Sinne einer angestrebten *Frühdiagnostik* sollen mit dem neuen Hautarzt-Verfahren die Träger der gesetzlichen Unfallversicherung in die Lage versetzt werden, mit allen geeigneten Mitteln schon der *Gefahr des Entstehens* einer Berufskrankheit entgegenwirken zu können. Den Hautfachärzten wird damit die Möglichkeit gegeben, alle Patienten aufgrund entsprechender Anmerkungen in dem Hautarztbericht in bestimmten Abständen *zur erneuten Kontrolle* zu sich zu bestellen, bei denen sie ggf. nur vermuten, mittelbare oder unmittelbare Berufseinwirkungen könnten in irgendeiner Weise bei den Betreffenden Hauterscheinungen verursachen oder vorhandene Hautkrankheiten verschlimmern.

Die im HV vorgesehene Zuweisung der „verdächtigen" Patienten zum Hautarzt mit einem entsprechenden Überweisungsvordruck ist bei den Allgemeinärzten und den Fachärzten aller Disziplinen noch nicht zur Routine geworden. Zugleich machen aber auch die Dermatologen von dem Verfahren noch nicht ausreichenden Gebrauch. Selbst große Dermatologische Kliniken und eine Anzahl der niedergelassenen Hautfachärzte haben sich bislang überhaupt noch nicht am Hautarzt-Verfahren beteiligt, d.h., noch nie Hautarztberichte erstellt!

Wir würden mit diesem Bericht sehr gern wenigstens einen Teil dieser Fachkollegen „aktivieren" helfen.

Auch bei der nicht-dermatologischen Ärzteschaft werden wir zu erreichen versuchen, daß die Patienten zum Hautarzt-Verfahren dem Dermatologen zugewiesen werden. Schließlich sind wir dabei, den Verwaltungen der gewerblichen Berufsgenossenschaften Hilfestellung zu geben, damit nach Erstattung der Hautarztberichte die Dermatologen ein angemessenes Echo haben. Denn wir verfügen mit dem Hautarzt-Verfahren über ein wirksames Instrument für die Prävention und Rehabilitation der Berufsdermatosen und für die Einschaltung aller Dermatologen in die präventive und rehabilitierende Dermatologie.

Literatur

1. Noeske, H.: Verfahren zur Früherfassung berufsbedingter Hauterkrankungen (Hautarztverfahren). S. 263 ff. BG 1972
2. Borelli, S., Düngemann, H.: Beiträge zur Rehabilitation von chronisch Hautkranken und Allergikern. Schriftenreihe der Bayer. Landesärztekammer München **20** (1970)
3. Borelli, S., Düngemann, H.: Zwei Jahre Hautarzt-Verfahren und Hautarztbericht aus dermatologischer Sicht. Hefte zur Unfallheilkunde **121**, 460-473 (1975)
4. Borelli, S., Düngemann, H.: Zwei Jahre Hautarzt-Verfahren und Hautarztbericht. Derm. Mitt. **23**, 295-309 (1975)
5. Borelli, S., Düngemann, H.: Hautarzt-Verfahren und Hautarztbericht (Noxenverteilung auf die einzelnen Berufe bei Verdacht auf Berufsschädigung aufgrund einer Dreijahresauswertung des Hautarzt-Verfahrens und Hautarztberichtes). Referat: 39. Tagung der Dt. Gesellschaft für Unfallheilkunde am 21.11.75 in Berlin (im Druck)

Kurt Salfeld

Laborpraxis des niedergelassenen Dermatologen

Hautkrankheiten galten in früheren Epochen mehr oder weniger als „Ausflüsse innerer Zustände" (Schönfeld 1954). Diese Auffassung war auf die Dauer einem fruchtbringendem Studium der Hauterkrankung hinderlich. Andererseits aber sind Wechselwirkungen zwischen Haut und inneren Organen — auch nach heutigem Wissen um einige weitgehend autochthone Krankheitszustände — nicht zu leugnen. Der geschulte Dermatologe ist deshalb auch in der Lage, vom morphologischen Substrat an der Haut auf bestimmte Störungen innerer Organe Rückschlüsse zu ziehen. Diese Störungen im einzelnen zu erfassen oder zumindest den Verdacht durch laboratoriumstechnische Untersuchungen zu erhärten, sollte unter anderem Aufgabe des Dermatologen sein und bleiben.

Die enge Verflechtung von Hautsymptomen einerseits und funktionellen bzw. organischen Störungen andererseits steht außer Zweifel (Tabelle 1).

Tabelle 1. Pruritus als Symptom bei

Hepathopathien, speziell Verschlußikterus und xanthomatöser biliärer Zirrhose
Nephropathien, Pankreopathien und Neuropathien
Erkrankung des Gastrointestinaltraktes
Stoffwechselstörungen wie Diabetes mellitus, Gicht, Fettsucht
Störungen der inneren Sekretion wie Basedow, Schwangerschaft und Klimakterium
chronischen Infekten wie Malaria
Unverträglichkeit von Nahrungs- und Genußmitteln
Einnahme bestimmter Arzneimittel wie Morphin und Kokain

Dem Symptom Pruritus liegt ein Ursachenkatalog zu Grunde, der mehr als 100 Krankheitsmöglichkeiten umfaßt und nur durch eingehende anamnestische Erhebungen sowie entsprechende laboratoriumstechnische Untersuchungen erhellt werden kann. Ähnliches Verhalten findet sich bei Urticaria und Strophulus, um hier einige Dermatosen zu nennen, bei denen Laboruntersuchungen nicht zu umgehen sind.

Die vielfältigen Organveränderungen sind in der Lage, jeweils eine bestimmte Effloreszenz oder ein Symptom an der Haut hervorzurufen. Die wichtigsten Hautsymptome bei Leberstörungen sind Pruritus, Verfärbungen der Haut, vaskulöse und bullöse Veränderungen, Xanthome, Xanthelasmen und „sogenannte Hautzeichen" (Tabelle 2).

Störungen des Magen-Darm-Traktes können Urticaria, habituelle Aphthen, Acne nekroticans, Perlèche zur Folge haben. Rosacea, seborrhoisches Ekzem und Dyshidrosis stehen in enger Korrelation zu Störungen des Magen-Darm-Traktes. Als seltenere Dermatose sollte das Erythema keratoticum dyspepticum supraarticulare und die soge-

nannten „schmutzigen Knie und Ellenbogen" erwähnt werden, und der Vollständigkeit
halber die Nahrungsmittelunverträglichkeit (Tabelle 3).

Tabelle 2. Hautsymptome bei Leberstörungen

Pruritus

Verfärbungen der Haut

gelb	durch Bilirubin	bei Ikterus
schmutzig-grau	durch Hämosiderin	bei Zirrhose
braun-grau	durch Eisen	bei Hämochromatose

Chloasma faciei, Masque biliaire, Lentigines (Leberstörungen?)

Vesikulöse und bullöse Veränderungen (Porphyria cutanea tarda)

Xanthome und Xanthelasmen

Sog. „Hautzeichen"
Gefäßspinnen, Weißflecken, Gefäßerweiterungen (Geldscheinhaut), Palmar- und Plantarerythem,
Nagelveränderungen (Uhrglas-, Flachnägel), Veränderungen der sek. Körperbehaarung (Achsel-
haarverlust), Zungenveränderungen (glatte rote Zunge, vertikale Furche), hämorrhagische Diathese

Tabelle 3. Hautveränderungen bei Erkrankungen des Magen-Darm-Traktes

Urticaria (Quincke-Oedem), Strophulus, Prurigo, Pruritus
Habituelle Aphthen, Acne necroticans, Perlèche
Rosacea, seborrh. Ekzem, Dyshidrosis (dyshidrosiformes Ekzem)
Erythema hyperkeratoticum dyspepticum supraarticulare und sog. „Schmutzige Knie und Ellenbo-
gen"
Nahrungsmittelunverträglichkeit

Hautveränderungen bei Störungen der exokrinen und endokrinen Pankreasfunktion
sind rezidivierende Thrombophlebitiden, sekundäre Pellagra und der Diabetes mellitus
mit der Vielzahl seiner Folgeerscheinungen (Tabelle 4).

Aus diesen Ausführungen geht die Notwendigkeit des laboratoriumstechnischen
Backgrounds in der dermatologischen Praxis hervor. Trotz dieser Forderungen sind in
letzter Zeit laboratoriumstechnische Untersuchungen in der dermatologischen Praxis
nicht möglich; sie können über die kassenärztliche Vereinigung nicht abgerechnet werden.

Um die Meinung der für diesen medizinischen Bereich verantwortlichen Fachdiszi-
plin kennenzulernen, wurde ein Laborarzt gebeten, eine Aufstellung von laboratoriumstechnischen Untersuchungen für die dermatologische Praxis zu erstellen. Grundlage
dieses Kataloges waren 1. die Durchführbarkeit der Untersuchung in der dermatologischen Praxis und ihr Aussagewert 2. der Ausschluß einer Kompetenzüberschneidung
mit dem Fach Labormedizin. Die uns zugestandenen Laboratoriumsuntersuchungen
sind sicherlich nicht in jeder Praxis durchführbar (Tabelle 5). Es sollte hier jedoch ver-
deutlicht werden, daß es sich um Methoden handelt, die leichte Durchführbarkeit und
ausreichende Aussagekraft garantieren und somit vorzüglich als Screeningmethoden in
die ambulante dermatologische Praxis gehören. Vom Grundsätzlichen her wäre mit die-

sem oder einem ähnlichen Katalog an Bestimmungsmethoden in Verbindung mit den
uns noch nicht streitig gemachten labortechnischen Untersuchungen aus der Mykologie
und Andrologie die Effizienz der dermatologischen Praxis gesichert (Tabelle 6).

Tabelle 4. Hautveränderungen bei Störungen der Pankreasfunktion

bei endokriner Störung = Diabetes mellitus

 Pruritus
 Rubeosis
 Xanthosis
 Xanthoma diabeticum
 Nekrobiosis lipoidica
 Pyodermie
 Purpura
 Dermatomykose
 Hämochromatose (siehe Leberstörungen)

bei exokriner Störung

 Ikterus
 sekundäre Pellagra
 Neigung zu Thrombophlebitiden oder Thrombosen

Tabelle 5. Labor-Screening-Programm für Dermatologen aus der Sicht eines Laborarztes

Darstellung in Abhängigkeit vom Organ

Organ	Material	Untersuchung auf
Leber	Serum	gamma-GT, GOT, GPT, alkalische Phosphatase, Bilirubin, exkretorische Leberfunktion (Bromsulphaleintest), Ges. Eiweiß, Thromboplastinzeit (Quick)
	Urin	Urobilinogen, Bilirubin
Niere	Serum	Harnstoff, Harnsäure, Kreatinin
	Urin	Sedimentbefund
Pankreas endokrin exokrin	Blut	Blutzucker, auch nach peroraler Glukosebelastung
	Serum und Sammelurin	alpha-Amylase
	Stuhl	Gewicht, Muskelfaser, Fett, Stärke, Blut, Lipase
Magen-Darm	Magensaft	Menge und Acidität
	Stuhl	okkultes Blut

Tabelle 6. In der Dermatologie mögliche Laboruntersuchungen

	Untersuchung auf/von	Untersuchungsverfahren
Mykologie	Dermatophyten, Hefen und Schimmelpilze	Nativ und Kultur
Mikrobiologie	Trichomonaden und GO-Erreger	mikroskop. u. Färbung
Andrologie	Diff. Spermiogramm	mikroskop. u. Färbung
	Spermaliquor	Photometer (Fructose)
Trichologie	Trichogramm (Haarqualität?)	mikroskop. u. mech. u. chem. Tests
„Allergologie"	Überempfindlichkeit	Testungen intra- u. epikutan

Zusammenfassung

Die enge Verflechtung der Hautsymptome einerseits und der funktionellen bzw. organischen Störung andererseits steht außer Zweifel. Es werden Erkrankungen innerer Organe (Leber, Niere, Pankreas etc.) und deren Auswirkungen an der Haut aufgezeigt. Eine sinnvolle dermatologische Tätigkeit kann deshalb nur unter Zuhilfenahme labortechnischer Untersuchungen möglich sein. Es werden nur Untersuchungsmethoden für die Praxis ausgewählt, die
1. ohne größeren Aufwand durchführbar sind und eine ausreichende Aussagekraft haben,
2. Kompetenzüberschreitungen zwischen Dermatologen und Labormedizin ausschliessen.

Venerische Erkrankungen

Theodor Nasemann

Virusinfektionen des Genitales mit besonderer Berücksichtigung der Urethritiden

Heute stehen die „klassischen" venerischen Infektionen — epidemiologisch gesehen — wieder mehr im Vordergund; mit anderen Worten: Gonorrhoe und Syphilis beherrschen die Szenerie. Genitalinfektionen durch Viren, Mykoplasmen und Chlamydien werden jedoch auch, zumindest teilweise, venerisch übertragen, spielen differentialdiagnostisch eine Rolle, sind nicht immer leicht zu behandeln, und einige von ihnen nehmen in letzter Zeit stark zu, wie der Herpes genitalis und die Condylomata acuminata. Die Übersichtstabelle (Tabelle 1) gibt einen Überblick über diese Erkrankungen. Sie sollen in der Reihenfolge abgehandelt werden, wie die Tabelle sie angibt [4].

Die Einschlußurethritis und -zervizitis

Nach einer weit schwankenden Inkubationszeit von 4 bis 30 Tagen kommt es beim Manne zur leichten Entzündung in der Regel nur der Pars anterior der Urethra. Als Beschwerden werden angegeben: Brennen beim Wasserlassen, serös-schleimiger, bisweilen auch eitriger Ausfluß, in seltenen Fällen inguinale Lymphknotenschwellung und geringgradige Tenesmen der Harnröhre.

Die Koinzidenz mit Gonorrhoe wird nicht selten beobachtet. Bei der Urethroskopie findet sich eine diffus oder zirkumskript gerötete Schleimhaut mit eingestreuten, etwa hirsekorngroßen graugelben Knötchen. Im Ausstrichpräparat (ebenso wie im Harnsediment) finden sich Epithelien, Leukozyten und auffallend wenig Bakterien. Die Urethritis kann mehrere Monate (manchmal sogar über ein Jahr) anhalten, heilt dann aber spontan ohne Residuen aus. Die Einschlußzervizitis verläuft subklinisch, fast inapparent. Lediglich chronischer, mäßig starker Fluor tritt auf. Meist ist nur ein kleiner Bezirk der Portio entzündlich verändert.

Der Erreger, das Chlamydozoon oculogenitale oder „Paratrachomvirus" läßt sich schon lichtoptisch durch das Auffinden von basophilen, zytoplasmatischen Einschlußkörpern in den Epithelien mittels Giemsa-Färbung nachweisen. Bei einem Teil der Patienten fällt die KBR auf Lymphogranuloma inguinale oder Ornithose positiv aus (Gruppenreaktion).

Weitere Nachweismethoden (z.B. die Elektronenmikroskopie, kulturelle Züchtung der Erreger in Gewebekulturen) sind an Speziallaboratorien gebunden.

Therapie

Das sogenannte Paratrachomvirus spricht ebenfalls wie die übrigen Chlamydozoen auf breitspektrale Antibiotika (noch) an. In unserer Klinik hat sich die Therapie mit

Tabelle 1. Die wichtigsten Viruskrankheiten des Genitales und ihre Erreger

Krankheit	Erreger
I. Infektionen durch die sog. großen Virusarten (Zystizeten, Chlamydozoen)	
1. Einschlußurethritis Einschlußzervizitis	Chlamydozoon oculogenitale
2. Lymphogranuloma inguinale (klimatischer Bubo)	Miyagawanella lymphogranulomatis (Lymphogranuloma-inguinale-Virus)
II. Infektionen durch die sog. organismischen Virusarten	
1. Pockengruppe:	
a) Variola vera, Alastrim und Vaccinia generalisata mit Pusteln auch im Genitalbereich Bei Beteiligung der Genitalschleimhäute: Fluor von eitriger Beschaffenheit	Variola vera-, Alastrim- und Variolavakzine-Virus
b) Vaccinia inoculata in der Genitalregion	
c) Mollusca contagiosa am Genitale (z.B. am Membrum: Mollusca contagiosa gigantea)	Molluscum-contagiosum-Virus
2. Kleinere Virusarten:	
a) Varizellen mit Pusteln am Genitale	
b) Zoster im Bereich von D_{12} (Area sacrofemoralis) mit Sitz der Läsionen an Glans und Pubes und im Bereich von S_2 und S_3, mit Läsionen an Skrotum und Penis	Zoster (Varizellen-)-Virus
c) Herpes genitalis (Herpes venereus E. Besnier), Urethritis herpetica, Metritis herpetica von Belgodère	Herpes simplex-Virus
d) Mumpsorchitis	Mumps- (Parotitis epidemica-) Virus
e) Condylomata acuminata, plane und vulgäre Warzen im Genitalbereich (Verrucae planae, Verrucae vulgares)	Condylomata acuminata- und Warzen-Virus
f) Maul- und Klauenseuche des Menschen mit Bläschen am Genitale und an den Genitalschleimhäuten	Maul- und Klauenseuche-Virus

Thiamphenicol (Handelsname: Urfamicina® 500 S) bewährt: 10 Tage 3mal 500 mg, anschließend nochmals 10 Tage 2mal 500 mg per os. Wöchentliche Blutbildkontrollen (insbesondere des roten Blutbildes) sollten während der Behandlung mit Thiamphenicol durchgeführt werden. Bereits nach wenigen Tagen läßt sich meist eine vollständige Rückbildung der Beschwerden erzielen. Trotzdem sollte sich die Behandlung über einen Gesamtzeitraum von 20 Tagen erstrecken, da sonst mit Rückfällen zu rechnen ist. Bei hartnäckiger Rezidivneigung ist auch an die Möglichkeit der Reinfektion durch den Geschlechtspartner zu denken und eventuell eine Parallelbehandlung durchzuführen.

Lymphogranuloma inguinale (M. Nicolas-Favre)

Primärläsionen dieser bei Männern häufiger als bei Frauen auftretenden Geschlechtskrankheit sind Papeln, kleine Erosionen oder miliare Ulzera am Genitale oder Anus. In diesem Frühstadium wird die Erkrankung selten diagnostiziert. Erst wenn nach 1 bis 4 Wochen schmerzhafte Lymphknotenschwellungen mit Perforationstendenz hinzutreten (Primärkomplex), wird die Verdachtsdiagnose häufiger gestellt.

Gelangt die Krankheit in diesem Stadium nicht zur Abheilung, so drohen als Spätfolgen eine Elephantiasis des Genitales sowie der anorektale Symptomenkomplex (mit

Ulzerationen sowie Fisteln zwischen Blase, Rektum und Vagina). Die Inkubationszeit des Lymphogranuloma inguinale ist nicht streng normiert: sie schwankt zwischen 2 und 6 Wochen. Erst weitere 1 bis 4 Wochen später erscheinen die Bubonen (Lymphknotenschwellungen), vornehmlich in der Leistenregion (meist einseitig).

In der Frühphase mit den beschriebenen Primärläsionen gelingt der direkte Erregernachweis selten. Der Erreger (Miyagawanella lymphogranulomatis) gehört zu den Chlamydien und ist mit seinem Durchmesser von 400-500 nm mittels verlängerter Giemsa-Färbung in der Ölimmersion mikroskopisch gerade noch sichtbar.

Weitere an Speziallaboratorien gebundene Nachweismethoden: Elektronenmikroskopie, Züchtung auf Gewebekulturen und im Brutei. Nach dem Auftreten von Bubonen wird die Freireaktion (analog der Tuberkulinprobe) positiv.

Außerdem stützen die positive KBR auf Lymphogranuloma-inguinale-Antigen bzw. wegen der Erregerverwandtschaft eine positive Ornithose-Psittakose-KBR die Diagnose. In Zweifelsfällen kann mittels einer Lymphknotenpunktion der Erreger sowohl für eine Gewebekultur als auch für den direkten mikroskopischen oder elektronenmikroskopischen Nachweis gewonnen werden.

Therapie

Wegen seines Reststoffwechsels läßt sich der Erreger noch mit breitspektralen Antibiotika beeinflussen. Empfohlen werden Tetrazykline oder Chloromyzetin in einer Dosierung von 2 g/die über 2 bis 3 Wochen. Bereits eingetretene Gewebeschäden, wie die Elephantiasis des Genitales oder die Fistulationen und Strikturen des anorektalen Symptomenkomplexes, lassen sich nur durch operative Maßnahmen unter hochdosierter antibiotischer Begleittherapie angehen (2-3 g Tetrazykline über 20 bis 30 Tage).

Die Vaccinia inoculata im Genitalbereich (Impfpocken)

Eine Vaccinia inoculata kann durch Übertragung des Impfpockenvirus durch den Patienten selbst (Autoinoculation = Vaccinia secundaria) oder durch eine andere frisch geimpfte Kontaktperson (Heteroinokulation = Vaccinia translata) zum Beispiel auch im Anogenitalraum auftreten. Bei gleichzeitigem Befall von Zunge, Lippen und Fingern muß auch an eine MKS-Infektion gedacht werden. Differentialdiagnostisch kommen neben der Lues I und II noch eine varioliforme Pyodermie, eine Herpes simplex-Infektion, eine Tuberkulose oder auch eine Tularämie in Frage (Abklärung durch Serologie bzw. kulturelle Untersuchungen).

Das klinische Erscheinungsbild zeigt etwa vom 5. bis 7. Tag post infectionem an meist mehrere flach erhabene, linsengroße, zentral genabelte Pusteln, die teils aggregiert, teils solitär angeordnet sind und niemals konfluieren. Es herrscht immer ein monomorphes Bild vor. Die Umgebung der Pusteln ist entzündlich gerötet (sogenannte Aula). Die befallenen Hautareale sind sehr berührungsempfindlich. Am 7. oder 8. Tag nach der Infektion kann eine leichte febrile Reaktion auftreten, außerdem kommt es in der Regel zu einer regionären Lymphknotenschwellung.

Zur Diagnostik dienen:
1. licht- und elektronenoptischer morphologischer Virusnachweis (wie bei Pocken), siehe bei Nasemann [2, 3]
2. Eikultur
3. Gewebekultur
4. Tierversuch (Kornealversuch)
5. Serologie (KBR, Neutralisationstest, Hämagglutinationshemmungstest).

Die aussichtsreichste interne Therapie besteht in der Gabe von Vaccinia-Immunglobulin. Die Dosierung ist abhängig vom Antikörpertiter des Präparates [1]; falls dies nicht zur Hand ist, können statt dessen Gammaglobuline (z.B. Gammavenin® 2,5-5 g/die über 3 bis 5 Tage) intravenös verabfolgt werden. Bei bestehender Superinfektion ist die Gabe von Antibiotika angezeigt.

Die Lokalbehandlung sollte austrocknend mit Farbstoffen (z.B. wässrige 1 %-Pyoctaninlösung) und Dermatol®-Puderverbänden durchgeführt werden. Zur Ablösung des nach wenigen Tagen entstehenden Wundschorfes hat sich eine 3 %-Salizyl-1 %-Vioform®-Salbe bewährt; außerdem wird die Durchführung von Chinosol®-Sitzbädern zur Nachbehandlung empfohlen. Kortikosteroide sind lokal und innerlich kontraindiziert.

Molluscum contagiosum (Dellwarzen)

Mollusca contagiosa kommen nicht so selten im Genitalbereich vor, und zwar sowohl bei Männern als auch bei Frauen; bei Männern jedoch etwas häufiger. Das Molluscum stellt eine durch ein quaderförmiges Virus der Pockengruppe hervorgerufene warzige Epitheliose dar, ein infektiöses Akanthom. Bis vor wenigen Jahren waren in Deutschland etwa 1 ‰ aller Hauterkrankungen Dellwarzen. In den letzten Jahren hat die Anzahl der Mollusken sehr stark zugenommen, etwa um das Zehn- bis Zwanzigfache. Eine Ursache hierfür wird in der weitverbreiteten Anwendung von Kortikosteroiden gesehen. So sind es gerade Kinder und Erwachsene mit atopischen Dermatitiden, welche über lange Zeit mit Cortisonsalben behandelt wurden, die an Mollusken erkranken. Die Ansteckung kann indirekt erfolgen, z.B. durch Handtücher und Waschlappen oder auch direkt von Mensch zu Mensch, z.B. durch Schmierinfektion. Auch venerische Kontaktinfektionen sind bei Sitz der Läsionen am Genitale möglich.

Mollusca contagiosa sind stecknadelkopf- bis erbsgroße, zum Teil auch noch größere hautfarbene, etwas transparente, mitunter leicht gerötete, relativ harte, halbkugelige, vorgewölbte, zentral leicht eingedellte Knötchen, die isoliert oder disseminiert vorkommen. Aus der zentralen Delle läßt sich durch seitlichen Druck eine breiartige, grau-weißliche Masse herausdrücken. Am Genitale (Vulva, Penishaut, Präputium, Skrotum, Genitokruralfalten) kommen gelegentlich konfluierende Knötchen vor, die dann Riesenformen (Molluscum contagiosum giganteum) bilden. Bakterielle Sekundärbesiedelung kommt vor.

Histologisch zeigt das Molluskumknötchen einen sehr charakteristischen mehrlappigen Aufbau. In den virusbefallenen Zellen bilden sich eosinophile zytoplasmatische Einschlußkörper, die in den oberen Epidermisschichten zunehmend stark verhornen.

Im Stratum corneum liegen dann zwischen den Hornlamellen und Debris die basophilen Corps ronds, die für die Diagnose relevant sind.

Die Inkubationszeit dieser Virusinfektion beträgt etwa 6 Wochen, zum Teil länger. Der Virusnachweis kann lichtoptisch durch Morosow-Färbung und elektronenoptisch entweder durch Ultraschnittpräparate oder im Schnellverfahren mit Hilfe der Negativkontrastmethode (Kontrastieren der Präparate mit Phosphorwolframsäure) erbracht werden. In der Regel ist die Erkennung schon makroskopisch, sicher aber histologisch möglich.

Therapie

Die Therapie des benignen Virusepithelioms ist einfach. Die Knoten werden mit den Branchen einer gebogenen Pinzette umfaßt und ausgepreßt. Es entleert sich dann ein fettiger, grauer Brei, und anschließend kommt es zu einer leichten Sickerblutung in das leere Bindegewebsbett, das zweckmäßig mit Merfen® oder Sepsotinktur ausgetupft wird. Darauf genügt ein Tetrazyklinsalbenverband für 1 bis 2 Tage. Einen Mitbefall innerer Organe gibt es nicht. Bei immunologischen Defekten kann es zu immenser Ausdehnung und äußerst hartnäckigem Verlauf kommen.

Zoster-Varizellen-Gruppe

Mikromorphologisch sind Zoster- und Varizellenvirus identisch. Sie sind antigene Varianten einer Virusart. Varizellen (Windpocken) können als Erstinfektion nicht immuner Personen mit dem Varizellen-Zoster-Virus aufgefaßt werden. Der Zoster bleibt im Gegensatz zu den Varizellen in der Regel lokalisiert, weil von der in der Kindheit oder Jugend durchgemachten Varizelleninfektion her eine Restimmunität besteht. Bei konsumierenden Erkrankungen mit gestörter Immunität kann auch der Zoster sekundär generalisieren, z.B. bei Malignomen, Diabetes, Tuberkulose oder Systemkrankheiten.

Das Varizellen-Zoster-Virus hat einen Durchmesser von 130-200 nm und gehört zu den DNS-Virus-Arten. Es ruft in den befallenen Zellen die Bildung eosinophiler Einschlußkörper hervor. Es ist nur in Spezialkulturen zu züchten, hingegen nicht in Eikulturen. In der Regel erlaubt schon die genaue klinische Inspektion das Stellen der Diagnose. Histologie und Elektronenoptik können wertvolle Hilfen leisten, ebenfalls die Serologie.

Die Inkubationszeit der Windpocken beträgt 14 bis 17 Tage, des Zoster 7 bis 18 Tage.

Varizellen (Windpocken)

Da die Varizellen einen generalisierten Ausschlag verursachen, wird sehr häufig das Genitale mitbefallen. Auf Haut und Schleimhäuten des weiblichen und männlichen Genitale treten zuerst Bläschen auf, die sich pustulös eintrüben. Da dies schubweise geschieht, entsteht ein polymorphes Bild. Im Bereich der Schleimhaut erodieren die Pusteln rasch und verursachen unangenehmen Juckreiz. Bei bakterieller Sekundärinfektion kann eine starke Verkrustung eintreten.

Therapie

Zur Vermeidung oder Beseitigung bakterieller Sekundärinfektionen ist häufiger Antibiotikagabe erforderlich. Bei schweren Fällen sollten auch Gammaglobuline injiziert werden. Bei stärkerem Pruritus können Antihistaminika verordnet werden. Lokal wird austrocknend behandelt, zum Beispiel mit 1 %-Vioform®-Zinköl, 1 %-Vioform®-Zinklotio oder Tyrothrizinpuder. Zur Pflege der Vulva sollten Leinenstreifen eingelegt werden, die beiderseits mit Aureomycin®-Salbe zu bestreichen sind.

Zoster (Gürtelrose)

Grundsätzlich kann der Zoster in sämtlichen Hautarealen, das heißt, auch im Bereich des Genitale, auftreten, wenn diejenigen Nervensegmente befallen werden, die dieses versorgen. Etwa 8 % aller Zosterinfektionen kommen in der Lumbosakralregion vor. Nur bei schwerem Verlauf folgt der Zostereruption eine postzosterische Neuralgie.

Abbildung 1 zeigt Zosterläsionen im Bereich der Penishaut. Beim Zoster generalisatus können einzelne Läsionen auch im Bereich des männlichen bzw. weiblichen Genitale auftreten. Die Therapie des Zoster im Genitalbereich unterscheidet sich nicht von derjenigen anderer Regionen. Bei Befall der Blasenschleimhaut jedoch muß eventuell der Urologe zugezogen und ein Dauerkatheder gelegt werden. Bakterielle Sekundärinfektionen müssen dann durch Gabe von Antibiotika oder Sulfonamiden verhindert werden.

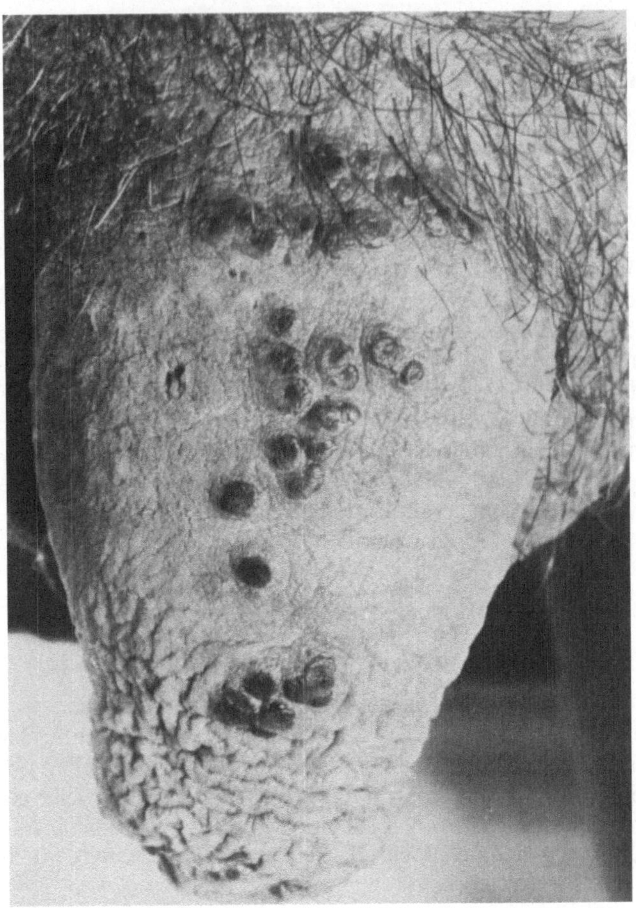

Abb. 1. Zoster mit Eruption von Bläschen auf der Penishaut

Herpes simplex genitalis

Etwa 1-2 % der Weltbevölkerung leidet an chronisch rezidivierendem Herpes. Nicht ganz 50 % der Herpeseruptionen werden durch den Typ II des Herpes simplex-Virus verursacht. In der Regel befällt das Typ II-Virus Genitale, Glutäen und in Form des Inokulationsherpes auch die Finger- und Zehenhaut. Die Inkubationszeit des Herpes simplex beträgt (2) 3-5 (7) Tage. Das Typ II-Virus unterscheidet sich mikrobiologisch deutlich vom Typ I-Virus. Es ruft nach Verimpfen auf der Allantoismembran von Bruteiern die Bildung größerer Herde hervor und besitzt stärkere Virulenz für genitalinfizierte weibliche Mäuse. Es ist elektronenoptisch relativ einfach darstellbar.

In letzter Zeit nehmen rezidivierende Herpesinfektionen erheblich zu. Ein großes Problem stellt immer noch die Erforschung der Latenzphase dar. Das Herpesvirus kann in Form eines Provirus in den sensiblen Ganglien lange Zeit hindurch persistieren, zum Beispiel beim Herpes genitalis in den Sakralganglien. In den Kernen der Ganglienzellen ist das Provirus in Form einer DNS-Information vorhanden und wird durch Zellnukleasen gehemmt. Durch humorale Antikörper wird die Herpes-DNS nicht beeinflußt (s. Abb. 2). Man nimmt an, daß durch exogene oder endogene Streßfaktoren Nukleaseinhibitoren mobilisiert werden. Daraufhin erfolgt die Synthese kompletter Herpesvirus-

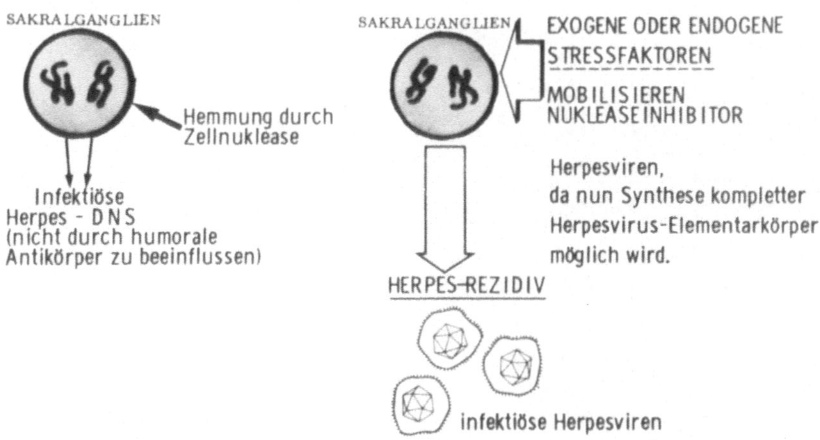

Abb. 2. Schema über Latenz und Rezidivmechanismus beim Herpes simplex

Elementarkörper, die wieder infektiös sind und endoneural in die Haut gelangen, um dort die typischen Läsionen mit gruppierten Bläschen zu verursachen.

Die axonale Wanderungsgeschwindigkeit wird auf etwa 3 mm pro Stunde geschätzt. Bei der Frau muß grundsätzlich bei Befall der Vulva mit dem Spekulum auch die Portio eingestellt werden. Sehr häufig ist hier zusätzlich eine Herpeseruption vorhanden, ohne daß die Patientinnen hiervon etwas wissen (s. Abb. 3 und 4). Beim Mann kommen herpetische Eruptionen selten auch in der Urethra vor und verursachen dann eine unspezifische Urethritis.

Therapie

Eine Vakzinetherapie sollte nur dann angewandt werden, wenn die Herpeseruptionen mehrmals im Jahr auftreten, das heißt also beim Herpes genitalis recurrens. Im Handel befindlich ist eine Typ II-Vakzine unter dem Namen Lupidon® G. Sie ist hitzeinaktiviert und wird aus Chorionallantoismembranen beimpfter Bruteier gewonnen. Grundsätzlich lassen sich im Patientengut hinsichtlich des Therapieerfolges zwei unterschiedliche Gruppen feststellen: Die erste zeigt rasches Ansprechen auf Lupidon® G-Injektionen, z.B. wenn nach folgendem Schema vorgegangen wird (Tabelle 2):

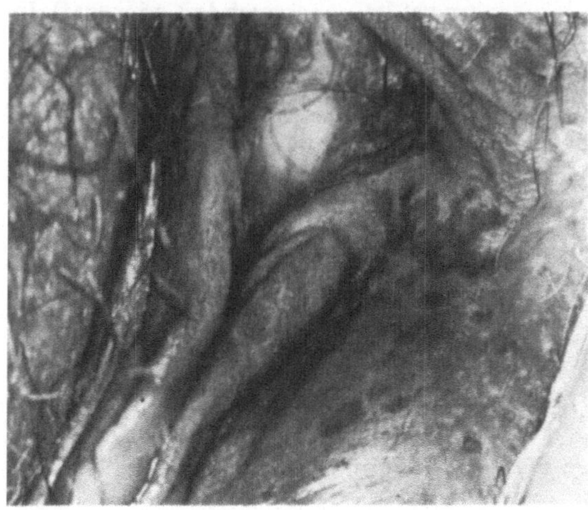

Abb. 3. Erodierte Herpes simplex-Läsionen an der Vulva

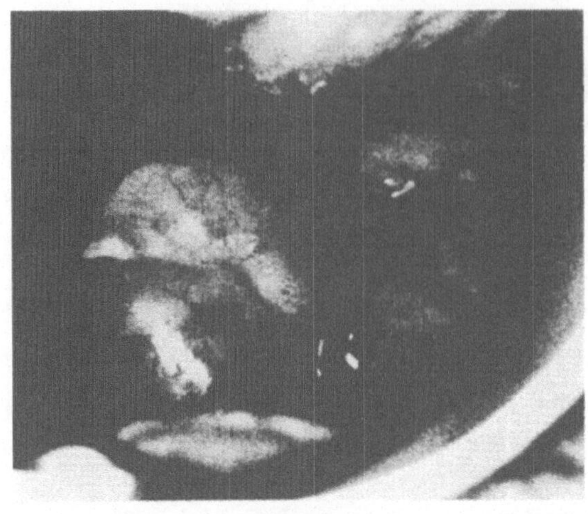

Abb. 4. Herpesläsionen an der Portio bei gleicher Patientin wie in Abb. 3a

Dann gibt man alle 14 Tage 4,0 ml Lupidon® G bis zum völligen Sistieren der Rezidive. Anschließend langsame Erweiterung der Intervalle auf 4 Wochen, 8 Wochen und schließlich auf 3 Monate. 2 bis 4 Auffrischungsimpfungen jährlich sind dann auch weiterhin zu empfehlen.

Tabelle 2. Therapieschema mit Lupidon® G bei rezidivierendem Herpes genitalis

1. Tag	0,5 ml Lupidon G s.c.
2. Tag	1,0 ml Lupidon G s.c.
5. Tag	2,0 ml Lupidon G s.c.
8. Tag	3,0 ml Lupidon G s.c.
14. Tag	4,0 ml Lupidon G s.c.

Die zweite Gruppe spricht weniger gut an und zeigt meist nur Teilerfolge hinsichtlich der Schwere des Krankheitsverlaufes (kleinere Eruptionen, rascheres Abheilen, geringere Begleitentzündung). Bei dieser Gruppe sollte grundsätzlich eine Immunelektrophorese durchgeführt werden. Fast immer findet man dann eine Verminderung einer oder mehrerer Immunglobulinkraktionen (meist IgG, aber auch IgA oder IgM). In diesen Fällen ist es notwendig, abwechselnd Immunglobuline und Herpesvakzine (Lupidon® G) zu injizieren, z.B. in 14-tägigem Abstand Beriglobin oder IgA-Konzentrat bzw. IgM-Konzentrat oder Intraglobin® 500 (Biotest) abwechselnd mit 4 ml Lupidon® G. Lokal sollte in der ersten Zeit eine IDU-haltige Salbe (z.B. Virunguent®) appliziert werden, da hierdurch ein rascheres Abheilen der Bläscheneruptionen erzielt wird.

In letzter Zeit wurde immer wieder auf eine mögliche Beziehung zwischen dem Herpes simplex Typ II-Virus und dem Entstehen eines Zervixkarzinoms hingewiesen. Zweifelsfrei bewiesen konnte der onkogene Charakter des Virus jedoch noch nicht werden. Bedenken, die von theoretischer Seite gegen die Anwendung einer hitzedenaturierten Herpesvakzine geäußert wurden, konnten in letzter Zeit durch experimentelle Untersuchungen von Rapp (USA) und Petersen (Freiburg) ausgeräumt werden.

Es steht inzwischen fest, daß die jetzt im Handel befindliche Typ II-Vakzine genauso wenig karzinogen wirkt wie die Typ I-Vakzine und somit gefahrlos injiziert werden kann.

Die Mumpsorchitis und -oophoritis

In etwa 10-35 % der Mumpserkrankungen (Parotitis epidemica) bildet sich meist post-pubertal eine Orchitis aus. Die Entzündungsprozesse, welche in 85 % dieser Patienten auch auf den Nebenhoden übergreifen, entwickeln sich meist erst im Anschluß an die Parotitis (letztere kann sogar fehlen). Nur in einem Sechstel der Fälle werden beide Hoden betroffen. Bei Frauen kommt es nur in etwa 5 % der Fälle zu einer Oophoritis, und dies auch nur bei beendeter Pubertät. Darüber hinaus ist zu bemerken, daß eine Mumpserkrankung beim weiblichen Geschlecht jenseits des 18. Lebensjahres selten ist.

Bei voll entwickeltem klinischen Bild einer Parotitis epidemica ist das Hinzutreten einer Mumpsorchitis oder -oophoritis leicht zu diagnostizieren: schmerzhafte Schwellung des oder der Hoden und Nebenhoden bzw. palpatorische Vergrößerung und Druckschmerzhaftigkeit der Eierstöcke.

Beim monosymptomatischen Bild einer Orchitis kommen differentialdiagnostisch auch andere Krankheitsbilder in Frage (Gonorrhoe, Lues III, Tuberkulose, granulomatöse Orchitis, Hydrocele testis, Hodentorsion, Hodentumoren). Bei voll ausgeprägtem Krankheitsbild dürften sich serologische Untersuchungen erübrigen. Bei allen monosymptomatischen Orchitiden sollte eine mehrmalige KBR oder ein Hämagglutinationshemmungstest durchgeführt werden. Dabei ist ein Titeranstieg in der Rekonvaleszenz nach 3-4 Wochen beweisend für eine Mumpsinfektion. 2 bis 3 Monate post infectionem wird der intrakutane Hauttest nach Enders positiv.

Therapie

Bei der Mumpsorchitis ist eine strenge Bettruhe mit Hochlagerung des Hodens und kühlenden Umschlägen (evtl. Eisbeutel) angezeigt. Als wirkungsvolle Therapie hat sich die parenterale Verabreichung von Mumpsimmunglobulin (Rekonvaleszenten-Gammaglobulin) bewährt.

Die Gabe von Östrogenpräparaten zur passageren hormonellen Ruhigstellung des Hodens scheint sich hingegen nicht bewährt zu haben. Ebenso ist die Gabe von Kortikosteroiden wegen der Gefahr der eventuellen Mitbeteiligung des zweiten Hodens abzulehnen. Die interne Gabe von Antibiotika (z.B. Tetrazykline) kann nur eine Abschirmfunktion gegenüber einer bakteriellen Superinfektion übernehmen. Eine viruzide Wirkung wird nicht erzielt.

Condylomata acuminata (spitze Kondylome)

Spitze Kondylome sind durch Viren verursachte Fibroepitheliome. Es handelt sich um zugespitzte oder abgerundete, gezähnelte, hahnenkammförmige, auch himbeer- oder blumenkohlartige papillomatöse Wucherungen mit reicher Verästelung, zum Teil auch dünner Stielung oder Lappen- und Furchenbildung, die vor allem dort auftreten, wo durch besondere Umstände wie Mazeration und Durchfeuchtung ihre Haftung und Entwicklung gefördert wird. Sie sitzen bevorzugt in der Anogenitalregion und können durch den Geschlechtsverkehr übertragen werden.

Histologisch zeigt das spitze Kondylom eine sehr stark ausgeprägte Epidermiswucherung in Form von mächtiger Akanthose und Hyperpapillomatose. Es findet sich weiter eine Hyperkeratose, die unterschiedlich stark ausgebildet, meist jedoch relativ geringfügig ist. Parakeratosebezirke kommen vor. Besonders unter diesen sind die Epithelien balloniert. In diesen ballonierten Zellen finden sich besonders reichlich basophile Kerneinschlüsse, die das Virus enthalten. Letzteres konnte vor allem elektronenoptisch bewiesen werden.

Die Condylomata acuminata sind nicht nur für den Allgemeinarzt, den Dermatologen, Proktologen und Gynäkologen von Bedeutung, sondern interessieren — vor allem aus differentialdiagnostischen Gründen — auch den Pathologen. In letzter Zeit nehmen die spitzen Kondylome allgemein stark zu. Der Grund hierfür kann zumindest teilweise in der Zunahme von Fluorbeschwerden gesehen werden. Erstens spielt seit einigen Jahren die Gonorrhoe wieder eine numerisch wichtigere Rolle, zweitens haben Soorkolpitiden zugenommen, und zwar durch den weltweiten Gebrauch von Ovulationshemmern, Kortikosteroiden, Zytostatika und Antibiotika, und drittens hat der Diabetes zugenommen, der ebenfalls häufiger von Soorkolpitiden gefolgt wird. Dies alles aber sind Prozesse, die bekannterweise das Angehen von Kondylominfekten fördern können. Auch der gewöhnliche Fluor albus und bestehende Phimosen begünstigen die Kondylomentwicklung. Eintrittspforte für das Virus bilden wahrscheinlich Mikroläsionen im Epithel der Genitalhaut oder der Genitalschleimhaut. Anfänglich bilden sich kleine, stecknadelkopfgroße, an der Oberfläche gezähnelte Papeln, die bald zu großen Beeten konfluieren und dann die oben beschriebene Form annehmen können. Promiskuität stellt einen weiteren Faktor für die gegenwärtige rasche Verbreitung der Kondylome dar. Auch die Gravidität fördert Angehen und Multiplikation der Kondylome, vor allem im Bereich von Vagina und Vulva. Bei Phimose finden sich Condylomata acuminata besonders im Sulcus coronarius, am Präputium oder an der Glans. Im Anschluß an eine Gonorrhoe oder unspezifische Urethritis des Mannes wird gleiche Lokalisation bevorzugt. Starke Smegmabildung, Schweißsekretion und mechanische Reibung fördern die Kondylominfektion. Bei Oxyuriasis, analer Gonorrhoe und Homosexualität siedeln sich Kondylome auch anal und rektal an sowie im Bereich des Dammes.

Maligne Entartung spitzer Kondylome wird heute eher noch seltener als früher beobachtet. Nur nach sehr langem Bestand und vor allem bei Vorhandensein einer Phimose und fortwährenden entzündlichen Reizen, die zu Mazeration, eventuell jauchigem Zerfall und damit bakterieller Sekundärinfektion führen können, kann eine allmähliche maligne Umwandlung der sonst benignen Tumoren erfolgen. Bei Frauen ist dies viel seltener der Fall als bei Männern. Noch vor einer solchen Kanzerisierung können stark proliferierende Kondylome (Exzessivformen) bei Vorliegen einer Phimose die Vorhaut nach außen durchbrechen, eventuell an mehreren Stellen und zum Teil so, daß an der Perforationsstelle die Glans sichtbar wird. Man spricht dann vom destruierenden Typus der Condylomata acuminata im Sinne von Buschke und Löwenstein. Bei Einbruch in die Corpora cavernosa kann Penisamputation notwendig werden. Siedeln sich Kondylome intraurethral an, so rufen sie hartnäckige Urethritiden mit Fluorbeschwerden hervor.

Therapie

Bei kleinen Formen genügt eine Ätzbehandlung mit Podophyllinlösung (15-25 %ig). Nur beim Versagen der ambulanten Therapie muß Krankenhauseinweisung erfolgen!
   Bei größeren Formen empfiehlt sich elektrokaustische Entfernung plus Kürettage in lokaler Anästhesie. Immer muß eine gründliche Nachbehandlung mit austrocknendem Puder (z.B. Dermatol®-Puder) folgen, und stets muß auch das Grundleiden (Gonorrhoe, Hefefluor, Fluor albus, Phimose, Syphilis, Oxyuriasis) beseitigt werden. Niemals Röntgenbestrahlung erwägen! Spitze Kondylome sind sehr wenig strahlensensibel. Schon deswegen ist von der Radiatio abzuraten!
   Schwierigkeiten können die auf der Rektalschleimhaut angesiedelten Feigwarzen machen. Hier empfiehlt sich Operation in Narkose unter Zuhilfenahme von Anuskop oder Rektoskop. Gründliches Abtragen mit der Kauterschlinge ist notwendig. Bei extrem massivem Befall und eventuell auch hohem Sitz — z.B. in der Ampulla recti — sollte ein Proktologe zugezogen werden. Extreme Monsterformen z.B. des weiblichen

Anogenitalgebietes müssen in Vollnarkose mit dem Elektrokauter entfernt werden (modellieren wie bei Rhinophymoperation).

Noch in Narkose am Schluß des Eingriffs mit Podophyllin nachätzen und gründliche, frequente Nachbeobachtung (wiederholt mit Podophyllin Rezidivpapillome touchieren). Intern können hohe Dosen Gammaglobuline und Vitamin A (300.000 E pro die) als Adjuvantien bei ausgedehntem Befall und starker Rezidivneigung eingesetzt werden. Intraurethrale Kondylome müssen vom Urologen elektrokaustisch entfernt werden.

Warzen (Verrucae vulgares)

Im Kindesalter kommen spitze Kondylome nur extrem selten vor, fast ausschließlich dann, wenn eine immunologische Störung vorliegt, z.B. eine A- oder Dysgammaglobulinämie. Wir konnten z.B. einen Jungen mit angeborenem Mangel von IgA beobachten, der spitze Kondylome bekam. Warzen hingegen können sowohl bei Kindern als auch Erwachsenen an der Haut des Penisschaftes gelegentlich auftreten, ebenfalls im Bereich der Skrotalhaut und bei Frauen vor allem in den Genitokruralfalten. Oft besteht gleichzeitig Warzenbefall an den Händen oder anderen Körperpartien.

Therapeutisch empfiehlt sich hier vorsichtiges Abtragen mit dem Elektrokauter und austrocknende lokale Nachbehandlung.

Genitalaffektionen durch die Maul- und Klauenseuche (MKS)

Obwohl die MKS in der Humanmedizin nur eine geringe Rolle spielt, sei diese Erkrankung der Vollständigkeit halber erwähnt. Nach uncharakteristischen Prodromalerscheinungen mit Fieber, Kopfweh, Gliederschmerzen, Übelkeit und Brechreiz kommt es nach 3 bis 8 Tagen zu einer Stomatitis mit diffuser Rötung der Mundschleimhaut und später auftretenden schmerzhaften, etwa erbsgroßen Bläschen. Im Bereich der übrigen Haut zeigen sich schließlich vesikulöse Erscheinungen, bevorzugt an Fingern, Handtellern, Zehen, Fußsohle und am Genitale (auch an den Genitalschleimhäuten). Als Komplikationen der menschlichen MKS wird unter anderem beim Manne eine Orchitis beobachtet. Der Mensch infiziert sich in erster Linie mit dem MKS-Virus durch infizierte Tiere (Melker!), durch verseuchte, nicht erhitzte Milch oder Milchprodukte und durch infizierte Gegenstände. Im allgemeinen ist die Prognose der MKS gut.

Bei klinischer Vermutung kann nur ein Tierversuch (Inokulation von Bläscheninhalt auf geeignete Laboratoriumstiere) und der serologische Nachweis von Antikörperbildung gegen MKS-Viren die Erkrankung nachweisen. Das MKS-Virus gehört im übrigen zu den kleinsten bisher bekannten Virusarten.

Therapie

Da eine spezifische Therapie bisher nicht existiert, bleiben nur symptomatische Maßnahmen mit antiseptischer Lokalbehandlung und interne Gabe von hohen Dosen Vitamin C. Bei schweren Verläufen empfiehlt sich die zusätzliche Verabreichung von Gammaglobulinen.

Literatur

1. Bösel, B., Hartung, K.: Praktikum des Infektions- und Impfschutzes. Berlin: H. Hoffmann-Verlag 1974
2. Nasemann, Th.: Die Viruskrankheiten der Haut und die Hautsymptome bei Rickettsiosen und Bartonellosen. In: Handbuch der Haut- und Geschl.Krh. J. Jadassohn. Erg.-Werk. A. Marchionini. Bd. IV, 2. Berlin: Springer-Verlag 1961

3. Nasemann, Th.: Viruskrankheiten der Haut, der Schleimhäute und des Genitales. Stuttgart: Georg Thieme-Verlag 1974
4. Nasemann, Th., Nolte, B.: Genitalinfektionen durch Viren, Mykoplasmen und Chlamydien. Therapeutische Umschau 33, 37-48 (1976)

Alfons Hofstetter

Infektionen des männlichen Urogenitaltraktes durch Mykoplasmen und ihre Behandlung

Einleitung

Chanock u. Mitarb. war es 1962 gelungen, aus dem Sputum von Kranken mit sogenannter primärer, atypischer Pneumonie, Mykoplasmen anzuzüchten. Dies hatte zur Folge, vor allem nachdem sich die human-pathogenetische Bedeutung von Mycoplasma pneumoniae beweisen ließ, daß die Mycoplasmataceae allgemein vermehrt klinisches Interesse fanden. Der Gedanke, daß Mykoplasmen auch die Ursache entzündlicher Erkrankungen des Urogenitaltraktes sein könnten, setzt sich jedoch nur zögernd durch.

Die Gründe hierfür liegen auf der Hand: Schwierigkeiten bei der Isolierung, Erkennung und der Züchtung von Mykoplasmen, fehlende Tiermodelle, geringe spezifische antigene Potenzen der Mykoplasmen, morphologische Ähnlichkeiten mit den bakteriellen L-Formen.

Was sind Mykoplasmen?

Mykoplasmen sind unbewegliche, sporenlose, pleomorphe, gramnegative Organismen, deren kleinste vermehrungsfähige Einheiten, die sogenannten Elementarkörperchen, sich in Größenordnungen zwischen 100 und 400 mμ bewegen. Die Ultrastruktur der Mykoplasmen gleicht der eines Bakterienprotoplasten. Da Mykoplasmen bakteriendichte Filter passieren können, sind sie einerseits gegen Viren, andererseits, wie bereits erwähnt, gegen bakterielle L-Formen oder Protoplasten abzugrenzen. Das wesentlichste Unterscheidungsmerkmal gegenüber Viren liegt in der Tatsache begründet, daß Mykoplasmen auf unbelebten Nährmedien wachsen. Eine Abgrenzung gegenüber den bakteriellen L-Formen kann schwierig sein. So werden L-Formen und Mykoplasmen durch Antikörper auch in Abwesenheit von Komplement gehemmt, besitzen eine ausgeprägte Osmolabilität, sind sehr empfindlich gegen oberflächenaktive Substanzen und zeigen eine primäre Resistenz gegen Antibiotika, die die Muraminsäuresynthese hemmen. Unterschiede finden sich dagegen, abgesehen von wenigen Ausnahmen, hinsichtlich der kleinsten filtrierbaren Einheiten und des Molekulargewichtes der Desoxyribonucleinsäure, die bei Mykoplasmen einen relativ niedrigen molaren Guanin-Zytosin-Gehalt aufweist.

Mykoplasmen wurden zum ersten Mal beim Menschen von Dienes und Edsall aus dem Eiter eines Bartholini'schen Abszesses isoliert. Man bezeichnete diesen Stamm als Mycoplasma hominis. Inzwischen wurden weitere Untergruppen wie Mycoplasma fermentans, Mycoplasma salivarium, Mycoplasma orale und Mycoplasma pneumoniae sowie die sogenannten T-strains oder auch andere harnstoffspaltende Mykoplasmen, wie wir sie erstmals 1970 beschrieben haben, entdeckt [5].

Welche Mykoplasmenarten kommen im Urogenitaltrakt vor?

Im Urogenitaltrakt kommen hauptsächlich Mycoplasma hominis und harnstoffspaltende Mykoplasmen (Ureaplasmen) vor, vereinzelt auch Mycoplasma fermentans (Tabelle 1).

Tabelle 1. Vorkommen humaner Mykoplasmenstämme

Art	Urogenitaltrakt	Respirationstrakt	Gelenke
M. hominis	häufig	selten	–
M. fermentans	selten	selten	selten
M. pneumoniae	–	häufig	–
M. lipophilum	–	selten	–
M. orale I	–	häufig	–
M. orale II	–	häufig	–
M. orale III	–	häufig	–
M. salivarium	–	häufig	–
Ureaplasmen	häufig	selten	–

Die Kulturen von Mycoplasma hominis wachsen auf unseren Nährmedien fakultativ anaerob, zeigen eine typische Mamillenform auf festen Nährmedium, können Arginin mit Hilfe einer spezifischen Desaminase zu Ornithin umbauen, jedoch nicht Glukose oder Harnstoff spalten. Abgesehen von den kulturellen Ähnlichkeiten, unterscheidet sich Mycoplasma fermentans von Mycoplasma hominis dadurch, daß es vor allem unter anaeroben Bedingungen wächst und Glukose metabolisiert [11]. Die Ureaplasmen wachsen unter anaeroben und fakultativ anaeroben Bedingungen, wobei sie Harnstoff in Kohlendioxyd und Ammoniak spalten. Sie benötigen ein Nährmedium-pH um 6,4 im Gegensatz zu Mycoplasma hominis und Mycoplasma fermentans, die bei einem pH um 7,8 besser gedeihen.

Bei den harnstoffspaltenden Mykoplasmen unterscheidet man bis jetzt kleinwachsende, streng anaerobe Stämme (T-strains oder SHEPARD-Stämme) und Stämme von der Größe der übrigen Mykoplasmen, die fakultativ anaerob wachsen und von uns, wie ich bereits erwähnt habe, erstmals 1970 beschrieben wurden (Abb. 1).

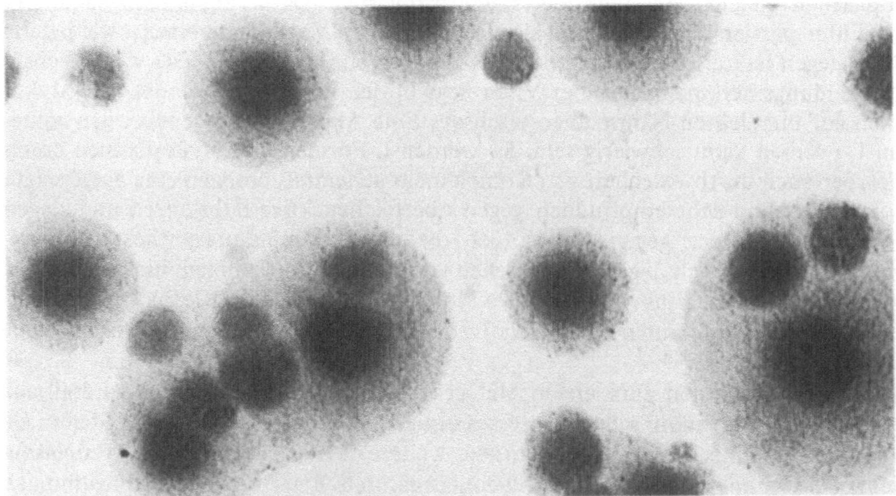

Abb. 1. Harnstoffspaltende L-Strains auf Prostataexprimat

Es sei jedoch darauf hingewiesen, daß die Frage, ob unsere harnstoffspaltenden Mykoplasmen mit den SHEPARD'schen-Stämmen identisch sind oder nicht, bis heute ungeklärt ist. Entsprechende serologische und eiweißanalytische Differenzierungsmethoden werden derzeit versucht.

Wo im männlichen Urogenitaltrakt und bei welchen Erkrankungen kommen Mykoplasmen vor?

Die meisten Berichte über Mykoplasmenvorkommen handeln von Nachweisen in der männlichen Harnröhre, vor allem bei der abakteriellen und postgonorrhoischen Urethritis. Daneben finden sich auch vereinzelt Angaben über Mykoplasmennachweis bei Morbus Reiter, der männlichen Adnexitis sowie der abakteriellen Pyelonephritis [3, 5, 7, 9, 10], sowie bei Fertilitätsstörungen [4, 6].

Klinische Symptomatik und Nachweismethoden

Bei der sogenannten sterilen Leukozyturie und saurem Urin-pH, weißlich-serösem Urethralfluor bei fehlendem Protozoen-, Pilz-, Bakterien-, Chlamydien- oder Virusnachweis ist eine Mykoplasmose in Erwägung zu ziehen. Je nach Sitz der Infektion können natürlich auch unspezifische Entzündungszeichen wie Fieber, beschleunigte BKS und Leukozytose beobachtet werden. Der Mykoplasmennachweis erfolgt durch die Kultur, wobei das Untersuchungsmaterial unmittelbar vom Kranken, bzw. dem Untersuchten auf das Nährmedium gebracht werden muß. Ein Materialversand ist derzeit noch nicht möglich. Es können jedoch die 2-3 Tage bebrüteten Kulturen, wobei sich am besten eine anaerobe Bebrütung im sogenannten Zeissler-Topf oder in Spezialbrutschränken bei 90 % Stickstoff- und 10 % Kohlendioxydgehalt sowie hoher Luftfeuchtigkeit bewährt haben, an entsprechende Institute versandt werden. Gleichzeitig sollen 5-10 ml Serum miteingeschickt werden, da die Antikörperbestimmungen u.U. wichtige Hinweise auf die Pathogenität des einzelnen Mykoplasmenstammes geben können. Diese Untersuchungen müssen jedoch wegen der geringen antigenen Aktivität der Mykoplasmen während des Krankheitsverlaufes wiederholt durchgeführt werden. Negative Ergebnisse sprechen nicht gegen die pathogene Bedeutung eines Mykoplasmenstammes bei einer Entzündung im Bereich des Urogenitaltraktes. Titer von 1:16 können bereits als positiv gewertet werden. Die Differenzierung der einzelnen Mykoplasmenstämme erfolgt nach Leach am besten durch den Wachstumshemmungstest oder durch eine Blockierung der Stoffwechselvorgänge mit Hilfe spezifischer Antiseren. Daneben gibt es Agglutinationsteste zur direkten Agglutination mit spezifischen Antiseren im Reagenzglas, auf dem Objektträger oder im festen Nährmedium. Die Komplementbindungs-Reaktionen sind im allgemeinen weniger spezifisch, da bei niedrigen Titern häufig Kreuzreaktionen zwischen den einzelnen Stämmen auftreten [11].

Weitere Differenzierungsmöglichkeiten von Mykoplasmen bieten die Antikörper-Fluoreszenz-Technik, der Agar-Gel-Diffusions-Test und der unterschiedliche Metabolismus der einzelnen Mykoplasmenstämme sowie die Differenzierung von Plasma- und Membranproteinen mit Hilfe der Disk-Elektrophorese [1].

Differentialdiagnose

Differentialdiagnostisch ist bei Mykoplasmeninfektionen eine Urogenitaltuberkulose auszuschließen.

Eine Abgrenzung der Mykoplasmen von bakteriellen L-Formen ist bei Verwendung einheitlicher Nährmedien und entsprechender Erfahrung oft bereits aufgrund der Kolonieformen möglich. Entscheidend sind jedoch auch hier die serologischen Tests und die eiweißanalytischen Untersuchungen der Membran- und Plasmaproteine. Außerdem müssen auch Infektionen durch Trichomonaden, Hefen, Chlamydien, Viren und eventuell Anaerobier ausgeschlossen werden.

Nachweis von Mykoplasmen bei der Urethro-Adnexitis (eigene Untersuchungen)

Seit Jahren führen wir bei Patienten, die unsere Prostatitis-Sprechstunde aufsuchen, neben den üblichen Tests auf pathogene Keime, Untersuchungen zum Nachweis von Mykoplasmen durch. Hierbei halten wir uns an ein Untersuchungsschema (Tabelle 2).

Tabelle 2. Untersuchungsgang bei der Diagnostik der Prostato-Urethritis

1. Kurze Anamnese (Go, Adnexitiden, TBC, Op. im Urogenitaltrakt, Strikturen, Partnerinfektionen, bis jetzt durchgeführte Therapie)
   2-Gläser-Probe (Sediment)

2. Status des äußeren Genitale

3. Desinfektion des Orificium ext. urethrae (Merfen 0,066 %)

4. Rektale digitale Untersuchung und standardisierte Massage der Prostata

5. Erster Exprimattropfen: Nativ-Präparat
   Trichomonaden-Frischpräparat
   Methylenblau- und/oder Gram-Präparat

6. Zweiter Exprimattropfen: Mykoplasmenplatte/Spezialmedium zum
   Nachweis von Anaerobier, Chlamydien,
   Herpes-Viren
   Nährbouillon zur Keimanreicherung
   Frischblutagar

   bei bes. Fragestellung: Kochblutagar
   Candida-Nährboden
   Trichomonaden-Nährmedium

7. Wenn kein Exprimat zu gewinnen, Entnahme eines Urethralabstriches mit der Platinöse

8. Exprimat-Urin: erste Urinportion nach Prostata-Massage

9. Ejakulat-Immunelektrophorese

So haben wir während der letzten 7 Jahre 4.452 Männer im Alter zwischen 18 und 46 Jahren untersucht. Eine altersmäßig entsprechende Gruppe, zum Zeitpunkt der Untersuchung gesunder Soldaten der Bundeswehr, von 562 Mann, wurde teils am Hygiene-Institut der Bundeswehr in Hamburg, teils von uns hier in München auf Mykoplasmen überprüft. Um einigermaßen quantitative Aussagen machen zu können, verwenden wir für die Überimpfung des Untersuchungsmaterials auf feste Mykoplasmen-Nährmedien eine kalibrierte Öse, deren Schlingendurchmesser und Fassungsvermögen bekannt sind. Mit Hilfe dieser Öse und entsprechender Ausstrichtechnik ist es möglich, aufgrund der koloniebildenden Einheiten in der Primärkultur semiquantitative Aussagen zu machen.

Bei den 4.452 Männern war nur in ca. einem Viertel zum Zeitpunkt der Untersuchung ein entzündlicher Prozeß im Bereich der Harnröhre und/oder der Adnexe nachweisbar. In ca. 70 % dieser Gruppe handelte es sich um sogenannte abakterielle Entzündungen. Hierbei waren in ca. 74 % nur Mykoplasmen nachweisbar. Demgegenüber fanden wir bei den gesunden Kontrollpersonen nur in ca. 7 % Mykoplasmen, wobei die

KBE's unter 10^3/ml Prostataexprimat lagen [2]. Bei den entzündlichen Erkrankungen
fanden sich dagegen durchwegs KBE's über 10^6/ml. Zur Überprüfung der Aussagekraft
des Leukozytengehaltes des Prostataexprimates stellten wir die KBE-Größen/ml Prostataexprimat und die Leukozytenzahl/Gesichtsfeld bei 400facher Vergrößerung dem
zytologischen und histologischen Biopsiebefunden in 60 Fällen gegenüber [7]. Hierbei
ergab sich eine eindeutige Korrelation zwischen entzündlichen Veränderungen im Bereich der Prostata und einer Leukozytenzahl von mehr als 25/Gesichtsfeld. Davon abgesehen konnten wir in 12 von 15 Mykoplasmen-Prostatitiden aus dem Biopsiematerial,
das wir mit Hilfe der perinealen Stanzung gewonnen hatten, ausschließlich Mykoplasmen anzüchten.

Therapie

Wir behandeln seit Jahren Mykoplasmen-Urethro-Adnexitiden mit entweder 2 x 100mg
Doxycyclin/die, 2 x 200mg Minocyclin/die oder 2 x 500mg Tetracyclin-Hydrochlorid/
die über 14 Tage. Bei harnstoffspaltenden Mykoplasmen hat sich uns Erythromycin
(4 x täglich 250mg per os) bewährt.

Nach einem Therapieintervall von 8 Tagen wird die erste Kontrolluntersuchung vorgenommen. Sollten sich nochmals Mykoplasmen nachweisen lassen oder sollten die klinischen Symptome weiterbestehen, wird nochmals eine Therapie über 14 Tage eingeleitet. Die nächsten Kontrollen finden dann 8 Tage und 8 Wochen nach Therapieende
statt. Unsere Frühtherapieergebnisse können Sie der nächsten Abbildung (Abb. 2) entnehmen. Die Spätergebnisse nach 8 Wochen waren mit einer Rezidivhäufigkeit von ca.

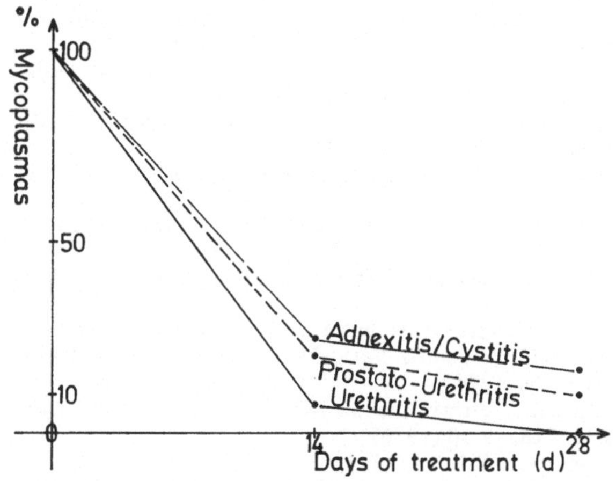

Abb. 2. Frühtherapie-Ergebnisse
bei Mykoplasmen-Infektionen
nach Tetracyclin-Behandlung

25 % wesentlich schlechter. Hierbei ist natürlich die Frage, ob es sich hier um echte
Rezidive oder um Reinfektionen handelt, berechtigt. Im allgemeinen ist dies nicht zu
klären, wenngleich die klinische Erfahrung mehr für Reinfektionen (mangelnde Partner-
sanierung) als für Rezidive spricht.

Zusammenfassung

Unsere Untersuchungen zeigen, daß Mykoplasmen im Urogenitalbereich verschieden
häufig und mengenmäßig verschieden, je nachdem, ob es sich um einen entzündlichen
Prozeß handelt oder nicht, vorkommen. Die Untersuchungen zeigen darüber hinaus,

daß sogenannte abakterielle entzündliche Erkrankungen mit Tetracyclinen und Erythromycin behandelt werden können und daß das Vorhandensein von Mykoplasmen sowohl vor als auch nach der Behandlung mit der klinischen Symptomatik, mit den objektiven Befunden wie Leukozyten im Prostataexprimat, zytologische und histologische Veränderungen im Bereich der Prostata, Nachweis von bestimmten Eiweißfraktionen, die normalerweise im Exprimat nur bei Entzündungen zu finden sind, gut korreliert. Abgesehen davon gibt es in der Literatur inzwischen Berichte über Selbstversuche, bei denen nach Einbringen von Mycoplasma hominis und Ureaplasmen in die Harnröhre Urethritiden erzeugt werden konnten. Aber auch zahlreiche unfreiwillige Übertragungsversuche im Zusammenhang mit dem Geschlechtsverkehr sprechen für die Bedeutung der genitalen Mykoplasmenstämme im Zusammenhang mit der abakteriellen Urethro-Adnexitis. Ungelöst ist nach wie vor die Frage, inwieweit Mykoplasmen ausschließlich für abakterielle Entzündungen des Urogenitaltraktes verantwortlich gemacht werden können. Ich denke in diesem Zusammenhang an die noch ungeklärte Rolle der Chlamydien. Wegen der schwierigen Anzüchtbarkeit dieser Mikroorganismen und den fehlenden personellen und technischen Möglichkeiten konnten wir diese Frage in den letzten Jahren nicht lösen. Inzwischen ist es uns jedoch gelungen, in Zusammenarbeit mit verschiedenen mikrobiologischen Instituten, erste Erfahrungen zu sammeln. Aufgrund dieser Untersuchungen scheint den Chlamydien auch eine wichtige Rolle bei den abakteriellen Urethro-Adnexititiden beizumessen zu sein. Dies bedeutet jedoch nicht, daß dadurch die Rolle der Mykoplasmen bei diesen Entzündungen unbedeutender geworden ist.

Literatur

1. Blenk, H., Junge, W., Hofstetter, A., Braun, B.: Serologische und eiweißanalytische Differenzierungsmöglichkeiten von Mykoplasmen. Münch. med. Wschr. 117, 1033-1036 (1975)
2. Blenk, H., Wichmann, G., Rohde, B. Th., Braun, B.: Vorkommen von Mykoplasmen in der Harnröhre von gesunden Männern. Münch. med. Wschr. 117, 1029-1030 (1975)
3. Ford, D.K.: Relationship between mycoplasma and the etiology of nongonococcal urethritis and Reiter's syndrome. Ann. N.Y. Acad. Sci. 142, 501-504 (1967)
4. Gnarpe, H., Friberg, J.: T-mycoplasmas as a possible cause for reproductive failure. Nature 242, 120-121 (1973)
5. Hofstetter, A., Schmiedt, E.: Mykoplasmenvorkommen bei entzündlichen Erkrankungen des Urogenitaltraktes. Urologe A 9, 200-204 (1970)
6. Hofstetter, A., Vogt, H.-J., Graf, R.: Mykoplasmen und Fertilität des Mannes. Helv. chir. Acta 38, 471-474 (1971)
7. Hofstetter, A., Faul, P., Rottkay, D.v.: Vergleichende cytologische und mikrobiologische Untersuchungen bei chronisch rezidivierender Prostatitis. Verh. Dtsch. Ges. Urol. pp. 411-414. Berlin-Heidelberg-New York: Springer-Verlag 1974
8. Hofstetter, A., Blenk, H., Rangoonwala, R.: Tetrazykline zur Behandlung der Mykoplasmen-Prostato-Urethritis. Münch. med. Wschr. 118, 49-50 (1976)
9. Jones, D.M.: Mycoplasma hominis in abortion. Brit. med. J. 1, 338-340 (1967)
10. Marx, F.J., Hofstetter, A.: Mykoplasmen-Prostato-Urethritis. Münch. med. Wschr. 117, 1023-1028 (1975)
11. Smith, P.F.: The biology of mycoplasmas. New York-London: Academic press 1971

Detlef Petzoldt

Die Einzeitbehandlung der Gonorrhoe bei Mann und Frau

Die Methode der Einzeitbehandlung der Gonorrhoe hat sich in den letzten Jahren international durchgesetzt. In der venerologischen Literatur europäischer und außereuropäischer Herkunft wird übereinstimmend davon berichtet, daß die Resultate der Einzeitbehandlung mit denen einer Mehrtagesbehandlung durchaus vergleichbar sind. Es ist heute somit nicht mehr die Frage zu diskutieren, ob der Methode der Einzeitbehandlung gefolgt werden kann, sondern es ist lediglich die Frage nach dem „wann" und dem „wie" zu stellen, d.h. die Frage nach Durchführung und Indikation.

Nicht jedes Antibioticum ist für die Einzeitbehandlung geeignet. Die Ursachen dafür liegen in der unterschiedlichen Wirksamkeit auf gramnegative Keime, in unterschiedlichen Resorptions- und Ausscheidungsverhältnissen sowie in unterschiedlicher Metabolisierung.

Für die Einzeitbehandlung geeignete und bewährte Antibiotica sind:

Penicillin
Ampicillin
Spectinomycin
und Thiamphenicol [3, 11].

Penicillin steht in der Gonorrhoebehandlung nach wie vor an erster Stelle, und das, obwohl das Risiko eines anaphylaktischen Schocks besteht und obwohl die Ansprechbarkeit der Gonokokken auf Penicillin in den letzten Jahren abgesunken ist.

Natürlich besteht bei Verwendung von Penicillin die Gefahr eines anaphylaktischen Zwischenfalles; statistisch gesehen ist das Risiko einer lebensbedrohlichen Anaphylaxie jedoch als gering und daher vertretbar einzuschätzen: Nur bei 1 bis 2 bis maximal 4 von 100.000 Patienten kommt es zu derartigen Reaktionen [5].

Zur Frage der abnehmenden Penicillinempfindlichkeit der Gonokokken führten wir seinerzeit in München und jetzt in Lübeck in Zusammenarbeit mit dem Statens Serum Institut Kopenhagen (Dir.: Frau Dr. A. Reyn) eigene Untersuchungen durch.

56 % der 1974 in München isolierten Gonokokkenstämme wiesen eine gute und 44 % eine mäßige Penicillinempfindlichkeit auf, nur 2 % der Stämme benötigten zu ihrer Hemmung mehr als 2 IE Penicillin/ml, waren also hochgradig penicillinunempfindlich (Abb. 1).

Einen Vergleich dieser Werte mit denen, die Röckl 1962 – ebenfalls in München – feststellte, ermöglicht Abbildung 2 [13].

Es wird deutlich, daß eine wesentliche Verschiebung der Penicillinempfindlichkeit eingetreten ist. Weniger penicillinempfindliche Gonokokkenstämme, d.h. Stämme, die zu ihrer Hemmung mehr als 0,08 IE Penicillin/ml benötigten, fanden sich im Unter-

suchungsgut von 1962 nur vereinzelt. Dagegen wiesen über 75 % der Stämme eine gute
Penicillinempfindlichkeit auf. Eine Abnahme der Penicillinempfindlichkeit der Gonokokken in den letzten 10 Jahren ist somit unverkennbar.

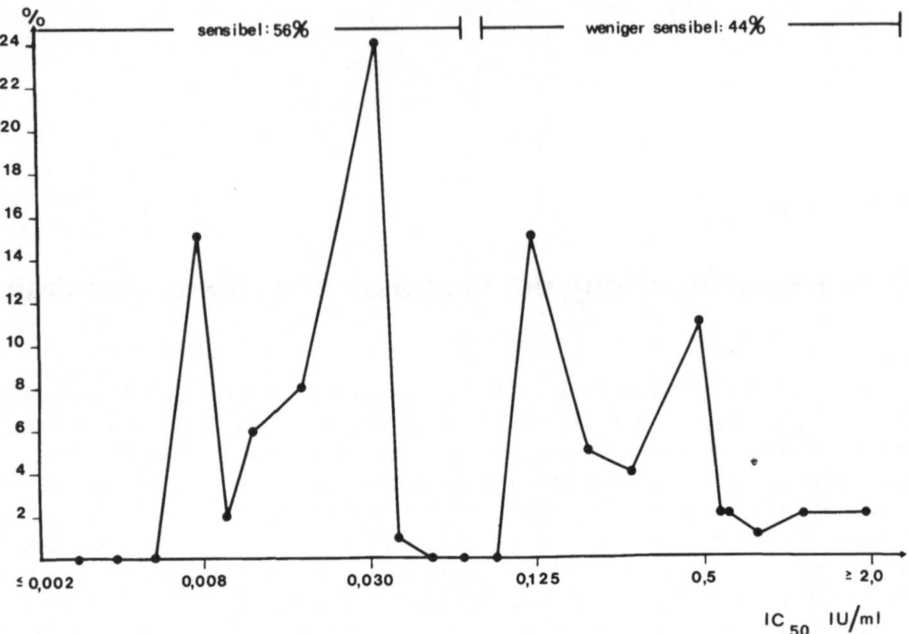

Abb. 1. Empfindlichkeit von N. gonorrhoeae: München 1974

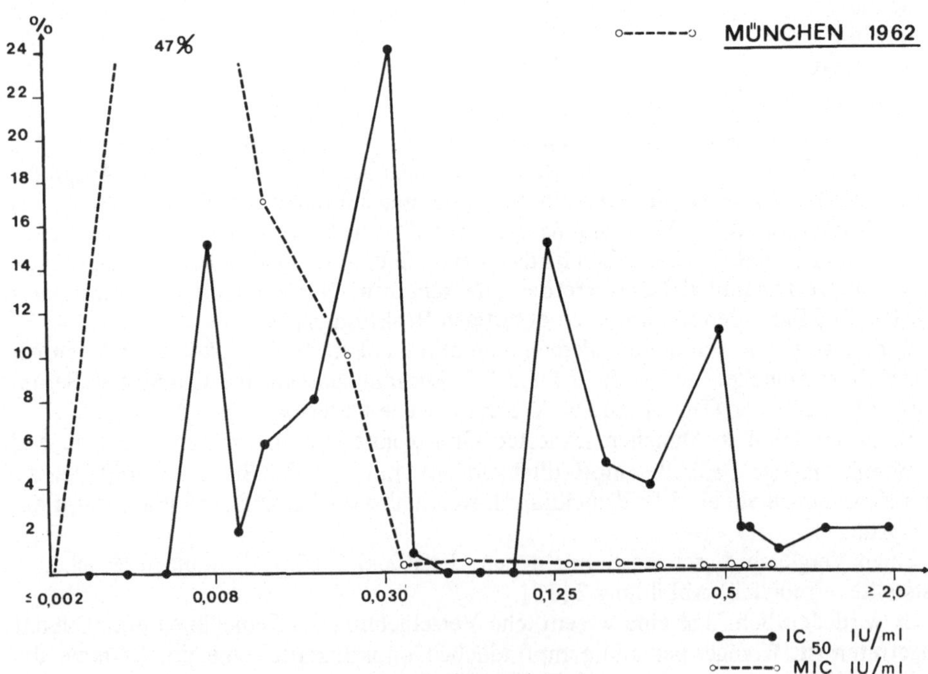

Abb. 2. Empfindlichkeit von N. gonorrhoeae: München 1962

Eine hochgradige Verminderung der Empfindlichkeit der Gonokokken ist jedoch bisher ausgeblieben, und zwar nicht nur in Europa, sondern auch in den USA, wo die Penicillinempfindlichkeit der Gonokokken grundsätzlich ungünstiger liegt.

Abbildung 3, einer 1974 erschienenen Studie entommen, zeigt, daß zur Hemmung von Gonokokkenstämmen nach wie vor vergleichsweise niedrige Penicillinkonzentrationen genügen, während bei Verwendung anderer Antibiotica höhere, teilweise sogar beträchtlich höhere Konzentrationen erforderlich sind [6].

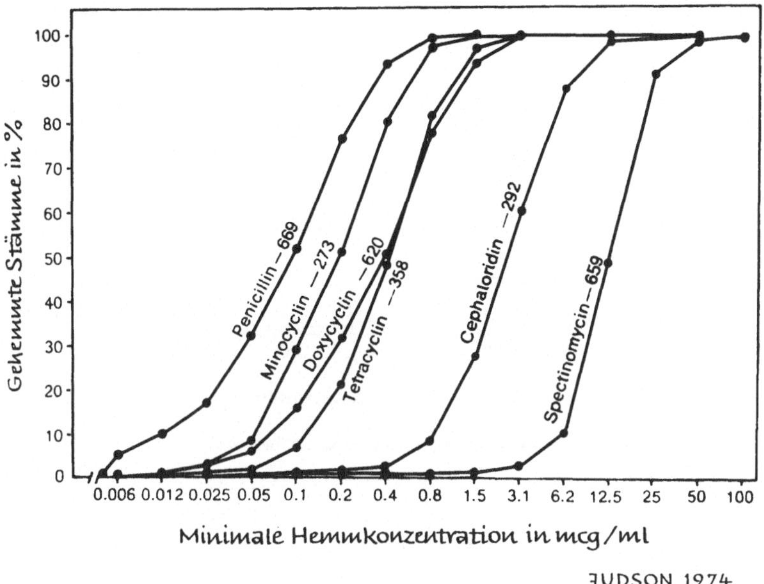

Abb. 3. Empfindlichkeit von N. gonorrhoeae gegenüber verschiedenen Antibiotika

Wenn man zugrunde legt, daß für eine erfolgreiche Therapie der in vitro ermittelte IC_{50}-Hemmwert in vivo um das Zehnfache übertroffen werden soll, so wäre die Anwendung solcher Penicillin-Präparate zu fordern, die Blutserumspiegel von mindestens 20 IE Penicillin/ml erzeugen. Üblicherweise werden in der BR Deutschland Präparate verwandt, die 4 Mill. IE Penicillin, teils als Penicillin-G-Na und teils als Depot-Penicillin, enthalten. Eines dieser Präparate ist das Megacillin® forte. Wie das Resultat einer in Lübeck und München durchgeführten Untersuchung zeigt, bewirkt es Penicillinserumspiegel, die initial über 20 IE/ml Serum liegen und diese Höhe nach ca. 3 1/2 Stunden (Pfeil) verlassen (Abb. 4). Die großen individuellen Schwankungen von Patient zu Patient werden in der Abbildung deutlich. Deshalb ist es nicht verwunderlich, daß bei einmaliger Verabfolgung dieser Penicillin-Dosis eine Reihe von Therapieversagern auftreten, die in der Größenordnung von 6 % liegen. Man muß deshalb die Injektionen an 3 aufeinanderfolgenden Tagen wiederholen und senkt damit die Versagerquote auf 1-2 %.

Den gleichen Effekt kann man erzielen, wenn man die Injektion von Penicillin kombiniert mit oraler Verabfolgung von Probenecid, aus der Gichtbehandlung als Benemid® bekannt. Probenecid blockiert die tubuläre Exkretion von Penicillin in der Niere und bewirkt so eine Ausscheidungsverzögerung und einen gewaltigen Anstieg der Penicillinserumspiegel. Die durchschnittlichen initialen Serumspiegel liegen bei 120 mcg/ml (Abb. 5). Die kritische Grenze von 20 mcg/ml wird nicht nach 3 1/2 Stunden, sondern erst nach 6 Stunden unterschritten. So wird verständlich, daß eine ein-

malige Gabe von Penicillin und Probenecid denselben Therapieerfolg erzeugt wie eine
alleinige Penicillinbehandlung an 3 aufeinanderfolgenden Tagen.

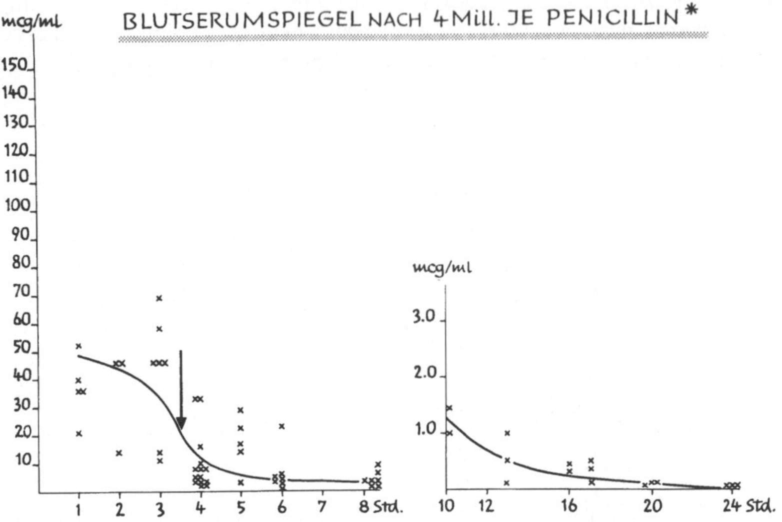

Abb. 4. Penicillinblutserumspiegel nach 4 Mega IE Penicillin ohne Probenecid

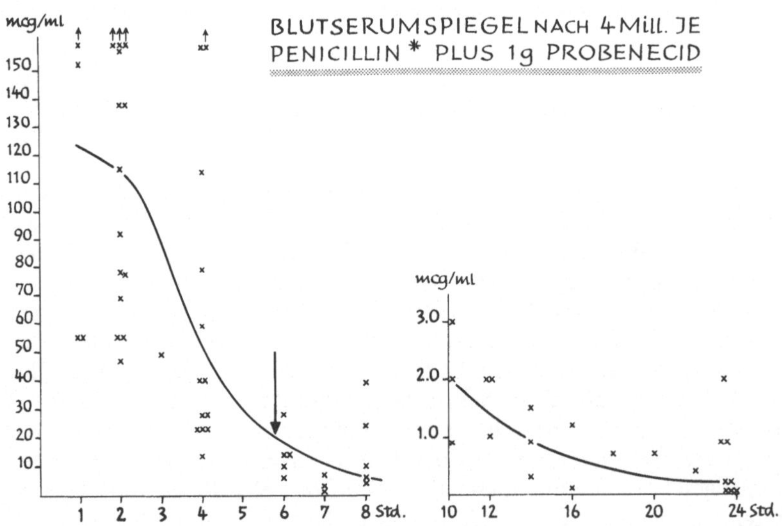

Abb. 5. Penicillinblutserumspiegel nach 4 Mega IE Penicillin mit 1 g Probenecid

Was die Applikation von Probenecid und Penicillin anbelangt, so wurde bisher
empfohlen, das Probenecid mindestens 1/2 Stunde vor der Penicillininjektion zu geben. Pharmakologische Überlegungen lieferten die Begründung für dieses Vorgehen:
Die durch die orale Verabfolgung verzögerte Resorption von Probenecid sollte mit dem

398

unmittelbar nach der Injektion entstehenden Resorptionsgipfel von Penicillin zusammenfallen, um so eine maximale Wirkung auf die Penicillinblutspiegel zu entfalten.

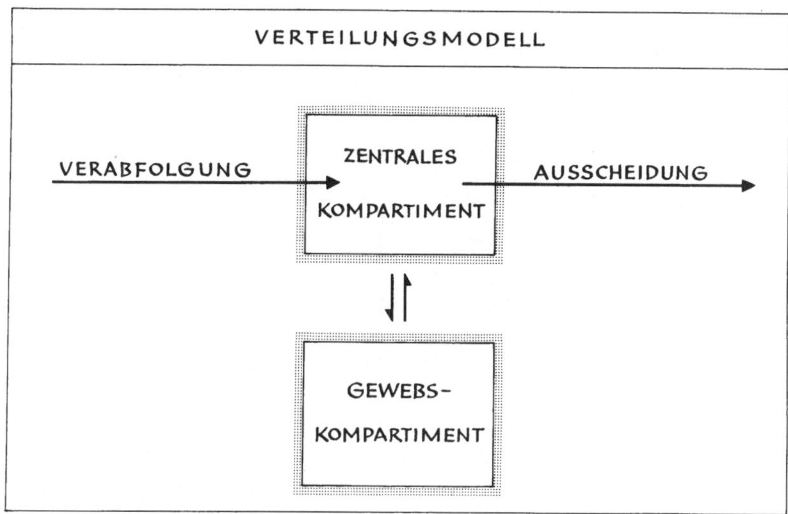

Abb. 6. Verteilung von Probenecid in die verschiedenen Kompartimente

In der neuesten Empfehlung des Public Health Service wird auf das halbstündige Intervall verzichtet, was natürlich eine weitere Vereinfachung der Einzeitbehandlung bedeutet [4]. Die amerikanische Therapieempfehlung bezieht sich jedoch auf 4,8 Mega IE Procainpenicillin, das in dieser Dosis in Europa nicht handelsüblich ist. Offenbar kann die amerikanische Therapieempfehlung aber auch auf bei uns übliche 4 Mega IE-Präparate übertragen werden. Gilliet stellte bei seinen einschlägigen klinischen Untersuchungen fest, daß sich auch die Verwendung des Präparates Hydracillin® forte die gleichzeitige perorale Verabfolgung von Probenecid mit der Penicillininjektion auf das Therapieresultat nicht nachteilig auswirkt.

Wenn man sich den Wirkungsmechanismus bei Probenecid vergegenwärtigt, so läßt sich eine — vorerst hypothetische — Begründung für die gute Wirkung der gleichzeitigen Applikation finden.

Bekanntlich bewirkt Probenecid nicht nur eine Blockierung der tubulären Ausscheidung von Penicillin in der Niere, sondern auch eine Erschwerung der Penetration in das Gewebe [1]. Man könnte die Blockierung der tubulären Ausscheidung als günstige Wirkung bezeichnen, die Erschwerung der Gewebsdiffusion dagegen als ungünstige Wirkung. Bei gleichzeitiger Verabfolgung von Probenecid und Penicillin kommt es zum sofortigen Resorptionsmaximum des Penicillins, während das Resorptionsmaximum des Probenecids erst verzögert auftritt. Das bedeutet, daß die ungünstige Wirkung des Probenecids, nämlich die Erschwerung der Diffusion des Penicillins in das Gewebe, ebenfalls verzögert auftritt, und zwar zu einem Zeitpunkt, an dem bereits große Mengen des Penicillins unbehindert in das Gewebe eingedrungen sind. Die günstige Wirkung des Probenecids, d.h. die Blockierung der tubulären Exkretion, kommt dagegen noch rechtzeitig, weil sich der Ausscheidungsprozeß über viele Stunden hinzieht.

Was die Wirkung der Einzeitbehandlung der akuten Gonorrhoe mit Penicillin auf eine gleichzeitig akquirierte Syphilis anbelangt, so war unser bisheriger Standpunkt, daß die Einzeitbehandlung sowohl die Gonorrhoe als auch die Syphilis heilt. Sowohl unsere diesbezüglichen Tierversuche, als auch die klinischen Beobachtungen von Schroeter ließen den Schluß zu, daß die verhältnismäßig kleine Menge von 4 Mill. IE Penicillin, potenziert durch 1 g Probenecid, ausreicht, um eine Syphilis, die sich in der frühesten Inkubationsphase befindet, zu heilen [9, 14] ↓

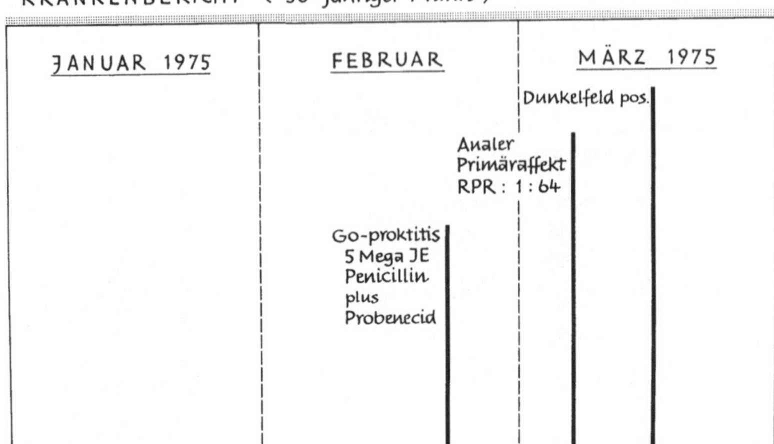

Abb. 7. Auftreten eines syphilitischen Primäraffektes nach einer Einzeitbehandlung: Klinische Daten

Im Dezember 1975 schien dieser Standpunkt erschüttert. Wright [20] in London beobachtete nämlich bei einem 38-jährigen Patienten einen analen Primäraffekt zwei Wochen nach einer lege artis durchgeführten Einzeitbehandlung. In einem Brief an den Herausgeber des British Journal of Venereal Diseases stellt er diese Beobachtung vor und folgert, daß im Gegensatz zur geltenden Lehrmeinung eine Einzeitbehandlung mit Penicillin offenbar nicht imstande war, eine Syphilis zu heilen.

Die genaue Anamnese klärt den Sachverhalt auf. Der beschriebene Patient hatte sich am 24. Januar infiziert und war erst am 21. Februar, also 4 Wochen später, einer Einzeitbehandlung unterzogen worden. Es kann somit keine Rede davon sein, daß die Syphilis in einer sehr frühen Inkubationsphase behandelt wurde; zum Zeitpunkt der Einzeitbehandlung stand sie vielmehr kurz vor ihrer klinischen Manifestation. Daß zu einem derartig späten Zeitpunkt der Inkubation eine Einzeitbehandlung zur Heilung einer Syphilis nicht mehr ausreicht, ist nicht erstaunlich, sondern war zu erwarten.

Die Einzeitbehandlung der Gonorrhoe mit *Ampicillin* und Probenecid stellt einen Weg dar, die Injektion von Penicillin zu vermeiden, damit das Risiko einer schweren anaphylaktischen Reaktion zu umgehen, ohne auf die Vorteile des Penicillins – hohe Wirksamkeit auf Neisseria gonorrhoeae und Treponema pallidum – verzichten zu müssen. Verabfolgt werden hier 2,0 – 3,5 g Ampicillin sowie 1 g Probenecid. Die Heilungsquote dieser Therapieform ist mit der einer Penicillininjektionsbehandlung zu vergleichen, vielleicht liegt sie geringfügig darunter [4]. Bei einer Allergie gegen Penicillin stellt die Behandlung mit Ampicillin natürlich keine Alternative dar.

Eine echte Alternative zu Penicillin ist das *Spectinomycin,* das bekanntlich als intramuskuläre Injektion zu 2 g verabfolgt wird. Bei Frauen wurde bisher die Verdoppelung der Dosis, also je 1 Injektion zu 2 g rechts und links als notwendig erachtet. Nach neueren Untersuchungn kann auf die Verdoppelung verzichtet wer-

den, ohne daß eine Verschlechterung des Therapieresultates befürchtet werden
muß [2, 4].

Da auf der einen Seite die Heilungsquoten mit denjenigen einer Penicillinbehandlung vergleichbar sind, auf der anderen Seite schwere anaphylaktische Zwischenfälle durch Spectinomycin bisher nicht beobachtet wurden, erscheint die Frage berechtigt, ob man auf Penicillin zur Gonorrhoebehandlung nicht gänzlich verzichten
und auf Spectinomycin ausweichen sollte. Das aber erscheint bedenklich.

Ein Nachteil der Therapie mit Spectinomycin gegenüber der Behandlung mit
Penicillin liegt in der unterschiedlichen Wirkung beider Antibiotika auf die Syphilis,
also auf Treponema pallidum. Bei einer Einzeitbehandlung mit Penicillin ist damit
zu rechnen, daß eine gleichzeitig akquirierte Syphilis geheilt wird. Eine Einzeitbehandlung mit Spectinomycin hingegen vermag das nicht. Zwar wirkt Spectinomycin
auch auf Treponema pallidum, die Wirkung ist aber zu gering, um zu einer sicheren
Vernichtung der Erreger zu führen [9]. (Abb. 8).

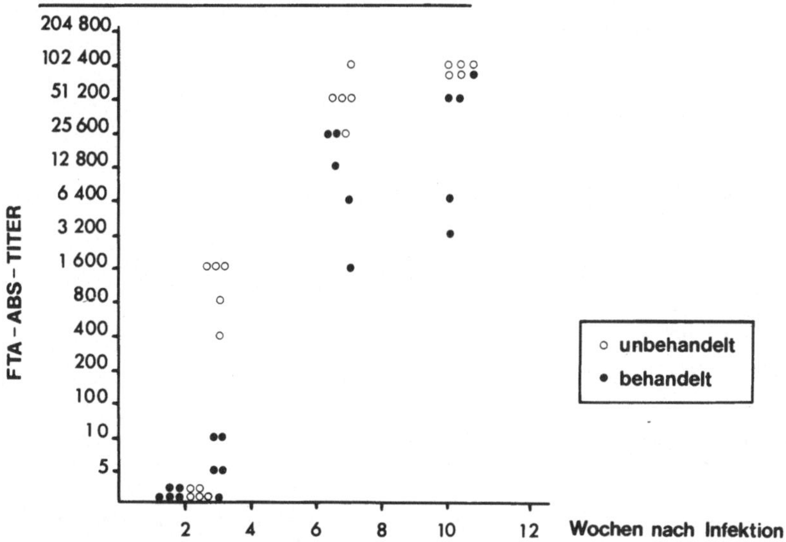

Abb. 8. FTA-ABS-Titer bei spectinomycinbehandelter Kaninchensyphilis steigen verzögert an

Man kann annehmen, daß die zahlreichen, in den letzten 20 Jahren durchgeführten
Penicillinbehandlungen der Gonorrhoe dazu beigetragen haben, daß es nicht zu dem
dramatischen Anstieg der Syphiliserkrankungen gekommen ist. Eine solche günstige
epidemiologische Wirkung auf die Syphilis kann man natürlich vom Spectinomycin
nicht erwarten.

Noch nicht sicher zu beurteilen ist die Frage nach der Entwicklung der Resistenz
von Neisseria gonorrhoeae gegenüber Spectinomycin. Die Zeit der Anwendung ist dazu
zu kurz. Wird Spectinomycin zu einer verhältnismäßig raschen Resistenzsteigerung der
Gonokokken führen oder wird die Entwicklung von Stämmen mit relativer Resistenz
lange auf sich warten lassen? Wie stark wird die Resistenz sein? Erste einschlägige
Beobachtungen liegen vor. Reyn et al. konnten Stämme isolieren, die während einer
Spectinomycinbehandlung ihre gute Empfindlichkeit gegenüber diesem Antibioticum
einbüßten. Vor der Behandlung benötigten diese Stämme weniger als 12,2 mcg Spectinomycin/ml, nach der Behandlung wurden sie selbst durch Konzentrationen von
480 mcg/ml nicht gehemmt. Eine derartige Steigerung der Resistenz wurde bei immerhin 2 von 113 Patienten registriert [12]. Stolz et al. berichten von Empfindlichkeits

untersuchungen aus Rotterdam. Die Spectinomycinempfindlichkeit von Stämmen, die bei Seeleuten isoliert worden waren, war gegenüber der Spectinomycinempfindlichkeit von Stämmen, die von der einheimischen Bevölkerung stammten, deutlich vermindert [19].

Sicher handelt es sich hier um Einzelbeobachtungen; die Entwicklung der Empfindlichkeit von Neisseria gonorrhoeae unter Spectinomycin bedarf jedoch auch in Zukunft unserer besonderen Aufmerksamkeit.

Gen	Phänotyp	Mechanismus
pen A	niedrige Penicillinresistenz	?
ery	niedrige Penicillin-und Erythromycinresistenz	verminderte Permeabilität der Zellwand
pen B	niedrige Penicillin-und Tetracyclinresistenz	?
chl	niedrige Chloramphenicolresistenz	?
tet	niedrige Tetracyclinresistenz	?
str	hochgradige Streptomycinresistenz	resistentes Ribosom
spe	hochgradige Spectinomycinresistenz	resistentes Ribosom

SPARLING 1975

Abb. 9. Gene antibiotischer Resistenz bei N. gonorrhoeae

Der für die Spectinomycinresistenz verantwortliche Genort ist mit dem für die Penicillinresistenz zuständigen Genort nicht identisch [17, 18]. Bei Spectinomycinresistenz wird ein resistentes Ribosom ausgebildet, die Penicillinresistenz ist — zumindest zu einem Teil — auf eine genbedingte verminderte Zellwandpermeabilität zurückzuführen. Kreuzresistenzen bestehen nicht. Somit kann die Spectinomycinbehandlung der Gonorrhoe keinen ungünstigen Einfluß auf die Penicillinempfindlichkeit der Gonokokken ausüben. Eine Selektionierung von penicillinresistenten Stämmen durch unzureichende Spectinomycinbehandlung ist nicht möglich.

Bei *Thiamphenicol* handelt es sich um ein Derivat des Chloramphenicols. Wegen der möglichen schwerwiegenden Nebenwirkungen des Chloramphenicols wurde dem Thiamphenicol viel Kritik entgegengebracht. Es hat sich jedoch herausgestellt, daß Thiamphenicol trotz Verwendung bei bisher ca. 25 Millionen Patienten in Mitteleuropa einschließlich England keinen einzigen Fall von irreversibler aplastischer Anämie ausgelöst hat. Im Gegensatz dazu ist bei Verwendung von Chloramphenicol mit einem irreversiblen, tödlichen Fall von aplastischer Anämie pro 50.000 behandelte Patienten zu rechnen [8].

Thiamphenicol wird bekanntlich in einer Dosis von 2,5 g verabfolgt. Die Wirkung auf die akute Gonorrhoe ist als sehr gut zu bezeichnen. Siboulet behandelte in Paris mehr als 26.000 Patienten und registrierte Rezidive in weniger als 3 % der Fälle. Auf Treponema pallidum hat Thiamphenicol eine gute Wirkung: Eine Syphilis, die sich in

402

der frühesten Inkubationsphase befindet, wird durch eine Einzeitbehandlung abgeheilt [10]. Angesichts dieser Eigenschaften ist auch Thiamphenicol als ein Ausweichpräparat erster Ordnung zu bezeichnen.

Das Thema meines Vortrages lautet: „Die Einzeitbehandlung der Gonorrhoe bei Mann und Frau" und zielt ab auf die Beantwortung der Frage, ob eine chronische Gonorrhoe, wie sie zumeist bei der Frau vorliegt, anders behandelt werden muß, als eine akute Gonorrhoe, wie sie meist der Mann bietet. Diese wichtige Frage ist in der Literatur bisher nicht überzeugend und zweifelsfrei beantwortet worden.

Über einschlägige Erfahrungen berichten Meyer-Rohn in Hamburg und Siboulet in Paris [7, 15, 16]. Meyer-Rohn behandelte 2 Patientenkollektive mit Spectinomycin. Im ersten Kollektiv befanden sich 100 Patienten beiderlei Geschlechts mit unterschiedlicher Dauer der Erkrankung, darunter Frauen, deren Gonorrhoe schon lange bestand, aber erst im Rahmen der Infektionsquellenermittlung aufgedeckt wurde. Das zweite Kollektiv bestand aus 100 jungen Männern mit Erstinfektion einer Gonorrhoe, bei denen der Ansteckungstermin nicht länger als eine Woche zurücklag. Im ersten Kollektiv wurden nur 87 % der Patienten geheilt, im zweiten Kollektiv waren es 100 %. Der Unterschied ist signifikant (1 %).

Die Beobachtung von Siboulet, daß die Resultate einer Einzeitbehandlung bei Frauen schlechter sind als bei Männern, kann aus den obengenannten Gründen ebenfalls für ein schlechteres Ansprechen der chronischen Gonorrhoe gewertet werden. Siboulet registrierte bei Verwendung von Thiamphenicol bei Frauen in 2,6 % der Fälle Versager, bei Männern dagegen nur in 1,4 %.

Nach unserer Auffassung kann beim heutigen Stande der Erkenntnis die Methode der Einzeitbehandlung für die Therapie von akuten Verlaufsformen der Gonorrhoe rückhaltlos empfohlen werden. Die Frage, ob auch die chronische Gonorrhoe eine Indikation für die Einzeitbehandlung darstellt, läßt sich auf der Grundlage bisher vorliegender Behandlungsberichte nicht sicher entscheiden. Wenn trotzdem bei Erkrankungsfällen von chronischer Gonorrhoe heute bereits Einzeitbehandlungen vorgenommen werden, so ist eine besonders strenge Handhabung der Behandlungskontrollen mit wiederholter Durchführung des Kulturverfahrens zu fordern.

Literatur

1. Cipaidi, M., Schwartz, M.A.: Apparent effect of probenecid on the distribution of penicillins in man. Clin. Pharmacol. Ther. 9, 345-349 (1968)
2. Gilliet, F.: Resultate der Behandlung der akuten Gonorrhoe mit Spectinomycin. Vergleichsstudie in der Kombination von wässrigem Penicillin und Probenecid. Schweiz. med. Wschr. 16, 502-504 (1975)
3. Gilliet, F., Storck, H.: Neues zur Therapie der Gonorrhoe. Schweiz. med. Wschr. 103, 564 (1973)
4. Henderson, R.: Recommended treatment schedules for gonorrhea – 1974. Arch. Derm. 111, 317-320 (1975)
5. Idsoe, O,, Guthe, T., Willcox, R.R., De Weck, A.L.: Art und Ausmaß der Penicillinnebenwirkungen unter besonderer Berücksichtigung von 151 Todesfällen nach anaphylaktischem Schock. Schweiz. med. Wschr. 99, 1190-1197, 1221-1229, 1252-1257 (1969)
6. Judson, F.N., Allaman, J., Dans, P.E.: Treatment of gonorrhea. Comparison of penicillin G procain, doxycyclin, spectinomycin, and ampicillin. J. Amer. med. Ass. 230, 705 (1974)
7. Meyer-Rohn, J.: Die Minutenbehandlung der Gonorrhoe mit Spectinomycin. Z. Hautkr. 49, 667-670 (1974)
8. Moeschlin, S., Koeller, F., Rüefli, P.: Zytostatische Nebenwirkungen des Thiamphenikols: Alopezie, reversible Zytopenien. Schweiz. med. Wschr. 104, 384-387 (1974)
9. Petzoldt, D.: Die Einzeitbehandlung der Gonorrhoe und ihre Wirkung auf Treponema pallidum. Hautarzt 22, 523-527 (1971)
10. Petzoldt, D.: Effect of spectinomycin on T. pallidum in incubating experimental syphilis. Brit. J. vener. Dis. 51, 305-306 (1975)

11. Petzoldt, D., Neubert, U.: Die Einzeitbehandlung der Gonorrhoe. Z. Hautkr. **51**, 701-707 (1976)
12. Reyn, A., Schmidt, H., Trier, M., Bentzon, M.W.: Spectinomycin hydrochloride (Trobicin) in the treatment of gonorrhoea. Observation of resistant strains of Neisseria gonorrhoeae. Brit. J. vener. Dis. **49**, 54-59 (1973)
13. Röckl, H.: Welche therapeutischen Konsequenzen ergeben sich aus der abnehmenden Penicillinempfindlichkeit der Gonokokken? Münch. med. Wschr. **104**, 1169-1174 (1962)
14. Schröeter, A.L., Turner, R.H., Lucas, J.B., Brown, W.J.: Therapy for incubating syphilis. Effectiveness of gonorrhea treatment. J. Amer. med. Ass. **218**, 711-713 (1971)
15. Siboulet, A.: Minute treatment of gonorrhoea. Hautarzt **22**, 460 (1971)
16. Siboulet, A.: Results of the minute treatment of gonorrhoea in 26.339 cases. Postgrad. med. J. **48**, suppl. 1, 65-70 (1972)
17. Sparling, P.F.: Antibiotic resistance in Neisseria gonorrhoeae. Med. Clin. N. Amer. **56**, 1133-1144 (1972)
18. Sparling, P.F., Sarubbi, F.A., Guymon, L., Maness, J., Blackman, E.: A rational basis for understanding multiple resistant gonococci. Internat. Symposion on Gonorrhea 24./25. Okt. 1973 Ottawa, Canada
19. Stolz, E., Zwart, G.F., Michel, M.F.: Activity of eight antimicrobial agents in vitro against N. gonorrhoeae. Brit. J. vener. Dis. **51**, 257-264 (1975)
20. Wright, J.T.: Single dose penicillin therapy. Brit. J. vener. Dis. **51**, 410 (1975)

Gerd Lüders

Serologische Suchreaktionen und serologische Verlaufskontrollen bei Syphilis

Zwei Faktoren schränken die eindeutige Diagnose der chronischen Infektionskrankheit Syphilis durch den *Erregernachweis* ein:
1. die (im Vergleich zur Gesamtkrankheitsdauer) sehr kurze Zeitspanne, in der das Treponema pallidum zugänglich ist,
2. die jetzt häufiger auftretenden larvierten Lueserkrankungen (z.B. infolge eines unkontrollierten Antibiotikagebrauchs).

Die Lues besitzt eine große klinische Variationsbreite, einen phasenhaften Verlauf und zeigt Latenzstadien ohne Haut- und Schleimhautmanifestation [1, 4, 5, 7]. Es ist deshalb von großer Bedeutung in allen Phasen, sowohl eine Lues zu diagnostizieren, als auch eine Lues auszuschließen. Wir benötigen also verläßliche serologische *Suchreaktionen.*

Noch schwieriger wird die Entscheidung, wenn beurteilt werden muß, ob eine Lues bei einem klinisch unauffälligen Kranken ausgeheilt ist oder nicht. Hier können uns allein serologische Methoden der Lues-Diagnostik weiterhelfen. Wir benötigen also ebenfalls verläßliche *Verlaufskontrollen.*

Die serologischen Möglichkeiten und auch damit unsere Auffassung von modernen Suchreaktionen und Verlaufskontrollen für die Lues haben in allerletzter Zeit eine grundlegende Wandlung erfahren, so daß wir uns von der Überbewertung der klassischen Seroreaktionen lösen müssen [6, 8].

Die Wertigkeit, die Spezifität und das Titer-Verhalten der verschiedenen serologischen Reaktionen werden im wesentlichen bestimmt durch die folgenden immunologischen Grundvoraussetzungen: Das Treponema pallidum enthält antigenwirksame Polysaccharid-, Protein- und Lipoidfraktionen. Auch beim Treponema pallidum muß zwischen der Immunogenität und der Spezifität seiner Antigene unterschieden werden. Die bei der Auseinandersetzung mit dem Erreger der Syphilis gebildeten Immunglobuline IgG, IgM und IgA unterscheiden sich im zeitlichen Auftreten und in ihrer biologischen Aktivität untereinander [2, 4, 5, 8]. So passieren IgM und IgA die Plazentaschranke bei Menschen kaum.

Seit den ersten serodiagnostischen Syphilisreaktionen von Wassermann, Neisser und Bruck im Jahre 1906 wurden weit über 200 serologische Reaktionen inauguriert, welche je nach dem benutzten Antigen in drei Gruppen einzuteilen sind:
1. Reaktionen mit dem gereinigten Pospholipoid Cardiolipin.
2. Reaktionen mit Suspensionen, Homogenisaten oder Extrakten aus Reiterschen Kulturspirochäten.
3. Reaktionen mit dem pathogenen Treponema pallidum vom Nichols-Stamm oder Teilen desselben.

Bisher erstellten die meisten Laboratorien ein serologisches Spektrum mit den ersten beiden genannten Antigengruppen. Zur Sichtbarmachung dieser Antigen-Antikörper-Reaktionen dienen einmal die Komplementbindungsreaktionen nach Bordet und Gengou und zum anderen makroskopisch oder mikroskopisch ablesbare Flockungsreaktionen. Recht gut geeignet für Suchreaktionen und Verlaufskontrollen mit dem eigentlich *nicht* spezifischen Antigen Cardiolipin erscheinen mir die Mikroflockungsreaktion mit Cardiolipin unter Zusatz von Cholesterin und Lecithin wie im *VDRL-Test* (Veneral-Disease-Research-Laboratory-Test) und — weil präzis titrierbar — eine Komplementbindungsreaktion mit Cardiolipin in der Kältebindung nach Jacobsthal (gewöhnlich als *Kolmer-Reaktion* bezeichnet).

Bis jetzt nimmt man eine Komplementbindungsreaktion mit homogenisierten Reiterschen Kulturspirochäten als Antigen (die sogenannte „Pallida"- oder besser SER-Reaktion) und eine Reaktion mit „rohem" Lipoidantigen (z.B. in der Meinicke Klärungsreaktion II) hinzu und erhält ein Spektrum mit durchaus günstiger Aussagekraft.

Mit den neuen spezifischen Reaktionen und ihren Modifikationen können wir aber eindeutiger und schneller die Syphilisdiagnose untermauern. Gerade in differenzierten Fällen sollten vor der Diagnose einer Lues und der antisyphilitischen Behandlung die modernen spezifischen Seroreaktionen angestellt werden, welche sich auf das Treponema pallidum selbst als Antigen stützen [3, 5, 6, 8, 9].

Die bewährten spezifischen serologischen Methoden sind der Treponema-Pallidum-Immobilisationstest (TPI-Test oder Nelson-Test), der Fluorescent-Treponema-Antibody-Test (FTA-Test) mit seinen Verbesserungen als FTA-ABS-Test und FTA-IgM-Test sowie der Treponema-Pallidum-Hämagglutinationstest (TPHA-Test). Diese spezifischen Reaktionen erfassen unterschiedliche Antikörper, so daß dadurch ihre Aussagekraft erheblich erweitert wird.

Der technisch aufwendige *TPI-Test* wird mit lebenden, in Kaninchenhodenpassagen gezüchteten und in einem Basalmedium für 20 bis 40 Stunden am Leben gehaltenen pathogenen Treponemen vom Nichols-Stamm ausgeführt. Deswegen darf das Serum der betreffenden Patienten auch keine treponemiziden Substanzen, wie z.B. Penicillin, enthalten. Die bei den Reaktionen nachzuweisenden immobilisierenden Antikörper benötigen aktives Komplement. Der TPI-Test ist bei richtiger technischer Ausführung hochspezifisch und sein positiver Ausfall bei Frambösie, Pinta und Bejel beweist nur die Treponemenspezifität der immobilisierenden Antikörper [2].

Technisch einfacher, routinemäßig leicht titrierbar und auch bei antibiotisch vorbehandelten Patienten mit kleinen Serum- und Liquormengen durchführbar ist der *FTA-Test* in seinen Variationen. Als Antigen dienen lyophilisierte Nichols-Treponemen, an denen ohne Vermittlung durch aktives Komplement je nach spezieller Variante des Tests überwiegend IgG oder IgM durch ein markiertes Antihumanglobulin fluoreszenzmikroskopisch nachgewiesen wird. Der FTA-Test eignet sich sehr gut, um unspezifisch positive Reaktionen mit den Lipoidantigenen, wie z.B. während und nach der Gravidität zu entlarven. Er stellt also auch eine sehr empfindliche Suchreaktion dar.

Falsch positive Reaktionen treten in Analogie zum TPI-Test bei den der Lues sehr nahe verwandten Treponematosen auf. Bei einfachem FTA-200 (d.h., Serumtiter 1:200) findet man gelegentlich unspezifisch positive Reaktionen bei hochtitrierbaren isoliert positiven „Pallidareaktionen". Um die Spezifität und Empfindlichkeit zu steigern, wurde der *FTA-ABS-Test* inauguriert, bei dem die fraglichen Seren vorher mit Reiter-Spirochäten-Antigen absorbiert werden, um Gruppenantikörper zu entfernen [8, 11].

Das Serum-Titer-Verhalten während des Heilverlaufs einer gesicherten Lues ist aber einfacher durch den FTA-Test ohne Absorption zu dokumentieren.

Ebenfalls einfach ausführbar ist der inzwischen verbesserte *Treponema-pallidum-Hämagglutinationstest (TPHA-Test)* [3, 6]. Dabei werden tannierte und mit Formalin behandelte Hammelerythrozyten mit Treponema-pallidum-Antigen vom Nichols-Stamm beladen. Enthält das zu untersuchende Serum Antikörper gegen Treponema pallidum, kommt es zu charakteristischen Hämagglutinationen. Der TPHA-Test ist sehr empfindlich und auch titrierbar. Es werden durch ihn offenbar andere Antikörper erfaßt als beim FTA-ABS- oder TPI-Test. Seine Ergebnisse korrelieren nach eigenen Erfahrungen sehr gut mit den übrigen luesspezifischen Reaktionen. Die Titer beim TPHA-Test fallen nur sehr langsam ab, so daß sich diese Reaktion weniger für die Kontrolle des Heilverlaufs einer Lues eignet. Sehr gut eignet sich der TPHA-Test wegen seiner Spezifität als Suchreaktion, wobei hinzukommt, daß der TPHA-Test zusammen mit dem FTA-Test sehr früh positiv wird.

Betrachtet man die Entwicklung der Antikörpertiter bei der *unbehandelten Lues*, so ergibt sich vereinfacht das folgende durchschnittliche Bild: Die FTA-Tests in ihren

Modifikationen werden zusammen mit dem TPHA-Test am frühesten positiv, dann die Reaktionen mit Lipoidantigenen und als letztes überschreitet der TPI-Test die serologische Nachweisgrenze (Abb. 1).

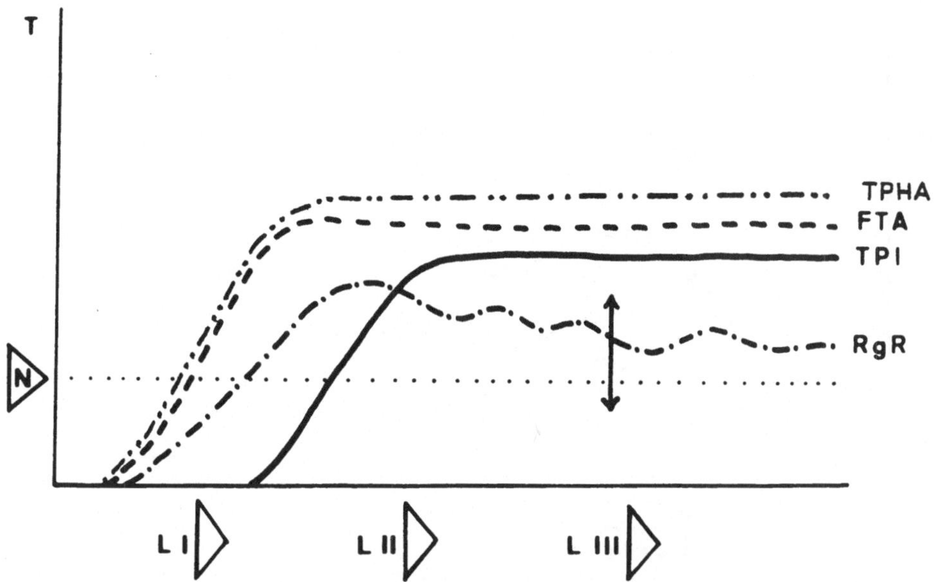

Abb. 1. Schematische Darstellung der Antikörpertiter bei *unbehandelter* Lues (L I-L III), Titerhöhe (T), serologische Nachweisgrenze (N), Treponema-pallidum-Hämagglutinations-Test (TPHA), Treponema-pallidum-Immobilisations-Test (TPI), FTA-Tests (FTA), Reaginreaktionen (RgR)

Wie bei allen serologischen Reaktionen, gibt es natürlich auch hier individuelle Schwankungen. Während die klassischen Reaktionen im Latenzstadium lückenhaft schwach positiv sein können, bleiben der TPI-Test, der TPHA-Test und der FTA-Test in hohen Titern positiv.

Aufgrund des Titerverhaltens und der Einfachheit der modernen spezifischen Reaktionen wird sich eine Verschiebung auf FTA- und TPHA-Test als Suchreaktion ergeben. Bei einer fraglichen Lues, die klinisch nicht diagnostizierbar ist, und bei der auch — zum Beispiel durch Lymphknotenpunktion — kein Erregernachweis gelingt, sollte heute als Suchreaktion zumindest der TPHA-Test durchgeführt werden. Als Suchreaktionen für den Ausschluß einer konnatalen Lues eignet sich besonders der FTA-IgM-Test, weil IgM praktisch nicht diaplazentar übertragen wird. Nur in zweifelhaften Fällen sollte zusätzlich der TPI-Test durchgeführt werden. Eine gewisse diagnostische Aussagekraft gewinnt die Kombination zwischen den spezifischen Reaktionen dadurch, daß der behandelnde Arzt z.B. eine zusammen mit einer GO erworbene und ausreichend therapierte Lues mit isoliert positivem TPHA-Test und negativem TPI-Test entlarven kann.

Der eindeutige klinische *Beweis der Heilung* einer Lues ist nicht zu führen. Auch hier bleiben allein die serologischen Kriterien für die Beurteilung einer Heilung verfügbar. Wie schon betont, behalten hier die serologischen Reaktionen mit Cardiolipin als Antigen eine gewisse Berechtigung, da ja vorher mit spezifischen Reaktionen oder durch den Erregernachweis die Lues gesichert wurde. Wir verfahren so, daß wir die Titerkontrolle mit der Kolmer-Reaktion und/oder dem FTA-Test ausführen.

Bei ausreichend behandelter *Lues I* ist zu erwarten, daß nicht nur die klassischen Seroreaktionen, sondern auch die FTA-Tests, der TPHA-Test und der TPI-Test die serologische Nachweisgrenze unterschreiten. Gewöhnlich bleibt der TPHA-Test am längsten als Serumnarbe erhalten (Abb. 2).

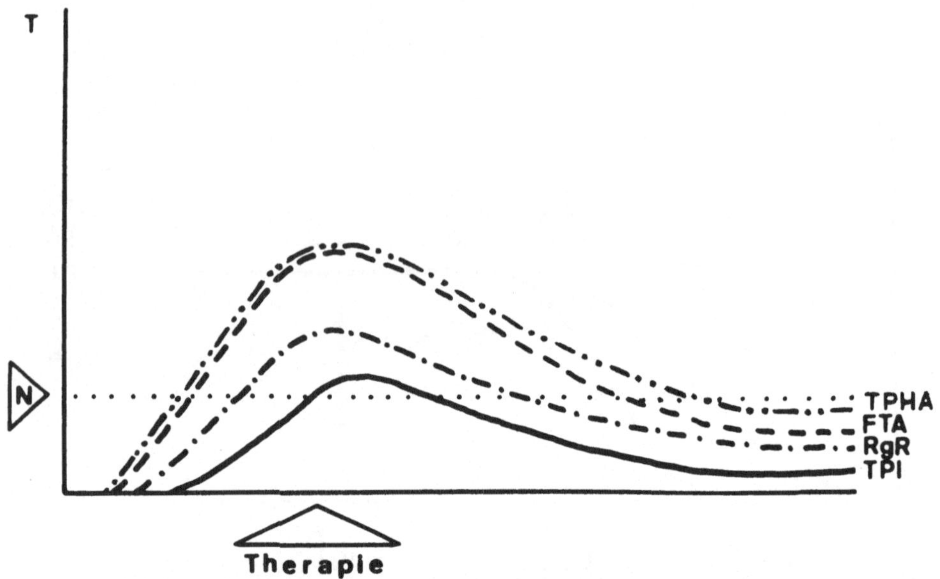

Abb. 2. Schematische Darstellung der Antikörpertiter bei *behandelter* Lues I, Titerhöhe (T), serologische Nachweisgrenze (N), Treponema-pallidum-Hämagglutinations-Test (TPHA), Treponema-pallidum-Immobilisations-Test (TPI), FTA-Tests (FTA), Reaginreaktionen (RgR)

Bei der behandelten *sekundären Lues* können der TPI-Test und der TPHA-Test dauernd positiv bleiben, während die klassischen Seroreaktionen und die FTA-Tests in der Regel negativ werden. Weil der Abfall hoher Titer unter die Nachweisgrenze häufig mehr als ein Jahr in Anpsruch nimmt, ist die Bestimmung der Ausgangstiter von Kolmer-Reaktionen, FTA- und TPHA-Test mit frischem Serum (abgenommen einen Tag nach Therapieabschluß) unerläßlich, damit aufgrund des nachgewiesenen Titerabfalles Arzt und Patient sich ohne Panik mit der schulmäßigen Behandlung zufrieden geben können (Abb. 3).

Noch wichtiger ist die Titerbestimmung als Verlaufskontrolle, wie oben aufgeführt, bei der *spätlatenten Lues*, weil ein Absinken der spezifischen Immobilisine und der TPHA-Antikörper unter die Positivgrenze nur ausnahmsweise zu erwarten ist. Ein positiver Nelson-Test oder TPHA-Test besagt also nur, daß der Betreffende irgendwann einmal von Treponema pallidum befallen worden ist. Eine nicht erfolgte Heilung bzw. eine noch bestehende Behandlungsbedürftigkeit läßt sich daraus nicht ableiten.

Bei der *tertiären Lues* werden auch nach Therapie die eigengesetzlich ablaufenden klassischen Seroreaktionen nur selten gänzlich, der TPI-Test und TPHA-Test fast nie negativ. Nachzuweisen ist allerdings auch hier ein langsamer Titerabfall in der Cardiolipin-KBR und den FTA-Tests, so daß sie auch hier eine günstigs Aussagemöglichkeit haben (Abb. 4).

Die gleichen Verhältnisse gelten in etwas abgemilderter Form für die alte *Lues connata*. Bei der Lues connata recens dagegen kann erwartet werden, daß die klassischen Seroreaktionen, die FTA-Tests, der TPI-Test und nach den bisherigen Erfahrungen bei früher Behandlung auch der TPHA-Test nach durchschnittlich 2 Jahren negativ

408

geworden sind. Da sehr häufig die klassischen Seroreaktionen bei Verdacht auf eine frische Lues connata unregelmäßig positiv sind, kommt dem TPHA-Test sowie dem primären FTA-IgM-Titer und dessen Abfall entscheidende Bedeutung für die Diagnose und den Beweis der Heilung zu.

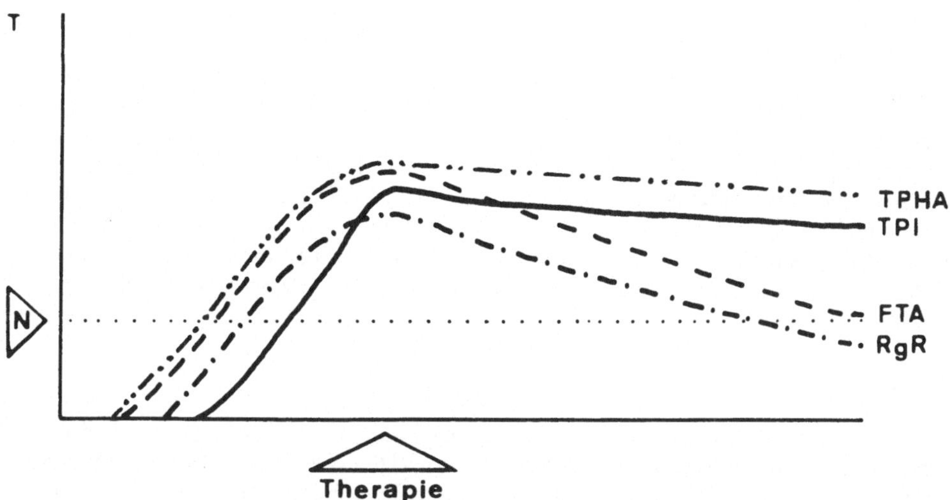

Abb. 3. Schematische Darstellung der Antikörpertiter bei *behandelter* Lues II, Titerhöhe (T), serologische Nachweisgrenze (N), Treponema-pallidum-Hämagglutinations-Test (TPHA), Treponema-pallidum-Immobilisations-Test (TPI), FTA-Tests (FTA), Reaginreaktionen (RgR)

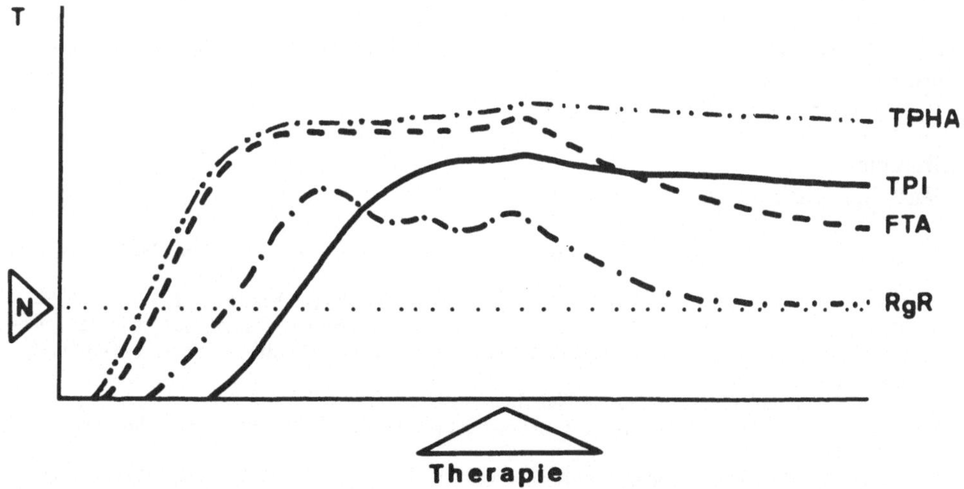

Abb. 4. Schematische Darstellung der Antikörpertiter bei *behandelter* Lues latens und Lues III, Titerhöhe (T), serologische Nachweisgrenze (N), Treponema-pallidum-Hämagglutinations-Test (TPHA), Treponema-pallidum-Immobilisations-Test (TPI), FTA-Tests (FTA), Reaginreaktionen (RgR)

Die Therapie der *Neurolues* hat in letzter Zeit eine grundsätzliche Veränderung erfahren [10]. Wir müssen auch nach eigenen Erfahrungen davon ausgehen, daß wir einen Teil dieser Patienten früher nicht ausreichend therapierten. Bei einer weiteren Gruppe kam wahrscheinlich auch die Selbstheilungstendenz der Lues zum Tragen. Aus diesem Grunde wurden häufig widersprüchliche Titer bei den serologischen Reaktionen beobachtet. Grundsätzlich ist zu sagen: Der TPI-Test unterschreitet nur in ganz vereinzelten Fällen ebenso wie der TPHA-Test und die FTA-Tests (u.a. auch im Liquor) die serologische Nachweisgrenze. Deshalb ist die Feststellung der primären Titer sofort nach Behandlung im FTA-Test und in einer der klassischen Seroreaktionen unerläßlich, damit man über den in der Regel immer nachweisbaren Titerabfall einen Hinweis auf den Behandlungserfolg hat.

Ausgehend von drei großen Antigengruppen und der deutlichen Verbesserung der spezifischen Reaktionen sind wir bei gezielter und kritischer Anwendung unserer serodiagnostischen Möglichkeiten heute in der Lage, verbindliche Aussagen über eine Erkrankung an Syphilis, den Ausschluß einer luischen Infektion und den Heilverlauf zu machen. Die entscheidende Voraussetzung dafür ist, daß früh positive spezifische Reaktionen rechtzeitig eingesetzt werden und daß sofort nach der Behandlung die Ausgangstiter für die Kontrollreaktionen festgestellt werden. Kontrolltiter sollten stets im gleichen Labor drei Monate, sechs Monate und 1 Jahr nach Therapie untersucht werden.

Zusammenfassung

Die Reaktionen der serologischen Luesdiagnostik sind zu ordnen nach den benutzten Antigenen: Cardiolipin (z.B. Kolmer-Reaktion, VDRL-Test), Reitersche Kulturspirochäten (z.B. SER oder „Pallidareaktion") und Treponema pallidum vom Nichols-Stamm (z.B. FTA-ABS-Test, TPHA-Test und TPI-Test). Luescharakteristische und luesspezifische serologische *Suchreaktionen* sind für die diagnostische Sicherung der Syphilis unerläßlich. Dazu sind besonders der TPHA-Test, der VDRL-Test und auch die FTA-Tests geeignet. *Verlaufskontrollen* werden am sinnvollsten mit serologischen Reaktionen angestellt, die präzis darstellbare Titerveränderungen während der Erkrankung aufweisen, wie die Cardiolipinreaktion in der Kolmertechnik und die FTA-Tests. Der TPI-Test, der TPHA-Test und der FTA-ABS-Test stellen nahezu luesspezifische Seroreaktionen dar.

Literatur
(deutsch, leicht zugänglich)

1. Greither, A.: Die Syphilis als diagnostisches und therapeutisches Problem. Med. Klin. **60**, 1721-1725 (1965)
2. Guthe, T., Luger, A.: Immunitätsverhältnisse bei Treponematosen. Hautarzt **22**, 320-333 (1971)
3. Kraft, D., Morgenstern, H., Raff, M., Söltz-Szöts, J.: Der Hämagglutinationstest in der Lues-Serologie im Vergleich zu den spezifischen Testen TPI und FTA-ABS. Z. Haut.- u. Geschl. Kr. **48**, 221-226 (1973)
4. Leyh, F.: Geschlechtskrankheiten. München: W. Goldmann 1972
5. Lüders, G.: Aktuelle serologische Luesdiagnostik und ihre Bewertung. Med. Klin. **69**, 1317-1325 (1974)
6. Lüders, G.: Der Treponema-pallidum-Hämagglutinationstest (TPHA-Test). Z. Allgemeinmedizin **52**, 586-587 (1976)
7. Luger, A.: Diagnostik und Therapie der Syphilis. Med. Klin. **66**, 339-343 (1971)
8. Müller, F.: Perspektiven immunologischer Syphilis-Diagnostik. Dtsch. Ärzteblatt **73**, 9-14 (1976)
9. Petzoldt, D., Tupath-Barniske, R.: Zur spezifischen serologischen Lues-Diagnostik. FTA-Test und TPI-Test. Dtsch. med. Wschr. **90**, 950-954 (1965)
10. Ritter, G., Volles, F., Müller, F., Nabert-Böck, G.: Blut-Liquor-Kinetik von Penicillin G bei Neurosyphilis. Münch. med. Wschr. **117**, 1383-1386 (1975)
11. Schierz, G., Meigel, W.: Der Treponemen-Immunofluoreszenz-Absorptionstest (FTA-ABS). Untersuchungen zur Technik der quantitativen Absorption und ihrer Bedeutung für die Spezifität. Z. Haut.- u. Geschl.-Kr. **49**, 9-16 (1968)

Wolfgang Nikolowski

Lymphogranuloma inguinale (Lymphopathia venerea) und Granuloma venereum (Donovanosis)

Abgesehen von Endemiegebieten (Südamerika, Antillen, afrikanische Westküste, Madagaskar usw.) und außerhalb von Hafenstädten sind Erkrankungen an Lymphogranuloma inguinale selten geworden[3]. Ähnliches gilt für das Granuloma venereum, welches in Mitteleuropa offenbar nur ganz ausnahmsweise zur Beobachtung gelangt (z.B. Heise [5]).

Granuloma venereum (Krankenbeobachtung)

29 j. Mann, in der dominikanischen Republik einmalig Verkehr mit einer eingeborenen Frau. Am 4./5. Tag auf der Fahrt nach Norwegen Anschwellung des Gliedes, starke Schmerzen. Daraufhin 12 Penicillintabletten, keine Besserung, Arztbesuche in Göteborg und Bremerhaven. Dort Blutabnahme und Injektionen (Penicillin?). Starke Beeinträchtigung des Allgemeinbefindens, Fieber, Appetitlosigkeit, Abbruch der Arbeit.

Bei der Aufnahme mäßiges Penisoedem. Am Schaft fast markstückgroßes, bogig begrenztes kraterförmiges Ulcus mit granulärem Wundgrund. An der Peniswurzel pflaumengroße Anschwellung mit beginnender Abszedierung. Außerdem Anschwellung der beiderseitigen Lymphknoten, etwas derb, druckschmerzhaft.

Abstrichmaterial aus der Harnröhre nicht zu gewinnen. Serologische Reaktionen auf Lues vorausgehend und nachfolgend wiederholt negativ. Spirochaetapallida bei wiederholter Dunkelfelduntersuchung negativ. Komplementbindungsreaktion auf Lymphogranuloma inguinale negativ.

In den ersten Ulcusausstrichen reichlich Kokken, jedoch ganz vorherrschend große Sproßpilzgruppen, so daß mit einer besonderen „Blastomykose" gerechnet wurde. Wiederholt angelegte Pilzkulturen negativ.

Bei den nachfolgenden Ulcusausstrichen (ohne spezifische Behandlung) Schwinden der Sproßpilze und deutliches Hervortreten von Kokken bzw. von Donovania granulomatis. Kulturell zunächst nur Staphylokokkus albus haemolyticus, empfindlich gegenüber sämtlichen Antibiotika mit Ausnahme von Tetracyclinen, späterhin auch Aerobacter aerogenes sowie Enterokokken nachweisbar.

Histologisch mäßige, nirgends Atypien aufweisende Akanthose, darunter Granulombildung unterschiedlicher Ausprägung. Reichlich kleine Gefäße. Einerseits mehr polymorphzellige, d.h., leukozytär durchsetzte Bezirke mit kleinen nekrotischen Zonen, andererseits plasmazellreiche Bezirke. In der Umgebung der Gefäße auch wohl ausgebildete große mononukleäre Zellen. Fernerhin lipophage Granulome und letztlich Bindegewebsneubildung im Sinne einer fibrosierenden Vernarbung.

Erregernachweis (Färbung nach Giemsa) sowohl im mittels scharfem Löffel vom Rande der Ulceration entnommenem Gewebsbrei als auch im Aspirationsmaterial aus der Tiefe und ebenfalls im histologischen Schnitt.

Therapeutisch – nach vorausgehender Penicillinbehandlung (?) – Tetracycline (tgl. 1,0; insgesamt 10,0). Wegen mangelhaften Ansprechens Exzision des großen Herdes an der Peniswurzel unter Erhöhung der Tagesdosen, (2,0; insgesamt 20,0) und gleichzeitiger Verabfolgung von Gentamycin (tgl. 0,08; insgesamt 1,6). Weitgehende Rückbildung am Penisschaft und komplikationslose Abheilung der Operationsstelle an der Peniswurzel. Sicherheitshalber nachfolgend Chloramphenicol (tgl. 1,5; insgesamt 10,5). Bei Nachkontrolle nach 4 Wochen erscheinungs- und beschwerdefrei.

Zur Terminologie

Versucht man, sich im (internationalen) Schrifttum zu unterrichten, insbesondere über die Therapie, so wird man durch die Terminologie verunsichert. Man muß Ruge [14] zustimmen, daß man bei Lektüre des Titels einer Arbeit nie ganz sicher sein kann, ob nun ein Lymphogranuloma inguinale oder ein Granuloma venereum gemeint ist. Das gilt namentlich für die Auffindung von Referaten, auf welche man vielfach allein angewiesen ist, da eben wegen der besonderen geographischen Verbreitung der beiden Krankheiten die Publikationen ganz überwiegend in fremdsprachigen und in Deutschland kaum oder nur sehr schwierig zugänglichen Zeitschriften erfolgen (vgl. z.B. Referate im Zbl. Hautkrht. 128 (1971), 261; 130; (1973), 449; 132 (1974), 405). Die Schwierigkeiten beruhen vor allem darauf, daß im anglo-amerikanischen Schrifttum für Granuloma venereum (Donovanosis) ganz überwiegend die Bezeichnung Granuloma inguinale, — für Lymphogranuloma inguinale (Lymphopathia venerea) die Benennung Lymphogranuloma venereum gebraucht wird (z.B. Wisdom [21]). Diese Begriffsverschiebungen im venerologischen Schrifttum bedingen Unbestimmtheiten auch in der nichtvenerologischen Literatur. So wird z.B. in einem sehr verbreiteten Lehrbuch der Pharmakotherapie unter der Rubrik „Lymphogranuloma venereum" die Anwendung der Sulfonamide (während der Anfangsstadien) empfohlen, unter der Rubrik „Lymphogranuloma inguinale" die Verabfolgung von Sulfonamiden als „nicht indiziert" erwähnt.

Es hat nicht an Vorschlägen gefehlt, unter den früher und/oder gegenwärtig üblichen Benennungen (vgl. Tabellen 1 und 2) der einen oder anderen Bezeichnung den Vorzug

Tabelle 1. Synonyma für Lymphogranuloma inguinale

Lymphogranuloma inguinale
Lymphogranuloma venereum
Lymphopathia venerea
Lymphogranulomatosis inguinalis suppurativa subacuta
Poradenitis inguinalis subacuta
Klimatischer Bubo
Strumöser Bubo
Vierte Geschlechtskrankheit
Venerische Lymphknotenentzündung
(Lymphogranulomatosis inguinalis Nicolas und Favre)
Nicolas-Durand-Favre'sche Krankheit

Tabelle 2. Synonyma für Granuloma venereum

Granuloma venereum
Groin ulceration
Ulcerating granuloma of the pudenda
Serpiginous ulcer of the genitalia
Granuloma contagiosum
Granuloma inguinale
Granuloma DONOVANI
DONOVANOSIS

zu geben bzw. durch eine neue Wortprägung, z.B. „venerische Rickettsiose" für Lymphogranuloma inguinale [6] ordnend zu wirken. Nach den bisherigen Erfahrungen bleibt wohl (vorerst) nur die Möglichkeit, daß man bei beiden Krankheiten Doppelbezeichnungen gebraucht und somit Mißverständnisse im (internationalen) Schrifttum zu vermeiden sucht. Entsprechendes hat auch der Gesetzgeber getan, indem er im Gesetz zur Bekämpfung der Geschlechtskrankheiten vom 23.7.1953 ausdrücklich aufführt „venerische Lymphknotenentzündung (Lymphogranulomatosis inguinalis Nicolas und Favre)".

Lymphogranuloma inguinale (Krankenbeobachtungen)

Bezüglich Klinik, Diagnose und Therapie des Lymphogranuloma inguinale ergeben sich gegenüber der sehr präzisen Darstellung Herzbergs [8] keine bzw. nur sehr geringe Ergänzungen.

Gegenüber 29 während 5 Jahren in Bremen beobachteten einschlägigen Fällen wurden in Augsburg während 15 Jahren lediglich 2 Erkrankungen gesehen, wobei die Infektion einmal in Ekuador und einmal in Panama erfolgt war. Beide Male konnte der Primäraffekt beobachtet werden, und zwar als glasstecknadelkopf- bzw. erbsgroße solide, etwas derbe Papel von lebhaft roter Farbe mit herpesähnlicher Erosion an der Spitze (rund, nicht polycyclisch begrenzt!). Sehr bald nach Einleitung der spezifischen Therapie heilten die Primäraffekte ohne Hinterlassung von Folgezuständen ab, während die bereits eingetretenen mächtigen regionären Lymphadenopathien (einmal mit charakteristischem multilokulären = siebartigen Durchbruch) Wochen bzw. Monate für die Rückbildung benötigten.

Daß die Diagnostik beim Lymphogranuloma inguinale heute durch die modernen Laboratoriums-Methoden sehr erleichtert worden sei [18], kann man nur mit Einschränkungen bejahen (vgl. kritische Stellungnahme bei Herzberg [8]).

Zur Therapie

Beim Granuloma venereum sind heute an die Stelle der Antimonpräparate Streptomycin und Breitspektrum-Antibiotika getreten (vgl. Tabelle 3).

Tabelle 3. Therapie des Granuloma venereum (DONOVANOSIS)

Streptomycin	1,0 - 2,0 tgl. für 5-20 (-30) Tage 4,0 tgl. (!) für 5 Tage (max. 40,0 - 60,0)
Chloramphenicol	2,0 tgl. für 14 - 21 Tage (!)
Tetracycline	2,0 tgl. für 10 - 28 Tage
Gentamycin	0,08 (-0,12) tgl. für 10-20 Tage (?)

Penicillin ist offenbar ineffektiv. Beim Streptomycin, welches nach wie vor für Länder mit hoher Luesdurchseuchung in erster Linie empfohlen wird (z.B. Lal [11]), muß man mit gelegentlichen Versagern (z.B. Bhagwendeeu u. Mottiar [1]) sowie vielen Nebenwirkungen rechnen (z.B. Lal [11]: bei 122 Fällen 18 x Schwindel, 1 x Erbrechen). Wahrscheinlich wird man zukünftig dem bisher — nach Mitteilung der Firma Merck — offenbar noch nicht angewandtem Gentamycin zumindest bei Solitärfällen den Vorzug geben, zumal die Donovania granulomatis der (bekanntermaßen gentamycinempfindlichen) Klebsiella pneumoniae sehr nahe verwandt ist. Eine Kombinationsbehandlung (zusätzlich Tetracycline oder Chloramphenicol) dürfte verläßlicher sein als eine Monotherapie (z.B. Lal [12]: Pyrollidino-Methyl-Tetracyclin allein „nicht empfehlenswert"). Chirurgische Eingriffe, vor welchen man sich bei der gegebenen Lokalisation und wegen der Morschheit des Gewebes vielleicht zunächst scheut, vermögen die Behandlungsdauer abzukürzen (z.B. Herrmann und Steigleder [7]). Sie sind indiziert nicht nur „zur Korrektur nach Ausheilung" (vgl. [15]), sondern, wie die vorgetragene Beobachtung lehrt, bald nach Einleitung der antibiotischen Behandlung.

Beim Lymphogranuloma inguinale wird man nach wie vor den bei Teller [17], Herzberg [8] usw. niedergelegten Richtlinien folgen, daß nämlich Sulfonamide *und* Breitspektrum-Antibiotika gegeben werden, — nicht Penicillin und nicht Streptomycin —, und zwar in Intervalldosen, d.h. in mehreren Behandlungsfolgen (z.B. Sonck [16]).

Nach Ausschluß von Lues und Ulcus molle beginnt man zunächst mit Sulfonamiden, da diese einen möglicherweise nicht erkannten weichen Schanker unterdrücken und sehr rasch den lymphangitischen und lymphadenitischen Prozeß beeinflussen, eine sich etwa entwickelnde Lues II nicht verschleiern und die weitere Serodiagnostik sowie das Ergebnis des Frei-Testes nicht verändern.

Unter den Sulfonamiden werden z.B. Sulfisoxazol und Sulfisomidin (Kuschinsky [10]: tgl. 6,0 per os, über 14-21 Tage, evtl. länger) sowie Sulfadiazin genannt. Vermutlich wird man zukünftig die allgemein bewährte Kombination Sulfamethoxazol-Trimethoprim empfehlen (vgl. z.B. Csonka [2]: 8 Tage je 6 Tbl.; ferner Ilias [9]; Willson [19]), (vgl. Tabelle 4).

Tabelle 4. Therapie des Lymphogranuloma inguinale (Lymphopathia venerea)

Sulfonamide		
Kurzzeit-SA.	3,0 (4,5) - 4,0 (6,0)	tgl. für 4 - 5 Tage
insbes. Sulfadiazin	3,0 - 4,0	tgl. für 14 - 21 Tage
Mittelzeit-S.A.	2,0 → 1,0	tgl. für 5 - 8 Tage
Langzeit-SA. (1,5) 1,0	→ 0,5	tgl. für 8 - 10 Tage
Trimethoprim-Sulfamethoxazol 2 x 2 - 2 x 1	tgl. für je 10 Tage (?)	
(0,08 + 0,4)		
Tetracycline	2,0 tgl. für 14 - 21 (-28) Tage	
	min. 20,0	
Chloramphenicol	2,0 tgl. für 15 - 20 Tage	
	max. 30,0 - 40,0 (!)	
Erythromycin		
Oleandomycin	1,0 - 2,0 tgl. für 10-15 Tage	

Auf alle Fälle sollte alternierend mit Tetracyclinen behandelt werden, und zwar mindestens mit 20 g, d.h., 2 g tgl. über 10 Tage hin. Gartmann [4] sowie Nasemann und Sauerbrey [13] empfehlen ausschließlich Tetracyclin, letztere auch Chloramphenicol über 2-3 Wochen hin, tgl. 2 g, insgesamt 30-40 g, wobei man sich der Toxizität des Chloramphenicols auf die Granulopoese bewußt bleiben sollte. Auch Antibiotika vom Makrolidtyp, also Erythromycin bzw. Oleandomycin (tgl. 1-2,0) kommen in Betracht (z.B. Winkler [21]).

414

Zusammenfassung

1. Im Hinblick auf den Umfang der gegenwärtigen internationalen Ferntouristik sollte man auch unter den Gegebenheiten des mitteleuropäischen Binnenlandes bei unklaren Krankheitszuständen im Genitalbereich Lymphogranuloma inguinale sowie Granuloma venereum differentialdiagnostisch in Erwägung ziehen.

2. Obwohl beiden Krankheiten offenbar eine hohe spontane Ausheilungstendenz eignet, muß mit Rücksicht auf mögliche ungünstige Spätveränderungen einerseits –, verstümmelndes Weiterschreiten andererseits eine intensive Frühbehandlung gefordert werden. Beim Lymphogranuloma inguinale sollen dann mindestens ein Sulfonamidstoß – zukünftig wahrscheinlich optimal mit dem auch sonst so bewährten Kombinationspräparat Trimethoprim-Sulfamethoxazol – und ein Tetracyclinstoß (mindestens 20,0) von je 10-20-tägiger Dauer durchgeführt werden. Beim Granuloma venereum wird man in der Zukunft trotz der Bewährung des Streptomycins wohl dem Gentamycin den Vorzug geben und mit einem Breitspektrum-Antibioticum kombinieren.

3. Zur Vermeidung von Mißverständnissen, insbesondere zur Vermeidung von Übersetzungs- und Übertragungsfehlern erscheint es zweckmäßig, im (internationalen) Schrifttum Doppelbezeichnungen zu verwenden, also z.B. Lymphogranuloma inguinale (Lymphopathia venerea) bzw. Granuloma venereum (Donovanosis).

Literatur

1. Bhagwandeeu, S.B., Mottiar, Y.A.: Ref.: Zbl. Hautkrht. 132, 123 (1974)
2. Csonka, G.W.: Postgrad. Med. J. Suppl. 45, 77 (1969)
3. Duhamel, J., Cohen, M.: Ref.: Zbl. Hautkrht. 129, 124 (1971)
4. Gartmann, H.: Med. Welt 27, 895 (1976)
5. Heise, H.: Med. Bild 13, 21 (1970), Ref.: Zbl. Hautkrht. 128, 64 (1971)
6. Hellerström, S.: Lymphogranuloma inguinale. In: Hdb. Haut- u. Geschl.-Krh. Jadassohn. Ergänzungswerk. Hrsg. v. Marchionini. Bd. VI/1. Hrsg. v. Schuermann u. Leinbrock. Berlin-Göttingen-Heidelberg: Springer-Verlag 1964
7. Herrmann, W.P., Steigleder, G.K.: Haut- und Geschlechtskrankheiten. In: Antibiotika-Fibel. Begründet v. Walter u. Heilmeyer. Hrsg. v. Otten, Plempel u. Siegenthaler. Stuttgart: Thieme 1975
8. Herzberg, J.J.: Die Erkennung und Behandlung der Lymphopathia venerea. In: Fortschr. d. prakt. Dermat. u. Venerologie. Hrsg. v. Braun-Falco u. Bandmann. Berlin-Heidelberg-New York: Springer-Verlag 1970
9. Ilias, M.J.: Mitt. d. Fa. Hoffmann-La Roche. Abt. Wissensch. Inf.
10. Kuschinsky, G.: Taschenbuch der modernen Arzneibehandlung. 6. Aufl. Stuttgart: Thieme 1973
11. Lal, S.: Ref.: Zbl. Hautkrh. 130, 449 (1973)
12. Lal, S.: Ref.: Zbl. Hautkrh. 130, 575 (1973)
13. Nasemann, Th., Sauerbrey, W.: Lehrbuch der Hautkrankheiten und venerischen Infektionen. Berlin-Heidelberg-New York: Springer-Verlag 1974
14. Ruge, H.: Donovanosis, venerisches Granulom. In: Dermatologie und Venerologie. Hrsg. v. Gottron u. Schönfeld. Bd. V/2. Stuttgart: Thieme 1965
15. Simons, R.D.G.Ph.: Granuloma venereum (Donovanosis). In: Hdb. Haut- u. Geschl.Krh. Jadassohn. Ergänzungswerk. Hrsg. v. Marchionini. Bd. VI/1. Hrsg. v. Schuermann u. Leinbrock. Berlin-Göttingen-Heidelberg: Springer-Verlag 1964
16. Sonck, C.E.: Hautarzt 23, 280 (1972)
17. Teller, H.: Lymphopathia venerea. In: Dermatologie und Venerologie. Hrsg. v. Gottron u. Schönfeld. Bd. V/2. Stuttgart: Thieme 1965
18. Vogel, M.J.: Ref.: Zbl. Hautkrh. 132, 406 (1974)
19. Willson, H.J.W.: New Zealand Medical Journal 75, 105 (1972) (Mitt. d. Fa. Hoffmann-La Roche, Abt. Wissensch. Inf.)
20. Winkler, K.: Dermatologie. Berlin-New York: De Gruyter 1973
21. Wisdom, A.: A colour atlas of Venerology. London: Wolfe 1973

Neues in der praktischen Dermatologie

Otto Braun-Falco

„Neuere Entwicklungen in der Dermatologie"

Auf der ganzen Welt hat die Dermatologie in den letzten Jahren einen unerwarteten Aufschwung genommen. Der Zugang junger Kolleginnen und Kollegen zu unserem Fachgebiet wird immer intensiver. Viele junge Wissenschaftler interessieren sich von den verschiedensten Aspekten aus für Fragestellungen in der Dermatologie und Venerologie. Besonders bemerkenswert ist der Fortschritt auf dem Gebiet der Dermatotherapie und der Immunologie.

In Folgendem soll skizzenartig eine Übersicht über neuere Entwicklungen in der Dermatologie gegeben werden, wobei bewußt auf diejenigen Themenkreise verzichtet wird, welche in der diesjährigen Fortbildungswoche für praktische Dermatologie und Venerologie angesprochen wurden. Auch soll besonderer Wert auf die Information ausländischer Literatur gelegt werden, die dem deutschsprachigen Dermatologen weniger leicht zugänglich ist.

Aus der Grundlagenforschung

Hier sollen nur wenige Informationen gegeben werden, die von praktischer Bedeutung werden können. Vieles wurde auch bei der Behandlung der einzelnen Themen dieser Fortbildungswoche gebracht.

1. Mikrobiologie der Haut

Geradezu eine Wiederbelebung hat die Mikrobiologie der Haut in den letzten Jahren erfahren [Übersichten 161, 11, 96, 190]. Hier sollen nur wenige praktisch bedeutsame Informationen mitgeteilt werden. In der Prophylaxe von Hautinfektionen spielt die Anwendung von Seifenstücken mit Germiciden eine große Rolle. In den USA enthält etwa die Hälfte aller Seifenstücke antibakterielle Zusätze in 1-2 %iger Konzentration [161]; dabei ist dieser prophylaktische Effekt nicht einfach nachzuweisen. Daß bei Neugeborenen und Säuglingen durch gewisse antibakterielle Badezusätze nicht nur die bakterielle und hier wiederum besonders die Staphylokokken-Colonisation auf der Haut, sondern auch die klinische Infektionsrate eindeutig vermindert werden, konnte in den letzten Jahren signifikanterweise gezeigt werden [161]. Allerdings dürfte nicht sicher sein, ob das „Hexachlorophen-Baden" in frühester Kindheit nicht andere Konsequenzen nach sich ziehen kann, wie etwa ein erhöhtes Infektionsrisiko gegenüber Gram-negativen Bakterien oder Candida albicans. Ähnliches sehen wir ja auch im Verlauf der Akne-Therapie, wo unter langfristiger Tetracyclin-Behandlung und der Anwendung Hexachlorophen-haltiger Seifen zunehmend häufig die therapeutisch schwer zugängliche Gram-negative Follikulitis beobachtet werden kann [151, 201]. Das Mittel der Wahl ist in diesen Fällen Ampicillin (z.B. Binotal®) in einer Dosierung von 1,0 g tgl. über 7-14 Tage mit nachfolgender Erhaltungstherapie; örtlich hat sich uns 1 %-ige Chloramphenicol-Creme – auch im Vestibulum nasi – bewährt [201].

Wichtig ist in diesem Zusammenhang der Hinweis auf den *Nasopharynx als Reservoir* für potentiell pathogene Staphylokokken. Daß in einzelnen Kliniken die verschiedenen Stämme von Staphylococcus aureus inzwischen in 85-98 % gegenüber Penicillin G resistent sind, ist bekannt. In letzter Zeit zeigt sich aber auch eine zunehmende Penicillinresistenz bei „Straßenkeimen". In den USA fand man beispielsweise bei 309 gesunden Schulkindern unter 10 Jahren in 47 % Staphylococcus aureus in den Nasenlöchern, von denen 68 % gegenüber Penicillin G resistent waren [219]. Diese Tatsachen führen bereits zu der Empfehlung, bei Verdacht auf staphylogene Infektionen primär mit Penicillinresistenz zu rechnen und, falls eine Keimresistenzbestimmung nicht möglich ist, auf Cephalosporine, Clindamycin, Dicloxacillin oder Erythromycin auszuweichen. Ob man angesichts dieser Lage ein so lebenswichtiges Antibiotikum wie Erythromycin (Erythromycinresistenz von Staphylokokken derzeit bei 8 %) als örtliches Therapeutikum bei Acne vulgaris anwenden sollte, scheint fragwürdig.

Bei *Impetigo contagiosa* (397 Kinder) wurden in Skandinavien in 29 % beta-hämolytische Streptokokken isoliert [19]. Im Gegensatz zu amerikanischen Erfahrungen mit der Impetigo-Nephritis bei etwa 3 % der Erkrankten wurde diese Komplikation hier nicht beobachtet. Innerliche Penicillinbehandlung wird daher nicht für notwendig gehalten, da in den Gruppen mit und ohne Penicillin die Abheilung gleich rasch erfolgte. Natürlich ist damit das Problem der Nephritis – oder Rheumaprophylaxe – noch nicht gelöst.

Bezüglich der sich immer mehr ausweitenden Infektionen durch *Candida albicans* sind neben konditionierenden Faktoren als Keimreservoir Mundhöhle (30-50 % Candida albicans beim gesunden Menschen) und Darmtrakt (10-30 % Candida albicans beim normalen Menschen) bekannt. In der Umgebung des Menschen wurden von Scherwitz [225] besonders Zahnbürsten (in 15 % Candida albicans) als Fremdreservoir aufgefunden; bei 30-50 % Luftfeuchtigkeit überlebten verschiedene Candida-Stämme über 90 Tage! Daß Candida albicans auch unter Okklusion primär infizieren kann, wurde experimentell kürzlich gezeigt [207]. Wichtig für das Angehen der Infektion sind, wie man auch aus klinischer Erfahrung weiß, feuchte Wärme und Keimquantität. Bei *Erosio interdigitalis blastomycetica* scheint Candida albicans nicht das einzige Pathogen zu sein. Experimentell muß vollständige Okklusion des Interdigitalraumes erreicht werden. Dadurch nehmen besonders Gram-negative Keime an Zahl zu, während Candida albicans meist weniger als 1 % der Gesamtflora ausmacht [208]. Es scheint demnach ein *pathogener Synergismus* zu bestehen, der auch therapeutische Berücksichtigung finden sollte. Sol. Castellani und Triphenylmethan-Farbstoffe sind gerade hier bewährt. Weniger bekannt ist allerdings, daß gerade bei Kindern in intertriginösen Bereichen *Gentianaviolett* und *Brillantgrün Hautnekrosen* induzieren können, wenn sie in einer Konzentration von 1-2 % wässrig angewandt werden [18]; von uns wurde eine gleichartige Beobachtung gemacht. Man sollte nicht über eine 1 ‰-0,5 %-ige wässrige Lösung hinausgehen! Hingewiesen sei in diesem Zusammenhang mit Candida-Infektionen auch auf den interessanten Versuch einer Klassifizierung der Candida-Erkrankungen an Glans, Penis, Scrotum und Perigenitalraum [64]. Die *Candida-Leukoplakie* [46] ist eine Diagnose, welche nur mit großer Vorsicht gestellt werden sollte, auch wenn experimentell die epitheliale hyperplasiogene Potenz von Candida albicans nachgewiesen werden konnte [47]. Sekundärbesiedlungen von Schleimhautveränderungen dürften häufiger sein.

Ein Wort zur *Prophylaxe von Fußmykosen:* – Gentles et al. [75] fanden innerhalb eines Jahres in einem neu eröffneten Schwimmbad bei 8,5 % der Badenden eine Tinea

418

pedis und bei 4,8 % Verrucae vulgares. Durch eine austrocknende Behandlung mittels eines Tolnaftat-haltigen Puders nach dem Baden konnte die Häufigkeit von Tinea pedis und von Warzen deutlich vermindert werden.

2. Das c-AMP-/c-GMP-System

In den letzten Jahren wurden sehr viele Untersuchungen über dieses System auch an menschlicher Epidermis durchgeführt, nachdem sich Anhaltspunkte dafür ergeben haben, daß ein bestimmtes c-AMP-/c-GMP-Verhältnis für die epidermale Gewebshomöostase verantwortlich sein kann. Absinken des c-AMP-Gehaltes und Steigerung des c-GMP-Gehaltes in der Epidermiszelle soll zur Stimulierung der Proliferation und zur Hemmung der Zellausdifferenzierung führen. Besonders konzentriert hat man sich auf pathologische Abweichungen bei Psoriasis. So attraktiv auch die Befunde von erniedrigten c-AMP und einer Funktionsstörung der Adenylcyclase in psoriatischer Epidermis erscheinen, die Fragen nach Spezifität und pathogenetischer Bedeutung sind heute noch ungeklärt [29].

Möglicherweise ergeben sich aber aus der Kenntnis des Adenylcyclase-c-AMP-Systems in normaler, pathologischer und neoplastischer Epidermis therapeutische Folgerungen. Beeinflussung des c-AMP-Spiegels der Zelle ist nämlich über die Adenylcyclase (c-AMP-Synthese) oder die Nucleotidphosphodiesterase (c-AMP-Abbau) möglich [268, 269, 97]. So berichtet beispielsweise Voorhees [268] über günstige Effekte von einer papaverinhaltigen Salbe auf psoriatische Hauterscheinungen. Wir haben diese Untersuchungen wiederholt, konnten allerdings seine Beobachtungen nicht bestätigen. Auch sind die bisherigen vorliegenden Untersuchungsergebnisse über das c-AMP-/c GMP-System noch ziemlich widersprüchlich, sodaß man noch einige Zeit abwarten muß, bevor geklärt ist, ob wirklich dem c-AMP-/c-GMP-System bei Psoriasis so viel Bedeutung zukommt, wie augenblicklich vermutet wird.

3. Prostaglandine

Wie wir bereits 1973 berichten konnten [26], sind die Prostaglandine im Rahmen der Erforschung von Entzündungsmediatoren auf verschiedenen Gebieten der Medizin in den Vordergrund des Interesses getreten [Übersicht 289].

Zweifellos ist die Rolle dieser zyklischen Fettsäuren bei Fertilität und Abort, Blutdruckregulation, Blutkörperchen- und Blutplättchenfunktion und anderen Funktionen noch nicht hinreichend abgeklärt, es scheint aber, daß diese biologischen Substanzen ihre regulierende Funktion über Adenyl- und Guanylcyclasen, d.h. über das c-AMP-/c-GMP-System ausüben. In menschlicher Haut kommt hauptsächlich Prostaglandin E_2 (PGE_2) vor [Übersicht 162]. Auch in der Epidermis werden Prostaglandine gebildet und beeinflussen möglicherweise über das c-AMP-/c-GMP-System die epidermale Proliferation und Ausdifferenzierung. Im übrigen spielen diese Substanzen aber in der Haut eine wesentliche Rolle bei der Entwicklung entzündlicher Reaktionen. Nach physikalischer, aber auch allergischer Zellschädigung scheinen die Prostaglandine E_1 und E_2 für die Entwicklung von Hyperämie und Oedem mitverantwortlich zu sein. Sie werden rasch aufgebaut und verstoffwechselt. Wenn man Prostaglandin E_1 in die Haut injiziert, kommt es zur Rötung und Quaddelbildung, welche stundenlang anhält. In wieweit die Prostaglandine als ortsständig rasch gebildete „Trigger-Substanzen" bei der Freisetzung von anderen vasoaktiven Mediatoren wie beispielsweise von Histamin oder Bradykinin bedeutsam sind, scheint noch nicht völlig abgeklärt [140].

Möglicherweise steht auch der für viele entzündliche Dermatosen charakteristische Juckreiz mit der biologischen Aktivität von Prostaglandinen in Verbindung, scheinen doch erhöhte Prostaglandin-Konzentrationen in entzündlicher Haut die Reizschwelle für Histamin-bedingten Juckreiz zu erniedrigen oder die Histaminwirkung potenzieren zu können [80]. Die weitere Aufklärung der Funktion der Prostaglandine bei Entzündungsreaktionen der Haut und entzündlichen Dermatosen ist auch deshalb wünschenswert, weil dadurch eine bessere Grundlage für das Verständnis therapeutischer Angriffsmöglichkeiten im Verlauf entzündlicher Hauterscheinungen zu erhalten wäre. Bekanntlich konnte beispielsweise von Vane 1971 gezeigt werden, daß die Antiphlogistica Aspirin® und Indomethacin die Prostaglandinsynthese stark hemmen. Hier ergibt sich in Zukunft besonders bei Berücksichtigung der phasenhaften Bildung der einzelnen Mediatoren der Entzündung auch die Möglichkeit eines gezielten Einsatzes von nicht-Glucocorticoid-haltigen Antiphlogistica in der Dermatologie bei entzündlichen Erkrankungen.

4. Angiogene Faktoren

Zur Aufrechterhaltung physiologischer Vorgänge in der Haut sind komplexe dermoepidermale Wechselbeziehungen erforderlich. Beispielhaft sei erinnert an Hemmung und Fibrinolyse durch Epidermis oder den Einfluß dermaler Faktoren auf die epidermale Gewebshomöostase. In diesem Zusammenhang verdienen Untersuchungen das Interesse des Dermatologen, die zeigen, daß auch die Ausbildung von Blutgefäßen von biochemischen, d.h. von *angiogenen Gewebsfaktoren* stimuliert wird. Mittels Implantationsversuchen konnte tierexperimentell der Nachweis geliefert werden, daß solche angiogene Faktoren in größeren Mengen von der Epidermis, dagegen praktisch nicht vom Corium gebildet werden [279]. Wolf und Harrison [279] konnten einen „epidermal angiogenic factor" als spezifisches epidermales, hitzelabiles, diffusionsfähiges aber nicht dialysierbares Protein charakterisieren. Auch solche Untersuchungen können unsere Vorstellung über die Adaptation des Kapillarsystems auf Veränderungen innerhalb der Epidermis wie beispielsweise bei Psoriasis substantivieren und vielleicht auch Licht in die Problematik der Haemangiom – Pathogenese und der Blutgefäßproliferation um Neoplasien bringen.

5. Talgdrüsen

Durch intensive Forschungsarbeit und gute klinische Beobachtung in den letzten 20 Jahren ist gesichert, daß auch die menschlichen Talgdrüsen in ihrer Entwicklung und sekretorischen Aktivität endokrinen Einflüssen unterliegen [Übersicht 203].
   Welches sind wesentliche Fakten?
1. Die Sebumbildung, d.h. die „Sebarche" setzt bereits 1 Jahr vor der „Menarche" ein, und bereits 1-2 Jahre vor der „Sebarche" kann sich etwas Acne vulgaris entwickeln.
2. Talgdrüsenentwicklung und Talgbildung sind androgenabhängig. Exogene Testosteronzufuhr führt zur Steigerung der Talgproduktion.
3. Auch Nebennierenrinden-Androgene (z.B. Dehydroepiandrosteron) stimulieren die Talgdrüsensekretion.
4. Östrogene lösen nur in unphysiologisch hohen Dosen bei beiden Geschlechtern Verkleinerung der Talgdrüsen und Verminderung der Talgbildung aus. Auch örtliche Anwendung von Äthinyloestradiol hemmt die Talgdrüsensekretion beim Mann, aber nur in Dosen ($>$ 1 %), welche über Absorption durch die Haut auch Feminisierung auslösen. Im übrigen scheint dieser Effekt möglicherweise indirekt, d.h. über einen Abfall des Androgenspiegels zustande zu kommen.
5. Progesteron scheint unter physiologischen Bedingungen keine Bedeutung für die Aufrechterhaltung der Talgdrüsensekretion zu besitzen. Allerdings können synthetische Steroide mit progesteronartiger Aktivität, wie sie beispielsweise als 19-Nortestosteron in Ovulationshemmern Verwendung finden, wegen ihrer zusätzlichen leicht androgenen Wirkung die Talgdrüsensekretion stimulieren.
6. Unter physiologischen Verhältnissen scheinen Glucocorticoide keinen wesentlichen

Effekt auf die Talgdrüsen auszuüben. Prednison (20 mg täglich) führt nur bei kastrierten Männern zur Verminderung der Talgdrüsensekretion. Bei Frauen reduziert Prednison ebenfalls die Talgdrüsensekretion, aber nur in geringem Ausmaß.

7. Hypophysen-Hormone scheinen von wesentlichem Einfluß auf die Talgdrüsensekretion zu sein. Möglicherweise existiert ein „Sebotrophischer Faktor", der bei Parkinsonismus ein MSH-ähnliches Peptid darstellt [44, 247]. Gonadotropine und ACTH wirken dadurch indirekt auf die Talgdrüsen, daß sie die testikulären und ovariellen Organe zur Synthese und Freisetzung von Androgenen stimulieren. Möglicherweise bewirkt Wachstumshormon, daß die Talgdrüsen auf androgene Stimulierung ansprechen können.

8. Die Rolle der Schilddrüsenhormone und anderer endokriner Drüsen auf die Talgdrüsenfunktion ist noch nicht klar. Für die Praxis erhellt aus diesen Untersuchungen, daß leider zur Zeit noch keine Möglichkeiten bestehen, über hormonelle Eingriffe — seien sie direkt über örtliche Maßnahmen oder indirekt über eine innerliche Behandlung — die Talgdrüsenfunktion ohne Nebenwirkungen wesentlich zu beeinflussen.

Genetik

Die klinische Genetik hat in den letzten 20 Jahren eine ungeahnte Entwicklung genommen. Schnyder hat kürzlich darauf hingewiesen [234], daß 1966 die Zahl definitiver Erbkrankheiten mit 574 und die fraglicher Erbkrankheiten mit 913 angegeben wurde und 5 Jahre später mit 866 bzw. 1010! Viele dermatologische Krankheiten sind Genodermatosen, und die Patienten mit solchen Dermatosen benötigen auch unseren genetischen Rat [Übersicht 181]. Wir wissen auch, daß in mehr als 10 % aller Hautkrankheiten genetische Faktoren eine wesentliche Rolle bei der Krankheitsauslösung und der Krankheitsunterhaltung spielen. In diesem Zusammenhang sei nicht nur beispielhaft auf die atopischen Krankheiten (Heuschnupfen, Asthma bronchiale, Neurodermitis diffusa) und die Psoriasis vulgaris verwiesen, sondern auch auf viele Befunde der letzten Jahre, die zeigen, daß einige HL-A-Histokompatibilitätsantigene bei bestimmten Dermatosen in größerer oder geringerer prozentualer Häufigkeit vorkommen [Übersichten 259, 127, 212, 29, 2 102, 16].

Gesichert ist die starke Kopplung von HLA A 13 und W 17 bei Psoriasis vulgaris. Diese Antigene sind bei Psoriasispatienten 4 mal häufiger zu finden als bei Nichtpsoriatikern. Das „relative Risiko" für Menschen, die diese HLA-Antigene besitzen, an einer Psoriasis zu erkranken, ist 4-5 mal größer als für solche Menschen, bei denen diese Antigene fehlen [259]. Während auch die Assoziation von Dermatitis herpetiformis mit HLA B8 gesichert ist [7], sind die Befunde bei Lupus erythematodes, progressiver Sklerodermie, Neurodermitis diffusa und Pemphigus vulgaris noch widersprüchlich.

Was sagen uns solche Befunde? Sie können einmal darauf hindeuten, daß genetische Informationen für bestimmte HLA-Antigene und eine bestimmte Erkrankung auf einem Chromosom eng beieinander liegen. Möglicherweise liegen auch Gene, die HLA-Antigene kontrollieren, eng zusammen mit „Immunantwort-Antigenen", welche bestimmen, ob oder nicht ein Individuum befähigt ist, auf bestimmte Antigene zu reagieren. Auf jeden Fall ist hier eine äußerst interessante Forschungsrichtung in rascher Entwicklung, die dem klinisch-genetisch interessierten Dermatologen wichtige Aspekte liefert.

Neue Krankheitsbilder

1. Der *entzündliche lineäre verruköse epidermale Naevus* wurde 1971 beschrieben [126, 3]. Es handelt sich um den speziellen Typ eines lineären Naevus verrucosus,

charakterisiert durch persistierende, juckende erythemato-squamöse oder papulo-keratotische psoriasiforme Herde mit einem an Psoriasis oder chronisches Ekzem erinnernden histologischen Substrat [Übersichten 264, 263]. Möglicherweise liegt bei einem Teil dieser Fälle ein entzündlicher Naevus verrucosus bei psoriatischer Diathese vor. Auch Assoziation mit kongenitalen Skelett- und ZNS-Anomalitäten wurde beobachtet, von uns in einem Fall eine Kombination mit Hydrozephalus.

2. Einen in gewisser Weise ähnlichen Aspekt kann auch die *lichenoide Tri-Keratose* besitzen, welche auch Kaposi-Bureau-Barrière-Grupper-Syndrom genannt wird. Dieses Krankheitsbild wurde von Bureau und Barrière 1969 beschrieben, war aber wohl bereits Kaposi 1895 bekannt [Übersicht 200]. Die Krankheit ist charakterisiert durch
— psoriasiforme Herde
— lineäre, an Lichen verrucosus erinnernde Veränderungen
— an Morbus Kyrle oder Morbus Flegel erinnernde verruciforme keratotische Papeln.

Auch Beteiligung der Schleimhäute wurde beschrieben. Das histologische Substrat zeigt epidermisnah ein lichenoid wirkendes lympho-histiocytäres Infiltrat mit unregelmäßiger Epidermis, Hypergranulose und Hyper-Parakeratose „in cutem penetrans". Um was handelt es sich? Um eine ungewöhnliche Manifestation von Lichen ruber? Um eine lichenoide Keratose? Um eine Sonderform von Morbus Kyrle?

3. Eine besondere *ichthyosiforme Dermatose mit systemischer Lipoidose* wurde von Sagher und Mitarbeitern beschrieben [58]. Bei zwei Schwestern und zwei nicht verwandten Patienten wurde eine an die nichtbullöse Form der Erythrodermie ichthyosiforme congenitale erinnernde ichthyosiforme Dermatose beobachtet, zusammen mit Lipidanreicherung in Granulocyten des Blutes und in deren Vorstufen im Knochenmark und der Leber (Tabelle 1). Die Krankheit scheint dem Refsum-Syndrom nahe zu stehen und dürfte eine neue Form von neurokutaner Lipoidose darstellen.

Tabelle 1. Ichthyosiforme Dermatosen mit systemischer Lipoidose

— Konsanguinität + / ∅	
Haut	Ähnlich wie ichthyosiforme Erythrodermie, nicht-bullöser Typ
Blut	Lipoidvakuolen in Granulocyten u. Monocyten
— Leber	Fettleber
— Augen	gestörte Funktionen, Nystagmus
— Intellekt	Durchschnitt, Hirnschädigung
— Biochemie	SGOT ↑ SGPT ↑ Glykosurie

Dorfman et al. 1974

4. Das Gebiet der knotigen Unterschenkelerkrankungen ist hinsichtlich der Diagnostik und Differentialdiagnose in Betracht kommender Erkrankungen auch heute immer noch problematisch. In diesem Zusammenhang verdient die histologisch und immunologisch von Röckl und Mitarbeitern [216] besonders herausgearbeitete *Vasculitis allergica profunda* besonderer Erwähnung. Das klinische Bild dieser besonders bei jüngeren Frauen vorkommenden Krankheit entspricht dem des sogenannten Erythema induratum Bazin. Histologisch sind die kleinen Gefäße (Endarteriolen, Capillaren, Venolen) der Subcutis bzw. Cutis-Subcutisgrenze mit fibrinoider Nekrose der Gefäßwand und perivasculärer leukozytoplastischer Infiltration betroffen; sekundär kann es zu Erythrocytenextravasaten und Begleitpanniculitis kommen. Immunhistochemisch konnten in den Gefäßwänden Immunkomplexe nachgewiesen werden, so daß es sich wie bei der

oberflächlichen Vasculitis allergica um eine Arthus-Typ-artige Reaktion handeln dürfte. Die klinische Diagnose ist histologisch sicherzustellen.

5. Ebenfalls eine Erkrankung des Bindegewebes stellen die verschiedenen Formen von Lipodystrophie bzw. Lipoatrophie dar. In diesem Zusammenhang ist das Krankheitsbild der *Lipoatrophia semicircularis*, das als „Lipoatrophia annularis" von Ferreira-Marques (1953) und Bruinsma (1967) in ähnlicher Form beobachtet wurde, zu nennen. Von Gschwandtner und Münzberger konnten 11 Fälle eingehend untersucht werden [85, 86]. Bei jungen Frauen entwickeln sich innerhalb kurzer Zeit und ohne Begleitsymptome, meist symmetrisch, semicirculäre dellenförmige Einschnürungen an den Oberschenkelseiten. Gelegentlich können mehrere ringförmige Eindellungen übereinander entstehen. Einschnürungen durch Kleidungsstücke kommen nicht in Betracht. Histologisch wurden zellreiche Subcutis, kleinere Fettzellen, sowie entzündliche Gefäßveränderungen mit perivasculärer Rundzelleninfektion beobachtet. Die Ätiologie ist bisher nicht bekannt.

Spontane Rückbildung scheint möglich zu sein. Hingewiesen sei in diesem Zusammenhang auch auf die *Lipoatrophie der Fersen* [243]. Diese Veränderung scheint ebenfalls zu den annulären Formen des Fettgewebsschwundes zu gehören. Sie bevorzugt auch das weibliche Geschlecht. Die ätiologischen Faktoren sind unbekannt. Möglicherweise kommt es auch hier primär zu entzündlichen Gefäßveränderungen im subcutanen Fettgewebe [Übersicht 121]. Eine wirksame Behandlung dieser Fettgewebsschwunde existiert zur Zeit nicht.

6. Das *Erythema dyschromicum perstans* oder „Ashy Dermatosis" ist eine sehr typische, in letzter Zeit offenbar häufigere Dermatose, charakterisiert durch sehr dichtstehende aschgraue Pigmentierungen der Haut. Der Pigmentierung geht oft eine übersehene entzündliche Krankheitsphase voraus. Jablonska [118] hat vor kurzem darauf aufmerksam gemacht, daß in diesen Fällen neben Medikamenten und einem mehr oder minder akutem Lichen ruber planus auch andere Umweltnoxen in Betracht gezogen werden sollten. Bei einer eigenen Beobachtung hatte ein Kind über längere Zeit das Düngemittel Ammoniumnitrat geleckt und dadurch die Erkrankung ausgelöst. Histologisch findet man Melanin im oberen Corium im Sinne der Pigmentinkontinenz. Dadurch kommt auch der eigentümliche bräunlich-graue Farbton zustande.

7. *Die retikuläre erythematöse Mucinosis (REM-Syndrom)* wurde von Steigleder und Mitarbeitern beschrieben [257, 256, 255]. Meist beim weiblichen Geschlecht, kommt es in der Brustgegend oder/und in Rückenmitte zur Ausbildung netzartiger oder mehr flächenhafter Erytheme, in denen sich Flecke durch einen intensiven Rotton abheben. Die Erytheme können leicht urtikariell eleviert sein, während echte Papelbildung nicht vorkommt. Atrophie, follikuläre Keratosen und Schuppung fehlen stets. Die Hauterscheinungen können sich über Jahre hin entwickeln, nach Sonnenexposition entstehen oder sich darunter verschlimmern. Sie sprechen auf Antimalariamedikamente, z.B. Rhetis®, an. Histologisch typisch sind 1. ein ausgesprochen perivaskulär orientiertes Rundzelleninfiltrat um erweiterte Blutgefäße im oberen Corium, 2. Alcianblaureaktive Niederschläge im Bindegewebe. Die Epidermis zeigt höchstens leichte Exocytose, hydropische Degeneration oder geringfügige Spongiose. Die Beziehungen zur *plaqueartigen Form der kutanen Muzinose* [197] scheinen eng zu sein, sind aber wohl noch nicht völlig abgeklärt.

8. Die *Heck'sche Krankheit* [6] wurde kürzlich auch bei uns beobachtet [Übersicht 193]. Vorwiegend bei Kindern und Jugendlichen, besonders Indianern und Südamerikanern, nicht selten familiär gehäuft, finden sich an der Mundschleimhaut meist multiple, zur Konfluierung neigende verruciforme Papeln von Mundschleimhautfarbe, die über Monate bis Jahre bestehen bleiben können. Maligne Entartung scheint nicht vorzukommen. Histologie: Akanthose mit hellen Zellen im oberen Epidermisbereich, geringe Papillomatose und Parakeratose. Vermutet wird Virusinfektion. Erreger konnten aber bislang elektronenmikroskopisch nicht nachgewiesen werden.

9. Die *juvenile hyaline Fibromatose* ist eine andere Erkrankung, welche bei einem
6-jährigen Jungen 1976 wieder beschrieben wurde [134]. Die Erstbeschreibung geht
auf das Jahr 1873 zurück [187]. Bisher sind 12 einschlägige Patienten beobachtet worden. Es handelt sich wahrscheinlich um eine mesenchymale Dysplasie mit Tumoren,
Gingiavahyperplasie und Knochendestruktion (Tabelle 2). Das histologische Substrat
mit einer eosinophilen Hyalinisierung des Bindegewebes und blasigen Tumorzellen mit
granulärem Cytoplasma scheint sehr typisch zu sein. Die Prognose ist ungünstig.

Tabelle 2. Juvenile Hyaline Fibromatose

Beginn	Zwischen 3. Monat - 4. Lebensjahr
Klinik	– *Knoten* und teils ulzerierende *Tumoren* am Capillitium und Rumpf – *Weiße* Knötchen im Nacken – *Gingivahyperplasie* – Knochendestruktionen mit Osteolyse
Histologie	– Blasse Tumorzellen mit granuliertem Zytoplasma in amorpher PAS-reaktiver hyaliner Grundsubstanz

10. Eine *Reticulohistiocytose mit benignem Verlauf* wurde 1973 von Hashimoto
und Pritzker beschrieben [104]. Ein weiterer Beitrag zu diesem Krankheitsbericht
stammt von Laugier und Mitarbeiterri [145]. Bereits bei Neugeborenen beobachtet
man besonders im Gesicht, am behaarten Kopf, aber auch am übrigen Körper eine
lockere Aussaat blau-schwärzlicher, succulenter, über das Hautniveau erhabener Tumoren bei sonst normalem Gesundheitszustand. Histologisch findet man ein dichtes, sehr
aktiv wirkendes dermales Infiltrat von monocytoiden bzw. histiocytoiden Zellen mit
teilweise unregelmäßigen bis monströsen Zellkernen und stellenweise schaumigen Zyto-
plasma. Außerdem kommt es zur reichlichen Erythrocytendiapedese. Elektronenoptisch erweisen sich diese Zellen als Histiocyten mit zahlreichen lamellären falschen
oder echten Myelinfiguren, sowie vermiformen Körpern. Die für Langhanszellen und
Zellen der Histiocytosis X-Gruppe typischen „Tennisschläger"-Einschlüsse fehlen. Die
Einordnung dieser Erkrankung ist noch nicht sicher. Das Gute an ihr ist Spontanheilung innerhalb von 2-3 Monaten.

11. Die *Kimura'sche Krankheit* wurde 1948 von dem japanischen Pathologen
Kimura beschrieben, ist aber erst in letzter Zeit in der Dermatologie mehr bekannt
geworden. Nicht nur in Japan, sondern auch in den USA und in Europa wurden ähnliche Fälle beobachtet. Diese wurden unter verschiedenen Namen publiziert: „Eosinophilic lymphoid granuloma", „Eosinophilic granuloma of the soft tissue", „Eosinophilic lymphofolliculosis of the skin" oder „Subcutaneous angiolymphoid hyperplasia
with eosinophilia". Die Krankheit ist charakterisiert durch die Trias: Subcutane soli-
täre oder multiple *Tumoren* besonders im Gesicht, *Bluteosinophilie* (~30-40 %) und
eventuell *Lymphadenopathie*. Histologisch findet man im Fettgewebe dichte lympho-
cytoide Infiltrationen, teilweise mit Andeutung von Keimzentren-Hyperplasie, Erweiterung der Blutgefäße und starker Gewebseosinophilie, besonders in den Randzonen
der Infiltrate. Die Ursache dieser über Jahre hin verlaufenden gutartigen Erkrankung,
die offenbar in Japan und China besonders häufig vorkommen dürfte (es wurden ca.
250 Fälle beschrieben), ist nicht bekannt. Therapeutisch sind Glucocorticoide
(15-20 mg Prednisolon tgl.) wirksam, aber nur von morbostatischem Effekt. Das Gleiche gilt für Oxyphenbutazon (400-600 mg tgl.). Auch Röntgentherapie (wöchentlich

2 x 150 R bis zu 1800-2700 R) soll wirksam sein. Die neueste Zusammenfassung stammt von Kawada [128].

12. Ein neues *Cutaneo-intestinales Syndrom* wurde von Hornstein und Knickenberg 1975 beschrieben [114]. Es handelt sich um die *perifollikuläre Fibromatosis cutis mit Colonpolypen*. In einer Familie wurde bei drei Personen eine ungewöhnliche Fibromatosis cutis mit einer riesigen Zahl von perifollikulären Fibromen an Stirn, Wangen, Hals und Stamm sowie Fibromata pendulantia an Hals, Achseln und in den Leisten beobachtet. Bei einer Patientin waren diese Erscheinungen mit adenomatösen Colonpolypen mit carcinomatöser Entartungstendenz kombiniert. Es scheint sich um eine nosologische Entität zu handeln, die vielleicht gewisse Bezüge zum Gardner-Syndrom trägt.

13. *Die Transient acantholytic dermatosis*, zu deutsch die transitorische akantholytische Dermatose, wurde von dem praktizierenden Dermatologen Grover 1970 beschrieben [82, 83, 84]. Die Grover'sche Krankheit kommt offenbar nur bei Erwachsenen vor, besitzt keine Vererbungsgrundlage und ist gekennzeichnet durch eine plötzliche Eruption von juckenden succulenten papulovesikulösen, papulokeratotischen oder auch vesikulopustulösen Erscheinungen in symmetrischer Aussaat, hauptsächlich am Rumpf [48, 280]. Klinisch ist die Diagnose im allgemeinen nicht sicher zu stellen, mitunter wird die Diagnose akut-eruptiver Morbus Darier [67, 157] erwogen. Die Vermutungsdiagnose ist histologisch sicherzustellen. Das histologische Substrat scheint vielfältig zu sein. So hat man einen Darier-Typ, einen Pemphigus-vulgaris-Typ, einen Hailey-Hailey-Typ und einen spongiotisch-acantholytischen Typ des Morbus Grover unterschieden. Um was handelt es sich bei dieser nach Tagen oder Wochen spontan abheilenden Hauterkrankung? Um eine „reaction cutanée" auf dem Boden einer genetischen Grundlage? Wir wissen es nicht. Circulierende antiepitheliale Antikörper wurden bislang nicht gefunden. Die Therapie der Wahl besteht in der Verabfolgung von Glucocorticoiden (z.B. 60-80 mg Prednison tgl.).

Klinische Beobachtungen

1. Verschiedenes

Ohne näher in die Diskussion neuer Ekzematogene einzutreten, seien nur wenige für den praktizierenden Dermatologen wichtige Beobachtungen mitgeteilt.

Kontaktallergien gegen Antibiotika entwickeln sich bei örtlicher Anwendung bekanntlich viel häufiger als bei parenteraler Verabreichung. Man sollte daher eigentlich fordern, nur solche Antibiotika zur örtlichen Anwendung freizugeben, die nicht in der allgemeinen Therapie verwendet werden. Penicillin-Salben sind wegen ihres hohen Sensibilisierungs-Indexes weitgehend aus dem Arzneischatz verschwunden. Aus neueren Untersuchungsreihen wird deutlich, daß neben dem bekannten Neomycin besonders Chloramphenicol als Kontaktallergen in Betracht kommt [59]. Beide Antibiotika finden gern in Augen- und HNO-Salben Verwendung. So beobachtete man bei 98 Patienten mit Otitis externa in Skandinavien am häufigsten Neomycin als Kontaktallergen [206]. Gerade bei Neomycin-Kontaktallergie findet man wegen der ähnlichen chemischen Konstitution anderer Antibiotika die Ausbildung von Gruppenallergien, was bei einem Wechsel des Lokaltherapeuticums berücksichtigt werden sollte.

Kontaktallergien gegen neuere Antimykotika wie Clotrimazol, Miconazol oder Econazol sind offenbar bislang nicht häufiger vorgekommen. Auch Kontaktallergien gegen Tolnaftat scheinen selten zu sein [62]. Gerade bei Anwendung in intertriginösen Räumen können auch nichtallergische Dermatitiden durch falsche Vehikelauswahl (z.B. zu stark fettende Salben) ausgelöst werden.

Auf phytogene Kontaktallergene soll hier nicht näher eingegangen werden [Übersicht 232].

Es ist bekannt, daß der Hauptbestandteil für die kosmetische Haarfärbung *p-Phenylendiamin* darstellt. Von Reis und Fischer [211] konnte vor kurzem gezeigt werden, daß gefärbte Haare bei p-Phenylendiamin-sensitiven Individuen keine kontaktallergische Reaktionen auslösen, weil p-Phenylendiamin offenbar beim Färbevorgang vollständig oxydiert wird und dabei seine allergene Potenz verliert. Solche Patienten können also unter entsprechenden Kautelen weiter in ihrem Berufe verbleiben.

Immer häufiger muß der Dermatologe auch daran denken, daß *Kontaktallergene erst durch Wechselwirkungen eines chemischen Bestandteils mit einer anderen äußeren Maßnahme* erzeugt werden. So wurden bei 6 Patienten mit „elastic dermatitis", d.h., Kontaktdermatitis gegen elastisches Material in der Unterwäsche festgestellt, daß durch die Benützung von Bleichlauge beim Waschvorgang solcher Wäschestücke der Gummi-accelerator Zinkdibenzylthiokarbamat chemisch so verändert wurde, daß das Kontaktallergen N,N-Dibenzylkarbamyl entstand und bei allen 6 Patienten positive Testreaktionen auslöste [123].

Die Frage, ob der *Lichen simplex chronicus Vidal* (Neurodermitis circumscripta) pathogenetische Beziehungen zur Atopie und damit auch zur Neurodermitis diffusa besitzt, wird heute noch nicht einheitlich beantwortet. Jetzt wurde diese Frage statistisch anhand von 102 Patienten bearbeitet [248]. Es ergab sich eine signifikante Assoziation zwischen Lichen simplex chronicus und einer positiven Eigen- oder Familien-Anamnese für atopische Krankheiten.

Über die *paraneoplastischen Syndrome* hat H. Storck bei der Fortbildungswoche 1973 referiert. Heute soll dazu nur beigetragen werden, daß man auch bei Porphyria cutanea tarda an interne Neoplasien (Tabelle 3) denken sollte [129].

Tabelle 3. Porphyria cutanea tarda als paraneoplastisches Syndrom

Alter: über 60 Jahre

  — **Maligne Neoplasien**

      — Maligne Hepatome
      — Carcinome
        (Prostata, Bronchien) mit Lebermetastasen!

Auch die *Klassifikation der verschiedenen Ichthyosis-Formen* hat Fortschritte gemacht [233], wie auch die Ultrastruktur dieser hereditären Verhornungsstörungen von Anton-Lamprecht und Schnyder bis ins Einzelne analysiert wurden [Übersicht 5].

Bemerkenswerte Fortschritte sind auch auf dem *Melanomgebiet* erreicht worden. Die Klassifikation von Clark und Mihm in:
1. Melanom auf Melanosis circumscripta praecancerosa (LM),
2. Superficiell spreitendes Melanom (SSM) und
3. Primär knotiges Melanom (NM)
hat sich bewährt [Übersicht 28].

Die statistische Bearbeitung prognostischer Faktoren läßt erkennen, daß Größenausdehnung über 1 cm Durchmesser, Ulceration des Tumors, starke mitotische Aktivität im Tumorparenchym, fehlende Stromareaktion um den Primärtumor und besonders eine Invasionstiefe über Level III in die Haut schlechte prognostische Symptome darstellen [115]. Von Huvos und Mitarbeitern [115] wird geraten, in solchen Fällen auch bei klinischer Erscheinungsfreiheit die regionalen Lymphknoten mit zu entfernen.

426

Auf dem Sektor der Immunologie des Melanoms ist in den letzten Jahren sehr viel gearbeitet worden [Übersichten 176, 226]. Was zeichnet sich für die Praxis ab? Bei Melanomen im Stadium II und III wird heute vielerorts die *Immunochemotherapie* durchgeführt. Ausgehend von der Überlegung, daß eine unspezifische aktive Immunisierung die Wirksamkeit einer cytostatischen Behandlung durch Besserung der Immunkompetenz der zellulären Systeme noch potenzieren kann, wurde von Gutterman und Mitarbeitern [94] über erstaunliche Resultate bei einer kombinierten Behandlung mit DTIC (Dacarbazine®) und BCG-Immunisierung berichtet. Diese Therapieform ist neu und ein abschließendes Urteil daher nicht möglich. Unsere eigenen Beobachtungen sind in Einzelfällen erstaunlich, was Rückbildung von Metastasen und damit Verlängerung der Lebenserwartung angeht. Es scheint fraglich, ob alleinige BCG-Behandlung [20] solche allgemeinen Regressionen auszulösen vermag [Übersicht 81].

2. Bindegewebskrankheiten

Nur weniges soll zu diesem wichtigen Kapitel gesagt sein. Die biochemische Bearbeitung der Kollagenbiosynthese bei Erkrankungen, wo Störungen erwartet werden können, wie bei Ehlers-Danlos-Syndrom, Homocystinurie, Marfan-Syndrom und Osteogenesis imperfecta hat zu ersten interessanten Resultaten geführt. So zeigt sich beispielsweise, daß der Ehlers-Danlos-Krankheit verschiedene molekularbiologische Störungen zugrundeliegen können: Bei autosomal-dominanten Formen des Ehlers-Danlos-Syndrom (Typ I-III) eine Störung der Selektion der Strukturgene für die Kollagensynthese; bei Typ VI Hydroxylasemangel (Hydroxylysin-Einbau gestört) und bei Typ VII schließlich eine Störung der Prokollagenpeptidase, d.h., eine Störung auf der Stufe der Umwandlung von Prokollagen zu Kollagen [Übersicht 168].

Die molekularbiologischen Grundlagen der Fibromatosen bzw. Polyfibromatosen Induratio penis plastica, Dupuytren'sche Kontraktur, Fibrosis mammae virilis, Keloide u.a.m. sind indessen noch nicht aufgeklärt, dürften aber in einem fehlerhaften Mischungsverhältnis der vier verschiedenen Kollagenbiotypen zu suchen sein. Eine auch therapeutisch informative Übersicht über Induratio penis plastica stammt von Köstler [138].

Auch das *Kolloidmilium*, das bisher als eine spezielle Form von Kollagendegeneration in chronisch lichtexponierter Haut angesehen wurde, ist ultrastrukturell und biochemisch untersucht worden [103]. Es zeigte sich, daß das histologisch so typische Kolloid kein Degenerationsprodukt von Kollagen, sondern ein neu synthetisiertes Produkt von Fibroblasten (eventuell unter Mitwirkung der Epidermis) darstellt. Dies ist umso bemerkenswerter, als Findlay und Mitarbeiter [66] in Südafrika nach Anwendung von, aus kosmetischen Gründen höher konzentrierten Hydrochinon (6-8 %)-Bleichcremes eine epidermieartige *exogene Ochronose und Kolloidmilium* feststellen konnten. Diese Beobachtungen und solche von Mineralöl-induziertem Kolloidmilium [111] zeigen, daß der Stoffwechsel von Syntheseleistungen der Haut von außen her erheblich gestört werden kann.

Ein weiteres Beispiel in dieser Richtung ist die beruflich ausgelöste *Acroosteolyse mit Akrosklerodermie*, welche auch als „PVC-Krankheit" bekannt geworden ist. Dabei ist es nicht das Polymer, sondern das Monomer, d.h. z.B. das Vinylchlorid, welches von den Arbeitern während der Autoklavenreinigung eingeatmet wurde und bei einem geringen Teil (etwa 3-6%) zur Erkrankung geführt hat. Daher ist die Krankheitsbezeichnung „sogenannte Vinylchlorid-Krankheit" [Übersichten 124, 175, 180] vorzuziehen. Tabelle 4 informiert über die klinische Symptomatik dieser „experimentellen" systemischen Sklerodermiekrankheit, welche sich aber in der Organwahl deutlich von der progressiven diffusen Sklerodermie unterscheidet. Möglicherweise können auch andere Kunststoffe sporadisch eine derartige Krankheit, besonders an den Knochen (Acroosteopathia ulcero-mutilans Bureau-Barrière) hervorrufen [133].

Tabelle 4. Sog. Vinylchlorid-Krankheit

Beruf VC- bzw. PVC-Industrie

	Symptome
Durchblutungsstörungen	Kälteempfindlichkeit
	Raynaud-Symptomatik
Nägel	Uhrglas- und Trommelschlegelfinger
Haut	plattenartige *Akrosklerodermie*-artige
	Veränderungen
Knochen	Akroosteolyse an Händen
Leber	Funktionsstörungen, Fibrose
Milz	Splenomegalie
Ösophagus	Varizen
Blutgerinnung	Thrombopenie

Zur Frage der Sklerodermie möge der Hinweis auf die zusammenfassende Publikation von Jablonska [117] genügen.

Auch die klinische Symptomatik des *Skleroedema adultorum Buschke* erweitert sich. Das diabetische Skleroedem entwickelt sich besonders an den Schultern bei Patienten mit schwerem oder kompliziertem Diabetes mellitus und hat nur sehr geringe Spontanregressionstendenz [142]. Außerdem wurde in einem Fall ein Plasmocytom gefunden [141]. Man wird neben der üblichen Infektuntersuchung auf diese Koinzidenzen achten müssen.

3. Urticaria

Auch heute immer noch problematisch ist das große Gebiet der Urticaria. Eine willkommene Hilfe in dieser Hinsicht ist die Publikation von Warin [272]. Nach Warin [271] liegt die Häufigkeit der idiopathischen Urticaria bei 75 % (Tabelle 5). Bei akuter

Tabelle 5. Relative Häufigkeit von chronischen Urticariaformen

---

Idiopathische Urticaria und Quincke-Oedem	
(inkl. der Fälle verschlimmert durch Salicylate, Hefen, Nahrungsmittelzusätze)	75 %
Allergische Urticaria bekannter Ursache (Nahrungsmittel, Medikamente)	5 %
Cholinergische Urticaria	5 %
Physikalische Urticaria (Kälte, Wärme, Druck, Licht u.a.)	12 %
Hereditäres Angioödem	1 %

Nach R.P. Warin, 1976

und chronisch-intermittierender Urticaria ist ätiologisch hauptsächlich an Nahrungsmittel und Medikamente zu denken [130], bei chronischer Urticaria an ein wesentlich breiteres Auslösungsspektrum. Etwa 70 % dieser Fälle sind enteral lokalisiert (chron.

428

Gastritis, Duodenitis, Ileitis, Hyperacidität, Candidiasis, Dysbakteriie, Nahrungsmittel-allergie u.a.m.). Zunehmende Bedeutung gewinnt die Beobachtung, daß Salicylate, möglicherweise auch Hefen und Candida albicans sowie Nahrungsmittelzusatzstoffe wie Azofarbstoffe oder Benzoesäure-Derivate über einen unspezifischen Mechanismus Exacerbationen einer chronischen Urticaria (Tabelle 6) auslösen können [271, 273].

Tabelle 6. Expositions-Test bei chronischer Urticaria

Patientenzahl 111	
Exacerbation mit	% der Patienten
Aspirin®	**41**
Natriumbenzoat	**11**
4-Hydroxybenzoesäure	**5**
Tartrazin Gelb	**13**
Hefen und Candida	**14**
Penicillin	**15**
Exacerbationen 66 Pat. Keine Exacerbationen 45 Pat.	

Nach R.P. Warin und Smith, 1976

Um auszutesten, ob solche Substanzen bei einem Patienten eine Rolle spielen können, wurden Provokationsteste mit in Frage kommenden Substanzen empfohlen [273]. Etwa 20-40 % der Patienten mit chronischer Urticaria zeigen Aspirin®-Provokation! Durch entsprechende Karenzmaßnahmen können solche Patienten gebessert oder geheilt werden. Daß auch Hefepilzbesiedlung des Darmes eine Ursache für chronische Urticaria sein kann, wurde kürzlich wieder diagnostisch sowie therapeutisch überzeu-gend gezeigt [223]. Im übrigen besitzen wir mit Ottolenghi [194, 195] die Erfahrung, daß sich eine antibiotische „Zerschlagung der Darmflora" bei chronischer Urticaria oft therapeutisch bewährt; allerdings setzen wir für diesen Zweck Tetracycline ein. Das Münchener Therapieschema bei chronischer Urticaria zeigt Tabelle 7. Erst wenn diese therapeutischen Maßnahmen (in etwa 30 % positive Ergebnisse) nicht zu dem ge-wünschten Erfolg führen, erweitern wir unser therapeutisches Arsenal.

Tabelle 7. Chronische idiopathische Urticaria – Münchener Therapieschema

1. Antibiotica Tetrazyklin oder Oxytetrazyklin	5 Tage 2,0 g tgl
2. Anticandidotica Amphotericin (Ampho-Moronal®) oder Nystatin (Moronal®)	6 Tage: 3 x 1 Dr. tgl 6 Tage: 4 x 2 Dr. tgl
3. „Normalisierung der Darmflora" Omniflora® oder Perenterol®	 3 Wochen
4. Antihistaminica Tages-AH (z.B. Omeril®) 3 x 1 Dr. *vor* dem Essen	

Daß bei *Kälteurticaria* Clemizol-Penicillin (Megacillin® 14 Tage: 1 Ampulle tgl.) bewährt ist, wurde kürzlich wieder festgestellt [153]. Ansonsten ist auch ein Versuch mit Hydroxyzin (Atarax®) oder mit Induktion von Toleranz (alle 12-24 Stunden (!) vorsichtige Kälteexposition, Teilbad oder Dusche) angezeigt [148]. Da eine Histaminfreisetzung aus Mastzellen möglicherweise bei manchen Urticariaformen nicht stattfindet, ist verständlich, warum Antihistamine bei familiärer Kälteurticaria, Druckurticaria und beim hereditären angioneurotischen Oedem nicht wirken können [116].

Dem *hereditären angioneurotischen Oedem* (hereditäres Quincke-Oedem), einem autosomal-dominanten, im Kindesalter beginnenden Leiden mit schubweisen oedematösen Schwellungen an Haut sowie Schleimhäuten im oberen Respirationstrakt (Erstickungsgefahr!) und im Gastrointestinaltrakt liegt ein angeborener Defekt im Komplementsystem (C_1-Esterase-Inhibitor-Mangel) zugrunde; daher können Antihistamine nicht wirken. Therapeutische Möglichkeiten sind hier: Infusionen von frischem Gefrierplasma, Substitutionen von C_1-TNH [238]. Zur Prophylaxe wurden Epsilon-aminocapron-Säure (EACA), Tranexamsäure (AMCA) (Cyclocapron® Kabi Stockholm), Suramin (Germanin®) sowie Methyltestosteron empfohlen [21, 22, 238, 165].

4. Erythema nodosum

Daß das Erythema nodosum eine polyätiologische allergische „Reaction cutanée" darstellt, ist allerseits bekannt [205], obwohl die exakte Pathogenese auch durch immunologische Untersuchungen bislang nicht aufgeklärt werden konnte. Bei Erwachsenen ist ursächlich in erster Linie an Streptokokkeninfektionen, Sarkoidose und Arzneiinduktion zu denken. In diesem Zusammenhang wurden in letzter Zeit orale Kontrazeptiva angeschuldigt [51], wobei sowohl eine Überempfindlichkeit gegen Oestrogen- als auch Gestagen-Anteile vermutet wurde. Da Erythema nodosum nicht selten während der Gravidität auftritt, kann es sich möglicherweise auch um einen unspezifischen Provokationsmechanismus durch hormonelle Milieuänderung handeln. Besonders das *Erythema nodosum migrans* (Bäferstedt 1954) wird in etwa 50 % der Fälle während der Schwangerschaft beobachtet. Hier finden sich zu 95 % bei Frauen zumeist einseitig oder nur an den frontalen oder lateralen Seiten der Unterschenkel typische Herde, die kommen und gehen und eine zentrifugale Wachstumstendenz besitzen. Diese Variante des Erythema nodosum, welche eine Abgrenzung zur Panniculitis nodularis subacuta migrans (Vilanova und Aguadé 1956), dem Erythema induratum Whitfield (1901) und der Vasculitis nodularis Montgomery (1945) erfahren sollte, macht etwa 20 % aller Fälle von Erythema nodosum aus und nimmt gewöhnlich einen mehrmonatigen (etwa 4-5 Monate) Verlauf [Übersicht 100]. In der Behandlung des Erythema nodosum liefern antiphlogistische Substanzen (Salicylate, Indomethacin oder Glucocorticoide) oft unzureichende Resultate. Insofern bemerkenswert sind Berichte über ausgezeichnete Therapieerfolge mit Kaliumjodid (etwa 360-900 mg tgl. über wenige Tage bis 8 Wochen) bei Erythema nodosum, nodöser Vasculitis sowie Panniculitis nodularis subacuta migrans [239].

5. Psoriasis

Da dieses Thema anläßlich der Tagung der rheinisch-westfälischen Dermatologen in Münster 1975 ausführlich behandelt wurde, kann auf die im „Hautarzt" 1976 erscheinenden Beiträge verwiesen werden.

In den vergangenen Jahren haben Holzmann und Mitarbeiter [112, 113, 108] versucht, klinische und biochemische Anhaltspunkte für extracutane Organmanifestationen der Psoriasis-Krankheit zu gewinnen. Daß Infekte durch beta-hämolytische Streptokokken im oberen Respirationstrakt oft für die Provokation einer Psoriasis guttata, besonders bei Jugendlichen, in Betracht kommt, ist seit Jahren bekannt.

Auch für die Entwicklung der generalisierten *Psoriasis pustulosa* vom Typ von Zumbusch wurden in den letzten Jahren Streptokokken bzw. Staphylokokken als wesentlicher Provokationsfaktor für diese exsudativ verlaufende Erkrankungsform diskutiert. 1971 berichteten Fayden und Lyell über positive Blutkulturen (Coagulase-positive Staphylokokken) und über gute Erfolge mit hochdosierten Antibiotika bei solchen Patienten [160]. In einem anderen Fall wurden Schübe durch Infektionen im oberen Respirationstrakt provoziert, beta-hämolytische Streptokokken von der Haut isoliert und durch einen positiven Intracutantest mit Streptokokkenantigen eine generalisierte pustulöse Eruption ausgelöst [144]. Derartige Beobachtungen sollten kasuistisch weiter verfolgt werden, auch wenn eigene Kultur- und antibiotische Therapie-Versuche in wenigen Fällen (3) und die Blut- und Pustelkulturen von Matta [166] negativ verliefen.

Fingernagelbeteiligung kommt bei Psoriasis bis zu 50 % vor [286]. Histologische Befunde [150] lassen erkennen, daß man unterscheiden sollte zwischen einer *Nagelbettpsoriasis* mit den klinischen Manifestationen in Form von psoriatischem Ölfleck (Gottron), subungualen Keratosen, Onycholysis psoriatica, psoriatischem Krümelnagel sowie psoriatischen Splitterblutungen und einer *Nagelmatrix-Psoriasis* mit psoriatischen Tüpfelnägeln, Längs- und Querfurchung sowie abnormer epidermaler Kondensation der Nagelmatrix [131, 25]. Obwohl gerade bei Onycholysis psoriatica leicht eine bakterielle oder mykotische Infektion vermutet werden kann, scheint dies nach Untersuchungen von Götz und Mitarbeitern bezüglich Dermatophyten offenbar nicht der Fall zu sein [77]. Lineäre röntgenologisch schattengebende Verdichtungen unklarer Genese in den Nägeln bei zehn von 145 Psoriasis-Patienten wurden von Graciansky und Mitarbeiter beschrieben [79].

Über Entwicklungen *innerlicher antipsoriatischer Therapie* ist nicht viel Neues zu berichten, wenn man von dem Kriterium ausgeht, daß ein Medikament nur dann als antipsoriatisch wirksam angesprochen werden sollte, wenn an einem ausreichend großen Kollektiv unausgewählter Psoriasis-Patienten in über 25 % (Spontanrückbildungsrate!) eine Rückbildung der Hauterscheinungen erreicht wird [23]. So erwiesen sich beispielsweise Fucidin [192], Allopurinol [65] und das Antirheumaticum Naproxen [37] als wirkungslos. Vor dem Einsatz von Zytostatika bei Psoriasis [Übersicht 26] sollte man sehr kritisch das therapeutische Risiko, besonders bezüglich der Langzeitwirkungen einkalkulieren, da es sich hierbei fast immer um eine morbostatische Therapie handelt und die nach Absetzen der Therapie wiederauftretende Psoriasis äußerlichen Behandlungsmaßnahmen schwerer zugänglich sein kann. Bei *Methotrexate*® (MTX) ist besonders im Hinblick auf Lebercirrhose darauf zu achten, daß die Patienten während der MTX-Therapie Alkohol möglichst ganz meiden [175]. *Hydroxyharnstoff* (Litalir®) ist offenbar von geringerer antipsoriatischer Wirkung als MTX. Nicht selten entwickelt sich Therapieresistenz oder das Medikament muß wegen seiner Nebenwirkungen abgesetzt werden [179]. Bei der Verwendung von *Azaribine* (Initialdosis nicht mehr als 6-8,0 g/tgl.!) ist bei individuell zu hoher Tagesdosierung mit Symptomen von seiten des Zentralnervensystems zu rechnen, die schwer voraussehbar sind [267, 174]. Ob sich die Nebenwirkungen bei *„kombinierter Zytostatika-Therapie"* mit reduzierten Dosen der einzelnen Zytostatika bei gleicher Wirksamkeit reduzieren lassen, bleibt zunächst dahingestellt [222]. Stets sollte man sich bei jeder langfristigen zytostatischen Therapie darüber im klaren sein, daß man in die Vorgänge der immunologischen Überwachung im betreffenden Organismus eingreift und damit eventuell die Entstehung von Infektionen und Malignitäten fördert.

Äußerliche Behandlungsmethoden sowie die *Photochemotherapie* mit PUVA [196, 282, 109, 110], mit der auch inzwischen an unserer Klinik beachtlich gute Erfahrungen an etwa 130 Patienten gesammelt werden konnten, sollen hier nicht besprochen werden, da sie bereits in diesem Band andernorts abgehandelt wurden.

6. Pustulöse Erkrankungen

Mit der Genese der Pusteln bei Pustulosis palmaris et plantaris haben sich Uehara und
Ofuji beschäftigt [265]. Primär entwickelt sich ein spongiotisches Bläschen im unteren
Rete Malpighi mit mononukleären Zellen. Die Pustulation mit Einwanderung von neutrophilen Leukozyten beginnt, wenn das Bläschen höher gewandert ist und der Kontakt zwischen Bläschenflüssigkeit und Str. corneum besteht. Möglicherweise liegt der
chemotaktische Leukozytenattraktion eine Immunkomplexbildung in der Hornschicht
mit Aktivierung der Komplementkaskade — wie bei Psoriasis pustulosa? — zugrunde.
Bemerkenswert ist der positive Effekt von Tetracyclinen [262] (500 mg tgl. über 4
Wochen).

Subcorneale Pusteln mit neutrophilen Granulocyten kommen bei Impetigo contagiosa streptogenes, Pustulosis subcornealis (Sneddon-Wilkinson 1956), bei Psoriasis
pustulosa und Pemphigus foliaceus (Wilkinson 1969) vor. In diesem Zusammenhang ist
die Eruption von sterilen subcornealen Pusteln bei einem Mann von 24 Jahren im Verlauf eines Stevens-Johnson-Syndroms bemerkenswert [251]. Subcorneale Pusteln sind
demnach ein histologisches Symptom unterschiedlicher Ätiologie.

7. Arzneinebenwirkungen an der Haut

Klinisch faßbare Nebenwirkungen von Pharmaka kommen bei etwa 10-15 % der behandelten Patienten vor. In einem Drittel der Fälle äußern sie sich an der Haut. Immer
häufiger muß der Dermatologe daran denken, daß Dermatosen durch Arzneimittel induziert oder provoziert werden. Hingewiesen sei auf Ichthyosis-artige Zustände durch
das inzwischen aus dem Handel gezogene Triparanol, auf die Vitamin B_6-B_{12}-induzier-
te *Akne* [Übersicht 34] oder auch auf die medikamentös induzierten Reaktionen unter
dem Bild des *systemischen Lupus erythematodes* (SLE) (Tabelle 8 und 9). In diesem

Tabelle 8. Akne und akneiforme Reaktionen durch Medikamente

- Halogene
- Glukokortikoide und ACTH
- Vitamine (B_6, B_{12}, D)
- Androgene und Anabolica
- Contraceptiva
- Isoniazid (INH)
- Antibiotica (Tetracycline)
- Barbiturate, Lithiumsalze, Trimethadion

Tabelle 9. Medikamentös induzierter system. Lupus erythematodes

häufiger

Procainamid	INH	Hydantoine
Hydralazin	D-Penicillamin	Practolol

selten

Contraceptiva	Griseofulvin	Glucorticoide
Anticonvulsiva	Penicilline	Thiouracil-Derivate
Phenothiazine	Tetracycline	
Phenylbutazon		

Nach Zürcher u. Krebs, 1974

Zusammenhang sei auf die verdienstvolle Zusammenstellung von Nebenwirkungen innerlicher Arzneimittel an der Haut durch Zürcher und Krebs aufmerksam gemacht [290, 291, 292]. Vor kurzem wurde ein *Pseudo-Lupus erythematodes-Syndrom* (SLE-ähnliche Erkrankung mit rezidivierenden Fieberschüben, Pleuritis, Peri-Myocarditis, Arthalgien, Myalgien, Fehlen von antinukleären Antikörpern bei Vorhandensein anti-mitochondrialer Antikörper) bei 7 Fällen nach einer mehrmonatigen Einnahme eines Venenkombinationspräparates (Venocuran®) in der Schweiz beobachtet [185]. Von Autoren in unserem Lande wurde ebenfalls bei 45 Patienten der dringende Verdacht auf einen Zusammenhang zwischen der Einnahme des Venenpräparates Venopyronum®-Dragees und Auftreten eines Pseudo-LE-Syndroms geäußert [158].

Nachdem sich die Behandlung der Akrosklerodermie, besonders im Stadium der Angioneuropathie mit Dextran 40 (Rheomacrodex®)-Infusionen immer mehr durchzusetzen scheint [10, 284], sollte der behandelnde Arzt wissen, daß es mit einer Häufigkeit von 1 auf etwa 40.000 Anwendungen bereits nach Infusion weniger Tropfen Dextran 40 zu Mißempfindungen, Haut- und Schleimhauterscheinungen sowie psychomotorischen Veränderungen kommen kann, die auch zu einem irreversiblen Schock führen können. Das Bild der perakuten Nebenwirkungen trägt anaphylaktoide Züge. Die Therapie sollte wie bei Anaphylaxie geführt werden [Übersicht 177].

Mit der praktisch wichtigen Frage, ob bei nachgewiesener *Penicillinallergie* eine Therapie mit anderen Penicillinen vertretbar ist, haben sich Pevny, Hartmann und Schröpl allergologisch auseinandergesetzt [199] und festgestellt, daß die Therapie eines Penicillin-Allergikers mit einem anderen Penicillin-Derivat wegen des zu hohen Risikos nicht zu verantworten sei.

Ein Wort zur Frage der Nebenwirkungen bei *Therapie mit immunsuppressiven Substanzen* scheint in diesem Zusammenhang ebenfalls angebracht. Wir alle wissen, daß bei bestimmten Erkrankungen, wo Störungen zellulärer oder auch humoraler Immunreaktionen von pathogenetischer Bedeutung sind wie bei den sog. Autoimmunkrankheiten oder den blasenbildenden Hautkrankheiten, Immunsuppressiva zunehmend therapeutisch eingesetzt werden. In allen diesen Fällen sollte man sich vor Behandlungsbeginn über das Verhältnis von *therapeutischem Nutzen* zu *therapeutischem Risiko* („benefit-risk-ratio") ins Klare kommen. Wir müssen davon ausgehen, daß nicht nur leicht faßbare Kurzzeit- und mittelfristige Nebenwirkungen zu kontrollieren sind, sondern daß auch mit Langzeitnebenwirkungen zu rechnen ist, unter denen neben iatrogen ausgelösten Infektionen wie auch Tuberkulose, maligne Zustände für den Patienten am folgenschwersten sein dürften [210, 270]. Dies gilt auch besonders bei der Behandlung nicht tödlicher Dermatosen wie der Psoriasis mit Cytostatica wie MTX, Mycophenolsäure, Hydroxyharnstoff, Azaribine u.a.m.

Die *Hautnebenwirkungen von örtlich langzeitig applizierten Glukokorticoiden* sind den Dermatologen hinreichend bekannt [Übersichten 235, 236], leider allerdings nicht in wünschenswertem Ausmaß den Ärzten anderer Fachrichtungen, so daß steroid-induzierte Akne, steroid-induzierte periorale Dermatitis, steroid-induzierte Hypertrichosen besonders im Gesicht gar nicht selten die Folgen sind. In diesem Zusammenhang sei auch darauf hingewiesen, daß heute wohl kein Zweifel mehr an der Tatsache besteht, daß die periorale Dermatitis durch örtlich und langfristig applizierte fluorierte Glucocorticoide ausgelöst bzw. verschlimmert werden kann [274, 250]. Bemerkenswert ist indessen in diesem Zusammenhang auch die Induktion von granulomatösen Hautreaktionen wie *lupoide periorale Dermatitis*, die wir an unserer Klinik in zunehmender Häufigkeit sehen.

Ob die von Leyden et al. [152] beschriebene *Steroid-Rosacea* wirklich gegenüber der „Rosacea-artigen periode Dermatitis" eine Selbständigkeit verdient, soll dahingestellt bleiben. Auf jeden Fall sollten fluorierte Glucocorticoide, besonders im Gesicht, nicht über längere Zeit und besonders nicht zu langfristiger Behandlung von Acne oder Rosacea angewandt werden. Wir haben bereits bei der letzten Fortbildungswoche 1973 darauf hingewiesen, daß insbesondere Steroidzusätze in Medikamenten zur Aknebehandlung ausreichend deklariert sein sollten! Dies umsomehr, als man zumeist mit Tetracyclinen innerlich und blander äußerlicher Behandlung bei diesen Gesichtskrankheiten auskommt [217].

Im übrigen gilt das gleiche in der Behandlung von Ulcera cruris, wenn man ein *Steroidsalbenulcus* vermeiden will [Übersicht 60].

Auch *Hypertrichosen* als Arzneimittelnebenwirkung werden in der letzten Zeit offenbar beobachtet. Wir haben Hypertrichose als Nebenwirkung während oraler Photochemotherapie (PUVA) der Psoriasis gesehen. Kürzlich wurde ausgedehnte Hypertrichose unter Behandlung mit dem Hyperglykämie induzierenden Antihypertensivum Diazoxid (Endemine®) beschrieben [42].

8. Haare und Nägel

Daß das Wachstum von Haaren in bestimmten Hautregionen (Ohren, Nasenspitze, Bart, oberes Dreieck im suprapubischen Bereich) unter Kontrolle von Androgenen steht, wird heute allgemein akzeptiert, obwohl viele Patienten mit zuviel oder zuwenig Haarwachstum in diesen Regionen normale Testosteronwerte haben können. Untersuchungen von Jenkins und Ash (J.Endocrinol. *59*, 345-351 (1973)) lassen erkennen, daß die Regulationsmechanismen auf zellulärer Ebene, d.h. im Haarfollikel selbst, sehr bedeutsam sind (Tabelle 10). Aus diesen Befunden wird deutlich, daß Hirsutismus verschiedene molekular-biölogische Störungen zur Ursache haben kann:

1. Erhöhte 5 α-Reduktase-Aktivität mit erhöhter DHT-Bildung.
2. Normale 5 α-Reduktase-Aktivität mit abnormer Bindung von DHT an die Cytosol-Androgen-Rezeptoren.
3. Normale 5 α-Reduktase-Aktivität bei möglichem Fehlen von Androgen-Rezeptoren.

Tabelle 10. Androgen-Einfluß auf Haarwachstum

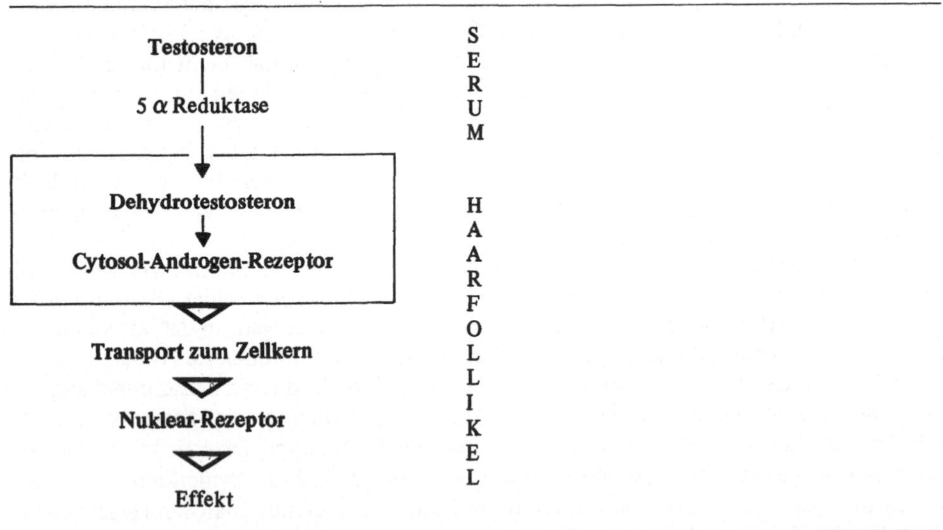

Derartige Untersuchungen [siehe auch 260] lassen immer mehr vermuten, daß gerade die Haarfollikel in den prospektiven Glatzenarealen Testosteron in einem relativ höheren Ausmaß zu metabolisieren in der Lage sind. So gilt es heute biochemisch als gesichert, daß die Haarfollikel selbst und nicht ihre Umgebung programmiert sind, auf Androgene in einer Weise zu reagieren, die zur *Glatzenbildung* führt [178]. Nachdem Antiandrogene (Cyproteronacetat (Androcur®)) die Androgene (DHT?) von den zellulären Androgenrezeptoren verdrängen oder den Nuklearrezeptor blockieren, ist es verständlich, daß man bei weiblichem Hirsutismus eindrucksvolle Erfolge erwarten kann [172], wenn auch nicht immer ohne Nebenwirkungen wie Zyklusstörungen oder Libidoverlust (Tabelle 11). Bei *Alopecia androgenetica der Frau* wird Cyproteronacetat

Tabelle 11. Cyproteronacetat-Therapie

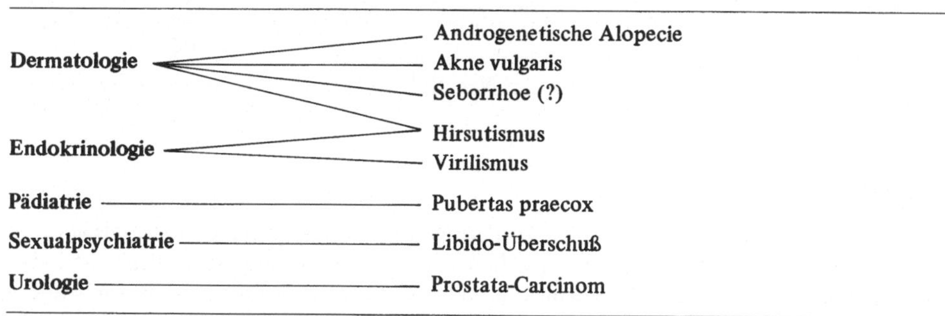

nur in strengster Indikation und als umgekehrte Zweiphasentherapie nach dem Hammerstein-Schema [98] in Betracht kommen. Ob Cyproteronacetat auch örtlich bei Alopecia androgenetica wirkt, scheint der Untersuchung wert. Bisher hat man nur versucht, mittels Oestrogen-haltiger Externa einen positiven Einfluß auf das Haarwachstum bei Alopecia androgenetica auszulösen [285]. Da Östrogene nicht an den peripheren Rezeptoren angreifen, sondern ihre antiandrogene Wirkung nur über eine zentrale Hemmung entfalten sollen [254], muß man vermuten, daß auch die statistisch signifikanten positiven Effekte auf das Trichogramm letzten Endes indirekt zustande kommen dürften.

Daß *diffuse Hypertrichnosen* nicht selten medikamentös ausgelöst sein können, wurde bereits betont, wie auch besonders bei älteren Menschen in solchen Fällen stets an Hypertrichose als paraneoplastisches Syndrom zu denken ist.

Auf *Pathomechanismen bei Haarausfällen* soll nicht näher eingegangen werden, da dieses Kapitel vor wenigen Jahren ausführlich behandelt wurde [24]. In diesem Zusammenhang ein Wort zur Aussagekraft wiederholter Untersuchungen mittels *Trichogramm* zur Feststellung des Anagen-Telogen-Verhältnisses. Aus Untersuchungen mit Heilgemeir (Hautarzt im Druck) ist das Trichogramm statistisch gesehen aussagekräftig; im Einzelfall dagegen können die Schwankungen im Haarwurzelmuster sehr erheblich sein.

Nicht selten und meist unter Frauen findet man Patienten, die psychisch einen labilen Eindruck machen und über Haarausfall klagen. Die Trichogrammuntersuchung ergibt normale Werte und die Haarauskämmrate ist ebenfalls normal. Braun-Falco, O. und B. Rassner haben diese Fälle unter der Diagnose: *Psychogene Pseudoalopecie* zusammengefaßt. Mit solchen Patienten (32) hat sich Eckert beschäftigt [61]. Eheschwierigkeiten (7) bzw. ängstlich-depressive Verstimmungszustände (2) wurden festgestellt. Bei schweren und chronischen Verlaufsformen von *Alopecie areata* haben Burton und Shuster [43] versucht, mit hohen Glucocorticoiddosen (2,0 g Prednisolon i.v. infundiert in 200 ml physiologischer Kochsalzlösung über 2 Stunden oder 500 mg Prednison oral tgl. für 5 Tage), den autoimmunen (?) Pathomechanismus zu durchbrechen. Von 35 Patienten (13-65 Jahre) sprachen 4 gut, 12 gering und 19 nicht an. Wegen der unklaren Therapierisiken kann diese Therapieform jedoch nicht allgemein empfohlen werden.

Bezüglich *Nagelveränderungen* soll nur auf zwei Untersuchungsergebnisse aufmerksam gemacht sein. Daß Fingernägel bei Psoriasispatienten schneller wachsen als normale Fingernägel, ist bekannt. Bei der Untersuchung von MTX-, Azathioprine- und Prednison-behandelten Patienten zeigte sich bei den steroid-behandelten Patienten kein signifikanter Effekt gegenüber den Kontrollen; die stärkste Wachstumshemmung konnte bei Patienten unter MTX-Behandlung registriert werden [52]. Dies entspricht auch der praktischen Erfahrung mit diesem Medikament auf die Psoriasis. In letzter Zeit hat das „Yellow Nail Syndrome" (Skleronychie-Syndrom) größere klinische Beachtung gefunden. Die klinische Symptomatik ist charakteristisch: Skleronychie, Lymphoedem und Atemwegsinfektionen. Die Nagelveränderungen können allen anderen Manifestationen vorangehen [Übersicht 167]. Die Prognose quoad vitam ist bei diesen Patienten mit Reserve zu stellen, da offenbar lymphatische bzw. sarkomatöse Neoplasien gehäuft vorzukommen scheinen! Ausgezeichnete Behandlungsresultate wurden mit nadelloser Triamcinolon-Acetonid-Injektion in den Nagelfalz mittels Port-O-Jet-Injektor beschrieben [1].

9. Pigmentierung

Auch die Beseitigung von störenden Hyperpigmentierungen, wie sie beispielsweise im Gesicht als *Melasma* verschiedener Ursachen auftreten, ist bislang noch nicht zufriedenstellend gelöst. Unter den zur Verfügung stehenden Agentien hat sich die Anwendung von 2-5 % Hydrochinon in Cremegrundlage noch relativ am besten bewährt [252, 8], nachdem sich herausgestellt hatte, daß substituierte Phenole und auch Hydrochinon-Monobenzyläther zumindest im Tierversuch die Melanocyten definitiv zerstören. In diesem Zusammenhang scheint die von Kligman und Willis kürzlich empfohlene Kombination von Hydrochinon (5 %), Vitamin-A-Säure (0,1 %) und Dexamethason (0,1 %) in einer hydrophilen Salbe oder in Lösung (Aethanol-Prophylenglycol 1:1) eine aussichtsreiche Alternative [136]. Wegen galenischer Schwierigkeiten ist ein entsprechendes Handelspräparat noch nicht verfügbar. Nach Kligman (persönl. Mitt.) empfiehlt sich geteilte Rezeptur (Tabelle 12).

Tabelle 12. Örtliche Depigmentierung nach A. Kligman

---

1. Vitamin-A-Säure (0,05 %)-Lösung oder -Gel
   (Airol®, Eudyna®)
   D.S. 2 x täglich

2. Hydrochinon (5 %) in Triamcinolon-Creme
   (Volonimat®)
   D.S. 2 x täglich

Immunologische und histologische Untersuchungen bei Sutton-Naevi lassen den Schluß zu, daß auch bei *Vitiligo* immunologische Mechanismen zur Störung der Melanocyten-Funktion führen. Nach Untersuchungen von Fitzpatrick [69] gehen die epidermalen Melanocyten im Vitiligoherd durch Autophagocytose zugrunde. Die Assoziation von Vitiligo mit anderen sog. Immunkrankheiten wie Lupus erythematodes, Alopecia areata, perniziöse Anämie oder Hashimoto-Thyreoiditis gibt wohl auch für die pathogenetische Aufklärung der Hauterscheinungen neue Impulse. In dieser Hinsicht ist auch eine berufsbedingte Vitiligo herauszustellen.

Auftreten von *Vitiligo oder vitiligo-artigen Depigmentierungen nach beruflichem Umgang mit paratertiärem Butylphenol* wurden in UdSSR, Japan, USA, Holland und der BRD beschrieben [Übersichten 164, 213, 214, 215]. Da diese Depigmentierungen nicht an den Kontaktstellen, sondern disseminiert auftreten, wird ihre Entwicklung auf Ingestion oder Inhalation des Chemicals zurückgeführt. Interessanterweise konnte nun von Rodermund und Mitarbeitern [213, 214, 215] festgestellt werden, daß bei solchen

Patienten nicht nur Hauterscheinungen, sondern auch Hepatosplenopathie und Struma vorkommen. Untersuchungen der Schilddrüsenfunktion erbrachten bei 3 derartigen Patienten Struma diffusa Grad II, Antithyreoglobulin-Antikörper und gesteigerte basale TSH-Sekretion mit überhöhter Reaktionsbereitschaft auf TRH-Stimulierung. Dieses unfreiwillige Experiment scheint die immer wieder vermuteten Beziehungen zwischen *Auftreten von Vitiligo und Schilddrüsenveränderungen* zu erhärten.

Möglicherweise beruht auch die exogene Depigmentierung, welche Frenk und Kocsis nach einmaliger Applikation von Heftpflaster bei einem operierten Patienten beobachten konnten [Frenk E., Kocsis, M., Depigmentation due à un sparadrap. Dermatologica *148*, 276-284 (1974)], auf der melanocytotoxischen Wirkung von Hydrochinonartigen Verbindungen in dem betreffenden Pflaster.

Leider ist die *Behandlung der Vitiligo* auch heute nur wenig zufriedenstellend, und man muß Shelley [242] recht geben, wenn er schreibt: „Zur Zeit ist das Beste, was wir anbieten können, wenig"! Immerhin scheint mehrmonatige örtliche Anwendung von hochwirksamen fluorierten Glucocorticoiden zufriedenstellende Resultate bringen zu können; offenbar besonders bei zusätzlicher Verwendung von DMSO (43 % in Creme) [139]. Demgegenüber scheint die innerliche Anwendung von Glucocorticoiden nicht mehr zu bringen als die alleinige Psoralentherapie [198]. Auch mittels PUVA kann Vitiligo mit gutem Erfolg behandelt werden [282], aber die Zahl der notwendigen Behandlungen liegt mit etwa 100 vergleichsweise hoch.

10. Hyperhidrosis

Die Behandlung einer lokalisierten Hyperhidrosis ist auch heute noch ein Problem für den Dermatologen. Zur konservativen Therapie scheinen sich mehr und mehr aluminiumsalzhaltige Produkte mit und ohne Zusatz von Anticholinergica durchzusetzen. Auch Hydanon® enthält Aluminiumchlorid. Durch die von Skoog und Thyresson [249] erstmals durchgeführte chirurgische Behandlung der bei jungen, emotional leicht reizbaren Frauen auftretenden Hyperhidrosis axillaris kann solchen Patienten sehr gut und dauerhaft geholfen werden [Übersicht 220]. Die Erfahrungen von Munro und Mitarbeitern [186] sind ebenso gut, wie die an der eigenen Klinik von B. Konz. Der operative Eingriff ist einfach und ohne größere Komplikationen. Die Resultate sind durchweg ausgezeichnet. Allerdings sollte auf Allgemeinnarkose nicht verzichtet werden. Unsere Patientinnen fühlen sich nach dem Eingriff wie von einem Alptraum befreit.

11. Mundschleimhaut

Eine Reihe von klinischen und experimentellen Befunden scheint auf eine mögliche immunologische Pathogenese der *chronisch-rezidivierenden Aphthen* zu deuten (Tabelle 13), wobei eine zellvermittelte Immunpathogenese vermutet wird. Diese Vermutung

Tabelle 13. Zur Immunopathogenese chronisch-rezidivierender Aphthen

---

Klinische Beobachtungen
- Assoziation mit Colitis ulcerosa
- Assoziation mit Behçet-Syndrom

Experimentelle Beobachtungen
- Hämaggl. AK gegen Antigenextrakt fötaler oraler Mucosa +++
- IgG, IgM, IgA und C_3 im Cytoplasma oraler Mucosa in den Aphthen (DIF)
- Lymphocyten von Pat. vermindern die Überlebenszeit von Gingivazellen in vitro

---

Nach Rogers, Mitchell-Sams und Shorter, 1974

wurde inzwischen weiter gestützt. Es konnte nämlich nachgewiesen werden, daß Blutlymphocyten von Patienten mit chronisch-rezidivierenden Aphthen nach Antigenstimulierung mittels fötaler oraler Mucosa sich zu Lymphoblasten transformieren [147] und, daß die Blutlymphocyten solcher Patienten in vitro eine deutliche Cytotoxizität gegenüber oralen Mucosaepithelzellen entfalten [56, 57, 218]. Gleichartige lymphocytotoxische Effekte konnten übrigens von Rogers und Mitarbeitern [218] auch bei *Behçet-Syndrom* erhoben werden. Diese Befunde deuten auf eine mögliche pathogenetische Beziehung zwischen Blutlymphocyten solcher Patienten und dem Auftreten der klinischen Erscheinungen hin. *Lichen ruber der Mundschleimhaut* und besonders der Zunge kann möglicherweise diagnostische Schwierigkeiten bereiten. In solchen Fällen dürfte von immunologischen Untersuchungen mit Nachweis von IgM, IgA, IgG und Komplementbestandteilen in Colloid-Körpern auch diagnostische Hilfe zu erwarten sein [9]. Mit der Frage: *oraler Lichen ruber als Präkanzerose,* auf die Gottron besonders aufmerksam gemacht hat, konnte Fulling auf der Basis einer Untersuchung an 327 Patienten Stellung nehmen [74]. Während in der Literatur die Carcinomentwicklung mit 1,0 bis 10 % der Fälle angegeben wird, lag sie bei Fulling unter 1 %. Demnach scheint das Carcinomrisiko bei Lichen ruber nicht so groß zu sein, besonders wenn man berücksichtigt, daß sich bei einem Teil der betreffenden Fälle das Carcinom nicht auf Lichen ruber, sondern gleichzeitig bestehender Leukoplakie entwickelt haben könnte. *Oraler Lichen ruber ohne Hauterscheinungen* kann auch Teilsymptom eines *Syndromes* sein, das zusätzlich durch einen *Pseudopelade-Zustand* (Folge eines Lichen ruber atrophicans am behaarten Kopf) charakterisiert ist. Wir beobachteten dieses Syndrom inzwischen bei 4 Patienten.

Meist ältere Frauen suchen häufiger den Dermatologen wegen Zungenbrennen und Zungenschmerzen *(Glossopyrosis* oder *Glossodynie)* auf. Die Beschwerden sind gewöhnlich beim morgendlichen Aufwachen und während des Essens bzw. Trinkens nicht vorhanden. Oft besteht Karzinophobie! Wenn eine organische Grundlage (Eisenmangel, Vitamin-Mangel, perniciöse Anämie etc.) ausgeschlossen ist, sollte man daran denken, daß bei den meisten dieser Patientinnen ein depressiver Verstimmungszustand besteht, der entsprechender psychiatrischer oder psychotherapeutischer Beratung bedarf. Auf dieser psychischen Grundlage haben wir auch *persistierende schmerzhafte Mundschleimhautulzerationen gesehen,* die große diagnostische und therapeutische Schwierigkeiten bereiten können.

12. Geschlechtskrankheiten

Eigentlich ist es fast historisch, von Geschlechtskrankheiten zu sprechen, wird doch der Ausdruck STD („sexually transmitted diseases") seit 1970 immer häufiger verwendet, so auch seit 1973 offiziell von der WHO.

Was versteht man darunter? Zum einen die bei uns gesetzlich definierten *Geschlechtskrankheiten* Gonorrhoe, Syphilis, Ulcus molle, Lymphogranuloma inguinale und Granuloma venereum; zum anderen aber auch *unspezifische Erkrankungen im Genitaltrakt* wie Trichomoniasis, Candidiasis, PPLO-Infektionen, Herpes progenitalis, Mykoplasmen-Infektionen, Condylomata acuminata und schließlich *Kontaktdermatosen* wie Scabies oder an Genitalorganen lokalisierte infektiöse Hauterkrankungen [Übersicht 258]. Die Zunahme dieser Krankheiten in den letzten Jahren liegt nicht im Medizinischen begründet. Wir verfügen über erstklassige Therapeutica, und die Menschheit ist sexuell aufgeklärt. Wenn heute Statistiken aufweisen, daß beispielsweise in den USA die Gonorrhoe neben dem Schnupfen die häufigste Infektionskrankheit ist, und 1-10 % der Jugendlichen mindestens einmal an einer Geschlechtskrankheit erkrankt waren, so scheint es klar, daß weltweite politische, soziale und erzieherische Maßnahmen notwendig sind, um den STD erfolgreich beizukommen. Man muß Storck [258] Recht geben, wenn er schreibt: „Nachdem schätzungsweise ein Drittel der Weltbevölkerung ein Opfer der kommerzialisierten Sexwelle wurde, ist zu hoffen, daß auch hier allmählich eine Immunisierung eintritt und daß die Ehrfurcht vor den Mitmenschen und die Verantwortung wieder allmählich steigen".

Wie ist die diesbezügliche Situation in der Bundesrepublik? Obwohl immer noch eine große Dunkelziffer gegeben sein dürfte, lassen Statistiken erkennen, daß beispielsweise 1971 auf 100.000 Einwohner 124 Patienten mit Gonorrhoe und 9 Patienten mit Syphilis kamen [Näheres siehe 101, 149]. Nach Unterlagen des Statisuschen Bundesamtes in Wiesbaden sind 1974, besonders aus den Großstädten, höhere Erkrankungsziffern bekannt geworden.

Was gibt es auf diesem Sektor Neues für den Dermatologen? In der Diagnostik hat sich der TPHA-Test wegen der Einfachheit seiner Durchführung als Routine-Mikrohaemagglutinationsmethode (AMHA-Test) zur Bestätigung einer Luesinfektion und als Suchreaktion durchgesetzt [246]. Mit diesem Test werden Antikörper vom IgM-Typ und IgA-Typ gegen Treponema pallidum durch Haemagglutination nachgewiesen. Dieser Test wird bei Syphilis zusammen mit dem FTA-ABS-Test zuerst positiv und besitzt daher und wegen seiner Spezifität gerade in der Diagnose der Lues I, Lues II und Lues latens seropositiva große Bedeutung [Übersichten 155, 156, 183, 184]. Dies hat dazu geführt, daß der TPI-Test nur noch in wenigen Speziallaboratorien für Problemfälle durchgeführt wird [132].

Im Hinblick auf die *Therapie von Geschlechtskrankheiten* gibt es gegenüber meinen Ausführungen vor 3 Jahren nichts wesentlich Neues zu berichten. Vor Einleitung einer Gonorrhoe-Behandlung bei Frauen sollte bedacht werden, daß Simultaninfektionen mit Candida albicans und/oder Trichomonas vaginalis nicht selten vorkommen [189], wobei nach Søndergaard und Mitarb. die Koinzidenz von Trichomoniasis und Gonorrhoe besonders häufig gegeben zu sein scheint. Die *Einzeittherapie der akuten Gonorrhoe* scheint sich immer mehr durchzusetzen, wobei die Verabfolgung von 1,0 g Probenecid (Benemid®) zur Verzögerung der Ausscheidung bei Gonorrhoe-Therapie mit Penicillin und Ampicillin in jedem Falle durchgeführt werden sollte. Auch für Pivampicillin ist jetzt erwiesen, daß sich zusätzliche Probenecid-Verabfolgung positiv auswirkt: weniger als 1 % Versager wurden beobachtet [163]. Im übrigen hat sich Spectinomycin (Stanilo®) bei der akuten Gonorrhoe der Frau (4,0 g i.m.) und des Mannes (2,0 g i.m.) sowie bei Fällen von Penicillinversagern oder Penicillin-Allergie bewährt. Die Verträglichkeit wird durchweg als gut bezeichnet und durch eine einmalige Gabe wird auch eine gleichzeitig bestehende Lues offenbar nicht kaschiert [36, 146, 278, 173]. Demgegenüber kann eine orale Einzeitbehandlung mit Tetracyclinen, Doxycyclin oder Minocyclin zur Behandlung der akuten Gonorrhoe wegen zu geringer Heilungsraten nicht länger empfohlen werden [275].

Bei Penicillinunverträglichkeit kommen in der Behandlung der Frühsyphilis Tetracycline, Erythromycin und Thiamphenicol als Ausweichpräparate in Betracht. Wir bevorzugen seit Jahren Erythromycin [35]. Neuerdings wird wegen zahlreicher Vorteile Doxycyclin (Behandlung der Frühsyphilis: 12 Tage tgl. 2 x 100 g peroral) empfohlen [76]. Größere Erfahrungen über einen längeren Zeitraum fehlen aber noch.

Fortschritte in der Diagnostik

Das *Lyell-Syndrom* oder die „toxic epidermal necrolysis" ist eine außerordentlich dramatische Erkrankung mit relativ hoher Mortalität [Übersicht 30]. Im Allgemeinen wird angenommen, daß diese Erkrankung bei Erwachsenen vorwiegend Arznei-induziert ist und bei Kindern vorwiegend Staphylokokken-induziert. Es sind aber auch bei Erwachsenen staphylogene Fälle von Lyell-Syndrom beschrieben worden. Da die Soforttherapie entscheidend von der jeweiligen Ätiologie beeinflußt wird, ist eine ätiologische Schnelldiagnose außerordentlich bedeutsam. Amon und Dimond [4] haben gezeigt, daß man dazu nur eine durch Abschieben (Auslösung eines Nikolsky-Phänomens) frisch gewonnene epidermale Hautschicht benötigt. Diese wird eingefroren und sofort fixiert, auf einem Kryostat geschnitten und mit Haematoxylin-Eosin gefärbt. Staphylogenes Lyell-Syndrom zeigt epidermale Trennung im oberen Str. Malpighi, d.h., die durch Nikolsky-Phänomen gewonnene Epidermisschicht besteht nur aus Str. corneum mit einigen wenigen Zellen. Arznei-induziertes Lyell-Syndrom dagegen ist gekennzeichnet durch subepidermale Trennung, d.h., die Epidermisschicht besteht hier aus allen epidermalen Zellagen. Auch die zusätzliche Durchführung des Tzanck-Testes scheint wertvoll zu sein: Bei staphylogener Ätiologie findet man viele Epithelzellen und wenig bzw. keine Entzündungszellen, auch keine Bakterien; bei Arznei-induziertem Lyell-Syndrom wenige oder keine Epithelzellen und viele Entzündungszellen, auch Eosinophile im Abstrich vom Blasengrund.

Fortschritte in der enzym-cytochemischen [Übersicht 38] und immuncytologischen (T- und B-Lymphocyten) Differenzierung von Zellen in der Haut haben auch das Bemühen um die *Klassifikation und pathogenetische Deutung von Retikulosen bzw. von kutanen Lymphomen* belebt [276, 39, 31, 32, 135, 40, 41]. Nach eigenen Untersuchungen an über 200 Hautbiopsien mit cytologischer Auswertung kommen wir an der Münchener Klinik zu nebenstehender Klassifikation [40, 32]:

Bemerkenswert ist dabei nicht nur die Tatsache, daß die B- und T-Zellenhäufigkeit bei den verschiedenen Pseudolymphomen und Lymphomen sehr unterschiedlich ist, *sondern auch, daß alle Erkrankungen mit T-Lymphocyten-Praedominanz infolge einer Epitheliotropie durch stärkere epidermale Veränderungen gekennzeichnet sind.* Das gilt besonders für Mykosis fungoides, Sézary-Syndrom und pagetoide Retikulose. Natürlich wissen wir, wenn man von den leukämischen Krankheiten absieht, heute noch nicht, ob das Auftreten von Zellen mit B- oder T-Lymphocyten-Charakter primär den proliferativen Prozess ausmacht. [Näheres 31, 32, 40].

Kein Zweifel besteht heute mehr an der Tatsache, daß die *Immunfluoreszenzhistologie* in der Diagnostik, in der prognostischen Beurteilung und der Therapieüberwachung einer ganzen Reihe von Hautkrankheiten neben der Klinik und Histopathologie eine wesentliche Rolle spielt [Übersichten 17, 50, 221, 119]. Dies gilt neben dem Lupus erythematodes [Übersicht 266] besonders für die blasenbildenden Dermatosen [Übersicht 27]. Immunfluoreszenzuntersuchungen der letzten Jahre haben mit dazu beigetragen, die „gemischten bullösen Krankheiten" besser kennenzulernen [Übersicht 49]. So scheint es heute ziemlich sicher, daß es intermediäre Formen von bullösen Pemphigoid (bP) und Dermatitis herpetiformis Duhring (DhD) gibt, die auch immunhistochemisch (DIF) die Charakteristika von bP *und* DhD aufweisen. Auch intermediäre Formen von Pemphigus vulgaris und der DhD sind bekannt geworden. Sie entsprechen klinisch der DhD, reagieren auch auf Sulfapyridin oder Sulfone, zeigen aber akantholytische Blasenbildung und Pemphigusantikörper in der direkten und indirekten Immunfluoreszenz. Für solche Fälle wurde die Diagnose oder die Krankheitsbezeichnung „acantholytic herpetiform Dermatitis" [54], „durch Sulfapyridin kontrollierter Pemphigus" [241], „mixed bullous diseases" [12] oder „Pemphigus herpetiformis" [49] vorgeschlagen. Wenn man die Immunfluoreszenzuntersuchungen als Kriterien gelten läßt, scheint es auch Patienten zu geben, bei denen eine Koexistenz von Pemphigus vulgaris und bP gegeben ist, wie sich auch unter dem Bild des Herpes gestationis (der übrigens therapeutisch günstig auf Vitamin B_6 anzusprechen scheint (Rimbaud, P. et al., Bull Soc. Franç. Dermat. *79*, 467 (1972)), teilweise immunologische Bezüge zum bP oder zum DhD zu ergeben scheinen [45, 137, 120]. Bezüglich des benignen Schleimhautpemphigoids existieren immer mehr immunologische Befunde, die die Annahme zu erhärten scheinen, daß der pathogenetische Grundmechanismus dieser Krankheit mit der bP sehr viel Gemeinsamkeit hat [13]. Schließlich haben auch immunologische Studien dazu beigetragen, bei den chronisch bullösen Dermatosen im Kindesalter die DhD, das bP und die *benigne chronische bullöse Dermatose in der Kindheit* als eigenes Krankheitsbild besser voneinander abzugrenzen [14] (Tabelle 14). Haben damit die

Klassifikation kutaner Lymphome nach biologischen Kriterien. Im Vergleich dazu eine pathogenetische Einteilung nach dem Proliferationscharakter (hyperplastisch, paraplastisch, neoplastisch) und die immuncytologischen und enzymzytochemischen Reaktionsmuster der Hautinfiltrate

Proliferationscharakter *(Cazal,* 1964; *Tanaka,* 1973)	Klassifikation kutaner Lymphome nach biologischen Kriterien *(Gérard-Marchant* et al., 1974; *Lennert,* 1975)	Immunzytologische und enzymzytochemische Reaktionsmuster der Hautinfiltrate *(Burg* und *Braun-Falco,* 1975 a, b; *Burg,* 1976; *Claudy* et al., 1976)
Hyperplastisch: benigne, meist solitär, reaktiv, reversibel	*Pseudolymphom* Lymphadenosis benigna cutis – follicularis – non follicularis Sarkoid Spiegler-Fendt Arzneimittel- und Insektenstichreaktionen Lymphomatoide Papulose	Gemischt B- und T-Lymphozyten (Verhältnis etwa 2:1), disseminiert unspezifische Esterasen- und saure Phosphatase-positive Makrophagen; gelegentlich Granulozyten (Peroxydase, Naphthol-AS-D-Chlorazetatesterase)
Paraplastisch (kataplastisch): maligne, systemisch, nicht rückbildungsfähig	*Maligne Lymphome mit niedrigem Malignitätsgrad* Mycosis fungoides ⌉ epidermotrope T- Sézary-Syndrom │ Zell-Lym- Pagetoide Retikulose ⌋ phome (unspezifische Erythrodermien bei T-Zell-Leukämie)	Überwiegend T-Lymphozyten (45-85 %); zum Teil reichlich Monozyten (unspezifische Esterasen) und Granulozyten (Peroxydase)
	Lymphadenosis cutis circumscripta bei chronischer lymphatischer Leukämie	Überwiegend (90%) B-Lymphozyten; keine oder nur wenige Monozyten und Makrophagen (unspezifische Esterasen, saure Phosphatase)
Neoplastisch: maligne, zunächst lokalisiert, Ausbreitung durch Metastasenbildung	*Maligne Lymphome mit hohem Malignitätsgrad* „Retikulosarkomatose" (lymphoblastisches Sarkom vom T-precursor-Typ; *Lennert,* 1975; convoluted type, *Lukes* und *Collins,* 1974)	Unreife saure Phosphatase-positive, unspezifische Esterasen-negative Zellen ohne Oberflächenmarker reifer B- oder T-Lymphozyten
	Unklassifizierte maligne Lymphome der Haut „Maligne Retikulose" einschließlich sog. Retikulosarkomatose Gottron	Zum Teil myelomonozytär; Peroxydase, Naphthol-AS-D-Chlorazetat-Esterase; unspezifische Esterasen, saure Phosphatase

Aus: Braun-Falco, O., Burg, G., Wolff, H.H.: Kutane Lymphome und Pseudolymphome. Therap. Umschau *33,* 549 (1976)

Immunfluoreszenzuntersuchungen an Bedeutung als Kriterien für die Diagnostik von bullösen Erkrankungen eingebüßt? Diese Frage muß mit einem klaren Nein beantwortet werden: im Gegenteil, es zeigt sich auf der Basis von Immunfluoreszenzuntersuchungen immer mehr, daß hinter einem klinischen Erscheinungsbild eine Vielfalt verschiedener pathogenetischer Reaktionstypen stehen kann.

Winkelmann und Mitarbeitern verdanken wir eine sorgfältige immunpathologische Bearbeitung der *Livedo Vasculitis,* wie man heute im Angloamerikanischen die Vasculitis der Atrophie blanche bezeichnet [237]. In diesen Fällen führt bekanntlich eine hyalinisierende Vasculitis mit Gefäßverschluß dermaler Gefäße zu bizarr begrenzten Infarktulcera, die so charakteristisch unter Hinterlassung einer weißen Atrophie abheilen. Bevorzugter Sitz sind die Knöchelgegenden. Winkelmann konnte zeigen, daß Immun-

Tabelle 14. Chronische blasenbildende Erkrankungen im Kindesalter

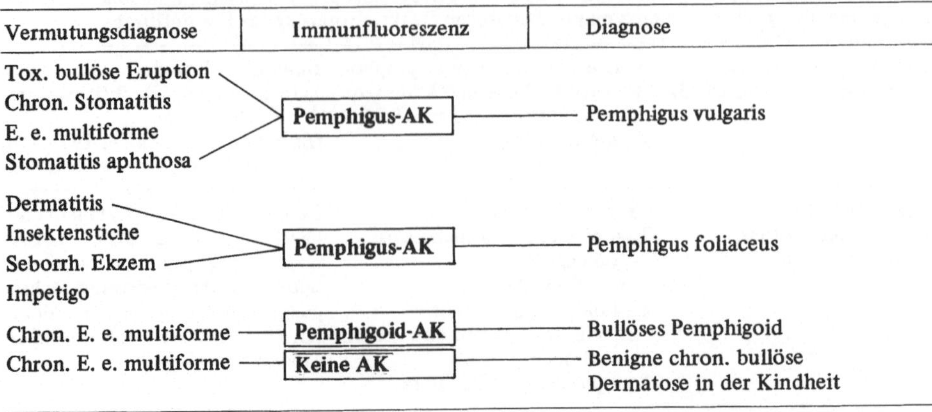

Vermutungsdiagnose	Immunfluoreszenz	Diagnose
Tox. bullöse Eruption Chron. Stomatitis E. e. multiforme Stomatitis aphthosa	Pemphigus-AK	Pemphigus vulgaris
Dermatitis Insektenstiche Seborrh. Ekzem Impetigo	Pemphigus-AK	Pemphigus foliaceus
Chron. E. e. multiforme	Pemphigoid-AK	Bullöses Pemphigoid
Chron. E. e. multiforme	Keine AK	Benigne chron. bullöse Dermatose in der Kindheit

Nach Bean, S.F. und Jordan, R.E., 1974

globuline, Komplement-Komponenten (C_1q, C_3) und Properdin in den Wänden erkrankter Gefäße abgelagert werden. Ob Fibrin oder Immunkomplexe oder beides bei Livedo Vasculitis eine Koagulopathie auslösen, die zur Aktivierung von Plasminogen und anderen Faktoren führen, ist noch unklar, würde aber die günstige therapeutische Wirkung von Phenformin oder Äthyloestrenol verständlich machen.

Andrologie*

1. Akrosin und Akrosininhibitoren

Neue Erkenntnisse zur Biochemie des Fortpflanzungsvorganges konnten in den letzten Jahren durch intensive Forschung auf dem Gebiet der Reproduktionsbiologie gewonnen werden. Es konnte gezeigt werden, daß für das Durchdringen der verschiedenen Eihüllen (Cumulus oophorus, Corona radiata, Zona pellucida) den Spermatozoen spezifische Penetrationsenzyme zur Verfügung stehen (Hyaluronidase, Corona-radiata-penetrierendes Enzym, Akrosin), wobei das Trypsin-ähnliche Enzym Akrosin eine zentrale Bedeutung beim Eindringen in die Zona pellucida hat [287]. Im Tierexperiment konnte nachgewiesen werden, daß durch eine Hemmung des Akrosins die Befruchtung unterbunden werden kann [229, 230, 68, 72, 288].

Im männlichen Genitaltrakt kommen Akrosinhemmstoffe vor, die während der Ejakulation an die Akrosomenkappen der Spermatozoen gebunden werden. Im Verlaufe des intrauterin stattfindenden Kapazitationsprozesses werden diese Hemmstoffe wieder von den Spermatozoen abgelöst. Die Funktion der Akrosinhemmstoffe ist wahrscheinlich einmal die Regulation der Akrosinaktivität während des Befruchtungsvorganges, zum anderen haben sie eine Schutzfunktion im männlichen Genitaltrakt gegenüber der aggressiven proteolytischen Aktivität freien Akrosins, wie sie zum Beispiel durch Freisetzung von Akrosin aus untergehenden Spermatozoen in Erscheinung treten könnte [68, 72, 73].

Die inzwischen vorliegenden Untersuchungen zur Physiologie des Akrosin-Akrosininhibitor-Systems tragen wesentlich zur Aufklärung des Fortpflanzungsvorganges bei und vermögen uns in Zukunft eventuell neue Wege in der Diagnostik und Therapie von Fertilitätsstörungen aufzuzeigen.

---

*Priv.-Doz. Dr. W.-B. Schill sei für die Mitarbeit bei diesem Kapitel gedankt.

2. „Antibaby-Pille" für den Mann

Die moderne Andrologie beschäftigt sich nicht nur mit der Diagnostik und Therapie von männlichen Fertilitätsstörungen, sondern wird in zunehmendem Maße einen wichtigen Beitrag zu dem Problem der Familienplanung leisten müssen [227]. Da zum gegenwärtigen Zeitpunkt nur die Vasektomie als operatives Verfahren für die männliche Antikonzeption in Frage kommt, ist man weltweit bemüht, eine „Antibaby-Pille" für den Mann zu entwickeln. Die Möglichkeiten für eine medikamentös durchgeführte männliche Kontrazeption sind vielfältig, konzentrieren sich aber hauptsächlich auf die Hemmung der Spermatogenese durch kombinierte Progesteron/Androgen-Applikationen [71].

Eine Hemmung der Spermatogenese ist auch durch das Antiandrogen Cyproteronazetat (Androcur®) in niedrig dosierter oraler Verabreichung (10-20 mg tgl.) möglich, ohne daß Libido und andere Androgen-abhängige Organe in stärkerem Maße beeinflußt werden [99]. Ein weiterer Ansatzpunkt für eine medikamentöse männliche Kontrazeption ist in der irreversiblen Hemmung eines für die Befruchtung erforderlichen Penetrationsenzym zu suchen. Es ist z.B. denkbar, daß die Inaktivierung der akrosomalen Proteinase Akrosin in Zukunft eine der Methoden darstellen könnte, eine funktionelle Sterilität herbeizuführen, wobei noch dahingestellt bleiben muß, ob die Akrosinhemmung bereits im Hoden, im Nebenhoden, im Ejakulat oder erst im weiblichen Genitaltrakt erfolgen sollte [73, 227].

3. Globozoospermie

Eine Besonderheit für die andrologische Diagnostik stellt das von Schirren und Mitarbeitern [231] erstmals beschriebene Vorkommen von ausschließlich rundköpfigen Spermatozoen („Kugelkopfspermatozoen") im Ejakulat von sonst völlig gesunden Männern dar. Bei diesem Krankheitsbild handelt es sich wahrscheinlich um eine genetisch determinierte Störung der Spermatohistogenese, bei der es durch eine Fehldifferenzierung von Akrosomenbläschen und Kernmaterial zur Ausbildung von akrosomalen Spermatozoen mit runden Köpfen kommt, so daß diese fehlgebildeten Spermatozoen über keine Penetrationsenzyme verfügen. Männer mit ausschließlich rundköpfigen Spermatozoen im Ejakulat („Globozoospermie") sind daher infertil. Behandlungsmöglichkeiten sind nicht bekannt. Die Diagnose *Globozoospermie* [283] kann aus dem Nativpräparat, dem gefärbten Ausstrich, durch Elektronenmikroskopie von Spermatozoen, gegebenenfalls durch Hodenbiopsie und vor allem durch Nachweis der fehlenden Akrosinaktivität gestellt werden.

4. Kallikrein

Ein neuartiges Prinzip in der Therapie männlicher Subfertilität steht durch die Bereitstellung von hoch gereinigtem Pankreaskallikrein (Kallikrein®) zur Verfügung, dessen Wirkung über die Freisetzung von pharmakologisch aktiven Kininen zu erklären ist. Kinine (z.B. Bradykinin) scheinen nach neueren Untersuchungen [Übersicht 73] eine Rolle bei der Regulation und Stimulation der Spermatozoenmotilität zu spielen, so daß sich der Zusatz von Kallikrein zum Ejakulat bei einer eingeschränkten Spermatozoenmotilität als Adjuvans für die homologe Insemination eignet [Übersicht 228]. Schließlich ist eine Verbesserung der Spermatozoenmotilität bei Asthenozoospermien zu beobachten, die Kallikrein parenteral oder oral zugeführt bekamen. Ein weiteres Wirkprinzip des Kallikreins stellt die Beeinflussung der Spermatozoenzahl dar, die bei Oligozoospermien signifikant angehoben werden konnte [Übersicht 95]. Ob dieser Effekt über eine direkte Beeinflussung der Spermiogenese oder indirekt über einen Effekt auf die Sertoli-Zellen geht oder schließlich aber nur eine sehr unspezifische

Maßnahme darstellt, muß noch geklärt werden. Das von Bayer hergestellte Präparat Kallikrein® (Bay d. 7678) befindet sich gegenwärtig noch im klinischen Versuch. Wesentliche Nebenwirkungen wurden bisher an über 400 Patienten nicht beobachtet. Indikation zur Kallikrein-Therapie stellen die Asthenozoospermie und die Oligozoospermie dar. Eine Kontraindikation besteht im Falle von chronisch-entzündlichen Adnexprozessen oder bei akuten bzw. chronisch-entzündlichen Prozessen anderer Körperorgane, da durch eine Freisetzung von Kininen Entzündungen aktiviert oder exazerbiert werden können.

Therapie

1. Innerliche Behandlung

Vitamin A-Säure (Airol®, Epi-Aberel®, Eudyna®) hat sich, wie übrigens auch das Oxydans Benzoylperoxyd der Fa. Stiefel bei Akne vulgaris bewährt [202]. Auch bei primären Keratosen scheint ein Versuch gerechtfertigt [92, 93, 188, 87, 91, 90]. Um Reizungen, isomorphe Reizeffekte und systemische Nebenwirkungen zu vermeiden, sollte eine Konzentration von 0,05-0,1 % Vitamin-A-Säure in fettender Salbengrundlage nicht überschritten werden. Bei Psoriasis hat sich trotz einiger ermutigender Berichte Vitamin-A-Säure bisher nicht recht durchsetzen können [7, 88]. Andererseits erwies sich auch uns eine *innerliche* Verabreichung von Vitamin-A-Säure (10-30-60 (!) mg tgl.) recht erfolgreich in der oralen Behandlung von Lichen ruber planus [siehe auch 89]. Auch die innerliche Behandlung von primären Keratosen, wie verschiedener Ichthyosisformen mit niedrigen Vitamin-A-Säure-Dosen (10-20 mg tgl.) scheint von günstiger Wirkung zu sein; womit Erfahrungen von Schumacher und Stüttgen [240] bestätigt werden [*Übersicht:* The Therapeutic Use of Vitamin A Acid, Internat. Symposium Flims, Switzerland 1975, Acta dermato-venerol. (Stockh.) *55*, Suppl. 74 (1975)].

Sulfone (Diamino Diphenyl Sulfon (DADPS)) haben nicht nur als Therapeutika gegen Lepra ihren Platz in der Dermatotherapie, sie wirken auch bei anderen Dermatosen entzündungshemmend (Tabelle 15). Wahrscheinlich, weil sie Lysosomen stabilisieren. Neuerdings wird DADPS bei schwerer Akne (50-150 mg tgl.) und bei Mucinosis follicularis empfohlen [202, 143]. Sorgfältige Kontrolle von Nebenwirkungen, besonders von Methämoglobinbildung, ist erforderlich.

Tabelle 15. DADPS in der Dermatotherapie

Lepra	
Dermatitis herpetiformis	Acne conglobata
Pemphigus herpetiformis	Mucinosis follicularis
Pyoderma gangraenosum	
Pustulosis subcornealis	

Auch *Thalidomid*, das uns mit der Erzeugung von Dysmelien noch in schlimmer Erinnerung ist, soll hier erwähnt werden. Es dient in der Lepra-Therapie zur Behandlung der Lepra-Reaktion [Übersicht 244], scheint aber auch wegen seiner antiinflammatorischen Eigenschaften bei Prurigo nodularis, Sommer-Prurigo und Lupus erythematodes therapeutisch wirksam zu sein [154, 70, 245].

Schließlich scheint auch ein anderes Antileprosum eine starke entzündungshemmende Aktivität zu besitzen. Das Phendimetrazintartrat-Derivat *Clofazimin* (Lampren®) protenziert die Leukozyten- und Macrophagenfunktion. Es wurde erfolgreich in einer Dosierung von 360 mg tgl. bei Pyoderma gangraenosum, Pustulosis palmaris et plantaris sowie Lupus erythematodes eingesetzt [Übersicht 159, 171]. Die Nebenwirkungen dieser Therapie müssen beachtet und das therapeutische Risiko einkalkuliert werden.

Das orange Pigment *β-Karoten*, welches für die Farbe der Karotten verantwortlich ist, absorbiert Lichtwellen von 360-600 nm. Es scheint gesichert, daß β-Karoten in Dosen zwischen 150-200 mg tgl. bei erythropoetischer Protoporphyrie von Nutzen ist. Auch bei chronisch polymorpher Lichtdermatose, Urticaria solaris, aktinischem Reticuloid und Pophyria cutanea tarda soll es sich bewährt haben, obwohl meist kontrollierte Untersuchungen mit Placebo fehlen [Übersicht 191, 204]. Insofern ist eine abschließende Beurteilung des therapeutischen Wertes von β-Karoten bei den genannten Dermatosen noch nicht sicher möglich. Der Wirkungsmechanismus von β-Karoten ist ebenfalls noch nicht endgültig aufgeklärt. Sicher handelt es sich nicht um eine Lichtfilterwirkung dieser Substanz. In diesem Zusammenhang sei erwähnt, daß bei manchen Fällen einer anderen Lichtdermatose, nämlich der Hydroa vacciniforme ein *Vitamin B_6*-Mangel nachgewiesen werden konnte und B_6-Substitution (Benadon®) sich offenbar bewährt hat [122].

Einen großen therapeutischen Wandel bei der Akrodermatitis enteropathica hat die Einführung der *Zinktherapie* mit sich gebracht. Große Sorgen bei jahrelanger Behandlung mit Chinolin-Derivaten wegen so ernster Nebenwirkungen wie Opticus-Atrophie sind nicht mehr erforderlich. Es scheint sogar so zu sein, daß die Behandlung mit Chinolinpräparaten letztendlich eine Zinkbehandlung dargestellt hat, weil in diesen Präparaten als Verunreinigung relativ viel Zink enthalten war. Heute besteht kein Zweifel mehr an der Tatsache, daß es sich bei der Akrodermatitis enteropathica um eine angeborene letale Zinkmangelstörung handelt, die mit Zinkgaben (Solvezinc®, Tika Lund, Schweden) ausgeglichen werden kann. Die klinische Besserung ist bei solchen Patienten ganz dramatisch: Die Hauterscheinungen klingen in wenigen Tagen ab, die Haare wachsen wieder und der Patient wirkt in kurzer Zeit psychisch wie umgewandelt [182, 170, 261, 209, 33]. Der exakte Wirkungsmechanismus der Zink-Substitution ist heute noch ungeklärt. Offenbar greift dieses Ion an vielen Stellen in den Stoffwechsel ein und scheint auch zelluläre Funktionen zu beeinflussen [Übersicht 33].

Auf unsere Erfahrungen mit *cytostatischer und immunsuppressiver Therapie* in der Dermatologie soll in diesem Zusammenhang nicht eingegangen werden, weil darüber während dieser Tagung referiert wurde. Hingewiesen sei auf einige Übersichten [105, 55, 169, 53]. Lediglich der Hinweis sei erlaubt, daß sich eine niedrig dosierte, „sichere immunsuppressive Behandlung" für Dermatosen wie Skleromyxoedem, Pityriasis lichenoides, Histiocytosis X-Formen, Morbus Kaposi und Sézary-Syndrom als wirksam abzeichnet [Übersicht 276].

Relativ große klinische Erfahrung in der Immunosuppression stehen bislang nur geringe klinische Resultate der *Immunstimulation*, d.h., der Anregung humoraler oder zellulärer Immunmechanismen gegenüber. Das Gros der Beobachtungen stammt aus der Therapie fortgeschrittener maligner Tumoren und aus tierexperimentellen Untersuchungen. Ein wesentlicher Effekt der Immunpotenzierung dürfte in einer Steigerung der makrophagischen und lymphozytären Funktion zu sehen sein (Tabelle 16). Hier hat unter den anthelmischen Substanzen *Levamisol* bereits als immunstimulierendes Therapeutikum besonders der zellvermittelten Immunität Eingang in die Klinik ge-

Tabelle 16. Unspezifische Immunstimulation

– BCG	– Transfer Faktor
– C. parvum	– Endotoxine
– Levamisol	– Thymosin
– Niridazol	

funden [Übersicht 253]. Levamisol ist das linksdrehende Isomer von 2, 3, 5, 6-Tetra-
hydro-6-Phenyl-Imidazo (2,1-b)-Tiazol. Mit Levamisol kann man negative Reaktionen
vom Spättyp, z.B. bei Sarkoidose, wieder zu positiven Reaktionen konvergieren und
einer Erhöhung der Zahl von T-Lymphozyten im Blut mit Morbus Hodgkin und Karzinomen induzieren. Als Indikationen in der Dermatologie zeichnen sich ab: Rezidivierender Herpes simplex, chronisch rezidivierende Aphthen, rezidivierende Verrucae vulgares, chronisch rezidivierende Hautinfekte bei congenitalen Immundefekten wie beispielsweise dem Wiskott-Aldrich-Syndrom, sowie fortgeschrittene Karzinome, vielleicht
auch Melanome. Bei den üblichen Tagesdosen von 150 mg sind die Nebenwirkungen
(gastrointestinale Störungen, Exantheme, leichtes Fieber) gering. Eine weitere Form
klinisch mehr und mehr erprobter und spezifische Immunpotenzierung besteht in der
Anwendung von *BCG*, d.h., in der Verabfolgung einer Lebendvaccine (Pasteur, Glaxo,
Tice etc.). Auch BCG scheint in erster Linie das zelluläre Immunsystem zu aktivieren,
während die humoralen Antikörper unbeeinflußt bleiben oder sogar gehemmt werden.
Letzteres mag vielleicht für die günstigen Effekte bei malignen Melanomen verantwortlich sein, wo sich dabei ja blockierende humorale Antikörper ausbilden [Übersicht 106].

Obwohl vieles an dieser Therapie noch weiterer Abklärung bedarf, hat ihre Anwendung besonders in der Melanomtherapie Eingang gefunden. Injektion von BCG in Tu-
morknoten bei Patienten mit metastasierenden malignen Melanomen führt bei 90 %
zur Rückbildung. Auch die Kombination mit DTIC bei Melanomen im Stadium III
scheint sinnvoll, bleibt aber Kliniken vorbehalten. Die Anwendung von BCG hat bekanntlich auch in der *Prophylaxe der Lepra* seit der Empfehlung von Fernandez 1939
eine große Rolle gespielt. Die Frage aber, ob BCG-Impfung der Kinder in Familien mit
Leprakranken wirklich einen prophylaktischen Effekt ausübt, war bislang nicht sicher
geklärt. Neuere von der WHO kontrollierte Untersuchungen in endemischen Leprage-
bieten in Burma konnten einen signifikanten Effekt nicht sicherstellen [15].

Wie die kurz skizzierten Resultate neuerer Behandlungsrichtungen erkennen lassen,
befinden wir uns zur Zeit im Beginn einer faszinierenden Phase in der Weiterentwicklung dermatologischer Behandlungsverfahren. Der Einsatz von Medikamenten, welche
entzündungserzeugende Mediatoren hemmen, von Medikamenten, welche das Immunsystem stimulieren oder supprimieren, von Medikamenten, welche Immunkomplex-
wirkungen im Gewebe und in der Gefäßwand zu verhindern vermögen, wird auch vom
Dermatologen viel Vorkenntnisse verlangen. Er muß nicht nur eine genaue Kenntnis
der pharmakologischen Wirkungen und Nebenwirkungen der betreffenden Pharmaka
besitzen, um das therapeutische Risiko in jedem Falle sorgfältig abwägen zu können.
Er benötigt auch eine profunde Kenntnis über die pathologischen und immunologischen
Vorgänge, welche den einzelnen entzündlichen oder proliferativen Dermatosen zugrunde liegen, die er behandeln möchte. Nur dann wird nämlich ein optimaler Einsatz der
zur Verfügung stehenden Therapeutika im Sinne eines dermatotherapeutischen „en-
gineering" möglich.

2. Dermatoröntgentherapie

Sehr interessant ist das Ergebnis einer *Fragebogenaktion* über die Anwendung ionisie-
render Strahlen in der Dermatologie bei Kollegen in den USA und Kanada ausgefallen
[78]. 2444 Dermatologen beantworteten den Fragebogen von H. Goldschmidt. 55,5 %
dieser Dermatologen besitzen Geräte zur Oberflächen- oder/und Grenzstrahlentherapie
und 44,3 % benutzen diese Geräte regelmäßig. Diese Information ist besonders wichtig,
wenn man berücksichtigt, daß etwa die Hälfte der Fragebogen von Dermatologen beantwortet wurde, die weniger als 10 Jahre niedergelassen sind. Sie zeigt, daß auch die
jüngere Dermatologengeneration die Dermatoröntgentherapie als wichtige dermatothe-
rapeutische Maßnahme schätzt. Hauptindikationen für Weichstrahlentherapie maligner
Zustände waren: Basaliom, spinocelluläres Carcinom und Mycosis fungoides. Unter

446

benignen Affektionen gelten als häufige Indikationen für Weichstrahlentherapie: Lymphadenosis cutis benigna, Keloid und Akne; für Grenzstrahlentherapie: Chronisches Ekzem, Pruritus ani et vulvae, Lichen simplex chronicus und Psoriasis. Die Befragten plädieren für eine bessere Ausbildung in Dermatoröntgentherapie und wünschen eine offizielle Prüfung in diesem speziellen Sektor unseres Fachgebietes.

Daß *Basaliome* und *spinocelluläre Carcinome am Lidrand* eine besonders dankbare Indikation für eine Röntgen-Weichstrahlenbehandlung darstellen, ist den Dermatologen gut bekannt. Die Heilungsraten liegen um 95 % [224]. Bei fortgeschrittenen Tumoren empfehlen Scherer und Schietzel [224] Anwendung schneller Elektronen- bzw. des Telecäsium-Gerätes. Über Spätresultate von bestrahlten *Plantarwarzen* berichten Faessler und Krebs [63]. Die Autoren halten die totale Ablehnung der Röntgentherapie wegen guter Heilungschancen nicht für gerechtfertigt und empfehlen als Dosis: 2 x 600 r/1,0 mm Al/50 kV/15 cm FHA im Abstand von 24-48 Stunden. Diese Dosis soll nicht zu Röntgenspätschäden führen.

Schließlich sei aus diesem Sektor noch erwähnt, daß bei *Lichen myxoedematosus* und *Skleromyxoedem* (Arndt - Gottron) gute Erfahrungen mit Röntgenstrahlen (etwa 3000 rad) berichtet wurden [107].

Literatur

1. Abel, E., Samman, P.D.: Transact St. John's Hosp. Dermat. Soc. 59, 114-117 (1973). Zit. Year Book of Dermatology 54 (1974). Year Book Publ. Chic.
2. Alexander, J. O'D.: Dermatitis herpetiformis. In: Major Problems in Dermatology. Vol. 4. Edit. by A. Rook. London: W.B. Saunders Comp. 1975
3. Altman, J., Mehregan, A.H.: Inflammatory linear verrucous epidermal nevus. Arch. of Dermat. (Chic.) 104, 385-389 (1971)
4. Amon, R.B., Dimond, R.L.: Toxic epidermal necrolysis. Rapid differentiation between staphylococcal and drug-induced disease. Arch. of Dermat. (Chic.) 111, 1433-1437 (1975)
5. Anton-Lamprecht, I., Schnyder, U.W.: Ultrastructure of inborn errors of keratinization VI. Inherited Ichthyosis — a model system for heterogeneities in keratinization disturbances. Arch. Derm. Res. 250, 207-227 (1974)
6. Archad, H.O., Heck, J.W., Stanley, H.R.: Focal epithelial hyperplasia: an unusual oral mucosal lesion found in indian children. Oral Surg. 20, 201-212 (1965)
7. Armati, R.P.: Retinoic acid for psoriasis. Austr. J. Dermat. 13, 79-83 (1972)
8. Arndt, K.A., Fitzpatrick, T.B.: Topical use of hydroquinone as a depigmentig agent. Jama 194, 117-119 (1965)
9. Baart de la Faille-Kuyper, E.H., Baart de la Faille, H.: An immunofluorescence study of lichen planus. Brit. J. Dermat. 90, 365-371 (1974)
10. Balda, B.-R., Christophers, E.: Dextran-Therapie bei diffuser (progressiver) Sklerodermie. Hautarzt 21, 131-132 (1970)
11. Barlow, A.J.E., English, M.P.: Fungous diseases, In: Recent Advances in Dermatology. Edit. by A. Rook. pp. 33-68. London: Churchill Livingstone 1973
12. Barranco, V.P., Tulsa, O.: Mixed bullous diseases. Arch. of Dermat. (Chic.) 110, 221-224 (1974)
13. Bean, S.F.: Cicatricial pemphigoid: Immunofluorescent studies. Arch. of Dermat. (Chic.) 110, 550-556 (1974)
14. Bean, S., Jordon, R.E.: Chronic nonhereditary blistering disease in children. Arch. of Dermat. (Chic.) 110, 941-944 (1974)
15. Bechelli, L.M., Garbajosa, G., Uemura, K., Engler, V., Matinez Dominguez, V., Paredes, L., Sundaresan, T., Koch, G., Matejka, M.: BCG Vaccination of children against leprosy. Bull. Wld. Hlth. Org. 42, 235-281 (1970)
16. Bertrams, J.: HL-A Antigene und Krankheitsempfänglichkeit. Dtsch. Med. Wschr. 101, 178-184 (1976)
17. Beutner, E.H., Chorzelski, T.P., Bean, S.F., Jordon, R.E.: Immunopathology of the skin. Stroudsburg, Pennsylvania/USA: Dowdon, Hutchinson & Ross Inc. 1973
18. Björnberg, A., Mobacken. H.: Necrotic skin reactions caused by 1 % gentian violet and brillant green. Acta Dermato-vener. (Stockh.) 52, 55-60 (1972)
19. Bojs, G., Juhlin, I., Möller, H.: Bacteriology and urinary examination in impetigo contagiosa. Acta Dermato-vener. (Stockh.) 53, 481-486 (1973)
20. Borberg, H.: Die BCG-Behandlung des malignen Melanoms. Internist 16, 482-485 (1975)

21. Brackerts, D.: Hereditäres angioneurotisches Oedem: Therapeutische Aspekte. Schweiz. Med. Wschr. **104**, 403-405 (1974)
22. Brackertz, D., Kueppers, F.: Possible therapy in hereditary angioneurotic edema. Klin. Wschr. **51**, 620-622 (1973)
23. Braun-Falco, O.: Übersicht über neuere Behandlungsverfahren der Psoriasis vulgaris. Therapiewoche **13**, 180-192 (1963)
24. Braun-Falco, O.: Dynamik des normalen und pathologischen Haarwachstums. Arch. klin. exp. Dermat. **227**, 419-452 (1966)
25. Braun-Falco, O.: Zur Frage der Psoriasis. Dtsch. Ärzteblatt **63**, 1117-1124 u. 1195-1200 (1966)
26. Braun-Falco, O.: Was gibt es Neues in der praktischen Dermatologie und Venerologie? In: Fortschritte der praktischen Dermatologie und Venerologie. Hrsg. v. O. Braun-Falco u. D. Petzoldt. Bd. 7, S. 306-326. Berlin: Springer-Verlag 1973
27. Braun-Falco, O.: Pemphigus und pemphigoide Krankheiten der Mundschleimhaut. In: Entzündliche und systemische Erkrankungen der Mundschleimhaut. Hrsg. v. O.P. Hornstein. S. 164-184. Stuttgart: G. Thieme 1974
28. Braun-Falco, O.: Maligne Melanome der Haut aus dermatologischer Sicht. Chirurg **45**, 345-356 (1974)
29. Braun-Falco, O.: Neuere Aspekte zur Pathogenese der Hauterscheinungen bei Psoriasis vulgaris. Hautarzt **27**, 363-374 (1976)
30. Braun-Falco, O., Bandmann, H.J.: Das Lyell-Syndrom. Bern: H. Huber 1970
31. Braun-Falco, O., Burg, G.: Lymphoreticuläre Proliferation in der Haut. Cytochemische und immuncytologische Untersuchungen bei Lymphadenosis benigna cutis. Hautarzt **26**, 124-132 (1975)
32. Braun-Falco, O., Burg, G., Wolff, H.H.: Kutane Lymphome und Pseudolymphome. Immuncytologische, enzymcytochemische und elektronenmikroskopische Untersuchungen. Ther. Umschau **33**, 543-550 (1976)
33. Braun-Falco, O., v. Liebe, V.: Zinktherapie bei Acrodermatitis enteropathica. Münch. Med. Wschr. (im Druck 1976)
34. Braun-Falco, O.: Lincke, H.: Zur Frage der Vitamin B_6-/B_{12}-Akne. Münch. Med. Wschr. **118**, 155-160 (1976)
35. Braun-Falco, O., Petzoldt, D.: Lues und Gonorrhoe. Dtsch. Ärzteblatt **67**, 29-34, 83-88 (1970)
36. Bremer, F.: Die Therapie der Gonorrhoe mit einer einmaligen Injektion Spectinomycin. Z. Hautkr. **48**, 663-668 (1973)
37. Burdick, K.H., Baughman, R., Bagatell, F.K., Casper, P.J., Leibsohn, E., Shannahou, D.F.: Naproxen and psoriasis. Arch. of Dermat. (Chic.) **112**, 121 (1976)
38. Burg, G., Braun-Falco, O.: Fortschritte in der cytochemischen Differenzierung von Infiltratzellen in der Haut. Hautarzt **25**, 1-8 (1974)
39. Burg, G., Braun-Falco, O.: Qualitative und quantitative Aspekte der cellulären Reaktion in Haut und Blut bei Mykosis fungoides. Hautarzt **25**, 178-187 (1974)
40. Burg, G., Braun-Falco, O.: Classification and differentiation of cutaneous lymphomas. Brit. J. Dermat. **93**, 597-599 (1975)
41. Burg, G., Braun-Falco, O.: T- und B-Lymphozyten in Hautveränderungen kutaner Lymphome. Dtsch. Med. Wschr. **100**, 2562-2564 (1975)
42. Burton, J.L., Schutt, W.H., Caldwell, I.W.: Hypertrichosis due to diazoxide. Brit. J. Dermat. **93**, 707-711 (1975)
43. Burton, J.L., Shuster, S.: Large doses of glucocorticoid in the treatment of alopecia areata. Acta Dermato-vener. (Stockh.) **55**, 493-496 (1975)
44. Burton, J.L., Shuster, S., Cartlidge, M.: The sebotrophic effect of pregnancy. Acta Dermato-vener (Stockh.) **55**, 11-13 (1975)
45. Bushkell, L.L., Jordon, R.E., Goltz, R.W.: Herpes gestationis: New immunological findings. Arch. of Dermat. (Chic.) **110**, 65-69 (1974)
46. Cawson, R.A., Lehner, T.: Chronic hyperplastic candidiasis - Candida leukoplakia. Brit. J. Dermat. **80**, 9-16 (1968)
47. Cawson, R.A.: Induction of epithelial hyperplasia by candida albicans. Brit. J. Dermat. **89**, 497-503 (1973)
48. Chalet, M., Grover, R.W., Ackerman, A.B.: Transient acantholytic dermatosis: A histologic re-evaluation. Arch. Derm. **111**, 1665 (1975) (Abstract)
49. Chorzelski, T., Jablonska, S.: Gemischte bullöse Krankheiten. Hautarzt **27**, 47-51 (1976)
50. Cormane, R.H., Jost, Th., van Kint, A.: Immunofluorescence and electron microscopic studies of bullous diseases. In: Recent Advances in Dermatology. Ed. by A. Rook. Vol. 3. p. 285-322. London: Churchill Livingstone 1973
51. Darlington, L.G.: Erythema nodosum and oral contraceptives. Brit. J. Dermat. **90**, 209-212 (1974)
52. Dawber, R., Rodney, P.: The effect of methotrexate, corticosteroids and azathioprine on fingernail growth in psoriasis. Brit. J. Dermat. **83**, 680-683 (1970)

53. Deicher, H.: Indikation und Kontraindikation zur immunsuppressiven Therapie. Therapiewoche 24, 490-497 (1974)
54. De Mento, F.J., Grover, R.W., Meadow, E.: Acantholytic herpetiform Dermatitis. Arch. of Dermat. (Chic.) 107, 883-887 (1973)
55. Dethlefs, B., Tronnier, H.: Erfahrungen mit der antimetabolischen Therapie in der Dermatologie. Derm. Mschr. 159, 34-44 (1973)
56. Dolby, A.E.: Recurrent aphthous ulceration: Effect of sera and peripheral blood lymphocytes upon oral epithelial tissue culture cells. Immunology 17, 709-714 (1969)
57. Dolby, A.E.: Mikulicz's oral aphtae: The effect of antilymphocytic serum upon in vitro cytotoxicity of lymphocytes from patients for oral epithelial cells. Clin. exper. Immunol. 7, 681-686 (1970)
58. Dorfman, M.L., Hershko, C., Eisenberg, S., Sagher, F.: Ichthyosiform dermatosis with systemic lipoidosis. Arch. of Dermat. (Chic.) 110, 261-266 (1974)
59. Ebner, H.: Kontaktallergie gegen Antibiotika. Wien. Klin. Wschr. 85, 203-294 (1973)
60. Echternacht, K., Happle, R.: Das Steroidsalbenulcus. Z. Hautkr. 49, 745-751 (1974)
61. Eckert, J.: Diffuse hair loss and psychiatric disturbance. Acta Dermatovener (Stockh.) 55, 147-149 (1975)
62. Emmet, E.A., Mars, J.M.: Allergie contact dermatitis from tolnaftate. Arch. of Dermat. (Chic.) 108, 98-99 (1973)
63. Faessler, R., Krebs, A.: Spätresultate von bestrahlten Plantarwarzen. Dermatologica (Basel) 148, 345-352 (1974)
64. Farkâs, J.: Zum klinischen Bild und zur Klassifikation der Balanitis candidomycetica und der Candidiasis follicularis scroti et perigenitalis. Derm. Mschr. 161, 201-208 (1975)
65. Feuermann, E.J., Nir, M.A.: Allopurinol in psoriasis, a double-blind study. Brit. J. Dermat. 89, 83-86 (1973)
66. Findlay, G.H., Marrison, J.G.L., Simson, I.W.: Exogenous ochronosis and pigmented colloid milium from hydroquinone bleaching creams. Brit. J. Dermat. 93, 613-622 (1975)
67. Fishman, H.C.: Acute eruptive Darier disease. Arch. of Dermat. (Chic.) 111, 221-222 (1975)
68. Fritz, H., Schiessler, H., Schleuning, W.D.: Proteinases and proteinase inhibitors in the fertilization process: new concepts of control? In: Advances of the Biosciences. Raspé, G., Bernhard, S. (Hrsg.). Band 10. S. 271-286. Braunschweig: Pergamon Press Vieweg, 1973
69. Fitzpatrick, Th.: Pigment and photobiology. Int. Symp. Dermat. Leysin, Switzerland, March, 8-11 (1976)
70. Flores, O.: Prurigo solar de altiplanicie. Dermat. Rev. Mex. 19, 26-39 (1975)
71. Frick, J.: Control of spermatogenesis in men by combined administration of progestin and androgen. Conctraception 8, 191-206 (1973)
72. Fritz, H., Schiessler, H., Schleuning, W.D., Schill, W.-B., Wendt, V., Winkler, G.: Boar, bull and human sperm acrosin: isolation, properties and biological aspects. In: Reich, E., Rifkin, E., Shaw, E. (Hrsg.): Proteases and biological control. p. 715-735. Gold Spring Harbor Laboratory 1975
73. Fritz, H., Schiessler, H., Schill, W.-B., Tschesche, H., Heimburger, N., Wallner, O.: Low molecular proteinase (Acrosin) inhibitors from human and boar seminal plasma and spermatozoa and human cervical mucus: isolation, properties and biological aspects. In: Reich, E., Rifkin, D., Shaw, E. (Hrsg.): Proteases and biological control. p. 737-766. Cold Spring Harbor Laboratory 1975
74. Fulling, H.J.: Cancer development in oral lichen planus. Arch. of Dermat. (Chic.) 108, 667-669 (1973)
75. Gentles, J.C., Evans, E., Jones, G.R.: Control of tinea pedis in a swimming bath. Brit. Med. J. 2, 577-580 (1974)
76. Gilliet, F.: Behandlung der Frühsyphilis bei Penicillinunverträglichkeit. Schweiz. Med. Wschr. 105, 21-26 (1975)
77. Götz, H., Patrici, C., Hantschke, D.: Das Wachstum von Dermatophyten auf normalem und psoriatischem Nagelkreatin. Mykosen 17, 373-377 (1974)
78. Goldschmidt, H.: Ionizing radiation therapy in dermatology. Arch. of Dermat. (Chic.) 111, 1511-1517 (1975)
79. Graciansky, P., de, Larrègue, M., Katz, M.: Opacités linéaires intra-unguéales dans le psoriasis. Arch. de Dermat. 102, 121-128 (1975)
80. Greaves, M.W., McDonald-Gibson, W.: Brit. Med. J. 3, 608-609 (1973) zit. Year Book of Dermatology, Year Book Publ. Chicaco, S. 397-399 (1974)
81. Grond, H., Tilz, G.P., Kresbach, H., Kerl, H.: Regression multipler Hautmetastasen eines Melanomalignoms unter Immuntherapie. Z. Hautkrkh. 50, 233-244 (1975)
82. Grover, R.W.: Transient acantholytic dermatosis. Arch. of Dermat. (Chic.) 101, 426-434 (1970)
83. Grover, R.W.: Transient akantholytic dermatosis. Arch. of Dermat. (Chic.) 104, 26-37 (1971)
84. Grover, R.W., Duffy, J.L.: Transient acantholytic dermatosis. J. Cut. Path. 2, 111-127 (1975)

85. Gschwandtner, W.R., Münzberger, H.: Lipoatrophia semicircularis. Hautarzt 25, 222-227 (1974)
86. Gschwandtner, W.R., Münzberger, H.: Lipoatrophia semicircularis. Wien. Klin. Wschr. 87, 164-168 (1975)
87. Günther, S.: Vitamin-A-acid in the treatment of palmoplantar Keratoderma. Arch. of Dermat. (Chic.) 106, 854-857 (1972)
88. Günther, S.: The therapeutic value of retinoic acid in chronic discoid, acute guttate, and erythrodermic psoriasis. Brit. J. Dermat. 89, 515-517 (1973)
89. Günther, S.: Vitamin-A-acid in treatment of oral lichen planus. Arch. of Dermat. (Chic.) 107, 277 (1973)
90. Günther, S.: Autosomal dominant ichthyosis: treatment with vitamin A acid. Cutis 16, 76-78, (1975)
91. Günther, S.: Der therapeutische Effekt von Vitamin-A-Säure (Retinoic Acid) bei verschiedenen Formen palmarer/plantarer Hyperkeratosen: Experimentelle Untersuchungen an 68 Patienten. Z. Hautkr. 50, 607-615 (1975)
92. Günther, S., Alston, W.: Follicular Keratoses. Dermatologica (Basel) 14, 274-283 (1973)
93. Günther, S., Morley, W.N.: Pilot studies with vitamin A acid in follicular keratoses. Cutis 14, 561-567 (1974)
94. Gutterman, J.U., Marligit, G., Gottlieb, J.A., Burgess, M.A., McBride, Ch.E., Einhorn, L., Freireich, E.J., Hersh, E.M.: Chemoimmunotherapy of disseminated malignant melanoma with dimethyl triazeno imidazole carboxamide and bacillus Calmette-Guérin. New Engl. J. Med. 291, 592-597 (1974)
95. Haberland, G.L., Rohen, J.W., Schirren, C., Huber, P.: Kininogenases, Kallikrein 2. Reproduction. Stuttgart: Schattauer-Verlag 1975
96. Haines, A.G., Blank, H.: Viral infections. In: Recent Advances in Dermatology. Edit. by A. Rook. pp. 69-100. London: Churchill Livingstone 1973
97. Halprin, K.M., Adachi, K., Yoshi-Kawa, K., Levine, V., Mui, M.M., Hsia, S.L.: Cyclic AMP and psoriasis. J. invest. Dermat. 65, 170-178 (1975)
98. Hammerstein, J., Cupceancu, B.: Behandlung des Hirsutismus mit Cyproteronacetat. Dtsch. Med. Wschr. 94, 829-834 (1969)
99. Hammerstein, J., Koch, U.J., Lorenz, F., Ericsson, J.: Continuous oral low-dosage cyproterone acetate (CPA) medication for fertility control in man? Abstract Nr. 123. 8. Weltkongress für Fertilität und Sterilität, Buenos Aires, Argentinia, 3.-9. Nov. 1974
100. Hannuksela, M.: Erythema nodosum migrans. Acta Dermatovener. (Stockh.) 53, 313-317 (1973)
101. Harmsen, H.: Die venerische Dunkelziffer. Sexualmedizin 9, 430-434 (1972)
102. Harris, J.R.W., Gelsthrope, K., Doughty, R.W., See, D., Morton, R.S.: HL-A 27 and W10 in Reiter's syndrome and nonspecific urethritis. Acta Dermatovener. (Stockh.) 55, 127-130 (1975)
103. Hashimoto, K., Katzman, L., Kang, A.H., Kanzaki, T.: Electron microscopical and biochemical analysis of colloid milium. Arch. of Dermat. (Chic.) 111, 49-59 (1975)
104. Hashimoto, K., Pritzker, M.S.: Electron microscopic study of reticulohistiocytoma. An unusual case of congenital, selfhealing reticulohistiocytosis. Arch. of Dermat. (Chic.) 107, 263-270 (1973)
105. Haustein, U.-F.: Theoretische Grundlagen der Immunsuppression bei Autoimmunkrankheiten. Derm. Mschr. 158, 547-571 (1972)
106. Havemann, K.: Immunstimulation in der Behandlung bösartiger Erkrankungen. Internist 16, 471-481 (1975)
107. Hill, T.G., Crawford, J.N., Rogers, C.C.: Successful management of lichen myxedematosus. Arch. of Dermat. (Chic.) 112, 67-69 (1976)
108. Hoede, N., Morsches, B., Holzmann, H.: Psoriasis - eine Allgemeinerkrankung. Internist 15, 186-191 (1974)
109. Hofmann, C., Plewig, G., Braun-Falco, O.: Klinische Erfahrungen mit der 8-Methoxypsoralen-UVA-Therapie (Photochemotherapie) bei Psoriasis. Hautarzt (im Druck 1976)
110. Hofmann, C., Plewig, G., Braun-Falco, O.: Technische Erfahrungen mit der 8-Methoxypsoralen-Photochemotherapie bei Psoriasis. Hautarzt 27, 277-285 (1976)
111. Holzberger, P.C.: Concerning adult colloid milium. Arch. of Dermat. (Chic.) 82, 711-716 (1960)
112. Holzmann, H., Hoede, N., Morsches, B.: Organmanifestationen der Psoriasis-Krankheit. Med. Welt 24, 523-527 (1973)
113. Holzmann, H., Hoede, N., Morsches, B.: Organbefunde bei Psoriasis. Dtsch. Med. Wschr. 98, 1535-1536 (1973)
114. Hornstein, O.P., Knickberg, M.: Perifollicular fibromatosis cutis with polyps of the colon — a cutaneo intestinal syndrome sui generis. Arch. Derm. Res. 253, 161-175 (1975)
115. Huvos, A.G., Shah, J.P., Mike, V.: Prognostic factors in cutaneous malignant melanoma. Human Pathol. 5, 347-357 (1974)

116. Illig, H.: Die verschiedenen Typen der urticarellen Reaktionsabläufe. Hautarzt (im Druck 1977)
117. Jablonska, S.: Scleroderma and Pseudoscleroderma. 2. Edition. Polish Med. Publ., Warsaw 1975. Verteilt durch Dowdon, Hutchinson & Ross Inc., Stroudsburg, Penn. USA
118. Jablonska, S.: Ingestion of ammonium nitrate as a possible cause of erythema dyschromicum perstans (ashy dermatosis). Dermatologica (Basel) 150, 287-291 (1975)
119. Jablonska, S., Chorzelski, T.: Fortschritte auf dem Gebiet der Immunodermatologie. Z. Hautkrkh. 49, 721-729 (1974)
120. Jablonska, S., Chorzelski, T.P., Beutner, E.H., Maciejowska, E., Rzesa, G.: Immunologic phenomena in herpes gestationis. Arch. Dermat. Forsch. 252, 267-274 (1975)
121. Jablonska, S., Szczepanski, A., Gorkiewicz, A.: Lipo-Atrohpy of the ankles and its relation to other lipo atrophies. Acta Dermatovener. (Stockh.) 55, 135-140 (1975)
122. Jaschke, E., Reinken, L., Frisch, H.: Hydroa vacciniforme Bazin. Hautarzt 26, 11-17 (1975)
123. Jordan, W.P., Bourlas, M.C.: Allergic contact dermatitis to underwear elastic. Arch. of Dermat. (Chic.) 111, 513-595 (1975)
124. Jühe, S., Lange, C.-E., Stein, G., Veltman, G.: Über die sogenannte Vinylchlorid-Krankhéit. Dtsch. Med. Wschr. 98, 2034-2037 (1973)
125. Jühe, S., Lange, C.-E., Stein, G., Veltman, G.: Über die sogenannte Vinylchlorid-Krankheit. Berufsdermatosen 22, 4-22 (1974)
126. Kaidbey, K.H., Kurban, A.K.: Dermatitic epidermal nevus. Arch. of Dermat. (Chic.) 104, 166-171 (1971)
127. Katz, S.I., Dahl, M.V., Penneys, N., Trepani, R.J., Rogentine, N.: HL-A antigens in pemphigus. Arch. of Dermat. (Chic.) 108, 53-55 (1973)
128. Kawada, A.: Morbus Kimura. Hautarzt 27, 309-317 (1976)
129. Keczekes, K., Barker, D.J.: Malignant hepatoma associated with aquired hepatic cutaneous porphyria. Arch. of Dermat. (Chic.) 112, 78-82 (1976)
130. Keining, E., Braun-Falco, O.: Dermatologie und Venerologie. 2. Aufl. München: J.F. Lehmann's Verlag 1969
131. Keining, E., Hassenpflug, K.: Die Psoriasis des Nagelbereiches. Münch. Med. Wschr. 100, 450-453 (1958)
132. Kern, A., Barthelmes, H.: Treponema-pallidum-Hämagglutinations-(TPHA)-Test. Derm. Mschr. 160, 257-267 (1974)
133. Kind, R., Hornstein, O.P.: Acroosteopathia ulcero-mutilans bei einem Kunststoffarbeiter. Dtsch. Med. Wschr. 100, 1001-1007 (1975)
134. Kitano, Y.: Juvenile hyaline fibromatosis. Arch. of Dermat. (Chic.) 112, 86-88 (1976)
135. Klein, U.E., Ude, P.: Monozytenleukämien mit ungewöhnlichem Erkrankungsablauf. Med. Klin. 70, 613-621 (1975)
136. Kligman, A.M., Willis, I.: A new formula for depigmenting human skin. Arch. of Dermat. (Chic.) 111, 40-48 (1975)
137. Kocsis, M., Larsen Eeg, T., Husby, G., Rajka, G.: Immunfluorescence studies in herpes gestationis. Acta Dermatovener. (Stockh.) 55, 25-29 (1975)
138. Köstler, E.: Induratio penis plastica. Derm. Mschr. 161, 388-398 (1975)
139. Koopmans-van Dorp, B., Goedhart-van Dijk, B., Neering, H., van Dijk, E.: Treatment of Vitiligo by local application of betamethasone 17-valerate in a dimethyl sulfoxide cream base. Dermatologica (Basel) 146, 310-314 (1973)
140. Korossy, S., Szurgent, J.: Die Rolle der Prostaglandine in der Haut. Derm. Wschr. 161, 177-186 (1975)
141. Korting, G.W., Gilfrich, H.J., Meyer von Büschenfelde, K.H.: Scleroedema adultorum and Plasmocytom. Arch. Dermat. Forsch. 248, 379-385 (1974)
142. Krakowski, A., Covo, J., Berlin, C.: Diabetic Scleroderma. Dermatologica (Basel) 146, 193-198 (1973)
143. Kubba, R.K., Stewart, T.W.: Follicular mucinosis responding to dapsone. Brit. J. Dermat. 91, 217-220 (1974)
144. Landry, M., Müller, S.: Generalized pustular psoriasis. Arch. of Dermat. (Chic.) 105, 711-716 (1972)
145. Laugier, P., Hunziker, N., Laut, J., Orusco, M., Osmos, L.: Réticulo-Histiocytose d'évolution bénigne (Type Hashimoto-Pritzker), Etude en microscopie électronique. Ann. Dermat. Syphil. 102, 21-31 (1975)
146. Laugier, P., Orusco, M.: Traitement de la blenorrhagie aigue par le Chlorhydrate de spectinomycine. Dermatologica (Basel) 148, 292-297 (1974)
147. Lehner, T.: Immunologic aspects of recurrent oral ulcers. Oral Surg. 33, 80-85 (1972)
148. Leigh, I.M., Ramsay, C.A., Calnan, C.D.: Trans. St. Johns Hosp. Dermatol. Soc. 60, 40-42 (1974). Zit. Yearbook of Dermatology 1975, Year Book Med. Publ. Chicago p. 141 (1975)
149. Leutner, R.: Geschlechtskrankheiten. Dtsch. Ärzteblatt 1971, 2937-2941 (1974)
150. Lewin, K., DeWitt, S., Ferrington, R.A.: Pathology of the finger nail in psoriasis. Brit. J. Dermat. 86, 555-563 (1976)

151. Leyden, J.J., Marples, R.R., Mills jr., O.H., Kligman, A.L.: Gram-negative folliculitis - a complication of antibiotic therapy in acne vulgaris. Brit. J. Dermat. 88, 533-538 (1973)
152. Leyden, J.J., Thew, M., Kligman, A.L.: Steroid Rosacea. Arch. of Dermat. (Chic.) 110, 619-622 (1974)
153. Liebeskind, H., Schwarze, G.: Zur Problematik der Penicillintherapie der Kältekontakturticaria. Hautarzt 25, 482-485 (1974)
154. Londono, F.: Prurigo actinico. Mem. Congr. Iberoameric. Dermat. Caracas, Ven., pg. 475-478 (1971)
155. Luger, A., Spendlingwimmer, I.: Appraisal of the treponema pallidum hemagglutinationtest. Brit. J. Ven. Dis. 49, 181-182 (1973)
156. Luger, A., Spendlingwimmer, I., Horn, F.: Der Treponema pallidum-Hämagglutinationstest als Suchreaktion. Ther. Umschau 33, 16-19 (1976)
157. Lynfield, Y.L.: Transient acantholytic dermatosis. Arch. of Dermat. (Chic.) 111, 1366 (1975)
158. Maas, D., Schubothe, H., Sennekamp, J., Genth, E., Maerker-Alzer, G., Droese, M., Hartl, P.W., Schumacher, K.: Zur Frage einer Induzierbarkeit des Pseudo-LE-Syndroms durch Arzneimittel. Dtsch. Med. Wschr. 100, 1555-1557 (1975)
159. MacKey, J.P., Barnes, J.: Clofazimine in the treatment of discoid lupus erythematodes. Brit. J. Dermat. 11, 93-96 (1974)
160. Mc Fadyen, T., Lyell, A.: Successful treatment of generalized pustular psoriasis (von Zumbusch), by systemic antibiotics controlled by blood culture. Brit. J. Dermat. 85, 274-276 (1971)
161. Maibach, H.I., Marples, R.R., Taplin, D.: Cutaneous bacteriology. In: Recent Advances in Dermatology. Edit. by A. Rook. pp. 1-32. London: Churchill Livingstone 1973
162. Malkinson, F.D., Pearson, R.W.: The Year Book of Dermatology 1973. Year Book Publ. Chicago S. 327 (1973)
163. Malmborg, A.-S., Molin, L., Nyström, B.: Pivampicillin combined with probenicid in the treatment of acute uncomplicated gonorrhoea. Acta Dermatovener. (Stockh.) 53, 501-504 (1973)
164. Malten, K.E., Seutter, E., Hara, I., Nakajima, T.: Occupational vitiligo due to paratertiary butylphenol and homologues. Trans. St. John's Hosp. Derm. Soc. 57, 115-131 (1971)
165. Agostoni, A., Marasini, B., Martignoni, G.C., Cicardi, M., Levi, L.: Hereditary angioneurotic oedema. Klin. Wschr. 53, 679-684 (1975)
166. Matta, M.: Blood and pustule culture in pustular psoriasis. Brit. J. Dermat. 90, 309-319 (1974)
167. Meiers, H.G., Greuel, H., Perschmann, U., Jost, G., Hubbes, A., Greither, A.: Skleronychie-Syndrom („Yellow Nail Syndrome"). Dtsch. Med. Wschr. 98, 1829-1834 (1973)
168. Meigel, W.N., Müller, P.K.: Kollagenkrankheiten. Med. Klinik 1970, 1255-1264 (1975)
169. Metz, G., Lurz, Ch., Metz, J.: Wirkungen und Nebenwirkungen der immunsuppressiven Therapie bei verschiedenen Dermatosen. Münch. Med. Wschr. 116, 1329-1338 (1974)
170. Michaelsson, G.: Zinc therapy in acrodermatitis enteropathica. Acta Dermatovener. (Stockh.) 54, 377-381 (1974)
171. Michaelsson, G., Molin, L., Öhman, S., Gip, L., Lindström, B., Skogh, M., Trolin, J.: Clofazime. Arch. of Dermat. (Chic.) 112, 344-349 (1976)
172. Mies, R., Winkelmann, W.: Behandlung mit Antiandrogenen. Dtsch. Med. Wschr. 99, 255-257 (1974)
173. Milbradt, R.: Ergebnisse der Spectinomycin-Behandlung der akuten Gonorrhoe. Ztschr. Allgemeinmed. 50, 469-471 (1974)
174. Milstein, H.G., Cornell, R.C., Staughton, R.B.: Urine orotic acid-orotidine levels in azaribine-treated patients with psoriasis. J. invest. Dermat. 61, 183-187 (1973)
175. Millward-Sadler, G.H., Ryan, T.J.: Methotrexate induced liver disease in psoriasis. Brit. J. Dermat. 90, 661-667 (1974)
176. Misgeld, V.: Zur Immunologie des Melanommalignoms. Hautarzt 24, 511-519 (1973)
177. Misgeld, V., Mende, C.: Dextran-Unverträglichkeit. Med. Klinik 69, 1452-1455 (1974)
178. Montagna, W.: Baldness: A disease. J. Amer. Med. Women's Assoc. 28, 447-458 (1973)
179. Moschella, S.L., Greenwald, M.A.: Psoriasis with hydroxyurea. Arch. of Dermat. (Chic.) 107, 363-368 (1973)
180. Moulin, G., Réty, J., Paliard, P., Voullon, G., Guttin, G.: Aspects sclérodermiques de l'arco-ostéolyse professionelle. Ann. de Derm. 101, 33-44 (1974)
181. Moynahan, E.J.: Genetically determined diseases, In: Recent Advances in Dermatology. Edit. by A. Rook. Vol. 3, pp 323-371. London: Churchill Livingstone 1973
182. Moynahan, E.J.: Acrodermatitis enteropathica: a lethal inherited human zinc-deficiency disorder. Lancet, I, 399-400 (1974)
183. Müller, F.: Perspektiven immunologischer Syphilis-Diagnostik. Dtsch. Ärzteblatt 1973, 9-14 (1976)
184. Müller, F.: Syphilis-Serodiagnostik aus der Sicht des Immunologen. Hautarzt (im Druck 1976)
185. Müller-Schoop, J.W., Grob, P.J., Joller-Jemelka, H.J., Guggisberg, H.E.: Pseudolupus: eine schwere Nebenwirkung eines Venenpräparates? Schweiz. Med. Wschr. 105, 665-668 (1975)

186. Munro, D.D., Verbov, J.L., O'Gorman, D.J., Vivier, A. du: Axillary hyperdrosis. Brit. J. Dermat. **90**, 325-329 (1974)

187. Murray, J.: On three peculiar cases of molluscum fibrosum in children. Med. Chir. Trans. **38**, 235-253 (1873)

188. Nebe, H., Schwarz, R.: Erfahrungen mit der Vitamin-A-Säure-Behandlung der Ichthyosis congenita larvata und der Erythrodermie ichthyosiforme congenitale. Derm. Mschr. **160**, 219-228 (1974)

189. Nielson, R., Søndergaard, J., Ullman, S.: Simultaneous occurrence of Neisseria gonorrhoeae, candida albicans and trichomonas vaginalis. Acta Dermatovener. (Stockh.) **54**, 413-415 (1974)

190. Noble, W.C., Sommerville, D.A.: Microbiology of human skin. W.B. Saunders Comp. London (1974)

191. Nordlund, J.J., Klaus, S.N., Mathews-Roth, M.A., Pathak, M.A.: New therapy for polymorphous light eruption. Arch. of Dermat. (Chic.) **108**, 710-712 (1973)

192. Nyfors, A.: Fucidine in psoriasis. Dermatologica (Basel) **146**, 281-284 (1973)

193. Orfanos, C.E., Strunk, V., Gartmann, H.: Fokale epitheliale Hyperplasie der Mundschleimhaut: Heck'sche Krankheit. Dermatologica (Basel) **149**, 163-175 (1974)

194. Ottolenghi, F.: Antibiotica und Chemotherapie der enterogenen Urtikaria. Münch. Med. Wschr. **115**, 1623-1626 (1973)

195. Ottolenghi, R.: Die Therapie der Urticaria mit Chloramphenicol. Hautarzt **24**, 336-338 (1973)

196. Parrish, J.A., Fitzpatrick, T.B., Tannenbaum, L., Pathak, M.A.: Photochemotherapy of psoriasis with oral methoxalen and longwave ultraviolet light. New England J. Med. **291**, 1207-1211 (1974)

197. Perry, H.O., Kierland, R.R., Montgomery, H.: Plaque-like form of cutaneous mucinosis. Arch. of Dermat. (Chic.) **82**, 980-985 (1960)

198. Petzoldt, D., Reich, A.-L.: Die orale Behandlung der Vitiligo mit 8-Methoxypsoralen und Triamcinolon. Hautarzt **25**, 191-194 (1974)

199. Pevny, I., Hartmann, K., Schröpl, F.: Ist bei nachgewiesener Penicillinallergie eine Therapie mit anderen Penicillinen vertretbar? Dtsch. Med. Wschr. **98**, 1597-1600 (1973)

200. Pinol Aguadé, J., Asprer, J., Ferrando, J.: Lichenoid Tri-Keratosis (Kaosi-Bureau-Barrière-Grupper). Dermatologica (Basel) **148**, 179-188 (1974)

201. Plewig, G., Braun-Falco, O.: Gramnegative Follikulitis. Hautarzt **25**, 531-546 (1974)

202. Plewig, G., Kligman, A.M.: Acne. Berlin: Springer 1975

203. Pochi, P.E., Strauss, J.S.: Endocrinologic control of the development and activity of the human sebaceous gland. J. invest. Dermat. **62**, 191-201 (1974)

204. Pollitt, N.: β-Carotene and the photodermatoses. Brit. J. Dermat. **93**, 721-724 (1975)

205. Ranft, K.: Klinische Aspekte zum Erythema nodosum. Münch. Med. Wschr. **115**, 2074-2078 (1973)

206. Rasmussen, P.A.: Otitis externa and allergic contact dermatitis. Acta Otolaryng. **77**, 344-347 (1974)

207. Rebora, A., Marples, R.R., Kligman, A.L.: Experimental infection with candida albicans. Arch. of Dermat. (Chic.) **108**, 69-73 (1973)

208. Rebora, A., Marples, R.R., Kligman, A.L.: Erosio interdigitalis blastomycetica. Arch. of Dermat. (Chic.) **108**, 66-68 (1973)

209. Reich, H., Opitz, K.: Zink als Therapie der Wahl bei Acrodermatitis enteropathica. Med. Klin. **71**, 1-6 (1976)

210. Reis, H.E.: Nebenwirkungen der Immunosuppression. Klinikarzt **2**, 26-42 (1973)

211. Reiss, F., Fisher, A.A.: Is hair dyed with paraphenylenediamine allergenic? Arch. of Dermat. (Chic.) **109**, 221-222 (1974)

212. Rimbaud, P., Meynadier, J., Guilhou, J.-J., Clot, J., Seignalet, J., Guilhou, M.E.: Troubles immunitaires et antigénes d'histocompatibilité dans le psoriasis. Ann. de Dermat. **101**, 359-374 (1974)

213. Rodermund, O.-E., Jörgens, H., Müller, R., Marstaller, H.-J.: Systemische Veränderungen bei berufsbedingter Vitiligo. Hautarzt **26**, 312-316 (1975)

214. Rodermund, O.-E., Wieland, H.: Vitiligo, Hepatosplenopathie und Struma nach Arbeit mit paratertiärem Butylphenol. Dtsch. Med. Wschr. **100**, 2216-2222 (1975)

215. Rodermund, O.-E., Winkler, C., Wuttke, K.: Zur Frage der Schilddrüsenbeteiligung bei Vitiligo. Z. Hautkr. **50**, 365-370 (1975)

216. Röckl, H., Metz, J., Frank, H.: Vasculitis profunda allergica. Hautarzt **25**, 477-481 (1974)

217. Röckl, H., Schubert, E.: Die periorale Dermatitis. Hautarzt **27**, 147-152 (1976)

218. Rogers, R.S., Mitchell Sams jr. W., Shorter, R.G.: Lymphocytotoxicity in recurrent aphtous stomatitis. Arch. of Dermat. (Chic.) **109**, 361-363 (1974)

219. Ross, S., Rodriguez, W., Controni, G., Khan, W.: Staphylococcal susceptibility to penicillin. G. JAMA **229**, 1075-1077 (1974)

220. Salfeld, K.: Schweißdrüsenoperation bei Hyperhidrosis axillaris, In: Fortschritte der klinischen

Dermatologie und Venerologie. Hersg. v. O. Braun-Falco u. D. Petzoldt. Bd. 7, S. 272-277. Berlin: Springer-Verlag 1973

221. Sams, W.M., jr.: Immunofluorescence in Dermatology. In: Year Book of Dermatology. Year Book Publ. Chic. 1973, 5-27

222. Sauer, G.C.: Combined Methotrexate and hydroxyurea therapy for psoriasis. Arch. of Dermat. (Chic.) 107, 369-370 (1973)

223. Schade, Chr., Kaben, U., Westphal, H.J.: Sproßpilzvorkommen und Behandlungsergebnisse bei chronischer Urticaria. Derm. Mschr. 161, 187-195 (1975)

224. Scherer, E., Schietzel, M.: Die Strahlentherapie der Augenlidkarzinome. Strahlenth. 151, 144-150 (1976)

225. Scherwitz, C.: Zum Vorkommen von Candida albicans in der Umgebung des Menschen. Mykosen 18, 181-189 (1975)

226. Schieferstein, G.: Zur Immunologie des malignen Melanoms. Klin. Wschr. 53, 241-253 (1975)

227. Schill, W.-B.: Gibt es zur Zeit eine medikamentöse Antikonzeptation beim Mann? Geburtsh. u. Frauenheilk. 35, 504-511 (1975)

228. Schill, W.-B.: Moderne Aspekte der andrologischen Therapie. Therapiewoche 25, 2762-2780 (1975)

229. Schill, W.-B., Heimburger, N., Schiessler, H., Stolla, R., Fritz, H.: Reversible attachment and localization of the acid-stable seminal plasma acrosin-trypsin inhibitors on boar spermatozoa as revealed by the indirect immunofluorescent staining technique. Hoppe-Syler's Z. Physiol. Chem. 356, 1473-1476 (1975)

230. Schill, W.-B., Heimburger, N., Schiessler, H., Wendt, V., Fritz, H.: Localization of low molecular weight acrosintrypsin inhibitors in the boar genital tract by immunfluorescence. Andrologia 8, 29-36 (1976)

231. Schirren, C.G. sen., Holstein, A.F., Schirren, C.: Über die Morphogenese rundköpfiger Spermatozoen des Menschen. Andrologie 3, 117-125 (1971)

232. Schleicher, H.: Über phytogene allergische Kontaktekzeme. Derm. Mschr. 160, 433-444 (1974)

233. Schnyder, U., Inherited Ichthyoses. Arch. of Dermat. (Chic.) 102, 240-252 (1970)

234. Schnyder, U.W.: Genetics and Dermatology. Dermatologica (Basel) 150, 129-135 (1975)

235. Schöpf, E.: Nebenwirkungen externer Corticosteroidtherapie. Hautarzt 23, 295-301 (1972)

236. Schöpf, E.: Side effects from topical corticosteroid therapy. Ann. Clin. Res. 7, 353-367 (1975)

237. Schröter, A.L., Diaz-Perez, J.L., Winkelmann, R.K., Jordon, R.E.: Livedo Vasculitis, The Vasculitis of atrophie blanche. Arch. of Dermat. (Chic). 111, 188-193 (1975)

238. Schulz, K.A.: Hereditäres Quincke-Ödem. Neue Wege der Therapie. Hautarzt 25, 12-16 (1974)

239. Schulz, E.J., Whiting, D.A.: Treatment of erythema nodosum and nodular vasculitis with potassium iodide. Brit. J. Dermat. 94, 75-87 (1971)

240. Schumacher, A., Stüttgen, G.: Vitamin-A-Säure bei Hyperkeratosen, epithelialen Tumoren und Akne. Dtsch. Med. Wschr. 96, 1547-1551 (1971)

241. Seah, P.P., Fry, L., Cairns, R.J., Feiwel, M.: Pemphigus controlled by sulphapyridine. Brit. J. Dermat. 89, 77-81 (1973)

242. Shelley, W.B.: Consultations in dermatology. Philadelphia, Penn., USA: W. B. Saunders 1972

243. Shelley, W.B., Izumi, A.K.: Annular atrophy of the ankels. Arch. of Dermat. 102, 326-329 (1970)

244. Sheskin, J.: Therapeutische Erfahrungen über den Einfluß des Thalidomids bei der Lepra-Reaktion. Hautarzt 26, 1-5 (1975)

245. Sheskin, J.: Zur Therapie der Prurigo nodularis Hyde mit Thalidomid. Hautarzt 26, 215 (1975)

246. Shore, R.N.: Hemagglutinationtests and related advances in serodiagnosis of syphilis. Arch. of Dermat. (Chic.) 109, 854-857 (1974)

247. Shuster, S., Burton, J.L., Thody, A.J., Plummer, N., Goolamali, S.K., Bates, D.: Melanocyte-stimulating hormone and parkinsonism. Lancet I, 463-464 (1973)

248. Singh, G.: Atopy in lichen simplex (neurodermatitis circumscripta). Brit. J. Dermat. 89, 625-627 (1973)

249. Skoog, T., Thyresson, N.: Hyperhidrosis of the axilla. A method of surgical treatment. Acta chirurg. scand. 124, 531-538 (1962)

250. Sneddon, I.: Perioral dermatitis. Brit. J. Dermat. 87, 430-434 (1972)

251. Sneddon, I.B.: Subcorneal pustules in erythema multiforme. Brit. J. Dermat. 88, 605-607 (1973)

252. Spencer, M.C.: Topical use of hydroquinone for depigmentation. JAMA 194, 962-964 (1965)

253. Staber, F.G.: Levamisol, eine chemisch definierte immunpotenzierende Substanz. Fortschr. Med. 94, 791-800 (1976)

254. Stadler, F., Horn, H.J.: Veränderungen am menschlichen Hoden während einer Antiandrogen-Behandlung. Dtsch. Med. Wschr. 98, 1013-1019 (1973)

255. Steigleder, G.K.: Plaque-artige Form der cutanen Mucinose (PCM) und retikuläre erythematöse Mucinosis (REM-Syndrom). Z. Hautkr. 50, 25-32 (1975)

256. Steigleder, G.K., Gartmann, H., Linker, U.: REM-syndrome: reticular erythematous mucinosis (round-cell-erythematosis), a new entity? Brit. J. Dermat. **91**, 191-199 (1974)
257. Steigleder, G.K., Gartmann, H., Linker, U.: REM-Syndrom. Z. Hautkr. **49**, 235-238 (1974)
258. Storck, H.: Zur Definition und Problematik der „sexually transmitted diseases". Therap. Umschau **33**, 5-8 (1976)
259. Svejgaard, A., Lobitz, W.C.: jr.: HL-A-Histocompatibility antigens and skin diseases. Brit. J. Dermat. **91**, 237-241 (1974)
260. Takashima, I., Montagra, W.: Studies of common baldness of the stump-tailed macaque (Macaca speciosa) VI. The effect of testosterone on common baldness. Arch. of Dermat. (Chic.) **103**, 527-534 (1971)
261. Thyresson, N.: Acrodermatitis enteropathica. Acta Dermatovener. (Stockh.) **54**, 383-385 (1974)
262. Thomsen, K., Østerbye, P.: Pustulosis palmaris et plantaris. Brit. J. Dermat. **89**, 293-296 (1973)
263. Toribio, J., Quinones, P.A.: Inflammatory linear verrucous epidermal nevus. Dermatologica **150**, 65-69 (1975)
264. Tsoitis, G., Vigneron, G., Paulmier, M., Destombes, P.: Naevus épidermique verruqueux inflammatoire linéaire. Dermatologica (Basel) **148**, 189-197 (1974)
265. Uehara, M., Ofuji, S.: The morphogenesis of pustulosis palmaris et plantaris. Arch. of Dermat. (Chic.) **109**, 518-520 (1974)
266. Ullman, S., Halberg, P., Wolf-Jürgensen, P.: Deposits of immunoglobulins and complement C_3 in clinically normal skin of patients with lupus erythematodes. Acta Dermatovener. (Stockh.) **55**, 109-112 (1975)
267. Volger, W.R., Olansky, S.: A double-blind study of azaribine in the treatment of psoriasis. Intern. Med. **73**, 951-956 (1970)
268. Voorhess, J.J., Duell, E.A., Stawiski, M., Harrell, E.R.: In: Cyclic nucleotide research. Raven Press Publ., New York/USA. Vol. **4**, 116-162 (1974)
269. Voorhess, J.J., Mier, P.D.: The epidermis and cyclic AMP. Brit. J. Dermat. **90**, 223-227 (1974)
270. Waldenström, J.G.: Iatrogene maligne Zustände. Med. Welt **25**, 669-678 (1974)
271. Warin, R.P.: Int. Symp. Dermat. Leysin, Switzerland, March, 8-11, 1976
272. Warin, R.P., Champion, R.H.: Urticaria, Major problems in Dermatology. Vol. I. London: W. B. Saunders Comp. 1974
273. Warin, R.P., Smith, R.J.: Challenge test battery in chronic urticaria. Brit. J. Dermat. **94**, 401-406 (1976)
274. Weber, G.: Rosacea-like dermatitis, Contraindication or intolerance reaction to strong steroids. Brit. J. Dermat. **86**, 253-259 (1972)
275. Wiesner, P.J., Holmes, K.K., Sparling, P.F., Maness, M.J., Bear, D.M., Gutmann, L.T., Karney, W.W.: Single doses of methacycline and doxycycline for gonorrhoea: a cooperative study of the frequency and cause of treatment failure. J. infect. Dis. **127**, 461-466 (1973)
276. Winkelmann, R.: T-cell erythroderma. Arch. of Dermat. (Chic.) **108**, 205-206 (1973)
277. Winkelmann, R.K.: Therapie entzündlicher und proliferativer Hautkrankheiten. Hautarzt (im Druck 1976)
278. Winkler, A.: Erfahrungen mit Spectinomycin bei der Behandlung der weiblichen Gonorrhoe. Münchn. Med. Wschr. **116**, 107-110 (1974)
279. Wolf, J.E., Harrison, R.G.: Demonstration and characterization of an epidermal angiogenic factor. J. invest. Dermat. **61**, 130-141 (1973)
280. Wolff, K.: Transient acantholytic dermatosis (Grover). Derm. Mschr. **158**, 533 (1972)
281. Wolff, K., Fitzpatrick, T.B., Parrish, J.A., Gschudit, F., Gilchrest, N., Hönigsmann, H., Pathak, M.A., Tannenbaum, L.: Photochemotherapy of psoriasis with oral 8-methoxypsoralen. Arch. Dermat. (Chic.) 1976
282. Wolff, K., Hönigsmann, H., Gschnaidt, F., Konrad, K.: Photochemotherapie bei Psoriasis. Dtsch. Med. Wschr. **100**, 2471-2477 (1975)
283. Wolff, H.H., Schill, W.-B., Moritz, P.: Rundköpfige Spermatozoen – ein seltener andrologischer Befund („Kugelkopfspermatozoen", „Globozoospermie"). Hautarzt **27**, 111-116 (1976)
284. Wong, H.W., Freedman, R.I., Rabens, S.F., Schwartz, S., Levan, N.E.: Low molecular weight dextran therapy for scleroderma. Arch. of Dermat. (Chic.) **110**, 419-422 (1974)
285. Wüstner, H., Orfanos, C.E.: Alopecia androgenetica und ihre Lokalbehandlung mit Östrogen- und corticoidhaltigen Externa. Z. Hautkr. **49**, 879-888 (1974)
286. Zaias, N.: Psoriasis of the nail – a clinical-pathologic study. Arch. of Dermat. (Chic.) **99**, 567-579 (1969)
287. Zaneveld, L.J.D.: Sperm acrosomal enzymes and their potential for conceptive development. In: Sperm transport, survival and fertilizing aibility in vertebrates. Hafez, E.S.E., Thibault, C.G. (Hrsg.), pp. 435-449. Paris: Inserm. 1974
288. Zaneveld, L.J.D., Dragoje, B.M., Schumacher, G.F.B.: Acrosomal proteinase and proteinase inhibitor of human spermatozoa. Science **177**, 702-703 (1972)

289. Ziboh, V.A., Plank, H.: Die Rolle der Prostaglandine in der Haut. Hautarzt 24, 519-522 (1973)
290. Zürcher, K., Krebs, A.: Nebenwirkungen interner Arzneimittel auf die Haut. I. Teil. Dermatologica (Basel) 141, 119-129 (1974)
291. Zürcher, K., Krebs, A.: Nebenwirkungen interner Arzneimittel auf die Haut. II. Teil. Dermatologica (Basel) 147, Suppl. 1 (1973)
292. Zürcher, K., Krebs, A.: Nebenwirkungen interner Arzneimittel auf die Haut. III. Teil. Dermatologica (Basel) 149, 321-349 (1974)

Sachverzeichnis